医疗机构医务人员三基训练指南

急　诊　科

东南大学出版社
·南　京·

图书在版编目(CIP)数据

医疗机构医务人员三基训练指南. 急诊科分册/徐鑫荣主编. —南京:东南大学出版社,2005.6(2020.4 重印)

ISBN 978-7-81089-897-3

Ⅰ. 医… Ⅱ. 徐… Ⅲ. ①医药卫生人员-技术培训-教材②急诊-医药卫生人员-技术培训-教材 Ⅳ. R192

中国版本图书馆 CIP 数据核字(2005)第 027304 号

医疗机构医务人员三基训练指南——急诊科

主　　编	徐鑫荣
出 版 人	江建中
责任编辑	张　慧
出版发行	东南大学出版社 (江苏省南京市四牌楼 2 号东南大学校内　邮政编码 210096)
网　　址	http://www.seupress.com
印　　刷	南京京新印刷有限公司
开　　本	710mm×1000mm　1/16
印　　张	34.75
字　　数	756 千字
版次印次	2005 年 6 月第 1 版　2020 年 4 月第 13 次印刷
书　　号	ISBN 978-7-81089-897-3
总 定 价	80.00 元

(＊东大版图书若有印装质量问题,请直接与营销部联系,电话 025—83791830)。

医疗机构医务人员三基训练指南

编委会

医疗机构医务人员三基训练指南

急　诊　科

编写人员

主　编　徐鑫荣　张劲松

副主编　戴国强　夏仲芳　张　宙

编　委　（按姓氏笔画为序）

王　勇　于　毅　王黎明　王钢锐　马蔡昀

李小民　孙　凯　朱　伟　沈　斌　张劲松

张美华　张依飞　张　宙　周鑫官　茅志成

季国忠　赵旺胜　赵晓埝　夏仲芳　唐文杰

徐鑫荣　袁志兰　屠　苏　蒋　理　戴国强

序

掌握基础理论、基本知识和基本技能（简称“三基”）是医疗机构医务人员为广大患者服务的基本功，是提升医务人员业务素质，提高医疗质量，保证医疗安全最基本的条件。江苏省卫生厅曾于1993年编发《江苏省临床医生三基训练标准》（以下称《标准》）和《江苏省各级医院临床医生三基训练复习题解》（以下称《题解》），作为各级医院评审过程中的三基训练和三基考核的参考用书。十多年来，《标准》和《题解》对提高医务人员业务素质和医疗质量发挥了重要作用。由于医学科学技术的迅猛发展，人民群众医疗需求的日益增长，《标准》和《题解》的内容已显得滞后。为此，从今年3月起，江苏省卫生厅委托省医院管理学会组织全省临床各科专家在《标准》和《题解》基础上，重新编写这套三基训练指南，该《指南》内容上有较大扩充，尤其是充实了十多年来各科的新理论、新知识和新技能，使全书内容丰富、新颖、全面、科学，是全省医务人员必读的工具书、“三基”培训的指导书、医疗机构评审中“三基”考核的参考书，也是医务人员规范化培训、在职教育、医学院校实习生“三基”训练的参考书。相信它们会成为广大医务人员的良师益友。

《医疗机构医务人员三基训练指南》包括18个分册，即内科分册、外科分册、妇产科分册、儿科分册、眼科分册、耳鼻咽喉科分册、口腔科分册、皮肤性病科分册、传染科分册、急诊科分册、康复科分册、临床检验科分册、病理科分册、医学影像科分册、药学分册、医院管理分册、肿瘤科分册、麻醉科分册。为便于各科医务人员阅读，各分册自成一册，内容上相对独立。

《医疗机构医务人员三基训练指南》的编撰出版，倾注了各分册主编和编写人员的大量心血，也得益于各医院的大力支持，在此表示衷心感谢。由于本书编撰工作量大，时间紧，不完善之处在所难免，请读者批评指正，以便再版时进一步完善。

唐维新

2004年11月

前　　言

《医疗机构医务人员三基训练指南——急诊科》各位编写人员承担着繁重的医疗教育及科研任务，都是利用业余时间完成的，由于要求高、时间短，再加上各位编写人员的写作风格迥异，尽管经过加工，相信书中仍存在不少疏漏。请各位读者批评指正，以便再版时予以修正。

急诊医学已是一门独立的学科，近几年来发展迅速，相信经过大家的共同努力，在急诊医学领域内必将结出丰硕的果实。

对于从事急诊医学的医务人员来说，加强基础知识、基本理论和基本技能的训练从一开始就打下坚实的基础很有必要，本书的目的就是这样。

在该书出版的过程中，江苏省人民医院急诊中心陈旭峰医师做了大量的工作，在此深表谢意！

徐鑫荣

2004 年 11 月

目　录

第一篇　基础理论

第二篇　基本技能

第三篇　基本知识

第一篇　基础理论

第一章　生 理 学

第一节　细胞的基本功能

一、细胞膜的物质转运功能

细胞在新陈代谢过程中，不断有物质进出细胞，由于理化性质各异及水溶性的不同，其通过细胞膜的方式也不同。常见的跨膜物质转运形式有：

（一）单纯扩散

脂溶性的小分子物质从细胞膜高浓度一侧向低浓度一侧移动的过程，称为单纯扩散。人体内脂溶性的物质为数不多，比较肯定的有氧和二氧化碳等气体分子。

（二）易化扩散

一些不溶于脂质或脂溶性很小的物质，在膜结构中一些特殊蛋白质分子的“帮助”下，从膜的高浓度一侧向低浓度一侧的移动过程，称为易化扩散。易化扩散分为两种类型：

1. 由载体介导的易化扩散　葡萄糖、氨基酸等营养性物质的进出细胞属于这种类型。以载体为中介的易化扩散有如下特点：① 高度特异性；② 有饱和现象；③ 有竞争性抑制。

2. 由通道介导的易化扩散　通过通道扩散的物质主要是 Na^+、K^+、Ca^{2+}、Cl^- 等离子。通道具有一定的特异性。通道蛋白质的特点是：随着蛋白质分子构型的改变，处于不同的功能状态。处于开放状态时，可以允许特定的离子由膜的高浓度一侧向低浓度一侧转移。处于关闭状态时，膜又变得对该种离子不能通透。根据通道开放与关闭的条件不同，将通道分为电压门控通道和化学门控通道。

不同的离子通道，一般都有其相应的阻断剂。河豚毒能阻断 Na^+ 通道，只影响 Na^+ 的转运而不影响 K^+ 的转运。四乙基铵能阻断 K^+ 通道，只影响 K^+ 的转运而不影响 Na^+ 的转运。

上述两种物质转运方式，都不需要细胞代谢供能，因而均属于被动转运。

（三）主动转运

指细胞膜通过本身的某种耗能过程，将某物质的分子或离子由膜的低浓度一侧移向高浓度一侧的过程。如细胞膜对钠和钾离子的主动转运过程。

钠钾泵是镶嵌在细胞膜脂质双分子层中的一种特殊蛋白质。它具有 ATP 酶的活性，可以分解 ATP 使之释放能量，并能利用此能量进行 Na^+ 和 K^+ 逆浓度梯度的主动转运，因而钠钾泵就是一种被称为 Na^+、K^+ 依赖式 ATP 酶的蛋白质。

钠钾泵活动的意义：① 钠钾泵活动造成的细胞内高 K^+，是许多代谢反应进行的必需条件；② 细胞内高 K^+、低 Na^+ 能阻止细胞外水分大量进入细胞，对维持细胞的正常体积、形态和功能具有一定意义；③ 建立一种势能贮备，供其他耗能过程利用。

（四）出胞与入胞式物质转运

细胞对一些大分子的物质或固态、液态的物质团块，可通过出胞和入胞的方式进行转运。

二、细胞的兴奋性和生物电现象

（一）刺激引起兴奋的条件

刺激要引起组织细胞发生兴奋，必须具备 3 个条件，即一定的刺激强度、一定的持续时间和一定的强度-时间变化率。任何刺激要引起组织兴奋，刺激的 3 个参数必须达到某一临界值。能引起组织兴奋的最小刺激称为阈刺激。小于阈值的刺激称为阈下刺激。大于阈值的刺激称为阈上刺激。引起组织发生兴奋的最小刺激强度称为阈强度。阈强度是衡量组织兴奋性高低的指标。

（二）细胞的生物电现象

细胞水平的生物电现象主要有两种表现形式，即静息电位和动作电位。

1. 静息电位　指细胞在安静时存在于细胞膜两侧的电位差。静息电位都表现为膜内较膜外为负，如规定膜外电位为 0，则膜内电位大都在－10～－100 mV。

细胞在安静（未受刺激）时，膜两侧所保持的内负外正的状态称为膜的极化；静息电位的数值向膜内负值增大的方向变化，称为超极化；相反，使静息电位的数值向膜内负值减小的方向变化，称为去极化或除极化；细胞受刺激后，细胞膜先发生去极化，然后再向正常安静时膜内所处的负值恢复，称为复极化。

2. 动作电位　指细胞受到刺激而兴奋时，细胞膜在原来静息电位的基础上发生的一次迅速而短暂的，可向周围扩布的电位波动。在描记的图形上表现为一次短促而尖锐的脉冲样变化，称为锋电位。

动作电位的产生过程：神经纤维和肌细胞在安静状态时，其膜的静息电位约为－70～－90 mV。当它们受到一次阈刺激（或阈上刺激）时，膜内原来存在的负电位将迅速消失，并进而变成正电位，即膜内电位由原来的－70～－90 mV 变为＋20～＋40 mV 的水平，由原来的内负外正变为内正外负。这样，整个膜内外电位变化的幅度为 90～130 mV，构成了动作电位的上升支。由刺激引起的膜内外电位倒转是暂时的，膜内电位很快下降，恢复到刺激前原有的负电位状态，这就构成了动作电位的下降支。

动作电位的特点：① 有“全或无”现象。单一神经或肌细胞刺激若达不到阈值，不会产生动作电位，刺激一旦达到阈值，就会暴发动作电位。动作电位一旦产生，其大小和形状不再随着刺激的强弱和传导距离的远近而改变。② 有不应期。由于绝对不应期的存在，动作电位不可能发生融合。

动作电位的产生是细胞兴奋的标志。

（三）生物电现象的产生机制

1. 静息电位和 K^+ 平衡电位　正常时细胞内的 K^+ 浓度高于细胞外约 30 倍，而细胞

外 Na^+ 浓度高于细胞内。在安静状态下，细胞膜对 K^+ 有通透性，于是细胞内的 K^+ 在浓度差的驱使下，由细胞内向细胞外扩散。但是，K^+ 的外流并不能无限制地进行下去。因为最先流出膜外的 K^+ 所产生的外正内负的电场力，将阻碍 K^+ 的继续外流，随着 K^+ 外流的增加，这种阻止 K^+ 外流的力量(膜两侧的电位差)也不断加大。当促使 K^+ 外流的浓度差和阻止 K^+ 外移的电位差这两种力量达到平衡时，此时膜两侧的电位差也就稳定于某一数值不变，此电位差称为 K^+ 平衡电位。静息电位的数值可以实际测量，也可用 Nernst 公式算出。

2. 动作电位和 Na^+ 平衡电位　在静息状态时，细胞膜外 Na^+ 浓度大于膜内，但是，由于静息时膜上的 Na^+ 通道多数处于关闭状态，膜对 Na^+ 相对不通透，因此，Na^+ 不可能大量内流。当细胞受到一个阈刺激(或阈上刺激)时，电压门控性 Na^+ 通道开放，膜对 Na^+ 的通透性突然增大，并且超过了膜对 K^+ 的通透性，Na^+ 迅速大量内流，以致膜内负电位因正电荷的增加而迅速消失；由于膜外高 Na^+ 所形成的浓度势能，使得 Na^+ 在膜内负电位减小到零电位时仍可继续内移，进而出现正电位，直至膜内正电位增大到足以阻止由浓度差所引起的 Na^+ 流时，膜对 Na^+ 的净通量为零，从而形成了动作电位的上升支，这时膜两侧的电位差称为 Na^+ 平衡电位。Na^+ 平衡电位的数值也可根据 Nernst 公式算出。

但是，膜内电位并不停留在正电位状态，而是很快出现动作电位的复极相，这是因为 Na^+ 通道开放的时间很短，它很快就进入失活状态，从而使膜对 Na^+ 的通透性变小。与此同时，电压门控性 K^+ 通道开放，于是膜内 K^+ 在浓度差和电位差的推动下又向膜外扩散，使膜内电位由正值又向负值发展，直至恢复到静息电位水平。

(四) 阈电位和动作电位的引起

刺激能否引起组织兴奋，取决于刺激能否使该组织细胞的静息电位去极化达到某一临界值。一旦去极化达到临界值时，细胞膜上的电压门控制性 Na^+ 通道被大量激活，膜对 Na^+ 的通透性突然增大，Na^+ 大量内流，结果造成膜的进一步去极化，而膜的进一步去极化又导致更多的 Na^+ 通道开放，有更多的 Na^+ 内流，这种正反馈式的相互促进(或称为再生性循环)使膜迅速、自动地去极化，直至达到了 Na^+ 的平衡电位水平这个过程才停止，从而形成了动作电位的上升支。这种能使细胞膜去极化达到产生动作电位的临界膜电位的数值，称为阈电位。

三、兴奋在同一细胞上的传导

(一) 传导原理

任何一个部位的膜所产生的动作电位，都可沿着细胞膜向周围传播，使整个细胞的膜都经历一次与被刺激部位同样的跨膜离子移动，表现为动作电位沿整个细胞膜的传导。由于膜两侧的溶液都是导电的，于是在已兴奋的神经段和其他相邻的未兴奋的神经段之间，由于电位差的存在而有电荷移动，称为局部电流。这样流动的结果，是造成未兴奋段膜内电位升高而膜外电位降低，亦即引起该处膜的去极化；当膜的去极化达到阈电位水平时，就会大量激活该处的 Na^+ 通道而导致动作电位的出现。这样的过程在膜表面连续进行下去，就表现为兴奋在整个细胞上的传导。

在有髓神经纤维上，只有在髓鞘暂时中断的朗飞结处，轴突膜才能和细胞外液接触，使跨膜离子移动得以进行。因此，当有髓纤维受到外来刺激时，动作电位只能在邻近刺激点的朗飞结处产生，局部电流也只能在相邻的朗飞结之间形成。因此，动作电位的传导表现为跨过每一段髓鞘而在相邻的朗飞结处相继出现，这称为兴奋的跳跃式传导。跳跃式传导时的兴奋传导速度，显然要比无髓纤维或一般肌细胞的传导速度快得多，而且还是一种“节能”的传导方式。

（二）传导的特点

1. 双向性　动作电位在同一细胞上的传导是通过局部电流的刺激作用而进行的，而局部电流可以向两侧传导，因此动作电位也可向两侧传导。

2. 安全性　对单一细胞来说，局部电流的强度常可超过引起邻近膜兴奋所必需的阈强度的数倍以上，因而以局部电流为基础的传导过程是相当“安全”的，一般不易出现传导“阻滞”。

3. 不衰减性　动作电位在同一细胞上传导时，其幅度和波形不会因传导距离的增加而减小，称为不衰减性扩布。

四、骨骼肌细胞的收缩功能

（一）神经-骨骼肌接头处的兴奋传递

1. 传递过程　当神经冲动沿轴突传导到神经末梢时，神经末梢产生动作电位，在动作电位去极化的影响下，轴突膜上的电压门控性 Ca^{2+} 通道开放，细胞间隙中的一部分 Ca^{2+} 进入膜内，促使囊泡向轴突膜内侧靠近，并与轴突膜融合，通过出胞作用将囊泡中的 ACh 以量子式释放至接头间隙。当 ACh 通过扩散到达终板膜时，立即同集中存在于该处的特殊化学门控通道分子的 2 个亚单位结合，由此引起蛋白质内部构象的变化，导致通道的开放，结果引起终板膜对 Na^+、K^+（以 Na^+ 为主）的通透性增加，出现 Na^+ 的内流和 K^+ 的外流，其总的结果是使终板膜处原有的静息电位减小，即出现终板膜的去极化，这一电位变化称为终板电位。终板电位以电紧张的形式使邻旁的肌细胞膜去极化而达到阈电位，激活该处膜中的电压门控性 Na^+ 通道和 K^+ 通道，引发一次沿整个肌细胞膜传导的动作电位，从而完成了神经纤维和肌细胞之间的信息传递。

正常情况下，神经-骨骼肌接头处的兴奋传递是一对一的，即每有一次神经冲动到达末梢，都能“可靠地”使肌细胞兴奋一次，诱发一次收缩。

2. 传递特点

(1) 化学传递：神经与骨骼肌细胞之间的信息传递，是通过神经末梢释放乙酰胆碱这种化学物质进行的。

(2) 单向传递：兴奋只能由运动神经末梢传向肌肉，而不能作相反方向的传递。

(3) 时间延搁：兴奋通过神经-骨骼肌接头处至少需要 0.5～1.0 ms，比兴奋在同一细胞上传导同样距离的时间要长得多。

(4) 易受药物或其他环境因素变化的影响：神经-骨骼肌接头处的传递过程很容易受药物和内环境理化因素改变的影响，如易受细胞外液的 pH 值、温度、药物和细菌毒素等的影响。

3. 影响因素　由于神经-骨骼肌接头处的兴奋传递是化学传递，所以，凡能影响递质的合成、释放以及递质的消除等过程的因素，都能影响其兴奋传递。例如，细胞外液 Ca^{2+} 浓度降低或 Mg^{2+} 浓度增高，可减少乙酰胆碱的释放量，从而影响神经-骨骼肌接头的兴奋传递;肉毒杆菌毒素能选择性地阻滞神经末梢释放乙酰胆碱;而思寡妇蜘蛛毒素则能促进接头前膜释放乙酰胆碱,最终将导致乙酰胆碱耗竭,两者都可引起接头传递阻滞;美洲箭毒和 α-银环蛇毒能与终板膜上的 N 型乙酰胆碱门控通道结合,与乙酰胆碱竞争结合位点,从而导致接头传递受阻;有机磷农药和新斯的明等胆碱酯酶抑制剂能灭活胆碱酯酶的生物活性,使乙酰胆碱不能及时被水解,造成乙酰胆碱在接头间隙的大量堆积,并持续作用于终板膜通道蛋白质分子,导致肌肉颤动等一系列中毒症状。

(二) 骨骼肌的兴奋-收缩耦联

刺激在引起肌肉收缩之前,都是先在肌细胞膜上引起一个可传导的动作电位,然后才出现肌细胞的收缩反应。这样,在以膜的电变化为特征的兴奋过程和以肌纤维机械变化为基础的收缩过程之间,存在着某种中介性过程把两者联系起来,这一过程称为兴奋-收缩耦联。目前认为,它至少包括 3 个主要步骤:电兴奋通过横管系统传向肌细胞的深处;三联管结构处的信息传递;肌质网(即纵管系统)对 Ca^{2+} 的释放和再聚积。兴奋-收缩耦联的结构基础是三联管,耦联因子是 Ca^{2+} 。

第二节 血 液

一、概述

1. 血液的组成 血液由血浆和血细胞组成,在心血管系统内循环流动,起着运输物质的基本功能,还具有血液缓冲、恒定体温、防御保护等重要功能。血浆的基本成分为晶体物质溶液,包括水和溶解于其中的多种电解质,小分子有机化合物和一些气体;血浆的另一成分是血浆蛋白,分为白蛋白、球蛋白和纤维蛋白原三类。血细胞可分为红细胞、白细胞和血小板三类,其中红细胞的数量最多,约占血细胞总数的 99%,白细胞最少。血细胞在血液中所占的容积百分比称为血细胞比容。

2. 血量 血量是指全身血液的总量,相当于体重的 7%～8%。全身血液的大部分在心血管系统中快速循环流动,称为循环血量;小部分血液滞留在肝、肺、腹腔静脉及皮下静脉丛内,流动很慢,称为储存血量。正常情况下,由于神经、体液的调节作用,体内血量保持相对恒定,它是维持正常血压和各组织、器官正常血液供应的必要条件。

3. 血液的理化特性 正常人全血的比重为 1.050～1.060,血浆的比重为 1.025～1.030,红细胞的比重为 1.090～1.092。当温度不变时,全血的黏度主要决定于血细胞比积的高低,血浆的黏度主要决定于血浆蛋白的含量。血浆渗透浓度约为 300 mmol/L。血浆渗透压主要来自溶解于其中的晶体物质,由晶体物质所形成的渗透压称为晶体渗透压,由蛋白质所形成的渗透压称为胶体渗透压。正常人血浆 pH 值为 7.35～7.45,它的相对恒定有赖于血液内的缓冲物质以及正常的肺、肾功能。血浆的缓冲物质包括 $NaHCO_3$/H_2CO_3、蛋白质钠盐/蛋白质和 N_2HPO_4/NaH_2PO_4 三个主要缓冲对。

二、红细胞生理

1. 红细胞的数量和形态 红细胞是血液中数量最多的细胞,我国成年男性红细胞的数量为(4.0～5.5)$\times10^{12}$/L,女性为(3.5～5.0)$\times10^{12}$/L。红细胞内的蛋白质主要是血红蛋白,我国成年男性血红蛋白浓度为 120～160 g/L,女性为 110～150 g/L。

2. 红细胞的生理特征与功能　红细胞具有可塑变形性、悬浮稳定性和渗透脆性,它们都与红细胞的双凹圆碟形有关。红细胞的主要功能是运输 O_2 和 CO_2。

3. 红细胞的生成调节　在成人,骨髓是生成红细胞的唯一场所。在红细胞生成过程中,需要有足够的蛋白质、铁、叶酸及维生素 B_{12} 的供应。红系祖细胞向红系前体细胞的增殖分化,是红细胞生成的关键环节,早期红系祖细胞在体外形成集落,依赖于爆式促进激活物(BPA)的刺激作用,晚期红系祖细胞对 BPA 不敏感,主要接受促红细胞生成素(EPO)的调节。雄激素、甲状腺激素和生长激素可提高血浆中 EPO 的浓度,促进红细胞的生成。

4. 红细胞的破坏　正常红细胞的平均寿命为 120 天,90%的衰老红细胞被巨噬细胞吞噬。

三、白细胞生理

1. 白细胞的分类与数量　白细胞为无色、有核的细胞,在血液中一般呈球形。白细胞可分为中性粒细胞、嗜酸性粒细胞、嗜碱性粒细胞、单核细胞和淋巴细胞五类,正常人血液中白细胞的数目可因年龄和机体处于不同功能状态而有变化,正常成年人血液中白细胞数为(4.0～10.0)$\times 10^9$/L,其中中性粒细胞占 50%～70%,嗜酸性粒细胞占 0.5%～5%,嗜碱性粒细胞占 0%～1%,单核细胞占 3%～8%,淋巴细胞占 20%～40%。

2. 白细胞的生理特性和功能　各类白细胞均参与机体的防御功能。白细胞具有变形、游走、趋化和吞噬等特性,是执行防御功能的生理基础。中性粒细胞是血液中主要的吞噬细胞,其变形、游走能力和吞噬性都很强。嗜酸性粒细胞的数目有明显的昼夜周期性波动,其胞质中含有较大的椭圆形嗜酸性颗粒。嗜碱性粒细胞在血管内停留约 12 h,其胞质中存在较大的碱性染色颗粒。淋巴细胞在免疫应答反应过程中起核心作用,分为 T 淋巴细胞和 B 淋巴细胞两大类。

3. 白细胞的生成和调节　目前对淋巴细胞生成的调节机制了解不多。粒细胞的生成受集落刺激因子(CSF)的调节,CSF 包括粒-巨噬细胞集落刺激因子、粒细胞集落刺激因子、巨噬细胞集落刺激因子等。

4. 白细胞的破坏　中性粒细胞在循环血液中停留 8 h 左右即进入组织,4～5 天后即衰老死亡,单核细胞在血液中停留 2～3 天,然后进入组织,发育成巨噬细胞,在组织中可存活约 3 个月。

四、血小板生理

1. 血小板的数量和功能　血小板的体积小,无细胞核,呈双面微凸的圆盘状,直径 2～3 μm。正常成人血液中的血小板数量为(100～300)$\times 10^9$/L。血小板有助于维持血管壁的完整性,可释放血小板源生长因子,血管损伤时血小板可被激活而在生理止血过程中起重要作用。

2. 血小板的生理特性　血小板与非血小板表面的黏着称为血小板黏附;血小板受刺激后将贮存在致密体、α-颗粒或溶酶体内的物质排出的现象称为血小板释放或血小板分泌,血小板与血小板之间的相互粘着称为血小板聚集。血小板具有收缩能力,血小板表面可吸附血浆中多种凝血因子(如凝血因子Ⅰ、Ⅴ、Ⅺ、Ⅻ等)。

3. 血小板的生成和调节　血小板是从骨髓成熟的巨核细胞胞质裂解脱落下来的具有生物活性的小块胞质。血小板的生成受血小板生成素(TPO)的调节。

4. 血小板的破坏　血小板进入血液后,平均寿命为7～14天,但只在最初2天具有生理功能。衰老的血小板在脾、肝和肺组织中被吞噬破坏。

五、血液的凝固和纤维蛋白的溶解

1. 血液凝固　血液凝固是指血液由流动的液体状态变成不能流动的凝胶状态的过程。其实质就是血浆中的可溶性纤维蛋白原转变成不溶性的纤维蛋白过程。纤维蛋白交织成网,把血细胞及血液的其他成分网罗在内,从而形成血凝块。血液凝固是一系列复杂的酶促反应过程,需要多种凝血因子的参与。

2. 纤维蛋白的溶解　纤维蛋白被分解液化的过程称为纤维蛋白溶解(纤溶)。纤溶系统主要包括纤溶酶原(血浆素原)、纤溶酶(血浆素)、纤溶酶原激活物与纤溶抑制物。纤溶可分为纤溶酶原的激活与纤维蛋白(或纤维蛋白原)的降解两个基本阶段。若纤溶系统活动亢进,可因止血栓的提前溶解而有重新出血的倾向;若纤溶系统活动低下,则不利于血管的再通,加重血栓栓塞。

六、血型和输血原则

1. 血型与红细胞凝集　血型通常指红细胞膜上特异性抗原的类型。若将血型不相容的两个人的血液滴加在玻片上并使之混合,则红细胞可凝集成簇,该现象称红细胞凝集。红细胞凝集的本质是抗原-抗体反应。凝集原的特异性取决于镶嵌于红细胞膜上的一些特异性蛋白质或糖脂,它们在凝血反应中起抗原作用,称为凝集原。能使红细胞膜上的凝集原起反应的特异抗体则称为凝集素。白细胞和血小板除了也存在一些与红细胞相同的血型抗原外,还有它们自己特有的血型抗原。

2. 红细胞血型　ABO血型的分型:ABO血型是根据红细胞膜上是否存在A抗原和B抗原而将血液分为四型:红细胞膜上只含A抗原者为A型;只含B抗原者为B型;含有A与B两种抗原者为AB型;A和B两种抗原都没有者为O型。不同血型的人的血清中含有不同的抗体,但不会含有与自身红细胞抗原相对应的抗体。

3. 输血的原则　输血已经成为治疗某些疾病、抢救伤员生命和保证一些手术得以顺利进行的重要手段。为了保证输血的安全和提高输血的效果,必须遵守输血的原则,注意输血的安全、有效和节约。

(1) 鉴定血型:在准备输血时,首先必须鉴定血型,保证供血者与受血者的ABO血型相合。对于生育年龄的妇女和需要反复输血的患者,还必须使供血者与受血者的Rh血型相合,特别要注意Rh阴性受血者产生抗Rh抗体的情况。

(2) 交叉配血试验:即使在ABO系统血型相同的人之间进行输血,输血前也必须进行交叉配血试验。

(3) 成分输血:把人血中的各种不同成分,如红细胞、粒细胞、血小板和血浆分别制备成高纯度或高浓度的制品,再输注给患者,不同的患者对输血有不同的要求,输血疗法已经从原来的输全血发展为成分输血。

第三节 循 环

心脏将血液泵出，并由血管将血液分配到各器官、组织；血液在心血管系统中按一定的方向流动，最后回入心脏。这一整个过程称为血液循环。

一、心动周期

心脏一次收缩和舒张，构成一个机械活动周期，称为心动周期。心动周期的持续时间与心率有关。

二、心脏泵血功能的评定

心脏的主要功能是泵血。对心脏泵血功能的评定，通常用单位时间内心脏射出的血量和心脏的功作为指标。

（一）心脏的输出量

1. 每搏输出量和射血分数　一次心搏中由一侧心室射出的血液量，称为每搏输出量，简称搏出量。在安静的状态下，正常成年人左心室舒张末期的容积约为 125 ml，收缩末期容积约 55 ml，两者的差值即搏出量，为 70 ml。搏出量占心室舒张末期容积的百分比，称为射血分数(ejection fraction)。

$$射血分数=\frac{搏出量(ml)\times 100\%}{心室舒张末期容积(ml)}$$

2. 每分心输出量和心指数　一侧心室每分钟射出的血液量，称为每分心输出量，简称心输出量(cardiac output)。心输出量等于心率与搏出量的乘积。如果心率为 75 次/分，搏出量为 70 ml，则心输出量为 5.25 L/min。

人在安静时的心输出量与人的体表面积成正比。以单位体表面积计算的心输出量，称为心指数(cardiac index)。中等身材的成年人体表面积约为 1.6～1.7 m^2，在安静和空腹的情况下心输出量为 5～6 L/min，故心指数为 3.0～3.5 L/(min·m^2)。在安静和空腹情况下测定的心指数称为静息心指数，其可作为比较不同个体心功能的评定指标。

三、心脏的生物电活动

心肌细胞的动作电位是触发心肌收缩和泵血的动因。根据组织学和生理学特点，可将心肌细胞分为两类：一类是普通的心肌细胞，包括心房肌和心室肌。它们含有丰富的肌原纤维，具有兴奋性、传导性和收缩性，但一般不能自动地产生节律性兴奋，即不具有自动节律性。这类心肌细胞主要执行收缩功能，故又称为工作细胞。另一类是组成心脏的特殊传导系统的心肌细胞，主要包括窦房结细胞和浦肯野细胞，它们除了具有兴奋性、传导性外，还具有自动发生节律性兴奋的特性，称为自律性，所以这类细胞又称为自律细胞。自律细胞含肌原纤维很少或完全缺乏，基本丧失收缩功能。它们的主要功能是产生和传导兴奋，控制整个心脏的节律性活动。

（一）工作细胞的跨膜电位及其形成机制

1. 静息电位　在静息状态下，心肌细胞膜对 K^+ 的通透性较高，而对其他离子的通透性很低，因此，K^+ 顺其浓度梯度由膜内向膜外扩散所达到的平衡电位，构成静息电位的主要成分。因此，静息电位数值是 K^+ 平衡电位、少量 Na^+ 内流和生物电性 Na^+ - K^+ 泵活动的综合反映。

2. 动作电位　心室肌细胞动作电位分为 0 期、1 期、2 期、3 期、4 期五个时期。

（1）去极化过程：又称动作电位的 0 期。在适宜的外来刺激作用下，心室肌细胞兴奋，膜内电位由静息时的－90 mV 迅速上升到＋30 mV 左右，形成动作电位的升支。

0 期去极化的特点是持续时间很短，幅度很大，速度快。

0 期去极化的离子机制：在外来刺激作用下，首先引起部分 Na^+ 内流，造成细胞膜部分去极化。当去极化达到阈电位（threshold potential）水平约－70 mV 时，出现再生性 Na^+ 内流，于是 Na^+ 顺其浓度梯度和电位梯度由膜外快速进入膜内，使膜进一步去极化，膜内电位由原来的负电位向正电位转化，直至接近 Na^+ 平衡电位。

（2）复极化过程：当心室肌细胞去极化达到顶峰后，由于 Na^+ 通道的失活关闭，立即开始复极。包括动作电位的 1 期、2 期和 3 期三个阶段。

1 期：在复极化初期，仅出现部分复极，膜内电位由＋30 mV 迅速下降到 0 mV 左右。在动作电位 1 期，快 Na^+ 通道已经失活。并且，在去极化过程中又发生一过性外向电流 I_{to} 的激活，从而使膜电位迅速复极到 2 期（平台期）的电位水平。I_{to} 的主要离子成分是 K^+，也就是说，由 K^+ 负载的 I_{to} 是心室肌细胞 1 期复极化的主要原因。

2 期：在 1 期复极膜内电位达到 0 mV 左右后，复极化的过程就变得非常缓慢，记录的动作电位图形比较平坦，称为平台期。平台期的形成是由于该期间外向电流（K^+）外流和内向电流（主要是 Ca^{2+}）内流同时存在。

3 期：在 2 期复极末，膜内电位逐渐下降，延续为 3 期复极。3 期复极是由于 L 型 Ca^2 通道失活关闭，内向离子流终止，而外向 K^+ 流（I_k）进一步增加所致。

4 期：也称电舒张期。4 期是膜复极化完毕，膜电位恢复至静息电位的时期。细胞膜上 Na^+ - K^+ 泵的活动是一种主动转运过程。每消耗 1 分子的 ATP 可将 3 个 Na^+ 排出细胞外，同时摄入 2 个 K^+，因此该过程是生电性的，产生外向电流（泵电流）。Ca^{2+} 主动转运出细胞的机制，主要是通过细胞膜上的 Na^+ - Ca^{2+} 交换体和 Ca^{2+} 泵进行的。

（二）自律细胞的跨膜电位及其形成机制

自律细胞与非自律细胞（工作细胞）跨膜电位的最大区别是 4 期。在工作细胞，4 期的膜电位是基本稳定的。而在自律细胞，动作电位 3 期复极化末达到最大复极电位之后，4 期的膜电位并不是稳定的这一水平，而是立即开始自动去极化；当去极化达到阈电位水平后，就爆发一次新的动作电位。4 期自动去极化是自律细胞产生自动节律性兴奋的基础。

四、心肌的电生理特性

心肌细胞具有兴奋性、自律性、传导性和收缩性四种基本的生理特性。前三者属于电生理特性，后者是机械特性。

兴奋性，是指细胞在受到刺激时产生兴奋的能力。衡量心肌兴奋性的高低，可以用刺激阈值作为指标。阈值高则表示兴奋性低，阈值低则表示兴奋性高。

1. 影响兴奋性的因素　心肌细胞兴奋的产生，包括细胞的膜电位达到阈电位水平以及引起 0 期去极化的离子通道的激活这两个环节。任何能影响这两个环节的因素均可改变心肌细胞的兴奋性。

2. 兴奋性的周期性变化　心肌细胞每产生一次兴奋，其膜电位就发生一系列有规律的变化，膜上的离子通道由静息状态经历激活、失活和复活等过程。在这一过程中，心肌细胞的兴奋性也随着发生相应的周期性改变。兴奋性的这种周期性变化，使心肌细胞在周期的不同时相对重复刺激表现出不同的反应能力，对心肌兴奋的产生、传导以及收缩反应都会发生影响。

(1) 有效不应期：心肌细胞受到刺激发生兴奋时，从动作电位的0期开始到3期复极化至－55 mV这一段时期内，膜的兴奋性完全丧失，即对任何强度的刺激都不能产生任何程度的去极化反应。这个时期称为绝对不应期。3期复极化过程中，在膜电位由－55 mV继续恢复到约－60 mV的这一段时间内，称为局部反应期。由于从动作电位的0期开始到3期膜电位恢复到－60 mV这一段时间内，心肌不能产生新的动作电位，因此将这段时间称为有效不应期。

(2) 相对不应期：3期膜电位复极化过程中，在膜电位由－60 mV至－80 mV的这段期间，若给予心肌细胞一个阈刺激，仍不能产生新的动作电位；但如果给予一个阈上刺激，则可能产生一次新的动作电位。这一段时间称为相对不应期。

(3) 超常期：在3期复极化过程中，膜内电位从－80 mV恢复到－90 mV的这段时间内，膜电位已经基本恢复，Na^+通道也已经复活至静息状态，而膜内电位的绝对值小于静息电位，即与阈电位水平之间的差距较小，所以若在这时给予心肌一个阈下刺激，就可能引起一个新的动作电位，表明心肌的兴奋性高于正常，故将这段时间称为超常期。

3. 兴奋性的周期性变化与收缩活动的关系　与骨骼和神经细胞相比，心肌细胞的有效不应期特别长，一直延续到心肌细胞的舒张开始之后。因此，心肌不会像骨骼肌那样产生完全强直收缩，而始终作收缩和舒张相交替的活动，从而能保证心脏的泵血功能。

（三）自动节律性

心肌细胞在没有外来刺激的情况下自动发生节律性兴奋的特性，称为自动节律性，简称自律性。

心脏的起搏点　心脏的特殊传导系统具有自律性，但是特殊传导系统不同部位的心肌的自律性存在差别。窦房结细胞的自动节律性兴奋的频率最高，约100次/分；末梢浦肯野细胞纤维网的自律频率最低，约25次/分；而房室交界和房室束分别约为50次/分、40次/分。窦房结是主导整个心脏兴奋和搏动的正常部位，故称为正常起搏点。由窦房结的自律兴奋所形成的心脏节律称为窦性节律。在正常情况下，心脏其他部位的自律组织并不表现出它们自身的自律性，只是起着传导兴奋的作用，故称为潜在起搏点。

（四）传导性

心肌细胞具有传导兴奋的能力，称为传导性。传导性的高低可用兴奋的传播速度来衡量。

兴奋的心脏内的传播，是通过特殊传导系统进行的有序的扩布。正常情况下，窦房结发出的兴奋通过心房肌传播到整个心房，尤其是沿着心房肌组成的“优势传导通路”迅速传到房室交界区，经房室束和左、右束支传到浦肯野纤维网，引起心室肌兴奋，再直接通过心室肌将兴奋由内膜侧心室肌扩布，使整个心室兴奋。

兴奋在房室交界区传导速度缓慢，因此兴奋由心房传至心室要经过一段延搁，该现象称为房一室延搁。由于房一室延搁，心室的收缩必定发生在心房收缩完毕之后，而不会发生心房和心室的收缩在时间上重叠的现象，这对于心室的充盈和射血是十分重要的。

五、心脏生物电活动的检测

心电图(ECG)可反映心脏兴奋的产生、传导和兴奋恢复过程中的生物电变化，而与心脏的机械收缩活动无直接关系。

正常心电图各波和间期的意义：

心电图记录纸上纵向每一小格相当于0.1 mV，横向每一小格相当于0.04 s。用不同导联记录到心电图都包含几个基本的波形，即心脏每次兴奋过程中都会相继出现一个P波，一个QRS波群和一个T波，有时在T波后还可出现一个小的U波。

P波　反映左右两心房的去极化过程。波形小而圆钝，历时0.08～0.11 s使，波幅不超过0.25 mV。

QRS波群　反映左右两心室的去极化过程。典型的QRS波群包括3个紧密相连的电位波动，第一个向下的波称为Q波，第一个向上的波动称为R波，紧接R波之后的向下的波称为S波。在不同导联的记录中，这3个波不一定都出现。正常的QRS波群历时约0.06～0.10 s，代表兴奋在心室肌扩布所需的时间。QRS各波的波幅在不同导联中变化较大。

T波　反映心室的复极化过程，历时0.05～0.25 s，波幅为0.1～0.8 mV。T波的方向与QRS波群的主波方向相同。

U波　是在T波后0.02～0.04 s可能出现的一个低而宽的波，方向一般与T波一致，波宽0.1～0.3 s，波幅一般小于0.05 mV。U波可能与浦肯野纤维网的复极化有关。

PR间期(或PQ间期)　指从P波起点到QRS波起点之间的时程，一般为0.12～0.20 s。PR间期代表由窦房结产生的兴奋经由心房、房室交界和房室束到达心室并引起心室开始兴奋所需的时间，故也称为房室传导时间。在房室传导阻滞时，PR间期延长。

PR段是指从P波终点到QRS波起点之间的线段，通常是在心电图记录的基线水平上。PR段形成的原因是由于兴奋通过心房后在向心室传导的过程中要通过房室交界区，兴奋在此区的传导非常缓慢，形成的综合电位很小，一般记录不到。故在P波之后曲线回到基线水平，形成PR段。

QT间期　指从QRS波起点到T波终点的时程，代表从心室开始去极化到完全复极化所经历的时间。QT间期的长短与心率成反比关系，心率愈快，QT间期愈短。

ST段　指从QRS波群终点到T波起点之间的线段。正常心电图上ST段与基线平齐。ST代表心室各部分心肌细胞均处于动作电位的平台期，各部分之间的电位差很小，所以曲线位于基线水平。

六、心血管活动的调节

(一) 神经调节

1. 心脏和血管的神经支配

(1) 心脏的神经支配：支配心脏的传出神经为心交感神经和心迷走神经。

① 心交感神经及其作用：心交感神经的节前神经元位于脊髓第1～5胸段的中间外侧柱，其轴突末梢释放的递质为乙酰胆碱，后者能激活节后神经元膜上的N型胆碱能受体。

心交感节后神经元位于星状神经节或颈交感神经节内。节后神经元的轴突组成心脏神经丛，支配心脏各个部分，包括窦房结、房室交界、房室束、心房肌和心室肌。

心交感节后神经元末梢释放的递质为去甲肾上腺素，与心肌细胞膜上的β型肾上腺素能受体结合，可导致心率加快，房室交界的传导加快，心房肌和心室肌的收缩能力加强。

② 心迷走神经及其作用：心迷走神经的节前和节后神经元都是胆碱能神经元。节后神经纤维支配窦房结、心房肌、房室束及其分支。右侧迷走神经对窦房结的影响占优势；左侧迷走神经对房室交界的作用占优势。

心迷走神经节后纤维末梢释放的递质乙酰胆碱作用于心肌细胞膜的M型胆碱能受体，可导致心率减慢，心房肌收缩能力减弱，心房肌不应期缩短，房室传导速度减慢。

(2) 血管的神经支配：绝大多数血管平滑肌都受自主神经支配，它们的活动受神经调节。支配血管平滑肌的神经纤维可分为缩血管神经纤维和舒血管神经纤维两大类，两者又统称为血管运动神经纤维。

① 缩血管神经纤维：都是交感神经纤维，其节前神经元末梢释放的递质为乙酰胆碱；节后神经元末梢释放的递质为去甲肾上腺素。血管平滑肌细胞有α和β两类肾上腺素能受体。去甲肾上腺素与α肾上腺素能受体结合，可导致血管平滑肌收缩；与β肾上腺素能受体结合，则导致血管平滑肌舒张。去甲肾上腺素与α肾上腺素能受体结合的能力较与β受体结合的能力强，故缩血管纤维兴奋时引起缩血管效应。

② 舒血管神经纤维：体内有一部分血管除接受缩血管纤维支配外，还接受舒血管纤维支配。主要有以下几种：

a. 交感舒血管神经纤维：其末梢释放的递质为乙酰胆碱。

b. 副交感舒血管神经纤维：少数器官如脑膜、唾液腺、胃肠道的外分泌腺和外生殖器等，其血管平滑肌除接受交感缩血管纤维支配外，还接受副交感舒血管纤维支配。副交感舒血管纤维末梢释放的递质为乙酰胆碱，后者与血管平滑肌的M型胆碱能受体结合，引起血管舒张。

c. 脊髓背根舒血管纤维：当皮肤受到伤害性刺激时，感觉冲动一方面沿传入纤维向中枢传导，另一方面可在末梢分叉处沿其他分支到达受刺激部位邻近的微动脉，使微动脉舒张，局部皮肤出现红晕。这种仅通过轴突外周部位完成的反应，称为轴突反射。

d. 血管活性肠肽神经元：有些自主神经元内有血管活性肠肽(VIP)和乙酰胆碱共存，如支配汗腺的交感神经元和支配颌下腺的副交感神经元等。这些神经元兴奋时，其末梢一方面释放乙酰胆碱，引起腺细胞分泌；另一方面释放VIP，引起舒血管效应，使局部组织血流增加。

2. 心血管中枢　控制心血管活动有关的神经元集中的部位称为心血管中枢。

(1) 心血管中枢：最基本的心血管中枢位于延髓。延髓心血管神经元是指位于延髓内的心迷走神经元和控制心交感神经及交感缩血管神经活动的神经元。这些神经元在平时都有紧张性活动，分别称为心迷走紧张、心交感紧张和交感缩血管紧张。

(2) 延髓以上的心血管中枢：在延髓以上的脑干部分以及大脑和小脑，也存在与心血管活动有关的神经元。表现为对心血管活动和机体其他功能之间的复杂的整合。

3. 心血管反射　当机体处于不同的生理状态如变换姿势、运动、睡眠时，或当机体内、外环境发生变化时，可引起各种心血管反射，如颈动脉窦和主动脉弓压力感受性反射、心肺感受器引起的心血管反射、颈动脉体和主动脉体化学感受性反射等。

（二）体液调节

是指血液的组织液中一些化学物质对心肌和血管平滑肌的活动发生影响，并起调节作用。

1. 肾素一血管紧张素系统　肾素是由肾近球细胞合成和分泌的一种酸性蛋白酶，经肾静脉进入血循环。血浆中的肾素底物，即由肝脏合成和释放的血管紧张素原，在肾素的作用下水解，产生一个十肽，为血管紧张素Ⅰ。在血浆、组织中和肺循环血管内皮表面，存在有血管紧张素转换酶，在后者的作用下，血管紧张素Ⅰ转换为血管紧张素Ⅱ。血管紧张素Ⅱ在血浆和组织中的氨基肽酶A的作用下，成为血管紧张素Ⅲ。

肾脏血液灌注减少、血 Na^+ 浓度降低和交感神经兴奋等因素，可致肾素分泌增加。肾素一血管紧张素系统的生理功能，主要是对体液平衡、摄盐和血压的调节，特别是在体内细胞外液量减少和血压降低的情况下通过调节血流阻力和肾脏排钠量，使器官组织仍能得到一定的血液灌注。

血管紧张素Ⅰ不具有活性。血管紧张素中最重要的是血管紧张素Ⅱ，其与血管紧张素受体结合，引起相应的生理效应，作用于血管平滑肌，可使全身微动脉收缩，动脉血压升高，是已知最强的缩血管活性物质之一。

2. 肾上腺素和去甲肾上腺素　循环血液中主要来自肾上腺髓质的分泌，肾上腺素可与 α 和 β 两类肾上腺素能受体结合。在心脏，肾上腺素与 β_1 肾上腺素能受体结合，产生正性变时和变力作用，使心输出量增加。肾上腺素使总外周阻力降低，脉搏压变大，压力感受性反射对心脏的作用不能抵消肾上腺素对心脏的直接作用，故心率加快，心输出量增加。

去甲肾上腺素主要与血管的 α_1 肾上腺素能受体结合，也可与心肌 β_1 肾上腺素能受体结合，但与血管平滑肌的 β_2 肾上腺素能受体结合的能力较弱。去甲肾上腺素可使全身血管广泛收缩，动脉血压升高。血压升高又使压力感受性反射活动增强，压力感受性反射引起的心率减慢效应超过去甲肾上腺素对心脏的直接兴奋效应，故心率减慢。

3. 血管升压素　血管升压素（vasopressin）是在下丘脑视上核和室旁核的一些神经元内合成的。这些神经元发出的轴突经下丘脑垂体束进出神经垂体，其末梢释放的血管升压素作为神经垂体激素进入血液循环。

血管升压素在肾集合管可促进水的再吸收，故又称为抗利尿激素。血管升压素作用于血管平滑肌的相应受体，引起血管平滑肌收缩，是已知的最强的缩血管物质之一。在完整机体中，血浆中血管升压素浓度升高时首先出现抗利尿效应；只有当其血浆浓度明显高于正常时，才引起血压升高。

血管升压素对体内细胞外液量和渗透压的调节起重要作用。血浆渗透压升高时，可刺激脑渗透压感受器，使血管升压素释放增加。在禁水、失水、失血等情况下，心房和肺血管的容量感受器传入冲动减少，也可使血管升压素释放增加。反之，则可使血管升压素释放减少。可见，血管升压素通过对细胞外流量的调节，又在动脉血压的长期调节中起重要作用。

4. 血管内皮生成的血管活性物质　内皮细胞可以生成并释放若干种血管活性物质，引起血管平滑肌舒张或收缩。

(1) 血管内皮生成的舒血管物质：内皮细胞内的前列环素合成酶可以合成前列环素(PGI_2)，使血管舒张。内皮生成的另一类舒血管物质，即内皮舒张因子(EDRF)，化学结构是一氧化氮(NO)，NO可使血管平滑肌内的鸟苷酸环化酶激活，cGMP浓度升高，游离Ca^{2+}的浓度降低，血管舒张。

(2) 血管内皮生成的缩血管物质：血管内皮细胞也可产生多种缩血管物质，称为内皮缩血管因子(EDCF)。近年来研究的较深入的内皮素，是内皮细胞合成和释放的由21个氨基酸残基构成的多肽，是已知的最强烈的缩血管物质之一。

5. 激肽释放酶一激肽系统　激肽释放酶是体内的一类蛋白酶，可使蛋白质底物激肽原分解为激肽。激肽具有舒血管活性，可参与血压和局部组织血流的调节。

6. 心房利尿肽　是由心房肌细胞合成和释放的一类多肽。当心房壁受到牵拉时，可使心房肌细胞释放心房利尿肽。其作用可使血管舒张，外周阻力降低；也可使心脏每搏输出量减少，心率减慢，故心输出量减少；作用于肾脏内相应的受体，可使肾脏排水和排钠增多；还能抑制肾的近球细胞释放肾素；抑制肾上腺球状带细胞释放醛固酮；在脑内，可抑制血管升压素的释放。这些作用都可导致体内细胞外液量减少，血压降低。

七、器官循环

由于各器官的结构和功能都不相同，器官内部的血管分布又各有特征，因此其血流的调节除服从前面叙述的一般规律外，还有其本身特点。

(一) 冠脉循环

1. 冠脉循环的解剖特点　冠脉循环是指供应心脏的血液循环。心肌的毛细血管网分布极为丰富。毛细血管数和心肌纤维数的比例为1∶1。在心肌横截面上，每平方毫米面积内约有2 500～3 000根毛细血管。冠状动脉之间有侧支互相吻合。吻合支在心内膜下较多。正常心脏的冠脉侧支较细小，血流量很少。因此冠脉突然阻塞时，不易很快建立侧支循环，常导致心肌梗死。如果冠脉阻塞是缓慢形成的，则侧支可逐渐扩张，并可建立新的侧支循环，起代偿作用。

2. 冠脉血流的特点　在安静状态下，冠脉血流量为每百克心肌每分钟60～80 ml，占心输出量的4%～5%。当心肌活动加强，冠脉达到最大舒张状态时，冠脉血流量可增加到每百克心肌每分钟300～400 ml。

由于冠脉血管的大部分分支深埋于心肌内，心脏在每次收缩时对埋于其内的血管产生压迫，从而影响冠脉血流。左心室在收缩期血流量大约只有舒张期的20%～30%。动脉舒张压升高，冠脉血流量增多。心率加快时，由于心动周期的缩短主要是心舒张期缩短，故冠脉血流量减少。

3. 冠脉血流量的调节　在对冠脉血流量进行调节的各种因素中，最重要的是心肌本身的代谢水平。交感神经和副交感神经也支配冠脉血管平滑肌，但它们的调节作用是次要的。

(1) 心肌代谢水平对冠脉血流量的影响：心肌收缩的能量来源几乎唯一地依靠有氧代谢。人体处于安静状态时，动脉血流经心脏后，其中65%～75%的氧被心肌摄取。在肌肉运动、精神紧张等情况下，心肌代谢活动增强，耗氧量也随之增加。此时，机体主要通过冠脉血管舒张，即增加冠脉血流量来满足心肌对氧的需求。

目前认为，心肌代谢增强引起冠脉血管舒张的原因并非低氧本身，而是由于某些心肌代谢产物的增加。在各种代谢产物中，腺苷(adenosine)可能起最重要的作用。

(2) 神经调节：迷走神经兴奋对冠脉的直接作用是引起舒张。但迷走神经兴奋时又使心率减慢，心肌代谢率降低，这些因素可抵消迷走神经对冠脉的直接舒张作用。刺激心交感神经时，可激活冠脉平滑肌的 α 肾上腺素能受体，使血管收缩。但交感神经兴奋又同时激活心肌的 β 肾上腺素能受体，使心率加快，心肌收缩加强，耗氧量增加，从而使冠脉舒张。

(3) 激素调节：肾上腺素和去甲肾上腺素可通过增强心肌的代谢活动和耗氧量使冠脉血流量增加；也可直接作用于冠脉血管的 α 和 β 肾上腺素能受体，引起冠脉血管收缩或舒张。甲状腺素增多时，心肌代谢加强，耗氧量增加，使冠脉舒张，血流量增加。大剂量血管升压素可使冠脉收缩，冠脉血流量减少。血管紧张素Ⅱ也能使冠脉收缩，冠脉血流量减少。

(二) 肺循环

肺循环(pulmonary circulation)的功能是使血液在流经肺泡时和肺泡气之间进行气体交换。呼吸性小支气管以上的呼吸道组织所需要的营养物质由体循环的支气管动脉供应。

1. 肺循环的生理特点　右心室的每分输出量和左心室的基本相同。肺动脉及其分支都较粗短，管壁较主动脉及其分支薄。肺循环的全部血管都在胸腔内，而胸膜腔内的压力低于大气压。这些因素使肺循环具有与体循环不同的一些特点。

(1) 血流阻力和血压：肺动脉的顺应性较高，血流和阻力较小。肺循环动脉部分总的阻力和静脉部分总的阻力大致相等，故血在动脉部分和在静脉部分的压力落差相等。肺循环毛细血管压大致在右心室压和左心房压值的中点。由于肺循环血管对血流的阻力小，所以，虽然右心室的每分输出量和左心室每分输出量基本相同，但肺动脉压远较主动脉压低。

(2) 肺的血容量：肺部的血容量约为 450 ml，占全身血量的 9%。由于肺组织和肺血管的顺应性大，故肺部血容量的变动范围较大。

(3) 肺循环毛细血管处的液体交换：肺循环毛细血管压平均为 7 mmHg，而血浆胶体渗透压平均为 25 mmHg，故将组织中的液体吸收入毛细血管的力量较大。肺部组织液的压力为负压，这一负压使肺泡膜和毛细血管壁紧密相贴，有利于肺泡和血液之间的气体交换。组织液负压还有利于吸收肺泡内的液体，使肺泡内不会有液体积聚。

2. 肺循环血流量的调节

(1) 神经调节：肺循环血管受交感神经和迷走神经支配。刺激交感神经对肺血管的直接作用是引起收缩和血流阻力增大。刺激迷走神经可使肺血管舒张。

(2) 肺泡气的氧分压对肺部血管舒缩活动有明显的影响。急性或慢性的低氧都能使肺部血管收缩，血流阻力增大。引起肺血管收缩的原因是肺泡气的氧分压过低，而不是由于血液的氧张力过低。当一部分肺泡内气体的氧分压降低时，这些肺泡周围的微动脉收缩。肺泡气的 CO_2 分压升高时，低氧引起的肺部微动脉收缩更加显著。

(3) 血管活性物质对肺血管的影响：肾上腺素、去甲肾上腺素、血管紧张素Ⅱ、血栓素 A_2、前列腺素 $F_{2\alpha}$ 等，都能使肺循环的微动脉收缩。组胺、5-羟色胺能使肺循环的微静脉收缩，但在流经肺循环后即分解失活。

（三）脑循环

脑组织的代谢水平高，血流量较多。脑的重量虽仅占体重的 2%，但血流量却占心输出量的 15%左右。

1. 脑循环的特点　颅腔的容积是固定的。脑组织和脑脊液都是不可压缩的，故脑血管的舒缩程度受到相当的限制，

其血流量的变化较其他器官为小。脑循环(cerebral circulation)的毛细血管壁内皮细胞相互接触紧密，并有一定的重叠，管壁上没有小孔。毛细血管和神经元之间并不直接接触，而为神经胶质细胞所隔开。这一结构对于物质在血液和脑组织之间的扩散起着屏障的作用，称为血-脑屏障(blood-brain barrier)。

2. 脑血流量的调节

(1) 脑血管的自身调节：脑血流量取决于脑动、静脉的压力差和脑血管的血流阻力。故影响脑血流量的主要因素是颈动脉压。正常情况下脑循环的灌注压为 80～100 mmHg。平均压降低或颅内压升高都可使脑的灌注压降低。但当平均动脉压在 60～140 mmHg 的范围内变动时，脑血管可通过自身调节的机制使脑血流量保持恒定。

(2) CO_2 和 O_2 分压对脑血流量的影响：血液 CO_2 分压升高和低氧对脑血管的直接舒血管效应非常明显。过度通气时，CO_2 呼出过多，动脉血 CO_2 分压过低，脑血流量减少。

(3) 脑组织代谢对脑血流的影响：脑各部分的血流量与该部分脑组织的代谢活动程度有关。当脑的某一部分活动加强时，该部分的血流量就增多。

(4) 一氧化氮(NO)：是由内皮细胞合成和释放的一种舒血管物质。血液中的一些活性物质，如乙酰胆碱、缓激肽、组胺、ATP 等，可使脑血管的内皮产生 NO 而引起脑血管舒张。

3. 脑脊液的生成和吸收　脑脊液(cerebrospinal fluid)存在于脑室系统、脑周围的脑池和蛛网膜下隙内，可视为脑和脊髓的组织液和淋巴。主要由侧脑室、第三脑室和第四脑室的脉络丛分泌。主要通过蛛网膜绒毛被吸收入静脉窦的血液内。

成年人的脑脊液总量约 150 ml。每日生成的脑脊液约 800 ml，为脑脊液总量的 5～6 倍，但同时有等量的脑脊液被吸收入血液。正常人在取卧位时，脑脊液压平均为 10 mmHg。当脑脊液的吸收受到阻碍时，脑脊液压就会升高，并影响脑血流。

脑脊液的主要功能是在脑、脊髓和颅腔、椎管之间起缓冲作用，有保护脑和脊髓的意义。脑脊液还是脑和血液之间进行物质交换的中介。

4. 血-脑脊液屏障和血-脑屏障　脑脊液成分和血浆不同。脑脊液中蛋白质的含量极微，葡萄糖含量也较血浆为少，但 Na^+ 和 Mg^{2+} 的浓度较血浆中的高，K^+、HCO_3^- 和 Ca^{2+} 的浓度则较血浆中的低。血液和脑脊液之间物质的交换是主动转运过程。另外，一些大分子物质较难从血液进入脑脊液，仿佛在血液与脑脊液之间存在着某种特殊的屏障，故称之为血-脑脊液屏障(blood-cerebrospinal fluid barrier)。这种屏障对不同物质的通透性是

不同的。O_2、CO_2 等脂溶性物质可很容易地通过屏障，但许多离子则不易通过。

血液和脑组织之间也存在着类似的屏障，可限制物质在血液和脑组织之间交换，称为血-脑屏障。脂溶性物质如 O_2、CO_2、某些麻醉药以及乙醇等，很易通过。血-脑脊液屏障和血-脑屏障的存在，对于保持神经元周围稳定的化学环境和防止血液中有害物质侵入脑内具有重要的生理意义。

第四节　呼　　吸

机体与外界环境之间的气体交换过程，称为呼吸（respiration）。通过呼吸，机体从大气摄取新陈代谢所需的 O_2，排出所产生的 CO_2。

呼吸过程由相互衔接并同时进行的 3 个环节完成，包括外呼吸即肺呼吸，包括肺通气（肺与外界空气之间的气体交换过程）和肺换气（肺泡与肺毛细血管之间的气体交换过程）；气体在血液中的运输；内呼吸即组织呼吸，也称组织换气（血液与组织、细胞之间的气体交换过程）。呼吸过程不仅靠呼吸系统来完成，还需要血液循环系统的配合，这种协调的配合，以及它们与机体代谢水平的相适应性，又都受神经和体液因素的调节。

一、肺通气

肺通气是肺与外界环境之间的气体交换过程。气体进出肺取决于两方面因素的相互作用：一是推动气体流动的动力；另一个是阻止其流动的阻力。前者必须克服后者，才能实现肺通气。

（一）肺通气动力

呼吸肌的舒缩是肺通气的原动力，它引起胸廓的张缩，肺也随着胸廓而张缩，肺容积的这种变化又造成肺内压和大气压之间的压力差，此压力差直接推动气体进出肺。

1. 呼吸运动　呼吸肌收缩和舒张引起胸廓的扩大和缩小称为呼吸运动，包括吸气运动和呼气运动。主要的吸气肌有膈肌和肋间外肌。主要的呼气肌有肋间内肌和腹肌。根据参与活动的呼吸肌的主次、多少和用力程度可将呼吸运动分成：

（1）腹式呼吸和胸式呼吸：腹式呼吸是以膈肌舒缩活动为主的呼吸运动。胸式呼吸是以肋间外肌舒缩活动为主的呼吸运动。

（2）平静呼吸和用力呼吸：安静状态下的呼吸运动称为平静呼吸。其特点是呼吸运动较为平稳，频率约 12～18 次/分。机体活动时吸入气中 CO_2 含量增加或 O_2 含量减少时，呼吸加深、加快称为用力呼吸。

2. 肺内压　肺内压是指肺泡内的压力。在呼吸暂停、声带开放、呼吸道通畅时，肺内压与大气压相等。吸气之初，肺容积增大，肺内压下降，低于大气压，空气在此压差推动下进入肺泡，随着肺内气体的增加，肺内压也随之升高，至吸气末，肺内压已与大气压相等，气流也停止。反之，在呼气之初，肺容积减少，肺内压升高并超过大气压，肺内气体流出肺，随之肺内压也下降，至呼气末，肺内压又降到与大气压相等。

3. 胸膜腔内压　胸膜腔内的压力称为胸膜腔内压。测量表明其通常比大气压低，为负压。其形成与作用于胸膜腔的两种力有关：一是肺内压，使肺泡扩张；二是肺的回缩力，使肺泡缩小。即：

胸膜腔内压＝肺内压－肺回缩力

胸膜腔负压不但作用于肺，牵引其扩张，也作用于胸腔内其他器官，特别是壁薄而可扩张性的大的腔静脉和胸导管，有利于静脉血和淋巴液的回流。因此，气胸时，不但肺通气功能受到影响，血液和淋巴液回流也将受阻，可危及生命。

（二）肺通气的阻力

肺通气的阻力有两种：一是弹性阻力，包括肺的弹性阻力和胸廓的弹性阻力，是平静呼吸的主要阻力，约占总阻力的70%。二是非弹性阻力，包括气道阻力、惯性阻力和组织黏滞阻力，约占总阻力的30%，其中又以气道阻力为主。

1. 弹性阻力和顺应性　物体对抗外力作用所引起的变形的力称为弹性阻力。顺应性指在外力作用下弹性组织的可扩张性，容易扩张者，顺应性大，弹性阻力小；不易扩张者，顺应性小，弹性阻力大。即顺应性与弹性阻力成反比关系。

2. 肺表面活性物质　由肺泡Ⅱ型细胞合成并释放。分子的一端是非极性疏水的脂肪酸，不溶于水，另一端是极性的，易溶于水。其作用是降低肺泡液-气界面的表面张力，其生理意义为：有助于维持肺泡的稳定性；减少肺间质和肺泡内的组织液生成，防止肺水肿；降低吸气阻力，减少吸气做功。

（三）肺通气量的概念

1. 潮气量　平静呼吸时吸入或呼出的气体量，约400～500 ml。

2. 补吸气量　在平静吸气末，再用力深吸气，能再吸入的气量，约1 500～2 000 ml。它与潮气量之和称为深吸气量。

3. 补呼气量　在平静呼气末，再用力深呼气，能再呼出的气体量，约900～1 200 ml。

4. 肺活量　在最大深吸气之后，尽力作深呼气，所能呼出的气体量，即潮气量、补吸气量和补呼气量三者之和。男性约3 500 ml，女性约2 500 ml。

5. 每分通气量　每分钟进肺或出肺的气体总量。为潮气量与呼吸频率的乘积。约6～8 L。

6. 肺泡通气量　每分钟吸入肺泡的新鲜空气量＝（潮气量－无效腔气量）×呼吸频率。

二、呼吸气体的交换

呼吸气体的交换包括：肺换气和组织换气。

（一）气体交换过程

在肺泡，肺泡气的PO_2高，静脉血液中的PO_2低，所以O_2从肺泡向血液扩散，而CO_2扩散的方向则正相反。经气体交换后，静脉血变为动脉血。

组织内PO_2低于动脉血的PO_2，PCO_2则高于动脉血中的PCO_2，因此O_2由血液向组织扩散，而CO_2则由组织向血液扩散。经气体交换后，动脉血变成静脉血。

总之，肺循环毛细血管的血液不断从肺泡获得O_2、排出CO_2，而体循环毛细血管的血液则不断从组织获得CO_2、释放出O_2。

（二）影响气体交换的因素

包括气体分压差、扩散面积、扩散距离、温度、通气/血流比值等。

1. 气体扩散的速度　气体扩散的速度快则气体交换也快，前者慢，则后者也慢。

气体分子扩散速度与溶解度成正比，与气体分子量的平方根成反比。如果把气体的溶解度、分子量以及分压差对气体扩散速度的影响综合在一起考虑，则 CO_2 的扩散速度约为 O_2 的 2 倍。气体交换不足时造成动脉血 PO_2 下降要比 PCO_2 升高明显得多，这是由于 CO_2 的扩散速度比 O_2 快。

2. 呼吸膜的生理状态　包括以下两个方面：① 呼吸膜的面积。正常约 70 m^2，呼吸面积减少时，气体交换量减少，甚至出现呼吸困难。②呼吸膜的厚度即气体扩散的距离。正常时不超过 1 μm，平均厚度约 0.5 μm，气体容易通过。若出现肺水肿、尘肺、肺炎等，会使呼吸膜厚度增加，则气体的扩散量减少。

3. 通气/血流比值　即每分钟肺泡通气量和每分肺血流量(即心输出量)的比值。正常人安静时通气/血流比值＝4.2 L/5 L＝0.84。达到此比值时，气体交换的效率最高。如果比值大于 0.84，可能由于通气过度或肺血流量减少，例如肺动脉部分梗死，局部血流量减少，以致部分肺泡气体不能与血液进行气体交换，造成肺泡无效腔增大。如果此比值小于 0.84，可能由于肺通气不良，例如哮喘发作，此时部分血液得不到充分的气体交换，出现了功能性动静脉短路。可见，肺泡与血液间的气体交换有赖于通气与血流的适当匹配。

正常人肺通气与肺血流存在着自身调节。当某一部分肺泡通气量减少时，由于 O_2 分压下降，CO_2 分压升高，可导致部分肺血管收缩，从而减少肺血流量。反之，如果某区域的血流量不足，则由于 CO_2 分压下降而使该区的支气管收缩，从而减少通气量，通过这种自身调节，从而使通气/血流比值匹配得更好，使肺换气有效地进行。

正常成人安静时，肺总的通气/血流值为 0.84，主要是由于通气和血流在肺内分布不均匀所造成。正常人直立时，肺尖部的肺内负压大于肺底部，平静吸气末肺尖部肺泡已处于较大的扩张状态，上下肺组织的顺应性不同；即跨肺压变化相同时，肺泡扩张和缩小的程度不一样。吸气时上部肺泡气体增加较少，而下部肺泡气体增加较多。在直立时，由于重力的影响，肺尖部的血流比肺底部的血流少得多，其差异比上述通气的差异还要大，因此，通气/血流值在肺尖部可大于 0.84，而肺底部的比值则可小于 0.84。

三、气体在血液中的运输

O_2 和 CO_2 在血液中的运输形式有两种，即物理溶解和化学结合。两者之间存在着密切的关系，进行气体交换时，进入血液的气体，首先溶于血液，然后才进一步成为化学结合状态。反之，气体从血液中释放时，首先从化学结合状态分解成为溶解状态，然后才能离开血液。

(一) O_2 的运输

1. 物理溶解　物理溶解的量取决于氧分压的大小，分压高，溶解多；分压低，溶解少。动脉血氧分压为 13.3 Pa(100 mmHg)时，每 100 ml 血液中仅溶解 0.3 ml O_2(0.3 ml%)，血液中，物理溶解氧的量仅约占血液总氧含量的 1.5%。

2. 化学结合　氧化学结合的占 98.5%左右。氧的结合形式是氧合血红蛋白(HbO_2)。血红蛋白是红细胞内的色蛋白，它的分子结构特征使之成为极好的运输氧的工具。故氧的运输主要靠 O_2 与 Hb 可逆性化学结合。

血红蛋白与 O_2 的可逆结合：一个血红蛋白的分子由 1 个珠蛋白和 4 个血红素构成，

每个血红素含一个Fe^{2+}，Fe^{2+}能同O_2进行可逆的结合，当O_2分压高时，血红蛋白与O_2结合成氧合血红蛋白(HbO_2)；当O_2分压低时，氧合血红蛋白则解离为血红蛋白(还原血红蛋白)和O_2。血红蛋白和O_2的可逆结合可表示为：

$$Hb+O_2 \rightleftharpoons HbO_2$$

氧合血红蛋白呈鲜红色，还原血红蛋白呈紫蓝色。假如毛细血管内血液含还原血红蛋白达59%以上，则皮肤、甲床和黏膜出现浅蓝色，称为发绀。CO与血红蛋白的亲和力远远大于O_2。当它与血红蛋白结合时则形成一氧化碳血红蛋白，颜色呈樱桃红色。故CO中毒时不呈现发绀，而呈现樱桃红色，血红蛋白中的Fe^{2+}被氧化成Fe^{3+}时，则失去与O_2结合的能力。

3. 氧离曲线　反映血红蛋白氧饱和度与血液O_2张力(分压)的关系曲线，称为氧离曲线。由于血红蛋白的变构效应，氧离曲线不是一条直线，而呈现"S"形。氧离曲线可分为3段：① 曲线的上段坡度小，表明在这个范围内分压有较大的变化时，血氧饱和度变化不大。当血O_2分压下降到7.98 kPa(60 mmHg)时，血氧饱和度仍能达到90%，它能为机体提供足够的摄氧量。② 曲线的中段坡度较大。在这个范围内，O_2分压稍有下降，血氧饱和度就下降很多，因而能释放出大量的O_2。③ 曲线下段的坡度为中等，下段的坡度比中段小，但比上段大。当组织活动增强时，对O_2的利用加速，组织液的O_2分压降低到1.99 kPa(15 mmHg)，此时可促使氧合血红蛋白进一步解离，以满足组织活动增强时对O_2的需要。

4. 影响氧离曲线的因素

(1) pH和CO_2的影响：血液的[H^+]和PCO_2的增加(酸性代谢产物与CO_2增多)均使氧离曲线右移，使血红蛋白与氧的亲和力降低，有利于O_2的释放，有利于组织从血液中获取更多的O_2，也有利于肺泡毛细血管中的血红蛋白与O_2的结合。

(2) 温度的影响：温度升高时，曲线右移，可解离更多的O_2供组织利用。温度的影响可能与H^+的活动度有关。当温度升高时，H^+的活动度增加，对Fe^{2+}与O_2结合时珠蛋白的肽链分子构型变化的阻碍作用加强，使HbO_2趋于解离。

(3) 2,3-二磷酸甘油酸(2,3-DPG)的影响：当血液的氧分压降低时，红细胞内无氧酵解增加，2,3-DPG增加，并使氧离曲线右移，促使HbO_2的解离。目前认为当Fe^{2+}与O_2结合珠蛋白肽链分子的构型发生变化，同时有2,3-DPG释放。当2,3-DPG增加时，将限制肽链分子构型的变化，降低血红蛋白与O_2的亲和力，使流经组织的血液在组织释放出更多的O_2。

(二) CO_2的运输

CO_2在血液中的运输形式也有物理溶解和化学结合两种。

血液中的CO_2溶解度较O_2约大24倍，故血液中溶解的CO_2较O_2多。但这些仍只占CO_2总运输量的5%，因此，CO_2主要运输方式仍然是化学结合。CO_2的主要化学结合形式有两种：HCO_3^-约占体内的88%；氨基甲酸血红蛋白的形式约占7%。

四、呼吸运动的调节

肺通气量取决于呼吸的频率和深度。这有赖于神经调节和化学调节。神经调节指呼吸中枢对呼吸运动的影响，主要调节呼吸运动的节律性；化学调节指动脉血或脑脊液中

PO_2、PCO_2 和[H^+]改变时，化学感受器对呼吸运动的影响，主要是维持动脉血的 O_2 和 CO_2 的分压。

1. 呼吸中枢　呼吸中枢是指中枢神经系统内产生和调节呼吸运动有关的神经细胞群。它们分布在大脑皮层、间脑、脑桥、延髓和脊髓等各级部位。

(1) 脊髓：是联系上位脑和呼吸肌的中继站，整合某些呼吸反射的初级中枢。支配呼吸肌的运动神经元位于脊髓前角。节律性呼吸运动不是在脊髓产生的。

(2) 延髓：延髓可独立产生节律性呼吸。呼吸神经元主要集中在背侧和腹侧两组神经核团。

(3) 脑桥：在脑桥上部，有抑制吸气的中枢结构，称为呼吸调整中枢。其作用是限制吸气，促使吸气向呼气转换。

(4) 大脑皮层：大脑皮层对呼吸的调节系统是随意的呼吸调节系统，延髓等的呼吸系统是不随意的自主呼吸调节系统。这两个系统的通路是分开的。如：脊髓前外侧索下行的自主呼吸通路受损后，自主节律呼吸异常甚至停止，但患者仍可随意呼吸，如未进行人工呼吸，一旦患者入睡，则可以发生呼吸停止。

呼吸的化学性调节是指：动脉血或脑脊液中的 PO_2、PCO_2 和[H^+]改变时，对呼吸运动的影响。

2. 神经反射

(1) 肺牵张反射：指肺充气或扩张时，抑制吸气的反射。感受器位于从气管到支气管的平滑肌中，是一种牵张感受器。当肺扩张牵拉呼吸道时，此感受器兴奋，冲动自迷走神经传入延髓，兴奋吸气切断机制，吸气转为呼气，使呼吸频率增加。

(2) 呼吸肌本体感受性反射：指呼吸肌本体感受器传入冲动所引起的呼吸反射性变化。当气道阻力增加时，其受到牵拉刺激而兴奋，可反射性引起呼吸肌收缩力增强，以维持潮气量不变。

3. 化学调节

(1) CO_2 对呼吸的影响：CO_2 对呼吸有很强的刺激作用，是维持正常呼吸的重要生理性体液因子，在呼吸调节中是经常起作用的重要化学因素。在一定范围内动脉 PCO_2 分压升高，可以加强对呼吸的刺激作用，但超过一定的限度则有抑制和麻醉效应。

CO_2 对呼吸的刺激作用是通过两条途径来实现的：一是刺激颈动脉体和主动脉体这两种外周化学感受器，另一是刺激中枢化学感受器。后者是主要的。中枢化学感受器位于延髓的腹外侧表面第Ⅷ～Ⅹ对脑神经根内侧，对 H^+ 浓度敏感，其周围的细胞外液是脑脊液。血-脑脊液屏障和血脑屏障对 H^+ 和 HCO_3^- 相对不通透，而 CO_2 却很容易通过。当血液中的 CO_2 分压增高时，CO_2 通过上述屏障进入脑脊液，与其中的 H_2O 结合形成 H_2CO_3，随即解离放出 H^+ 以刺激中枢化学感受器，再通过一定的神经联系使延髓的呼吸神经元兴奋，从而增强呼吸。

(2) [H^+]对呼吸的影响：动脉血中[H^+]升高，呼吸加强；[H^+]降低，呼吸减弱。[H^+]升高刺激呼吸的途径也是通过刺激外周化学感受器和中枢化学感受器来实现的。前者是主要的。因为当血液[H^+]升高时，由于 H^+ 不易通过血-脑脊液屏障，因而对中枢化学感受器的作用较小。另外，[H^+]升高使呼吸运动加强，会造成 CO_2 过多的排除，以

致血液的 CO_2 降低，从而抑制呼吸。[H^+]升高对呼吸的刺激作用不如 CO_2 明显。

(3) 低 O_2 对呼吸的影响：吸入气中 O_2 在一定范围内下降可以刺激呼吸，血液中 PO_2 下降可加强呼吸。其途径有二：① 外周化学感受器能耐受低 O_2，并能为低 O_2 所兴奋，反射性地引起呼吸加强。② 低 O_2 对呼吸中枢的直接作用是抑制其作用，而使呼吸减弱。低 O_2 刺激外周化学感受器使其兴奋传入冲动能对抗低 O_2 对中枢的抑制作用，促进呼吸中枢兴奋，反射性地使呼吸加强。但在严重缺 O_2 时，来自外周感受器的冲动因对抗不了低 O_2 对呼吸的中枢的抑制作用，而可使呼吸减弱甚至停止。低 O_2 对呼吸的刺激作用不及 PCO_2 升高和[H^+]升高对呼吸的刺激作用明显。动脉血 PCO_2 升高、[H^+]增加、低 O_2，三者都能加强呼吸运动。三者之间可以相互影响，相互作用。

第五节　消化和吸收

一、概述

消化系统的主要功能就是对食物进行加工、分解，取其精华，向血液循环内输送，未消化食物残渣以粪便形式排出体外。

食物在胃肠道内进行分解的过程称为消化。而经过消化后通过消化管壁进入血液循环的过程称为吸收。消化与吸收是紧密联系不可分割的两个过程。

二、口腔内的消化与食管的功能

（一）口腔内的消化

是对食物的第一道加工，属粗加工。它不仅完成口腔对食物的机械（咀嚼）和化学（唾液淀粉酶的作用）加工过程，还能反射性地引起胃、胰、肝、胆囊等器官的始动过程以及物质代谢活动的增加。因此，口腔消化还为随后的消化过程以及紧接着的代谢过程做好准备工作。

1. 唾液分泌　唾液由腮腺、颌下腺、舌下腺所分泌，主要成分为水、有机物、无机物。唾液的功能是湿润和溶解食物，以引起味觉并易于吞咽；其次是清洁和保护口腔，它可清除口腔中的残余食物，冲淡、中和进入口腔中的有害物质，唾液中的溶菌酶可杀灭细菌，淀粉酶可分解淀粉为麦芽糖。

2. 咀嚼　口腔通过咀嚼运动对食物进行机械性加工。

3. 吞咽　吞咽是一种复杂的反射性动作，它使食团从口腔进入胃。根据食团在吞咽时所经过的部位，可将吞咽动作分为三期：

第一期：由口腔到咽。这是在来自大脑皮层的冲动的影响下随意开始的。舌的运动对于这一期的吞咽动作是非常重要的。

第二期：由咽到食管上端。这是通过一系列急速的反射动作而实现的。

第三期：沿食管下行至胃。这是由食管肌肉的顺序收缩而实现的。食管肌肉的顺序收缩又叫蠕动，它是一种向前推进的波形运动。在食管的下端有一长约 2 cm 的高压区，其压力高出胃内压力 0.67～1.33 kPa(5～10 mmHg)，是阻止胃内容反流到食管的屏障。

（二）食管的功能

食管的主要功能是通过蠕动将食团由咽送入胃内。

三、胃内消化

胃是消化道最膨大的部分。胃的功能是贮存食物，并对食物进行化学性和机械性消化。胃黏膜含有3种外分泌腺和多种内分泌细胞。胃的外分泌腺有：① 贲门腺：分布在胃与食管连接处，分泌黏液。② 泌酸腺：分布在胃底和胃体部。由3种细胞组成：壁细胞、主细胞和黏液颈细胞，它们分别分泌盐酸、胃蛋白酶原和黏液。③ 幽门腺：分布在幽门部，分泌碱性黏液。胃液由这3种腺体和胃黏膜上皮细胞的分泌物所构成。

胃黏膜内含有多种内分泌细胞，如分泌胃泌素的G细胞、分泌生长抑素的D细胞、分泌组胺的肥大细胞。正常人的胃液是一种无色酸性液体，pH值为0.9～1.5，分泌量每日约1.5～2.5 L。

胃液的成分主要是：

1. 盐酸　胃液中的盐酸也称胃酸，其含量通常以单位时间内分泌的盐酸毫克当量(mEq)数表示，称为盐酸排出量。正常人空腹时盐酸排出量(基础酸排出量)约为0～5 mEq/h。在食物和药物的刺激下，盐酸排出量可进一步增加。正常人的盐酸最大排出量可达20～25 mEq/h。盐酸的排出量与壁细胞的数目有关。壁细胞分泌盐酸是逆浓度梯度进行的，需要消耗大量的能量。

胃酸的作用是杀灭胃内的细菌，其次是激活胃蛋白酶原，并提供胃蛋白酶作用所需要的酸性环境。盐酸进入小肠后，可促进胰液、胆汁和肠液分泌。盐酸所造成的酸性环境，还有助于铁和钙的吸收。但盐酸分泌过多，对胃和十二指肠黏膜有侵蚀作用，与消化性溃疡发病有关。

2. 胃蛋白酶原　主细胞合成和分泌胃蛋白酶原，后者进入胃腔后，在胃酸作用下转变为具有活性的胃蛋白酶，已激活的胃蛋白酶对胃蛋白酶原也有激活作用。

3. 黏液　胃的黏液是由表面上皮细胞、泌酸腺的黏液颈细胞、贲门腺和幽门腺共同分泌的，其主要成分为糖蛋白。黏液覆盖在胃黏膜的表面，形成一个厚约500 μm的凝胶层，具有润滑作用，可减少粗糙食物对胃黏膜的机械损伤。黏液还和胃黏膜分泌的碳酸氢盐一起构成“黏液-碳酸氢盐屏障”，可阻止胃酸和胃蛋白酶对黏膜的侵蚀，起保护胃黏膜的作用。

4. 内因子　壁细胞分泌内因子，参与维生素B_{12}在小肠内的吸收。当胃腺细胞受损伤，机体完全丧失内因子，或体内产生抗内因子抗体时，即可发生维生素B_{12}吸收不良，影响红细胞的生成，出现巨幼红细胞性贫血。

四、小肠内消化

食糜进入十二指肠即开始了小肠内消化，此阶段对于整个消化过程尤为重要。食糜在小肠内受到胰液、胆汁、小肠液的化学性消化和小肠运动的机械性消化。同时，营养物质主要在小肠内被吸收。

（一）胰液的分泌和调节

胰液是一种无色无臭的碱性液体，pH值约为7.8～8.4，人每日分泌1～2 L胰液。胰液中的无机成分主要是碳酸氢根(HCO_3^-)，主要作用是中和进入十二指肠的胃酸，使肠黏膜免受强酸的侵蚀;同时也提供小肠内多种消化酶活动的最适 pH 环境(pH 7～8)。胰液中的有机物主要是蛋白质,而蛋白质主要由多种消化酶组成。重要的消化酶有:① 胰淀粉酶;② 胰脂肪酶;③ 胰蛋白酶和糜蛋白酶。这些水解酶分别水解糖、脂肪和蛋白质三大营养物质,因此,胰液是所有消化液中消化食物最全面、消化力最强的一种消化液。当胰液分泌发生障碍时,主要影响蛋白质和脂肪的消化和吸收,而糖的消化和吸收影响不大。

正常情况下,胰液中的蛋白酶不消化胰腺本身,其原因是蛋白酶均以无活性的酶原形式分泌。此外,胰腺还分泌一定量的胰蛋白酶抑制物,阻止胰蛋白酶原在胰腺内被激活而发生自身消化。

进食可引起胰液大量分泌。进食时食物的形象、气味、食物对口腔、食管、胃和小肠的刺激,都可通过神经反射(包括条件和非条件反射)引起胰液分泌。而胰泌素和胆囊收缩素(cholecystokinin,CCK)则是调节胰液分泌的两种主要体液因素。小肠黏膜中含有一种肽,可刺激 CCK 的释放,被称为 CCK 释放肽。进食后,在蛋白质水解产物的作用下,通过 CCK 释放肽引起 CCK 释放和胰酶分泌增加,而分泌的胰蛋白酶则又可使 CCK 释放肽失活,反馈性地抑制 CCK 和胰酶的分泌。

(二) 胆汁的分泌与排出

胆汁由肝细胞分泌,正常人每日分泌的胆汁量约 800～1 000 ml,经肝管和胆总管进入十二指肠。胆汁中的主要无机成分是水、钠、钾、钙等,有机成分主要是胆汁酸、胆固醇、卵磷脂、脂肪酸等。胆汁中无消化酶。肝脏是合成胆固醇的主要器官,后者再转化为胆汁酸,胆汁酸与甘氨酸或牛磺酸结合形成胆盐,它是胆汁参与消化和吸收的主要成分。

胆汁的主要作用是促进脂肪的消化和吸收以及帮助脂溶性维生素的吸收。

胆汁中的胆盐、胆固醇和卵磷脂的适当比例是维持胆固醇溶解状态的必要条件。当胆固醇分泌过多,或胆盐、卵磷脂合成减少时,胆固醇就容易沉淀下来,这是形成胆石的主要原因之一。

肝细胞是不断分泌胆汁的,在非进食期间,肝胆汁大部分流入胆囊内贮存。胆囊通过吸收胆汁中的水分和无机盐使胆汁浓缩。在消化期,胆汁由肝脏和胆囊排入十二指肠。因此,消化管内的食物是引起胆汁分泌和排出的自然刺激物。高蛋白食物引起胆汁流出最多,其次是脂肪或混合食物,糖类食物的作用最小。在胆汁排出过程中,胆囊收缩,Oddi 括约肌舒张;反之,胆囊舒张时,Oddi 括约肌则收缩。

(三) 肠液的分泌

小肠内有两种腺体:十二指肠腺和小肠腺。前者分布在十二指肠的黏膜下层内,分泌含黏蛋白的碱性液体,其作用是保护十二指肠上皮不受胃酸的侵蚀。后者分布在全部小肠的黏膜层内,其分泌液构成了小肠液的主要部分。

小肠液是一种弱碱性液体,其分泌量变动范围很大,成年人每日分泌量约为 1～3 L。大量的小肠液可以稀释消化产物,使其渗透压下降,有利于吸收的进行。小肠对食物的消化是以一种特殊的方式进行的,即在小肠上皮细胞的刷状缘或细胞内进行的。已知在刷状缘上存在多种寡糖酶和肽酶,它们对进入上皮细胞的营养物质继续起消化作用。

五、大肠内消化

人类的大肠没有重要的消化功能。大肠的主要生理功能为:① 吸收水和电解质,参与机体对水、电解质平衡的调节；② 吸收由结肠内微生物产生的维生素 B 和 K；③ 完成对食物残渣的加工，形成并暂时贮存粪便。

大肠液是由大肠黏膜表面的柱状上皮细胞及杯状细胞分泌的。大肠的分泌物富含黏液和碳酸氢盐，pH 为 8.3～8.4。大肠液的主要作用在于其中的黏蛋白，它能保护肠黏膜和润滑粪便。大肠液的分泌主要是由食物残渣对肠壁的机械性刺激所引起的。

食物残渣在大肠内一般停留十余小时，在这一过程中，食物残渣中的部分水分被大肠黏膜吸收。同时，经过细菌的腐败和发酵作用，形成粪便。大肠内的细菌主要来自食物和空气。大肠内的酸碱度和温度有益于细菌繁殖。细菌中含有能分解食物残渣的酶。细菌对糖和脂肪的分解称为发酵，对蛋白质的分解称为腐败。

大肠内的细菌能利用肠内较为简单的物质合成维生素 B 复合物和维生素 K，它们在大肠内被吸收，对人体有营养作用。

六、各种主要营养物质的吸收

消化管内的吸收是指食物的成分或其消化后的产物通过上皮细胞进入血液和淋巴的过程。小肠是吸收的主要部位，糖、蛋白质和脂肪的消化产物大部分是在十二指肠和空肠吸收的，回肠主要吸收胆盐和维生素 B_{12}，大肠主要吸收水分和盐类。

（一）水分的吸收

人体每日由胃肠吸收的液体量约 8 L。水的吸收都是被动性的，溶质被主动吸收产生的渗透压梯度是水被吸收的动力。在十二指肠和空肠上部，水的吸收量很大，但消化液的分泌量也很大。因此，这一部位水的净吸收量较小。在回肠水分的净吸收量较大。结肠每日吸收水分 400 ml 左右。

（二）有机盐的吸收

1. 钠的吸收　成人每日摄入约 250～300 mmol 的钠，消化腺分泌大致相同数量的钠，肠内容物中 95%～99%的钠都被吸收了。小肠和结肠均可吸收钠，钠的吸收是主动的，它的吸收为单糖和氨基酸的吸收提供动力。相反，单糖和氨基酸的存在也促进钠的吸收。

2. 铁的吸收　人每日吸收的铁约为 1 mg，仅为食物中铁含量的 1/10。铁的吸收与机体对铁的需求有关，当机体缺铁时其吸收能力增强。食物中的铁为高价，需要还原为亚铁才能被吸收。维生素 C 可将高价铁还原为亚铁而促进铁的吸收。铁在酸性环境中易溶解而便于吸收，故胃液中的盐酸可促进铁的吸收。铁主要在十二指肠和空肠被吸收。

3. 钙的吸收　小肠各部分都有吸收钙的能力。食物中的钙只有一小部分被吸收。机体吸收钙的多少受机体需要的影响，维生素 D 可促进小肠对钙的吸收。进入小肠的胃酸可促进钙游离，有助于钙吸收。脂肪酸对钙的吸收也有促进作用。

（三）糖的吸收

糖类只有分解为单糖时才能被小肠上皮细胞所吸收。单糖的吸收是消耗能量的主动过程，它可逆着浓度差进行，能量来自钠泵。

（四）蛋白质的吸收

食物中的蛋白质经消化分解为氨基酸后，几乎全部被吸收。

氨基酸的吸收是主动的。在小肠上皮细胞刷状缘上存在不同种类的氨基酸转运系统，分别选择性地转运中性、酸性和碱性氨基酸。这些转运系统多数与钠的转运耦联，机制与单糖转运相似。另外，小肠刷状缘上还存在二肽和三肽转运系统，并且二肽和三肽的吸收效率比氨基酸的吸收效率高。这类转运系统也是继发性主动转运，其动力来源于 H^+ 的跨膜转运。进入细胞内的二肽和三肽可被胞内的二肽酶和三肽酶进一步分解为氨基酸，再进入血液循环。

一些小分子的完整蛋白也可以通过小肠上皮细胞进入血液。它们没有营养学意义，相反可作为抗原而引起过敏反应，对人体不利。

（五）脂肪的吸收

在小肠内，脂类的消化产物（脂肪酸、甘油一酯、胆固醇）与胆汁中的胆盐形成混合微胶粒。胆盐有亲水性，能携带脂肪的消化产物通过覆盖在小肠绒毛表面的非流动水层到达微绒毛。在这里，脂类的消化产物从混合微胶粒中释出，并透过微绒毛的脂蛋白膜而进入黏膜细胞，而胆盐则被遗留于肠腔内。

长链脂肪酸及甘油一酯被吸收后，在肠上皮细胞的内质网中大部分被重新合成为甘油三酯，并与细胞中生成的载脂蛋白合成乳糜微粒。后者再进入细胞间质，扩散入淋巴。

中、短链甘油三酯水解产生的脂肪酸和甘油一酯是水溶性的，可以直接进入肝门静脉而不进入淋巴。由于膳食中的动、植物油中含有 15 个以上碳原子的长链脂肪酸很多，所以脂肪的吸收途径仍以淋巴为主。

（六）胆固醇的吸收

进入肠道的胆固醇主要有两个来源：一是来自食物，二是来自肝脏分泌的胆汁。胆汁中的胆固醇是游离的，食物中的胆固醇部分是脂化的。脂化的胆固醇必须在肠腔中经消化液中的胆固醇酯酶的作用，水解为游离胆固醇后才能被吸收。游离的胆固醇通过形成混合微胶粒，在小肠上部被吸收，吸收后的胆固醇大部分在小肠黏膜细胞中又重新脂化，生成胆固醇酯，最后与载脂蛋白一起组成乳糜微粒经由淋巴系统进入血液循环。

第六节　能量代谢与体温

一、能量代谢

人体需要原料来构筑和更新自身，更需要能量来驱动各项生命活动。糖、蛋白质和脂肪等营养物质就是在体内通过分解代谢和合成代谢的过程而分别为人体提供能量。通常把物质代谢过程中所伴随的能量的贮存、释放、转移和利用称为能量代谢。

1. 食物的能量转化　三磷酸腺苷的合成与分解是体内能量转化和利用的关键环节。糖的主要功能是供给机体生命活动所需要的能量。脂肪在体内的主要功能是贮存和供给能量。蛋白质的基本组成单位是氨基酸，主要用于重新合成蛋白质；而为机体提供能量，则为氨基酸的次要功能。

2. 能量代谢的测定　通用的法定能量计量单位是焦耳（J）或千焦耳（kJ），卡和焦耳之间的换算关系是：1 cal＝4.187 J。1 g 某种食物氧化时所释放的能量称为该种食物的热价；某种食物氧化时消耗 1 L 氧所产生的能量称为该种食物的氧热价；一定时间内机体呼

出的 CO_2 的量与吸入的 O_2 量的比值，称为呼吸商。测定整个机体在单位时间内发散的总热量，通常有直接测热法与间接测热法。测定耗氧量和 CO_2 产量的方法有闭合式和开放式测定法。

3. 影响能量代谢的主要因素　主要有肌肉活动、精神活动、食物的特殊动力作用以及环境温度等。

4. 基础代谢　基础代谢是指基础状态下的能量代谢。所谓基础状态，是指满足以下条件的一种状态：清晨、清醒、静卧，未作肌肉活动，前夜睡眠良好，测定时无精神紧张；测定前至少禁食 12 h；室温保持在 20～25 ℃；体温正常。在这种状态下，体内能量的消耗只用于维持基本的生命活动，能量代谢比较稳定，所以把这种状态下单位时间内的能量代谢称为基础代谢率(BMR)。通常采用简略法来测定和计算 BMR。采用此方法时，一般将呼吸商设定为 0.82，其相对应的氧热价为 20.19 kJ/L。因此，只需测出一定时间内的耗氧量和体表面积，即可进行 BMR 的计算。

二、体温及其调节

1. 体温　人和动物的机体都具有一定的温度，这就是体温。正常的体温是机体进行新陈代谢和生命活动的必要条件。在生理情况下，体温可随昼夜、年龄、性别等因素而有变化，但这种变化的幅度一般不超过 1℃。

2. 机体的产热与散热　人体主要的产热器官是肝脏和骨骼肌，当机体处于寒冷环境中，散热量显著增加，机体便通过战栗产热和非战栗产热两种形式来增加产热量以维持体温。参与产热活动调节的有体液因素和神经因素。人体主要散热部位是皮肤，当环境温度低于人的表层体温时，大部分体热可以通过皮肤的辐射、传导和对流等方式向外界发散，一小部分体热则随呼出气、尿、粪等排泄物而散发。机体散热的方式主要有辐射、传导、对流和蒸发四种。

3. 体温调节　人和其他恒温动物的体温，在体温调节中枢的控制下，通过增减皮肤的血流量、发汗、战栗等生理调节反应，能维持在一个相对稳定的水平，这是体温调节的基本过程，称为自主神经性体温调节。自主神经性调节是由体温自身调节系统来完成的。下丘脑的体温调节中枢是控制系统，它发出的传出信息控制产热器官如肝脏、骨骼肌以及散热机构如皮肤、汗腺等受控系统的活动，使受控对象——体温维持在一个相对稳定的水平。

第七节　肾脏的功能

一、概述

1. 肾脏的泌尿功能在机体排泄功能中的重要作用：① 排除机体的大部分代谢终产物以及进入体内的异物；② 调节细胞外液量和血液的渗透压；③ 保留体液中重要的电解质；④ 排出过剩的电解质，尤其是氢离子。

2. 同排泄功能相关的肾脏结构

(1) 肾单位是肾脏的基本功能单位，它与集合管共同完成泌尿功能。每个肾单位包括肾小体和肾小管两部分。

肾小体：肾小球、肾小囊。

肾小管分为近端小管、髓袢细段、远端小管。近端小管：近曲小管、近端小管直端；髓袢细段：髓袢降支细段、髓袢升支细段；远端小管：髓袢升支粗段、远曲小管。

(2) 皮质肾单位，主要分布于外皮质层和中皮质层。人肾皮质肾单位约占总数的85%～90%，肾小球体积小，入球小动脉与出球小动脉口径之比为2∶1；近髓肾单位，集中分布于靠近髓质的内皮质层，占总数的10%～15%。肾小球体积较大，入球和出球小动脉口径无明显差别。

(3) 近球小体由入球小动脉的近球细胞、系膜(间质)细胞和远曲小管的致密斑组成。

3. 同排泄功能相关的肾脏血液循环特征

(1) 肾脏的血液供应很丰富，其中94%左右的血液分布在肾皮质，5%～6%分布于髓质。肾动脉由腹主动脉垂直分出，肾脏血液供应要经过两次毛细血管网分支，然后才汇合成静脉。肾小球毛细血管网介于入球和出球小动脉之间，肾小球内血压较高，有利于肾小球滤过作用。肾小管周围的毛细血管网血压较低，对肾小管再吸收有利。

(2) 肾血流量的调节

① 肾血流自身调节：动脉血压变动于80～180 mmHg范围内时与肾血流量通过自身调节保持相对恒定。

② 神经和体液调节：神经对肾血管的调节，以交感神经的缩血管作用为主，肾上腺素与去甲肾上腺素使肾血管收缩，升压素和血管紧张素亦收缩肾血管，前列腺素使肾血管扩张。

二、肾小球的滤过功能

1. 滤过膜

(1) 结构：① 内层是毛细血管的内皮细胞层；② 中间层是非细胞性的基膜层；③ 外层是肾小囊的上皮细胞层。

(2) 通透性：滤过膜既是分子大小的选择性过滤器，又是分子电荷的选择性过滤器。对电荷中性分子，通透性取决于物质分子的大小；对于带负电荷的分子，内层和基膜内侧的负电结构阻止它滤过；对于带正电荷的大分子，较容易通过内层和基膜内侧，而基膜外侧和裂孔膜是阻止滤过的主要屏障。

2. 有效滤过压

有效滤过压＝肾小球毛细血管压－(血浆胶体渗透压＋肾小囊内压)

3. 影响肾小球滤过的因素　① 全身动脉血压和肾小球毛细血管血压下降；② 肾小囊内压升高时，使有效滤过压降低，肾小球滤过率也减少；③全身血浆蛋白的浓度明显降低时，血浆胶体渗透压下降，有效滤过压升高；④肾小球的血浆流量对肾小球滤过率亦有很大影响。

三、肾小管和集合管的功能

1. 再吸收的方式　包括被动再吸收和主动再吸收。

2. 几种物质再吸收的过程和特点　① Na^+和Cl^-的再吸收：Na^+在近球小管再吸收率占总量的65%～70%，远曲小管约吸收10%，余者在髓袢升支细段和集合管内被再吸收。Na^+在近球小管的再吸收属主动再吸收，通常用泵—漏模式来解释，Na^+的再吸收量等于主动吸收量减去回漏量。远曲小管对Na^+的再吸收量较少。Cl^-大部分是伴随Na^+

的主动再吸收而被再吸收，在髓袢升支粗段，Na^+、K^+ 和 Cl^- 3 种离子是由同一载体协同转运的，其转运比例为 $Na^+ : Cl^- : K^+ = 1 : 2 : 1$，缺少其中任何一种，都影响其他两种的转运。② 水的再吸收：滤液中的水 65%～70%在近球小管，10%在髓袢，10%在远曲小管，10%～20%在集合管被被动再吸收。③ HCO_3^- 的再吸收：80%～85%在近球小管再吸收，肾小管以 CO_2 的形式再吸收 HCO_3^-，HCO_3^- 比 Cl^- 优先再吸收。④ K^+ 的再吸收：是一个主动转运过程。⑤ 葡萄糖的再吸收：仅发生于近球小管，是借助于 Na^+ 的主动再吸收而逆浓度差进行的，近球小管对葡萄糖的再吸收有一定限度，当血液中葡萄糖浓度超过 160～180 mg%时，尿中出现葡萄糖。⑥ 小管液中氨基酸 HPO_2^-、的再吸收都与 Na^+ 再吸收相伴联。

3. 肾小管与集合管的分泌和排泄机能　① H^+ 的分泌：在近球小管处，H^+ 是在碳酸酐酶催化下生成的，H^+ 分泌时与 Na^+ 进行交换，并与 HCO_3^- 的再吸收密切相关；在远球小管和集合管处，除 H^+ - Na^+ 交换外，还有 K^+ - Na^+ 交换，两者是相互竞争的。② NH_3 的分泌：远球小管和集合管的上皮细胞不断生成 NH_3，NH_3 的分泌是与 H^+ 的分泌密切相关的，肾小管分泌 NH_3，不仅由于铵盐的生成促进了排 H^+，而且也促进了 $NaHCO_3$ 的再吸收。③ K^+ 的分泌：尿中的 K^+ 主要是由远曲小管和集合管所分泌的，因为原尿中的 K^+ 绝大部分已在近球小管部位再吸收回血。K^+ 的分泌是一种被动分泌过程，与 Na^+ 的主动再吸收有密切的联系。④ 肌酐及对氨基马尿酸既从肾小球滤过，又从肾小管排泄，青霉素、酚红等主要通过肾小管的排泄排出体外，这些物质主要由近球小管主动排泄。

4. 影响肾小管与集合管机能的因素　① 小管液中溶质的浓度：其浓度高，妨碍肾小管对水的再吸收，使终尿量增多。② 肾小球滤过率的增减，滤液的再吸收率始终占肾小球滤过率的 65%～70%左右，此现象称为球管平衡。其生理意义是使终尿量不致因肾小球滤过率的增减而出现大幅度变化。

四、尿液的浓缩与稀释

1. 肾髓质渗透压梯度　肾髓质由外向内渗透压梯度逐渐升高，近球小管前段的小管液与血浆等渗，远曲小管的小管液为低渗或等渗；而髓袢顶部的小管液及其邻近的直小血管袢顶部的血液则为高渗，它们与同一水平集合管内的尿液渗透压几乎相等。髓袢具有逆流倍增的作用。外髓部的渗透压梯度是由升支粗段 NaCl 的再吸收所形成，内髓部渗透压梯度的形成与尿素的再循环密切相关。

2. 肾髓质渗透压梯度与尿液浓缩和稀释的关系　集合管与髓袢平行，处于渗透梯度之中。当远曲小管的小管液进入皮质集合管向乳头方向流动时，在集合管上皮细胞对水的通透性因抗利尿激素的作用而增高的情况下，水因管外的渗透压逐步升高而逐渐被“吸出”，于是尿被浓缩，形成高渗尿。如无抗利尿激素作用，远曲小管和集合管的上皮细胞对水不易通透，而从髓袢升支进入远曲小管和集合管的低渗小管液，由于 Na^+ 继续被主动再吸收，其渗透压进一步下降，最后形成低渗尿。正常情况下，抗利尿激素释放量的多少调节着集合管上皮细胞对水的通透性，以改变渗透梯度“抽吸”集合管中水分的程度，从而控制尿液的浓缩和稀释的程度。

五、肾脏泌尿功能的调节

1. 抗利尿激素　主要作用是提高远曲小管和集合管上皮细胞对水的通透性，增加水的再吸收，使尿液浓缩。其释放的有效刺激是血浆晶体渗透压的增高及循环血量的减少。

2. 醛固酮　对肾脏的作用是促进远曲小管和集合管对 Na^+ 的主动再吸收，同时促进 K^+ 的排出。其主要受肾素-血管紧张素-醛固酮系统以及血 K^+、血 Na^+ 的浓度等的调节。

六、血浆清除率

血浆清除率是指肾脏在单位时间内(每分钟)能将多少毫升血浆中所含的某物质完全清除，这个被清除了某物质的血浆毫升数就是该物质的血浆清除率。由于各种物质的再吸收量和分泌量不同，不同物质的血浆清除率亦不同。血浆清除率可用于测定肾小球滤过率、肾血流量和推测肾小管功能。

七、排尿反射

当膀胱内尿量充盈到一定程度时，膀胱壁的牵张感受器受到刺激而兴奋，冲动沿盆神经传入，到达骶髓的排尿反射初级中枢和脑干及大脑皮层的排尿反射高级中枢，产生排尿欲。排尿反射进行时，冲动沿盆神经传出，引起逼尿肌收缩，内括约肌松弛，使尿液进入后尿道。同时尿液还可刺激尿道的感受器，冲动沿盆神经再次传到脊髓排尿中枢，进一步加强其活动，反射性抑制阴部神经的活动，使外括约肌开放，于是尿液被强大的膀胱内压驱出，尿液对尿道的刺激可进一步反射性地加强排尿中枢的活动，直至尿液排完为止。可以看出排尿反射是正反馈。

第八节　感觉器官

感受器指体表或组织内部感受内、外环境变化的结构。一些复杂的感受器连同其附属结构，构成感觉器官。

一、感受器的生理特性

(一) 感受器的适宜刺激

一种感受器只对某种特定形式的刺激最敏感，这种刺激为该感受器的适宜刺激。只需极小的刺激强度就可引起相应的感觉。非适宜刺激也可引起某些反应，但强度比适宜刺激要大得多。

(二) 感受器的换能作用

感受器将特定刺激的能量转换成传入神经上动作电位的过程称为感受器的换能作用。所有感受器都是能量转换器。在产生动作电位之前，都先在感觉神经末梢或感受细胞上引起膜电位变化。前者称发生器电位，后者称感受器电位。该电位属局部电位，特点是不传播、无潜伏期、有总和、反应有等级，不是“全或无”的。感受器电位达到阈电位时即引发动作电位。

(三) 感受器的适应现象

恒定强度刺激持续作用于感受器时，感受器兴奋逐渐减弱，甚至完全不发生兴奋的现象，称为感受器的适应现象。可分为快适应和慢适应两种类型。

适应并非疲劳，对某一刺激产生适应之后，如增加刺激强度，又可引起传入冲动的增加。

（四）感受器的编码作用

感受器将刺激能量转换成神经冲动时，把刺激所包含的环境变化的信息也转移到动作电位的序列中，这一作用称感受器的编码作用。

二、视觉器官

眼的适宜刺激是波长 370～740 nm 的光波。眼具有折光成像和感光换能两种作用。

（一）眼的折光系统及其调节

1. 眼内物像的形成　外界光线在到达视网膜前，须通过角膜、房水、晶状体和玻璃体 4 种折射率不同的介质和 4 个曲率不同的折射面，计算复杂。可采用一个简单的等效模型来计算眼的折光成像情况，该模型称简化眼。简化眼前后径为 20 mm，折射率为 1.333，前焦点在角膜表面前 15 mm 处，节点在角膜表面的后方 5 mm 处，平行光线可被聚焦于视网膜上。可计算出不同远近的物体在视网膜上物像的大小。

2. 眼的调节　6 m 以外物体发出的近于平行的光线射入眼内时，正常眼不进行调节就能成像在视网膜上。6 m 以内物体发出的光线呈不同程度的辐散，如果眼仍不进行调节，辐散光线折光后聚焦于视网膜之后，因而物像是模糊的。实际上眼看近物时已进行了调节，所以能看清较近的物体。眼视近物时的调节包括晶状体变凸、瞳孔缩小以及两眼球会聚 3 个方面。

(1) 晶状体的调节：晶状体被悬韧带悬系附着在睫状体上。看远物时，睫状肌松弛使睫状小带被拉紧，晶状体受牵拉而变得扁平。看近物时反射性地使睫状肌收缩，悬韧带松弛，晶状体依弹性回位而变凸，增加了折光能力，使辐散光线仍能聚焦在视网膜上，形成清晰的物像。

眼作充分调节所能看清眼前物体的最近的点，叫做近点。近点越近，晶状体的弹性越好。

(2) 瞳孔的调节：视近物时瞳孔缩小的反射叫做瞳孔调节反射。瞳孔缩小后，可减少射入眼内的光量，减少球面差与色像差，使视网膜上成像更清晰。

弱光下瞳孔变大，强光下瞳孔缩小的反射称为瞳孔对光反射。光照一只眼时，双眼同时缩小，故称为互感性对光反射。该反射中枢在中脑，临床上作为麻醉深度和病情危重的指标。

(3) 双眼球会聚：视近物时两眼球同时向鼻侧聚合的反射。它可使双眼看近物时，物像能落在两侧视网膜的相称点上，形成清晰的单一视觉。

3. 眼的折光与调节能力异常（表 1－1）

表 1－1　眼的折光与调节能力异常

项　目	近　视	远　视	散　光
病因	眼球前后径过长或晶状体过凸	眼球前后径过短或晶状体凸度过小	角膜表面曲率半径不等
视远物聚焦点	视网膜前	视网膜后	不能聚焦
视近物聚焦点	能聚焦于视网膜上	晶状体需作更大调节	不能聚焦
近点	比正常眼近	比正常眼远	
矫正镜片	凹透镜	凸透镜	柱面镜

（二）眼的感光系统的功能

1. 视网膜两种感光系统　视杆细胞和视锥细胞由外段、内段、核部和终足四部分组成。

一些只在白昼活动的动物，如鹰、鸡等，视网膜中只有视锥细胞；而一些只在夜间活动的动物，如猫头鹰、蝙蝠等，其视网膜中只有视杆细胞。

表 1－2　视杆细胞与视锥细胞的区别

项　目	视杆细胞	视锥细胞
细胞外段形态	长柱状	圆锥形
感光色素	视紫红质	含 3 种吸收光谱不同的感光色素
视网膜分布位置	中央凹处无 愈周边愈多	中央凹处密集 愈周边愈少
系统细胞间联系方式	聚合式联系	成 1∶1∶1 的单线联系
功能特点	光敏度高，司暗觉，无色觉，细微结构分辨力差	光敏度低，司昼觉，有色觉，细微结构分辨力高

2. 视网膜的光化学反应

(1) 视杆细胞的光化学反应

① 视紫红质由视蛋白和视黄醛构成。暗处视黄醛为 11-顺型。光照后视紫红质分解为视蛋白和视黄醛，同时视黄醛由 11-顺型变为全反型，其颜色迅速由紫红色变为橙色，再变黄，最后变成白色。分解释放的能量激发视杆细胞产生慢的超极化感受器电位。一部分全反型视黄醛在酶的作用下还原成全反型视黄醇，即全反型维生素 A。在暗处，视紫红质可重新合成。

在暗处，视紫红质合成超过分解，使视网膜保持对弱光的敏感性；在亮处，分解超过合成，视杆细胞几乎失去感光能力。

视紫红质分解和合成过程中有一部分视黄醛被消耗，需要维生素 A 来补充。后者在供能情况下由全反型视黄醇转变为 11-顺视黄醇，再在酶的作用下被氧化成 11-顺视黄醛后，与视蛋白结合成视紫红质。维生素 A 长期摄入不足，会影响人在暗光时的视力，称为夜盲症。

② 视杆细胞的感受器电位：无光照时视杆细胞外段膜对 Na^+ 通透性较大，产生部分 Na^+ 内流，抵消了 K^+ 外流引起的负电荷积累，所以静息电位仅有 －30～－40 mV。当视网膜受到光照时，外段膜发生超极化的慢电位变化。该电位属于发生器电位，可以电紧张形式扩布，是引起视觉的直接原因。

(2) 视锥细胞的光化学反应：人视网膜中有 3 种不同的视锥细胞，含 3 种不同的感光色素，吸收峰值分别在 560 nm、530 nm 和 430 nm 处，相当于红、绿、蓝 3 种光的波长。3 种感光色素也是视黄醛和视蛋白的结合物，其中 11-顺视黄醛都相同，仅视蛋白有微小的差异。当某一种颜色的光线作用于视网膜上时，3 种视锥细胞产生不同程度的兴奋，信息经视觉中枢综合后，就会产生某种色觉。

（三）与视觉有关的某些现象

1. 视力　又称视敏度，指眼对物体的精细分辨能力。视力受眼折光能力、光线强弱、图形与背景的对比度等许多因素的影响。人眼能看清视网膜像的大小，相当于视网膜中央凹处一个视锥细胞的平均直径。

2. 视野　是指单眼固定地注视前方一点时所能看到的范围。由于鼻和额部阻挡视线，故颞侧和下方视野较大，鼻侧和上方视野较小。视野检查有助于诊断视神经、视传导径路和视网膜的病变。

3. 暗适应　指从亮处进入暗处时，最初看不清楚任何东西，经过一段时间后，视觉敏感度逐渐增高的现象。

明适应　指从暗处突然到亮处时，最初感到一片耀眼的光亮，看不清物体，1 分钟左右视觉才恢复正常的现象。

4. 双眼视觉　指双眼视物时产生的视觉。双眼视物时，成像在视网膜的相称点上，所以主观上只产生一个物体的感觉。双眼视物可扩大视野，有助于产生立体视觉。立体视觉的产生与物体表面的阴影和生活经验有关。

三、听觉器官

听觉器官由外耳和中耳构成的传音系统以及内耳的感音系统所组成。人耳的适宜刺激是 16～20 000 Hz 的声波振动。刚能引起听觉的每一频率的最小振动强度，称为听阈。强度增大时听觉的感受也相应增强。当强度增加到某一限度时，除引起听觉外，还产生鼓膜的痛觉，这个限度称为最大可听阈。

（一）外耳和中耳的传音作用

声波经外耳道引起鼓膜振动，由听骨链和卵圆窗传至内耳，这是声波正常传导的主要途径；另外，鼓膜振动也可引起鼓室内空气振动，再经卵圆窗传入内耳。这两种途径称为气传导。声波可直接引起颅骨振动，再引起骨质中内淋巴振动，该途径称为骨传导。传音性耳聋时，气传导受损，骨传导相对增强；感音性耳聋时，两种传导都受损。

1. 外耳的功能　耳郭的形状有利于收集声波和判断声源的方向。耳道是一个共鸣腔，可加强较弱声波的振动强度。

2. 中耳的功能　中耳由鼓膜、鼓室、听骨链、咽鼓管等结构组成。振动由鼓膜经听骨链传向卵圆窗时，振幅减少而压强增大。其原因有：

(1) 鼓膜与卵圆窗之间的面积增压效应：鼓膜面积约为 55 mm^2，卵圆窗膜的面积只有 3.2 mm^2，两者之比为 17∶1。如果听骨链传递时总压力不变，则卵圆窗膜上的压强比鼓膜增大 17 倍。

(2) 听骨链长臂与短臂之间的杠杆增压效应：听骨链由锤骨、砧骨和镫骨依次连接而成。长臂和短臂之比为 1.3∶1。因此，通过杠杆作用，短臂一侧的压力将增大 1.3 倍。

由于以上两方面的作用，声波从鼓膜传到卵圆窗时压强增加了约 22 倍。

3. 咽鼓管的功能　咽鼓管连通鼓室和鼻咽部。平时关闭，吞咽、打呵欠时开放，有助于平衡鼓室空气和大气之间的压力，这对维持鼓膜的正常位置、形状和振动性能有重要意义。咽鼓管因炎症被阻塞后，鼓室内气体被吸收，可引起鼓膜内陷，出现耳鸣、重听等症状。

（二）内耳耳蜗的感音换能作用

1. 耳蜗的结构　耳蜗是一旋转 $2\frac{1}{2}$～$2\frac{3}{4}$周的骨管。基底膜和前庭膜将耳蜗分隔为前庭阶、蜗管和鼓阶3个腔。前庭阶和鼓阶内充有外淋巴,两部分通过耳蜗顶部的蜗孔相通。在耳蜗底部,前庭阶与卵圆窗膜相接,鼓阶与圆窗膜相接。蜗管是充满内淋巴的盲管,基底膜上有声音感受器——螺旋器。

螺旋器也称科蒂器官,由内、外毛细胞及支持细胞等构成。靠蜗轴处有一行内毛细胞,靠外侧有3～5行外毛细胞,均纵行排列。每一个毛细胞顶部表面都有上百条排列整齐的听纤毛,较长的纤毛埋植在盖膜胶冻状物质中。盖膜在内侧连耳蜗轴,外侧游离在内淋巴中。

2. 基底膜的振动　当声波振动通过听骨链传到卵圆窗时,引起卵圆窗位移和外淋巴的流动。如果卵圆窗内移,外淋巴的流动推动前庭膜和基底膜下移以及圆窗膜的外移;相反,当卵圆窗外移时,发生反方向的移动,从而形成振动。振动使毛细胞顶端和盖膜之间产生相对运动,引起纤毛的弯曲,从而刺激毛细胞产生电位变化,最后引起耳蜗神经产生动作电位。

3. 行波理论　基底膜的振动从蜗底部开始,沿基底膜以行波的方式向蜗顶推进。在基底膜的某一部位引起共振时,达到最大振幅。共振部位的毛细胞和听神经纤维受到最大刺激,冲动传到听觉中枢后,就产生了不同音调的感觉。不同频率的声波在基底膜上传播的距离和最大振幅部位不相同。声波频率愈低,振幅最大部位愈靠近蜗顶;声波频率愈高,振幅最大部位愈靠近蜗底。所以,蜗顶部受损主要影响低频听力,蜗底部受损主要影响高频听力。

4. 耳蜗的生物电现象

(1) 耳蜗内电位:蜗管内淋巴的电位比鼓阶外淋巴电位高80 mV左右,称为耳蜗内电位或内淋巴电位。该电位与蜗管的血管纹细胞上的 $Na^{+}-K^{+}$ 泵活动有关。静息时,毛细胞内电位比鼓阶外淋巴电位低80 mV左右,即比蜗管内淋巴电位低160 mV左右。

(2) 耳蜗微音器电位:当耳蜗受到声音刺激时,耳蜗及其附近结构中可记录到一种频率和幅度与声波振动相同的电位变化,称为微音器电位。其特点是:潜伏期极短,小于0.1 ms;无真正的阈值;没有不应期;对缺氧和深麻醉相对不敏感;一定范围内其振幅与声压成正比。

微音器电位的产生与毛细胞的听毛活动有关,它可激发听神经的动作电位。

(3) 听神经动作电位:有声音刺激时,微音器电位后出现2～3个复合听神经动作电位,这是耳蜗对声音刺激进行换能和编码的结果,振幅与声强、参与反应纤维数及放电同步化有关。

综上所述,声音刺激经传音装置传到耳蜗后,在耳蜗中产生了微音器电位,激发听神经产生动作电位,传向大脑听觉中枢产生听觉。

四、前庭器官

前庭器官包括椭圆囊、球囊和3个半规管,位于颞骨岩部骨迷路内,管内充内淋巴。可感知机体自身运动状态和头在空间的位置,在调节肌紧张和维持身体平衡中起重要作用。

(一) 前庭器官的感受装置

前庭器官感受器是毛细胞。每个毛细胞顶部有60～100条纤毛。一侧边缘处有一条最长，称动毛；其余毛较短，称静毛。当静毛倒向动毛一侧时，神经纤维的冲动发放频率增加；当动毛倒向静毛一侧时，神经纤维的冲动发放频率减少。机体运动状态和头在空间位置的改变会改变毛细胞纤毛的倒向，改变神经纤维的冲动发放频率，产生运动觉和位置觉，并引发某些躯体和内脏机能的反射性变化。

1. 囊斑的适宜刺激　椭圆囊和球囊的毛细胞位于囊斑上。毛细胞顶部的纤毛伸入耳石膜的胶质中。耳石膜由碳酸钙和蛋白质构成，比重大于内淋巴。

椭圆囊的囊斑为水平位，当人体在水平方向作直线加速运动时，由于耳石膜的惯性使毛细胞的静毛倒向动毛一侧，刺激毛细胞发放冲动频率增加。球囊的囊斑与地面垂直，耳石膜悬在纤毛外侧，与囊斑相平行。纤毛的这种配置有利于感受人体在垂直方向的直线变速运动。

2. 壶腹嵴的适宜刺激　两侧 3 个半规管相互垂直，代表空间 3 个平面。每个半规管有一个膨大的壶腹，壶腹内有壶腹嵴，嵴上有毛细胞，其纤毛伸入终帽中。半规管的适宜刺激是机体的旋转变速运动。旋转开始及停止时的变速运动引起内淋巴流动，使终帽位移，毛细胞纤毛弯曲而改变冲动发放频率。做不同平面的旋转变速运动时，3 对半规管发放的冲动频率不同，产生不同方向的旋转感觉。

（二）与前庭器官有关的反射

1. 姿势反射　前庭器官的传入冲动可引起姿势反射，以维持身体平衡，使身体尽可能保持在原先的位置。

2. 植物性神经反射　前庭器官受到的刺激过强或过久，常会引起恶心、呕吐、眩晕、皮肤苍白等现象，称为前庭自主神经反射。严重时可发生晕船、晕车和航空病。

3. 眼震颤　指由旋转引起的眼球不随意的规律性运动。如开始向左旋转时，两眼球先向右缓慢移转，这是眼震颤慢动相；当眼球移动到眼裂右侧端时，又快速返回眼裂正中，这是眼震颤快动相，如此反复。旋转突然停止时，眼球运动方向相反。眼震颤仅在旋转开始和停止阶段出现，临床上把快动相规定为眼震颤的方向。眼震颤试验可判断前庭器官功能是否正常。

五、嗅觉和味觉感受器

1. 嗅觉感受器　位于鼻中隔后上部及上鼻道，由嗅细胞、支持细胞和基底细胞组成嗅上皮。嗅细胞的轴突汇成嗅丝，穿过筛骨进入嗅球，引起嗅觉。不同动物的嗅觉敏感度差异很大，同一个体对不同物质的嗅觉敏感度也不相同。嗅觉有明显的适应现象。

2. 味觉感受器　味觉的感受器是味蕾，主要分布在舌背和舌缘，也有一些分布在咽部和会厌。人类有甜、酸、苦、咸 4 种基本味觉，不同的味觉都由这 4 种基本味觉组合而成。4 种感受器在舌的分布部位不同。舌尖部对甜味比较敏感，舌两侧对酸味敏感，软腭和舌根部对苦味敏感，舌两侧前部对咸味敏感。

味觉的敏感度往往受食物或其他刺激物的温度的影响，在 20～30℃时味觉的敏感性最高。味觉感受器是快适应感受器。

第九节　神经系统

一、神经系统细胞功能与神经元间的信息传递

1. 神经系统细胞功能　神经系统主要由神经元与胶质细胞两种细胞构成。

(1) 神经元的功能：接受、整合、传导与传递信息。

(2) 胶质细胞的功能：支持作用；运输营养与屏障作用；隔离与绝缘作用；修复与再生作用。

2. 神经元间信息传递形式

(1) 突触。

(2) 缝隙连接。

(3) 非突触性化学传递。

(4) 局部神经元回路中的其他突触形式。

二、反射活动的一般规律

反射是指在中枢神经系统参与下，机体对内外环境刺激的规律性应答。

1. 反射弧的组成　感受器、传入神经元、反射中枢、传出神经元和效应器。

2. 中枢神经元的联系方式　① 辐射式；② 聚合式；③ 连锁式；④ 环路式。

3. 反射中枢的兴奋与抑制过程

(1) 反射中枢兴奋传递的特征：① 单项传递；② 中枢延搁；③ 总和；④ 兴奋节律的改变；⑤ 扩散；⑥ 后放；⑦ 对内环境变化的敏感性和易疲劳性。

(2) 中枢抑制：① 突触后抑制；② 突触前抑制。

4. 反射活动的反馈调节　① 正反馈；② 负反馈。

三、中枢神经系统的感觉功能

1. 脊髓的感觉传导功能　脊髓是浅感觉和深感觉传导路径。

2. 脑的感觉功能

(1) 特异投射系统；

(2) 非特异投射系统。

3. 大脑皮层的感觉分析功能

大脑皮层的特异感觉代表区：

(1) 体表感觉区：第一感觉区位于中央后回，第二感觉区位于中央前回与岛叶之间。

(2) 本体感觉代表区：位于中央前回。

(3) 内脏感觉代表区：位于大脑皮层的体表第一、第二感觉区及运动辅助区和边缘系统的皮层部分。

(4) 视觉代表区：位于枕叶距状裂周围的皮层。

(5) 听觉代表区：位于颞叶皮层的颞上回和颞横回。

(6) 嗅觉代表区：位于前梨状区、杏仁核处的嗅皮层。

(7) 味觉代表区：位于中央后回头面部感觉投射区的下方。

四、中枢神经系统对躯体运动的调节

1. 脊髓对躯体运动的调节　脊髓的躯体反射有:① 肌反射。② 对侧伸肌反射。③ 牵张反射。牵张反射包括腱反射和肌紧张两种类型。

2. 脑干对躯体运动的调节　主要表现在对肌紧张和姿势反射调节两个方面。比较复杂的姿势反射有状态反射和翻正反射。

3. 小脑对躯体运动的调节　小脑作为皮层下的调节中枢,配合大脑皮层完成对躯体的平衡、肌张力和随意运动协调的调节。

4. 基底神经节对躯体运动的调节　基底神经节的组成包括尾状核、壳核、苍白球、底丘脑核、中脑黑质和红核。基底神经节通过大脑皮层间接调节随意运动的稳定、控制肌紧张和处理本体感觉传入信息。

5. 大脑皮层对躯体运动的调节　高等动物躯体运动的发动和协调都是由大脑皮层调控的。大脑皮层通过锥体系和锥体外系两个系统控制肌肉的运动。锥体系是由大脑皮层运动区的锥体细胞及其发出的下行至脊髓和脑干的纤维组成的支配下运动神经元的传导束。其功能是发动随意运动。锥体外系是起源于皮层下的某些核团如尾状核、苍白球、黑质、红核等控制脊髓运动神经元活动的下行通路。主要功能是调节肌紧张和肌群的协调运动。

五、神经系统对内脏活动的调节

神经系统对内脏活动的调节是通过自主神经系统实现的。调节的方式是反射。其感受器位于内脏器官,感觉神经冲动经内脏传入纤维抵达中枢。基本中枢分布于脊髓和低位脑干,较高级中枢在下丘脑、边缘前脑与大脑皮层。感觉神经传入冲动经中枢的分析、整合后,发出传出神经冲动,经交感和副交感神经到达所支配的效应器官。

六、脑的高级功能和脑电图

(一) 脑的高级功能

1. 人类的条件反射具有两个信号系统:第一信号系统与第二信号系统。

2. 学习和记忆的功能。

3. 语言功能。

(二) 脑电图

脑电图的特征可以根据其频率、波幅不同而分类,正常脑电图具有 4 种基本波形。

1. α波　频率为 8～13 次/秒,振幅为 20～100 μV。为正常人清醒、闭目、安静时所特有,睁眼或接受其他刺激时 α 波立即消失,而呈现快波。

2. β波　频率为 14～30 次/秒,振幅为 5～20 μV。安静闭目时在额叶较为显著。受试者睁眼视物、思考或接受其他刺激时,在皮层其他部位也可出现。

3. θ波　频率 4～7 次/秒,振幅为 100～150 μV。以颞叶、顶叶较明显。θ 波在成人中枢神经系统处于抑制状态及困倦时可以记录到。

4. δ波　频率 0.5～3 次/秒,振幅为 20～200 μV。成人在清醒状态下一般记录不到 δ 波,而在睡眠、深度麻醉以及婴儿或智力发育不成熟的人可记录到。

第十节　内分泌系统

一、概述

内分泌系统是由内分泌腺和分散存在于某些组织器官中的内分泌细胞组成的体内信息传递系统。它与神经系统密切联系，相互配合，共同调节机体的各种功能活动，维持内环境的相对稳定。

人体内主要的内分泌腺有垂体、甲状腺、甲状旁腺、肾上腺、胰岛、性腺、松果体和胸腺。散在于组织器官中的内分泌细胞比较广泛，如消化道黏膜、心、肾、肺、皮肤、胎盘等部位均存在着各种各样的内分泌细胞。此外，在中枢神经系统内，特别是下丘脑存在兼有内分泌功能的神经细胞。由内分泌腺或散在内分泌细胞所分泌的高效能的生物活性物质，经组织液或血液传递而发挥调节作用，此种化学物质称为激素。

大多数激素经血液运输至远距离的靶细胞而发挥作用，这种方式称为远距分泌；某些激素可不经血液运输，仅由组织液扩散而作用于邻近细胞，这种方式称为旁分泌；如果内分泌细胞所分泌的激素在局部扩散而又返回作用于该内分泌细胞而发挥反馈作用，这种方式称为自分泌。另外，下丘脑有许多具有内分泌功能的神经细胞，这类细胞既能产生和传导神经冲动，又能合成和释放激素，故称神经内分泌细胞。它们产生的激素称为神经激素。神经激素可沿神经细胞轴突借轴浆流动运送至末梢而释放，这种方式称为神经分泌。

（一）激素的分类

激素的种类繁多，来源复杂，按其化学性质可分为两大类：

1. 含氮激素

(1) 肽类和蛋白质激素：主要有下丘脑调节肽、神经垂体激素、腺垂体激素、胰岛素、甲状旁腺激素、降钙素以及胃肠激素等。

(2) 单胺类激素：包括肾上腺素、去甲肾上腺素和甲状腺激素。

2. 类固醇(甾体)激素　是由肾上腺皮质和性腺分泌的激素，如皮质醇、醛固酮、雌激素、孕激素以及雄激素等。

（二）激素的作用特点

激素虽然种类很多，作用复杂，但它们在对靶组织发挥调节作用的过程中具有某些共同的特点。

1. 激素的信息传递使用　不论是哪种激素，它只能对靶细胞的生理生化过程起加强或减弱的作用，调节其功能活动。在这些作用中，激素既不能添加成分，也不能提供能量，仅仅起着“信使”的作用，将生物信息传递给靶组织，发挥增强或减弱靶细胞内原有的生理生化进程的作用。

2. 激素作用的相对特异性　激素释放进入血液被运送到全身各个部位，虽然他们与各处的组织、细胞有广泛接触，但有些激素只作用于某些器官、组织和细胞，这称为激素作用的特异性。被激素选择作用的器官、组织和细胞，分别称为靶器官、靶组织和靶细胞。有些激素专一地选择作用于某一内分泌腺体，称为激素的靶腺。激素作用的特异性与靶细胞上存在能与该激素发生特异性结合的受体有关。肽类和蛋白质激素的受体存在于靶细胞膜上，而类固醇激素与甲状腺激素的受体则位于细胞质或细胞核内。

3. 激素的高效能生物放大作用　激素在血液中的浓度都很低，一般在纳摩尔(nmol/L)，甚至在皮摩尔(pmol/L)数量级。虽然激素的含量甚微，但其作用显著，如 1 mg 的甲状腺激素可使机体增加产热量约 4 200 000 J(焦耳)。激素与受体结合后，在细胞内发生一系列酶促放大作用，一个接一个，逐级放大效果，形成一个效能生物放电系统。

4. 激素间的相互作用　当多种激素共同参与某一生理活动的调节时，激素与激素之间往往存在着协同作用或拮抗作用。这对维持其功能活动的相对稳定起着重要作用。

另外，有的激素本身并不能直接对某些器官、组织或细胞产生生理效应，然而在它存在的条件下，可使另一种激素的作用明显增强，即对另一种激素的调节起支持作用，这种现象称为允许作用(permissive action)。糖皮质激素的允许作用是最明显的，它对心肌和血管平滑肌并无收缩作用，但是，必须有糖皮质激素存在，儿茶酚胺才能很好地发挥对心血管的调节作用。

(三) 激素作用的机制

激素按其化学性质分为两大类：含氮激素和类固醇激素。这两类激素的作用机制也完全不同，现分别叙述。

1. 含氮激素的作用机制，即第二信使学说　Sutherland 提出的第二信使学说，其主要内容包括：① 激素是第一信使，它可与靶细胞膜上具有立体构型的专一性受体结合。② 激素与受体结合后，激活膜上的腺苷酸环化酶系统。③ 在 Mg^{2+} 存在的条件下，腺苷酸环化酶促使 ATP 转变为 cAMP，cAMP 是第二信使，信息由第一信使传递给第二信使。④ cAMP 使无活性的蛋白激酶(PKA)激活。PKA 具有两个亚单位，即调节亚单位与催化亚单位。cAMP 与 PKA 的调节亚单位结合，导致调节亚单位与催化亚单位脱离而使 PKA 激活，催化细胞内多种蛋白质发生磷酸化反应，包括一些蛋白质发生磷酸化，从而引起靶细胞各种生理生化反应。

以 cAMP 为第二信使学说的指出，推动了激素作用机制的研究工作迅速深入发展。近年来的研究资料表明，cAMP 并不是唯一的第二信使，可能作为第二信使的化学物质还有 cGMP、三磷酸肌醇、二酰甘油、Ca^{2+} 等。

2. 类固醇激素的作用机制，即基因表达学说　类固醇激素的分子小(分子量仅为 300 左右)、呈脂溶性，因此可透过细胞膜进入细胞。在进入细胞之后，经过两个步骤影响基因表达而发挥作用，故把此种作用机制称为二步作用原理，或称为基因表达学说。

第一步是激素与胞浆受体结合，形成激素-胞浆受体复合物。当激素进入细胞内与胞浆受体结合后，受体蛋白发生构型变化，从而使激素-胞浆受体复合物获得进入核内的能力，由胞浆转移至核内。第二步是与核内受体相互结合，形成激素-核受体复合物，从而激发 DNA 的转录过程，生成新的 mRNA，诱导蛋白质合成，引起相应的生物学效应。

甲状腺激素虽属含氮激素，但其作用机制却与类固醇激素相似，它可进入细胞内，但不经过与胞浆受体结合即进入核内，与核受体结合调节基因表达。

应该指出，含氮激素可作用于转录与翻译阶段而影响蛋白质的合成；反过来，类固醇激素也可作用于细胞膜引起基因表达。

二、下丘脑的内分泌功能

下丘脑与神经垂体和腺垂体的联系非常密切。在下丘脑与腺垂体之间通过垂体门脉系统发生功能联系。下丘脑的一些神经元既能分泌激素(神经激素),具有内分泌细胞的作用,又能保持典型神经细胞的功能。它们可将从大脑或中枢神经系统其他部位传来的神经信息,转变为激素的信息,起着换能神经元的作用,从而以下丘脑为枢纽,把神经调节与体液调节紧密联系起来。所以,下丘脑与垂体一起组成下丘脑-垂体功能单位。

(一)下丘脑调节肽

下丘脑促垂体区肽能神经元分泌的肽类激素,主要作用是调节腺垂体的活动,因此称为下丘脑调节肽。

1. 促甲状腺激素释放激素　是三肽 TRH,主要作用于腺垂体促进促甲状腺激素(TSH)释放,血中 T_4 和 T_3 随 TSH 浓度上升而增加。TRH 除了刺激腺垂体释放 TSH 外,也促进催乳素的释放。但 TRH 是否参与催乳素分泌的生理调节,尚不能肯定。

2. 促性腺激素释放激素　是十肽激素,GnRH 促进性腺垂体合成与释放促性腺激素。当机体静脉注射 100 mg GnRH,10 min 后血中黄体生成素(LH)与卵泡刺激素(FSH)浓度明显增加,但以 LH 的增加更为显著。

下丘脑释放 GnRH 的特点是脉冲式释放,因而造成血中 LH 与 FSH 浓度也呈现脉冲式波动。

3. 生长抑素与生长素释放激素

(1) 生长抑素(生长素释放抑制素):是由 116 个氨基酸的大分子肽裂解而来的十四肽,其分子结构呈环状。

生长抑素是作用比较广泛的一种神经激素。其主要作用是抑制垂体生长素(GH)的基础分泌,也抑制腺垂体对多种刺激所引起的 GH 分泌反应,包括运动、进餐、应激、低血糖等。另外,生长抑素还可抑制 LH、FSH、TSH、PRL 及 ACTH 的分泌。

生长抑素的垂体外作用比较复杂,它在神经系统可能起递质或调质的作用;生长抑素对胃肠运动与消化道激素的分泌均有一定的抑制作用;它还抑制胰岛素、胰高血糖素、肾素、甲状旁腺激素以及降钙素的分泌。

(2) 生长素释放激素(GHRHA):GHRH 呈脉冲式释放,从而导致腺垂体的 GH 分泌也呈现脉冲式。一般认为,GHRH 是 GH 分泌的经常性调节者,而 GHRIH 则是在应激刺激 GH 分泌过多时,才显著地发挥对 GH 分泌的抑制作用。GHRH 与 GHRIH 相互配合,共同调节腺垂体 GH 的分泌。

4. 促肾上腺皮质激素释放激素　为四十一肽,其主要作用是促进腺垂体合成与释放促肾上腺皮质激素(ACTH)。下丘脑 CRH 以脉冲式释放,并呈现昼夜周期节律,其释放量在 6～8 点钟达高峰,在 0 点最低。这与 ACTH 及皮质醇的分泌节律同步。机体遇到的应激刺激,如低血糖、失血、剧痛以及精神紧张等,作用于神经系统不同部位,最后将信息汇集于下丘脑 CRH 神经元,然后通过 CRH 引起垂体—肾上腺皮质系统反应。

5. 催乳素释放抑制因子与催乳素释放因子　下丘脑对腺垂体催乳素(PRL)的分泌有抑制和促进两种作用,但平时以抑制作用为主。首先在哺乳动物下丘脑提取液中,发现一种可抑制腺垂体释放 PRL 的物质,称为催乳素释放抑制因子(prolactin release-inhibiting

factor,PIF)。随后,又在下丘脑提取液中发现另一种能促进腺垂体释放 PRL 的因子,称为催乳素释放因子(prolactin releasing factor,PRF)。

6. 促黑素细胞激素释放因子与抑制因子 可能是催产素裂解得到的两种小分子肽。MRF 促进 MSH 的释放,而 MIF 则抑制 MSH 的释放。

(二) 调节下丘脑肽能神经元活动的递质

下丘脑肽能神经元与来自其他部位的神经纤维有广泛的突触联系。其神经递质比较复杂,可分为两大类:一类递质是肽类物质,如脑啡肽、β-内啡肽、神经降压素、P 物质、血管活性肠肽及胆囊收缩素等;另一类递质是单胺类物质,主要有多巴胺(DA)、去甲肾上腺素(NE)与 5-羟色胺(5-HT)。

近年来的研究表明,阿片肽对下丘脑调节肽的释放有明显的影响。例如,给人注射脑啡肽或 β-内啡肽可抑制 CRH 的释放,从而使 ACTH 分泌减少,而纳洛酮则有促进 CRH 释放的作用。

三、腺垂体

垂体按其胚胎发育和功能、形态的不同,分为腺垂体和神经垂体两部分。腺垂体与神经垂体的内分泌功能迥然不同,现分别叙述。

腺垂体是体内最重要的内分泌腺。它由不同的腺细胞分泌 7 种激素:由生长素细胞分泌生长素(GH);由促甲状腺激素细胞分泌促甲状腺激素(TSH);由促肾上腺皮质激素细胞分泌促肾上腺皮质激素(ACTH)与促黑(素细胞)激素(MSH);由促性腺激素细胞分泌卵泡刺激素(FSH)与共同体生成素(LH);由催乳素细胞分泌催乳素(PRL)。在腺垂体分泌的激素中,TSH、ACTH、FSH 与 LH 均有各自的靶腺,分别形成:① 下丘脑-垂体-甲状腺轴;② 下丘脑-垂体-肾上腺皮质轴;③ 下丘脑-垂体-性腺轴。腺垂体的这些激素是通过调节靶腺的活动而发挥作用的,而 GH、PRL 与 MSH 则不通过靶腺,分别直接调节个体生长、乳腺发育与泌乳、黑素细胞活动等。所以,腺垂体激素的作用极为广泛而复杂。

1. 生长素 人生长素的化学结构与催乳素近似,故生长素有弱催乳素作用,而催乳素有弱生长素作用。

GH 的生理作用是促进物质代谢与生长发育,对机体各个器官与各种组织均有影响,尤其是骨骼、肌肉及内脏器官的作用最为显著。

(1) 促进生长作用:机体生长受多种激素的影响,而 GH 是起关键作用的调节因素。人幼年时期缺乏 GH,将出现生长停滞,身材矮小,称为侏儒症;如 GH 过多则患巨人症。人成年后 GH 过多,出现手足粗大、鼻大唇厚、下颌突出等症状,称为肢端肥大症。

(2) 促进代谢作用:GH 可通过生长介素促进氨基酸进入细胞,加速蛋白质合成,包括软骨、骨、肌肉、肝、肾、心、肺、肠、脑以及皮肤等组织器官的蛋白质合成增强;GH 促进脂肪分解,增强脂肪酸氧化,抑制外周组织摄取与利用葡萄糖,减少葡萄糖的消耗,提高血糖水平。

除了上述调控机制外,还有许多因素可以影响 GH 的分泌:

(1) 睡眠的影响:人在觉醒状态下,GH 分泌较少,进入慢波睡眠后,GH 分泌明显增加。

(2) 代谢因素的影响:血中糖、氨基酸与脂肪酸均能影响 GH 的分泌,其中以低血糖对

GH 分泌的刺激作用最强。

此外,运动、应激刺激、甲状腺激素、雌激素与睾酮都能促进 GH 分泌。在青春期,血中雌激素或睾酮浓度增高,可明显地增加 GH 分泌,这是在青春期 GH 分泌较多的一个重要因素。

2. 催乳素　催乳素的作用极为广泛,下面仅就其主要作用加以扼要说明。

(1) 对乳腺的作用:PRL 引起并维持泌乳,故名催乳素。妊娠期,PRL、雌激素与孕激素分泌增多,使乳腺组织进一步发育,具备泌乳能力却不泌乳,原因是此时血中雌激素与孕激素浓度过高,抑制 PRL 的泌乳作用。分娩后,血中的雌激素和孕激素浓度大大降低,PRL 才能发挥始动和维持泌乳的作用。妇女授乳时,婴儿吸吮乳头反射性引起 PRL 大量分泌。

(2) 对性腺的作用:PRL 对人类的卵巢功能有一定的影响,PRL 与其受体结合,可刺激 LH 受体生成,LH 与其受体结合后,促进排卵、黄体生成及孕激素与雌激素的分泌。小量的 PRL 对卵巢激素与孕激素的合成起允许作用,而大量的 PRL 则有抑制作用。临床上患闭经溢乳综合征的妇女,表现特征为闭经、溢乳与不孕,患者一般都存在无排卵与雌激素水平低下,而血中 PRL 浓度却异常增高。

男性在睾酮存在的条件下,PRL 促进前列腺及精囊腺的生长,还可以增强 LH 对间质细胞的作用,使睾酮的合成增加。

腺垂体分泌的促激素(TSH、ACTH、LH、FSH)在有关章节中叙述。

四、神经垂体

神经垂体不含腺体细胞,不能合成激素。所谓的神经垂体激素是指在下丘脑视上核、室旁核产生而贮存于神经垂体的升压素(抗利尿激素)与催产素,在适宜的刺激作用下,这两种激素由神经垂体释放进入血液循环。

(一) 升压素(抗利尿激素)

升压素的生理浓度很低,几乎没有收缩血管而致血压升高的作用,对正常生理状况下的血压调节不发挥重要的作用,但在失血情况下由于升压素释放较多,对维持血压有一定的作用。但是,升压素的抗利尿作用却十分明显,因此称为抗利尿激素较为适宜。

(二) 催产素

催产素具有促进乳汁排出、刺激子宫收缩的作用。

1. 对乳腺的作用　催产素除引起乳汁排出外,还有维持哺乳期乳腺不至萎缩的作用。

2. 对子宫的作用　催产素促进子宫肌收缩,其对非孕子宫的作用较弱,而对妊娠子宫的作用较强。

五、甲状腺

甲状腺是人体内最大的内分泌腺,平均重量为 20～25 g。甲状腺内含有许多大小不等的圆形或椭圆形腺泡。腺泡由单层的上皮细胞围成,腺泡腔内充满胶质。胶质是腺泡上皮细胞的分泌物,主要成分为甲状腺球蛋白。腺泡上皮细胞是甲状腺激素合成与释放的部位,而腺泡腔的胶质是激素贮存库。在甲状腺腺泡和腺泡上皮细胞之间有滤泡旁细胞,又称 C 细胞,分泌降钙素。

（一）甲状腺激素的合成与代谢

甲状腺激素主要有甲状腺素，又称四碘甲腺原氨酸（T_4）和三碘甲腺原氨酸（T_3）两种，它们都是酪氨酸碘化物。另外，甲状腺也可合成极少量的逆-T_3（rT_3），它不具有甲状腺激素的生物活性。

甲状腺激素合成的原料有碘和甲状腺球蛋白，在甲状腺球蛋白的酪氨酸残基上发生碘化，并合成甲状腺激素。人每日从食物中大约摄碘 100～200 μg，占全身碘量的 90%。因此，甲状腺与碘代谢的关系极为密切。

（二）甲状腺激素的生物学作用

T_4 与 T_3 都具有生理作用。目前认为，T_4 不仅可作为 T_3 的激素原，而且其本身也具有激素作用，占全部甲状腺激素作用的 35%左右。

甲状腺激素的主要作用是促进物质与能量代谢，促进生长和发育过程。机体未完全分化与已分化的组织，对甲状腺激素的反应不同，而成年后，不同的组织对甲状腺的敏感性也有差别。

1. 对代谢的影响

（1）产热效应：甲状腺激素可提高绝大多数组织的耗氧率，增加产热量。

（2）对蛋白质、糖和脂肪代谢的影响：

① 蛋白质代谢：T_4 或 T_3 作用于核受体，刺激 DNA 转录过程，促进 mRNA 形成，加速蛋白质与各种酶的生成。肌肉、肝与肾的蛋白质合成明显增加，细胞数量增多，体积增大，尿氮减少，表现为正氮平衡。甲状腺激素分泌不足时，蛋白质合成减少，肌肉收缩无力，但组织间的黏蛋白增多，可结合大量的正离子和水分子，引起黏液性水肿。甲状腺分泌过多时，则加速蛋白质分解，特别是促进骨骼蛋白质分解，使肌酐含量降低，肌肉收缩无力，尿酸含量增加，并可促进骨的蛋白质分解，从而导致血钙升高和骨质疏松，尿钙的排出量增加。

② 糖代谢：甲状腺激素促进小肠黏膜对糖的吸收，增强糖原分解，抑制糖原合成，并能增强肾上腺素、胰高血糖素、皮质醇和生长素的生糖作用，因此，甲状腺激素有升高血糖的趋势；但是，由于 T_4 与 T_3 还可加强外周组织对糖的利用，也有降低血糖的作用。甲状腺功能亢进时，血糖常升高，有时出现糖尿。

③ 脂肪代谢：甲状腺激素促进脂肪酸氧化，增强儿茶酚胺与胰高血糖素对脂肪的分解作用。T_4 与 T_3 既促进胆固醇的合成，又可通过肝加速胆固醇的降解，而且分解的速度超过合成。所以，甲状腺功能亢进患者血中胆固醇含量低于正常。

甲状腺功能亢进时，由于蛋白质、糖和脂肪的分解代谢增强，所以患者常感饥饿，食欲旺盛，且有明显消瘦。

2. 对生长与发育的影响　甲状腺激素具有促进组织分化、生长与发育成熟的作用。甲状腺功能低下的儿童，表现为以智力低下和身体矮小为特征的呆小症（又称克汀病）。

3. 对神经系统的影响　甲状腺激素不但影响中枢系统的发育，对已分化成熟的神经系统活动也有作用。甲状腺功能亢进时，中枢神经系统的兴奋性增高主要表现为注意力不易集中、过敏疑虑、多愁善感、喜怒失常、烦躁不安、睡眠不好而且多梦幻以及肌肉纤颤等。相反，甲状腺功能低下时，中枢神经系统兴奋性降低，出现记忆力减退，说话和行动迟缓，淡漠与终日思睡状态。

另外，甲状腺激素对心脏的活动有明显影响。T_4 与 T_3 可使心率增快，心缩力增强，心输出量与心做功增加。甲状腺功能亢进患者心动过速，心肌可因过度耗竭而致心力衰竭。

（三）甲状腺功能的调节

甲状腺功能活动主要受下丘脑与垂体的调节。下丘脑、垂体和甲状腺 3 个水平紧密联系，组成下丘脑-垂体-甲状腺轴。此外，甲状腺还可进行一定程度的自身调节。

1. 下丘脑-腺垂体对甲状腺的调节　腺垂体分泌的促甲状腺激素(TSH)是调节甲状腺功能的主要激素。血清中 TSH 浓度为 2～11 mU/L，半衰期约 60 min。腺垂体 TSHA 呈脉冲式释放，每 2～4 h 出现一次波动，在脉冲式释放的基础上，还有日周期变化，血中 TSH 浓度清晨高而午后低。

TSH 的作用是促进甲状腺激素的合成与释放。给予 TSH 最早出现的效果是甲状腺球蛋白水解与 T_4、T_3 的释放。TSH 的长期效应是刺激甲状腺细胞增生，腺体增大。这是由于 TSH 刺激腺泡上皮细胞核酸与蛋白质合成增强的结果。

腺垂体 TSH 分泌受下丘脑 TRH 的控制。下丘脑 TRH 神经元接受神经系统其他部位传来的信息，把环境因素与 TRH 神经元活动联系起来，然后，TRH 神经元释放 TRH，作用于腺垂体。另外，下丘脑还可通过生长抑素减少或停止 TRH 的合成与释放。

2. 甲状腺激素的反馈调节　血中游离的 T_4 与 T_3 浓度的升降，对腺垂体 TSH 的分泌起着经常性反馈调节作用。当血中游离的 T_4 与 T_3 浓度增高时，TSH 分泌抑制。T_4 与 T_3 比较，T_3 对腺垂体 TSH 分泌的抑制作用较强，血中 T_4 与 T_3 对腺垂体这种反馈作用与 TRH 的刺激作用，相互拮抗，相互影响，对腺垂体 TSH 的分泌起着决定性作用。

3. 甲状腺的自身调节　除了下丘脑-垂体对甲状腺进行调节以及甲状腺激素的反馈调节外，甲状腺本身还能适应碘的供应变化，调节自身对碘的摄取以及合成与释放甲状腺激素的能力称为自身调节。它是一个有限度的缓慢的调节系统。血碘浓度增加时，最初 T_4 与 T_3 的合成有所增加，但碘量超过一定限度后，T_4 与 T_3 的合成在维持一高水平之后，旋即明显下降，即过量的碘可产生抗甲状腺效应，称为 Wolff-Chaikoff 效应。如果在持续加大碘量的情况下，则 T_4 与 T_3 合成抑制的现象就会消失，激素的合成再次增加，出现对高碘含量的适应。相反，当血碘含量不足时，甲状腺将出现碘转运机制增强，并加强甲状腺激素的合成。

（四）自主神经对甲状腺活动的影响

交感神经直接支配甲状腺腺泡，电刺激一侧的交感神经，可使该侧甲状腺激素合成增加；相反，支配甲状腺的胆碱能纤维对甲状腺激素的分泌则是抑制性的。

六、甲状旁腺和甲状腺 C 细胞

甲状旁腺分泌的甲状腺激素(PTH)与甲状腺 C 细胞分泌的降钙素(CT)以及 1,25-二羟维生素 D_3 共同调节钙磷代谢，控制血浆中钙和磷的水平。

（一）甲状旁腺激素

PTH 是甲状旁腺主细胞分泌的。正常人血浆 PTH 浓度为 10～50 ng/L，半衰期为 20～30 min。PTH 主要在肝水解灭活，代谢产物经肾排出体外。

1. 甲状旁腺激素的生物学作用 PTH 是调节血钙水平的最重要激素，它有升高血钙和降低血磷含量的作用。若外科切除甲状腺时不慎，误将甲状旁腺摘除，可引起严重的低血钙。钙离子对维持神经和肌肉组织正常兴奋性起重要作用，血钙浓度降低时，神经和肌肉的兴奋性异常增高，可发生低血钙性手足搐搦，严重时可引起呼吸肌痉挛而造成窒息。

PTH 对靶器官的作用是通过 cAMP 系统而实现的。

(1) 对骨的作用：骨是体内最大的钙贮存库，PTH 动员骨钙入血，使血钙浓度升高，其作用包括快速效应与延缓效应两个时相。

① 快速效应：在 PTH 作用后数分钟即可发生，是将位于骨和骨细胞之间的骨液中的钙转运至血液中。PTH 能迅速提高骨细胞膜对 Ca^{2+} 的通透性，使骨液中的钙进入细胞，进而使骨细胞膜上的钙泵活动增强，将 Ca^{2+} 转运到细胞外液中。

② 延缓效应：在 PTH 作用后 2～14 h 出现，通常在几日甚至几周后达高峰，这一效应是通过刺激破骨细胞活动增强而实现的。PTH 既加强已有的破骨细胞的溶骨活动，又促进破骨细胞的生成。PTH 的两个效应相互配合，不但能对血钙急切需要作出迅速应答，而且能使血钙长时间维持在一定水平。

(2) 对肾的作用：PTH 促进远球小管对钙的再吸收，使尿钙减少，血钙升高，同时还抑制近球小管对磷的再吸收，增加尿磷酸盐的排出，使血磷降低。

此外，PTH 对肾的另一重要作用是激活 α-羟化酶，使 25-羟维生素 D_3（25-OH-D_3）转变为有活性的 1,25-二羟维生素 D_3[1,25-$(OH)_2$-D_3]。

(3) 1,25-$(OH)_2$-D_3 的生成与作用：维生素 D_3 无生物活性，它首先需在肝羟化成 25-OH-D_3，然后在肾脏又进一步转化成 1,25-$(OH)_2$-D_3，其作用为：① 促进小肠黏膜上皮细胞对钙的吸收，PTH 在增强钙的吸收的同时也促进磷的吸收；② 对骨钙动员和骨盐沉积有作用。

2. 甲状旁腺激素分泌的调节 PTH 的分泌主要受血浆钙浓度变化的调节。血浆钙浓度轻微下降时，就可使甲状旁腺分泌 PTH 迅速增加，血钙浓度降低可直接刺激甲状旁腺细胞释放 PTH，PTH 动员骨钙入血，增强肾再吸收钙，结果使已降低的血钙浓度迅速回升。相反，血钙浓度升高时，PTH 分泌减少。长时间的高血钙，可使甲状旁腺发生萎缩；而长时间的低血钙，则可使甲状旁腺增生。

（二）降钙素

降钙素是含有一个二硫键的三十二肽，相对分子质量为 3 400。正常人血清中降钙素浓度为 10～20 ng/L，血浆半衰期小于 1 h，主要在肾降解并排出。

1. 降钙素的生物学作用 降钙素的主要作用是降低血钙和血磷，其主要靶器官是骨，对肾也有一定的作用。

(1) 对骨的作用：降钙素抑制破骨细胞活动，减弱溶骨过程，这一反应发生很快，大剂量的降钙素在 15 min 内便可使破骨细胞活动减弱 70%。这样，降钙素减弱溶骨过程，增强成骨过程，使骨组织释放的钙磷减少，钙磷沉积增加，因而血钙与血磷含量下降。

(2) 对肾的作用：降钙素能抑制肾小管对钙、磷、钠及氯的再吸收，使这些离子从尿中排出增多。

2. 降钙素分泌的调节 降钙素的分泌主要受血钙浓度的调节。当血钙浓度升高时，降钙素的分泌亦随之增加，降钙素与 PTH 对血钙的作用相反，共同维持血钙浓度的相对稳定。比较降钙素与 PTH 对血钙的调节作用，有两个主要的差别：① 降钙素分泌启动较快，在 1 h 内即可达到高峰，而 PTH 分泌则需几个小时；② 降钙素只对血钙水平产生短期调节作用，其作用很快被有力的 PTH 作用所克服，后者对血钙浓度发挥长期调节作用。

七、胰岛

人类的胰岛细胞按其染色和形态学特点，主要分为 A 细胞、B 细胞、D 细胞及 PP 细胞。A 细胞约占胰岛细胞的 20%，分泌胰高血糖素（glucagon）；B 细胞占胰岛细胞的 60%～70%，分泌胰岛素（insulin）；D 细胞占胰岛细胞的 10%，分泌生长抑素；PP 细胞数量很少，分泌胰多肽（pancreatic polyeptide）。

（一）胰岛素

胰岛素是含有 51 个氨基酸的小分子蛋白质，分子量为 6 000，胰岛素分子有靠两个二硫键结合的 A 链（21 个氨基酸）与 B 链（30 个氨基酸），如果二硫键被打开则失去活性。B 细胞先合成一个大分子的前胰岛素原，以后加工成八十六肽的胰岛素原，再经水解成为胰岛素与连接肽（C 肽）。

正常人空腹状态下血清胰岛素浓度为 35～145 pmol/L。胰岛素在血中的半衰期只有 5 min，主要在肝灭活，肌肉与肾等组织也能使胰岛素失活。

1. 胰岛素的生物学作用　胰岛素是促进合成代谢、调节血糖稳定的主要激素。

（1）对糖代谢的调节：胰岛素促进组织、细胞对葡萄糖的摄取和利用，加速葡萄糖合成为糖原，贮存于肝和肌肉中，并抑制糖异生，促进葡萄糖转变为脂肪酸，贮存于脂肪组织，导致血糖水平下降。

胰岛素缺乏时，血糖浓度升高，如超过肾糖阈，尿中将出现糖，引起糖尿病。

（2）对脂肪代谢的调节：胰岛素促进肝合成脂肪酸，然后转运到脂肪细胞贮存。在胰岛素的作用下，脂肪细胞也能合成少量的脂肪酸。胰岛素还促进葡萄糖进入脂肪细胞，除了用于合成脂肪酸外，还可转化为 α-磷酸甘油，脂肪酸与 α-磷酸甘油形成甘油三酯，贮存于脂肪细胞中。同时，胰岛素还抑制脂肪酶的活性，减少脂肪的分解。

胰岛素缺乏时，出现脂肪代谢紊乱，脂肪分解增强，血脂升高，加速脂肪酸在肝内氧化，生成大量酮体，由于糖氧化过程发生障碍，不能很好地处理酮体，以致引起酮血症与酸中毒。

（3）对蛋白质代谢的调节：胰岛素促进蛋白质合成，其作用可体现在蛋白质合成的各个环节上：① 促进氨基酸通过膜的转运进入细胞。② 可使细胞核的复制和转录过程加快，增加 DNA 和 RNA 的生成。③ 作用于核糖体，加速翻译过程，促进蛋白质合成；另外，胰岛素还可抑制蛋白质分解和肝糖原异生。

由于胰岛素能增强蛋白质的合成过程，所以，它对机体的生长也有促进作用。但胰岛素单独作用时，对生长的促进作用并不很强，只有与生长素共同作用时，才能发挥明显的效应。

2. 胰岛素分泌的调节

（1）血糖的作用：血糖浓度是调节胰岛素分泌的最重要因素，当血糖浓度升高时，胰岛素分泌明显增加，从而促进血糖降低。当血糖浓度下降至正常水平时，胰岛素分泌也迅速恢复到基础水平。在持续高血糖的刺激下，胰岛素的分泌可分为 3 个阶段：血糖升高 5 min 内，胰岛素的分泌可增加约 10 倍；5～10 min 后胰岛素的分泌便下降 50%；血糖升高 15 min 后，出现胰岛素分泌的第二次增多，在 2～3 h 达高峰，并持续较长的时间，分泌速率也远大于第一相，倘若高血糖持续 1 周左右，胰岛素的分泌可进一步增加。

(2) 氨基酸和脂肪酸的作用：许多氨基酸都有刺激胰岛素分泌的作用，其中以精氨酸和赖氨酸的作用最强。

(3) 激素的作用：影响胰岛素分泌的激素主要有：① 胃肠激素，如胃泌素、促胰液素、胆囊收缩素和抑胃肽都有促胰岛素分泌的作用；② 生长素、皮质醇、甲状腺激素以及胰高血糖素可通过升高血糖浓度而间接刺激胰岛素分泌；③ 胰岛 D 细胞分泌的生长抑素可通过旁分泌作用，抑制胰岛素和胰高血糖素的分泌，而胰高血糖素也可直接刺激 B 细胞分泌胰岛素。

(4) 神经调节：胰岛受迷走神经与交感神经支配。刺激迷走神经，可通过乙酰胆碱作用于 M 受体，直接促进胰岛素的分泌；迷走神经还可通过刺激胃肠激素的释放，间接促进胰岛素的分泌。交感神经兴奋时，则通过去甲肾上腺素作用于 α_2 受体，抑制胰岛素的分泌。

（二）胰高血糖素

人胰高血糖素在血清中的浓度为 50～100 ng/L，在血浆中的半衰期为 5～10 min，主要在肝灭活，肾也有降解作用。

1. 胰高血糖素的主要作用　与胰岛素的作用相反，胰高血糖素是一种促进分解代谢的激素。胰高血糖素具有很强的促进糖原分解和糖异生作用，使血糖明显升高。胰高血糖素还可激活脂肪酶，促进脂肪分解，同时又能加强脂肪酸氧化，使酮体生成增多。胰高血糖素产生上述代谢效应的靶器官是肝，切除肝或阻断肝血流，这些作用便消失。

2. 胰高血糖素分泌的调节　影响胰高血糖素分泌的因素很多，血糖浓度是重要的因素。血糖降低时，胰高血糖素分泌增加；血糖升高时，胰高血糖素分泌减少。

八、肾上腺

肾上腺包括中央部的髓质和周围部的皮质两个部分，两者在发生、结构与功能上均不相同，实际上是两种内分泌腺。

（一）肾上腺皮质

肾上腺皮质分泌的皮质激素分为三类，即盐皮质激素、糖皮质激素和性激素。各类皮质激素是由肾上腺皮质不同层上皮细胞所分泌的，球状带细胞分泌盐皮质激素，主要是醛固酮；束状带细胞分泌糖皮质激素，主要是皮质醇；网状带细胞主要分泌性激素，如脱氢雄酮和雌二醇，也能分泌少量的糖皮质激素。肾上腺皮质激素属于类固醇(甾体)激素，其基本结构为环戊烷多氢菲。

胆固醇是合成肾上腺皮质激素的原料，主要来自血液。在皮质细胞的线粒体内膜或内质网中所含的裂解酶与羟化酶等酶系的作用下，使胆固醇先变成孕烯酮，然后再进一步转变为各种皮质激素。由于肾上腺皮质各层细胞存在的酶系不同，所以合成的皮质激素亦不相同。

肾上腺皮质网状带分泌的性激素以脱氢异雄酮为主。它是一种 17-氧类固醇，睾酮的代谢产物也是17-氧类固醇。因此,男子尿中17-氧类固醇的来源有睾丸分泌的睾酮和肾上腺皮质分泌的皮质醇及雄激素。

1. 肾上腺皮质激素的生物学作用　动物摘除双侧肾上腺后,如不适当处理,一两周即死去,如仅切除肾上腺髓质,动物可以存活较长时间,说明肾上腺皮质是维持生命所必需的。分析动物死亡的原因,主要有两个方面:其一是机体水盐损失严重,导致血压降低,终于因循环衰竭而死,这主要是缺乏盐皮质激素所致;其二是糖、蛋白质、脂肪等物质代谢发生严重紊乱,对各种有害刺激的抵抗力降低,导致功能失常,这是由于缺乏糖皮质激素的缘故。若及时补充肾上腺皮质激素,动物的生命可以维持。

(1) 糖皮质激素:人体血浆中糖皮质激素主要为皮质醇。

① 对物质代谢的影响:糖皮质激素对糖、蛋白质和脂肪代谢均有作用。a. 糖代谢:它促进糖异生,升高血糖。此外,糖皮质激素又有抗胰岛素作用,促进血糖升高。b. 蛋白质代谢:糖皮质激素促进肝外组织,特别是肌肉组织蛋白质分解,加速氨基酸转移至肝生成肝糖原。c. 脂肪代谢:糖皮质激素促进脂肪分解,增强脂肪酸在肝内的氧化过程,有利于糖异生作用。肾上腺皮质功能亢进时,糖皮质激素对身体不同部位的脂肪作用不同,四肢脂肪组织分解增强,而腹、面、肩及背的脂肪合成有所增加,以致呈现面圆、背厚、躯干部发胖而四肢消瘦的特殊体型。

② 对水盐代谢的影响:皮质醇有较弱的贮钠排钾作用,即对肾远曲小管及集合管再吸收和排出钾有轻微的促进作用。此外,皮质醇还可降低肾小球入球血管阻力,增加肾小球血浆流量而使肾小球滤过率增加,有利于水的排出。

③ 对血细胞的影响:糖皮质激素可使血中红细胞、血小板和中性粒细胞的数量增加,而使淋巴细胞和嗜酸性粒细胞减少。

④ 对循环系统的影响:糖皮质激素对维持正常血压是必需的,这是由于:a. 糖皮质激素能增强血管平滑肌对儿茶酚胺的敏感性(允许作用);b. 糖皮质激素能抑制具有血管舒张作用的前列腺素的合成;c. 糖皮质激素能降低毛细血管的通透性,有利于维持血容量。肾上腺皮质功能低下时,血管平滑肌对儿茶酚胺的反应性降低,毛细血管扩张,通透性增加,血压下降,补充皮质醇后可恢复。

⑤ 在应激反应中的作用:当机体受到各种有害刺激,如缺氧、创伤、手术、饥饿、疼痛、寒冷以及精神紧张和焦虑不安等,血ACTH浓度立即增加,糖皮质激素也相应增多。能引起ACTH与糖皮质激素分泌增加的各种刺激称为应激刺激,而产生的反应称为应激(stress)。在这一反应中,除垂体-肾上腺皮质系统参加外,交感-肾上腺髓质系统也参加,所以,在应激反应中,血中儿茶酚胺含量也相应增加。应激反应可能从以下几个方面调节机体的适应能力:a. 减少应激刺激引起的一些物质(缓激肽、蛋白水解酶及前列腺素等)的产生量及其不良作用;b. 使能量代谢运转以糖代谢为中心,保持葡萄糖对重要器官(如脑和心)的供应;c. 在维持血压方面起允许作用,增强儿茶酚胺对血管的调节作用。

(2) 盐皮质激素:主要为醛固酮,对水盐代谢的作用最强,其次为脱氧皮质醇。

醛固酮是调节机体水盐代谢的重要激素,它促进肾远曲小管及集合管再吸收钠、水和排出钾,即有保钠、保水和排钾作用。当醛固酮分泌过多时,将使钠和水潴留,引起高血钠、高血压和血钾降低。相反,醛固酮缺乏时则钠与水的排出过多,血钠减少,血压降低,而尿钾排出减少，血钾升高。

2. 肾上腺皮质激素分泌的调节

（1）糖皮质激素分泌的调节：肾上腺皮质分泌皮质激素的束状带及网状带，处于腺垂体促肾上腺皮质激素（ACTH）的经常性控制之下，无论是糖皮质激素的基础分泌，还是在应激状态下的分泌，都受 ACTH 的调控。

① ACTH：ACTH 的分泌呈现日节律波动，入睡后 ACTH 分泌逐渐减少，午夜最低，随后又逐渐增多，至觉醒起床前进入分泌高峰，白天维持在较低水平，入睡时再减少。由于 ACTH 分泌的日节律波动，促糖皮质激素的分泌也出现相应的波动。ACTH 分泌的这种日节律波动，是由下丘脑 CRH 节律性释放所决定的。

ACTH 不但刺激糖皮质激素的分泌，也刺激束状带与网状带细胞的生长发育。

② ACTH 分泌的调节：ACTH 调节糖皮质激素的分泌，而 ACTH 的分泌受下丘脑 CRH 的控制又与糖皮质激素有反馈调节。下丘脑 CRH 神经元和其他下丘脑调节肽神经元一样，又受脑内神经递质的调控。糖皮质激素的负反馈调节主要作用于垂体，也可作用于下丘脑，这后一种反馈称为长反馈。ACTH 还可反馈抑制 CRH 神经元，称为短反馈。

（2）盐皮质激素分泌的调节：醛固酮的分泌主要受肾素-血管紧张素系统的调节。另外，血 K^+、血 Na^+ 浓度可以直接作用于球状带，影响醛固酮的分泌。

（二）肾上腺髓质

肾上腺髓质嗜铬细胞分泌的肾上腺素（E）和去甲肾上腺素（NE）都是儿茶酚胺激素。

1. 髓质激素的合成与代谢　髓质激素的合成与交感神经节后纤维合成去甲肾上腺素的过程基本一致。合成髓质激素的原料为酪氨酸。

在体内的肾上腺素与去甲肾上腺素通过单胺氧化酶（MAO）及儿茶酚-O-甲基移位酶（COMT）的作用而灭活。

2. 髓质激素的生物学作用　髓质与交感神经系统组成交感-肾上腺髓质系统，或称交感-肾上腺系统。所以，髓质激素的作用与交感神经紧密联系，难以分开。

3. 髓质激素分泌的调节

（1）交感神经：髓质受交感神经胆碱能节前纤维支配，交感神经兴奋时，节前纤维末梢释放乙酰胆碱，作用于髓质嗜铬细胞上的 N 型受体，引起肾上腺素与去甲肾上腺素的释放。若交感神经兴奋时间较长，则合成儿茶酚胺所需要的酪氨酸羟化酶、多巴胺 β-羟化酶以及 PNMT 的活性均增强，从而促进儿茶酚胺的合成。

（2）ACTH 与糖皮质激素：ACTH 促进髓质合成儿茶酚胺的作用，主要是通过糖皮质激素发挥作用，也可能有直接作用。肾上腺皮质的血液经髓质后才流回循环，这一解剖特点有利于糖皮质激素直接进入髓质，调节儿茶酚胺的合成。

（3）自身反馈调节：去甲肾上腺素或多巴胺在髓质细胞内的量增加到一定数量时，可抑制酪氨酸羟化酶。同样，肾上腺素合成增多时，也能抑制 PNMT 的作用，当肾上腺素与去甲肾上腺素从细胞内释入血液后，胞浆内含量减少，解除了上述负反馈抑制，儿茶酚胺的合成随即增加。

第十一节 生　　殖

生物体生长发育到一定阶段后，能够产生与自己相似的子代个体，这种功能称为生殖（reproduction）。生殖过程包括生殖细胞（精子和卵子）的形成过程，交配和受精过程以及胚胎发育等重要环节。

一、男性生殖

男性主要生殖器官为睾丸，此外还有附睾、输精管、精囊腺、前列腺、尿道球腺、阴茎等附属性器官。

（一）睾丸的功能

1. 睾丸的生精作用　睾丸由曲细精管与间质细胞组成。曲细精管上皮又由生精细胞和支持细胞构成。原始的生精细胞为精原细胞，紧贴于曲细精管的基膜上，从青春期开始，精原细胞分阶段发育形成精子。精子生成的过程为：精原细胞→初级精母细胞→次级精母细胞→精子细胞→精子。在曲细精管管壁中，各种不同发育阶段的生精细胞是顺次排列的，即由基膜至管腔，分别为精原细胞、初级精母细胞、次级精母细胞、精子细胞、分化中的精子，直至成熟精子脱离支持细胞进入管腔。

支持细胞为各级生殖细胞提供营养，并起着保持与支持作用，为生精细胞的分化发育提供合适的微环境，支持细胞形成的血睾屏障，防止生精细胞的抗原物质进入血液循环而引起免疫反应。

新生的精子释入曲细精管管腔内，本身并没有运动能力，而是靠小管外周肌样细胞的收缩和管腔液的移动运送至附睾内。在附睾内精子进一步成熟，并获得运动能力。附睾内可贮存少量的精子，大量的精子则贮存于输精管及其壶腹部。性活动中，通过输精管的蠕动把精子运送至尿道。精子与附睾、精囊腺、前列腺和尿道球腺的分泌物混合形成精液，在性高潮时射出体外。正常男子每次射出精液约 3～6 ml，每毫升精液约含两千万到四亿个精子。少于两千万精子，不易使卵子受精。

2. 睾丸的内分泌作用

(1) 雄激素：睾丸间质细胞分泌雄激素，主要为睾酮（testosterone，T）。

① 睾酮的合成与代谢：睾酮是 C－19 类固醇激素。在间质细胞内，胆固醇经羟化、侧链裂解形成孕烯醇酮，再经 17－羟化并脱去侧链，形成睾酮。睾酮在其靶器官（如附睾和前列腺）内，被 5α-还原酶还原为双氢睾酮，再与靶细胞内的受体结合而发挥作用。睾酮也可以在芳香化酶作用下转变为雌二醇。

正常男性在 20～50 岁，睾丸每日约分泌 4～9 mg 睾酮，血浆睾酮浓度为（22.7±4.3）nmol/L。50 岁以上随年龄增长，睾酮的分泌量逐渐减少。

血液中 97%～99%的睾酮是与血浆蛋白结合，只有 1%～3%的睾酮是游离的。睾酮主要在肝被灭活，以 17-氧类固醇结合型由尿排出，少量经粪便排出。

② 睾酮的生理作用：主要有以下方面作用：a. 维持生精作用，睾酮自间质细胞分泌后，可经支持细胞进入曲细精管，睾酮可直接或先转变为活性更强的双氢睾酮，与生精细

胞的雄激素受体结合，促进精子的生成。支持细胞在 FSH 的作用下，可产生一种对睾酮和双氢睾酮亲和性很强的蛋白质，称为雄激素结合蛋白（androgen binding protein，ABP），ABP 与睾酮或双氢睾酮结合后，转运至曲细精管，提高雄激素在曲细精管的局部浓度，有利于生精过程。b. 刺激生殖器官的生长发育，促进男性副性征出现并维持其正常状态。c. 维持正常的性欲。d. 促进蛋白质合成，特别是肌肉和生殖器官的蛋白质合成，同时还能促进骨骼生长与钙磷沉积和红细胞生成等。

（2）抑制素（inhibin）：是睾丸支持细胞分泌的糖蛋白激素，由 α 和 β 两个亚单位组成，分子量为 31 000～32 000。抑制素对腺垂体的 FSH 分泌有很强的抑制作用，而同样生理剂量的抑制素对 LH 分泌却无明显影响。

（二）睾丸功能的调节

睾丸曲细精管的生精过程和间质细胞的睾酮分泌均受下丘脑-垂体的调节。下丘脑分泌的 GnRH 经垂体门脉到达腺垂体，促进腺垂体促性腺激素细胞合成和分泌卵泡细胞刺激素（follicle-stimulating hormone，FSH）和黄体生成素（luteinizing hormone，LH）。LH 主要作用于间质细胞，而 FSH 主要作用于生精细胞与支持细胞。一方面下丘脑-垂体调节睾丸的功能；另一方面睾丸分泌的激素又能反馈调节下丘脑和垂体的分泌活动。下丘脑、垂体、睾丸在功能上密切联系，互相影响，上下统一，称为下丘脑-垂体-睾丸轴。此外，睾丸支持细胞与间质细胞之间，还能以旁分泌的方式进行局部调节。

二、女性生殖

女性的主要生殖器官是卵巢，此外还有输卵管、子宫、阴道及外阴等附属性器官。卵巢的功能是产生卵子和分泌激素。

（一）月经与排卵及激素调节

在青春期前，卵巢激素的分泌量虽然不大，但由于下丘脑 GnRH 神经元对卵巢激素反馈抑制作用的敏感性较高，而且 GnRH 神经元尚未发育成熟，所以 GnRH 的分泌很少，腺垂体 FSH 与 LH 分泌以及卵巢的功能也相应处于低水平状态。至青春期，下丘脑 GnRH 神经元发育成熟，对卵巢激素的反馈抑制作用的敏感性也明显降低，GnRH 的分泌增加，FSH 和 LH 分泌也随之增加，卵巢功能开始活跃，呈现周期性变化。表现为卵泡的生长发育、排卵与黄体形成，周而复始，在卵巢甾体激素周期性分泌的影响下，子宫内膜发生周期性剥落，产生流血现象，称为月经（menstruation），所以女性生殖周期称为月经周期（menstrual cycle）。哺乳动物也有类似周期，称为动性周期。

卵巢与子宫的周期性变化，是在下丘脑-垂体-卵巢轴的调控下完成的。卵巢的周期性变化是月经周期形成的基础。习惯上将卵巢周期分为卵泡期与黄体期两个阶段。

1. 卵泡期　卵泡的生长发育从原始卵泡开始。人每次月经周期通常只有一个原始卵泡，在激素的调控下发育成熟，原始卵泡经初级卵泡与次级卵泡期，最后发育为排卵前卵泡（成熟卵泡）。原始卵泡发育到初级卵泡的早期，不受垂体促性腺激素的控制，其发育取决于卵泡本身的内存因素。到初级卵泡发育晚期，颗粒细胞上 FSH 受体，内膜细胞上出现了 LH 受体。到次级卵泡期，颗粒细胞上出现了 FSH 受体数量进一步增加，FSH 在雌激素的协同作用下，诱导颗粒细胞出现 LH 受体，并随着卵泡发育成熟，颗粒细胞与内膜细胞上的 LH 受体不断增加。从初级卵泡发育阶段开始，卵泡接受垂体促性腺激素的控制，促使其发育成熟。

卵泡期开始时，血中雌激素与孕激素浓度均处于低水平，对垂体 FSH 与 LH 分泌的反馈抑制作用较弱，血中 FSH 表现逐渐增高的趋势，一两日后 LH 也有所增加。

排卵前 1 周左右，卵泡分泌的雌激素明显增多，血中的浓度迅速上升，与此同时，血中 FSH 的水平有所下降，这是因为：① 雌激素选择性地对 FSH 分泌产生抑制作用；② 颗粒细胞产生的卵泡抑制素也对 FSH 分泌发挥抑制作用。值得指出的是，FSH 浓度暂时处于低水平，但雌激素浓度并不因此而减少，却反而持续增加，其原因是雌激素可加强内膜细胞的分化与生长，可使 LH 受体数量增加，从而加强合成雄激素及转变为雌激素的过程。

至排卵前一天左右，血中雌激素浓度达到顶峰，在其作用下，下丘脑增强 GnRH 分泌，GnRH 经垂体门脉转运至腺垂体，刺激 LH 与 FSH 的分泌，以 LH 的分泌增加最为明显，形成 LH 高峰(LH surge)。若事先用抗激素血清处理动物，则 LH 峰不再出现。毁损恒河猴下丘视前区后，LH 峰也消失。所以，LH 峰是由雌激素高峰所诱导出现的，雌激素这种促进 LH 大量分泌的作用，称为雌激素的正反馈效应。

在 LH 峰出现之前，卵母细胞已基本发育成熟，但由于包围卵母细胞的颗粒细胞分泌卵母细胞成熟抑制因子(oocyte maturation inhibitor，OMI)，使卵母细胞成熟分裂中断于前期。LH 峰出现的瞬间，高浓度的 LH 立即抵消 OMI 的抑制作用，卵母细胞恢复中断了的成熟分裂。成熟卵泡向卵巢表面突出，形成透明的卵泡小斑。LH 在黄体酮的配合下，使卵泡壁溶解酶(如纤溶酶与原酶等)活性增加，导致卵泡壁溶化和松懈。此外，LH 又可使卵泡分泌前列腺素，后者促使卵泡壁肌样细胞收缩，于是卵细胞与附着的透明带、放射冠从破裂的卵泡壁处被排出，该过程称为排卵(ovulation)。排出的卵子旋即被输卵管伞捕获被抑制，而注射外源 LH 或 HCG(见后文)则能诱发排卵，可见，LH 峰是控制排卵发生的关键性因素。

在人类，每个月经周期起初有 15～20 个原始卵泡同时开始生长发育，但是通常只有 1 个卵泡发育成为优势卵泡，最后发育成熟并排卵。其他卵泡均先后退化并形成闭锁卵泡，其原因尚不十分清楚。

在卵泡期中，子宫内膜也发生相应的变化，主要表现为内膜增厚，腺体增多并变长，此期称为增生期。

2. 黄体期(排卵后期)　卵细胞排出后残余的卵泡壁内陷，血管破裂，血液进入腔内凝固，形成血体。血液被吸收后，大量新生血管长入，血体转变为一个血管丰富的内分泌腺细胞团，外观呈黄色，故称为黄体(corpus luteum)。在 LH 作用下，颗粒细胞与内膜细胞分别转化为粒黄体细胞与膜黄体细胞。LH 通过 cAMP-蛋白激酶系统，促使黄体细胞分泌大量的孕激素与雌激素，血中黄体酮与雌二醇浓度因而明显升高。在月经期中，雌激素发生两次升高，第一次升高发生在卵泡期，第二次升高发生在黄体期，但第二次升高的程度稍低于第一次。在黄体期，雌激素有增加黄体细胞上 LH 受体的作用，故有利于 LH 促进黄体酮的合成，使黄体酮维持于高水平。黄体酮和雌激素浓度增加，将使下丘脑与腺垂体受到抑制，GnRH 释放减少。FSH 与 LH 在血中浓度相应下降。

在黄体期，子宫内膜在雌激素作用的基础上又接受孕激素的刺激，内膜细胞体积增大，糖原含量增加，腺管由直变弯，分泌含糖原的黏液，故称分泌期。在子宫的分泌期，一切为妊娠做好准备，“迎接”受精卵子。若不受孕，黄体的寿命为12～15天，黄体即退化，血中孕激素与雌激素浓度明显下降，子宫内膜血管发生痉挛性收缩，随后出现子宫内膜脱落与流血，出现月经。雌激素与孕激素分泌减少，使腺垂体FSH与LH的分泌又开始增加，重复另一周期。如怀孕，胎盘分泌绒毛膜促性腺激素（CG），使黄体功能继续维持一定时间，以适应妊娠的需要（图1-1）。

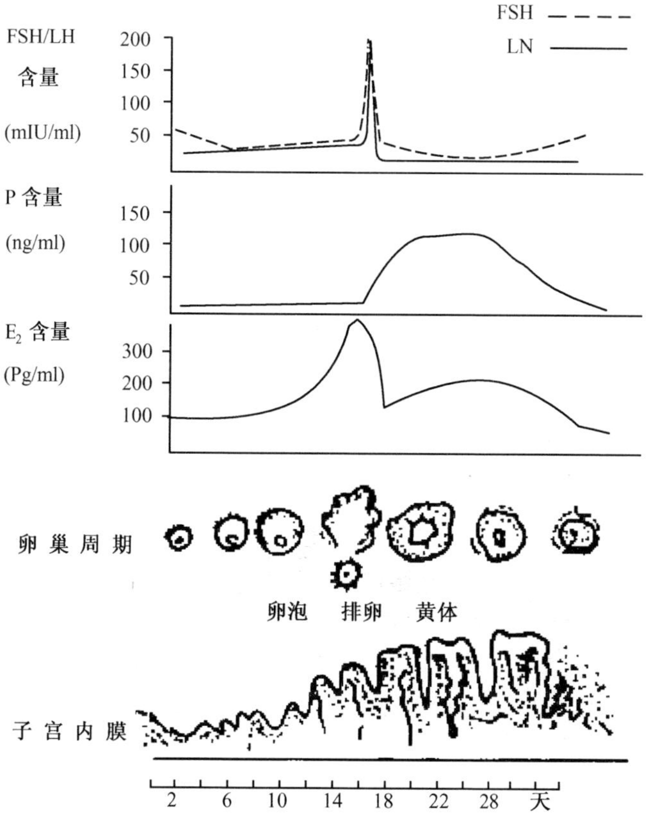

图1-1　月经周期血中FSH、LH、E_2及P含量的变化

E_2：雌二醇；P：黄体酮

（二）卵巢的内分泌功能

卵巢分泌的雌激素主要为雌二醇（estradiol，E_2），孕激素主要为黄体酮（progesterone，P）。此外，卵巢还分泌少量的雄激素。雌二醇是C-18类固醇激素，黄体酮是C-21类固醇激素。

血中70%的雌二醇与SHBG结合，25%与血浆白蛋白结合，其余为游离型。黄体酮在血中约有48%与CBG结合，约有50%与血浆白蛋白结合，其余为游离型。雌二醇和黄体酮主要在肝降解。雌三醇是雌二醇的主要代谢产物，而孕二醇是黄体酮的主要降解产物。这些代谢产物与葡萄糖醛酸结合，随尿排出体外。

下面简述雌激素和孕激素的生理作用。

1. 雌激素　其主要作用是促进女性生殖器官的发育和副性征的出现，并维持在正常状态。此外，雌激素对代谢也有明显的影响。

（1）对生殖器官的作用

① 卵巢：雌激素除了通过反馈调节经下丘脑-垂体间接影响卵巢活动外，对卵巢也有直接作用。雌激素是卵泡发育成熟并排卵不可缺少的调节因素。

② 输卵管：雌激素促进输卵管上皮细胞增生，纤毛细胞与平滑肌细胞活动增强，促进输卵管运动，有利于精子与卵子的运行。

③子宫：雌激素促进子宫发育，内膜发生增生期的变化。雌激素也促进子宫肌的增生，使肌细胞内肌纤蛋白和肌凝蛋白的含量增加。在雌激素的作用下，子宫肌的兴奋性增高，提高子宫肌对催产素的敏感性。

在雌激素的作用下，子宫颈分泌大量清亮、稀薄的黏液，其中的黏蛋白沿宫纵行排列，有利于精子穿行。

④ 阴道：雌激素可使阴道黏膜基底细胞分裂周期缩短，上皮细胞增生，糖原含量增加，表浅细胞角化，黏膜增厚并出现皱褶。糖原分解使阴道呈酸性（pH4～5），有利于阴道乳酸菌的生长，从而排斥其他微生物的繁殖，所以雌激素能增强阴道的抵抗力。随着人月经周期与动物动性周期的变化，阴道涂片所显示的黏膜脱落上皮细胞类型，也出现周期性变化。在雌激素的作用下，涂片以表浅细胞为高，雌激素水平愈高，则表浅细胞的角化程度愈明显。

（2）对乳腺和副性征的影响：雌激素刺激乳腺导管和结缔组织增生，促进乳腺发育，并使全身脂肪和毛发分布具有女性特征，音调较高，骨盆宽大，臀部肥厚。

（3）对代谢的作用：雌激素对代谢的作用比较广泛，主要有：① 雌激素刺激成骨细胞的活动，而抑制破骨细胞的活动，加速骨的生长，促进钙盐沉积，并能促进骨骺软骨的愈合，因而在青春期早期女孩的生长较男孩为快，而最终身高反而较矮；② 雌激素可降低血浆胆固醇与β脂蛋白含量，并促进肝合成一些特殊的蛋白质，如纤维蛋白原、CBG 和 TBG 等；③ 雌激素可使体液向组织间隙转移，由于血容量减少而引起醛固酮分泌，促进肾小管对水和钠的再吸收，从而导致水、钠潴留。

2. 孕激素　主要作用于子宫内膜和子宫肌，适应孕卵着床和维持妊娠。由于黄体酮受体含量受雌激素调节，因此黄体酮的绝大部分作用都必须在雌激素作用的基础上才能发挥。

（1）子宫黄体酮促使在雌激素作用下增生的子宫内膜进一步增厚，并发生分泌期的变化，有利于孕卵着床在子宫腔的生存和着床。着床后，黄体酮促进子宫基质细胞转化为蜕膜细胞。蜕膜细胞体积较大，胞浆富含糖原颗粒，为胚泡提供丰富的营养物质。另外，黄体酮能使一些实验动物的子宫肌细胞膜发生超极化，对刺激的阈值升高，兴奋性降低，并使子宫肌对催产素的敏感性降低，防止子宫收缩，保持胚胎生长的环境，并可抑制母体的免疫排斥反应，从而不至将孕体排出子宫。

黄体酮使宫颈黏液减少而变稠，黏蛋白分子弯曲，交织成网，使精子难以通过。

（2）乳腺在雌激素作用的基础上，孕激素主要促进乳腺腺泡发育，并在妊娠后为泌乳做好准备。

（3）产热作用：女性基础体温在排卵前先出现短暂降低，而在排卵后升高 0.5℃左右，并在黄体期一直维持在此水平上，临床上常将这一基础体温的双相变化作为判定排卵的标志之一。妇女在绝经或卵巢摘除后，这种双相的体温变化消失，如果注射黄体酮则可使基础体温升高，因此认为基础体温的升高与黄体酮有关。

3. 雄激素　女子体内有少量的雄激素，是由卵泡内膜细胞和肾上腺皮质网状带细胞产生的。适量的雄激素配合雌激素可刺激阴毛及腋毛的生长，女子雄激素过多时，可引起男性化与多毛症。雄激素能增强女子的性欲，维持性快感，这可能是由于它能促进阴蒂的发育并提高其敏感性，或是由于它对中枢神经系统的作用。

（三）妊娠

妊娠是新个体产生的过程。包括受精、着床、妊娠的维持、胎儿的生长以及分娩。

1. 受精　精子与卵子在输卵管壶腹部相遇而受精，精子与卵子相融合时称为受精卵。每一个精子和卵子各含 23 个染色体，受精卵则含有 23 对染色体，因此具有父母双方的遗传特性。

射入阴道的精子进入输卵管与卵子相遇的过程比较复杂。精子的运动不完全依靠本身的运动，宫颈、子宫和输卵管对精子的运动都起到一定的作用。精液射入阴道后穹隆后，很快(约 1 min)就变成胶冻样物质，使精液不易流出体外，并有暂时保持精子免受酸性阴道液破坏的作用。但是，阴道内的精子绝大部分被阴道内的酶杀伤失去活力，存活的精子随后又遇到宫颈黏液的拦截。月经中期，在雌激素的作用下，宫颈黏液清亮、稀薄，其中的黏液蛋白纵行排列成行，有利于精子的穿行，在黄体期的孕激素的作用下，宫颈黏液变得黏稠，黏液蛋白卷曲，交织成网，使精子难以通过。总之，宫颈作为精子在女性生殖道内要通过的第一个关口，它在排卵时，为精子的穿行提供了最优越的条件。一部分精子靠本身的运动及射精后引起的子宫收缩，进入子宫腔内。精液中含有很高浓度的前列腺素，可刺激子宫发生收缩，收缩后的松弛造成宫腔内负压，可把精子吸入宫腔。精子进入输卵管后，在其中的运行主要受输卵管蠕动的影响。月经中期在雌激素的作用下，输卵管的蠕动由子宫向卵巢方向移行，推动精子由峡部运动至壶腹部。黄体期分泌的大量黄体酮能抑制输卵管的蠕动。一次射精虽能排出数以亿计的精子，但最后能到达受精部位的只有少量精子，到达的时间约在性交后 30～90 min。精子在女性生殖道内的受精能力大约只能保持 48 h。

大多数哺乳动物和人类，精子必须在雌性生殖道内停留一段时间，方能获得使卵子受精的能力，称为精子获能(capacitation)。精子经过在附睾中的发育，已经具备了受精能力，但在附睾与精浆中存在去获能因子，它使精子的受精能力受到了抑制。当精子进入雌性生殖道内后，能解除去获能因子对精子的抑制，从而使其恢复受精能力。获能的主要场所是子宫，其次是输卵管，宫颈也可能有使精子获能的作用。

精子与卵子在输卵管壶腹部相遇后尚不能立即结合，顶体外膜与精子头部的细胞膜首先融合，继之破裂，形成许多小孔，释放出顶体膜，以溶解卵子外围的放射冠及透明带，这一过程称为顶体反应。顶体酶包含多种蛋白水解酶，如放射冠穿透酶可使放射冠的颗粒细胞松解，脱离卵细胞外围。颗粒细胞脱落后，在透明带周围仍残存一层放射冠基质，在透明质酸酶的作用下，这些基质被水解，使透明带暴露出来。透明带为糖蛋白，在顶体蛋白酶的作用下，使透明带发生部分水解，促进精子突破透明带的一个局限区到达并进入卵细胞内，在一个精子穿越透明带后，精子与卵细胞接触，激发卵细胞发生反应，主要是位于卵细胞周边部的皮质颗粒包膜与卵细胞膜逐渐融合、破裂，并向卵周隙释放其内容物。有人认为，释放物作用于透明带，使其变质，或某种物质起封锁透明带的作用，使其他精子难以再穿越透明带进入卵细胞内。精子进入卵细胞后立即激发卵细胞完成第二次成熟分裂，并形成第二极体。进入卵细胞的精子，其尾部迅速退化，细胞核膨大形成雄性原核，随即与雌性原核融合，形成一个具有 46 染色体的受精卵。

受精卵在输卵管的蠕动和纤毛的作用下，逐渐运行至子宫腔。受精卵在运行途中，一面移动，一面进行细胞分裂，经胚球和桑椹期阶段，发育为胚泡(blastocyst)。在受精后第四五天，桑椹胚或早期胚泡进入子宫腔，桑椹胚在子宫腔内继续分裂变成胚泡。胚泡在子宫腔内停留 2～3 天，胚泡外面的透明带变薄，胚泡可以直接从子宫内膜分泌的液体中吸收营养。

2. 着床　着床是胚泡植入子宫内膜的过程，包括定位、粘着和穿透 3 个阶段。着床成功的关键在于胚泡与子宫内膜的同步发育与相互配合。胚泡的分化与到达子宫的时间必须与子宫内膜发育程度相一致。胚泡过早或过迟到达子宫腔，将使着床明显降低，甚至不能着床。在着床过程中，胚泡不断地发出信息，使母体能识别妊娠发生相应的变化。胚泡可产生多种激素和化学物质，如绒毛膜促性腺激素，它能刺激卵巢黄体转变为妊娠黄体，继续分泌妊娠需要的孕激素。近年发现，受精 24 h 的受精卵便可产生早孕因子(early pregnancy factor)，它能抑制母体淋巴细胞的功能，使胚泡免遭母体排斥。检测早孕因子可进行超早期妊娠诊断。

3. 妊娠的维持及激素调节　正常妊娠的维持有赖于垂体、卵巢和胎盘分泌的各种激素的相互配合。在受精与着床之前，在腺垂体促性腺激素的控制下，卵巢黄体分泌大量的孕激素与雌激素，使子宫内膜发生分泌期的变化，以适应妊娠的需要。如未受孕，黄体按时退缩，孕激素与雌激素分泌减少，引起子宫内膜剥脱流血；如果受孕，在受精后第 6 天左右，胚泡滋养层细胞便开始分泌绒毛膜促性腺激素，以后逐渐增多，刺激卵巢黄体变为妊娠黄体，继续分泌孕激素和雌激素。胎盘形成后，胎盘成为妊娠期一个重要的内分泌器官，大量分泌蛋白质激素、肽类激素和类固醇激素。

(1) 人绒毛膜促性腺激素(human chorionic gonadotropin, HCG)：HCG 是由胎盘绒毛组织的合体滋养层细胞分泌的一种糖蛋白激素，其相对分子质量为 45 000～50 000。HCG 分子由 α 亚单位与 β 亚单位组成。其 α 亚单位氨基酸的数量与序列几乎与 LH 相同，其 β 亚单位的氨基酸也有很大部分与 LH 相同，但在 β 亚单位的羧基端约有 30 个氨基酸是独特的。因此，HCG 与 LH 的生物学作用与免疫特性基本相似。

卵子受精后第 6 天左右，胚泡形成滋养层细胞，开始分泌 HCG，但其量甚少。妊娠早期形成绒毛组织后，由合体滋养层细胞分泌大量的 HCG，而且分泌量增长很快，至妊娠 8～10 周，HCG 的分泌达到高峰，随后下降，在妊娠 20 周左右降至较低水平，并一直维持至妊娠末。如无胎盘残留，产后 4 天血中 HCG 消失。在妊娠过程中，尿中 HCG 含量的动态变化与血液相似。因为 HCG 在妊娠早期即出现，所以检测母体血中或尿中的 HCG，可作为诊断早孕的准确指标。

在早孕期，HCG 刺激卵巢黄体转变成妊娠黄体，妊娠黄体的寿命只有 10 周左右，以后便发生退缩，与此同时胎盘分泌孕激素和雌激素，逐渐接替了妊娠黄体的作用。

(2) 其他蛋白质激素和肽类激素：胎盘还可分泌人绒毛膜生长素、绒毛膜促甲状腺激素、促肾上腺皮质激素 GnRH 以及 β-内啡肽等。

人绒毛生长素(human chorionic somatomammotropin，HCS)为合体滋养层细胞分泌的单链多肽，含 191 个氨基酸残基，其中 96%与人生长素相同，因此具有生长素的作用，可调节母体与胎儿的糖、脂肪与蛋白质代谢，促进胎儿生长。最初发现 HCS 时，证明它对动物有很强的催乳作用，故命名为人胎盘催乳素(human placental lactogen，HPL)。后来的研究证明，HPL 对人几乎没有催乳作用，而主要是促进胎儿生长，因此在国际会议上将其定名为 HCS。

(3) 类固醇激素：胎盘本身不能独立产生类固醇激素，需要从母体或胎儿得到前身物质，再加工成孕激素与雌激素。

① 孕激素：由胎盘合体滋养层细胞分泌，胎盘不能将醋酸盐转变为胆固醇，而能将自母体进入胎盘的胆固醇变为孕烯醇酮，然后再转变为黄体酮。胎儿肾上腺虽能合成孕烯醇酮，但由于缺乏 3β-醇甾脱氢酶，故不能将孕烯醇酮转变为黄体酮，而胎盘此种酶的活性很强，能把来自胎儿和母体的孕烯醇酮转变为黄体酮。

在妊娠期间，母体血中黄体酮浓度随着孕期的增长而稳步上升，在妊娠 10 周以后，由胎盘代替卵巢持续分泌黄体酮，血中黄体酮迅速增加，至妊娠足月时达高峰，平时浓度可达 600 nmol/L。

② 雌激素：由母体和胎儿肾上腺产生的脱氢异雄酮硫酸盐，进入胎盘最后转变为雌酮和雌二醇，但生成量极少。胎盘分泌的雌激素主要为雌三醇，其合成的途径是，胎儿肾上腺的脱氢异雄硫酸盐先在胎儿肝中羟化，形成 16α-羟脱氢异雄酮硫酸盐，然后随血液进入胎盘，在胎盘内脱去硫酸基，成为 16α-羟脱氢异雄酮，再经芳香化酶的作用，转化为雌三醇。由此可见，雌三醇的生成是胎儿、胎盘共同参与制造的，故把两者称为胎儿-胎盘单位。检测母体血中雌三醇含量的多少，可用来判断胎儿是否存活。

4. 分娩与授乳　有关分娩与授乳的主要生理内容已在讨论催乳素与催产素时有所述及，不再重复。

第二章 病理生理学

第一节 体液及电解质平衡

一、水、钠的正常代谢

人体的新陈代谢是在体液环境中进行的。体液由水和溶解于其中的电解质、低分子有机化合物以及蛋白质等组成，广泛分布于组织细胞内外，构成了人体的内环境。分布于细胞内的液体称细胞内液，它的容量和成分与细胞的代谢和生理功能密切相关。细胞周围是组织间液，其与血浆（血管内液）共同构成细胞外液。细胞外液是沟通组织细胞之间和机体与外界环境之间的媒介。为了保证新陈代谢的正常进行和各种生理功能的发挥，维持内环境相对稳定是必需的。疾病和外界环境的剧烈变化常会引起水、电解质平衡的紊乱，从而导致体液的容量、分布、电解质浓度和渗透压的变化。这些紊乱若得不到及时纠正，常会引起严重后果，甚至危及生命，故维持水和电解质平衡在临床上具有十分重要的意义。纠正水和电解质紊乱的输液疗法是临床上经常使用和极为重要的治疗手段。

（一）体液的量、分布及组成

体液分为细胞内液和细胞外液两部分，其量随性别、年龄和胖瘦而异。成年男性的体液量一般为体重的60%；成年女性的体液量约占体重的45%～50%。新生儿可达体重的80%，婴儿约占70%，学龄儿童约占65%。体内脂肪量随年龄增加而增多，14岁以后，儿童的体液量所占体重的比例即和成人相仿，40岁以后随着肌肉含量减少，体液量也逐渐下降。脂肪组织含水量约为10%～30%，而肌肉组织的含水量约为25%～80%，因此肥胖的人体液总量占体重的比例比瘦人少，瘦人对缺水有更大的耐受性。

细胞内液绝大部分存在于骨骼肌群中，男性约占体重的40%，女性约为体重的30%～35%。

细胞外液量占体重的20%。细胞外液又可分为血浆和组织间液两部分。血浆量约占体重的5%，组织间液量约占体重的15%。绝大部分的组织间液能迅速地和血管内液体或细胞内液进行交换，取得平衡，在维持机体的水和电解质平衡上有着很大的作用，故又称为功能性细胞外液。

另有一小部分的组织间液分布于一些密闭的腔隙（如关节囊、颅腔、胸膜腔、腹膜腔）中，为一特殊部分，称第三间隙液。它们仅有缓慢地交换和取得平衡的能力，虽也有各自的生理功能，但维持体液平衡的作用甚小，故又称为无功能性细胞外液。由细胞的转运、分泌活动所形成，其成分与血浆不同，在产量或丢失量显著增多时，也可引起不同类型的体液平衡失调。无功能性细胞外液一般仅占组织间液的10%左右，即体重的 1%～2%。

（二）体液的电解质成分

细胞内液和细胞外液电解质成分有很大的差异。细胞外液的组织间液和血浆的电解质在性质和数量上大致相等，在功能上也类似。阳离子主要是 Na^+，其次是 K^+、Ca^{2+}、Mg^{2+} 等，阴离子主要是 Cl^-，其次是 HCO_3^-、HPO_4^{2-}、SO_4^{2-} 及有机酸和蛋白质，两者的主要区别在于血浆含有较高的蛋白质（7%），而组织间液仅为 0.05%～0.35%，这与蛋白不易透过毛细血管进入组织间液有关。其对维持血浆胶体渗透压、稳定血管内液（血容量）有重要意义。

细胞内液中，K^+ 是重要的阳离子，其次是 Na^+、Ca^{2+}、Mg^{2+}，Na^+ 的浓度远低于细胞外液。主要阴离子是 HPO_4^{2-} 和蛋白质，其次是 HCO_3^-、Cl^-、SO_4^{2-} 等。各部分体液中所含阴、阳离子数的总和是相等的，并保持电中性，如果以总渗透压计算，细胞内外液也是基本相等的。绝大多数电解质在体液中呈游离状态。

（三）渗透压的概念

半透膜是渗透压存在的基本条件之一。只能由溶剂分子通过而溶质分子不能通过的隔膜叫做半透膜。当水和溶液被半透膜分隔时，可以发现水通过半透膜进入溶液，这种现象叫做渗透作用。当水和溶液用透析膜隔开时，由于溶液含有一定数目的溶质微粒，对水产生一定的吸引力，水即渗过透析膜而进入溶液，这种对水的吸引力称为渗透压。

当不同的溶液被半透膜分隔时，由于含有不同的溶质，微粒少的溶液通过半透膜进入到溶质微粒多的溶液内，直到半透膜两侧的溶液其溶质微粒浓度相等为止，这种渗透作用对于调节不同体液间隙之间水的分布是很重要的。尽管细胞内、外液电解质组成不同，但这两个体液间隙的总的电解质的浓度大致相等。这是因为将细胞内液与细胞外液分隔开的细胞膜也是一种半透膜，水能够完全通过。当然，人体内细胞膜的这种半透膜性质是很复杂的。

溶液的渗透压取决于溶质的分子或离子的数目，体液内起渗透作用的溶质主要是电解质。血浆和组织间液的渗透压 90%～95%来源于单价离子 Na^+、Cl^- 和 HCO_3^-，剩余的 5%～10%由其他离子、葡萄糖、氨基酸、尿素以及蛋白质等构成。血浆蛋白质所产生的渗透压极小，仅占血浆总渗透压的 1/200，与血浆晶体渗透压相比微不足道，但由于其不能自由通透毛细血管壁，因此对于维持血管内外液体的交换和血容量具有十分重要的作用。通常血浆渗透压在 280～310 mmol，在此范围内称等渗，低于此范围的称低渗，高于此范围的称高渗。

维持细胞内液渗透压的离子主要是 K^+，其次是 HPO_4^{2-}。

细胞外液和细胞内液的电解质成分和含量尽管有差别，但两者的渗透压经常保持平衡状态。

（四）水的生理功能和水平衡

人体进行新陈代谢的过程实质上是一系列复杂的、相互关联的生物物理和生物化学反应的过程，而且主要是在细胞内进行的。这些反应过程都离不开水。体内水的容量和分布以及溶解于水中的电解质浓度都由人体的调节功能加以控制，使细胞内和细胞外液的容量、电解质浓度、渗透压等能够经常维持在一定的范围内。这就是水与电解质的平衡。

这种平衡是细胞正常代谢所必须的条件，是维持人体生命、各脏器生理功能所必须的条件。但是这种平衡可能由于手术、创伤、感染等侵袭或错误的治疗措施而遭到破坏。如果机体无能力进行调节或超过了机体可能代偿的程度，便会发生水与电解质的平衡失调。水与电解质的平衡失调不等于疾病本身，它是疾病引起的后果或同时伴有的现象。但当疾病发展到一定的阶段，水与电解质平衡失调甚至可以成为威胁生命的主要因素。

1. 水的生理功能　水是机体中含量最多的组成成分，是维持人体正常生理活动的重要物质之一。水的生理功能是多方面的：

(1) 促进物质代谢：水既是一切生化反应的必需物，又是良好的溶剂，能使物质溶解，加速化学反应，有利于营养物质的消化、吸收、运输和代谢废物的排泄。水本身也参与水解、水化、加水脱氧等重要反应。

(2) 调节体温：水的比热大，能吸收代谢过程中产生的大量热能而体温不至于升高。1 g水在37 ℃完全蒸发时需吸收2 407 J热量，所以蒸发少量的汗就能蒸发大量的热。水的流动性大，能随血液迅速分布全身，而且三部分体液中水的交换非常迅速，使得物质代谢中产生的热量能够在体内迅速均匀分布。因为水的这些特点，因而水可以调节体温，维持产热和散热的平衡。

(3) 润滑作用：泪液可以防止眼球干燥而有利于眼球转动；唾液可保持口腔和咽部湿润而有利于吞咽；关节囊的滑液有利于关节转动；胸膜腔和腹膜腔的浆液可减少组织间的摩擦等，都是水的润滑作用。

(4) 体内的水有相当大的一部分以结合水的形式存在(其余的以自由水的形式存在)。这些结合水与蛋白质、黏多糖和磷脂等结合，发挥其复杂的生理功能。各种组织器官含自由水和结合水的比例不同，因而坚实程度各异，心脏含水79%，比血液仅少4%(血液含水83%)，但由于心脏主要含结合水，故它的形态坚实柔韧，而血液则循环流动。

2. 水平衡　正常人每日水的摄入和排出处于动态平衡之中。水的来源有饮水、食物水、代谢水等。成人每日饮水量波动于1 000～1 300 ml，食物水含量约700～900 ml。糖、脂肪、蛋白质等营养物质在体内氧化生成的水称为代谢水，每日约300 ml (每100 g糖氧化时产生60 ml，每100 g脂肪可产生107 ml，每100 g蛋白质可产生41 ml)。在严重创伤如挤压综合征时，大量组织破坏可使体内迅速产生大量内生水。每破坏1 kg肌肉约可释放水850 ml。

3. 水排出的途径

(1) 肾脏：每日约产生1 000～2 000 ml尿，最少为400～500 ml，否则会影响代谢废物的清除，不能维持细胞外液成分的稳定性。

(2) 肠道：正常大便中水分每日约50～200 ml。

(3) 皮肤分泌：在气温较低时每日有350～700 ml未被觉察的汗液分泌。高温情况下，汗液的排出量每日可高达数千毫升。

(4) 肺脏：正常人每日呼出水分约250～350 ml。

正常人消化道中每日分泌大量消化液，其中含水量约为血浆的1～2倍，但几乎全被吸收，很少部分在粪便中排出。因此，如发生大量呕吐或腹泻，丢失水分之多是可想而知的。

虽然血浆和淋巴液仅占细胞外液总量的 1/4，但由于血管和淋巴管分布面积很广，由毛细血管组成的过滤面和吸收面极广，几乎是人体表面积的 3 650 倍，且血液和淋巴液的流速很快，所以血管和淋巴管内外水分交换迅速、频繁，有利于气体交换、养料供应和代谢产物的输送。正常情况时，动脉端毛细血管内流体静压平均超过血浆蛋白渗透压，动脉端水分流向细胞间质，静脉端毛细血管内流体静压低于血浆蛋白渗透压，因此，水分又从间质透入静脉端的毛细血管内，形成血浆（或淋巴液）与组织间液的交流。任何影响血管内流体静压或血浆蛋白渗透压的情况都可破坏正常的体液交流，发生水肿等病理现象。

机体主要通过肾来维持体液的平衡，保持内环境的稳定。肾的调节功能受神经和内分泌反应的影响。一般先通过下丘脑-垂体后叶-抗利尿激素系统来恢复和维持体液的正常渗透压，然后通过肾素-醛固酮系统来恢复和维持血容量。

在正常情况下，按体重计算，一般每日水和电解质的需要量如表 2-1。

表 2-1　不同年龄和体重水、钠、钾日需要量的估计

不同的年龄和体重状况	水 [ml/(kg·d)]	Na^+ [mmol/(kg·d)]	K^+ [mmol/(kg·d)]
未成熟儿	50	1.5	1.5
新生儿	40	0.5	0.5
4～10 kg	120～100	1.8～1.5	1.8～1.5
10～20 kg	100～80	1.5～1.3	1.5～1.3
20～40 kg	80～60	1.3～1.0	1.3～1.0
活跃的年轻人(16～30 岁)	40		
一般的成年人(25～55 岁)	35		
长者(55～65 岁)	30		
老年人(>65 岁)	25		

注：① 17 mmol Na^+ = 1 g 钠盐；

② 13 mmol K^+ = 1 g 氯化钾；

③ 成年人的水、钠、钾需要量应根据气温、活动强度及不同的病理生理情况下估计。

（五）电解质的生理功能和钠平衡

机体的电解质分为有机电解质（如蛋白质）和无机电解质（即无机盐）两部分。形成无机盐的主要金属阳离子为 K^+、Na^+、Ca^{2+} 和 Mg^{2+}，主要阴离子则为 Cl^-、HCO_3^-、HPO_4^{2-} 等。无机电解质主要功能如下：

1. 维持体液的渗透平衡和酸碱平衡。

2. 维持神经、肌肉、心肌细胞的静息电位，并参与其动作电位的形成。

3. 参与新陈代谢和生理功能活动　正常成人体内含钠总量为 40～50 mmol/kg，其中 60%～70%是可以交换的，约 40%是不可交换的，主要结合于骨骼的基质；总钠的 50%左右存在于细胞外液，10%左右存在于细胞内液。血清 Na^+ 浓度的正常范围是 130～150 mmol/L，细胞内液中的 Na^+ 浓度仅为 10 mmol/kg 左右。成人每日饮食摄入钠约

100～200 mmol/L。天然食物中含钠甚少，故人们摄入的钠主要来自食盐。摄入的钠几乎全部由小肠吸收，Na^+ 主要经肾由尿排出。摄入多，排出亦多；摄入少，排出亦少。正常情况下排出和摄入钠量几乎相等。此外，随着汗液的分泌也可排出少量的钠，钠的排出通常也伴有氯的排出。

（六）体液容量及渗透压的调节

细胞外液容量和渗透浓度相对稳定是通过神经-内分泌系统的调节实现的。渗透压感受器主要分布在下丘脑视上核。正常渗透压感受器阈值为 280 mmol/L，当成人细胞外液渗透压有 1%～2%变动时，就可影响抗利尿激素（antidiuretic hormone，ADH）的释放。非渗透性刺激，即血容量和血压的变化可通过左心房和胸腔大静脉处的容量感受器和颈动脉窦主动脉弓的压力感受器而影响 ADH 的分泌。在一般情况下，不会因为喝水和吃盐的多少而使细胞外液的渗透压发生显著的改变。当机体内水分不足或摄入较多的食盐而使细胞外液的渗透压升高时，则刺激下丘脑的视上核渗透压感受器和侧面的口渴中枢，产生兴奋，反射性引起口渴的感觉，机体主动饮水而补充水的不足。另一方面促使 ADH 的分泌增多加强肾远曲小管和集合管对水的再吸收，减少水的排出；同时抑制醛固酮的分泌，减弱肾小管对 Na^+ 的再吸收，增加 Na^+ 的排出，降低了 Na^+ 在细胞外液的浓度，使已升高的细胞外液渗透压降至正常。

反之，当体内水分过多或摄盐不足而使细胞外渗透压降低时，一方面通过抑制 ADH 的分泌，减弱肾远曲小管和集合管对水的再吸收，使水分排出增多；另一方面促进醛固酮分泌，加强肾小管对 Na^+ 的再吸收，减少 Na^+ 的排出，从而使细胞外液中的 Na^+ 浓度增高，结果已降低的细胞外液渗透压增至正常。在正常条件下，尿量具有较大的变动范围（500～2 000 ml），说明肾在调节水的平衡上有很大的潜力。其他因素，如精神紧张、疼痛、创伤以及某些药物和体液因子，如氯磺丙脲、长春新碱、环磷酰胺、血管紧张素Ⅱ等也能促使 ADH 分泌或增强 ADH 的作用。

近年还证明，心房肽（atriopeptin）和水通道蛋白也是影响水 Na^+ 代谢的重要体液因素。心房肽或称心房利钠肽（atrial natriuretic peptide，ANP），是一组由心房肌细胞产生的多肽，约由 21～33 个氨基酸组成。当心房扩展、血容量增加、血 Na^+ 增高或血管紧张素增多时，将刺激心房肌细胞合成和释放 ANP。ANP 释放入血后，将主要从 4 个方面影响水钠代谢：①减少肾素的分泌；②抑制醛固酮的分泌；③对抗血管紧张素的缩血管效应；④拮抗醛固酮的滞 Na^+ 作用。因此，有人认为体内可能有一个 ANP 系统与肾素血管紧张素-醛固酮系统一起担负着调节水钠代谢的作用。

水通道蛋白（aquapofins，AQP）是一组构成水通道与水通透有关的细胞膜转运蛋白，广泛存在于动物、植物及微生物界。目前，在哺乳动物组织鉴定的 AQP 有 6 种（AQP0、AQP1、AQP2、AQP3、AQP4、AQP5），每种 AQP 有其特异性的组织分布。不同的 AQP 在肾和其他器官的水吸收和分泌过程中有着不同的作用和调节机制。AQP1 位于红细胞膜上，生理状态下有利于红细胞在渗透压变化的情况下，如通过髓质高渗区时得以生存。此外，AQP1 也位于近曲小管亨氏袢降支管腔膜和基膜以及降支直小血管管腔膜和基膜，对水的运输和通透发挥调节作用。AQP2 和 AQP3 位于集合管，在肾浓缩机制中起重要作用。当 AQP2 发生功能缺陷时，将导致尿崩症。AQP4 位于集合管主细胞基质侧，可能提供水流出通道。AQP5 主要分布于泪腺和颌下腺，可能的作用是提供分泌通道。在肺泡上皮Ⅰ型细胞也有 AQP5 分布，其对肺水肿的发生有一定作用。AQP0 是眼晶状体纤维蛋白的主要成分(占 60%)，现认为其对水通透的特性是维持晶状体水平衡的机制之一，改变 AQP0 功能可能会导致晶状体水肿和白内障。

二、钾、镁的正常代谢

（一）正常钾代谢

钾的体内分布　钾是体内最重要的无机阳离子之一。正常人体内的含钾量约为 50～55 mmol/kg。其中 90%存在于细胞内，骨钾约占总钾量的 7.6%，跨细胞液(消化液)约占 1%，仅约 1.4%的总钾量存在于细胞外液中。细胞内液的钾浓度约为 140～160 mmol/L，是细胞内最主要的阳离子。细胞外液的钾浓度约为(4.2±0.3)mmol/L。

正常膳食中通常都含有较丰富的钾，成人每日的钾摄入量可波动于 50～200 mmol，即每天的钾摄入量常大于其细胞外液的总钾量。机体有完善的排钾机制，以避免钾在体内的潴留。反之，机体每日最低的排钾量在 10 mmol 以上，可达细胞外液总钾量的 1/4 左右。因此，钾摄入的停止或过少也会很快导致缺钾和低钾血症。

（二）钾平衡的调节

机体对钾平衡的调节主要依靠两大机制：肾的调节和钾的跨细胞转移。在一些特殊的情况下，结肠也成为重要的排钾场所。

1. 钾的跨细胞转移　血浆钾浓度虽然仅为 4.2 mmol/L 左右，但由于它与静息膜电位及许多重要生命功能密切相关。因此，机体对快速变动的钾负荷的首要调节目标即是维持血浆钾浓度的恒定，这主要依靠细胞内外钾离子的转移来实现。由于细胞内液含有丰富的钾离子，并具有迅速贮备大量钾离子的能力。因此，通过钾离子在细胞内外的转移，可迅速、准确地维持细胞外液的钾浓度。调节钾跨细胞转移的基本机制被称为泵-漏机制。泵指 Na^+-K^+泵，即 Na^+-K^+-ATP 酶，将钾逆浓度差摄入细胞内；漏指钾离子顺浓度差通过各种钾离子通道进入细胞外液。

影响钾的跨细胞转移的主要因素包括：

(1) 胰岛素：胰岛素可直接刺激 Na^+-K^+-ATP 酶的活性，促进细胞摄钾，且该作用可不依赖于葡萄糖的摄取。血清钾浓度的升高也可直接刺激胰岛素的分泌，从而促进细胞摄钾。胰岛素是影响钾跨细胞转移的主要激素。

(2) 儿茶酚胺：β肾上腺能的激活通过 cAMP 机制激活 Na^+-K^+泵促进细胞摄钾，而α-肾上腺能神经的激活则促进钾离子自细胞内移出。肾上腺素由于具有激活α和β两种受体的活性，其作用表现为首先引起一个短暂(1～3 min)的高钾血症，随后有一个较持续的血清钾浓度的轻度下降。α受体激动剂去氧肾上腺素则可引起持续而明显的血清钾升高，特别在运动和输钾时，此反应更明显。

(3) 细胞外液的钾离子浓度：细胞外液钾离子浓度升高可直接激活 Na^+-K^+泵的活动，且较长期接受高钾负荷的动物，其细胞 Na^+-K^+泵活性升高，甚至可耐受足以使正常动物致死的静脉内快速给钾。

(4) 酸碱平衡状态：酸中毒促进钾离子移出细胞，而碱中毒作用正好相反。一个非常粗略的估计是每 0.1 U 的 pH 变动大约引起 0.6 mmol/L 的血浆钾变动。但不同类型的酸碱失衡，该值可有相当的差异。该作用的发生机制除了 H^+-K^+ 的跨细胞交换和肾排钾的变动外，其主要的机制可能是酸碱失衡引起膜对钾通透性的改变。

(5) 渗透压：细胞外液渗透压的急剧升高促进钾离子自细胞内移出。这可能是因细胞外液高渗引起水向细胞外移动时将钾也带出，且高渗引起的细胞脱水使细胞内钾浓度升高也促进钾离子外移。

(6) 运动：反复的肌肉收缩使细胞内钾外移，而细胞外液的钾浓度升高可促进局部血管扩张，增加血流量，这有利于肌肉的活动。运动所引起的血清钾升高通常是轻度的，但在极剧烈运动时，血清钾的升高也可非常迅速而明显。如在极限量运动时，血清钾可在 1 min 内升高至 7 mmol/L。

(7) 机体总钾量：机体总钾量的不足或增高也可引起机体钾跨细胞分布的改变。一般来说，机体总钾量不足时，细胞外液钾浓度的下降大于细胞内液。需注意的是，从绝对量上，细胞内钾丢失量仍明显大于细胞外液的失钾量，但从相对量上比，细胞外液钾浓度下降量更显著，因此，Ke/Ki 的比值减小，使静息膜电位的负值增大，甚至出现骨骼肌兴奋性的超极化阻滞。反之，体内总钾量过多时，通常也表现为细胞外液钾浓度相对较明显的升高。

2. 肾对钾排泄的调节　肾排钾的过程可大致分为 3 个部分：肾小球的滤过；近曲小管和髓袢对钾的再吸收；远曲小管和集合小管对钾排泄的调节。

钾可自由通过肾小球滤过膜。因此，除非发生肾小球滤过率的明显下降，肾小球滤过作用不会对钾的平衡产生影响。近曲小管和髓袢再吸收滤过钾的 90%～95%，该吸收比通常也无调节作用，即无论机体缺钾或钾过多，该段肾小管对钾的再吸收率始终维持在滤过钾量的 90%～95%。对不断变动的钾摄入量，机体主要依靠远曲小管和集合小管对钾的分泌和再吸收来调节，从而维持体钾的平衡。

(1) 远曲小管、集合小管调节钾平衡的机制：根据机体的钾平衡状态，该两段小管既可向小管液中分泌排出钾，在极端高钾膳食的情况下，分泌排泄的钾量甚至可超过肾小球滤过的排钾量；也可再吸收小管液中的钾，使终尿中的钾排出量降至肾小球滤过量的 1% 以下。

① 远曲小管、集合小管的钾分泌机制：正常情况下，大约有 1/3 的尿钾是由远曲小管和集合小管分泌出来的。钾的分泌由该段小管上皮的主细胞(principal cells，占上皮细胞的 90%左右)完成。主细胞基底膜面的 Na^+-K^+ 泵将 Na^+ 泵入小管间液，而将小管间液的 K^+ 泵入主细胞内，由此形成的主细胞内 K^+ 浓度升高驱使 K^+ 被动弥散入小管腔中。主细胞的管腔面胞膜对 K^+ 具有高度的通透性。影响主细胞钾分泌的因素主要通过以下 3 个方面调节钾的分泌：影响主细胞基底膜面的 Na^+-K^+ 泵活性；影响管腔面胞膜对 K^+ 的通透性；改变从血到小管腔的钾的电化学梯度。

② 集合小管对钾的再吸收：由于正常膳食含有较丰富的钾。一般情况下，远曲小管和集合小管对钾平衡的主要功能是泌钾。只在摄钾量明显不足的情况下，远曲小管和集合小管才显示出对钾的净吸收。该段小管对钾的再吸收主要由集合小管的闰细胞(intercalated cells)执行。闰细胞的管腔面分布有 H^+-K^+-ATP 酶，也称质子泵，向小管腔中泌 H^+ 而再吸收钾。缺钾时，闰细胞肥大，腔面胞膜增生，对钾的再吸收能力增强。

（2）影响远曲小管、集合小管排钾的调节因素：

① 醛固酮：醛固酮具有显著的促排钾功效。它可使 Na^+-K^+ 泵的活性升高，并增加主细胞腔面胞膜对钾的通透性。血钾升高可直接刺激肾上腺皮质分泌醛固酮，从而对血钾产生反馈调节作用。

② 细胞外液的钾浓度：细胞外液的钾浓度升高可明显增加远曲小管和集合小管的泌钾速率，因其对主细胞泌钾的 3 个调节机制都有促进作用。即细胞外液钾浓度升高可刺激 Na^+-K^+ 泵的活性；增大管腔面胞膜对钾的通透性；降低肾间质液钾浓度与小管细胞内液钾浓度的差，从而也减少小管细胞内液钾离子向肾间质的返流。

③ 远曲小管的原尿流速：远曲小管原尿流速增大可促进钾的排泄，因加快的流速可迅速移去从小管细胞泌出的钾，降低小管腔中的钾浓度，这有利于钾离子的进一步泌出。

④ 酸碱平衡状态：H^+ 浓度升高可抑制主细胞的 Na^+-K^+ 泵，使主细胞的泌 K^+ 功能受阻。因此，急性酸中毒时肾排钾减少，碱中毒时则肾排钾增多。但慢性酸中毒患者却常显示尿钾增多，其原因系慢性酸中毒可使近曲小管的水钠再吸收受抑制，从而使远曲小管的原尿流速增大，该作用可超过 H^+ 对远曲小管和集合小管主细胞 Na^+-K^+ 泵的抑制作用，从而出现慢性酸中毒时肾排钾反增多的现象。

3. 结肠的排钾功能　正常时，摄入钾的 90％由肾排出，约 10％的钾由肠道排出，该部分钾主要由结肠上皮细胞以类似于远曲小管上皮主细胞泌 K^+ 的方式向肠道分泌。因此，结肠泌 K^+ 量亦受醛固酮的调控。在肾衰竭，肾小球滤过率明显下降的情况下，结肠泌 K^+ 量平均可达到摄入钾量的 1/3(34％)，成为一重要排钾途径。

此外，汗液中也含有少量的钾，平均约为 9 mmol/L，经汗的排钾量通常很少。但在炎热环境、重度的体力活动情况下，也可经皮肤丢失相当数量的钾。

（三）钾的生理功能

1. 维持细胞新陈代谢　钾参与多种新陈代谢过程，与糖原和蛋白质合成有密切关系。细胞内一些与糖代谢有关的酶类，如磷酸化酶和含巯基酶等必须有高浓度钾存在才具有活性。糖原合成时有一定量的钾进入细胞内，分解时则释出，其比例为 1 g 糖原：(0.36～0.45 mmol)钾，蛋白质合成亦需一定量的钾，1 g 蛋白质约需 30 mmol 钾。

2. 保持细胞静息膜电位　钾是维持细胞膜静息电位的物质基础，静息膜电位主要决定于细胞膜对钾的通透性和膜内外钾浓度差。由于安静时细胞膜只对钾有通透性，随着细胞内钾向膜外的被动扩散，造成内负外正的极化状态，形成了静息电位。此电位对神经肌肉组织的兴奋性是不可缺少的。

3. 调节细胞内外的渗透压和酸碱平衡　由于大量钾离子贮存于细胞内，不仅维持了细胞内液的渗透压和酸碱平衡，也影响了细胞外液的渗透压和酸碱平衡。

（四）镁的正常代谢

1. 镁的代谢

（1）摄取：正常成人每日镁最低需要量为 10.4～12.5 mmol，一般以每日摄入 12～15 mmol 为宜。大部分食物中均含有镁，食物中镁大部分经回肠和结肠吸收。成人每日从食物中摄入约 10～20 mmol，但不能全部被吸收，吸收多少与摄入镁量有关。如摄入镁少，则吸收增加；摄入镁多，则吸收减少。

(2) 排泄:摄入肠道中的镁除部分被吸收外,大多随粪便排出。吸收到体内的镁主要通过肾排出,肾是调节体内镁平衡的重要器官。有报道,如果成人每日从食物中摄入镁 12.5 mmol,加上胃肠消化液中原有的镁约 14 mmol,只吸收约 5.84 mmol 的镁,其余从肠道排出。进入体内的镁一部分再分泌入消化液,所剩约 4.38 mmol 由肾排出,以维持体内镁平衡。每日经肾小球滤过的镁只有 3%~6%随尿排出。尿镁排泄与血清镁相平行。血镁降低,再吸收增加,尿镁则减少。

(3) 镁平衡的调节:镁平衡的调节除依赖于肠道吸收和肾排泄调节外,尚与下列因素有关:① 维生素 D:动物实验表明,大剂量 1,25-$(OH)_2D_3$ 和维生素 D_3 可增加镁在肠道的吸收。但在人体,这一作用尚有争议。② 一般认为,钙与镁在肠转运中有直接竞争关系,饮食中钙增加则明显降低镁的吸收。钙主要在回肠中抑制镁的吸收。③ 甲状腺激素:甲状腺素可促进肠道吸收镁;但是甲状腺素在促进全身代谢的同时,也使镁的需要量增加。而且,甲状腺素又可直接抑制肾小管再吸收镁,使尿镁增加。因此,甲状腺素总的影响是使镁负平衡,血镁降低。④ 甲状旁腺:甲状旁腺激素(PTH)可促进肠道镁的吸收,并促进远曲小管对镁的再吸收。但 PTH 又可引起高钙血症等,高钙则又有抑制镁的吸收和再吸收作用。故甲状旁腺功能紊乱,一般对镁代谢影响不明显。⑤ 醛固酮:醛固酮可使肠道吸收镁减少;使肾近曲小管、髓袢再吸收镁减少。此外,肾上腺皮质激素对镁影响也与醛固酮相似。

2. 镁在体内的分布及生理功能

(1) 分布:体内镁总量约 21~28 g,平均 24 g,53%存在于骨骼,27%存在于肌肉中,19%存在于其他软组织中。红细胞中含镁 0.5%。血清镁占 0.3%左右,正常血清镁含量为 0.75~1.25 mmol/L。血浆镁以 3 种形式存在:① 游离镁:有生物活性,大部分以 Mg^{2+} 形式存在。② 与碳酸氢根、磷酸根和枸橼酸根等阴离子结合为复合物的镁。③ 与蛋白结合的镁:主要与白蛋白结合,小部分与球蛋白结合。三种形式维持动态平衡。游离镁减少,结合镁可解离,保持 Mg^{2+} 的稳定。

细胞内镁 80%~90%为结合形式存在。其中,镁在细胞核中主要与 DNA 结合。在细胞质中主要与 ATP 结合。核糖小体中与 RNA 结合。在线粒体内镁与 ATP 及内膜和基质中的蛋白质结合,镁也可进入肌浆网中。

(2) 生理功能:体内细胞约 325 种酶的活化需镁参加。特别是与 ATP 代谢有关的酶。由于体内大多数生物过程均需 ATP 参与,因而镁在生命活动中具有重要作用。

① 参与糖、脂肪、蛋白质等代谢:镁与 ATP 结合成复合物从而激活许多重要的酶。

② 对 DNA、RNA 的影响:镁具有稳定细胞内 DNA、RNA 和核糖体的作用。

③ 对细胞膜及离子转运的影响:由于 Na^+-K^+-ATP 酶及 Ca^{2+}-ATP 酶均为镁依赖性的;以及镁对膜通透性的影响等原因,镁在控制细胞内外 K^+、Na^+、Ca^{2+} 的转运中有重要作用。

三、钙、磷的正常代谢

钙、磷在维持人体正常结构与功能中起着重要作用。虽然钙、磷的日摄入量和排出量经常有很大的变动,但在人体细胞内、外液中的浓度却相对恒定。体内的钙、磷绝大部分以骨盐形式存在于骨和牙中,成为机体的钙磷库,且骨中的钙、磷比几乎是恒定的,两者之一在体内的含量显著变动时,另一个亦随之改变。

（一）钙、磷的含量和分布

成人体内总钙量约 1 000～1 200 g，99%以骨盐形式存在于骨骼中，其余存在于各种软组织中，细胞外液钙仅占总钙量的 0.1%，约 1 g。成人体内含磷约(750±50)g，85%以上存在于骨盐中，其余主要以有机磷酸酯形式(如磷脂、核酸等)存在于软组织中，细胞外液中仅约 2g，以磷脂和无机磷酸盐形式存在。

1. 骨的钙、磷　骨盐占骨总重的 60%～65%，主要以非晶体的磷酸钙和晶体的羟磷灰石两种形式存在[$Ca_9(HPO_4)_6OH$，$Ca_8H_2(PO_4)_6 \cdot 5H_2O$ 和 $Ca_{10}(PO_4)_6 \cdot (OH)_2$]，其组成和物化性状随人体生理或病理情况而不断变动。新生骨中的非晶体磷酸钙比陈旧骨多，骨骼成熟过程中逐渐转变成晶体的羟磷灰石。

骨钙和血循环中的钙不断进行着缓慢的交换，每日可达 250～1 000 mg，它是维持血钙恒定的重要机制之一，同时也是骨的不断更新过程。骨的转换率随年龄而变动，0～1 岁儿童的骨转换率为每年 100%，即婴儿骨骼几乎在一年之内全部更新，同时有明显的骨增积(accretion)。刚出生婴儿骨骼重约 100 g，周岁时可达 200 g。青春期生长高峰时骨发育最快，骨钙积储可达 275～500 mg/d。骨骺闭合后，骨转换率降低，约为每年 2%～4%，但骨盐仍不断增积，成年后骨的总质量逐步稳定，40～50 岁后，骨吸收增加，骨盐逐步减少。

2. 血钙　正常人血清总钙量相当恒定，为 2.25～2.75 mmol/L，儿童稍高，常处于上限。血浆和细胞外液中的钙有 3 种存在方式：① 蛋白结合钙(protein-bound calcium)：约占血钙总量的 40%，主要与白蛋白结合。② 可扩散结合钙(complexed calcium)：与有机酸结合的钙，如柠檬酸钙、乳酸钙、磷酸钙等，它们可扩散通过生物膜(如肾小球滤过膜)，故称为可扩散结合钙，约占 13%。③ 血清游离钙(serum ionized calcium)：即钙离子(Ca^{2+})。它与上述两种钙处于动态平衡、不断交换之中，其含量与血 pH 值有关。上述 3 种血钙形式中，只有离子钙才起直接的生理作用，调节血钙的激素也是针对 Ca^{2+} 进行调控并受 Ca^{2+} 水平的反馈调节。血清 Ca^{2+} 的正常水平为 1～1.25 mmol/L。

3. 血磷　临床上所测的血磷通常指血清中以无机磷酸盐形式存在的磷。正常成人约为 0.8～1.3 mmol/L，红细胞和血清磷脂中所含的磷远大于此数，但一般不把它包含在血磷之中。血磷浓度不如血钙稳定，波动较大，因此各种书籍记载的血磷正常范围不一。新生儿血磷约为 1.66 mmol/L，6 个月婴儿可达 2.10 mmol/L，15 岁左右降至成人水平。同一个体夏天血磷常比冬天高。一日之中的变动可达 0.32～0.64 mmol/L，如葡萄糖、胰岛素可使无机磷酸盐进入细胞形成磷脂，使血磷降低；组织分解旺盛时可使细胞释放磷，使血磷升高。

由于正常人血中的磷酸根主要是 HPO_4^{2-}，而 $CaHPO_4$ 系难溶电解质，根据溶度积原理，[Ca^{2+}]和[HPO_4^{2-}]之浓度乘积等于一常数(溶度积常数 Ksp)，因此其中一项的波动将引起另一项的反向变动，而两者的浓度积不变。在生理状态下，若[Ca^{2+}]和[HPO_4^{2-}]以 mg/L 表示，该常数约为 3 500～4 000(体液非纯溶液，且还有 $H_2PO_4^-$、PO_4^{3-} 和 pH 值的波动，故该常数有一定的波动范围，且大于 $CaHPO_4$ 的 Ksp)。当>4 000 时，两者以骨盐形式沉积；<3 500 时，可出现骨盐溶解。

（二）钙、磷的生理功能

1. 钙

(1) 成骨：钙是构成骨骼和牙的主要成分，起支持和保护作用。同时作为钙库，调节细胞外液钙离子浓度的恒定，以保证组织的正常兴奋性。

（2）调节细胞功能的信使：钙在所有细胞的运动、分泌、代谢和分化等过程中都起着信使或协同信使的作用。

（3）凝血：Ca^{2+}是凝血过程必不可少的因子。枸橼酸盐、草酸盐等的抗凝作用即在于形成不易解离的枸橼酸钙、草酸钙而使Ca^{2+}缺乏，以致血液不能凝固。

（4）酶活性的调节：许多参与细胞代谢的酶，如腺苷酸环化酶、鸟苷酸环化酶、磷酸二酯酶、酪氨酸、色氨酸羟化酶等，其活性都受Ca^{2+}的调节或需Ca^{2+}激活。

（5）维持神经-肌肉的正常兴奋性：Ca^{2+}与Mg^{2+}、Na^{+}、K^{+}等共同维持神经-肌肉的正常兴奋性。当血钙<1.75 mmol/L时，神经肌肉兴奋性升高，可出现搐搦。

（6）其他：Ca^{2+}能降低毛细血管膜的通透性，防止渗出，控制炎症和水肿。

2．磷　磷在生命过程中十分重要，体内重要的生命化学过程皆有磷的参与。

（1）生命重要物质的组分：核酸、磷脂、磷蛋白是机体遗传物质、膜结构、重要功能蛋白的基本组分，而磷是这些基本组分的必需元素。

（2）参与机体能量代谢的核心反应：ATP－ADP＋Pi－AMP＋Pi，这是机体能量代谢的核心反应，其实质即磷酰基的给出与再获得，同时伴随着能量的转换。它是机体一切生命活动的能量源泉。

（3）生物大分子活性的调控：蛋白质的可逆磷酸化过程是机体调控机制的分子学基础之一。

（4）成骨：磷是骨和牙的基本矿物质成分。

（5）凝血：凝血过程的几个重要步骤皆须在磷脂的表面进行，血小板因子Ⅲ和凝血因子Ⅲ的主要成分即磷脂，它们为凝血过程提供充分的磷脂表面。

（6）其他：磷酸盐参与酸碱平衡的调节；2,3-二磷酸甘油酸调节血红蛋白与氧的亲和力等皆是磷的重要生理功能。

（三）钙、磷平衡的调节

1．钙、磷的需求量及其吸收与排泄

（1）钙、磷的每日需求量：成人约需钙0.5～1.0 g/d；儿童、妊娠期、哺乳期需钙量增加，约为1.0～1.5 g/d；绝经期妇女由于女性激素缺乏，尿钙排出增加，钙需求量也增加。乳制品、干果、豆制品含钙丰富，但谷物、肉类、禽类含钙不多。

磷的需求量成人约1.0～1.5 g/d。磷在膳食中含量丰富，乳制品、谷类、肉、鱼等皆含有极丰富的磷，且食物中磷易于吸收，并可在体内贮存，因此磷缺乏症相对少见。

（2）钙的吸收和排泄：钙的吸收主要在酸度较强的十二指肠和空肠上段，分主动运转和被动弥散两种方式。生理情况下决定钙吸收的主要因素是维生素D和机体对钙的需要量。在维生素D供应充分的情况下，通常不致发生钙缺乏。维生素D缺乏则钙的吸收降低。儿童、乳母对钙的需求增加也可使钙的吸收加强。甲状旁腺素（PTH）通过加强肾对维生素D的羟化，使25-OH-D_3转化成活性的1,25-$(OH)_2$-D_3，也可促进肠道钙的吸收。但食物中过多的碱性盐如草酸盐、碱性磷酸盐或植酸等可妨碍钙的吸收。

钙的排泄主要通过粪和尿两种方式。正常人粪钙日排量约占摄入量的75%～80%，粪钙由食物中未被吸收的钙和消化液中的钙组成，腹泻、维生素D缺乏、高钙膳食时，粪钙增加，但机体对粪钙的排泄量不具重要的调节能力。尿钙约占钙摄入量的20%，但机体对此部分排泄钙具有一定的调节能力。经肾小球滤过的钙每日约为10 000 mg，但在PTH和维生素D的作用下，99%的滤出钙被肾小管再吸收。若血钙低于2.4 mmol/L，尿钙排出可明显减少甚至停排。血钙增多时尿钙排出也增多，但很少能超过500 mg/d，因此在骨质迅速破坏的一些疾病状态下，骨钙释放超过肾的清除能力时可出现高钙血症。但某些利尿剂如呋塞米、依他尼酸和药理剂量的肾上腺糖皮质激素可促进尿钙的排泄，并被用以治疗严重高钙血症。

(3) 磷的吸收和排泄：从膳食中摄入的磷约有70%在小肠吸收，以小肠中段吸收最多。磷的吸收需要钠离子的同时存在，磷和钠的协同运输是一个耗能的主动过程。调节肠对磷吸收的机制尚不清，维生素D可促进磷的吸收，PTH和降钙素对肠吸收磷无明显影响。

正常成人每日磷排量约等于吸收量，其中20%～40%由粪便排泄，60%～80%由尿排泄。从肾小球滤过的磷有85%～95%被肾小管再吸收，尿中磷的排泄量常随食物中磷含量的升降而升降。同时肾小管对磷的再吸收也和钠再吸收相平行，当钠再吸收减少时，尿磷排泄也增加。维生素D促进肾小管对磷的再吸收，但PTH和降钙素抑制肾小管对磷的再吸收。

2. 钙、磷代谢的调节　机体对钙、磷代谢有相当完善的调节机制，主要由PTH、维生素D和降钙素(CT)这3种激素通过3个靶器官(肾、骨和肠)来调节。

(1) PTH：PTH的基本生理功能为动员骨钙，排出尿磷，维持血钙水平，同时促进肾转化25-OH-D_3为1,25-$(OH)_2$-D_3，后者进一步调节钙磷代谢。PTH的分泌主要受血清游离Ca^{2+}反馈调节。

① PTH对骨组织的作用：PTH可激活骨组织中的各种细胞，包括骨细胞、破骨细胞、成骨细胞和间充质细胞。骨细胞激活后可迅速释放骨钙入血，为PTH快速升高血钙的基础。破骨细胞释放骨钙的效应需在PTH作用后12～14 h始显现，但作用强大而持久。两者的相互配合不但能对血钙的急切需要做出迅速应答，而且能持续很长时间。

② PTH对肾的作用：PTH增强远曲小管对Ca^{2+}的再吸收，抑制近曲小管对磷的再吸收，起到排磷保钙的作用。PTH是1α-羟化酶的激活剂，可促进25-OH-D_3转化为1,25-$(OH)_2$-D_3，从而通过活化D_3进一步影响钙磷的代谢。

③ PTH对肠的作用：PTH也促进小肠中Ca^{2+}的吸收，但此作用缓慢，常在4～6 h后始出现。其机制可能系促进维生素D_3活化后的间接效应，PTH对肠吸收磷无明显影响。

(2) 维生素D：维生素D经体内肝、肾羟化为1,25-$(OH)_2$-D_3后发挥作用，其基本作用为促进钙、磷的吸收，包括肠中钙、磷的吸收和肾小管对钙、磷的再吸收。

① 维生素D对肠的作用：小肠黏膜内有1,25-$(OH)_2$-D_3的受体蛋白，该蛋白经维生素D激活后可促进钙结合蛋白的生成，从而促进钙的吸收。维生素D还促进肠上皮细胞刷状缘上钙敏感的ATP酶的生成，该酶的激活也促进钙的吸收。促进钙、磷在小肠中的吸收是维生素D的主要功能。

② 维生素D对骨的作用：维生素D可激活破骨细胞，促进溶骨，使血钙升高。同时维生素D还参与调节PTH的成骨作用，缺乏维生素D时PTH对骨的作用明显减弱甚至消

失，骨盐沉积速度也减慢。

③ 维生素 D 对肾的作用：维生素 D 促进肾小管对钙、磷的再吸收，减少尿钙、尿磷的排泄。

(3) 降钙素(calcitonin，CT)：CT 的基本作用为降低血钙，其分泌受血 Ca^{2+} 的反馈调节。

① CT 对骨组织的作用：CT 的作用与 PTH 相反，它主要抑制破骨细胞的形成和活性，并促进破骨细胞转变为成骨细胞，从而降低血钙，促进骨质钙化。

② CT 对肾的作用：CT 抑制肾小管对钙、磷的再吸收，增加钙、磷的排泄。CT 还抑制肾小管上皮细胞的 1α-羟化酶，阻碍 25-OH-D_3 在肾的进一步羟化，从而间接影响钙、磷在肠的吸收。CT 对肠无直接作用。

(4) 其他影响钙、磷代谢的激素见表 2-2。

表 2－2　影响钙、磷代谢的其他激素

激　素	作　用
生长素	在生长期促进钙的利用，促进钙、磷的正平衡
雄激素	促进钙、磷在骨质的沉着
雌激素	促进钙、磷在骨质的沉着。在青春期特异地作用于骺端软骨，使骨骺端关闭而停止骨的生长
甲状腺素	使成骨作用和骨吸收均加强，但骨吸收占优势，从而引起高血钙和尿钙增多
糖皮质激素	抑制骨吸收，抑制肠中钙吸收，减少肾小管对钙、磷的再吸收，可用于治疗高血钙

第二节　脱　　水

人体每日摄入水和电解质的量常常有较大的变动，但每日的排出量也随之变动，使水和电解质在人体内经常保持动态平衡。水和电解质在人体内经常不断地变动和维持平衡，主要是通过机体的内在调节功能而完成的。如果这种调节功能因疾病、创伤等各种因素的影响而受到破坏，或者这种影响超过了机体能够代偿的能力，水和电解质的代谢失调便会发生。它可以表现为容量失调、浓度失调或成分失调等(表 2－3)。

表 2－3　常见体液平衡失调分类

容量失调	细胞外液缺乏—缺水 细胞外液过多—水过多
浓度失调	低钠血症 高钠血症
成分失调	酸中毒—碱中毒 低—高钾血症 低—高镁血症 低—高钙血症

容量失调是指体液量的等渗性减少或增加，而仅引起细胞外液量的改变。浓度失调是指细胞外液内水分的增加或减少，以致渗透微粒的浓度发生改变，也即是渗透压发生改变。细胞外液中90%的渗透微粒是Na^+，故Na^+浓度的改变会引起细胞外液的渗透压改变。细胞外液内其他离子的浓度改变虽能产生各自的病理生理影响，但因量少而不至明显改变细胞外液的渗透压，故仅造成成分失调。此外，还有分布性失调，系指细胞外液丧失在体内，如等渗体液滞积于烧伤区及腹膜炎、腹水、肌肉损伤区等，以致功能性细胞外液量有减少。

水和钠的关系非常密切，故缺水和失钠一般常同时存在。引起水和钠代谢紊乱的原因不同，在缺水和失钠的程度上也有不同。水和钠既可按比例丧失，也可缺水多于缺钠，或缺钠多于缺水，因而引起的病理生理变化和一些临床表现也有不同。

一、低渗性脱水

又称慢性缺水或继发性缺水。

水和钠同时缺失，但缺水少于失钠，故血清钠低于正常范围，细胞外液呈低渗状态。

机体减少抗利尿激素的分泌，使水在肾小管内的再吸收减少，尿量排出增多，以提高细胞外液的渗透压，但细胞外液量反而减少更多。组织间液进入血液循环，虽能部分地补偿血容量，但使组织间液的减少更超过血浆的减少。面临循环血量的明显减少，机体将不再顾及渗透压而尽量保持血容量。肾素-醛固酮系统兴奋，使肾减少排Na^+，Cl^-和水的再吸收增加。故尿中氯化钠含量明显降低。血容量下降又会刺激垂体后叶，使抗利尿激素分泌增多，水再吸收增加，导致少尿。如血容量继续减少，上述代偿功能不再能够维持血容量时，将出现休克。

这种因大量失钠而导致的休克，又称低钠性休克。

二、等渗性缺水

又称为急性缺水或混合性缺水，是外科患者中最易发生的缺水。

水和钠成比例地丧失，血清钠仍在正常范围内，细胞外液的渗透压也保持正常。

它造成细胞外液量(包括循环血量)迅速减少。肾入球小动脉壁的压力感受器受到管内压力下降的刺激，以及肾小球滤过率下降所致的远曲肾小管液内Na^+的减少，引起肾素-醛固酮系统兴奋，醛固酮分泌增加。醛固酮促进远曲肾小管对钠的再吸收，随钠一同被再吸收的水液量增加，使细胞外液量回升。由于丧失的液体为等渗，基本上不改变细胞外液的渗透压，最初细胞内液并不向细胞外间隙转移，以代偿细胞外液的缺少，故细胞内液的量并不发生变化。但这种液体丧失持续时间较久后，细胞内液也将逐渐外移，随同细胞外液一起丧失，以致引起细胞缺水。

三、高渗性缺水

又称原发性缺水。

水和钠虽同时缺失，但缺水多于缺钠，故血清钠高于正常范围，细胞外液呈高渗状态。

位于视丘下部的口渴中枢受到高渗刺激，患者感到口渴而饮水，使体内水分增加，以降低渗透压。另一方面，细胞外液的高渗可引起抗利尿激素分泌增多，以致肾小管对水的再吸收增加，尿量减少，使细胞外液的渗透压降低和恢复其容量。如继续缺水，则因循环血量显著减少，引起醛固酮分泌增高，使细胞内液移向细胞外间隙，结果是细胞内、外液量都有减少。最后，细胞内液缺水的程度超过细胞外液缺水的程度。脑细胞缺水将引起脑功能障碍。

第三节 水 肿

过多的液体在组织间隙或体腔内积聚称为水肿(edema)。水肿不是独立的疾病，而是一种重要的病理过程。水肿发生于体腔内，一般称之为积水(hydrops)，如心包积水、胸腔积水、腹腔积水、脑积水等。

水肿的分类：① 按水肿波及的范围可分为全身性水肿(anasarca)和局部性水肿(local edema)；② 按发病原因可分为肾性水肿、肝性水肿、心性水肿、营养不良性水肿、淋巴性水肿、炎性水肿等；③ 按发生水肿的器官组织可分为皮下水肿、脑水肿、肺水肿等。

水肿是由多种原因引起的。全身性水肿多见于充血性心力衰竭(心性水肿)、肾病综合征和肾炎(肾性水肿)以及肝脏疾病(肝性水肿)，也见于营养不良(营养不良性水肿)和某些内分泌疾病。有的水肿至今原因不明，称“特发性水肿”。局部性水肿常见于器官组织的局部炎症(炎性水肿)、静脉阻塞及淋巴管阻塞(淋巴性水肿)等情况。比较少见的血管神经性水肿(angioneurotic edema)也属局部水肿。

一、水肿的发病机制

正常人体液容量和组织液容量是相对恒定的，这种恒定依赖于机体对体内外液体交换平衡和血管内外液体交换平衡的完善调节。当平衡失调时，就为水肿的发生奠定了基础。

1. 血管内外液体交换平衡失调　正常情况下，组织间液和血浆之间不断进行液体交换，使组织液的生成和回流保持动态平衡。而这种平衡主要决定于有效流体静压、有效胶体渗透压和淋巴回流等以下几个因素：① 驱使血管内液体向外滤出的力量是平均有效流体静压：毛细血管的平均血压为 17.5 mmHg，组织间隙的流体静压为 −6.5 mmHg，两者之差约为 24 mmHg，即是有效流体静压。② 促使液体回流至毛细血管内的力量是有效胶体渗透压：正常人血浆胶体渗透压约为 28.0 mmHg，组织间液的胶体渗透压约为 −5.0 mmHg，两者之差为有效胶体渗透压，约 33.0 mmHg。有效流体静压减去有效胶体渗透压之差值是平均实际滤过压。可见，正常情况下组织液的生成略大于回流。③ 淋巴回流：组织液回流剩余的部分须经淋巴系统回流进入血液循环，当组织间隙的流体静压为 −6.5 mmHg 时，淋巴回流为每小时 0.1 ml/100 g 组织，组织间隙流体静压增至 0 时，淋巴回流可增加 10～50 倍。另外，淋巴管壁的通透性较高，蛋白质易通过；因此，淋巴回流不仅可把略多生成的组织液送回体循环，而且可把毛细血管漏出的蛋白质、细胞代谢产生的大分子物质回吸收入体循环。上述一个或几个因素同时或相继失调，都可能成为水肿发生的重要原因。

(1) 毛细血管流体静压增高：毛细血管流体静压增高可致有效流体静压增高，平均实际滤过压增大。毛细血管流体静压增高的常见原因是静脉压增高。充血性心力衰竭时静脉压增高可成为全身水肿的重要原因；肿瘤压迫静脉或静脉血栓形成可使毛细血管的流体静压增高，引起局部水肿。动脉充血也可引起毛细血管流体静压增高，成为炎性水肿发生的重要原因之一。

（2）血浆胶体渗透压降低：血浆胶体渗透压主要取决于血浆清蛋白的含量。当血浆清蛋白含量减少时，血浆胶体渗透压下降，而平均实际滤过压增大，组织液生成增加，超过淋巴代偿能力时，可发生水肿。引起血浆清蛋白含量下降的原因主要有：① 蛋白质合成障碍，见于肝硬化和严重的营养不良；② 蛋白质丧失过多，见于肾病综合征时大量的蛋白质从尿中丧失；③ 蛋白质分解代谢增强，见于慢性消耗性疾病，如慢性感染、恶性肿瘤等。

（3）微血管壁通透性增加：正常时，毛细血管允许微量蛋白质滤出。因此，在毛细血管内外形成了很大的胶体渗透压梯度。当微血管壁通透性增高时，血浆蛋白从毛细血管和微静脉壁滤出。于是，毛细血管静脉端和微静脉内的胶体渗透压下降，组织间液的胶体渗透压上升，促使溶质及水分滤出。见于各种炎症，包括感染、烧伤、冻伤、化学伤以及昆虫咬伤等。这些因素可直接损伤微血管壁或通过组胺、激肽类等炎性介质的作用而使微血管壁的通透性增高。这类水肿液的特点是所含蛋白量较高，可达3%～6%。

（4）淋巴回流受阻：正常情况下，淋巴回流不仅能把组织液及其所含蛋白回收到血液循环，而且在组织液生成增多时还能代偿回流，具有重要的抗水肿作用。在某些病理条件下，当淋巴干道被堵塞，淋巴回流受阻或不能代偿性加强回流时，含蛋白的水肿液在组织间隙中积聚，形成淋巴性水肿。常见的原因有：恶性肿瘤侵入并堵塞淋巴管、乳腺癌根治术等摘除主要的淋巴管，可致相应部位水肿；丝虫病时，主要的淋巴管道被成虫堵塞，可引起下肢和阴囊的慢性水肿。这类水肿液的特点也是蛋白含量较高，可达4%～5%，其原因是水和晶体物质透过血管壁回吸收到血管内，以致蛋白浓缩。

2. 体内外液体交换平衡失调——钠、水潴留　正常人钠、水的摄入量和排出量处于动态平衡状态，从而保持体液量的相对恒定。这种平衡的维持依赖于排泄器官的正常结构和功能，以及体内的容量及渗透压调节。肾在调节钠、水平衡中起重要的作用，平时经肾小球通过的钠、水总量，只有0.5%～1.0%左右排出体外，99.0%～99.5%被肾小管再吸收。约60%～70%由近曲小管主动吸收；远曲小管和集合管对钠、水吸收主要受激素调节，这些调节因素保证了球-管的平衡。在某些因素导致球-管平衡失调时，便可导致钠、水潴留，成为水肿发生的重要原因。

（1）肾小球滤过率下降：当肾小球滤过钠、水减少，在不伴有肾小管再吸收相应减少时，就会导致钠、水的潴留。引起肾小球滤过率下降的常见原因有：① 广泛的肾小球病变，如急性肾小球肾炎，炎性渗出物和内皮细胞肿胀或慢性肾小球肾炎肾单位严重破坏，肾小球滤过面积明显减少等；② 有效循环血量明显减少，如充血性心力衰竭、肾病综合征等使有效循环血量减少、肾血流量下降。以及继发于此的交感-肾上腺髓质系统、肾素-血管紧张素系统兴奋，使入球小动脉收缩，肾血流量进一步减少，肾小球滤过率下降，导致钠、水潴留。

（2）近曲小管再吸收钠水增多：当有效循环血量减少时，近曲小管对钠、水的再吸收增加使肾排水减少，成为某些全身性水肿发病的重要原因。

① 心房肽分泌减少：正常人血液循环中存在有低浓度的ANP，表明平时就有ANP从心肌细胞贮存的颗粒中释放出来。当血容量、血压、血Na^{+}含量等影响ANP释放的因素

发生变化时，就会影响 ANP 的分泌和释放。如有效循环血量明显减少时，心房的牵张感受器兴奋性降低，致使 ANP 分泌减少，近曲小管对钠、水的再吸收增加，从而导致或促进水肿的发生。

② 肾小球滤过分数(filtration fraction，FF)增加：FF 增加是肾内物理因素的作用。肾小球滤过率/肾血浆流量，正常时约有 20%的肾血浆流量经肾小球滤过。充血性心力衰竭或肾病综合征时，肾血流量随有效循环血量的减少而下降，由于出球小动脉收缩比入球小动脉收缩明显，肾小球滤过率相对增高。因此 FF 增加，此时由于无蛋白滤液相对增多，而通过肾小球后，流入肾小管周围毛细血管的血液，其蛋白和血浆胶体渗透压也相应增高。同时由于血流量的减少，流体静压下降，于是，近曲小管再吸收钠和水增加，导致钠、水潴留。

(3) 远曲小管和集合管再吸收钠、水增加：远曲小管和集合管再吸收钠、水受激素调节

① 醛固酮分泌增多：醛固酮的分泌作用是促进远曲小管再吸收钠，进而引起钠、水潴留。醛固酮增加的常见原因是：a. 分泌增加：当有效循环血量下降，或其他原因使肾血流量减少时，肾血管灌注压下降，可刺激入球小动脉壁的牵张感受器及肾小球滤过率降低，使流经致密斑的钠量减少，均可使近球细胞肾素分泌增加，肾素-血管紧张素-醛固酮系统被激活。临床上见于充血性心力衰竭、肾病综合征及肝硬化腹水。b. 灭活减少：肝硬化患者肝细胞灭活醛固酮的功能减退；也是血中醛固酮含量增高的原因。

② 抗利尿激素分泌增加：ADH 的作用是促进远曲肾小管和集合管对钠、水的再吸收，是引起钠、水潴留的重要原因之一。引起 ADH 分泌增加的原因有：a. 充血性心力衰竭发生时，有效循环血量减少，使左心房和胸腔大血管的容量感受器所受的刺激减弱，反射性地引起 ADH 分泌增加；b. 肾素-血管紧张素-醛固酮系统被激活后，血管紧张素Ⅱ生成增多，进而导致醛固酮分泌增加，并促使肾小管对钠的再吸收增多，血浆渗透压增高，刺激下丘脑渗透压感受器，使 ADH 的分泌与释放增加。

以上是水肿发病机制中的基本因素。在各种不同类型的水肿发生发展中，通常是多种因素先后或同时发挥作用。同一因素在不同的水肿发病机制中所居的地位也不同。因此，在治疗实践中，必须对不同患者进行具体分析，这对于选择适宜的治疗方案具有重要意义。

二、水肿的特点及对机体的影响

1. 水肿的特点

(1) 水肿液的性状：水肿液含有血浆的全部晶体成分，根据蛋白含量的不同分为漏出液和渗出液。①漏出液(transudate)的特点是水肿液的相对密度低于 1.015；蛋白质的含量低于 2.5 g%；细胞数少于 500/100 ml。②渗出液(exudate)的特点是水肿液的相对密度高于 1.018；蛋白质含量可达 3～5 g%；可见多数的白细胞。后者由于毛细血管通透性增高所致，见于炎性水肿。但也有例外，如淋巴性水肿时虽微血管通透性不增高，水肿液相对密度可不低于渗出液，原因已于前述。

(2) 水肿的皮肤特点：皮下水肿是全身或躯体局部水肿的重要体征。当皮下组织有过多的液体积聚时，皮肤肿胀、弹性差、皱纹变浅。用手指按压时可能有凹陷，称为凹陷性水肿，又称为显性水肿。实际上，全身性水肿患者在出现凹陷之前已有组织液的增多，并可

达原体重的10%，称为隐形水肿。那么，为什么在组织间隙中已有液体的积聚而无凹陷呢？这是因为分布在组织间隙中的胶体网状物(化学成分是透明质酸胶原及黏多糖等)对液体有强大的吸附能力和膨胀性，只有当液体的积聚超过胶体网状物的吸附能力时，才游离出来形成游离的液体，后者在组织间隙中具有高度的移动性，当液体积聚到一定量时，用手指按压该部位皮肤，游离的液体就从按压点向周围散开，形成凹陷。数秒钟后凹陷自然平复。

(3) 全身性水肿的分布特点：最常见的全身性水肿是心性水肿、肾性水肿和肝性水肿。水肿出现的部位各不相同。心性水肿首先出现在低垂部位；肾性水肿先表现为眼睑或面部水肿；肝性水肿则以腹水多见。这些特点与下列因素有关：① 重力效应：毛细血管流体静压受重力影响，距心脏水平面垂直距离越远的部位，外周静脉压与毛细血管流体静压越高。因此，右心衰竭时体静脉回流障碍，首先表现为下垂部位的流体静脉压增高与水肿。② 组织结构特点：一般来说，组织结构疏松，皮肤伸展度大的部位容易容纳水肿液。组织结构致密的部位如手指和足趾等，皮肤较厚而伸展度小不易发生水肿。因此，肾性水肿由于不受重力的影响首先发生在组织疏松的眼睑部。③ 局部血流动力学因素参与水肿的形成：以肝性水肿的发生为例，肝硬化时由于肝内广泛的结缔组织增生与收缩，以及再生肝细胞结节的压迫，肝静脉回流受阻，进而使肝静脉压和毛细血管流体静压增高，成为肝硬化时易伴发腹水的原因。

2. 水肿对机体的影响　除炎性水肿具有稀释毒素、运送抗体等抗损伤作用外，其他水肿对机体都有不同程度的不利影响。其影响的大小取决于水肿的部位、程度、发生速度及持续时间。

(1) 细胞营养障碍：过量的液体在组织间隙中积聚，使细胞与毛细血管间的距离增大，增加了营养物质在细胞间弥散的距离。受骨壳坚实的包膜限制的器官和组织，急速发生重度水肿时，压迫微血管使营养血流减少，可致细胞发生严重的营养障碍，如脑水肿等。

(2) 水肿对器官组织功能活动的影响：水肿对器官组织功能活动的影响，取决于水肿发生的速度及程度。急速发展的重度水肿因来不及适应及代偿，可能引起比慢性水肿严重得多的功能障碍。若为生命活动的重要器官，则可造成更为严重的后果，如脑水肿引起颅内压升高，甚至脑疝致死；喉头水肿可引起气道阻塞，严重者窒息死亡。

第四节　血液酸碱平衡

机体的代谢活动必须在具有适宜酸碱度的体液内环境中进行。体液酸碱度的相对恒定，是维持内环境稳态的重要组成部分之一。正常情况下，尽管机体经常摄入一些酸性或碱性食物，在代谢过程中不断生成酸性或碱性物质，但体液的酸碱度依靠体内的缓冲和调节功能仍稳定在正常范围内，人体适宜的酸碱度用动脉血pH表示是7.35～7.45，平均值为7.40，变动在范围很窄的弱碱性环境内。这种维持体液相对稳定的过程，称为酸碱平衡(acid-base balance)。

病理情况下可引起酸碱超负荷、严重不足或调节机制障碍，导致体液内环境酸碱稳态破坏，形成酸碱平衡紊乱(acid-base disturbance)。及时发现和正确处理常常是治疗成功的关键。近20年来，由于对酸碱平衡理论认识的不断深入，血气分析等诊疗技术不断提高，酸碱平衡的判断已成为临床日常诊疗的基本手段。

本章以细胞外液的酸碱平衡为基础，在阐述正常机体酸碱调节机制之后，叙述各种类型酸碱失衡的常见原因、代偿功能以及对机体的影响，为临床的防治提供理论基础。

一、酸碱物质的来源及稳态

体液中的酸性或碱性物质主要是细胞内物质在分解代谢过程中产生的，食物中也含有酸性或碱性物质，但量不多，在普通膳食条件下，酸性物质产生量远远超过碱性物质。

1. 两种酸及其来源

(1) 挥发酸(volatile acid)：机体在代谢过程中产生最多的酸性物质是碳酸。糖、脂肪和蛋白质在其分解代谢中氧化的最终产物是 CO_2，CO_2 与水结合生成碳酸，碳酸可释出 H^+，也可以变成 CO_2 气体，从肺排出体外，所以称为挥发酸。

CO_2 和水结合为碳酸的可逆反应虽可自发地进行，但主要是在碳酸酐酶的作用下进行的。碳酸酐酶主要存在于红细胞、肾小管上皮细胞、肺泡上皮细胞及胃黏膜细胞中。

组织细胞代谢产生的 CO_2 的量是相当可观的，成人在安静状态下每日可产生 300～400 L，如果全部与水合成 H_2CO_3，并释放 H^+，相当于每日产 H^+ 15 mol 左右。运动时和代谢率增加时 CO_2 生成量显著增加，挥发酸可以通过肺进行调节，称为酸碱的呼吸性调节。

(2) 固定酸(fixed acid)：是指不能变成气体由肺呼出，而只能通过肾由尿排出的酸性物质，又称非挥发酸(involatile acid)。如蛋白质分解代谢产生的硫酸、磷酸和尿酸；糖酵解生成的甘油酸、丙酮酸和乳酸，糖氧化过程生成的三羧酸；脂肪代谢产生的β-羟丁酸和乙酰乙酸等。

上述物质分解代谢产生的 H^+ 每天仅有 50～100 mmol，与每日产生的挥发酸相比要少得多。固定酸可以通过肾进行调节，称为酸碱的肾性调节。

2. 碱的来源　体内代谢过程中也可产生碱性物质，如氨基酸脱氨基所产生的氨，这种氨经肝代谢后生成尿素。肾小管细胞泌氨以中和原尿中的 H^+。食物中特别是蔬菜、瓜果中所含的有机酸盐，如柠檬酸盐、苹果酸盐和草酸盐，均可与 H^+ 起反应，分别转化为柠檬酸、苹果酸和草酸，Na^+ 或 K^+ 则可与 HCO_3^- 结合生成碱性盐。人体碱的生成量与酸相比则少得多。

二、反映酸碱平衡状况的常用指标及其意义

正常人的体液保持着一定的 H^+ 浓度，也即是保持着一定的 pH(动脉血浆的 pH 为 7.40±0.5)，以维持正常的生理和代谢功能。人体在代谢过程中，既产酸也产碱，故体液中 H^+ 浓度经常发生变动。但人体能通过体液的缓冲系统、肺的呼吸和肾的调节作用，使血液内 H^+ 浓度仅在小范围内变动，保持血液的 pH 值在 7.35～7.45 之间。

血液中的 HCO_3^- 和 H_2CO_3 是最重要的一对缓冲物质。HCO_3^- 的正常值平均为 24 mmol/L，H_2CO_3 平均为 1.2 mmol/L，两者比值：$HCO_3^-/H_2CO_3 = 24/1.2 = 20/1$。

血浆内的碳酸浓度由以物理状态溶解的 CO_2 及与水生成的碳酸的量所决定。因体液中 CO_2 主要是以物理溶解状态存在，H_2CO_3 量很微小，可忽略不计，故 H_2CO_3 可改用二氧化碳分压(PCO_2)及其溶解系数(0.03)算出。

PCO_2 的正常值为 40 mmHg，即 $H_2CO_3 = 0.03 \times 40 = 1.2$。这样，$HCO_3^-$ 和 H_2CO_3 的比值即如上所述为 20。只要此比值保持为 20，则血浆的 pH 值仍能保持在 7.4 左右。

就酸碱平衡的调节而言，肺的呼吸是排出 CO_2 和调节血液中的呼吸性成分，即 PCO_2，也即调节血液中的 H_2CO_3。因此，机体的呼吸功能失常，既可直接引起酸碱平衡失调，又可影响对酸碱平衡失调的代偿。

肾的调节作用是最主要的酸碱平衡调节系统，能排出固定酸和过多的碱性物质，以维持血浆 HCO_3^- 浓度的稳定。肾功能不正常，既能影响酸碱平衡的正常调节，也能引起酸碱平衡失调。

肾调节酸碱平衡的机制是：① H^+-Na^+ 的交换；② HCO_3^- 的再吸收；③ 分泌 NH_3 与 H^+ 结合成 NH_4^+ 排出；④ 尿的酸化而排出 H^+。

体内酸碱平衡的调节，以体液缓冲系统的反应最迅速，几乎立即起反应。将强酸、强碱迅速转变为弱酸、弱碱，但只能起短暂的调节作用。肺的调节略缓慢，其反应较体液缓冲系统约慢 10～30 min。离子交换则再慢些，约于 2～ 4 h 始起作用。肾脏的调节开始最迟，往往需 5～6 h 以后，但最持久，可达数日，作用亦最强。肺的调节作用亦能维持较长时间。

(一) 血气分析技术的各项指标

体内代谢性 H^+ 成分和呼吸性 H^+ 成分的变化，都可引起 H^+ 浓度的异常，因而有可能造成血液 pH 值的变化。临床上，引起血液 pH 值变化的原因很多，如能同时获得血液的 pH 值、代谢性成分和呼吸性成分 3 个方面的数据，即能更好地了解体内 H^+ 代谢的状况和判断患者酸碱平衡失调的程度。血气分析是一种比较实用的检测技术，通过测定血液 pH 值和 PCO_2 后，应用一定的列线图求得 HCO_3^-、缓冲碱和碱剩余等，基本上可以满足上述要求。

总的来说，血液的 PCO_2 是反映呼吸性成分的主要指标，反映代谢性成分的指标虽比较多，但有的会受到呼吸性成分的影响，各指标间的数值也可能并不一致，故需结合临床实际进行具体分析。

1. 血液的 pH 值　是表示血液中 H^+ 浓度的指标。正常人动脉血 pH 值为 7.40 ± 0.05，高于此值，表示有碱中毒；低于此值，表示有酸中毒。

但血液 pH 值的测定不能区别酸碱中毒是代谢性还是呼吸性。此外，pH 值在正常范围内，也并不表示不存在 H^+ 代谢的异常，因为在代偿性酸碱中毒中，pH 值仍可在正常范围内。但一般来说，在代偿性酸中毒，血液 pH 值常接近正常值的下限；而在代偿性碱中毒，血液 pH 值常接近正常值的上限。

2. $PaCO_2$ 和 H_2CO_3　血液的 $PaCO_2$ 系指血液中游离的 CO_2 所产生的张力。正常人动脉血液的 $PaCO_2$ 为 34～45 mmHg，平均为 40 mmHg。

$PaCO_2$ 是反映呼吸性成分的指标。在肺通气功能不足、CO_2 潴留引起呼吸性酸中毒时，首先出现的是血液 $PaCO_2$ 高于正常值；在通气过度、呼出 CO_2 增多，引起呼吸性碱中毒时，将首先出现 $PaCO_2$ 低于正常值。

然而，在代谢性酸中毒和碱中毒时，由于呼吸的代偿作用，$PaCO_2$ 也可分别低于正常值和高于正常值。因此，还需结合反映代谢性成分的一些指标来进行分析和判断。

碳酸(H_2CO_3)的浓度(mmol/L)由测得的 $PaCO_2$ 值乘以 0.03(CO_2 的溶解系数)算得，故其临床意义和 $PaCO_2$ 相同。血液中的碳酸包括两部分，其中绝大部分是以物理状态溶解的 CO_2，占 99%，余下的 1%是以化学状态 H_2CO_3 的形式存在的 CO_2。

3. 实际碱 HCO_3^-(AB)和标准碱 HCO_3^-(SB)　AB 是指用与空气隔绝的全血标本测得血浆中 HCO_3^- 的实际含量。AB 的正常值为(24±3)mmol/L。AB 反映血液中的代谢性成分的含量，但也受呼吸性成分的影响。

SB 是全血在标准条件下(即血红蛋白的氧饱和度为 100%，温度为 37℃，PCO_2 为 40 mmHg)测得的血浆中 HCO_3^- 的含量，不受呼吸性成分的影响，是代谢性成分的指标，正常值和 AB 的正常值相同。

在代谢性酸中毒时，AB 和 SB 都相等地减少；在代谢性碱中毒时，AB 和 SB 都相等地增多；在呼吸性酸中毒时，AB 升高，AB>SB；在呼吸性碱中毒时，AB 降低，AB<SB。

4. 缓冲碱(BB)　全血缓冲碱是血液中所含缓冲碱的总和，包括血浆和红细胞中的 HCO_3^-、Hb^-、HbO_2^-、Pr^- 和 HPO_4^{2-} 等，正常值为 45～52 mmol/L。

缓冲碱的正常值受血红蛋白含量的影响，其关系为：

缓冲碱正常值=[41.7+0.42×Hb(g/dl)]mmol/L

全血 BB 不受呼吸性成分的影响，属于血液代谢性成分的指标。

血浆 BB 只包括血浆中的 HCO_3^-、Pr^- 和 HPO_4^{2-}，故其正常值不受血红蛋白含量的影响。它的正常值为 42 mmol/L 左右。由于血浆 BB 不包括血红蛋白，它会受到呼吸性成分的影响。

在代谢性酸中毒和碱中毒时，将首先分别出现 BB 的降低和升高。在呼吸性酸中毒或碱中毒时，BB 在开始时不发生变化，但随着肾脏代偿的出现，BB 可分别高于或低于正常。

5. 碱剩余(BE)　BE 为在标准条件下(PCO_2 为 40 mmHg，温度为 37℃，血红蛋白的饱和度为 100%)，用酸或碱滴定全血至 pH 值为 7.4 时所需的酸或碱的 mmol/L 数来表示。若用酸滴定，BE 用正值表示；如用碱滴定，BE 用负值表示。

全血 BE 的正常值范围为(0±3)mmol/L。BE 不受血液中呼吸性成分的影响，是代谢性成分的指标，能比较真实地反映血液中 BB 的增多或减少的程度。在代谢性酸中毒时，BE 负值增加；在代谢性碱中毒时，BE 正值增加；在呼吸性酸中毒和碱中毒时，BE 在开始时不发生变化，随后由于肾脏发挥代偿作用，BE 可分别出现正值增加和负值增加。

6. 阴离子间隙(anion gap, AG)　AG 指血浆中未测定的阴离子(undetermined anion, UA)与未测定的阳离子(undetermined cation, UC)的差值，即 AG=UA－UC。由于细胞外液阴阳离子总当量数相等，故 AG 可用血浆中常规可测定的阳离子(Na^+)与常规测定的阴离子(Cl^- 和 HCO_3^-)的差算出，即 $Na^+ + UC = HCO_3^- + Cl^- + UA$，$AG = UA - UC = Na^+ - (HCO_3^- + Cl^-) = 140 - (24 + 104) = 12$ mmol/L，波动范围是(12±4)mmol/L。

AG 可增高也可降低，但增高的意义较大，目前多以 AG>16 mmol/L 作为判断是否有 AG 增高代谢性酸中毒的界限。常见于以下情况：磷酸盐和硫酸盐潴留、乳酸堆积、酮体过多及水杨酸中毒、甲醇中毒等。

三、单纯性酸碱平衡紊乱

病理情况下，根据原发的改变是代谢成分还是呼吸成分，是单一的失衡，还是两种以上的酸碱失衡同时存在，酸碱平衡紊乱可分为单纯型酸碱平衡紊乱（simple acid-base disturbance）和混合型酸碱平衡紊乱（mixed acid-base disturbance）。单纯型酸碱平衡紊乱分为 4 种类型：① 代谢性酸中毒；② 呼吸性酸中毒；③ 代谢性碱中毒；④ 呼吸性碱中毒。

（一）代谢性酸中毒

代谢性酸中毒（metabolic acidosis）是指原发性 HCO_3^- 减少而导致 pH 下降。

1. 原因

（1）HCO_3^- 直接丢失过多：常见于严重腹泻、肠道瘘管或肠道引流等含 HCO_3^- 的碱性肠液大量丢失时；肾小管酸中毒（renal tubular acidosis，RTA）及大量使用碳酸酐酶抑制剂，可使肾小管对 HCO_3^- 回收减少，引起 HCO_3^- 从尿液中丢失；大面积烧伤时，大量血浆渗出，也伴有 HCO_3^- 丢失。

（2）固定酸产生过多，HCO_3^- 缓冲丢失：见于代谢性固定酸产生过多或外源性 H^+ 摄入过多时，常见于：

① 乳酸酸中毒（lactic acidosis）：任何原因引起的缺氧，都可以使细胞内糖的无氧酵解增强而引起乳酸增加，发生乳酸性酸中毒。

② 酮症酸中毒（keto-acidosis）：见于体内脂肪被大量动员的情况下，常见于糖尿病、饥饿和酒精中毒等。脂肪分解加速，大量脂肪酸进入肝，形成过多的酮体（其中 β-羟丁酸和乙酰乙酸为酸性物质），超过了外周组织的氧化能力及肾排出能力。

（3）外源性固定酸摄入过多，HCO_3^- 缓冲丢失

① 水杨酸中毒：大量摄入阿司匹林可引起酸中毒，经缓冲 HCO_3^- 浓度下降，水杨酸根潴留。

② 含氯的成酸性药物摄入过多：使用过多的含氯盐类药物，如氯化铵、盐酸精氨酸或盐酸赖氨酸，在体内易解离出 HCl。如氯化铵，经肝合成尿素，并放出 HCl。

（4）固定酸排泄障碍：HCO_3^- 缓冲丢失　在严重肾衰竭患者，体内固定酸不能由尿中排泄，特别是硫酸和磷酸在体内积蓄，H^+ 浓度增加导致 HCO_3^- 浓度降低，硫酸根和磷酸根浓度在血中增加。远端肾小管性酸中毒发病环节是集合管的泌 H^+ 功能降低，H^+ 在体内蓄积，导致血浆 HCO_3^- 浓度进行性下降。

（5）血液稀释，使 HCO_3^- 浓度下降：见于快速输入大量无 HCO_3^- 的液体，如葡萄糖或生理盐水，使血液中 HCO_3^- 稀释，造成稀释性代谢性酸中毒。

（6）高血钾：各种原因引起细胞外液 K^+ 增多时，K^+ 与细胞内 H^+ 交换，引起细胞外 H^+ 增加，导致代谢性酸中毒。这种酸中毒时体内 H^+ 总量并未增加，H^+ 从细胞内逸出，造成细胞内 H^+ 下降，故细胞内呈碱中毒，在远曲小管由于小管上皮泌 H^+ 减少，尿液呈碱性，引起反常性碱性尿。

2. 分类　根据 AG 值的变化，将代谢性酸中毒分为两类：AG 增高型代谢性酸中毒和 AG 正常型代谢性酸中毒。

（1）AG 增高型：是指除了含氯以外的任何固定酸的血浆浓度增大时的代谢性酸中毒。如乳酸酸中毒、酮症酸中毒、磷酸和硫酸排泄障碍在体内蓄积和水杨酸中毒等。其固定酸的 H^+ 被 HCO_3^- 缓冲，其酸根（乳酸根、β-羟丁酸根、乙酰乙酸根、$H_2PO_4^-$、SO_4^{2-}、水杨酸根）增高。这部分酸根均属没有测定的阴离子，所以 AG 值增大，而 Cl^- 值正常，故又称

正常血氯性代谢性酸中毒。

(2) AG正常型：当HCO_3^-浓度降低，而同时伴有Cl^-浓度代偿性升高时，则呈AG正常型或高血氯性代谢性酸中毒。常见于消化道直接丢失HCO_3^-；轻度或中度肾衰竭，泌H^+减少；肾小管性酸中毒HCO_3^-再吸收减少或泌H^+障碍，使用碳酸酐酶抑制剂以及含氯的酸性盐摄入过多的情况下。

3. 机体的代偿

(1) 血液的缓冲及细胞内的缓冲代偿调节作用：代谢性酸中毒时，机体各种缓冲调节功能都参与代偿。细胞外液H^+增加后，血浆缓冲系统立即进行缓冲，HCO_3^-及其他缓冲碱不断被消耗，反映酸碱平衡的代谢指标包括AB、SB、BB均降低，BE负值增大，pH值降低。2～4 h后，约1/2 H^+通过离子交换方式进入细胞内，被细胞内缓冲系统缓冲，K^+从细胞内逸出，导致高钾血症。

除了细胞内外缓冲代偿外，代谢性酸中毒功能代偿主要靠肺和肾的调节，特别是肺的调节十分迅速和强大。

(2) 肺的代偿调节作用：血液H^+浓度增加，刺激颈动脉体和主动脉体化学感受器，反射性引起呼吸中枢兴奋，明显地改变肺的通气量。代谢性酸中毒当pH值由7.4降到7.0时，肺泡通气量由正常的4 L/min增加到30 L/min以上，呼吸加深加快是代谢性酸中毒的主要临床表现，其代偿意义是使血液中H_2CO_3浓度(或$PaCO_2$)继发性降低，维持HCO_3^-/H_2CO_3的值接近正常，使血液pH值趋向正常。呼吸的代偿反应是非常迅速的，一般在酸中毒10 min后就出现呼吸增强，30 min后即达代偿，12～24 h达代偿高峰，代偿最大极限是$PaCO_2$降到10 mmHg。

(3) 肾的代偿调节作用：在代谢性酸中毒时，肾通过加强泌H^+及泌NH_4^+及回收HCO_3^-，使HCO_3^-在细胞外液的浓度有所恢复。在代谢性酸中毒时，肾小管上皮细胞中的碳酸酐酶和谷氨酰胺酶活性增强，使尿中可滴定酸和NH_4^+排出增加，并重新生成HCO_3^-，但肾的代偿作用较慢，一般要3～5天才能达高峰，并且代偿的容量不大，在肾功能障碍引起的代谢性酸中毒时，肾的纠酸作用几乎不能发挥作用。

代谢性酸中毒的血气分析参数变化如下：HCO_3^-原发性降低，所以AB、SB、BB值均降低，AB<SB，BE负值加大，pH值下降，通过呼吸代偿，$PaCO_2$继发性下降。

4. 对机体的影响　代谢性酸中毒主要引起心血管系统和中枢神经系统的功能障碍和呼吸的代偿性增强。

(1) 心血管系统：严重的代谢性酸中毒能产生致死性室性心律失常，心收缩力降低以及血管对儿茶酚胺的反应性降低。

① 室性心律失常：代谢性酸中毒时出现的室性心律失常与血钾升高密切相关，高血钾的发生除与细胞外H^+进入细胞内与K^+交换，K^+逸出外，还与酸中毒对肾小管上皮泌H^+增加，而排K^+减少有关。重度高血钾由于严重的传导阻滞和心肌兴奋性消失，可造成致死性心律失常和心跳停止。

② 心肌收缩力减弱：尽管酸中毒时肾上腺髓质释放肾上腺素有正性肌力作用，但酸中毒时又阻断肾上腺素对心脏的作用，使心肌收缩力减弱，心肌弛缓，心输出量减少，尤其在pH<7.20时更为明显。酸中毒引起心肌收缩力减弱的机制可能是：a. H^+可竞争地抑制

Ca^{2+} 与肌钙蛋白钙结合亚单位的结合，影响兴奋-收缩耦联；b. H^+ 影响 Ca^{2+} 内流；c. H^+ 影响心肌细胞肌浆网释放 Ca^{2+} 。

③ 血管系统对儿茶酚胺的反应性降低：尤其是毛细血管前括约肌最为明显，使血管容量不断扩大，回心血量减少，血压下降，所以休克时，首先要纠正酸中毒，才能减轻血流动力学的障碍，否则会导致休克加重。

（2）中枢神经系统：代谢性酸中毒时引起中枢神经系统的代谢障碍，主要表现为意识障碍、昏迷，最后可因呼吸中枢和血管运动中枢麻痹而死亡，其发生机制与酸中毒时谷氨酸脱羧酶活性增强，使抑制性神经介质 γ-氨基丁酸生成增多，酸中毒还影响氧化磷酸化导致 ATP 生成减少，脑组织能量供应不足有关。

5. 防治的病理生理基础　预防和治疗原发病，去除发病原因。代谢性酸中毒发生后，对原发性 HCO_3^- 减少，治疗的主要措施是补充碱性药物。首选的碱性药物是碳酸氢钠。补碱的剂量和方法，应根据酸中毒的严重度区别对待，一般主张在血气分析的监护下分次补碱，补碱量宜小不宜大。

纠正酸中毒的同时，应注意同时纠正水、电解质紊乱，如纠正低血钾和低血钙，在严重腹泻造成酸中毒时由于细胞内 K^+ 外流，往往掩盖了低血钾，补碱纠正酸中毒后，K^+ 又返回细胞内，可明显地出现低血钾。酸中毒时游离钙增多，酸中毒纠正后，游离钙明显减少，有时可出现手足抽搐。

（二）呼吸性酸中毒

呼吸性酸中毒（respiratory acidosis）是指原发性 $PaCO_2$（或血浆 H_2CO_3）升高而导致 pH 值下降。

1. 原因　通气功能障碍而致的 CO_2 排出受阻，少数由于外环境 CO_2 浓度过高，吸入 CO_2 过多。临床上常见的通气障碍的原因如下：

（1）呼吸中枢抑制：颅脑损伤、脑炎、脑血管意外、呼吸中枢抑制剂（吗啡、巴比妥类）及麻醉剂用量过大或酒精中毒等。

（2）呼吸肌麻痹：急性脊髓灰白质炎、脊神经根炎、有机磷中毒、重症肌无力、家族性周期性麻痹及重度低血钾时，呼吸运动失去动力，造成 CO_2 排出障碍。

（3）呼吸道阻塞：喉头痉挛和水肿、溺水、异物堵塞气管，常造成急性呼吸性酸中毒。而慢性阻塞性肺部疾患（chronic obstructive pulmonary disease，COPD）、支气管哮喘等则是慢性呼吸性酸中毒的常见原因。

（4）肺部疾患：如急性呼吸窘迫综合征、心源性急性肺水肿、重度肺气肿、肺部广泛性炎症或肺组织广泛纤维化等，均可因通气障碍而发生呼吸性酸中毒。

（5）呼吸机使用不当，通气量过小。

2. 分类　呼吸性酸中毒按病程可分为两类：急性呼吸性酸中毒和慢性呼吸性酸中毒。

3. 机体的代偿调节　呼吸性酸中毒时由于肺通气功能障碍，所以呼吸系统往往不能发挥代偿作用，主要靠血液非碳酸氢盐缓冲系统和肾代偿。

（1）急性呼吸性酸中毒时，由于肾的代偿作用十分缓慢，因此仅主要靠细胞内外离子交换及细胞内缓冲，这种调节与代偿十分有限，因此常表现为代偿不足或失代偿状态。

急性呼吸性酸中毒时由于 CO_2 在体内潴留，使血浆 H_2CO_3 浓度不断升高，而 HCO_3^-

对 H_2CO_3 并无缓冲能力，H_2CO_3 离解为 H^+ 和 HCO_3^-，H^+ 与细胞内 K^+ 进行交换，进入细胞内的 H^+ 可被蛋白质缓冲，血浆 HCO_3^- 浓度可有所增加，有利于维持[HCO_3^-]与[H_2CO_3]的比值；此外，血浆中的 CO_2 通过弥散迅速进入红细胞，并在碳酸酐酶的催化下生成 H_2CO_3，而 H_2CO_3 又解离为 H^+ 和 HCO_3^-，H^+ 主要被血红蛋白和氧合血红蛋白缓冲，而 HCO_3^- 则进入血浆与 Cl^- 交换，又使血浆中 HCO_3^- 浓度有所增加。但这种离子交换和缓冲十分有限，往往 $PaCO_2$ 每升高 10 mmHg，血浆 HCO_3^- 仅增高 0.7～1.0 mmol/L，不足以维持 HCO_3^-/H_2CO_3 的正常比值，所以急性呼吸性酸中毒时 pH 值往往低于正常值，呈失代偿状态。

(2) 慢性呼吸性酸中毒时，由于肾的代偿，可以呈代偿性的。由于 $PaCO_2$ 和 H^+ 浓度升高，可增强肾小管上皮细胞内碳酸酐酶和线粒体中谷氨酰胺酶活性，促使小管上皮排泌 H^+ 和 NH_4^+，同时增加对 HCO_3^- 的再吸收。这种作用的充分发挥常需 3～5 天完成。在慢性呼吸性酸中毒时，由于肾的保碱作用较强大，而且随 $PaCO_2$ 升高，HCO_3^- 也呈比例增高，大致 $PaCO_2$ 每升高 10 mmHg，血浆 HCO_3^- 浓度增高 3.5～4.0 mmol/L，能使 HCO_3^-/H_2CO_3 的值接近 20 ∶ 1，因而在轻度和中度慢性呼吸性酸中毒时有可能代偿。

呼吸性酸中毒血气分析的参数变化如下：

$PaCO_2$ 原发性增高，pH 值降低。通过肾等代偿后，代谢性指标继发性增加，AB、SB、BB 值均升高，AB>SB，BE 正值加大。

4. 对机体的影响　呼吸性酸中毒时，由于 $PaCO_2$ 升高，可引起一系列血管运动和神经精神方面的障碍。

(1) CO_2 直接舒张血管的作用：CO_2 有直接扩血管作用。CO_2 潴留可引起脑血管舒张，脑血流量增加，常引起持续性头痛，尤以夜间和晨起更严重。

(2) 对中枢神经系统功能的影响：高碳酸血症对中枢神经系统的影响，可出现多种精神神经系统功能异常，早期症状包括头痛、不安、焦虑，进一步发展可出现震颤、精神错乱、嗜睡，甚至昏迷，临床称为肺性脑病(pulmonary encephalopathy)。

5. 防治的病理生理基础

(1) 病因学治疗：如去除呼吸道梗阻使之通畅或解痉，使用呼吸中枢兴奋药或人工呼吸器，对慢性阻塞性肺疾患采用控制感染、强心、解痉和祛痰。

(2) 发病学治疗：其原则是改善通气功能，使 $PaCO_2$ 逐步下降，切忌过急地使用人工呼吸器使 $PaCO_2$ 迅速下降到正常，因肾对 HCO_3^- 升高的代偿功能还来不及作出反应，结果又会出现代谢性碱中毒，使病情复杂化。同时应慎用碱性药物。

(三) 代谢性碱中毒

代谢性碱中毒(metabolicalkalosis)是指原发性 HCO_3^- 增多而导致的 pH 值升高。

1. 原因

(1) H^+ 丢失

① 经胃丢失：正常情况下胃黏膜壁细胞富含碳酸酐酶，能将 CO_2 和 H_2O 催化生成 H_2CO_3，H_2CO_3 解离为 H^+ 和 HCO_3^-，然后 H^+ 与来自血浆中的 Cl^- 合成 HCl，进食时分泌到胃腔中。病理情况下，剧烈呕吐，使胃腔内 HCl 丢失，血浆中 HCO_3^- 得不到 H^+ 中

和，造成血浆 HCO_3^- 浓度升高，发生代谢性碱中毒。

② 经肾丢失

a. 应用利尿药：肾小管上皮细胞也富含碳酸酐酶，使用髓袢利尿剂（呋塞米）或噻嗪类利尿剂时，H^+ 经肾大量丢失使 HCO_3^- 被大量再吸收，以及因丧失大量含 Cl^- 的细胞外液形成浓缩性碱中毒。

利尿药排 H^+ 的机制主要是利尿药抑制了髓袢升支对 Cl^-、Na^+ 和 H_2O 的再吸收，使远端流速增加，由于冲洗作用，使小管内 H^+ 浓度急剧降低，促进了 H^+ 的排泌。

b. 盐皮质激素过多：醛固酮可通过刺激集合管泌氢细胞的 H^+-ATP 酶泵，促进 H^+ 排泌，也可通过保 Na^+ 排 K^+ 促进 H^+ 排泌，而造成低钾性碱中毒。临床上原发性醛固酮增多症、继发性醛固酮增多症及糖皮质激素过多如 Cushing 综合征也可发生代谢性碱中毒。

（2）HCO_3^- 过量负荷：常见于消化道溃疡病患者服用过多的 $NaHCO_3$、矫正代谢性酸中毒时滴注过多的 $NaHCO_3$、大量输入含柠檬酸盐抗凝的库存血及脱水时只丢失 H_2O 和 NaCl 造成浓缩性碱中毒等均可使血浆 $NaHCO_3$ 浓度升高。

（3）H^+ 向细胞内移动：低钾血症时因细胞外液 K^+ 浓度降低，引起细胞内 K^+ 向细胞外转移，同时细胞外的 H^+ 向细胞内移动，可发生代谢性碱中毒，此时，细胞内 H^+ 增多，肾泌 H^+ 增多，尿液呈酸性，称为反常性酸性尿。

此外，肝功能衰竭时，血氨过高，尿素合成障碍也常导致代谢性碱中毒。

2. 分类　目前，通常按给予盐水后代谢性碱中毒能否得到纠正而将其分为两类，即盐水反应性碱中毒和盐水抵抗性碱中毒。

（1）盐水反应性碱中毒：主要见于呕吐、胃液吸引及应用利尿剂时，由于伴随细胞外液减少、有效循环血量不足，也常有低钾和低氯存在，而影响肾排出 HCO_3^- 能力，使碱中毒得以维持，给予等张或半张的盐水来扩充细胞外液，补充 Cl^- 能促进过多的 HCO_3^- 经肾排出而使碱中毒得到纠正。

（2）盐水抵抗性碱中毒：常见于全身性水肿、原发性醛固醇增多、严重低血钾及 Cushing 综合征等，维持因素是盐皮质激素的直接作用和低 K^+，这类碱中毒患者给予盐水没有治疗效果。

3. 机体的代偿调节

（1）体液的缓冲和细胞内外离子交换：代谢性碱中毒时，H^+ 浓度降低，OH^- 浓度升高，OH^- 可被缓冲系统中的弱酸（H_2CO_3、HHb、Hpr、$H_2PO_4^-$）所缓冲，使 HCO_3^- 及非 HCO_3^-（Buf^-）浓度升高，同时细胞内外离子交换，细胞内 H^+ 逸出，而细胞外液 K^+ 进入细胞内，从而产生低钾血症。但代谢性碱中毒主要的代偿靠肺和肾，尤其是肺。

（2）肺的代偿调节：由于 H^+ 浓度降低，呼吸中枢受抑制，呼吸变浅变慢，使通气量减少，$PaCO_2$ 或血浆 H_2CO_3 继发性升高，以维持 HCO_3^-/H_2CO_3 的值接近正常，使 pH 值有所降低。呼吸的代偿反应是较快的，往往数分钟即可出现，12～24 h 后即可达代偿高峰。但这种代偿是有限度的，很少能达到完全的代偿，$PaCO_2$ 上升达 60 mmHg 时，即可刺激呼吸中枢，引起呼吸加深加快，因而即使严重的代谢性碱中毒时 $PaCO_2$ 也极少能超过 55 mmHg，即很少能达到完全代偿。$PaCO_2$ 继发性上升的代偿极限是 55 mmHg。

(3) 肾的代偿调节:肾的代偿作用发挥较晚,血浆 H^+ 减少和 pH 值升高使肾小管上皮的碳酸酐酶和谷氨酰胺酶活性受到抑制,故泌 H^+ 和泌 NH_4^+ 减少,HCO_3^- 再吸收减少,使血浆 HCO_3^- 浓度有所下降,由于泌 H^+ 和泌 NH_4^+ 减少,HCO_3^- 排出增多,一般代谢性碱中毒尿液呈碱性,但在低钾性碱中毒时,由于细胞内酸中毒,泌 H^+ 增多,尿液反而呈酸性(反常性酸性尿)。肾在代谢性碱中毒时对 HCO_3^- 排出增多的最大代偿时限往往要 3~5 天,所以急性代碱代偿不起主要作用。

以上通过体液缓冲,肺和肾的代偿,代谢性碱中毒的血气分析参数变化规律如下:AB、SB 及 BB 均升高,AB>SB,BE 正值加大,pH 值升高。代偿主要通过肺,由于呼吸抑制,通气量下降,使 $PaCO_2$ 继发性升高,一般原发性 HCO_3^- 升高 1 mmol/L,继发性 $PaCO_2$ 升高 0.7 mmHg。但这种代偿是有限的,代偿极限是 55 mmHg,肾也有部分代偿作用,有利于 HCO_3^- 排出。

4. 对机体的影响　轻度代谢性碱中毒患者通常无症状,严重的代谢性碱中毒则可出现许多功能代谢变化。

(1) 中枢神经系统功能改变:严重代谢性碱中毒患者常有烦躁不安、精神错乱、谵妄、意识障碍等中枢神经系统症状。其发生机制可能主要由于抑制性神经介质 γ-氨基丁酸生成减少。

代谢性碱中毒时,pH 值升高,脑脊液[H^+]降低,呼吸中枢抑制。

(2) 血红蛋白氧离曲线左移:血液 pH 值升高可使血红蛋白与 O_2 的亲和力增强,以致相同氧分压下血氧饱和度可以增加,血红蛋白氧离曲线左移,血红蛋白不易将结合的 O_2 释出,造成组织供氧不足。

(3) 血浆游离钙降低:严重的急性碱中毒时,神经肌肉的应激性增高,可出现面部和肢体肌肉抽动、手足搐搦和惊厥等症状。一般认为其发生机制是由于 pH 值升高引起的血浆中游离钙(Ca^{2+})浓度降低所致。

(4) 低钾血症:代谢性碱中毒时常伴有低钾血症。这是由于碱中毒时,细胞外 H^+ 浓度降低,细胞内 H^+ 逸出而细胞外 K^+ 向细胞内移动;同时,由于肾小管上皮细胞排 H^+ 减少,故 H^+-Na^+ 交换减弱而 K^+-Na^+ 交换增强,使排 K^+ 增多导致低钾血症。低钾血症可引起神经肌肉症状和心律失常。

5. 防治的病理生理基础　代谢性碱中毒的治疗方针应该是在进行基础疾病治疗的同时去除代谢性碱中毒的维持因素。

(1) 盐水反应性碱中毒:对盐水反应性碱中毒患者,只要口服或静注等张(0.9%)或半张(0.45%)的盐水即可恢复血浆 HCO_3^- 浓度。机制是:①由于扩充了细胞外液容量,则消除了"浓缩性碱中毒"成分的作用;②由于有效循环血量得以恢复,则增强肾小管再吸收 HCO_3^- 的因素已不存在,血浆中过多的 HCO_3^- 从尿中排出;③由于远端肾单位小管液中 Cl^- 含量增加,则使皮质集合管分泌 HCO_3^- 增强。临床上也可使用 NaCl、KCl、盐酸精氨酸和盐酸赖氨酸治疗。对游离钙减少的患者也可补充 $CaCl_2$,总之补氯即可排出 HCO_3^- 。

(2) 盐水抵抗性碱中毒:对全身性水肿患者,应尽量少用髓袢或噻嗪类利尿剂,以预防发生碱中毒。碳酸酐酶抑制剂乙酰唑胺可抑制肾小管上皮细胞内的碳酸酐酶活性,因而排泌 H^+ 和再吸收 HCO_3^- 减少,增加 Na^+ 和 HCO_3^- 的排出,结果既达到治疗碱中毒的目的又减轻了水肿。

肾上腺皮质激素过多引起的碱中毒，需用抗醛固酮药物和补 K^+ 去除代谢性碱中毒的维持因素。

（四）呼吸性碱中毒

呼吸性碱中毒(respiratory alkalosis)是指血浆 H_2CO_3 浓度或 $PaCO_2$ 原发性减少，而导致 pH 值升高。

1. 原因　肺通气过度是各种原因引起的呼吸性碱中毒的基本发生机制。原因如下：

(1) 肺疾患：如肺炎、肺梗死、间质性肺疾病、肺水肿及吸入氧分压过低等，均可因 PaO_2 降低而引起通气过度等。其发生机制与低氧血症有关。

(2) 呼吸中枢受到直接刺激：精神性通气过度见于癔症发作时过度通气，中枢神经系统疾病如脑血管障碍、脑炎、脑外伤及脑肿瘤等均可刺激呼吸中枢引起过度通气。某些药物如水杨酸、氨可直接兴奋呼吸中枢致通气增强。高热、甲状腺功能亢进等因机体代谢过高可使肺通气功能增强。

(3) 人工呼吸机使用不当：常因通气量过大而引起呼吸性碱中毒。

2. 分类　呼吸性碱中毒也可按发病时间分为急性呼吸性碱中毒和慢性呼吸性碱中毒两类。

(1) 急性呼吸性碱中毒：常见于人工呼吸机过度通气、高热和低氧血症时，一般指 $PaCO_2$ 在 24 h 内急剧下降而导致 pH 值升高。

(2) 慢性呼吸性碱中毒：常见于慢性颅脑疾病、肺部疾患、肝脏疾患、缺氧和氨兴奋呼吸中枢引起持久的 $PaCO_2$ 下降而导致 pH 值升高。

3. 机体的代偿调节　当有效肺泡通气量超过每日产生的 CO_2 排出的需要时，可使血浆 H_2CO_3 浓度降低，pH 值升高。由低碳酸血症而致的 H^+ 减少，可由血浆 HCO_3^- 浓度的降低而得到代偿。这种代偿作用包括迅速发生的细胞内缓冲和缓慢进行的肾排酸减少。

(1) 急性呼吸性碱中毒：急性呼吸性碱中毒时，血浆 H_2CO_3 浓度迅速降低，故 HCO_3^- 浓度相对增高。约在 10 min 内，H^+ 从细胞内移出至细胞外并与 HCO_3^- 结合，因而血浆 HCO_3^- 浓度下降，H_2CO_3 浓度有所回升。这些进入血浆的 H^+ 来自细胞内的血红蛋白、磷酸和蛋白等非碳酸氢盐缓冲物：$HBuf \rightarrow H^+ + Buf^-$。也来自细胞代谢产生的乳酸，因为碱中毒能促进糖酵解使乳酸生成增多，其机制可能与碱中毒影响血红蛋白释放氧，从而造成组织缺氧和糖酵解增强所致。此外，部分血浆 HCO_3^- 进入红细胞，与红细胞内 Cl^- 交换，进入红细胞内的 HCO_3^- 与 H^+ 结合，并进一步生成 CO_2，CO_2 自红细胞进入血浆形成 H_2CO_3，使血浆 H_2CO_3 浓度有所回升。

一般 $PaCO_2$ 每下降 10 mmHg，血浆 HCO_3^- 浓度降低 2 mmoL/L。

(2) 慢性呼吸性碱中毒：由于肾的代偿调节是个缓慢的过程，因此急速发生通气过度时肾的代偿调节作用尚来不及发挥。低碳酸血症持续存在的情况下，肾代偿性的泌 H^+ 减少，故尿中 HCO_3^- 及可滴定酸和 NH_4^+ 量降低，血浆 HCO_3^- 浓度降低。

慢性呼吸性碱中毒时，由于肾的代偿调节和细胞内缓冲，平均 $PaCO_2$ 每降低 10 mmHg，血浆 HCO_3^- 浓度下降 5 mmol/L，从而有效地避免了细胞外液 pH 值发生大幅度变动。

4. 对机体的影响　呼吸性碱中毒比代谢性碱中毒更易出现眩晕、四肢及口周感觉异常、意识障碍及抽搐等。抽搐与低 Ca^{2+} 有关。神经系统功能障碍除与碱中毒对脑功能的损伤外，还与脑血流量减少有关，因为低碳酸血症可引起脑血管收缩。据报道，$PaCO_2$ 下降 20 mmHg，脑血流量可减少 35%～40%。当然，精神性换气过度患者的某些症状，如头痛、气急、胸闷等，属精神性的，与碱中毒无关。

多数严重的呼吸性碱中毒患者血浆磷酸盐浓度明显降低。这是因为细胞内碱中毒使糖原分解增强，葡萄糖-6-磷酸盐和 1,6-二磷酸果糖等磷酸化合物生成增加，结果消耗了大量的磷，致使细胞外液磷进入细胞内。

此外，呼吸性碱中毒时也可因细胞内外离子交换和肾排钾增加而发生低钾血症；也可因血红蛋白氧离曲线左移使组织供氧不足。

5. 防治的病理生理基础　首先应防治原发病和去除引起通气过度的原因。急性呼吸性碱中毒患者可吸入含 5% CO_2 的混合气体，或用纸袋罩于患者口鼻使其再吸入呼出的气体以维持血浆 H_2CO_3 浓度。对精神性通气过度患者可用镇静剂。

（五）分析判断单纯性酸碱平衡紊乱的病理生理基础

单纯性酸碱失衡主要靠血气分析诊断，通过血气分析测得 Henderson-Hasselbalch 方程式中 3 个变量的关系，分析后可发现如下规律：

1. 根据 pH 或 H^+ 的变化，可判断是酸中毒还是碱中毒。凡 pH<7.35 或 H^+ >45 nmol/L 则为酸中毒；凡 pH>7.45 或 H^+<35 nmol/L 则为碱中毒。

2. 根据病史和原发性失衡可判断为呼吸性还是代谢性失衡。

如原发 $PaCO_2$↑引起 pH↓称为呼吸性酸中毒。

如原发 $PaCO_2$↓引起 pH↑称为呼吸性碱中毒。

如原发 HCO_3^-↓引起 pH↓称为代谢性酸中毒。

如原发 HCO_3^-↑引起 pH↑称为代谢性碱中毒。

3. 根据代偿情况可判断为单一性酸碱失衡还是混合性酸碱失衡　代偿的规律是代谢性酸碱失衡主要靠肺代偿，而呼吸性酸碱失衡主要靠肾代偿，单一性酸碱失衡继发性代偿变化与原发性失衡同向，但继发性代偿变化一定小于原发性失衡。

四、混合性酸碱平衡紊乱

由于血气分析在临床的广泛应用，并有明确的代谢因素指标和呼吸因素指标，因此可以发现有些患者不是单一的原发酸碱失衡，而是存在两种以上混合性的酸碱失衡（mixed acid-base disorders），如混合性代谢性酸中毒（高 AG 性加正常 AG 性）、高 AG 代谢性酸中毒合并代谢性碱中毒；三重性酸碱失衡（triple acid-base disorders），即一种呼吸失衡，再同时有高 AG 的代酸和代碱。临床混合性酸碱失衡的主要类型见表 2-4。

表 2-4　临床混合性酸碱失衡的主要类型

双重性酸碱失衡	呼酸合并代酸，呼酸合并代碱　呼碱合并代酸，呼碱合并代碱　高 AG 代酸合并代碱
三重性酸碱失衡 呼酸合并高 AG 代酸+代碱	呼碱合并高 AG 代酸+代碱

（一）双重性酸碱失衡

双重性酸碱失衡(double acid-base disorders)可分为两类:一类为呼吸性和代谢性混合型:包括呼吸性酸中毒合并代谢性酸中毒;呼吸性碱中毒合并代谢性碱中毒;呼吸性酸中毒合并代谢性碱中毒;呼吸性碱中毒合并代谢性酸中毒。另一类为代谢混合型:主要有高 AG 型代谢性酸中毒合并代谢性碱中毒。

1. 呼吸性酸中毒合并代谢性酸中毒

(1) 原因:常见于:① 心跳和呼吸骤停;② 急性肺水肿;③ 慢性阻塞性肺疾患严重缺氧;④ 严重低血钾累及心肌及呼吸肌;⑤ 药物及一氧化碳中毒。

(2) 特点:由于呼吸性和代谢性因素指标均朝酸性方面变化,因此 HCO_3^- 减少时呼吸不能代偿,$PaCO_2$ 增多时,肾也不能代偿,两者不能相互代偿,呈严重失代偿状态,pH 值明显减低,并形成恶性循环,有致死性后果,患者 SB、AB 及 BB 均降低,AB>SB,血浆 K^+ 浓度升高,AG 增大。

2. 代谢性碱中毒合并呼吸性碱中毒

(1) 原因:常见于各种危重患者。引起呼吸性碱中毒的病因有机械通气过度、低氧血症、败血症、颅脑外伤、肝脏疾患、妊娠中毒症等。引起合并代谢性碱中毒的病因有呕吐、胃肠引流、大量输入库存血及碱性药物、频繁使用利尿剂等。

(2) 特点:因呼吸性和代谢性因素指标均朝碱性方面变化,$PaCO_2$ 降低,血浆 HCO_3^- 浓度升高,两者之间看不到相互代偿的关系,呈严重失代偿,不论原因如何,预后都极差。血气指标 SB、AB、BB 均升高,AB<SB,$PaCO_2$ 降低,pH 值明显升高,血浆 K^+ 浓度降低。

3. 呼吸性酸中毒合并代谢性碱中毒

(1) 原因:常见于慢性阻塞性肺疾患或慢性肺源性心脏病患者,在通气未改善之前滥用 $NaHCO_3$,或过急地过度人工通气,或大量使用利尿剂之后。

(2) 特点:$PaCO_2$ 和血浆 HCO_3^- 浓度均升高而且升高的程度均已超出彼此正常代偿范围,AB、SB、BB 均升高,BE 正值加大,pH 值变动不大,略偏高或偏低,也可以在正常范围内。

4. 代谢性酸中毒合并呼吸性碱中毒

(1) 原因:可见于:① 糖尿病、肾衰竭或感染性休克及心肺疾病等危重患者伴有发热或机械通气过度。② 慢性肝病,高血氨,并发肾衰竭。③ 水杨酸或乳酸盐中毒,有机酸(水杨酸、酮体、乳酸)生成增多,水杨酸盐刺激呼吸中枢可发生典型的代酸合并呼碱的混合性酸碱失衡。

(2) 特点:HCO_3^- 和 $PaCO_2$ 均降低,两者不能相互代偿,均小于代偿的最低值,pH 值变动不大,甚至在正常范围。

5. 代谢性酸中毒合并代谢性碱中毒

(1)原因:常见于:① 严重胃肠炎时呕吐加腹泻并伴有低钾和脱水。② 尿毒症患者或糖尿病患者剧烈呕吐。

(2) 特点:由于导致血浆 HCO_3^- 升高和降低的原因同时存在,彼此相互抵消,常使血浆 HCO_3^- 及血液 pH 值在正常范围内,$PaCO_2$ 也常在正常范围内或略高略低变动。对 AG 增高性的代谢性酸中毒合并代谢性碱中毒时,测量 AG 值对诊断该型有重要意义,AG

增大部分(ΔAG)应与 HCO_3^- 减少部分(ΔHCO_3^-)相等。但 AG 正常型代谢性酸中毒合并代谢性碱中毒则无法用 AG 及血气分析来诊断,需结合病史全面分析。

(二) 三重性混合性酸碱平衡紊乱

由于同一患者不可能同时存在呼吸性酸中毒和呼吸性碱中毒,因此三重性酸碱平衡紊乱只存在两种类型。

1. 呼吸性酸中毒合并 AG 增高性代谢性酸中毒和代谢性碱中毒　该型的特点是 $PaCO_2$ 明显增高,AG>16 mmol/L,HCO_3^- 一般也升高,Cl^- 明显降低。

2. 呼吸性碱中毒合并 AG 增高性代谢性酸中毒和代谢性碱中毒　该型的特点是 $PaCO_2$ 降低,AG>16 mmol/L,HCO_3^- 可高可低,Cl^- 一般低于正常。

三重性混合性酸碱失衡比较复杂,必须在充分了解原发病情的基础上,结合实验室检查进行综合分析后才能得出正确结论。

第五节　缺　　氧

氧是正常生命活动不可缺少的物质。成人在静息状态下,每分钟耗氧量约 250 ml;活动时,耗氧量增加。但人体内氧储量极少,有赖于外界环境氧的供给和通过呼吸、血液、血液循环不断地完成氧的摄取和运输,以保证细胞生物氧化的需要。当组织得不到充足的氧,或不能充分利用氧时,组织的代谢、机能甚至形态结构都可能发生异常变化,这一病理过程称为缺氧。

常用的血氧指标及其意义:

1. 氧分压(PO_2)　是指以物理状态溶解在血浆内的氧分子所产生的张力(故又称氧张力)。在 100 ml 37℃的血液内,以物理状态溶解的氧,每 0.003 ml 可产生 0.133 kPa (1 mmHg)的氧分压。正常人在静息状态,呼吸海平面空气,以物理状态溶解在动脉血内的氧约 0.3 ml,动脉血氧分压(PaO_2)约 13.3 kPa(100 mmHg);静脉血氧分压(PvO_2)正常约 5.32 kPa(40mmHg)。PaO_2 主要取决于肺泡氧分压(PaO_2)的高低、氧通过肺泡膜弥散入血的量、肺泡通气量与肺血流量的比例。

2. 氧含量　是指 100 ml 血液内所含的氧毫升数,包括实际与血红蛋白结合的氧和溶解在血浆内的氧。正常动脉血氧含量约 19.3 ml%,混合静脉血氧含量约 12 ml%。血液氧含量主要取决于 PaO_2 与血红蛋白的结合量。

3. 氧容量　指氧分压为 19.95 kPa(150 mmHg),二氧化碳分压为 5.32 kPa(40 mmHg),温度 38℃,在体外 100 ml 血液内血红蛋白所结合的氧量。正常血红蛋白在上述条件下,每克能结合氧 1.34~1.36 ml。若按每 100 ml 血液含血红蛋白 15 g 计算,动脉血和静脉血氧容量约 20 ml%。

氧含量取决于单位容积血液内血红蛋白的量和血红蛋白结合氧的能力。如果血红蛋白含量减少(贫血)或血红蛋白结合氧的能力降低(如高铁血红蛋白、碳氧血红蛋白),则氧容量减少,氧含量也随之减少。如果单位容积血液内血红蛋白的量和性质正常,只是由于氧分压降低使血红蛋白氧饱和度降低,此时氧含量减少,但氧容量是正常的。

4. 氧饱和度　是指血红蛋白与氧结合达到饱和程度的百分数。1 g 血红蛋白最多能与 1.36 ml 的氧结合，氧饱和度达到 100%。

氧饱和度的高低主要取决于氧分压的高低。氧分压与氧饱和度之间的关系，可用氧离曲线来表示（图 2-1）。由于血红蛋白的生理特点，氧离曲线呈“S”形，PO_2 7.98 kPa（60 mmHg）以下，才会使氧饱和度明显降低，氧含量明显减少，从而引起缺氧。

中间曲线为标准状态下[38℃，PCO_2 5.32 kPa（40 mmHg），pH 7.4]的氧离曲线，P_{50} 约 3.59 kPa（27 mmHg）。

血红蛋白与氧亲和力的高低，常用 P_{50} 表示。P_{50} 是指血液在 38℃，pH7.4，PCO_2 5.32 kPa 的条件下，使氧饱和度达到 50%时的氧分压。正常成人 P_{50} 约为 3.59 kPa（27 mmHg）。血液 PCO_2 升高、pH 降低、湿度升高或红细胞内 2,3-DPG 含量增加，都可使血红蛋白氧亲和力降低，氧离曲线右移，P_{50} 增大；反之，使血红蛋白与氧亲和力升高，氧离曲线左移，P_{50} 变小。血红蛋白的结构与功能异常，不易与氧结合或不易解离氧，对 P_{50} 也有影响。

5. 动静脉血氧差　即动脉血氧含量减去静脉血氧含量所得的毫升数，即组织对氧的消耗量。由于各组织器官耗氧量不同，各器官动静脉血氧差很不一样。正常动脉血与混合静脉血氧差约 6～8 ml%。

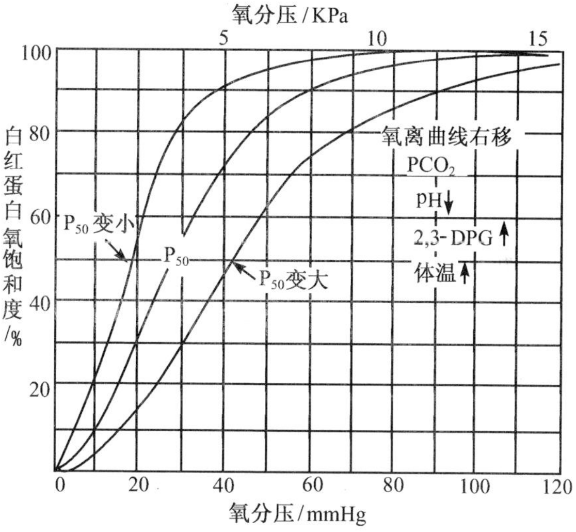

图 2-1　氧离曲线

一、缺氧的类型、原因和发病机制

根据缺氧发生的速度，分急性缺氧和慢性缺氧；根据缺氧时 PaO_2 的变化，分低张性低氧血症和等张性低氧血症。

（一）低张性缺氧

低张性缺氧是指由于肺泡氧分压降低，或静脉血分流入动脉，血液从肺摄取的氧减少，以致动脉血氧含量减少，PaO_2 降低。

1. 原因和发病机制

（1）吸入氧分压低：例如高原或高空，大气压低；通风不好的矿井、坑道内；吸入低氧的混合气体(如吸入气摄入高浓度的氮、氢或笑气)。由于吸入氧分压低,PAO_2 和 PaO_2 随之降低。

(2) 外呼吸功能障碍:如窒息、慢性阻塞性肺疾患、肺水肿、肺炎等,致肺泡通气量减少,$PACO_2$ 升高,PAO_2 降低,结果血液通过肺摄取的氧减少,动脉血氧含量和 PAO_2 降低。

(3) 静脉血分流入动脉(静脉血掺杂):多见于先天性心脏病。如心房或心室中隔缺损,伴有肺动脉狭窄或肺动脉高压,右心的静脉血可部分经缺损处流入左心。又如肺的疾患,引起弥散障碍或通气/血流比例失调,或肺动脉吻合支开放,可致肺动静脉血功能性或解剖性分流增加。

2. 低张性缺氧的特点

(1) 动脉血氧分压、氧饱和度和氧含量都降低,静脉血氧分压、氧饱和度和氧含量亦随之降低。

(2) 动脉血和静脉血氧容量正常。如由于慢性缺氧,使单位容积血液内红细胞数和血红蛋白量增多,氧容量增加。

(3) 动脉血氧差接近正常。如果 PaO_2 太低,动脉血与组织氧分压差明显变小,血氧弥散到组织内减少,可使动静脉血氧差降低。

(4) 除血氧变化外,根据肺泡通气量,PaO_2 有不同的变化,例如严重的肺通气功能障碍,CO_2 排出少,则 $PaCO_2$ 升高;如果过度换气,CO_2 排出多,则 $PaCO_2$ 降低。

(二) 血液性缺氧

血液性缺氧是指由于血红蛋白含量减少或性质发生改变,致血液携带的氧减少,血氧含量降低,或血红蛋白结合的氧不易释出所引起的缺氧。由于以物理状态溶解在血液内的氧不受血红蛋白的影响,该型缺氧的 PaO_2 正常,属于等张性低氧血症。

1. 原因和发病机制

(1) 贫血:各种原因引起的贫血,单位容积血液内红细胞数和血红蛋白量减少,虽然 PaO_2 和氧饱和度正常,但氧容量降低,氧含量随之减少。

(2) 高铁血红蛋白血症:血红蛋白的二价铁,在氧化剂的作用下,可氧化成三价铁,形成高铁血红蛋白,也称变性血红蛋白或羟化血红蛋白。高铁血红蛋白的三价铁因与羟基牢固结合而丧失携带氧的能力,加上血红蛋白分子的 4 个二价铁中有一部分氧化为三价铁后还能使剩余的 Fe^{2+} 与氧的亲和力增高,导致氧离曲线左移,使组织缺氧。较常见的是食用大量含硝酸盐的腌菜后,经肠道细菌将硝酸盐还原为亚硝酸盐,吸收后形成高铁血红蛋白血症,称为“肠源性发绀”。

(3) 碳氧血红蛋白血症:多见于 CO 中毒引起的。CO 与 Hb 的亲和力为 O_2 与 Hb 亲和力的 218 倍(37℃),Hb 与 CO 结合后就不能与 O_2 结合。另一方面,CO 还能抑制红细胞内糖酵解,使其 2,3-DPG 生成减少,氧离曲线左移,HbO_2 中的氧不易释出,从而加重组织缺氧,血液 HbCO 含量达到 Hb 总量的 10%～20%,就可引起轻度缺氧;当吸入气中有 0.1%的 CO 时,血液中的血红蛋白可能有 50%为 HbCO,则可发生极为严重的缺氧。

2. 血液性缺氧的特点

(1) PaO_2 正常,氧容量和氧含量减少。

(2) 血红蛋白氧饱和度,贫血性缺氧正常,高铁血红蛋白血症和碳氧血红蛋白血症降低。

(3) 动静脉血氧差常小于正常。

(4) 由于 PaO_2 正常,一般不引起肺通气增加。严重贫血不出现发绀。高铁血红蛋白呈咖啡色(皮肤、黏膜青紫),碳氧血红蛋白呈樱桃红色。

(三) 循环性缺氧

循环性缺氧是指由于血液循环障碍,供给组织的血液减少而引起的缺氧,又称低血流性缺氧。由于动脉狭窄或阻塞,致动脉血灌流不足而引起的缺氧,又称缺血性缺氧;由于静脉血回流受阻,血流缓慢,微循环淤血,导致动脉血灌流减少而引起的缺氧,称淤血性缺氧。

1. 原因和病理

(1) 局部性血循环障碍:血管的狭窄或阻塞、痉挛等。

(2) 全身性血循环障碍:心力衰竭、休克等。

2. 循环性缺氧的特点

(1) 动脉血氧分压、氧饱和度和氧含量正常。氧容量一般是正常的。

(2) 由于血流缓慢和氧离曲线右移,组织从单位容积血液内摄取的氧增多,静脉血氧分压、氧饱和度和氧含量降低,动静脉血氧差别加大。

(3) 不仅组织缺氧,组织内代谢产物也不能及时运出,所以低血流性缺氧比乏氧性缺氧对组织细胞的损害更为严重。

(四) 组织性缺氧

由于组织细胞利用氧异常所引起的缺氧称为组织性缺氧。

1. 原因和发病机制

(1) 组织中毒:如氰化物、硫化氢、磷等可引起组织中毒性缺氧。

(2) 组织水肿:组织间液和细胞内液的异常增多,使气体弥散距离增大,引起内呼吸障碍。

(3) 组织需氧过多:如冠状动脉硬化的患者运动或情绪激动时,心肌耗氧量增加可诱发心绞痛。

2. 组织性缺氧的特点(表 2-5)

(1) 动脉血氧分压、氧饱和度和氧含量正常。

(2) 静脉血氧分压、氧饱和度和氧含量高于正常,动脉血氧差变小。

因组织需氧过多引起缺氧时,组织耗氧量是增加的,静脉血氧含量与氧分压较低,使动静脉血氧增大。

表 2-5　各型缺氧的血氧变化

缺氧类型	动脉血氧分压	动脉血氧饱和度	血氧容量	动脉血氧含量	动-静脉氧差
低张性缺氧	↓	↓	N	↓	↓和 N
血液性缺氧	N	N	↓或 N	↓或 N	↓
循环性缺氧	N	N	N	N	↑
组织性缺氧	N	N	N	N	↑或↓

注:↓表示降低;↑表示升高;N 表示正常。

缺氧虽分为上述四型，但在实际情况中所见的往往是混合型。例如失血性休克，既有血红蛋白减少所致的血液性缺氧，又有微循环障碍所致的循环性缺氧。又如心力衰竭，既有循环障碍引起的循环性缺氧，又有继发肺淤血、水肿引起的呼吸性缺氧。因此，对具体患者，要作全面具体的分析。

二、缺氧时机体的机能代谢变化

缺氧时机体的机能代谢变化，包括机体对缺氧的代偿性反应和由缺氧引起的代谢与机能障碍。轻度缺氧主要引起机体代偿性反应；严重缺氧而机体代偿不全时，出现的变化以代谢机能障碍为主。各种类型的缺氧所引起的变化，既有相似之处，又各具特点。以下以低张性缺氧为例，说明缺氧对机体的影响。

（一）代偿性反应

动脉血氧分压一般要降至 8 kPa(60 mmHg)以下，才会使组织缺氧，引起机体的代偿反应，包括增强呼吸血液循环，增加血液运送氧和组织利用氧的功能等。

1. 呼吸系统　PaO_2 降低(低于 8 kPa)可刺激颈动脉体和主动脉体化学感受器，反射性地引起呼吸加深加快，从而使肺泡通气量增加，肺泡气氧分压升高，PaO_2 也随之升高。吸入 10%氧时，通气量可增加 50%；吸入 5%氧可使通气量增加 3 倍。胸廓呼吸运动的增强使胸内负压增大，还可促进静脉回流，增加心输出量和肺血流量，有利于氧的摄取和运输。但过度通气使 PaO_2 降低，减低了 CO_2 对延髓中枢化学感受器的刺激，可限制肺通气的增强。

低张性缺氧所引起的肺通气变化与缺氧持续的时间有关。如人到达 4 000 m 高原后，肺通气量立即增加，但仅比在海平面高 65%。数日后，肺通气量可高达在海平面的 5～7 倍。但久居高原，肺通气量逐渐回降，仅比海平面者高 15%左右。在急性缺氧早期肺通气增加较少，可能因过度通气形成的低碳酸血症和呼吸性碱中毒对呼吸中枢的抑制作用，使肺通气的增加受限。2～3 日后，通过肾脏代偿性地排出 HCO_3^-，脑脊液内的 HCO_3^- 也逐渐通过血脑屏障进入血液，使脑组织中 pH 逐渐恢复正常。久居高原肺气量回降，可能与外周化学感受器对缺氧的敏感性降低有关。

肺通气量增加是对急性低张性缺氧最重要的代偿性反应。此反应的强弱存在显著的个体差异，代偿良好者肺通气量增加较多，PaO_2 比代偿不良者高。$PaCO_2$ 也较低。

血液性缺氧和组织性缺氧因 PaO_2 不低，故呼吸一般不增强；循环性缺氧如累及肺循环，如心力衰竭引起肺淤血、水肿时，可使呼吸加快。

2. 循环系统　低张性缺氧引起的代偿性心血管反应，主要表现为心输出量增加、血流分布改变、肺血管收缩与毛细血管增生。

(1) 心输出量增加：心输出量增加可提高全身组织的供氧量，故对急性缺氧有一定的代偿意义。心输出量增加主要是由于：

① 心率加快：缺氧时心率加快很可能是因为通气增加所致肺膨胀对肺牵张感受器的刺激，反射性地通过交感神经引起的。然而呼吸运动过深反而通过反射使心率减慢，外周血管扩张和血压下降。

② 心脏收缩性增强：缺氧作为一种应激原，可引起交感神经兴奋，作用于心脏 β-肾上腺素能受体，使心脏收缩性增强。

③ 静脉回流量增加：胸廓呼吸运动及心脏活动增强，可导致静脉回流量增加和心输出量增多。

(2) 血流分布改变：器官血流量取决于血液灌注的压力（即动、静脉压差）和器官血流的阻力。后者主要取决于开放的血管数量与内径大小。缺氧时，一方面交感神经兴奋引起血管收缩；另一方面局部组织因缺氧产生的乳酸、腺苷等代谢产物则使血管扩张。这两种作用的平衡关系决定器官的血管是收缩或扩张，以及血流量是减少或增多。急性缺氧时，皮肤、腹腔内脏交感神经兴奋，缩血管作用占优势，故血管收缩；而心、脑血管因以局部组织代谢的产物的扩血管作用为主，故血管扩张，血流增加。这种血流分布的改变显然对于保证生命重要器官缺氧的供应是有利的。肺泡缺氧及混合静脉血的氧分压降低都能引起肺小动脉收缩，从而使缺氧的肺泡的血流量减少。如果是由肺泡通气量减少引起的肺泡缺氧，则肺血管的收缩反应有利于维持肺泡通气与血流的适当比例，使流经这部分肺泡的血液仍能获得较充分的氧，从而可维持较高的 PaO_2。

(3) 毛细血管增生：长期慢性缺氧可促使毛细血管增生。尤其是脑、心脏和骨骼肌的毛细血管增生更显著。毛细血管的密度增加可缩短血氧弥散至细胞的距离，增加对细胞的供氧量。

3. 血液系统　缺氧可使骨髓造血增强及氧合血红蛋白解离曲线右移，从而增加氧的运输和释放。

(1) 红细胞增多：当低氧血流经肾脏近球小体时，能刺激近球细胞，使其中颗粒增多，生成并释放促红细胞生成素（erythropoietin），促红细胞生成素能促使红细胞系单向干细胞分化为原红细胞，并促进其分化、增殖和成熟，加速 Hb 的合成和使骨髓内的网织红细胞和红细胞释放入血液。红细胞增多可增加血液的氧容量和氧含量，从而增加组织的供氧量。

(2) 氧合血红蛋白解离曲线右移：缺氧时，红细胞内 2,3-DPG 增加，导致氧离曲线右移，即血红蛋白与氧的亲和力降低，易于将结合的氧释出供组织利用。但是，如果 PaO_2 低于 8 kPa，则氧离曲线的右移将使血液通过肺泡时结合的氧量减少，使之失去代偿意义。

4. 组织细胞的适应　在供氧不足的情况下，组织细胞可通过增强利用氧的能力和增强无氧酵解以获取维持生命活动所必需的能量。

(1) 组织细胞利用氧的能力增强：慢性缺氧时，细胞内线粒体的数目和膜的表面积均增加，呼吸链中的酶如琥珀酸脱氢酶、细胞色素氧化酶可增加，使细胞的内呼吸功能增强。

(2) 无氧酵解增强：严重缺氧时，ATP 生成减少，ATP/ADP 比值下降，以致磷酸果糖激酶活性增强，该酶是控制糖酵解过程最主要的限速酶，其活性增强可促使糖酵解过程加强，在一定程度上可补偿能量的不足。

(3) 肌红蛋白增加：慢性缺氧可使肌肉中肌红细胞蛋白含量增多。肌红蛋白和氧的亲和力较大，当氧分压为 1.33 kPa(10 mmHg)时，血红蛋白的氧饱和度约为 10%，而肌红蛋白的氧饱和度可达 70%，当氧分压进一步降低时，肌红蛋白可释出大量的氧供细胞利用。肌红蛋白的增加可能具有储存氧的作用。

（二）代谢和功能障碍

严重缺氧，如低张性缺氧者 PaO_2 低于 4 kPa(30 mmHg)时，组织细胞可发生严重的缺氧性损伤，器官可发生功能障碍甚至功能衰竭。

缺氧性细胞损伤主要为细胞膜、线粒体溶酶体的变化。

(1) 细胞膜的变化：在细胞内 ATP 含量减少以前，细胞膜电位已开始下降。其原因为细胞膜对离子的通透性增高，导致离子顺浓度差透过细胞膜。钠离子内流，钾离子外流，钙离子的内流：细胞内 Na^+ 的增多促使水进入细胞，导致细胞水肿。细胞内缺钾将导致合成代谢障碍，酶的生成减少，将进一步影响 ATP 的生成和离子泵的功能。Ca^{2+} 增多可激活磷脂酶，使膜磷脂分解，引起溶酶体的损伤及其水解酶释出，由此增加自由基的形成，加重细胞的损伤。缺氧可降低线粒体的呼吸功能，使 ATP 生成减少。严重时线粒体可出现肿胀、崩解、外膜破裂和基质外溢等病变。溶酶体缺氧时，溶酶体肿胀、破裂和大量溶酶体酶释出，进而导致细胞本身及其周围组织的溶解、坏死。

(2) 中枢神经系统的机能障碍：脑重仅为体重的 2%左右，而脑血流量约占心输出量的 15%，脑耗氧量约为总耗氧量的 23%，所以脑对缺氧十分敏感。急性缺氧可引起头痛、情绪激动及思维力、记忆力、判断力降低或丧失以及运动不协调等。慢性缺氧者则有易疲劳、嗜睡、注意力不集中及精神抑郁等症状。严重缺氧可导致烦躁不安、惊厥、昏迷甚至死亡。缺氧引起脑组织的形态学变化主要是脑细胞变性、坏死、脑细胞肿胀及脑水肿。

(3) 外呼吸功能障碍：急性低张性缺氧，表现为呼吸困难、咳嗽、咳出血性泡沫痰、肺部有湿性啰音、皮肤黏膜发绀等。此外还可引起急性肺水肿影响肺的换气功能，可使 PaO_2 进一步下降。PaO_2 过低可直接抑制呼吸中枢，使呼吸抑制，肺通气量减少，导致中枢性呼吸衰竭。

(4) 循环功能障碍：严重的全身性缺氧时，心脏可受累，如高原性心脏病、肺源性心脏病、贫血性心脏病等，甚至发生心力衰竭。

除以上所述神经系统、呼吸与循环系统机能障碍外，肝、肾、消化道、内分泌等各系统的功能均可因严重缺氧而受损害。

三、影响机体对缺氧耐受性的因素

年龄、机体的机能状态、营养、锻炼、气候等许多因素都可影响机体对缺氧的耐受性，这些因素可以归纳为两点，即代谢耗氧率与机体的代偿能力。

1. 代谢耗氧率　基础代谢高者，如发热、机体过热或甲状腺功能亢进的患者，由于耗氧多，故对缺氧的耐受性较低。寒冷、体力活动、情绪激动等可增加机体耗氧量，也使对缺氧的耐受性降低。体温降低、神经系统的抑制则因能降低机体耗氧率使对缺氧的耐受性升高。故低温麻醉可用于心脏外科手术，以延长手术所必须阻断血流的时间。

2. 机体的代偿能力　机体通过呼吸、循环和血液系统的代偿性反应增加组织的供氧。通过组织细胞的代偿性反应能提高利用氧的能力。这些代偿性反应存在着显著的个体差异，因而各人对缺氧的耐受性也很不相同。有心、肺疾病及血液病者对缺氧耐受性低，老年人因为肺和心脏的功能储备降低、骨髓的造血干细胞减少、外周血红细胞数减少，以及细胞某些呼吸酶活性降低等原因，均可导致对缺氧的适应能力下降。另外，代偿能力是可以通过锻炼提高的。轻度的缺氧刺激可调动机体的代偿能力。如登高山者如采取缓慢的梯队性的上升要比快速上升者能更好地适应。慢性贫血的患者血红蛋白即使很低仍能维持正常活动，而急性失血使血红蛋白减少到同等程度就可能引起严重的代谢机能障碍。

四、氧疗与氧中毒

1. 氧疗　各类缺氧的治疗，除了消除引起缺氧的原因以外，均可给患者吸氧。但氧疗的效果因缺氧的类型而异。

氧疗对低张性缺氧的效果最好。由于患者 PaO_2 及 SaO_2 明显低于正常，吸氧可提高肺泡气氧分压，使 PaO_2 及 SaO_2 增高，血氧含量增多，因而对组织的供氧增加。但由静脉血分流入动脉引起的低张性缺氧，因分流的血液未经肺泡直接渗入动脉血，故吸氧对改善缺氧的作用不大。

血液性缺氧、循环性缺氧和组织缺氧者 PaO_2 及 SaO_2 正常，因为可结合氧的血红蛋白已达 95%左右的饱和度，故吸氧虽然可明显提高 PaO_2，而 SaO_2 的增加却很有限，但吸氧可增加血浆内溶解的氧。组织性缺氧时，供氧一般虽无障碍，但是组织利用氧的能力降低；通过氧疗提高血浆与组织之间的氧分压梯度，以促进氧的弥散，也可能有一定的治疗作用。一氧化碳中毒者吸入纯氧，使血液的氧分压升高，氧可与 CO 竞争与血红蛋白结合，从而加速 HbCO 的解离，促进 CO 的排出，故氧疗效果较好。

2. 氧中毒　氧虽为生命活动所必需，但 0.5 个大气压以上的氧却对任何细胞都有毒性作用，可引起氧中毒。

氧中毒的发生取决于氧分压而不是氧浓度。吸入气的氧分压（PiO_2）与氧浓度（FiO_2）的关系如公式

$$PiO_2=(PB-6.27)\times FiO_2$$

式中：PB 为吸入气压力(kPa)；6.27 kPa(即 47 mmHg)为水蒸气压。

潜水员在深 50 m 的海水下作业(PB 约为 608 kPa 即 4 560 mmHg)时，虽然吸入气的氧浓度正常（$FiO_2=0.21$），氧分压（FiO_2）却高达 126.4 kPa(948 mmHg)，从而可导致氧中毒；相反，宇航员在 1/3 大气压环境中工作，即使吸入纯氧（FiO_2-1），PiO_2 也仅 27.5 kPa(206 mmHg)，不易出现氧中毒。当吸入气的氧分压过高时，因肺泡气及动脉血的氧分压随着增高，使血液与组织细胞之间的氧分压差增大，氧的弥散加速，组织细胞因获得过多氧而中毒。

人类氧中毒有两型：肺型与脑型。

(1) 肺型氧中毒：发生于吸入一个大气压左右的氧 8 h 以后，出现胸骨后疼痛、咳嗽、呼吸困难、肺活量减少、PaO_2 下降。肺部呈炎性病变，有炎性细胞浸润、充血、水肿、出血和肺不张。氧疗的患者如发生氧中毒，吸氧反而使 PaO_2 下降，加重缺氧，造成难以调和的治疗矛盾，故氧疗时应控制吸氧的浓度和时间，严防氧中毒的发生。

(2) 脑型氧中毒：吸入 2～3 个大气压以上的氧，可在短时间内引起脑型氧中毒(6 个大气压的氧数分钟；4 个大气压氧数十分钟)，患者主要出现视觉、听觉障碍，恶心，抽搐，晕厥等神经症状，严重者可昏迷、死亡。高压氧疗时，患者出现神经症状，应区分“脑型氧中毒”和由缺氧引起的“缺氧性脑病”。前者患者先抽搐以后才昏迷，抽搐时患者是清醒的；后者则先昏迷后抽搐。对氧中毒者应控制吸氧，但对缺氧性脑病者则应加强氧疗。

第六节　发　　热

一、概述

人和哺乳类动物都具有相对稳定的体温，以适应正常生命活动的需要。体温的相对稳定是在体温调节中枢的调控下实现的。体温调节的高级中枢位于视前区下丘脑前部(POAH)，而延髓、脊髓等部位也对体温信息有一定程度的整合功能，被认为是体温调节的次级中枢所在。另外，大脑皮层也参与体温的行为性调节。至于体温中枢的调节方式，目前大多仍以“调定点”(SP)学说来解释。

正常人体温维持在 37 ℃左右，一昼夜上下波动不超过 1 ℃。当由于致热原作用使体温调定点上移而引起调节性体温升高(超过 0.5 ℃)时，就称之为发热。非调节性体温升高称为过热。

二、病因与发病机制

1. 发热激活物　发热是由发热激活物作用于机体，激活内生致热原细胞产生和释放内生致热原(EP)，再经一些后继环节引起体温升高。发热激活物又称 EP 诱导物，包括外致热原和某些体内产物。来自体外的致热物质称为外致热原如细菌、病毒、真菌、螺旋体、疟原虫等，体内产物有抗原抗体复合物、类固醇、尿酸结晶等。

2. 内生致热原　产 EP 细胞在发热激活物的作用下，产生和释放能引起体温升高的物质，称为内生致热原。内生致热原的种类有白细胞介素-1、肿瘤坏死因子、干扰素、白细胞介素-6 等。内生致热原的产生和释放是一个复杂的细胞信息传递和基因表达调控的过程，这一过程包括产 EP 细胞的激活、EP 的产生的释放。

3. 发热时的体温调节机制

(1) 体温调节中枢：目前一般认为体温调节中枢位于 POAH。该区含有温度敏感神经元，对来自外周和深部温度的信息起整合作用。损伤该区可导致体温调节障碍。发热体温调节中枢是由正、负调节中枢构成复杂的功能系统。

(2) 致热信号传入中枢的途径：循环中血液产生的 EP，能否或怎样进入脑内达到体温调节中枢引起发热，目前认为可能存在以下几种途径：① EP 通过血脑屏障转运入脑；② EP 通过终板血管器作用于体温调节中枢；③ EP 通过迷走神经向体温调节中枢传递发热信号。

(3) 发热中枢调节介质：EP 无论以何种方式入脑，它们仍然不是引起调定点上升的最终物质，EP 可能是首先作用于体温调节中枢，引起发热中枢介质的释放，继而引起调定点的改变。发热中枢介质可分为两类：正调节介质和负调节介质。正调节介质有前列腺素 E、Na^{+}/Ca^{2+} 比值、环磷酸腺苷、促肾上腺皮质激素释放素、一氧化氮等，负调节介质有精氨酸加压素、黑素细胞刺激素、膜联蛋白 A1 等。

(4) 体温调节的方式及发热的时相：调定点理论认为体温调节类似于恒温器的调节，在体温调节中枢内有一个调定点，体温调节机构围绕着这个调定点来调控体温。调定点的正常设定值在 37 ℃左右。发热过程大致分为 3 个时相：体温上升期、高温持续期(高峰期)及体温下降期(退热期)。

三、代谢与功能的改变

体温升高时物质代谢加快。一般认为,体温每升高 1 ℃,基础代谢率提高 13%,所以发热患者的物质消耗明显增多。发热使神经系统兴奋性增高,特别是高热时,患者可能出现烦躁、谵妄、幻觉。发热时心率加快,体温每升高 1 ℃,心率约增加 18 次/分,儿童增加得更快。发热时血温升高可刺激呼吸中枢并提高呼吸中枢对 CO_2 的敏感性,使呼吸加快加强,使更多的热量从呼吸道散发。发热时消化液分泌减少,各种消化酶活性降低。发热对机体防御功能的影响,既有有利的一面也有不利的一面,应全面分析,具体对待。

四、防治的病理生理基础

首先要积极治疗原发病。对于不过高的发热(体温低于 40 ℃)又不伴有其他严重疾病者,可不急于解热。主要针对物质代谢的加强和大汗脱水等情况,予以补充足够的营养物质、维生素和水。对于发热能够加重病情或促进疾病的发生发展或威胁生命的那些病例,应不失时机地及时解热。解热措施主要有物理降温及药物解热。

第七节　炎　　症

一、概述

炎症(inflammation)是指具有血管系统的活体组织对损伤因子所发生的防御反应。在炎症过程中,一方面损伤因子直接和间接造成组织和细胞的破坏;另一方面通过炎症充血和渗出反应,稀释、杀伤和包围损伤因子。同时通过实质和间质细胞的再生使受损伤的组织得以修复和愈合。这种机体的损伤和对损伤的复杂反应构成炎症现象。

二、炎症反应的基本表现

炎症的局部临床特征是红、肿、热、痛和功能障碍。红、热是由于炎症局部血管扩张、血流加快所致。肿是由于局部炎症性充血、血液成分渗出引起。由于渗出物压迫和某些炎症介质直接作用于神经末梢而引起疼痛。基于炎症的部位、性质和严重程度将引起不同的功能障碍,如肺炎影响气血交换从而引起缺氧和呼吸困难等。

炎症所引起的全身反应包括发热和末梢血白细胞计数增多。发热在感染性炎症,特别是当病原体蔓延入血时常表现得很突出。白细胞所产生的白细胞介素-1 和肿瘤坏死因子,以及前列腺素 E 均可引起交感神经兴奋,使皮肤血管收缩,散热降低而造成发热。在细菌感染引起的炎症时,末梢血白细胞计数可达$(15\sim20)\times10^9/L$,甚至更高,这主要是由于白细胞介素-1 和肿瘤坏死因子所引起的骨髓中白细胞储存库释放加速,而且相对不成熟的杆状核中性粒细胞所占比例增加,这就是临床上所称的"核左移"。持续稍久的感染还可以通过集落刺激因子的产生而促进骨髓造血前体细胞的增殖。某些病毒性疾病和伤寒等炎症还能出现末梢血白细胞计数降低。

炎症反应的防御作用是以血管系统改变为中心的一系列局部反应,有利于清除和消灭致病因子,液体的渗出可稀释毒素,吞噬搬运坏死组织以利于再生和修复,使致病因子局限在炎症部位而不致蔓延全身。因此,炎症是机体的防御性反应,通常对机体是有利的，如果没有炎症反应，人们将不能长期生存于这个充满致炎因子的自然环境中。但是炎症对机体也有潜在的很大危害性，严重的炎症反应可危及患者的生命；心包腔内纤维素性渗出物机化可形成缩窄性心包炎，进而影响心功能；发生于脑实质或脑膜的炎症可引起颅内压升高，甚至形成脑疝致使生命中枢受压而造成患者死亡；此外，声带急性炎症水肿可导致窒息，等等。因此在一定情况下应采取措施控制炎症反应。

第八节　弥散性血管内凝血

弥散性血管内凝血（disseminated intravascular coagulation，DIC）是许多疾病发展过程中出现的一种严重的病理生理状态和并发症，是一种获得性出血性综合征。其特征是凝血功能亢进，微血管内广泛的微血栓形成，导致消耗性低凝和继发性纤溶亢进等病理变化。表现为出血、休克、器官功能损害和血管内溶血等。

一、病因与发病机制

1. 血管内皮细胞损伤　各种病原体、内毒素、抗原抗体复合物、缺血、缺氧、酸中毒、高热、生物化学毒素等使血管内皮细胞广泛受损，内皮下胶原纤维暴露，激活因子Ⅻ成为Ⅻa（接触激活），启动内源性凝血系统；Ⅻa进一步激活激肽释放酶原转变为激肽释放酶，后者反过来进一步激活因子Ⅻ为另一种活化的因子Ⅻf（酶性激活），正反馈加速内源性凝血系统的凝血过程。因子Ⅻa和Ⅻf还可激活纤溶系统和补体系统，促进DIC发展。

血管内皮细胞损伤后暴露的胶原纤维还可使血小板黏附聚集，黏附聚集的血小板可释放出一系列的促凝物质，加强凝血反应。

2. 大量组织因子入血　在严重创伤、组织坏死、产科意外（如羊水栓塞、胎盘早剥、宫内死胎滞留）、恶性肿瘤等情况下，损伤坏死的组织释放大量组织因子（凝血因子Ⅲ）入血，激活外源性凝血系统，导致DIC。

3. 血细胞受损　循环中血细胞大量破坏可引起DIC。

（1）红细胞破坏释放出ADP可触发血小板释放反应，大量血小板因子入血，促进凝血过程。红细胞破坏后，红细胞膜上的磷脂也具有促凝作用。异型输血发生溶血反应，还可形成大量抗原抗体复合物，更加促进发生DIC。

（2）白细胞内也含有促凝物质。内毒素可促进白细胞合成、释放组织因子。早幼粒细胞白血病的白血病细胞的胞浆中含有大量的组织因子样物质，化疗使白血病细胞大量坏死，这些促凝物质大量释放入血，引起DIC。

（3）血小板被激活后，可释放ADP、5-羟色胺、血栓素 A_2 以及某些血小板因子，形成血小板微聚体并参与促进凝血，参与DIC的发生发展。

4. 其他

（1）细菌病毒等病原体、内毒素、抗原抗体复合物、骨折时的脂肪颗粒、羊水中的脱落上皮细胞和胎粪等异物颗粒，进入血液后，可通过不同途径激活凝血系统。

（2）坏死性胰腺炎时大量蛋白酶、磷脂酶等释放入血，亦可激活凝血系统。

(3) 某些毒蛇蛇毒入血也可激活凝血因子，甚至使纤维蛋白原直接转变为纤维蛋白。

二、影响 DIC 发生发展的因素

1. 单核吞噬细胞系统功能受损　在单核吞噬细胞系统功能正常时，少量促凝物质入血，会被迅速清除而不会导致异常凝血反应。但是，如果单核吞噬细胞系统功能受抑制(如大量糖皮质激素应用、脾切除)，或单核吞噬细胞系统功能被封闭(如革兰阴性菌严重感染、酮症酸中毒等)，即使有少量促凝物质入血，也可导致 DIC 发生。

2. 肝功能严重受损　肝组织含有丰富的单核吞噬细胞，具有灭活凝血因子Ⅸa、Ⅺa、Ⅹa 等的能力，还具有产生抗凝物质如抗凝血酶Ⅲ等的作用，肝细胞大量坏死，又可释放组织因子等促凝物质，这些都可成为在肝功能严重障碍时易于发生 DIC 的因素。

3. 血液高凝状态

(1) 妊娠 3 周起，血液中血小板、多种凝血因子增多。

(2) 抗凝物质、纤溶酶原活化因子减少。

(3) 纤溶酶原活化抑制因子增多，到妊娠末期最为明显。故在出现产科意外时，DIC 较易发生。

(4) 酸中毒时，除了直接损伤血管内皮细胞外，还可使血小板聚集性增强，肝素抗凝活性降低，某些凝血因子活性增高，从而使血液处于高凝状态，促进 DIC 的发生发展。

4. 微循环障碍　微循环障碍时，血流缓慢、淤滞、血液浓缩、红细胞聚集，并常有内皮细胞损伤和酸中毒，易于发生 DIC。

5. 其他　不适当地应用或过量应用纤溶抑制剂，会造成纤溶系统抑制、血液黏度增高，促进 DIC 的发生和形成。大剂量 α 受体激动剂，也可促进 DIC 的发生或加重 DIC。

三、DIC 的分期与分型

(一) 分期

根据 DIC 的发病机制和临床特点，典型的 DIC 病程可分为以下三期。

1. 高凝期　此期系发病之初，大量凝血酶形成。机体的凝血活性增高，凝血过程加快加强，而纤溶系统、抗凝系统活性相对较弱，血液呈高凝状态，各脏器微血管内可有程度不同的纤维蛋白-血小板性微血栓形成。临床表现为微循环障碍及相应的脏器功能障碍。部分患者可无明显临床症状，尤其在急性 DIC 该期极短，不易发现。该期实验室检查的特点为凝血时间和复钙时间缩短，血小板的黏附性增高。

2. 消耗性低凝期　该期由于纤维蛋白-血小板性微血栓广泛形成，消耗大量的凝血因子和血小板，血液逐渐转入低凝状态。与此同时，纤溶过程逐渐增强，抗凝物质逐渐增多，患者出现程度不等的出血症状。实验室检查可见血小板、纤维蛋白原含量明显减少，凝血酶原时间、出血时间、凝血和复钙时间明显延长。

3. 继发性纤溶功能亢进期　随着 DIC 的进展，凝血活性物质逐渐被消耗，而纤溶酶增多，纤溶过程越来越强，临床出血症状进一步加重，严重患者出现休克及 MSOF。该期除仍有前一期实验室指标变化的特征外，继发性纤溶功能亢进相关指标的变化十分明显，实验室检查主要表现为优球蛋白溶解时间(ELT)缩短、3P 试验阳性。但是，纤溶活性过强，在部分患者 3P 试验反可转阴。FDP、D-二聚体定性试验阳性。

（二）分型

1. 按 DIC 发生的速度分型

(1) 急性 DIC：常见于严重感染和休克、严重创伤、羊水栓塞、血型不合的输血和急性移植排异反应等。DIC 可在数小时或 1～2 日内发生，临床表现以出血和休克为主，病情迅速恶化，分期不明显。

(2) 亚急性 DIC：常见于恶性肿瘤转移和宫内死胎等患者，DIC 可在数日内逐渐发生，临床表现介于急性和慢性 DIC 之间。

(3) 慢性 DIC：常见于恶性肿瘤、自身免疫性疾病和慢性溶血性贫血等。DIC 发病缓慢，病程较长，可达数月，临床表现轻微，局部以栓塞症状为主。可有某些实验室检查异常和某脏器功能不全的表现。有些病例只在尸检中才发现或证实存在慢性 DIC。

2. 按 DIC 发生后机体的代偿情况分型　在 DIC 发生、发展的过程中，血浆凝血因子和血小板不断消耗，但同时存在一定的代偿性反应，如骨髓生成和释放血小板，肝脏产生纤维蛋白原和其凝血因子等。根据代偿状况不同 DIC 可分为以下三型：

(1) 失代偿型：主要见于急性 DIC。凝血因子和血小板迅速大量消耗，机体来不及代偿。实验室检查纤维蛋白原等凝血因子含量明显降低，血小板计数明显减少。

(2) 代偿型：主要见于轻症 DIC。凝血因子和血小板的消耗与代偿产生之间呈平衡状态。临床症状和实验室检查常无明显异常，也可仅有轻度出血或血栓形成的症状。诊断较困难。

(3) 过度代偿型：主要见于慢性 DIC 或 DIC 的恢复期。经代偿，凝血因子(Fbg、Ⅴ、Ⅶ、Ⅷ和 Ⅹ)的生成有时可多于消耗。实验室检查纤维蛋白原或血小板可有暂时性增高，患者的临床症状不明显。

局部 DIC 见于器官移植后的排异反应、血管瘤和心脏室壁瘤等。常常表现为某一脏器的多发性微血栓形成和微小血管出血。主要在病变局部发生凝血激活。全身性 DIC 样病理变化轻微。

四、DIC 的功能与代谢变化

DIC 在临床上最常出现的四大症状是出血、休克、微血栓栓塞和溶血。

1. 出血　出血是 DIC 最为常见的临床表现之一，其发生率可达 80%～90%。出血的原因：

(1) 血循环中血小板和凝血因子减少。由于大量血小板和凝血因子被消耗，超过骨髓和肝脏的生成能力。

(2) 血管通透性和脆性增高。由于凝血、纤溶、激肽和补体 4 个系统激活，产生的代谢产物 FDP、激肽等增加血管壁通透性，DIC 致微循环障碍、缺血缺氧酸中毒等使血管通透性进一步增加，血管壁渗血。

(3) 继发性纤溶亢进和纤维蛋白降解产物强大的抗凝血、抗血小板聚集黏附作用。

2. 低血压及休克　DIC 发生休克的机制主要是：

(1) 微循环障碍，回心血量减少。

(2) 扩血管活性物质释放：FDP、组胺、激肽等引起血管扩张、血浆渗出，也是血压下降的原因。

(3) 纤维蛋白原转变为纤维蛋白的过程中，裂解出的纤维蛋白肽 A 和纤维蛋白肽 B，血小板受损释放的 TXA_2 等，可引起血管痉挛，加重微循环障碍。

(4) 心肌微循环障碍影响心肌功能，组胺等血管活性物质使肺血管收缩右心负荷加重，降低心排血量。

(5) 严重出血使血容量减少，有效循环血量不足。

临床上一旦休克发生又会加重 DIC 的发展，两者互为因果，形成恶性循环。

3. 微血管栓塞症状及相应的器官功能障碍　DIC 的栓塞症状是依据栓塞的部位、程度、持续时间和纤溶的情况而定，受累器官发生缺血、缺氧和功能障碍，以肺、肾、肝、脑心及肾上腺最易累及。

(1) 肺内广泛微循环栓塞可引起肺淤血、出血、水肿、透明膜形成、肺不张、急性呼吸窘迫综合征。

(2) 肾脏广泛栓塞时出现少尿、血尿、蛋白尿、管型尿，甚至无尿、肾衰竭。

(3) 消化器官：肝脏内微血管广泛血栓形成可致肝点状坏死、出血。临床表现为黄疸、肝功能异常；胃肠道黏膜微循环障碍致黏膜坏死、溃疡形成和消化道出血。

(4) 脑内发生广泛微栓塞，脑组织淤血、出血、水肿、颅内压升高。患者可出现神志模糊、昏迷、抽搐、惊厥。

(5) 表浅部位的皮肤栓塞，在手指、足趾末端，鼻尖，耳垂等出现局限发绀、苍白、疼痛甚至干性坏死。

(6) 肾上腺出血坏死导致急性肾上腺皮质功能衰竭。

4. 微血管病性溶血

(1) DIC 的微血管内凝血，以及某些血管活性物质使微血管管腔变窄，管腔内的纤维蛋白网等可使红细胞在通过时引起机械性损伤；

(2) 微血管通透性增大，部分红细胞被挤压通过内皮细胞裂隙，引起红细胞损伤。

(3) 微循环障碍等致红细胞脆性增加。

外周血出现破碎红细胞，形态畸变。溶血时红细胞游离出的红细胞素具有促凝作用，又可加重 DIC，形成恶性循环。如溶血严重，超过骨髓代偿能力，可产生与出血不成比例的贫血，称之为微血管病性溶血性贫血。

五、DIC 防治的病理生理基础

1. 去除病因，积极治疗原发病　去除病因，积极治疗原发病是防治 DIC 的根本措施。如控制感染、清除坏死组织、纠正休克、恰当处置产科意外等。

2. 改善微循环　DIC 常在微循环障碍的基础上发生，DIC 发生后又可加重休克。有效改善微循环是中断恶性循环极为重要的措施。包括补充血容量以增加微循环血流量，解除微血管痉挛，降低血黏度，维持水、电解质、酸碱平衡等。

3. 重建凝血纤溶间的动态平衡　DIC 的发生首先是血液凝固性增高，而后才是纤溶系统过度激活，使血液凝固性降低。故在治疗上应以抗凝为主，即使在后期纤溶为主的 DIC 患者也不宜单独使用抗纤溶药，否则会导致病情恶化；并适时补充凝血物质和抗纤溶治疗。

4. 其他

(1) 溶栓：链激酶、尿激酶溶解纤维蛋白微血栓，改善微循环。

(2) 抗血小板治疗:阿司匹林、前列腺素 E 等。

(3) 中医中药:丹参、川芎等。

第九节 休 克

一、病因与分类

(一) 低血容量性休克

低血容量性休克(hypovolemic shock)是由各种原因引起的血容量、体液大量丢失所致的休克,包括失血性休克、创伤性休克等。

1. 失血与失液

(1) 失血:休克的发生取决于失血的速度与失血量,失血量在全身血量的 15%以内,可由组织间液进入循环得到补偿,机体不会出现明显症状;若失血量超过全身血量的 20%,则可引起休克;超过全身血量的 50%,则往往导致死亡。常见于外伤、消化道溃疡出血、食管胃底静脉曲张破裂出血、产后大出血等。

(2) 失液:大量体液的丢失也可引起休克,常见于剧烈呕吐、腹泻、肠梗阻等。

2. 创伤　严重的创伤如腹部外伤可引起肝、脾或者大血管的破裂而大出血。

3. 烧伤　烧伤后可引起血浆、组织液大量丢失,致使血容量不足而引起休克;剧烈的疼痛也可引起休克;而出现的继发感染则可导致感染性休克。

(二) 感染性休克

感染性休克(infective shock)是由感染因素引起的休克,包括内毒素休克(endotoxin shock)和败血症休克(septic shock,或称脓毒性休克)。

内毒素休克是由革兰阴性细菌产生的内毒素引起的休克。

败血症休克是由细菌、真菌以及其他微生物感染引起的休克。

(三) 内源性休克

心源性休克(cardiogenic shock)是指由各种心脏原因引起的急性心功能衰竭致心输出量显著降低,有效循环血量减少,器官组织灌注减少而导致的休克,常见于急性心肌梗死、急性左心衰竭、急性心肌炎、心包填塞、严重心律失常、严重瓣膜病变等。

(四) 神经源性休克

神经源性休克(neurogenic shock)是指调节循环功能的神经本身受到刺激或破坏所引起的休克。如排尿性、咳嗽性晕厥,颅内肿瘤,脊髓空洞症,脊髓损伤,脊髓肿瘤,格林-巴利综合征等。

(五) 过敏性休克

过敏性休克(anaphylactic shock)是由过敏反应引起的一类休克。这种休克是由于致敏后产生的 IgE 以及抗原等与肥大细胞等免疫反应细胞结合后,引起组胺、缓激肽等大量释放,导致血管扩张、毛细血管通透性增加而致休克。常见于药物(如青霉素类)、造影剂(如碘化物)、疫苗、血清制品、食物等。

二、休克的分期与发病机制

休克的发病机制有多种学说，如微循环障碍学说、休克细胞学说、炎症反应学说以及致炎因子和抗炎因子失衡学说等。其中微循环学说是20世纪60年代提出的，是休克发生发展的重要理论。各类休克的共同变化是重要脏器微循环的低灌注。微循环(microcirculation)是指微动脉与微静脉之间微血管的血液循环，是循环系统最基本的结构，是血液与组织进行物质代谢交换的场所。典型的微循环结构包括：微动脉、毛细血管前括约肌、毛细血管、微静脉。根据微循环的变化，可把休克分为以下三期：

1. 缺血性缺氧期(代偿期) 休克早期，机体通过调节，全身的小血管都出现痉挛，微循环结构中的微动脉、毛细血管前括约肌痉挛收缩，阻力增加，微循环中血流减少，导致组织灌流量减少。出现微循环血管持续痉挛的原因是交感-肾上腺髓质系统兴奋。各种原因引起的休克均可引起交感-肾上腺髓质系统激活，儿茶酚胺大量释放，血中儿茶酚胺含量比正常时可升高几十倍甚至几百倍。儿茶酚胺刺激α受体，引起皮肤、内脏血管明显收缩；同时又刺激β受体，引起大量动静脉短路的开放，形成微循环非营养性血流通道，使器官微循环血液灌流减少。此期，由于机体的神经体液调节，如肾素-血管紧张素系统(RAS系统)的激活，使血管加压素、血管紧张素等也大量释放，起到收缩血管、维持血压的作用。

2. 淤血性缺氧期(可逆性失代偿期) 休克进一步发展，则发展到休克的淤血性缺氧期。主要是由于长期缺血和缺氧引起组织氧分压下降，血管内二氧化碳、乳酸以及代谢产物等的蓄积，发生酸中毒，导致血管平滑肌对儿茶酚胺反应降低，引起血管扩张。微血管扩张后血流淤积在微循环，造成有效循环血量锐减，组织出现低灌注状态，而此期，交感-肾上腺髓质系统更为兴奋，血液灌流量进一步下降，缺血缺氧情况进一步加重。同时，由于毛细血管内血液的淤滞，血管内流体静压升高，血浆渗透到组织间隙；而休克发展中产生的肿瘤坏死因子(TNF)等细胞因子，能造成血管内皮细胞的损伤，而其他一些体液因子如组胺、5-羟色胺等也可引起血管通透性的增加，使血浆外渗，这些都加重了有效循环血量的减少。

3. 休克的难治期(不可逆期) 即微循环衰竭期。微循环内微血管扩张，血液淤滞，进一步浓缩，血细胞聚集，血液黏滞度增加，血液处于高凝状态，大量的微血栓形成，随后由于凝血因子的耗竭，纤溶系统激活，即弥散性血管内凝血(DIC)。此期，一方面大量微血栓形成，另一方面，各种炎症因子大量释放，细胞、组织的损伤越来越严重，重要脏器出现功能、代谢障碍，可引起多器官功能障碍综合征(multiple organ dysfunction syndrome，MODS)。

三、休克的细胞代谢改变及器官功能障碍

1. 糖代谢障碍

(1) 高乳酸血症：休克时组织出现低灌注，组织细胞缺氧，无氧糖酵解增强，引起乳酸增高，出现高乳酸血症。

(2) 高血糖：休克时以糖无氧酵解为主，但能出现高血糖，主要是由于糖原分解和糖异生增强。如感染性休克时可出现胰岛素抵抗，使胰岛素分解和促进葡萄糖摄取能力降低，导致高血糖；另外，肾上腺素可促进肝糖原的分解，引起高血糖。

2. 脂肪代谢障碍 脂肪分解代谢增加，由于骨骼肌和脂肪的脂蛋白脂酶活性下降，长链脂肪酸的清除率减少，导致高甘油三酯血症。

3. 蛋白质代谢障碍 蛋白质分解加速，合成减少，血流中氨基酸水平升高，尿素生成增加。

4. 器官功能障碍

(1) 肺:肺脏是休克最容易受损的器官,可发生急性呼吸窘迫综合征。其主要的病理生理变化是:肺毛细血管内皮和肺泡上皮细胞受损,引起肺间质和肺泡水肿;肺表面活性物质减少,导致小气道塌陷,肺泡萎陷,肺顺应性下降;引起肺弥散功能下降,造成严重低氧血症和呼吸窘迫。

(2) 肾:休克可引起急性肾衰竭。休克时肾脏灌注减少,缺氧导致肾小管上皮细胞代谢障碍;炎症因子、毒素等损伤肾小管上皮细胞;红细胞破裂溶血、细胞坏死等可堵塞肾小管;肾再灌注损伤产生的氧自由基对肾小管细胞的损伤,这些原因均能引起急性肾衰竭。

(3) 心:心源性休克是由于原发性心功能衰竭,其他类型的休克均存在有效循环血量的减少,冠脉灌注减少,心肌能量不足;休克时交感-肾上腺系统兴奋,心率加快,心肌收缩力增强,心耗氧量增加;酸中毒可使心肌收缩力降低;细胞因子如肿瘤坏死因子可抑制心肌,并可导致心肌细胞凋亡。

(4) 肝:休克时肝血流量显著降低,缺血缺氧导致线粒体肿胀、断裂,不利于 ATP 的生成;缺氧时无氧酵解增强,血乳酸升高,肝脏功能障碍,肝内糖异生不能正常进行,乳酸不能被肝脏清除,加重酸中毒;肝功能受损使凝血-纤溶系统失衡,导致出血。

(5) 肠:肠道在缺血缺氧的情况下,肠壁水肿,黏膜糜烂,消化腺分泌抑制,肠道运动减弱;由于黏膜细胞的受损,肠黏膜屏障受损,肠道内的细菌和毒素可移位进入血中,引起大量炎症介质释放,进一步导致全身炎症反应综合征。

四、休克防治的病理生理基础

1. 积极治疗原发病,去除休克的病因。

2. 扩容　各种休克都存在有效循环血量的减少,导致组织器官的灌注不足。补充血容量可提高心输出量,改善组织器官的灌注。扩容应及时,采取“需多少,补多少”的原则,充分扩容。同时可监测中心静脉压和肺毛细血管楔压,以判断补液情况。扩容还需根据血液流变学障碍的情况,选择输血、晶体液或胶体液。

3. 纠酸　在休克发展过程中,均可出现不同程度的酸中毒,酸中毒时 H^+ 和 Ca^{2+} 的竞争作用影响血管平滑肌和心肌的收缩力,应根据酸中毒的程度及时纠酸。

4. 血管活性药物的使用

(1) 扩血管药物的选择:对于低排高阻型休克,或使用血管收缩药物血管高度痉挛的患者以及休克晚期体内儿茶酚胺过多的患者,可使用血管扩张剂。

(2) 缩血管药物的选择:对于过敏性休克和神经源性休克以及高排低阻型休克,可使用缩血管药物。

第十节　心功能不全

一、概述

心功能不全(cardiac insufficincy)包括代偿阶段和失代偿阶段,心力衰竭属于心功能不全的失代偿阶段,因而患者出现明显的临床症状和体征;而心功能不全的代偿阶段是否出现临床症状和体征则取决于机体代偿的程度。如果代偿是完全的，患者可不出现明显的症状和体征，但两个阶段在发病学上的本质则是相同的。

在各种致病因素的作用下，心脏的收缩和（或）舒张功能发生障碍，使心输出量绝对或相对下降，即心泵功能减弱，以致不能满足机体代谢需要的病理生理过程或综合征称心力衰竭（heart failure）。

心力衰竭（简称心衰）可归因于心脏本身舒缩功能障碍，也可由心脏负荷过重所致。从血流动力学观点来看无论何种心力衰竭其发病环节均为输出不足（缺血）和回流障碍（淤血），这是心力衰竭时各种临床表现发生、发展的始动环节。从治疗角度而言，要阻断上述发病环节，首先要恢复心肌正常的舒缩功能并调整心脏的负荷，这是心力衰竭防治的病理生理学基础。

二、心力衰竭的病因、诱因与分类

（一）病因

常见的心力衰竭的基本病因如下：

1. 原发性心肌舒缩功能障碍　病毒、硒缺乏、锑、阿霉素中毒、严重持久的缺血等均可直接造成心肌细胞死亡，使心肌的舒缩功能下降。临床上常见于冠心病、心肌炎、心肌病等。

2. 心脏负荷过度

（1）心脏收缩时承受的负荷称为压力负荷或后负荷，高血压、主动脉流出道受阻（如主动脉瓣狭窄）由于射血阻抗增大可引起左室压力负荷过重。右室压力负荷过重常见于肺动脉高压、肺动脉瓣狭窄、肺栓塞及慢性阻塞性肺疾患等。

（2）心脏舒张时所承受的负荷称为容量负荷或前负荷。常见于主（肺）动脉瓣或二（三）尖瓣关闭不全、高动力循环状态等。

（二）诱因

据统计，约90％心力衰竭的发病者有诱因的存在，临床上常见的诱因是：

1. 全身感染。

2. 酸碱平衡及电解质代谢紊乱：酸中毒；高钾血症。

3. 心律失常。

4. 妊娠与分娩　劳累、紧张、贫血、过多过快的输液、洋地黄中毒、甲状腺功能亢进等也可成为心力衰竭的诱因。

（三）分类

1. 根据心力衰竭病情严重程度　分为：

（1）轻度心力衰竭：由于代偿完全，处于一级心功能状态（在休息或轻体力活动情况下，可不出现心力衰竭的症状、体征）或二级心功能状态（体力活动略受限制，一般体力活动可出现气急、心悸）。

（2）中度心力衰竭：由于代偿不全，心功能三级（体力活动明显受限，轻体力活动即出现心力衰竭的症状、体征，休息后可好转）。

（3）重度心力衰竭：完全失代偿，心功能四级（安静情况下即可出现心力衰竭的临床表现，完全丧失体力活动能力，病情危重）。

2. 按心力衰竭起病及病程发展速度　分为：

(1) 急性心力衰竭：起病急，发展迅速，心输出量在短时间内大幅度下降。常见于急性心肌梗死、严重的心肌炎等。

(2) 慢性心力衰竭：起病缓慢，机体有充分时间动员代偿机制。在代偿阶段患者心衰症状可不明显，在疾病后期机体代偿能力丧失，心衰表现逐渐显露。常见于高血压病、心瓣膜病和肺动脉高压等。

3. 按心输出量的高低　分为：

(1) 低输出量性心力衰竭：心衰时心输出量低于正常。常见于冠心病、高血压病、心瓣膜病、心肌炎等引起的心力衰竭。

(2) 高输出量性心力衰竭：心衰发生时心输出量较发病前有所下降，但其值仍属正常，甚或高于正常。主要原因是高动力循环状态，即由各种原因引起的血容量扩大，静脉回流增加，心脏过度充盈，心输出量相应增加。见于甲状腺功能亢进、严重贫血、妊娠、脚气病(严重的 Vit B_1 缺乏症)、动-静脉瘘等。

4. 按心力衰竭的发病部位　分为：

(1) 左心衰竭：主要由于左室受损或负荷过重，导致左室泵血功能下降，使从肺循环流到左心室的血液不能充分射入主动脉，残留在左心的血流量增多。因而在心输出量下降的同时，还可出现肺循环淤血甚至水肿。常见于冠心病、心肌病、高血压病及二尖瓣关闭不全等。

(2) 右心衰竭：常见于大块肺栓塞、肺动脉高压、慢性阻塞性肺疾病、某些先天性心脏病(如：法洛四联症)和二尖瓣狭窄等所致的负荷过重而发生的右心室衰竭。衰竭的右心室不能将体循环回流的血液充分排至肺循环，故导致体循环淤血，静脉压上升而发生下肢甚至全身性水肿等。

(3) 全心衰竭：某些疾病如风湿性心肌炎或严重贫血可使左右心同时受累，发生全心衰竭。也可由一侧心衰波及另一侧演变而来。

5. 按心肌收缩与舒张功能的障碍　分为：

(1) 收缩功能不全性心力衰竭(收缩性衰竭)：因心肌收缩功能障碍而引起的心力衰竭，常见于高血压性心脏病、冠心病等。主要由于心肌变性、心肌细胞死亡所致。

(2) 舒张功能不全性心力衰竭(舒张性衰竭)：二尖瓣或三尖瓣狭窄、缩窄性心包炎、肥大性心肌病、心肌缺血等均可使心肌舒张功能受损。

三、心力衰竭的发生机制

尽管引起心力衰竭的病因多种多样，但各种病因都可通过减弱心肌舒张功能从而引起心力衰竭，这是心力衰竭最基本的发病机制。

1. 心肌收缩性减弱　引起心肌收缩性减弱的基本机制是：① 与心肌收缩有关的蛋白(收缩蛋白、调节蛋白)被破坏；② 心肌能量代谢紊乱；③ 心肌兴奋-收缩耦联障碍；④ 心肌肥大的不平衡生长。

(1) 收缩相关蛋白质的破坏：当心肌细胞死亡后，与心肌收缩有关的蛋白质随即被分解破坏，心肌收缩力也随之下降。当心肌细胞受到各种严重的损伤性因素，如：严重的缺血缺氧、细菌、病毒感染、中毒(锑、阿霉素)等作用后心肌细胞发生坏死。

细胞凋亡引起心肌细胞死亡，心肌细胞数量减少，同样可能是心力衰竭发病的重要机制之一。在心力衰竭发生、发展过程中出现的许多病理因素如氧化应激、压力和(或)容量负荷过重、某些细胞因子(如 TNF)、缺血缺氧及神经-内分泌失调都可诱导心肌细胞凋亡。

(2) 心肌能量代谢紊乱：心肌收缩是一个主动耗能过程，Ca^{2+} 的转运和肌丝的滑动都需要 ATP。因此，凡是干扰能量生成、贮存或利用的因素，都可影响到心肌的收缩性。引起心肌能量生成障碍最常见的原因是心肌缺血、缺氧，使物质的氧化发生障碍，ATP 的产生可迅速减少。

能量利用障碍而发生心力衰竭的最常见的原因是长期心脏负荷过重而引起心肌过度肥大。过度肥大的心肌其肌球蛋白头部 ATP 酶的活性下降，即使心肌 ATP 含量是正常的，该酶也不能正常利用(水解)ATP 将化学能转为机械能，供肌丝滑动。

(3) 心肌兴奋-收缩耦联障碍：心肌的兴奋是电活动，而收缩是机械活动，将两者耦联在一起的是 Ca^{2+}。Ca^{2+} 在把兴奋的电信号转化为收缩的机械活动中发挥了极为重要的中介作用，任何影响 Ca^{2+} 转运、分布的因素都会影响心肌的兴奋-收缩耦联。如：肌浆网 Ca^{2+} 处理功能障碍；胞外 Ca^{2+} 内流障碍；肌钙蛋白与 Ca^{2+} 结合障碍。

(4) 心肌肥大的不平衡生长：心肌肥大是心脏维持心功能的重要代偿方式，但在病因持续存在的情况下，过度肥大的心肌(成人心脏重量≥500 g 或左室重量≥200 g)可因心肌重量的增加与心功能的增强不成比例即不平衡生长而发生衰竭。其机制是：① 心肌重量的增加超过心脏交感神经元轴突的增长，使单位重量心肌的交感神经分布密度下降；肥大心肌去甲肾上腺素合成减少，消耗增多，使心肌去甲肾上腺素含量减少；导致心肌收缩性减弱。② 心肌线粒体数量不能随心肌肥大成比例地增加，以及肥大心肌线粒体氧化磷酸化水平下降，导致能量生成不足。③ 肥大心肌因毛细血管数量增加不足或心肌微循环灌流不良，常处于供血供氧不足的状态。④ 肥大心肌的肌球蛋白 ATP 酶活性下降，心肌能量利用障碍。⑤ 肥大心肌的肌浆网 Ca^{2+} 处理功能障碍，肌浆网 Ca^{2+} 释放量下降及胞处 Ca^{2+} 内流减少。

2. 心室舒张功能异常　心脏收缩后，如果没有正常舒张，心室便没有足够的血液充盈，心输出量必然减少。心肌舒张功能障碍可能与下列因素有关：① 钙离子复位延缓；② 肌球-肌动蛋白复合体解离障碍；③ 心室舒张势能减少；④ 心室顺应性降低。

心室顺应是指心室在单位压力变化下所引起的容积改变(dv/dp)，其倒数 dp/dv 即为心室僵硬度(ventricular stiffness)。P-V 曲线(心室舒张末期压力-容积曲线)可反映心室的顺应性和僵硬度，当顺应性下降(僵硬度增大)时，曲线左移；反之，则右移。引起心室顺应性下降常见的原因有：心肌肥大引起的室壁增厚、心肌炎症、水肿、纤维化及间质增生等。

心室顺应性下降的临床意义：由于心室顺应性下降，心室的扩张充盈受到限制，导致输出量减少；由于 P-V 曲线左移，当左室舒张末期容积扩大时，左室舒张末期的压力会进一步增大，肺静脉压随之上升，从而出现肺淤血、肺水肿等左心衰竭。因此，心室顺应性下降可诱发或加重心力衰竭。

3. 心脏各部舒缩活动的不协调性　为保持心功能的稳定，心脏各部、左-右心之间、房-室之间、心室本身各区域的舒缩活动处于高度协调的工作状态。一旦心脏舒缩活动的协调性被破坏，将因心泵功能紊乱而导致心输量下降，这也是心力衰竭的发病机制之一。破坏心脏舒缩活动协调性最常见的原因是各种类型的心律失常。

四、心力衰竭时机体的代偿反应

心力衰竭发病的关键环节是心输出量减少，机体存在各种防止心输出量减少的代偿机能。通过代偿反应，心输出量能满足机体正常活动而暂不出现心力衰竭临床表现者称为完全代偿；心输出量能满足机体在安静状态下的需要，已发生轻度心力衰竭者称为不完全代偿；心输出量不能满足机体安静状态下的需要，出现明显的心力衰竭表现，谓之失代偿或代偿失调。

（一）心脏代偿反应

1. 心率加快　这是一种快速代偿反应，心率加快在一定范围内可提高心输出量。但这种代偿也有一定的局限性，其原因是：① 心率加快耗氧量增加，可进一步加重病情。② 心率加快到一定限度(成人＞180 次/分)，由于舒张期缩短影响冠脉灌流，严重时可引起心肌缺血及心室充盈不足，心输出量下降。

2. 心脏扩张　心力衰竭时心脏的扩张分两种类型：一种是起代偿作用的扩张，即紧张源性扩张；另一种是代偿失调后出现的扩张，即肌源性扩张。

根据 Fank-Starling 定律，心肌收缩力和心搏出量在一定范围内随心肌纤维粗、细肌丝相互重叠的状况而定。当肌节长度小于 2.2 μm 时，随着肌节长度增加收缩力逐渐增大。达到 2.2 μm 时，产生的收缩力最大，肌节长度在 2.2 μm 时，粗、细肌丝处于最佳重叠状态，有效横桥的数目最多，故产生的收缩力最大。该肌节长度称为最适长度(Lmax)。心室扩张，当肌节长度超过 Lmax 时，心肌收缩力反而下降，心输出量减少。肌节长度达到 3.65 μm 时，粗、细肌丝不能重叠，肌节弛张，丧失收缩能力。正常情况下，心室舒张末期压力约为 0～10 mmHg，此时肌节的初长度约为 1.7～2.1 μm，尚未达到 Lmax。因此，心室还有进一步扩张的余地，使之达到 Lmax，以增强心肌收缩力，增加心输出量，这对心衰是一种有价值的代偿方式。这种心脏扩张，容量加大并伴有收缩力增强的心脏扩张称为紧张源性扩张。心肌拉长不伴有收缩力增强的心脏扩张称为肌源性扩张。肌源性扩张已丧失代偿意义。

心肌肥大可在两方面发挥代偿作用：一是可以增加心肌的收缩力，有助于维持心输出量；二是降低室壁张力，降低心肌耗氧量，有助于减轻心脏负担。因此，心肌肥大有积极的代偿作用。但心肌肥大也存在一定的负面影响。例如，肥大心肌可发生不同程度的缺氧、能量代谢障碍、心肌收缩性减弱等。

（二）心外代偿反应

1. 血容量增加　通过启动肾脏代偿活动以增加血容量，主要通过：降低肾小球滤过率、增加肾小管对水钠的再吸收，血容量扩大在增加心室充盈、提高心输出量和维持动脉血压方面均有积极的代偿意义，但也可能产生负面影响。例如，水钠潴留使心性水肿的潜在危险增加，心脏前、后负荷加大，心肌耗氧量增加等。

2. 血流重分布　心力衰竭时由于交感-肾上腺髓质系统兴奋，可出现血流重新分布，以保证重要脏器的供血。但是，周围器官的长期供血不足可导致脏器的功能紊乱如肝、肾功能不全。同时，外周血管长期收缩、阻力上升可引起心脏后负荷增大。

3. 红细胞增多　心力衰竭时由于血流缓慢,循环时间延长,机体发生低动力性缺氧,刺激肾脏合成红细胞生成素增多,促进骨髓造血功能,使血液红细胞增多,血液携氧功能增强,有助于改善周围组织的供氧,有积极的代偿意义。但红细胞过多,可引起血液黏度增大,心脏负荷增加。

4. 组织细胞利用氧的能力增强　心力衰竭时,由于血液循环系统对周围组织的供氧减少,组织细胞通过自身机能、结构、代谢的调整来加以代偿,以克服供氧不足带来的不利影响。

(三) 神经-体液的代偿反应

心衰时,心输出量显著下降,周围组织器官灌流不足而缺血、缺氧,这对机体是一个严重的应激信号,此时,神经-体液率先做出代偿反应,其中交感-肾上腺髓质系统最先被激活,大量儿茶酚胺分泌,交感-肾上腺髓质的兴奋使心率立即增加,心肌收缩增强,心输出量迅速回升,外周血管收缩,血压上升,组织灌注压也随之升高,有利于组织灌流的改善。

交感-肾上腺髓质系统的激活也带动了其他神经-体液因素的变化。如肾血管的收缩激活肾素-血管紧张素-醛固酮系统,其中血管紧张素Ⅱ(Ag Ⅱ)强化交感-肾上腺髓质系统的心血管效应,醛固酮加强水、钠的再吸收,有利于血浆的扩容。Ag Ⅱ的形成又可刺激内皮素(ET)的合成和释放,后者具有更强的缩血管作用和正性肌力作用。此外,交感-肾上腺髓质系统的兴奋也可刺激垂体后叶大量分泌抗利尿激素,增强远曲小管对水分的再吸收,使血浆容量扩大。

如果心衰病因不能及时、有效清除,上述代偿反应会长期持续下去,其有利的一面逐步减弱。以下消极影响将逐步转化为矛盾的主要方面如:由于儿茶酚胺、AgⅡ、ET 等作用,外周阻力血管持续收缩,心脏后负荷增大;血浆容量增大,回心血量增加,心脏前负荷增大;心肌氧耗量增加,加剧心肌缺氧;强烈交感神经兴奋及大量儿茶酚胺分泌,导致心肌电活动不稳定,诱发心律失常;细胞因子的消极作用,诱导心肌细胞凋亡或直接造成心肌的损伤;氧化应激,引起心肌损伤;心肌及心肌间在细胞结构、功能、数量及遗传表型方面所出现的适应性、增生性的变化,即心肌重构;水、钠潴留等。

五、心力衰竭临床表现的病理生理基础

从血流动力学角度来看,心力衰竭的表现大致可归纳为三大主症:肺循环充血、体循环淤血、心输出量不足。

(一) 肺循环充血

主要表现为各种形式的呼吸困难和肺水肿。产生这些临床表现的病理生理基础主要是:左室收缩功能减弱,负荷过重或顺应性降低,引起左室舒张末期压力上升,并带动左房压升高肺动脉回流障碍,最终肺循环毛细血管静压升高,造成肺充血状态,并为肺水肿的发生奠定了基础。

肺水肿是急性左心衰竭最严重的表现,其发病机制如下:

1. 毛细血管静脉压升高　当左心衰竭发展到一定程度时,肺毛细血管静压急剧上升超过 30 mmHg,肺抗水肿的代偿能力不足以抵抗时,肺水肿即会发生。

2. 毛细血管通透性加大　由于肺循环淤血,导致肺泡通气/血流比例失调,PaO_2 下降,缺氧使毛细血管通透性加大,血浆渗入肺泡形成肺泡水肿;与此同时,毛细血管流体静压升高，血管内皮细胞间隙增大，也可使毛细血管通透性加大，血浆渗入肺泡形成肺泡水肿；进入肺泡的水肿液可稀释破坏肺泡表面的活性物质，使肺泡表面张力加大，肺泡毛细血管内的液体成分被吸入肺泡中，肺水肿加重。

（二）体循环淤血

体循环淤血是全心衰竭或右心衰竭的结果，主要表现为体循环静脉系统过度充盈，压力增高，内脏器官充血、水肿等。

1. 静脉淤血和静脉压升高　临床上表现为颈静脉怒张、肺循环时间延长、肝颈静脉返流征(＋)等。造成静脉淤血的主要原因是：① 水、钠潴留，血容量扩大；② 右心房压升高，静脉回流受阻。

2. 水肿　水肿是全心衰竭，特别是右心衰竭的主要表现之一。水、钠潴留和毛细血管静压的升高是心性水肿最主要的发病因素。

3. 肝肿大压痛和肝功能异常　右心衰竭时肝肿大者占 95%～99%，是右心衰竭的早期表现之一，由于右房压升高和静脉系统淤血，使肝静脉压上升，肝小叶中央区淤血，肝窦扩张、出血及周围水肿，导致肝脏肿大。肿大的肝脏牵张肝包膜，引起疼痛，触摸时引起明显压痛。肝小叶由于长时间淤血、缺氧，肝细胞可变性坏死，导致肝功能异常。长期慢性右心衰竭可引起肝小叶纤维化，造成心源性肝硬化，肝质地变硬，肝功能进一步恶化。

（三）心输出量不足

心力衰竭最具特征性的血流动力学变化是心输出量绝对或相对减少。心力衰竭的初期，由于代偿反应，心输出量尚可维持在正常或接近正常的水平，但心脏负荷突然增加(如过度劳累，受凉)，或代偿反应受限(如严重脱水或使用交感神经阻滞剂)，此时，心脏的功能储备将消耗殆尽，心输出量开始明显下降，出现一系列外周血液灌注不足的症状与体征，如：皮肤苍白或发绀；疲乏无力、失眠、嗜睡；尿量减少。严重时发生心源性休克。

六、防治心力衰竭的病理生理基础

1. 防治基本病因，消除诱因。

2. 改善心脏舒缩功能

(1) 增强心肌收缩功能。

(2) 改善心肌舒张性能。

3. 减轻心脏前、后负荷

(1) 降低心脏后负荷。

(2) 调整心脏前负荷。

4. 控制水肿。

第十一节　呼吸功能不全

呼吸的主要功能是不断地给机体提供氧气和从机体排出多余的二氧化碳。完整的呼吸功能包括外呼吸过程、内呼吸过程和血液携带运输氧和二氧化碳的功能。呼吸衰竭通常是外呼吸功能严重障碍的后果。

根据血液气体的变化特点，通常把呼吸衰竭分为低氧血症型(即Ⅰ型)和低氧血症伴高碳酸血症型(即Ⅱ型)；根据主要的发病机制不同，可将呼吸衰竭分为通气性和换气性两大类；根据原发病变部位不同，可分为中枢性和外周性；根据病程经过不同，可将呼吸衰竭分为急性和慢性。

一、病因与发病机制

(一) 病因

1. 神经系统疾病　中枢或周围神经的器质性病变，如脑或脊髓外伤、脑肿瘤、脑血管意外、脑部感染、脑水肿、脊髓灰质炎、多发性神经炎等；呼吸中枢抑制如镇静药、安眠药或麻醉药过量等。

2. 骨骼、肌肉和胸膜疾病　胸廓骨骼病变如脊柱后侧凸、多发性肋骨骨折等。呼吸肌活动障碍如重症肌无力症、有机磷中毒、多发性肌炎、肌营养不良、低钾血症以及腹压增大或过度肥胖膈肌活动受限等；胸膜病变如胸膜纤维化、胸腔大量积液、张力性气胸等。

3. 肺和气道的疾病　气道病变如异物、肿瘤、炎症使中央气道狭窄或阻塞；更为多见的是细支气管炎、支气管哮喘、慢性支气管炎、慢性阻塞性肺气肿等引起的外周气道阻塞；肺泡、肺间质和肺循环病变如肺部炎症、肺不张、弥漫性肺间质纤维化、肺气肿、肺充血、肺水肿等。

患有慢性呼吸系统疾病肺功能已有损害的患者，或已患慢性呼吸衰竭的患者，往往因某种诱因而导致急性呼吸衰竭或慢性呼吸衰竭急性加重。常见的诱因有：① 呼吸道感染、肺栓塞；② 应用麻醉药、镇静药、安眠药及止痛药等；③ 基础代谢增加使呼吸负荷加重，如高热、手术创伤、甲状腺功能亢进症；④ 静脉输液等。

(二) 发病机制

外呼吸包括通气和换气两个基本环节。各种病因不外乎通过引起肺泡通气不足、弥散障碍、肺泡通气与血流比例失调、肺内短路增加等机制，使通气和(或)换气过程发生严重障碍而导致呼吸衰竭。

1. 肺泡通气不足　肺泡通气量即有效通气量，正常成人静息时约为 4 L/min。除死腔通气量增加可直接减少肺泡通气量外，凡能减弱呼吸的动力或增加胸壁与肺的弹性阻力或非弹性阻力的任何原因，都可引起肺泡通气不足而导致呼吸衰竭。

(1) 限制性通气不足：肺泡扩张受限制所引起的肺泡通气不足称为限制性通气不足。其发生机制如下：

① 呼吸肌活动障碍：当脑部病变或药物使呼吸中枢受损或抑制，或神经肌肉疾患累及呼吸肌时，均可因呼吸肌收缩减弱或膈肌活动受限，以致肺泡不能正常扩张而发生通气不足。

② 胸壁和肺的顺应性降低：呼吸肌收缩使胸廓与肺扩张时，需克服组织的弹性阻力，肺的弹性回缩力使肺趋向萎陷。故弹性阻力的大小直接影响肺与胸廓在吸气时是否易于扩张。肺与胸廓扩张的难易程度通常以顺应性表示，它是弹性阻力的倒数。

胸廓顺应性降低见于胸廓骨骼病变或某些胸膜病变时。肺顺应性除直接与肺容量有关(肺容量小，肺顺应性也低)外，主要取决于其弹性回缩力。肺泡的弹性回缩力由肺组织本身的弹性结构和肺泡表面张力所决定。肺淤血、水肿、纤维化等均可降低肺的顺应性，增加吸气时的弹性阻力。肺泡表面张力有使肺泡回缩的作用。生理情况下，由肺泡Ⅱ型上皮细胞产生的表面活性物质覆盖于肺泡、肺泡管和呼吸性细支气管液层表面，它能降低肺泡表面张力，降低肺泡回缩力，提高肺顺应性，维持肺泡膨胀的稳定性。它与维持肺泡的干燥也有关。Ⅱ型肺泡上皮受损(如循环灌流不足、氧中毒、脂肪栓塞)或发育不全(婴儿呼吸窘迫综合征)以致表面活性物质的合成与分泌不足，或者表面活性物质被大量破坏或消耗(如急性胰腺炎、肺水肿、过度通气)时，均可使肺泡表面活性物质减少，肺泡表面张力增加而降低肺顺应性，从而使肺泡不易扩张而发生限制性通气不足。

限制性通气不足时，由于病变往往并不均匀对称，故不仅有肺泡通气不足，而且往往伴有肺泡通气与血流比例失调，故换气功能也遭到损害。

(2) 阻塞性通气不足：气道狭窄或阻塞引起的肺泡通气不足称为阻塞性通气不足。气道阻力是通气过程中主要的非弹性阻力，其中 80%以上发生于直径大于 2 mm 的支气管与气管，直径小于 2 mm 的外周小气道的阻力仅占总阻力的 20%以下。

影响气道阻力的因素有气道内径、长度和形态、气流速度和形式(层流、湍流)、气体的密度和黏度，其中最主要的是气道内径。气道内外压力的改变，管壁痉挛、肿胀或纤维化，管腔被黏液、渗出物、异物或肿瘤等阻塞，肺组织弹性降低以致对气道管壁的牵引力减弱等，均可使气道内径变窄或不规则而增加气流阻力，引起阻塞性通气不足。气道阻塞有中央性和外周性两类。

① 中央气道阻塞：指声门至气管隆凸间的气道阻塞。急性阻塞较慢性多见，可立即威胁生命。气道阻塞有的是固定不变的，有的是可变的。固定阻塞见于瘢痕形成。可变阻塞若位于胸外(如声带麻痹、炎症等)，则吸气时气流经病灶引起的压力下降，可使气道内压明显小于大气压，故可使气道狭窄加重；呼气时则因气道内压力大于大气压而使阻塞减轻，故此类患者吸气更为困难，表现出明显的吸气性呼吸困难。可变阻塞如位于中央气道的胸内部分，则由于吸气时气道内压大于胸膜腔内压，故可使阻塞减轻，用力呼气时则可因胸膜腔内压大于气道内压而加重阻塞。

② 外周气道阻塞：内径小于 2 mm 的细支气管无软骨支撑，管壁薄，与管周的肺泡结构又紧密相连，因此随着吸气与呼气，由于跨壁压的改变，其内径也发生动力学变化。吸气时胸膜腔内压降低，而且随着肺泡的扩张，细支气管受到周围弹性组织的牵拉，故其口径可变大，管道伸长。呼气时则相反，小气道缩短变窄。慢性阻塞性肺疾患主要侵犯这些小气道，不仅可使管壁增厚或平滑肌紧张性升高和管壁顺应性降低，而且管腔还可因分泌物潴留而发生狭窄阻塞；此外，由于肺泡壁损伤，对细支气管周围的弹性牵引力也大大减弱。因此，管腔也变得狭窄而不规则，气道阻力大大增加。尤其是在用力呼气时，由于胸膜腔内压增高，而小气道内压力却因肺泡弹性回缩力减弱而降低，当气流通过狭窄部位时，气道内压降低更加明显，甚至低于胸膜腔内压，因而小气道被压而易于闭合阻塞，故患者常发生呼气性呼吸困难。

外周气道阻塞时除有肺泡通气不足外，还因为阻塞的部位与程度几乎都是不均匀的，所以往往同时有肺泡通气与血流比例失调而引起换气功能障碍。

2. 弥散障碍　肺泡与血流经肺泡-毛细血管膜(下简称肺泡膜)进行气体交换的过程是一个物理性弥散过程。单位时间内气体的弥散量取决于肺泡膜两侧的气体分压差、肺泡的面积与厚度和气体的弥散常数。弥散常数又与气体的分子量和溶解度相关。此外，气体总弥散量还决定于血液与肺泡接触的时间。肺的病变引起弥散障碍可发生于下列情况：

（1）肺泡膜面积减少：由于储备量大，因此只有当肺泡膜面积极度减少时，才会引起换气功能障碍。肺泡膜面积减少可见于肺实变、肺不张、肺叶切除等时。

（2）肺泡膜厚度增加：肺泡膜的薄部为气体交换的部位，它是由肺泡上皮、毛细血管内皮及两者共有的基底膜所构成，其厚度小于 1 μm。虽然气体从肺泡腔到达红细胞内还需经过肺泡表面的液体层、管内血浆层和红细胞膜，但总厚度也不到 5 μm，故正常气体交换是很快的。当肺水肿、肺泡透明膜形成、肺纤维化、肺泡毛细血管扩张或稀血症导致血浆层变厚等时，都可因肺泡膜通透性降低或弥散距离增宽而影响气体弥散。

（3）血液与肺泡接触时间过短：正常静息时，血液流经肺泡毛细血管的时间约为 0.75 秒，由于肺泡膜很薄，与血液的接触面又广，故只需 0.25 秒血红蛋白即可完全氧合。当血液流经肺泡毛细血管的时间过短时，气体弥散量将下降。

3. 肺泡通气与血流比例失调　正常人在静息状态下，肺泡每分通气量（V_A）每分约为 4 L，肺血流量（Q）约为每分 5 L，两者的比率（V_A/Q）约为 0.8 左右。但是即使在健康人，肺的各部分通气与血流的分布也都不是均匀的。直位时，肺泡的通气量和血流量都是自上而下递增的，而血流量的上下差别更大，其结果是各部肺泡的 V/Q 比率自上而下递减。但大多数呼吸系统疾病时肺泡通气和血流量的改变多不相平行配合，使部分肺泡 V/Q 比率降低或增高，而且 V_A/Q 比率的变动范围也扩大，因而使肺泡通气血流比例严重失调，不能保证有效的换气而导致呼吸衰竭。肺泡通气血流比例失调有两种基本形式：

（1）部分肺泡 V/Q 比率降低：支气管哮喘、慢性支气管炎、阻塞性肺气肿等引起的气道阻塞或狭窄性病变，以及肺与胸廓顺应性降低在肺的各个部分所造成的影响，往往都不是均匀一致，而是轻重不一的。因此都可导致肺泡通气分布的严重不均。如肺泡通气明显降低而血流无相应减少甚至增多，即 V_A/Q 比率降低，则流经这部分肺泡的静脉血未经充分氧合便掺入动脉血内。这种情况类似肺动-静脉短路，故称功能性分流增加。正常成人由于肺内通气分布不均形成的功能性分流约仅占肺血流量的 3%。慢性阻塞性肺疾患严重时，功能性分流明显增加，可相当于肺血流量的 30%～50%，因此可以严重影响换气功能而导致呼吸衰竭。

（2）部分肺泡 V/Q 比率增高：某些肺部疾患，如肺动脉压降低、肺动脉栓塞、肺血管受压扭曲和肺壁毛细血管床减少等时，V_A/Q 比率增高。患部肺泡血流少而通气多，吸入的空气没有或很少参与气体交换，因而与气道的情况类似，即犹如增加了肺泡死腔量，故这种情况又称死腔样通气。此时肺脏总的有效通气量必然减少，因而也会引起血气异常。正常人的生理死腔量（V_D）约占潮气量（V_T）的 30%，上述疾病时可使死腔气量明显增多，V_D/Q_T 可高达 60%～70%。

肺泡通气与血流比例失调模式图见图 2-2。

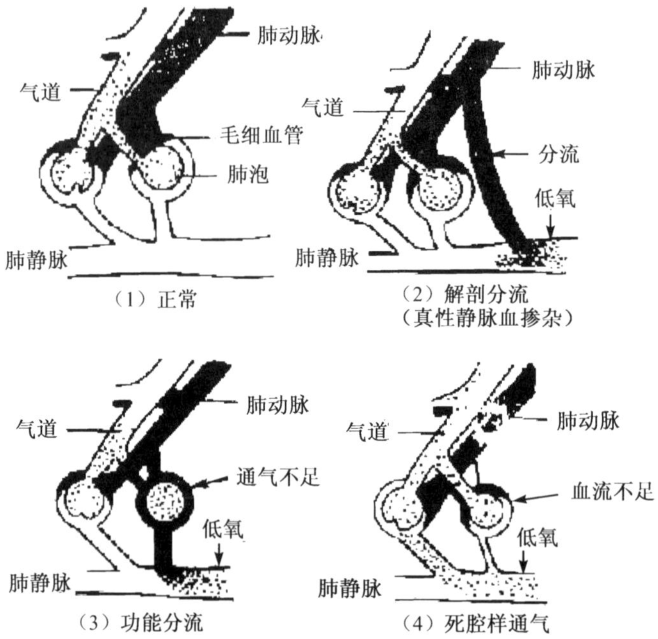

图 2－2　肺泡通气与血流比例失调模式图

4. 肺循环短路增加　生理情况下肺内有一部分静脉血经支气管静脉和极少数肺内动-静脉交通支直接流入肺静脉，称“短路”或右-左分流。此外，心内最小静脉的静脉血也直接流入左心。这些都属解剖分流，其血流量约占心输出量的 2%～3%。因为静脉血未经动脉化即掺入动脉血中，故又称静脉血掺杂。支气管扩张(伴支气管血管扩张)、先天性肺动脉瘘、肺内动静脉短路开放等病变，可增加解剖分流，使静脉血掺杂显著增多而引起血液气体异常。有人将肺内病变所引起的肺泡完全不通气但仍有血流者也视为短路，见于肺实变、肺不张等。

呼吸衰竭的发病机制中，单纯的通气不足、单纯的弥散障碍、单纯的肺内短路增加或单纯的肺泡通气与血流比例失调是较少的，这些因素往往同时存在或相继发生作用。现以急性呼吸窘迫综合征为例概要说明之。

急性呼吸窘迫综合征是原无心肺疾患的患者因急性弥漫性肺泡-毛细血管膜损伤，以致外呼吸功能严重障碍而发生的急性呼吸衰竭，常见于休克、创伤、败血症、过量输液、体外循环术和氧中毒等时。其早期病变主要为肺严重水肿、出血、透明膜形成、肺不张、微血栓形成、肺血管内皮细胞及肺泡Ⅰ型上皮细胞肿胀变性与坏死等。此时呼吸衰竭的发生可有下述多种机制参与：① 由于肺水肿、肺不张等使肺顺应性降低而引起限制性通气障碍，也可因支气管痉挛和气道内液体增加而导致阻塞性通气障碍，但因患者多有呼吸加速，故肺泡总通气量可无明显减少，但其分布则不均匀。② 肺泡膜增厚引起弥散障碍。③ 肺小动脉内微血栓或脂肪栓塞，使部分肺泡血流不足，形成死腔样通气。另一方面，因肺顺应性降低、肺不张、肺泡内充满水肿液或气道受阻等原因，使部分肺泡通气减少而血流未相应减少，故可造成大量肺内短路或功能性分流增加。这些因素均导致肺泡的通气与血流比例失调。

二、主要机能代谢变化

呼吸衰竭时机体各系统的机能变化的最重要的原因就是低氧血症、高碳酸血症和酸碱平衡紊乱。低氧血症和高碳酸血症对机体的影响取决于其发生的急缓、程度、持续的时间以及机体原有的机能代谢状况等。严重时，呼吸系统以外的器官也可发生功能紊乱，甚至成为死亡的直接原因。

（一）酸碱平衡及电解质紊乱

呼吸衰竭时，酸碱平衡紊乱的表现是多样的。由于外呼吸功能严重障碍本身引起的有呼吸性酸中毒、呼吸性碱中毒、代谢性酸中毒或呼吸性酸中毒合并代谢性酸中毒。

1. 呼吸性酸中毒　Ⅱ型呼吸衰竭时，大量二氧化碳潴留，可造成原发性血浆碳酸过多。发病急骤者，往往代偿不全而出现失代偿性呼吸性酸中毒，如发病较缓慢，则可出现代偿性呼吸性酸中毒。此时血液电解质主要有如下的变化。① 血清钾浓度增高：呼吸性酸中毒时，细胞内钾外移、肾小管上皮细胞泌氢和再吸收碳酸氢钠增多而排钾减少，而引起血清钾浓度增高。② 血清氯浓度降低，碳酸氢根增多；当血液中二氧化碳潴留时，在碳酸酐酶的作用下，红细胞中生成碳酸氢根增多，因而进入血浆的碳酸氢根也增多，同时血浆中氯离子进入红细胞增多。此外，由于肾小管泌氢增加，碳酸氢钠再吸收和再生增多，而较多氯离子则以氯化钠和氯化铵的形式随尿排出，两者引起血清氯离子减少和碳酸氢根增多。

2. 代谢性酸中毒或呼吸性酸中毒合并代谢性酸中毒　由于严重缺氧，无氧代谢加强，酸性代谢产物增多，可引起代谢性酸中毒，或呼吸性酸中毒合并代谢性酸中毒。如患者合并肾功能不全或感染、休克等，则因肾脏排酸保碱功能障碍或体内固定酸产生增多，将更加重代谢性酸中毒。此时血清钾浓度增高可更明显。

3. 呼吸性碱中毒　$PaCO_2$ 明显下降的患者，可因原发性碳酸过低而发生呼吸性碱中毒，由于发病急骤，故多为失代偿性呼吸性碱中毒。此时因细胞外钾离子进入细胞内，可发生血清钾浓度降低。由于二氧化碳排出过多，血浆中碳酸氢根移入红细胞增多，氯离子则转移至红细胞外，加之肾排出氯也减少，故血清氯浓度增高。血浆碳酸氢根则因移入红细胞以及肾小管再吸收和再生碳酸氢钠减少而浓度降低。

此外，某些呼吸衰竭患者可发生代谢性碱中毒，多属医源性，发生于治疗过程中或治疗后。如使用人工呼吸机，过快排出大量二氧化碳，而原来代偿性增加的碳酸氢根又不能迅速排出，因此发生代谢性碱中毒；由于钾摄入不足、应用排钾利尿剂和肾上腺皮质激素等可导致低钾症性碱中毒等。

（二）呼吸系统变化

呼吸衰竭患者的呼吸功能变化，很多是由原发疾病引起的。如阻塞性通气障碍时，由于气流受阻，呼吸可减慢。随着阻塞部位的不同，以及阻塞是可变还是固定，呼气与吸气困难的程度亦可不一。在肺顺应性降低的疾病，则因牵张感受器或肺-毛细血管旁感受器兴奋而反射性地引起呼吸浅快。中枢性呼吸衰竭可出现呼吸浅慢，或出现潮式呼吸、间歇呼吸、抽泣样呼吸、吸气样呼吸、下颌呼吸等呼吸节律紊乱。

外呼吸功能障碍造成的低氧或高碳酸血症可进一步影响呼吸功能。PaO_2 降低作用于颈动脉体与主动脉体化学感受器(其中主要是颈动脉体化学感受器),反射性地增加通气,但此反应需 PaO_2 低于 8.0 kPa(60 mmHg)时才明显。二氧化碳潴留主要作用于中枢化学感受器,使呼吸中枢兴奋,从而引起呼吸加深加快,增加肺泡通气量。但 PaO_2 低于 4.0 kPa(30 mmHg)时或 $PaCO_2$ 超过 12.0 kPa(90 mmHg)时,将损害或抑制呼吸中枢。

(三) 中枢神经系统变化

呼吸衰竭时,由于低氧血症与高碳酸血症的作用,中枢神经系统的功能可发生明显变化,轻度时可使兴奋性升高,严重时将发生一系列中枢神经系统的功能障碍,直接威胁生命。低氧血症和高碳酸血症的作用很难截然分开。

中枢神经对缺氧很敏感,故最易受损。PaO_2 为 8.0 kPa(60 mmHg)时可出现智力和视力轻度减退。如 PaO_2 迅速降至 5.33～6.66 kPa(40～50 mmHg)以下时,就会引起一系列神经精神症状,如头痛、不安、定向与记忆障碍、精神错乱、嗜睡,以至惊厥和昏迷,PaO_2 低于 2.67 kPa(20 mmHg)时,只需几分钟就可造成神经细胞的不可逆性损害。

二氧化碳潴留发生迅速而严重时,也能引起严重的中枢神经系统功能障碍,称为二氧化碳麻醉。一般认为,当 $PaCO_2$ 超过 10.7 kPa(80 mmHg)时,可引起头痛、头晕、烦躁不安、言语不清、扑翼样震颤、精神错乱、嗜睡、昏迷、抽搐等。其可能的作用机制如下:

1. 二氧化碳直接作用于脑血管,使之扩张。一般认为 $PaCO_2$ 升高 1.33 kPa(10 mmHg),脑血流量约可增加 50%;由此可以影响脑循环,并引起毛细血管通透性增高,其结果是脑血管充血、间质水肿、颅内压升高和视神经盘水肿。严重时还可导致脑疝形成。

2. 正常脑脊液的缓冲作用较血液为弱,其 pH 值也较低(7.33～7.40),而 $PaCO_2$ 却比动脉血的高,血液中的碳酸氢根离子及氢离子又不易进出脑脊液,故后者的酸碱调节需时较长。Ⅱ型呼吸衰竭患者的脑脊液中二氧化碳也增多,但因脑脊液缓冲能力差,故氢离子浓度增高的程度大于血液,继而又可加重细胞内酸中毒,使神经细胞的功能发生障碍,细胞膜结构受损,通透性增高。这些变化一方面改变神经细胞内外离子分布,另一方面使溶酶体膜稳定性降低,释出的各种水解酶能促使蛋白分解与细胞死亡。细胞内外离子分布的改变和细胞内蛋白分解又可使细胞内渗透压升高,促使脑细胞肿胀,颅内压升高。

(四) 循环系统变化

一定程度的缺氧可反射性地兴奋心血管运动中枢,从而使心率加快,心输出量增加,皮肤及腹腔内脏血管收缩,因而发生血液再分布和血压轻度升高。此外,缺氧时也可间接地因通气加强、胸腔负压增大、回心血量增加而影响循环功能。这种变化在急性呼吸衰竭时较为明显,且有代偿意义。严重低氧血症时,因循环中枢与心血管受损,可发生低血压、心收缩力降低、心律失常等后果。缺氧尤其是肺泡气氧分压降低可使肺小动脉收缩,这是呼吸衰竭时引起肺动脉高压与右心衰竭的主要原因。

一定程度的二氧化碳潴留可与缺氧协同作用,反射性地引起循环功能的代偿性变化。二氧化碳可反射性地引起外周血管收缩,但其直接作用,则除肺动脉外多为引起血管扩张,故二氧化碳潴留的最终效应通常为:① 皮肤血管扩张,因而肢体皮肤温暖红润,常伴大量出汗;② 睑结膜血管扩张充血;③ 脑血管扩张,脑血流量增加;④ 广泛的外周血管扩张,可引起低血压;⑤ 肾与肺小动脉收缩。

呼吸衰竭可伴发心力衰竭,尤其是右心衰竭,其发生原因为肺动脉高压和心肌受损。

目前认为，不论是急性或慢性呼吸衰竭，肺血管功能性改变在肺动脉高压的发病中都具有极重要意义。缺氧（主要是肺泡气氧分压降低）可引起肺血管收缩，若合并二氧化碳潴留，血液氢离子浓度增高，就更可增加肺血管对缺氧的敏感性，使肺血管收缩进一步加重，从而大大增加肺循环的阻力。如原发肺部疾病引起肺小动脉壁增厚、管腔狭窄或纤维化、肺毛细血管网受压破坏与减少、毛细血管内皮细胞肿胀或微血栓阻塞等变化，则亦可增加肺循环阻力而导致肺动脉高压。有些慢性呼吸衰竭患者血液中的红细胞增多，因而血液黏滞性增高，而后者又可因合并酸中毒而加重，这也是肺动脉高压发病的一个因素。某些患者可因血量增多，或因呼吸深快以致胸腔负压增大，或因体循环外周血管扩张，阻力降低，以致静脉回流增加而加重右心负荷。呼吸衰竭引起右心衰竭的另一发病因素是心肌受损。缺氧、高碳酸血症、酸中毒和电解质代谢紊乱均可损害心肌。长期持续缺氧还可引起心肌变性、坏死、纤维化等病变。心肌受损加上负荷过重，就可导致右心衰竭。

（五）其他器官

呼吸衰竭时肾功能也可遭到损害，轻者尿中出现蛋白、红细胞、白细胞及管型等。严重时可发生急性肾衰竭，出现少尿、氮质血症和代谢性酸中毒等变化。

严重缺氧可使胃壁血管收缩，因而能降低胃黏膜的屏障作用。二氧化碳潴留可增强胃壁细胞碳酸酐酶活性，使胃酸分泌增多，可出现胃肠道黏膜糜烂、坏死、出血与溃疡形成等变化。

呼吸衰竭时，由于缺氧、酸中毒等，同时出现血流缓慢、淤滞与红细胞增多，使血液黏滞性增加，故可能出现 DIC。

三、防治原则

1. 防治原发病　针对引起呼吸衰竭的原发疾病进行预防，或在发病后及时进行积极处理。

2. 防止与去除诱因的作用　对于可能引起呼吸衰竭的疾病，还必须同时防止诱因的作用。例如对于创伤、休克患者，要避免吸入高浓度氧、输给久存血库的血液或输液过量等，以免诱发成人呼吸窘迫综合征。有呼吸系统疾病的患者必须做手术时，应先检查患者的肺功能储备力。对肺功能已有损害或慢性呼吸衰竭的患者更应积极防止及去除各种诱因的作用，以免诱发急性呼吸衰竭。

3. 畅通气道和改善通气　常用的方法有：① 清除气道内容物或分泌物；② 解除支气管痉挛；③ 用抗感染治疗减轻气道的肿胀与分泌；④ 必要时做气管插管或气管切开术；⑤ 给予呼吸中枢兴奋剂；⑥ 掌握适应证，正确使用机械辅助通气。

4. 改善缺氧　呼吸衰竭时必定有严重缺氧，因此纠正缺氧，提高 PaO_2 水平对每个患者都是必要的。其目的在于短期内争取使 PaO_2 升至 6.67～8.0 kPa(50～60 mmHg)，动脉血氧饱和度升至 85%左右。

Ⅰ型呼吸衰竭有缺氧而无二氧化碳潴留，可吸入较高浓度的氧（一般不超过 50%）。慢性Ⅱ型呼吸衰竭时，由于呼吸中枢反应性的变化，一般认为给氧原则上以持续低浓度低流量为宜。应使 PaO_2 达到安全水平即 8.0～9.33 kPa(60～70 mmHg)，以求能供给组织必要的氧而不至引起二氧化碳麻醉，然后根据患者情况调整并逐渐提高吸入氧的浓度及流量。如在给氧时出现二氧化碳分压进行性上升，则须助以人工通气以促进二氧化碳的排出。

5. 密切观察监护，综合治疗　注意纠正酸碱平衡紊乱与水、电解质紊乱；维持心、脑、肾等重要器官的功能；防治常见的严重的并发症。

第十二节　肝衰竭

一、分类及病因

肝衰竭按病情经过可分为急性和慢性肝衰竭两种。

1. 急性肝衰竭　发病后 12～24 h 发生黄疸，2～4 天后即由嗜睡进入昏迷状态，并有明显的出血倾向。因起病急骤故又称暴发性肝衰竭。其主要原因是严重而广泛的肝细胞变性、坏死。常见病因有暴发性病毒性肝炎、药物中毒等。

2. 慢性肝衰竭　病情发展缓慢，病程长，往往在某些诱因下病情突然加重，并出现昏迷。常见于肝硬化失代偿、肝癌晚期等。

二、发病机制

肝功能受损时一般首先引起的是分泌功能减退，如高胆红素血症、胆汁淤积；随后出现合成功能减弱，如低蛋白血症、凝血因子减少；最后出现解毒功能障碍，如肝性脑病。

（一）胆汁分泌和排泄障碍

1. 高胆红素血症　肝功能正常时，胆红素的生成、运输、排泄是一个动态的过程，其中任何一个环节发生障碍，均会导致高胆红素血症。临床表现为黄疸，结合胆红素过高，可抑制氧化磷酸化过程，使中枢神经系统功能发生障碍；可使肾小管上皮细胞对缺血敏感性增强从而易于变性、坏死。非结合胆红素过高能改变磷脂膜表面张力、Ⅱ型肺泡上皮受损，使表面活性物质合成与分泌减少等。

2. 肝细胞内胆汁淤积症　肝细胞内胆汁分泌器，包括毛细胆管、微丝、微管、溶酶体及高尔基体等发生结构、功能障碍后，由于胆汁分泌障碍使胆汁积于肝内和血清内。临床上出现黄疸、瘙痒等症状。肝细胞内胆汁成分积聚过多可引起肝细胞变性、坏死，炎症反应以及小胆管的增生可引起肝纤维化，从而可导致肝硬化。严重胆汁淤积时，由于维生素 K 的吸收障碍，肝内合成凝血因子减少，临床出现出血倾向。

（二）凝血与纤维蛋白溶解障碍

肝脏在出凝血平衡中起重要作用：① 肝几乎合成全部的凝血因子；② 能清除活化的凝血因子；③ 合成纤溶酶原；④ 合成抗纤溶酶；⑤ 清除循环中的纤溶酶原激活物。

肝衰竭时凝血障碍主要表现为：① 凝血因子合成减少；② 急性肝衰竭常发生 DIC 从而致凝血因子消耗增多；③ 循环中抗凝血物质增多；④ 易发生原发性纤维蛋白溶解；⑤ 肝衰竭时常有血小板功能障碍。

（三）物质与能量代谢障碍

1. 物质代谢障碍

(1) 低血糖：其发病机制是由于肝细胞坏死致肝糖原储备锐减；同时由于肝细胞内质

网上葡萄糖-6-磷酸酶受到破坏，使残存的肝糖原不能水解为葡萄糖。另外，由于肝细胞受损，使胰岛素的灭活减少，出现高胰岛素血症，从而发生低血糖。

(2) 低白蛋白血症：肝脏是蛋白质合成和分解的主要脏器。由于肝细胞的坏死，使蛋白质的合成明显减少，从而出现低蛋白血症。

(3) 低钠血症：肝衰竭时，有效循环血量减少，引起抗利尿激素分泌增多；同时，肝对抗利尿激素灭活减少，出现水潴留，从而出现低钠血症。

(4) 低钾血症：肝功能受损时，肝细胞对醛固酮灭活减弱，同时由于有效循环血量的减少，使醛固酮分泌增加，故钾随尿排出增多，从而出现低钾血症。

2. 能量代谢障碍　肝细胞的正常功能有赖于线粒体正常产生能量，肝细胞坏死则可导致线粒体产能障碍。

（四）免疫功能障碍

枯否细胞具有很强的吞噬能力，能吞噬血液中的细菌、病毒、内毒素等。肝功能衰竭时枯否细胞吞噬能力下降，故常并发感染，可出现菌血症、败血症、腹膜炎等。

严重肝病常出现肠源性内毒素血症，其发生的原因可能为：① 严重肝病时肝小叶结构发生破坏，肝窦血流减少，使内毒素可绕过肝窦直接进入体循环中；② 枯否细胞功能减退；③ 严重肝病时由于肠黏膜受损，内毒素可直接通过糜烂、水肿的肠壁进入血液。

（五）腹水

肝性腹水的形成有以下 6 个因素：

1. 门静脉压力增高　肝硬化时再生结节和增生的结缔组织直接压迫门静脉分支，使门静脉血流受阻，门静脉压增高，当超过 300 mmH_2O 时，腹腔内脏血管净水压增高，组织液回吸收减少而漏入腹腔。

2. 血浆胶体渗透压下降　肝硬化患者由于肝细胞总数减少，肝功能减退，白蛋白合成减少，当血浆白蛋白低于 30 g/L 时，血浆胶体渗透压降低，致血液成分外渗。

3. 淋巴循环障碍　肝静脉回流受阻时，血浆自肝窦渗透至窦旁间隙，致肝淋巴液生成增多，当超过胸导管引流能力时，淋巴液自肝包膜和肝门淋巴管渗出至腹腔。

4. 肾小球滤过下降　门静脉高压时，内脏血液回流受阻，血液淤积，致有效循环血量减少。

5. 继发性醛固酮增多　肝硬化患者由于肝细胞对醛固酮灭活减少，可出现高醛固酮血症，致肾再吸收钠增多。

6. 抗利尿激素增多　由于有效循环血量的减少，可引起抗利尿激素增多，致水再吸收增多。

（六）解毒功能障碍

肝脏能清除毒物，大多数药物在肝脏代谢分解，肝功能减退后这些功能减退，可引起毒物蓄积，导致一系列症状；大部分激素的灭活、分解代谢亦在肝脏，肝衰竭后，可以引起体内这些激素水平升高。

三、肝性脑病

肝性脑病是继发于严重肝病的神经精神综合征，是由于肝脏解毒功能减退所引起，其发病机制有以下几种学说：

1. 氨中毒学说　血氨水平升高的原因：(1) 氨清除不足：氨的主要去向是在肝内经鸟苷酸循环合成尿素。肝严重受损时，鸟苷酸循环所需的底物缺失，由于代谢障碍致使 ATP 供给不足，使鸟苷酸循环难以正常进行，尿素合成减少。(2) 氨的产生过多：① 摄入过多含氮食物，如高蛋白饮食；② 并发消化道出血，血液蛋白质在肠道细菌作用下产生氨；③ 低血容量或缺氧时，可导致肾前性氮质血症，使血氨升高；④ 便秘时，使含氮类物质在肠道停留时间增多，增加了氨的吸收等。

氨对中枢神经系统的毒性作用：干扰脑组织的能量代谢。氨干扰脑组织的能量代谢主要是干扰葡萄糖生物氧化的正常进行。氨可抑制丙酮酸脱氢酶活性，影响乙酰辅酶 A 的生成，干扰三羧酸循环。氨与脑内的 α-酮戊二酸结合，生成谷氨酸，一方面使三羧酸循环中间产物 α-酮戊二酸减少，影响糖的有氧代谢，同时又消耗大量还原型辅酶 Ⅰ，妨碍了呼吸链中的递氢过程，使 ATP 生成不足。氨进一步与谷氨酸结合形成谷氨酰胺时又消耗大量 ATP，使脑细胞活动所需能量不足，不能维持中枢神经系统的活动。

2. 假性神经递质学说　正常时蛋白质在肠道分解成氨基酸，再经肠道细菌脱羧作用形成胺类。肝衰竭时，这些胺类进入中枢神经系统，在脑细胞的非特异性 β-羟化酶作用下被羟化，形成苯乙醇胺和羟苯乙醇胺。苯乙醇胺和羟苯乙醇胺的化学结构与真性神经递质去甲肾上腺素和多巴胺相似，但传递信息的生理功能弱，故称假性神经递质。当脑干网状结构中假性神经递质增多时，则竞争性取代真性神经递质，使网状结构上行激动系统功能失常，传导神经冲动受阻，使大脑功能发生抑制。

3. 氨基酸失衡学说　正常人的芳香族氨基酸在肝中代谢分解，肝衰竭时分解减少，故血浓度增高。而支链氨基酸主要在骨骼肌代谢分解。胰岛素可促进支链氨基酸进入肌肉，在肝衰竭时，胰岛素灭活减少，因而促使支链氨基酸大量进入肌肉，故血浓度降低。芳香族氨基酸大量进入脑内，可进一步形成假性神经递质。

4. γ-氨基丁酸(GABA)学说　γ-氨基丁酸是哺乳动物大脑的主要抑制性神经递质，由肠道细菌产生，在肝衰竭时，可绕过肝进入体循环中。血中 GABA 浓度增高，透过血脑屏障进入中枢神经系统，造成中枢神经系统功能受到抑制。

四、肝性功能性肾衰竭

肝性功能性肾衰竭是指严重肝病患者并发的肾衰竭。其肾脏本身无器质性病变，但肾血流减少，肾小球滤过率降低，肾小管功能正常。

发病机制：

1. 肾交感神经张力增加

(1) 低血容量：造成低血容量的原因与腹水、利尿、腹腔抽液、消化道出血等有关，造成功能性肾衰竭。

(2) 内脏血流动力学改变：肝硬化患者大多存在门静脉高压，由于门脉高压使大量血液淤积在内脏器官，从而使有效循环血量减少。

2. 肾素-血管紧张素系统激活。

3. 激肽释放酶-激肽系统活动异常。

4. 前列腺素合成不足。

5. 内毒素血症。

6. 假性神经递质蓄积。

五、防治肝功能不全的病理生理基础

1. 肝性脑病治疗的病理基础

(1) 氨基酸治疗：因肝衰竭时氨基酸代谢失衡，临床补充支链氨基酸来纠正。

(2) 降低血氨：灌肠和导泻作用在于清除肠道内积血和含氮物质，减少氨吸收；谷氨酸的作用在于可结合氨生成谷氨酰胺；精氨酸的作用在于维持鸟苷酸循环，促进尿素合成；乳果糖可在肠道分解为乳酸和醋酸，改善肠道酸碱度，使 pH 值下降，减少氨的吸收。

2. 人工肝　人工肝辅助系统主要有两种：① 透析方法；② 吸附方法。

3. 肝移植　目前肝移植技术已逐渐成熟，成为挽救肝衰竭患者的有效方法。

第十三节　肾功能不全

当各种病因引起肾功能严重障碍时，出现多种代谢产物、药物和毒物在体内蓄积，水、电解质和酸碱平衡紊乱，肾脏内分泌功能障碍等，这一病理过程称为肾功能不全。

肾功能不全的原因有：① 原发性肾脏疾病（如急性、慢性肾小球肾炎及肾盂肾炎，肾结核，肾毒物引起的急性肾小管变性、坏死，肾脏肿瘤和多囊肾等）；② 继发性肾脏疾病（如全身性血液循环障碍、全身代谢障碍、免疫性疾病、理化性因素、尿路疾患等）。

泌尿系统疾病的常见临床表现主要有：水肿（最常见）、尿血、少尿、多尿、尿路刺激症状（尿频、尿急和尿痛）、肾区（脊肋角处）钝痛及肾绞痛、血尿（高倍镜视野有 3 个以上红细胞为镜下血尿）、蛋白尿。

肾功能不全与肾衰竭只是程度上的差别，前者是指肾脏功能障碍由轻到重的全过程；后者则是前者的晚期阶段。肾功能不全可分为急性肾衰竭和慢性肾衰竭。

一、急性肾衰竭

急性肾衰竭是指各种原因在短期内引起肾脏泌尿功能急剧障碍，以致机体内环境出现严重紊乱的病理过程。临床表现有水中毒、氮质血症、高钾血症和代谢性酸中毒。多数患者伴有少尿或无尿，即少尿型 ARF。少数患者尿量并不减少，但无论少尿与否，GFR 均显著降低，故 GFR 降低被认为是发生急性肾衰竭的中心环节。

（一）分类和病因

根据 ARF 的病因学，可将其分为肾前性、肾性和肾后性三大类。

1. 肾前性急性肾衰竭　由于失血、脱水、创伤、感染、休克等原因，引起有效循环血量减少和肾血管强烈收缩，导致肾血液灌流量和 GFR 显著降低，出现尿量减少和氮质血症等，但肾小管功能尚属正常，肾脏并未发生器质性病变，故又称功能性急性肾衰竭。

2. 肾性急性肾衰竭　由肾实质器质性病变引起的 ARF 称为肾性急性肾衰竭，临床上以肾缺血和肾毒物引起的急性肾小管坏死最常见，又称为器质性肾衰竭。

(1) 急性肾小管坏死

① 肾缺血和再灌注损伤：各类休克未及时抢救而发生持续肾缺血或休克好转后的再灌注损伤，均可引起肾小管坏死。

② 肾毒物：重金属(汞、砷、锑、铅等)，抗生素(新霉素、卡那霉素、庆大霉素、甲氧西林、多黏菌素、头孢菌素等)，磺胺类药物，某些有机化合物(四氯化碳、氯仿、甲醇、酚、甲苯等)，杀虫药，毒蕈，蛇毒，生鱼胆，造影剂，肌红蛋白和血红蛋白及内毒素等均可直接损害肾小管，引起肾小管上皮细胞变性、坏死。

③ 体液因素异常：严重的低钾血症、高钙血症和高胆红素血症等，亦可导致肾实质损坏。在许多病理条件下，肾缺血与肾毒物常同时或相继发生作用。例如肾毒物时，肾内可出现局部血管痉挛而致肾缺血；反之，肾缺血也常伴毒性代谢产物的堆积。

(2) 肾脏本身(肾小球、肾间质、肾血管)疾患：例如，急性肾小球肾炎、狼疮性肾炎、肾盂肾炎、恶性高血压、两侧肾动脉血栓形成或栓塞、子痫、结节性多动脉炎等，均可引起弥漫性肾实质损害，导致 ARF。

3. 肾后性急性肾衰竭　指由于下尿道的堵塞引起的 ARF。常见于双侧尿路结石、盆腔肿瘤和前列腺肥大、前列腺癌等引起的尿路梗阻。早期并无肾实质损害，由于肾小球有效滤过压下降导致 GFR 降低，可出现氮质血症、酸中毒等。如及时解除梗阻，肾泌尿功能可很快恢复。

(二) 发病机制

不同原因所致 ARF 的机制不尽相同，但各种临床表现主要与 GFR 下降所致的代谢产物蓄积有关。各种肾细胞(肾小管细胞、内皮细胞和系膜细胞等)的损伤(包括代谢、功能和形态)，是 GFR 下降的病理生理学基础。

1. 肾小球因素　肾血流减少和肾小球病变，均可使 GFR 下降，导致少尿或无尿。

(1) 肾血流减少(肾缺血)

① 肾灌注压下降：当动脉血压低于 50～70 mmHg 时，肾血流失去自身调节，GFR 降低。

② 肾血管收缩：是休克、毒物等引起 ARF 初期的发病机制：a. 交感-肾上腺髓质系统兴奋，血中儿茶酚胺增多。b. RAS 激活。肾缺血或肾毒物损伤近曲小管和髓袢，使其再吸收 Na^+ 和 Cl^- 减少，原尿中钠含量增多，刺激远曲小管起始部的致密斑，通过管-球反馈引起 RAS 的激活。c. 激肽和前列腺素合成减少。d. 内皮素合成增加。这些导致入球小动脉收缩，使有效滤过压和 GFR 降低。

③ 肾血管内皮细胞肿胀：肾缺血使肾血管内皮细胞膜"钠泵"失灵；肾缺血再灌注产生大量氧自由基，损伤血管内皮细胞，都能造成肾血管内皮细胞肿胀和管腔狭窄。

④ 肾血管内凝血：其发生与肾衰时血流动力学的变化有关：a. 纤维蛋白原增多引起血液黏度增高；b. 红细胞集聚和变形能力降低；c. 血小板集聚；d. 白细胞黏附、嵌顿。这使部分 ATN 患者发生肾内 DIC，从而堵塞血管。

(2) 肾小球病变：急性肾小球肾炎、狼疮性肾炎等，肾小球膜受累，滤过面积减少，导致 GFR 降低。ARF 时扫描电镜可发现肾小球囊脏层上皮细胞相互融合，正常滤过缝隙消失的现象。

2. 肾小管因素

(1) 肾小管阻塞：肾缺血、肾毒物引起肾小管坏死时的细胞脱落碎片，异型输血时的血红蛋白、挤压综合征时的肌红蛋白，均可在肾小管内形成各种管型，阻塞肾小管管腔，使原尿不易通过，引起少尿。同时，管腔内压升高，有效滤过压降低，导致GFR减少，可促进肾衰竭的恶化。

(2) 原尿回漏：在持续肾缺血和肾毒物作用下，肾小管上皮细胞变性、坏死、脱落，原尿即可经受损的肾小管壁处返漏入肾间质，除直接造成尿量减少外，还引起肾间质水肿，压迫肾小管，造成囊内压升高，使GFR减少，出现少尿。受损肾小管上皮细胞的通透性增高。

3. 肾细胞损伤及其机制　急性肾小管坏死是以肾小管细胞损伤为主，内皮细胞、系膜细胞等受损参与的病理过程。因此，各种细胞受损而出现的代谢、功能及形态结构紊乱是GFR持续降低和内环境紊乱的基本机制。ARF时，大多数并没有肾小管形态结构改变，但都发生不同程度的肾小管再吸收和分泌功能减退。肾小管上皮细胞的损伤程度，与致病因子作用的时间和强度以及肾内因素有关。

损伤的细胞有：肾小管细胞、内皮细胞和系膜细胞。代谢障碍和膜转运破坏（如ATP合成减少和离子泵失灵、自由基增多、还原型谷胱甘肽减少、细胞凋亡的激活、细胞骨架结构改变等）是导致细胞损伤甚至死亡的主要机制。

一般来说，在多数病例肾血流减少和GFR降低是主要发病机制，肾小管坏死所致的肾小管阻塞和原尿回漏则是辅助因素。

(三) 急性肾衰竭时的功能代谢变化

少尿型急性肾衰竭的发展过程可分为少尿期、多尿期和恢复期3个阶段。

1. 少尿期　是病情最危重阶段，内环境严重紊乱。持续几日到几周，持续愈久，预后愈差。

(1) 尿变化：① 少尿或无尿：多数患者出现少尿（<400 ml/24 h）或无尿（<100 ml/24 h）。② 低比重尿：常固定于1.010～1.020，为原尿浓缩稀释功能障碍所致。③ 尿钠高：肾小管对钠的再吸收障碍，致尿钠含量高。④ 血尿、蛋白尿、管型尿：由于肾小球滤过障碍和肾小管受损，尿中可出现红细胞、白细胞、蛋白质等；尿沉渣检查可见透明、颗粒和细胞管型。

在功能性ARF，由于肾小管功能未受损，其少尿主要是由于GFR显著降低所致，而器质性ARF则同时有肾小球和肾小管功能障碍。两者不仅在少尿的发生机制上不同，而且尿液的成分也有区别。鉴别由于休克引起的功能性与器质性ARF，对于临床判断预后和指导治疗都有重要意义（表2-6）。

表2-6　功能性与器质性ARF尿变化的不同特点

项　目	低血容量（功能性肾衰竭）	急性肾小管坏死（器质性肾衰竭）
尿沉渣镜检	轻微	显著，褐色颗粒管型， 红白细胞及变性上皮细胞
尿蛋白	阴性或微量	+～++++
尿钠(mmol/L)	<20	>30(40)
尿渗透压(mOsm/kg)	>400	<350
尿比重	>1.020	<1.015
尿/血肌酐比值	>(40∶1)	<(10∶1)
甘露醇利尿效应	佳	差

(2) 水中毒:ARF时因少尿、分解代谢所致内生水增多、摄入水过多等原因,导致体内水潴留、稀释性低钠血症和细胞水肿。严重时可出现心功能不全、肺水肿和脑水肿。

(3) 高钾血症:是ARF最危险的变化,常为少尿期致死原因。其发生主要原因:① 尿量减少使钾随尿排出减少;② 组织损伤和分解代谢增强,使钾大量释放到细胞外液;③ 酸中毒时,细胞内钾离子外逸;④ 低钠血症,使远曲小管的钾钠交换减少;⑤ 输入库存血或食入含钾量高的食物或药物等。高钾血症可引起心脏传导阻滞和心律失常,严重时可出现心室颤动或心脏停搏。

(4) 代谢性酸中毒:具有进行性、不易纠正的特点。其发生原因:① GFR降低,使酸性代谢产物在体内蓄积;② 肾小管分泌 H^+ 和 NH_3 能力降低,使碳酸氢钠再吸收减少;③ 分解代谢增强,体内固定酸产生增多。酸中毒可抑制心血管系统和中枢神经系统,影响体内多种酶的活性,并促进高钾血症的发生。

(5) 氮质血症:正常人的血清尿素氮为10～15 mg。血中尿素氮、肌酐、尿酸等非蛋白氮含量显著升高,称氮质血症。其发生主要是由于肾脏排泄功能障碍和体内蛋白质分解增加(如感染、中毒、组织严重创伤等)所致。少尿期,氮质血症进行性加重,严重时可出现尿毒症。

2. 多尿期　多尿期时尿量增加到每日400 ml以上,尿量增多提示肾小管上皮细胞已有再生,病情趋向好转。此期尿量可达每日3 000 ml以上。

多尿的机制:① 肾血流量和肾小球滤过功能逐渐恢复正常;② 新生肾小管上皮细胞功能不成熟,钠、水再吸收功能仍低下;③ 肾间质水肿消退,肾小管内管型被冲走,阻塞解除;④ 少尿期潴留在血中的尿素等代谢产物经肾小球大量滤出,增加原尿渗透压,产生渗透性利尿。多尿期早期,由于肾功能尚未彻底恢复,氮质血症、高钾血症和酸中毒并不能立即得到改善。后期,由于水、电解质大量排出,易发生脱水、低钾血症和低钠血症。多尿期持续1～2周,可进入恢复期。

3. 恢复期　尿量开始减少并逐渐恢复正常,血中非蛋白氮含量下降,水、电解质和酸碱平衡紊乱得到纠正。但肾小管功能需要数月甚至更长时间才能完全恢复。少数患者由于肾小管上皮细胞和基底膜破坏严重,出现肾组织纤维化而转变为慢性肾衰竭。

非少尿型ARF,肾内病变和临床表现较轻,病程较短,预后较好,其主要特点是:① 尿量不减少,可在400～1 000 ml/d左右;② 尿比重低而固定,尿钠含量也低;③ 有氮质血症。

(四) 急性肾衰竭防治的病理生理基础

慎用对肾脏有损害的药物;积极治疗原发病;积极有效地控制休克。少尿期要控制输入液量;处理高钾血症等水、电解质和酸碱失衡;限制蛋白质摄入量,滴注葡萄糖和必需氨基酸;透析疗法(腹膜透析和血液透析);自由基清除剂;RAS阻断剂;抗感染。多尿期要注意补充水、钠、钾和维生素等。恢复期注意加强营养。

二、慢性肾衰竭

各种慢性肾脏疾病,随着病情进展,肾单位被破坏的数量增加,当残存有功能肾单位不足以充分排出代谢废物和维持内环境恒定,出现泌尿功能障碍和内环境紊乱,包括代谢废物和毒物的潴留,水、电解质和酸碱平衡紊乱,并伴有一系列临床症状的病理过程,称为慢性肾衰竭。

（一）慢性肾衰竭的原因

凡能造成肾实质渐进性破坏的疾患，均可引起 CRF。目前慢性肾小球肾炎是 CRF 最常见的原因(约占 50%～60%)；糖尿病肾病和高血压病是进行性肾脏疾病发病率增加的主要原因。

（二）慢性肾衰竭的发展过程

1. 肾储备功能降低期(代偿期)　肾实质破坏尚不严重，肾脏能维持内环境稳定，无临床症状。内生肌酐清除率在正常值的 30%以上，血液生化指标无异常。但肾脏储备能力降低，在感染和水、钠、钾负荷突然增加时，会出现内环境紊乱。

2. 肾功能不全期　肾实质进一步受损，肾脏已不能维持内环境稳定，可出现多尿、夜尿、轻度氮质血症和贫血等。内生肌酐清除率降至正常的 25%～30%。

3. 肾衰竭期　内生肌酐清除率降至正常的 20%～25%。临床表现明显，较重氮质血症、酸中毒、高磷血症、低钙血症、严重贫血、多尿、夜尿等，并伴有部分尿毒症中毒的症状。

4. 尿毒症期　内生肌酐清除率降至正常的 20%以下，有明显的水、电解质和酸碱平衡紊乱以及多系统功能障碍，并出现一系列尿毒症中毒症状。

（三）慢性肾衰竭的发病机制

1. 有关慢性肾衰竭的几种主要学说　慢性肾衰竭的发病机制，迄今仍不清楚，一般采用 Bricker 提出的 3 种学说来解释。

(1) 健存肾单位学说和肾小球过度滤过学说：慢性肾脏疾病时，肾单位不断破坏而丧失功能，肾功能只能由那些未受损的残余肾单位(健存肾单位)来承担，随着疾病发展，肾单位不断遭受损害，健存肾单位丧失自动调节肾小球血流和压力的能力，并因过度滤过而肥厚、纤维化和硬化，致使健存肾单位/受损肾单位的比值逐渐变小。当健存肾单位少到不足以维持正常的泌尿功能时，机体就出现内环境紊乱。

(2) 矫枉失衡学说：当肾功能障碍时，某一溶质(如磷)滤过减少而使血中含量增高。机体适应性反应使血液中一种相应的体液因子(如 PTH)增高，后者抑制健存肾单位对该溶质的再吸收，起“矫正”(代偿)的作用；但是，随病情发展，因健存肾单位过少，不能维持该溶质的充分排出，使血中该溶质浓度升高，相应体液因子也增多，对机体其他生理功能产生不良影响(如 PTH 的溶骨作用)，使内环境进一步紊乱，出现失代偿。

2. 肾单位功能丧失的机制

(1) 原发病的作用：各种慢性肾疾患可通过炎症反应、缺血、免疫反应、尿路梗阻、大分子沉积等各种机制，造成肾实质渐进性破坏。此类患者多为肾功能损害进行性加重，即便去除主导病因，病情依然进展，故原发病的作用已非 CRF 的主要原因。

(2) 继发性进行性肾小球硬化：肾小球疾病的共同特征为系膜细胞过度生长和细胞外基质蛋白过分积累。因系膜细胞为调节 GFR 的主要决定因素，其病变可导致肾小球硬化、肾小球毛细血管闭塞和 GFR 下降。高血压病、肾小球毛细血管压升高、脂质代谢紊乱、促炎细胞因子和生长因子上调、肾小球细胞内的血小板浸润、肾小球系膜细胞增殖、细胞外基质成分集聚等，都参与了肾小球硬化和间质纤维化的发生。

近年来的研究发现，肾脏疾病常见的独立风险因子有：① 肾素-血管紧张素系统(RAS)激活；② 氧化应激；③ 蛋白尿；④ 醛固酮。

（四）慢性肾衰竭时的功能代谢变化

1. 尿的变化　CRF早期，患者常出现多尿，夜尿（夜间排尿增多），等渗尿，尿中出现蛋白质、红细胞、白细胞、管型等。在晚期，由于肾单位大量破坏，肾小球滤过率极度减少，则出现少尿。慢性肾衰发生多尿的机制：① 原尿流速快：肾血流集中在健存肾单位，使其GFR增高，原尿生成增多，流经肾小管时流速增快，肾小管来不及充分再吸收。② 渗透性利尿：健存肾单位滤出的原尿中溶质（如尿素）含量代偿性增高，产生渗透性利尿。③ 尿浓缩功能降低：肾小管髓袢血管少、易受损，由于 Cl^- 主动吸收减少，使髓质高渗环境形成障碍。

CRF早期肾浓缩功能降低而稀释功能正常，因此出现低比重尿或低渗尿。随病情加重，肾脏稀释功能亦障碍，使终尿渗透压接近于血浆，尿比重常固定在1.008～1.012，称为等渗尿。

2. 氮质血症　CRF早期，血中非蛋白氮升高不明显，晚期肾单位大量破坏和GFR降低，可出现氮质血症。血浆尿素氮（BUN）浓度与GFR的变化、外源性（蛋白质摄入量）及内源性（感染、使用肾上腺皮质激素、胃肠道出血等）尿素负荷的大小有关。血浆肌酐浓度与蛋白质摄入量无关，仅与肌肉中磷酸肌酸自身分解产生的肌酐量及肾脏排泄肌酐的功能有关。在肾衰竭早期（GFR≥正常值的40%），两者的变化均不明显。临床上常采用内生肌酐清除率（尿中肌酐浓度×每分钟尿量/血浆肌酐含量）来判断病情的严重程度，因为其与GFR的变化呈平行关系。

3. 水、电解质和酸碱平衡紊乱

（1）钠水代谢障碍：CRF时，肾脏对钠水负荷的调节适应能力减退。水摄入增加时，可发生水潴留，引起肺水肿、脑水肿和心力衰竭；严格限制水摄入时，又不能减少水的排泄而发生脱水；过多限制钠的摄入，易引起低钠血症，导致细胞外液和血浆容量减少；当钠摄入过多时，易造成水钠潴留，使血压升高，加重心脏负荷。随GFR下降，肾脏滤过钠的排出分数上升。CRF患者失钠的机制：① 渗透性利尿引起失钠；② 甲基胍蓄积抑制肾小管对钠的吸收。

（2）钾代谢障碍：CRF早期，由于多尿，血钾浓度多正常。低钾血症见于：① 厌食而摄食不足；② 呕吐、腹泻使钾丢失过多；③ 长期应用排钾利尿剂，使尿钾排出增多。

晚期也可发生高钾血症，其机制为：① 晚期因尿量减少而排钾减少；② 长期应用保钾类利尿剂；③ 酸中毒；④ 感染等使分解代谢增强；⑤ 溶血；⑥ 含钾饮食或药物摄入过多。高钾血症和低钾血症均可影响神经肌肉的应激性，并可导致严重心律失常，甚至心搏骤停。

（3）镁代谢障碍：CRF晚期伴少尿时，镁排出障碍，引起高镁血症，其对神经肌肉有抑制作用。

（4）钙磷代谢障碍

① 高磷血症：CRF早期，由于GFR降低，肾脏排磷减少，血磷暂时性升高并引起低钙血症，后者导致甲状旁腺功能亢进，使PTH分泌增多。PTH可抑制健存肾单位肾小管对磷的再吸收，使肾脏排磷增多，血磷可恢复正常。因此，CRF患者可在很长时间内不发生血磷升高。但随着病情进展，健存肾单位太少，继发性PTH分泌增多已不能维持磷的充

分排出，导致血磷显著升高。PTH 分泌增多又加强了溶骨过程，使血磷进一步升高，形成恶性循环。同时，由于 PTH 的溶骨作用，增加了骨质脱钙，从而引起肾性骨营养不良。

② 低钙血症：其原因有：① 血液中钙磷浓度之间有一定关系，当血磷浓度升高时，血钙浓度就会降低；② 由于肾实质破坏，1,25-$(OH)_2$-D_3 生成不足，肠钙吸收减少；③ 血磷升高时，肠道磷酸根分泌增多，磷酸根可在肠内与食物中的钙结合形成难溶解的磷酸钙，从而妨碍肠钙的吸收；④ 肾毒物损伤肠道，影响肠道钙磷吸收。

(5) 代谢性酸中毒：CRF 晚期因受损肾单位增多，可出现代谢性酸中毒：① GFR 降低到 20 ml/min 时，使硫酸、磷酸等酸性产物滤过减少；② 继发性 PTH 分泌增多，抑制近曲小管上皮细胞碳酸酐酶活性，使近曲小管排氢和再吸收重碳酸盐减少；③ 肾小管上皮细胞产 NH_3^+ 减少，可致 H^+ 排出障碍。酸中毒除对神经和心血管系统有抑制作用外，尚可影响体内许多代谢酶的活性，并使细胞内钾外逸和骨盐溶解。

4. 肾性高血压　因肾实质病变引起的高血压称为肾性高血压。慢性肾衰竭患者伴发高血压的机制有：

(1) 水钠潴留：CRF 时肾脏排钠水功能降低，水钠潴留，引起血容量和心输出量增多，导致血压升高，称为钠依赖性高血压。对患者限制钠盐摄入和使用利尿剂，可起较好效果。

(2) 肾素分泌增多：慢性肾小球肾炎、肾动脉硬化症等引起的 CRF，常伴有 RAS 活性增高。Ang Ⅱ直接收缩小动脉，使外周阻力升高，醛固酮增多又可导致水钠潴留，因而引起血压升高，称为肾素依赖性高血压。对此类患者限制钠盐摄入和应用利尿剂，不能收到良好的降压效果，甚至适得其反。只有采用药物减轻 RAS 的活性，才有明显降压作用。

(3) 肾脏降压物质生成减少：肾单位大量破坏，其产生的激肽和 PGE_2 和 PGA_2 等降压物质减少，也是引起肾性高血压的原因之一。

5. 肾性骨营养不良　是 CRF 尤其是尿毒症的严重并发症，亦称肾性骨病。包括儿童的肾性佝偻病和成人的骨质软化、纤维性骨炎、骨质疏松、骨囊性纤维化。其发病机制与 CRF 时出现的高磷血症、低钙血症、PTH 分泌增多、1,25-$(OH)_2$-D_3 形成减少、胶原蛋白代谢障碍及酸中毒等有关。

(1) 高血磷、低血钙与继发性甲状旁腺功能亢进：机制见前（钙磷代谢障碍）。由于 PTH 的溶骨作用，增加了骨质脱钙，导致骨质疏松，同时局部钙磷比积可大于 70，而形成局部钙结节的形成。血钙降低可使骨质钙化障碍。

(2) 维生素 D_3 活化障碍：1,25-$(OH)_2$-D_3 具有促进肠钙吸收和骨盐沉积等作用。CRF 时，由于 25-(OH)-D_3 活化成 1,25-$(OH)_2$-D_3 能力降低，使活性维生素 D_3 生成减少，导致肠钙吸收减少，出现胶原蛋白合成减少、低钙血症和骨质钙化障碍，导致肾性佝偻病和成人骨质软化的发生。

(3) 酸中毒：CRF 时多伴有持续代谢性酸中毒。酸中毒可使骨动员加强，促进骨盐溶解，引起骨质脱钙。同时，酸中毒可干扰 1,25-$(OH)_2$-D_3 的合成，抑制肠对钙磷的吸收。

6. 出血倾向　CRF 患者常伴有出血倾向，表现为皮下淤斑和黏膜出血，如鼻衄、胃肠道出血等。这主要是由于体内蓄积的毒性物质（如尿素、胍类、酚类化合物等）抑制血小板的功能所致。血小板功能障碍表现为：① 血小板第Ⅲ因子（磷脂，是Ⅸ、Ⅹ、凝血酶原活化场所)的释放受到抑制,因而凝血酶原激活物生成减少;② 血小板的粘着和聚集功能减弱,因而出血时间延长。

7. 肾性贫血 CRF 患者大多伴有贫血,且程度与肾功能损害程度多一致。肾性贫血的发生机制:① 促红细胞生成素生成减少,导致骨髓红细胞生成减少;② 体内蓄积的毒性物质(如甲基胍)对骨髓造血功能的抑制;③ 毒性物质抑制血小板功能所致的出血;④ 毒性物质使红细胞破坏增加引起溶血;⑤ 肾毒物可引起肠道对铁和蛋白等造血原料的吸收减少或利用障碍。

三、尿毒症

尿毒症是急、慢性肾衰竭的最严重阶段,除水、电解质、酸碱平衡紊乱和肾脏内分泌功能失调外,还出现内源性毒性物质蓄积而引起的一系列自身中毒症状,故称之为尿毒症。

(一) 尿毒症毒素

研究发现,尿毒症患者血浆中有 200 多种代谢产物或毒性物质,其中很多可引起尿毒症症状,故称之为尿毒症毒素。

1. 尿毒症毒素来源 ① 正常代谢产物在体内蓄积,如尿素、胍、多胺等;② 外源性毒物未经机体解毒、排泄,如铝的潴留等;③ 毒性物质经机体代谢又产生新的毒性物质;④ 正常生理活性物质浓度持续升高,如 PTH 等。

2. 尿毒症毒素分类 ① 小分子毒素:分子量小于 500,如尿素、肌酐、胍类、胺类等。② 中分子毒素:分子量 500～5 000,多为细胞和细菌的裂解产物等。③ 大分子毒素:主要是血中浓度异常升高的某些激素,如 PTH、生长激素等。

3. 几种常见的尿毒症毒素

(1) PTH:PTH 可引起肾性营养不良、皮肤瘙痒、高脂血症、贫血,刺激胃泌素分泌,破坏血脑屏障,促进钙进入神经膜细胞或轴突,参与可致尿毒症痴呆的脑内铝蓄积,增加蛋白质分解等。甲状旁腺切除可解除或缓解上述症状。

(2) 胍类化合物:是体内精氨酸的代谢产物。其中,甲基胍毒性最强,可引起体重下降、呕吐、腹泻、肌肉痉挛、嗜睡、红细胞寿命缩短及溶血、心室传导阻滞等。胍基琥珀酸则可抑制血小板功能,促进溶血等。

(3) 尿素:可引起头痛、厌食、恶心、呕吐、糖耐量降低和出血倾向等,参与尿毒症诸症状的发生。近年研究发现,其毒性作用与其代谢产物——氰酸盐有关,后者可使蛋白质发生氨基甲酰化,从而抑制许多酶(如单胺氧化酶,黄嘌呤氧化酶等)的活性,使胍基琥珀酸产生增多,影响细胞功能。

(4) 多胺:是氨基酸代谢产物,包括精胺、精脒、尸胺和腐胺。可引起厌食、恶心、呕吐和蛋白尿,促进红细胞溶解,抑制 Na^+-K^+-ATP 酶活性,增加微血管壁通透性,促进肺水肿和脑水肿的发生。

(5) 未知中分子量物质:其化学结构不明,推测为多肽类物质。在体外对成纤维细胞增生、白细胞吞噬作用、淋巴细胞增生及细胞对葡萄糖利用等有抑制作用。

此外,肌酐、尿酸、酚类及中分子和大分子毒素等,对机体也有一定的毒性作用。尿毒症发生是多因素综合作用的结果。

(二) 尿毒症时的功能代谢变化及其机制

尿毒症期,除上述水、电解质、酸碱平衡紊乱及贫血、出血倾向、高血压等进一步加重外，可出现各器官系统功能障碍及代谢障碍所引起的临床表现。

1. 神经系统 中枢神经系统功能紊乱是尿毒症的主要表现，有头痛、头昏、烦躁不安、理解力和记忆力减退等，严重时出现神经抑郁、嗜睡甚至昏迷，称为尿毒症性脑病。周围神经病变的表现有乏力、足部发麻、腱反射减弱或消失，最后可发生麻痹。其机制为：① 某些毒性物质的蓄积引起神经细胞变性；② 电解质和酸碱平衡紊乱；③ 肾性高血压所致的脑血管痉挛，缺氧和毛细血管通透性增高，引起脑神经细胞变性和脑水肿。

2. 消化系统 症状出现最早，有食欲不振、厌食、恶心、呕吐或腹泻。这些症状与肠道细菌的尿素酶分解尿素，产氨增多和胃泌素灭活减少，导致胃肠道黏膜发生溃疡有关。亦与中枢神经系统的功能障碍有关。

3. 心血管系统 主要表现为充血性心力衰竭和心律失常，晚期可出现尿毒症心包炎。心血管功能障碍是由于肾性高血压、酸中毒、高钾血症、水钠潴留、贫血以及毒性物质等作用的结果。

4. 呼吸系统 可出现酸中毒固有的深大呼吸。由于尿素经唾液酶分解生成氨，故呼出气可有氨味。病情严重时可发生尿毒症肺炎、肺水肿、纤维素性胸膜炎或肺钙化等病变。

5. 免疫系统 并发免疫功能障碍，以细胞免疫异常为主，与毒性物质对淋巴细胞的分化和成熟有抑制作用或对淋巴细胞有毒性作用等有关。如血中 T 淋巴细胞绝对数降低，迟发型皮肤变态反应减弱，中性粒细胞趋化性降低，故尿毒症患者常有严重感染，并成为主要死因之一。患者体液免疫变化不大。

6. 皮肤变化 表现为皮肤瘙痒、干燥、脱屑和颜色改变等，其中瘙痒可能与毒性物质刺激皮肤感觉神经末梢及继发性甲状旁腺功能亢进所致皮肤钙沉积有关。尿素随汗液排出，在汗腺开口处形成的细小白色结晶，称为尿素霜。

7. 代谢障碍

(1) 糖代谢：约半数病例伴有葡萄糖耐量降低，其机制可能为：① 胰岛素分泌减少；② 拮抗胰岛素的生长激素分泌增多；③ 胰岛素与靶细胞受体结合障碍；④ 肝糖原合成酶活性降低。其主要原因可能是尿素、肌酐和中分子量毒物等的毒性作用。

(2) 蛋白质代谢：患者常出现消瘦、恶病质、低蛋白血症等负氮平衡的体征，其发生机制：① 患者摄入蛋白质减少或因厌食、恶心、呕吐、腹泻使蛋白质吸收减少；② 毒性物质（如甲基胍）使组织蛋白分解加强；③ 随尿丢失一定量的蛋白质等；④ 因出血而致蛋白丢失；⑤ 合并感染时可导致蛋白分解增强。单纯追求血液尿素氮降低而过分限制蛋白质摄入，可使自身蛋白质消耗过多，反而对患者有害。

(3) 脂肪代谢：患者血中甘油三酯含量增高，出现高脂血症。这是由于胰岛素拮抗物使肝脏合成甘油三酯增加，周围组织脂蛋白酶活性降低而清除甘油三酯减少所致。

（三）慢性肾衰竭和尿毒症防治的病理生理基础

治疗原发病。低盐饮食。消除能增加肾功能负担的诱因，应用利尿剂、肾上腺素神经阻断剂、β 阻断剂、钙通道阻断剂、RAS 阻断剂和新型血管肽酶抑制剂等，有效降低高血压；抗纤维化，阻断糖基化终末产物形成和激活。激活 PKC 活性，防止肾实质继续破坏。对症治疗。肾移植是目前治疗尿毒症最有效的方法。

第三章 药 理 学

第一节 呼吸系统药物

一、抗微生物感染药

β-内酰胺类抗生素

青霉素

(Penicillin,苄青霉素,青霉素 G)

青霉素效价单位以结晶青霉素钠为标准,1 单位(U)相当于 0.6 μg,1 mg 相当于 1 670 U。

【药理】 本品主要是抑制细菌的转肽酶,阻止细胞壁合成中的粘肽交联,从而抑制细胞壁合成,导致细菌破裂死亡。本品对大多数革兰阳性菌、革兰阴性球菌和某些革兰阴性杆菌、螺旋体及放线菌有强大抗菌活性。梅毒螺旋体、回归热螺旋体、鼠咬热螺旋体和钩端螺旋体等均对本品敏感。

【适应证】 敏感菌引起的各种感染,如呼吸系统感染、肺炎、支气管炎、脑膜炎、心内膜炎、腹膜炎、脓肿、中耳炎、菌血症、淋病、梅毒、白喉、鼠咬热、气性坏疽、炭疽等。

【用法】 成人常用量:肌内注射,每日 80 万～320 万 U,分 2～3 次给药。

静脉滴注,每日 240 万～1 000 万 U,分 2～4 次给药。

儿童常用量:肌内注射,每日 3 万～5 万 U/kg,分 2～3 次给药。

静脉滴注,每日 5 万～20 万 U/kg,分 2～4 次给药。重症者,剂量可适当增大,并根据肾功能适时调节剂量和给药间隔。

【注意】 ① 过敏反应。如果发生过敏性休克应立即停药,皮下或肌内注射肾上腺素 0.5～1.0 mg,心跳停止者立即给予 CPR,并使用抗组胺药物及肾上腺皮质激素。应用本品前必须详细询问有无药物过敏及变态反应史,首次使用青霉素或停用 72 h 以上者,必须做皮内敏感试验,反应呈阴性者方可使用。② 本品对神经系统亦有一定毒性,不宜作鞘内注射。肾功能不全或体弱患者,大剂量注射时易引起幻觉、肌肉痉挛、癫痫大发作等不良反应。③ 青霉素钾盐不可静脉推注。④ 治疗矛盾。治疗梅毒或其他感染时,有可能出现发热、出汗、头痛和损伤部位反应等症状加剧的矛盾现象,即雅里希-赫克斯海默反应。⑤ 应用本品期间,可对某些诊断产生干扰,可使硫酸铜法测定尿糖时出现假阳性。

【制剂】 粉注射剂:20 万 U,40 万 U,80 万 U,100 万 U,160 万 U。

苯唑西林钠

（Oxacillin Sodium，新青霉素Ⅱ，苯唑青霉素）

【药理】　为半合成青霉素，耐酸，口服有效，且耐青霉素酶，不为该酶水解破坏，对产青霉素酶金葡菌有良好作用。本品作用较甲氧西林强，但对于对青霉素敏感的葡萄球菌、各种链球菌和肺炎球菌的抗菌作用仍不及青霉素。

【适应证】　对青霉素酶葡萄球菌所致的各种感染有效，不适用于中枢系统感染。对青霉素敏感葡萄球菌等感染则不应使用本品治疗。

【用法】　口服：成人，每日 2～4 g，分 4 次服用，宜空腹或餐后服用。

肌内注射或静脉滴注：成人，每日 4～16 g，分 4～6 次给予。儿童，每日每千克体重 0.05～0.1 g，分 4～6 次给予。

【注意】　与青霉素类似。大剂量可引起胃肠道反应。

【制剂】　粉注射剂：0.5 g，1 g。胶囊剂、片剂：0.25 g。

氨苄西林

（Ampicillin）

【药理】　为半合成广谱青霉素，耐酸，抗菌作用机制与青霉素相同。对青霉素敏感的细菌本品具有较强活性，但效果不及青霉素，对草绿色链球菌的作用与青霉素相仿或略强，对肠球菌的作用优于青霉素，对青霉素部分耐药的肺炎球菌一般对本品敏感，完全耐药者则对本品亦可能完全耐药。白喉杆菌、炭疽杆菌、变形杆菌、流感杆菌、李斯特菌属、厌氧革兰阳性球菌（如消化球菌）和杆菌（如产气荚膜杆菌）、脑膜炎球菌、淋球菌、军团菌属及胎儿弯曲杆菌等对本品敏感。沙门菌属、志贺菌属及大肠杆菌对本品敏感性差，其余的肠杆菌科、不动杆菌属普遍对本品耐药。本品对绿脓杆菌无效。本品对青霉素酶不稳定，对产青霉素酶金葡菌无效。对革兰阴性菌效果与氯霉素、四环素相似或略强，但比庆大霉素、卡那霉素、多粘菌素 B 差。

【适应证】　敏感菌所致的各种感染，如菌血症、呼吸道感染、心内膜炎、脑膜炎、泌尿系统感染，胆道及肠道感染等。

【用法】　空腹口服：成人，每日 2～4 g，分 3～4 次服用。儿童，每日每千克体重 25 mg，分 3～4 次服用。

肌内注射或静脉注射：成人，每日 2～4 g，分 3～4 次。儿童，每日每千克体重 0.05～0.1 g，分 2～4 次服用。重症者可加大剂量。

【注意】　与青霉素相似。

【制剂】　粉注射剂（钠盐）：0.5 g，1 g。胶囊剂：0.25 g。干糖浆剂：1.5 g∶60 ml。

阿莫西林

（Amoxicillin，羟氨苄青霉素）

【药理】　为半合成广谱青霉素。抗菌谱与氨苄西林类似，透过细菌细胞壁能力较强，能迅速抑制其细胞壁合成，使细菌成球形体而破裂溶解。

【适应证】　敏感菌所致感染有呼吸道感染如支气管炎、肺炎，泌尿系统感染，软组织感染等。本品治疗伤寒的临床反应和细菌清除优于氯霉素。

【用法】　口服：成人，每日 1～3 g，分 3～4 次服用。儿童，每日每千克体重 40～

80 mg，分 3～4 次服用。

肌内注射：与氨苄西林同。

【注意】 同氨苄西林相似。

【制剂】 胶囊剂(颗粒剂、可溶片)：0.125 g，0.25 g。粉注射剂：0.5 g。

哌拉西林钠
(Piperacillin Sodium，氧哌嗪青霉素钠)

【药理】 为半合成广谱青霉素。对革兰阳性菌有效，但作用略低于青霉素及氨苄西林等，对绿脓杆菌、肺炎杆菌、变形杆菌、大肠杆菌作用较氨苄西林、羧苄西林强，对厌氧菌、肠球菌也有效。不耐青霉素酶，对产青霉素酶金葡菌无效。

【适应证】 主要用于绿脓杆菌和各种敏感革兰阴性菌所致的菌血症、呼吸道感染、泌尿系统感染、胆道感染、腹腔感染、妇科感染、软组织感染及化脓性脑膜炎等。

【用法】 肌内注射或静脉滴注：成人，每日 4～8 g，分 2～4 次。儿童(12 岁以下)，推荐剂量为每日每千克体重 0.1～0.2 g，分 2～4 次。

【注意】 不良反应较少，与青霉素相似，且与青霉素有交叉过敏反应，应用前须作青霉素过敏试验，过敏者禁用。严重肝或肾功能障碍者、出血者、溃疡性结肠炎患者、孕妇、哺乳期妇女、12 岁以下儿童慎用。

【制剂】 粉注射剂：0.5 g，1 g。

头孢菌素类抗生素

头孢氨苄
(Cefalexin，先锋霉素Ⅳ，头孢力新)

【药理】 本品为第一代口服头孢菌素，耐酸，口服吸收良好。对革兰阳性菌作用强，对革兰阴性菌的抗菌作用弱。对葡萄球菌的 β-内酰胺酶较稳定，肠球菌多对本品耐药。本品对绿脓杆菌无抗菌作用。葡萄球菌的部分菌株、粪链球菌的多数菌株、吲哚变形杆菌、肠杆菌对本品耐药。

【适应证】 用于敏感菌所致的呼吸道、泌尿系统、皮肤和软组织等感染。

【用法】 口服：成人，每次 2～4 g，每日 3～4 次。儿童，每日每千克体重 30～100 mg，分 4 次服用。

【注意】 ① 对青霉素过敏者，本品也可发生过敏反应，但发生率较低且症状较轻，主要有皮疹、全身瘙痒、药物热等。另外常见恶心、呕吐、腹泻、食欲减退等胃肠道反应。② 食物可影响本品吸收，宜空腹服用。

【制剂】 胶囊剂：0.125 g，0.25 g。

头孢拉定
(Cefradine，先锋霉素Ⅵ，头孢环己烯)

【药理】 本品结构与头孢氨苄关系密切，抗菌谱及抗菌作用与头孢氨苄相似，对 β-内酰胺酶较稳定，对耐药金葡菌及其他多种对广谱抗生素耐药的杆菌等有迅速而可靠的杀菌作用。

【适应证】 用于敏感菌所致的呼吸道、泌尿道、皮肤和软组织等的感染如支气管炎、肺炎、肾盂肾炎、膀胱炎、耳鼻喉感染、肠炎、痢疾等。本品对绿脓杆菌无效,亦不用于脑膜炎的治疗。

【用法】 口服:成人,每次 0.25~0.5 g,每日 3~4 次,空腹给药。儿童,每日每千克体重 25~50 mg,分 3~4 次给予。

肌注或静注:成人,每次 0.25~0.5 g,每日 3~4 次,严重感染者每日可增至 4 g;儿童,每日每千克体重 50~100 mg,分 3~4 次。严重感染者可增加剂量。

【注意】 ① 不良反应主要有胃肠道功能紊乱,如恶心、呕吐、腹泻以及皮疹等。本品与青霉素有部分交叉过敏反应。本品的肾毒性轻微,对肾脏功能几乎无影响。② 食物不影响吸收总量,但宜空腹服用,以达预期疗效。

【制剂】 片剂,胶囊剂:0.125 g,0.25 g。粉注射剂:0.5 g,1 g。口服干混悬剂:0.25 g,0.5 g。

头孢呋辛钠

(Cefuroxime Sodium,头孢呋肟,西力欣)

【药理】 为第二代头孢菌素,对大多数葡萄球菌(包括产 β-内酰胺酶菌株)都有效,对革兰阳性菌的活性类于第一代头孢,对革兰阴性菌的作用较第一代头孢强。肾毒性较第一代头孢菌素弱。对不发酵革兰阴性菌如绿脓杆菌和不动杆菌无效。脆弱类杆菌多耐药。

【适应证】 敏感革兰阴性菌所致的下呼吸道、泌尿系统(肾盂肾炎、尿路感染)、骨和关节、耳鼻喉、皮肤和软组织等的感染。对于脑膜炎,专家们更倾向于第三代头孢菌素(如头孢曲松、头孢噻肟)。

【用法】 肌注、静注或静滴:成人,每次 0.75~1.5 g,每日 3~4 次。儿童,每日每千克体重 50~100 mg,分 3~4 次。肌注时以 0.5~0.75 g 加注射用水 3 ml,振摇使成混悬液,用粗针头作深部肌注。

【注意】 对青霉素亦有交叉过敏反应,对青霉素过敏者慎用。对头孢菌素类过敏者禁用。

【制剂】 粉注射剂:0.5 g,0.75 g,1 g,1.5 g。

头孢克洛

(Cefaclor,头孢氯氨苄)

【药理】 为第二代头孢菌素,对革兰阳性菌的活性类于第一代头孢,对革兰阴性菌的作用较第一代头孢强。肾毒性较第一代头孢菌素弱。

【适应证】 临床主要用于下呼吸道感染如肺炎,上呼吸道感染如咽炎、扁桃体炎,尿路感染如肾盂肾炎、膀胱炎,皮肤软组织感染,淋球性尿道炎等。

【用法】 口服:成人,每次 0.25 g,每日 3 次,重症可加倍。儿童,每日每千克体重 20 mg,分 3 次给予;重症每日每千克体重 40 mg,分次给予,但日剂量不可超过 1 g,饭前服用。

【注意】 对青霉素过敏及过敏体质者慎用。不良反应常见有胃肠道反应,亦有过敏反应如皮疹、荨麻疹及偶有转氨酶升高等。

【制剂】 胶囊剂:0.125 g,0.25 g。

头孢噻肟钠

(Cefotaxime Sodium)

【药理】 为第三代头孢菌素，较之第一、二代头孢菌素，本品对临床常见的革兰阴性菌作用更强，抗菌谱亦更广。对革兰阳性菌的作用也较强，但并不优于第一代头孢菌素。绿脓杆菌和不动杆菌对本品耐药。

【适应证】 用于敏感菌引起的感染，如脑膜炎、呼吸道及泌尿系统感染、菌血症等。

【用法】 成人：肌注或静注，中等程度感染，每次 1～2 g，每次 2 次。严重感染每日 8～12 g，分 3～4 次给药。儿童(含出生 7 天以上婴儿)：静脉注射或滴注，每日每千克体重 50～100 mg，分 2～4 次。

【注意】 不良反应及注意事项与第一代头孢菌素相同。对青霉素过敏者应慎用。婴幼儿不可肌内注射。

【制剂】 粉注射剂：0.5 g，1 g，2 g。

头孢哌酮钠

(Cefoperazone Sodium，头孢氧哌唑，先锋必)

【药理】 本品的哌嗪侧链与其他第三代头孢菌素不同，而与哌拉西林相似，抗假单胞作用增强，而对某些 β-内酰胺酶稳定性相对较差。抗菌谱广，对革兰阳性菌、阴性菌均有作用，如金葡菌(包括产生或不产生青霉素酶的菌株)、肺炎链球菌、大部分溶血性链球菌株、流感嗜血杆菌、多数肠杆菌科细菌(如大肠杆菌、克雷白杆菌属、奇异变形杆菌、普通变形杆菌、沙门菌属和志贺菌属)、绿脓杆菌、淋病奈瑟菌、脑膜炎奈瑟菌等。对绿脓杆菌的活性强于头孢噻肟钠等其他第三代头孢菌素(头孢他啶除外)。对革兰阳性菌感染，临床疗效并不比第一代头孢菌素更好。本品对不动杆菌(不发酵革兰阴性杆菌)的作用不佳，许多脆弱杆菌对之耐药。

【适应证】 用于敏感菌引起的各种感染，如肾盂肾炎、尿路感染、呼吸道感染、腹膜炎、胆囊炎、菌血症、骨和关节感染、盆腔炎、子宫内膜炎、淋病、皮肤及软组织感染等。

【用法】 深部肌内注射，静脉注射或滴注：成人，每次 1～2 g，每日 2 次，严重感染可增至 8 g。儿童，每日每千克体重 50～200 mg，分 2 次给药，对严重感染，剂量可增至每日每千克体重 300 mg。

【注意】 ① 与其他头孢菌素一样，可引起过敏反应，主要症状是斑丘疹、荨麻疹、药物热等，对药物有过敏史的患者容易发生，特别对青霉素有过敏的患者应慎用，本品过敏者禁用。偶有血清转氨酶和碱性磷酸酶短暂升高，胃肠道反应一般较轻，如稀便、腹泻等。② 本品有甲硫四氮唑侧链，可导致低凝血酶原症，偶有出血发生，年迈体弱、营养不良及接受全胃肠外营养的患者易于发生，必要时给予维生素 K。③ 本品主要的排泄途径是胆道，在通常每日应用 2～4 g 剂量的情况下，肾衰竭患者剂量亦无须调整。在胆汁中的含量较高，易使肠道菌群失调。亦有报道本品重复感染的发生率并不比其他第三代头孢菌素高。

【制剂】 粉注射剂：0.5 g，1 g，2 g。

头孢他啶

(Ceftazidime Pentahydrate，头孢羧甲噻肟，复达欣)

【药理】 对革兰阳性、阴性菌均具有较强作用，对革兰阳性菌、阴性菌产生的 β-内酰胺酶具有高度稳定性，对多种耐氨苄西林和耐其他头孢菌素的菌株仍有效。对耐庆大霉素及其他氨基糖苷类抗生素的菌株亦有效。对各种革兰阴性细菌具有强大作用，如脑膜炎球菌、淋球菌、卡他莫拉菌、流感杆菌和肠杆菌科的多数菌种（大肠杆菌、克雷白杆菌、变形杆菌、肠杆菌、沙门菌、志贺菌等）。与其他第三代头孢菌素比较而言，本品特点为对绿脓杆菌有高效，优于头孢哌酮。对不动杆菌亦有效。对革兰阳性菌，逊于第一代头孢菌素，与其他头孢菌素一致的是，耐甲氧西林的菌株对本品亦耐药，对脆弱类杆菌作用差。

【适应证】 用于绿脓杆菌和其他革兰阴性需氧菌等所致的严重感染，而且常常是单独用于经验治疗而奏效，如下呼吸道感染，皮肤和软组织、骨关节和复杂尿路感染，烧伤以及菌血症等。若疑为绿脓杆菌感染，则本品较其他第三代头孢菌素更为可取。

【用法】 肌内注射（深部），静脉注射：成人，每次 1～2 g，每日 2～3 次，严重感染者每日可增至 6 g，分 3 次给予。儿童（1 个月至 12 岁），每日每千克体重 30～100 mg，分 2～3 次给予，对严重感染可增至每日每千克体重 150 mg，分 3 次给予。1～4 周新生儿，每日每千克体重 60～90 mg，分 2～3 次给予。对于肾功能严重不良者，剂量减半，或酌情增加给药频度。

【注意】 与其他头孢菌素一样，本品可引起过敏反应，主要是皮疹。对青霉素过敏的患者应慎用，对本品过敏者禁用。胃肠道反应一般较轻，如恶心、腹泻等，偶有血清转氨酶一过性升高。

【制剂】 粉注射剂：0.5 g，1 g。注射剂：1 g/50 ml（含葡萄糖 2.2 g），2 g/50 ml（含葡萄糖 1.6 g）。

头孢曲松钠

（Ceftioxone Disodium，头孢三嗪，菌必治）

【药理】 结构与头孢噻肟类似，抗菌谱和抗菌作用亦与之相似。对 β-内酰胺酶稳定，对多数革兰阳性菌和阴性菌都有较好的活性。对淋球菌作用强大，包括产青霉素酶菌株（PPNG）、耐四环素淋菌（TRNG）及染色体介导性耐药淋菌（MRNG），为目前无合并症淋菌感染的首选药物。对婴幼儿脑膜炎的常见致病菌如 B 型流感杆菌、脑膜炎球菌、肺炎双球菌等皆有高效，有取代氨苄西林加氯霉素治疗该年龄组脑膜炎的趋势，可避免氯霉素的不良反应。本品对单核细胞性李斯特菌、肠球菌及绿脓杆菌作用差。

【适应证】 用于敏感菌感染的下呼吸道感染、皮肤和软组织感染、腹内感染、妇科感染、有合并症的泌尿系统感染、淋病、肝胆感染、骨关节感染及菌血症等。常单独用作经验性治疗。

【用法】 肌内注射（深部），静脉注射或滴注：成人，每日 1～2 g，分 1～2 次给予，严重感染者可增量，但不宜超过每日 4 g，无合并症的淋病，单剂 250 mg，肌注。儿童，每日每千克体重 50～75 mg，日剂量不超过 2 g，分 2 次给予。

【注意】 参阅头孢哌酮钠。

【制剂】 粉注射剂：0.25 g，0.5 g，1 g。注射剂：1 g/50 ml，2 g/50 ml。

碳青霉烯类和单环β-内酰胺类抗生素

亚胺培南

(Imipenem)

【药理】 为硫霉素的N-亚胺甲基衍生物。本品能抑制细菌细胞壁形成，迅速杀灭细菌。对革兰阴性细菌外膜具有良好穿透力。对多数细菌由质粒及染色体介导的β-内酰胺酶较为稳定。对革兰阳性菌包括产酶和不产酶的金葡菌及凝固酶阴性球菌均有效，但耐甲氧西林葡萄球菌中许多对本品耐药。对多数革兰阴性需氧菌如脑膜炎球菌、淋球菌和流感杆菌等及其产β-内酰胺酶者皆高度敏感，对多数肠杆菌(如大肠杆菌、克雷伯菌、肠杆菌、变形杆菌、摩根菌、天命菌、枸橼酸菌、沙雷菌、沙门菌、志贺菌)，包括对头孢菌素、青霉素类和氨基糖苷类抗生素耐药的菌株亦有效，效果可与第三代头孢菌素相当。对绿脓杆菌的作用与头孢他啶相似，对不动杆菌亦有效，但嗜麦芽假单胞菌和葱头假单胞菌对本品耐药。对临床重要厌氧菌(如类杆菌、梭杆菌、韦荣球菌、消化球菌、消化链球菌和多数梭菌)包括脆弱类杆菌有高效，系β-内酰胺类抗生素中效果最佳者，可与甲硝唑及克林霉素相当。

【适应证】 革兰阳性球菌、需氧革兰阴性杆菌和厌氧菌引起的严重感染，如下呼吸道感染、腹腔感染、妇产科感染、有合并症的尿路感染、骨髓炎、心内膜炎和菌血症等。尤适用于混合细菌感染。

【用法】 剂量按亚胺培南计。肌内注射或静脉滴注：成人，每日1～2 g，分3～4次给予，重症可增加剂量，但不宜超过每日4 g。儿童，每日每千克体重50～60 mg。

【注意】 ① 最常见不良反应是恶心、呕吐、腹泻等，亦可致肝功能改变。② 过敏反应亦有发生，主要有皮疹、药物热、瘙痒等，过敏性休克虽尚未见报道，但皮肤敏感性试验表明本品与青霉素有交叉过敏反应，应用本品亦应做好防范措施，有过敏倾向者慎用。③ 本品可诱发癫痫，中枢神经系统损害、既往癫痫史和肾功能障碍等尤易发生，应减低剂量或停药，必要时给予苯妥英钠等缓解。

【制剂】 亚胺培南/西司他丁钠(泰宁，泰能)粉注射剂(以亚胺培南计)：0.25 g，0.5 g，1 g。

氨曲南

(Aztreonam，菌克单)

【药理】 为人工合成品。通过抑制细菌细胞壁形成而杀灭细菌。对革兰阴性细菌外膜具有良好穿透力。抗菌谱甚窄，只作用于革兰阴性需氧菌，对脑膜炎球菌、淋球菌和流感杆菌等及其产β-内酰胺酶者皆高度敏感。对多数肠杆菌(如大肠杆菌、克雷伯菌、肠杆菌、变形杆菌、摩根菌、天命菌、枸橼酸菌、沙雷菌、沙门菌、志贺菌)，包括对头孢菌素、青霉素类和氨基糖苷类抗生素耐药的菌株亦有高效，效果可与第三代头孢菌素相当。对绿脓杆菌亦有效，但较头孢他啶略逊。在酸性和无氧条件下，作用不减。本品对革兰阳性菌及厌氧菌作用甚弱，对不动杆菌无效。

【适应证】 用于严重革兰阴性需氧杆菌引起的感染，如下呼吸道感染、有合并症的尿路感染、腹腔感染、妇产科感染、骨关节感染和菌血症等。本品抗菌作用与氨基糖苷类极为相似，潜在毒性小，严重革兰阴性菌感染时，似为氨基糖苷类的替代品，尤适于氨基糖苷类毒性反应发生率高和需作长期治疗的患者。

【用法】 肌内注射(深部)，静脉注射或滴注：成人，每日 1～8 g，分 2～4 次注射。儿童，每日每千克体重 90～120 mg，分 2～4 次注射。

【注意】 ① 不良反应与其他大多数β-内酰胺抗生素相似。常见静脉注射部位疼痛和静脉炎，其次是恶心、腹泻等胃肠道反应。② 皮疹等过敏反应亦有发生。本品与青霉素交叉过敏反应发生率极低，应用本品亦应采取防范措施。③ 少数患者可出现可逆性 ALT、AST 升高，肠球菌等引起的重复感染。

【制剂】 粉注射剂：0.5 g，1 g，2 g。

大环内酯类和林可霉素类

红霉素
(Erythromycin)

【药理】 抑制细菌蛋白的合成，它与 50S 核糖体亚单位可逆性的结合，妨碍肽链增长。不与哺乳动物的 80S 核糖体结合。至于本品是抑菌还是杀菌，取决于药物浓度、细菌敏感性、生长速率等，抗生素浓度高、细菌密度低、敏感、生长迅速有利于杀菌。对多数革兰阳性和某些革兰阴性菌、放线菌、支原体、螺旋体、衣原体、立克次体及某些分枝杆菌(除结核杆菌)等皆有效。革兰阳性球菌中 A 族 β 溶血性链球菌、肺炎双球菌、金葡菌(包括产酶者)及表皮球菌对本品敏感。革兰阳性杆菌中炭疽杆菌、破伤风杆菌、白喉杆菌、微小棒状杆菌、猪红斑丹毒丝菌和产单核细胞性李斯特菌等对本品敏感。多数淋球菌、脑膜炎球菌(革兰阴性球菌)及卡他莫拉菌对本品敏感。革兰阴性杆菌中，多数百日咳杆菌、空肠弯曲菌、杜氏嗜血杆菌对本品敏感，而流感杆菌仅中度敏感。脆弱杆菌、梭杆菌中许多对本品耐药。大多数革兰阴性需氧杆菌(包括大肠杆菌)对本品耐药。酵母菌、真菌等对本品耐药。

【适应证】 敏感菌所致各种感染，如扁桃体炎、肺炎、猩红热、丹毒和眼耳鼻喉感染等。本品首选于风湿热的预防，可治疗军团菌、红癣、痤疮、弯曲杆菌肠炎、支原体肺炎、沙眼衣原体所致的肺炎或结膜炎。本品对酸亦不稳定，食物影响其吸收，使生物利用度降低，宜空腹以大量水送服。多制成肠溶制剂。

【用法】 口服：成人，每日 1～2 g，分 3～4 次服用。儿童，每日每千克体重 30～50 mg，分 3～4 次服用。

【注意】 ① 最常见的不良反应是胃肠道刺激症状，如上腹部不适、腹部疼痛、恶心、呕吐及腹泻等，口服或剂量较大时多见。与食物同服可减轻。② 偶可引起过敏反应，如皮疹、药物热、嗜酸性粒细胞增多等，罕有间质肾炎或过敏性休克等。过敏者禁用。③ 本品偶可引起的另一较严重的不良反应是颇具特征的胆汁淤积性肝炎综合征，依托红霉素最常引起肝毒性反应。多在用药 10 日后出现，表现为恶心、呕吐、右上腹痛，继以黄疸、发热和提示胆汁淤积性肝炎的肝功能改变，此综合征可能是过敏反应，停药后可恢复。有肝病史或肝功能失常患者慎用。妊娠和哺乳期妇女慎用。④ 本品罕可引起感觉神经性耳聋，大剂量应用并伴以高龄或肾衰竭的患者易发生，停药后一般皆可恢复。⑤ 注射制剂肌注局部刺激性大，不宜肌内注射给药。静脉注射易引起静脉炎，滴注速度宜慢。

【制剂】 片剂：0.05 g(5 万 U)，0.125 g(12.5 万 U)。胶囊剂：0.1 g(10 万 U)，0.125 g(12.5 万 U)。颗粒剂：50 mg(5 万 U)。

罗红霉素

(Roxithromycin)

【药理】 为红霉素的醚肟衍生物。其作用机制、抗菌谱、耐药性皆与红霉素同。体外药敏实验结果提示，本品对大多数细菌的作用与红霉素相当或略逊。但作用时间长，似可为红霉素的代用药。

【适应证】 敏感菌所致呼吸道感染、口腔感染、皮肤和软组织感染及衣原体所致的泌尿生殖系统感染等。

【用法】 空腹口服：成人，每次 150 mg，每日 2 次。儿童，每日每千克体重 5～10 mg，分 2 次服用。

【注意】 最常见的不良反应是胃肠道刺激症状，如恶心、呕吐、腹痛、腹泻等。偶可引起过敏反应，如皮疹、药物热、嗜酸性粒细胞增多等，过敏者禁用。

【制剂】 片剂：50 mg，150 mg，300 mg。

乙酰螺旋霉素

(Acetylspiramycin)

【药理】 为螺旋霉素乙酰化衍生物，对酸稳定。作用机制、抗菌谱与螺旋霉素相同。体外抗菌作用较螺旋霉素稍弱，口服吸收完全，体内可脱乙酰基转化为螺旋霉素。

【适应证】 与螺旋霉素相同。

【用法】 成人剂量为每次 0.2～0.4 g，每日 4 次。儿童，每日每千克体重 20～30 mg，分 4 次口服。

【注意】 不良反应与注意事项参阅螺旋霉素。

【制剂】 片剂：0.1 g。

阿奇霉素

(Azithromycin，阿齐霉素，阿齐红霉素)

【药理】 系将红霉素结构中 9a 位上甲基氮杂，将内酯环扩展为 15 元环而得，形成了一类新的大环内酯类抗生素——Azalide 类。本品作用机制与红霉素相似，抗菌谱较之广，除保留了红霉素对革兰阳性菌的作用外，对革兰阴性菌的抗菌活性有明显改善，本品对革兰阴性需氧和厌氧菌有强大抗菌作用，尤对流感嗜血杆菌。本品对支原体、衣原体等亦有作用。对酸稳定，但酸可影响其对某些菌的抗菌活性。

【适应证】 敏感菌所致呼吸道感染、皮肤和软组织感染、沙眼衣原体或非耐药性淋球菌所致单纯生殖器感染等。

【用法】 空腹口服：成人，每日 0.25～0.5 g，每日 1 次。儿童，每日每千克体重 10 mg，日服 1 次。

【注意】 常见不良反应有胃肠道反应，如厌食、恶心、呕吐、稀便、腹泻等。偶可见中枢和周围神经系统反应、转氨酶短暂升高、嗜酸细胞增多及过敏反应，如皮疹等。过敏者禁用。妊娠及授乳期妇女慎用。严重肝功能不全患者禁用。

【制剂】 胶囊剂:0.25 g,0.5 g。粉针剂:0.25 g。

克拉霉素
(Clarithromycin)

【药理】 作用机制、抗菌谱及抗菌作用与红霉素相似,对革兰阳性菌作用更强,对部分革兰阴性菌、部分厌氧菌、支原体、衣原体等均具有较好的抗菌活性。

【适应证】 敏感菌所致呼吸道感染、泌尿道感染、皮肤和软组织感染等。

【用法】 口服:成人,每日 0.5～1 g,分 2 次服用。儿童,每日每千克体重 10～15 mg,分 2～3 次服用,依体质、病情适当增减。

【注意】 请参阅红霉素。

【制剂】 片剂:0.05 g,0.25 g。

盐酸林可霉素
(Lincomycin Hydrochloride,洁霉素)

【药理】 对金葡菌(包括产酶菌株)、表葡菌、A 组溶血性链球菌、肺炎球菌和草绿色链球菌均有较强的抗菌活性。多数白喉杆菌、破伤风杆菌、产气荚膜杆菌等亦对本品敏感。肠球菌大多对本品耐药。

【适应证】 用于敏感金葡菌等革兰阳性球菌和厌氧菌所致呼吸道感染、骨髓炎、关节及皮肤软组织感染、胆道感染、菌血症等。

【用法】 口服:成人,每日 1～2 g,分 3～4 次服用。儿童,每日每千克体重 30～50 mg,分 3～4 次服用。

肌注或静脉滴注:成人,每日 1.2～1.8 g,分 2～3 次给予。儿童,每日每千克体重 10～20 mg,分 2～3 次给药。

【注意】 ① 常见胃肠道反应,如厌食、恶心、呕吐、腹泻等。② 易致抗生素相关伪膜性肠炎(AAPMC),出现水泻、腹部疼痛、发热和白细胞增多等,结肠镜检查可见结肠和直肠黏膜上有斑片样损害(伪膜)。若系难辨梭菌引起,除停药、支持治疗外,应及时口服万古霉素或去甲万古霉素、杆菌肽、甲硝唑,或同服考来烯胺等离子交换树脂,但不宜同服止泻药。③ 偶可引起皮疹、瘙痒、药物热等过敏反应,过敏者禁用。还可引起眩晕、耳鸣等症。④ 可发生一过性转氨酶短暂升高、嗜酸性粒细胞增多、白细胞减少等症。妊娠及授乳期妇女、小儿、严重肝肾功能不全患者慎用。⑤ 本品具有轻微神经肌肉阻滞作用。大剂量静脉输注过快可引起血压下降、心电改变,直接静脉注射可致心跳呼吸停止。

【制剂】 片剂,胶囊剂:0.25 g,0.5 g。注射剂:0.6 g/2 ml,0.2 g/1 ml。

盐酸克林霉素
(Clindamycin Hydrochloride)

【药理】 为林可霉素的半合成衍生物,而功效、药动学特征更佳,有取代林可霉素之势。对产和不产酶金葡菌、化脓链球菌、肺炎球菌和草绿色苷链球菌均有较强的抗菌活性。对白喉杆菌亦敏感。肠球菌大多对本品耐药,耐甲氧西林葡萄球菌亦常对本品耐药。脆弱杆菌族对本品耐药渐多。本品的耐药性与林可霉素完全交叉。对本品耐药的菌株常对红霉素亦耐药。

【适应证】 敏感金葡菌等革兰阳性球菌和厌氧菌所致呼吸道感染、骨关节及皮肤软组织感染、胆道感染、菌血症、非性病性妇科盆腔感染等。局部应用可治疗痤疮。

【用法】 口服:成人,每日 0.45～1.2 g,分 3～4 次服用。儿童,每日每千克体重 10～20 mg,分 3～4 次服用。

【注意】 与林可霉素相同,服用时宜多量水送下。

氨基糖苷类

硫酸奈替米星

(Netilmicin Sulfate)

【药理】 系西索米星的衍生物。主要作用于革兰阴性需氧杆菌,包括肠杆菌科(大肠杆菌)和绿脓杆菌,对金葡菌亦有效。对氨基糖苷酶较庆大霉素、妥布霉素稳定,对这两者耐药的菌株对本品仍敏感,在治疗耐庆大霉素或耐妥布霉素菌株感染时,本品并不优于阿米卡星。

【适应证】 用于治疗革兰阴性需氧杆菌所致感染,如下呼吸道感染、菌血症、腹内感染、骨和软组织感染、复杂尿路感染等。常与青霉素或头孢菌素等联合用于经验性治疗。

【用法】 肌注,静脉注射或滴注:成人,每日每千克体重 4～6 mg,3 次等量分注。儿童,每日每千克体重 5～8 mg,3 次等量分注。

【注意】 参阅硫酸庆大霉素。

【制剂】 注射剂:50 mg/1 ml,100 mg/2 ml。

硫酸阿米卡星

(Amikacin Sulfate,丁胺卡那)

【药理】 为卡那霉素 A 的酰化衍生物,结构修饰之后,对氨基糖苷灭活酶具有较高的稳定性。主要作用于革兰阴性需氧杆菌,包括肠杆菌科(如大肠杆菌)和绿脓杆菌,对金葡菌、结核杆菌和某些非典型性分枝杆菌(如偶发分枝杆菌)亦有效。对氨基糖苷酶较庆大霉素、妥布霉素稳定,对这两者耐药的菌株对本品仍敏感,对本品耐药的菌株对其他氨基糖苷类也有交叉耐药性。

【适应证】 革兰阴性需氧杆菌所致严重感染,如菌血症、下呼吸道感染、腹腔感染、骨和软组织感染、复杂尿路感染、烧伤和脑膜炎等。

【用法】 肌内注射,静脉滴注:成人每日 15 mg/kg,分 2～3 次等量分注。小儿,每日 4～8 mg/kg,分 1～2 次等量分注。成人严重感染可增加剂量,但不宜超过每日 1.5 g。疗程不宜超过 10 日。

【制剂】 注射剂:100 mg/1 ml(10 万 U),200 mg/2 ml(20 万 U)。粉注射剂:200 mg(20 万 U)。

喹诺酮类抗生素

磺胺甲噁唑

(Sulfamethoxazole,新诺明)

【药理】 本品为广谱抗菌药,抗菌作用强,可用于呼吸系统、泌尿系统、肠道及皮肤软组织感染的治疗。临床主要与增效剂甲氧苄啶(TMP)合用,抑菌作用可增加数倍至数十倍,主要用于急性支气管炎、肺部感染、尿路感染、菌痢及伤寒等疾病的治疗。本品与PABA竞争细菌二氢叶酸合成酶的活性部位,使细菌不能利用PABA进行叶酸的合成而抑制细菌的生长繁殖。

【适应证】 可用于急性支气管炎、肺部感染、尿路感染、菌痢、伤寒等疾病的治疗。

【用法】 成人,口服,一般感染首剂2 g,以后每日2次,每次1 g。儿童,口服,首剂50～60 mg/kg(最大剂量≤2 g),以后每日2次,每次25～30 mg/kg。复方新诺明片,成人首剂2～4片,以后每日2次,每次1～2片。儿童服儿童片,每日2次;2～6岁,每次1～2片;6～12岁,每次2～4片。

【注意】 常用剂量时不良反应较少,对肾脏的损害也较轻,但大剂量、长期使用时可出现药物过敏反应,引起各类皮肤炎症,粒细胞、血小板减少症及再生障碍性贫血,可造成肝损害、肾损害而发生结晶尿、血尿和管型尿。对新生儿可造成溶血性贫血、血红蛋白尿、高胆红素血症及胆红素脑病(核黄疸)。因此,大剂量长期应用时宜同时服碳酸氢钠并多饮水(保证每日尿量达1 200 ml)以加快其排泄,肝、肾功能减退者及新生儿、孕妇应慎用或避免使用本品。

【制剂】 片剂:500 mg。复方新诺明片:每片含SMZ 400 mg,TMP 80 mg。复方新诺明儿童片:每片含SMZ 100 mg,TMP 20 mg。复方新诺明注射剂:2 ml含SMZ 400 mg,TMP 80 mg。

吡哌酸

(Pipemidic Acid,吡卜酸)

【药理】 抗菌谱较广,对革兰阴性杆菌,如大肠杆菌、绿脓杆菌、变形杆菌、痢疾杆菌等有较好的抗菌作用,对绿脓杆菌、变形杆菌的抗菌作用比萘啶酸、头孢氨苄及羧苄西林强。作用机制是抑制细菌DNA的复制和转录。

【适应证】 主要用于尿路感染和肠道感染的治疗。

【用法】 成人,口服,每日1～2 g,分2～4次服用,尿路感染使用7～14日,细菌性痢疾使用5～7日。儿童用量每日30～40 mg/kg,分3次服用。

【注意】 不良反应主要为恶心、呕吐、上腹不适、便秘、腹泻等胃肠道反应。皮疹、药物热、瘙痒等过敏性反应及血清转氨酶、肌酐上升等肝功能异常。肾功能不全患者可致体内药物蓄积,应酌情减量。

【制剂】 片剂:250 mg,500 mg。

诺氟沙星

(Norfloxacin,氟哌酸)

【药理】 对大肠杆菌、痢疾杆菌、变形杆菌、绿脓杆菌、沙门菌属、志贺菌属、沙雷菌属等具有很强的抗菌活性,对葡萄球菌、肺炎双球菌等革兰阳性菌也有良好的抗菌作用。作用机制为拮抗细菌的DNA促旋酶,阻断细菌DNA的复制、转录、重组,抑制细菌的生长、繁殖而达到杀灭细菌的作用。

【适应证】 可用于泌尿生殖系统、胃肠道、呼吸系统、骨骼等系统感染,耐药菌株所致伤寒和其他沙门菌属感染,革兰阴性杆菌所致皮肤软组织感染和外科伤口感染等疾病的治疗。

【用法】 口服,成人每日 300～800 mg,分 3～4 次服用。重症者每日 1 600 mg,分 4 次服用。

【注意】 可发生消化道反应如恶心、呕吐、上腹不适、腹泻等,偶见头晕、头痛、情绪不安、失眠等神经系统反应,可出现皮疹、皮肤瘙痒等过敏性反应,少数患者可发生肌肉疼痛、关节肿痛、无力、心悸等,还可出现一过性白细胞减少,血清转氨酶、血尿素氮及血肌酐等升高。本品和氟喹诺酮类其他药物不良反应严重时可致神态改变、抽搐、癫痫样发作、短暂性幻觉、幻视、复视,大剂量用药时可出现结晶尿。中枢神经系统疾病患者不宜使用本品,小儿、孕妇慎用,哺乳期妇女使用时应停止哺乳。

【制剂】 胶囊剂:100 mg,200 mg。片剂:100 mg,200 mg,400 mg。

氧氟沙星
(Ofloxacin,氟嗪酸,泰利必妥)

【药理】 抗菌谱广,对革兰阴性杆菌的抗菌活性高于诺氟沙星、依诺沙星和培氟沙星,略低于环丙沙星。对需氧革兰阳性球菌属、肺炎球菌、链球菌的抗菌活性高于诺氟沙星、依诺沙星,而与环丙沙星相当。对厌氧菌也具有较强活性。此外,对分枝杆菌、沙眼衣原体、肺炎支原体等也具有一定活性。作用机制同诺氟沙星。

【适应证】 与诺氟沙星相似,但由于本品具有抗菌谱更广、抗菌活性更高、口服吸收更好的特点,还可用于治疗多重耐药菌所致伤寒、淋球菌与衣原体或支原体混合泌尿生殖系统感染,胆道、腹腔感染以及耳鼻咽喉等感染。

【用法】 治疗呼吸系统感染、复杂性尿路感染,成人每日 600 mg,分 2 次 给予。较重感染每日 800 mg,分 2 次给予。急性单纯性尿路感染每日 200～400 mg,分 1～2 次给予。急性单纯性淋病,单剂 400 mg,1 次服用。若为混合感染时则每日 400 mg,分 2 次给予,连续用药 10 日为一疗程。

【注意】 同诺氟沙星。不良反应主要为胃肠道反应、皮疹及神经系统反应。

【制剂】 片剂:100 mg。注射剂:100 mg,200 mg。

环丙沙星
(Ciprofloxacin)

【药理】 具有广谱抗菌作用,对几乎所有菌种的活性均比诺氟沙星、依诺沙星强 2～4 倍,与氧氟沙星相当,作用机制同诺氟沙星。

【适应证】 同氧氟沙星。本品静脉给药可用于较重感染的治疗,如肠杆菌所致败血症、较重的肺部感染及腹腔、胆道系统感染等。

【用法】 成人,一般感染每日 400～500 mg,分 2 次给予。重症者每日 800～1000 mg,分 2 次给予。

【注意】 同诺氟沙星,日服剂量较大时,以胃肠道反应多见。

【制剂】 片剂(盐酸盐):200 mg。注射剂(乳酸盐):100 mg/50 ml,200 mg/100 ml。

洛美沙星
(Lomefloxacin)

【药理】 体外抗菌作用与诺氟沙星相似,但体内抗菌活性,包括对大肠杆菌、肺炎杆菌、绿脓杆菌和金黄色葡萄球菌明显优于诺氟沙星，作用机制同诺氟沙星。

【适应证】 同诺氟沙星。

【用法与剂量】 成人一般感染治疗每日 400～600 mg，分 2 次服用。较重感染每日 800 mg，分 2 次服用。

【制剂】 胶囊剂：100 mg。

抗真菌药及抗病毒药物

氟康唑

(Fluconazole，大扶康)

【药理】 本品属三唑类广谱抗真菌药物，对深、浅部真菌均有抗菌作用，抗真菌活性比酮康唑强且毒性低。本品对念珠菌、隐球菌的抗菌活性最高，对表皮癣菌、皮炎芽生菌和荚膜组织胞浆菌也有较强作用。对曲菌作用较差。主要抑菌机制是改变膜通透性，细胞内重要物质摄取受影响或漏失而使真菌死亡。

【适应证】 口服或静脉治疗深部念珠菌和隐球菌感染。

【用法】 口服：隐球菌性脑膜炎，200～400 mg，每日 1 次，至少 6～8 周。深部念珠菌：200 mg，每日 1 次，首剂 400 mg，连用 2～4 周。黏膜念珠菌病：50 mg，每日 1 次，连用 1～4 周(阴道念珠菌感染 150 mg 服 1 次)。静滴：治疗深部真菌病，首剂 200～400 mg，每日 100～200 mg，连用 7 天至 7 个月。

【注意】 ① 常见的不良反应有恶心、呕吐、腹痛、腹泻、头痛、皮疹，偶见脱发，罕见肝衰竭致死和 Stevens Johnson 综合征。治疗过程中定期随访肝、肾功能，血常规检查。如果出现肝、肾功能损害立即停药。② 有肾功能不全患者，根据肌酐清除率，调整给药时间和剂量。③ 小于 16 岁儿童不推荐使用。

【制剂】 胶囊剂或片剂：50 mg，100 mg。静脉注射剂：100 mg，200 mg。

伊曲康唑

(Itraconazole，斯皮仁诺)

【药理】 本品属三唑类抗真菌药。具有广谱抗真菌作用。类似氟康唑。

【适应证】 口服治疗口腔、阴道念珠菌感染，花斑癣、皮癣菌病及全身性真菌感染。亦用于艾滋病患者隐球菌病的长程治疗和中性粒细胞减少症患者真菌感染的预防。

【用法】 治疗口腔念珠菌病：每日 100 mg(艾滋病患者及中性粒细胞减少症患者每日 200 mg 口服)，连服 15 日。阴道念珠菌病：口服本品 200 mg，每日 2 次，服 1 日。花斑癣：每日 200 mg，连续服用 7 日。癣病：每日 100 mg，用药 15 日。全身真菌感染：每日 100～400 mg，连用数月，严重者可予静脉给药。

【注意】 常见不良反应有消化不良、腹痛、恶心、呕吐、腹泻、头痛、头晕、瘙痒、便秘、低钾血症，偶有肝毒性和皮疹发生。本品有致畸作用，孕妇和哺乳期妇女避免应用本品。

出现肝毒性和皮疹时应停药。长期应用，每日剂量不得大于 400 mg，肝脏疾病患者避免应用本品。

【制剂】 胶囊剂：100 mg。静脉注射剂：250 mg/25 ml。

酮康唑

(Ketoconazole)

【药理】 为咪唑类抗真菌药。作用机制为改变真菌细胞膜的通透性。本品具有广谱抗真菌作用。

【适应证】 局部外用治疗表浅真菌感染,口服治疗胃肠道、阴道及全身性真菌感染。因进入脑脊液量少,不适于治疗真菌性脑膜炎。

【用法】 口服:常用量 200 mg,每日 1～2 次,最大剂量 400 mg,每日 1 次。儿童:体重<20 kg,每日 50 mg;20～40 kg,每日 100 mg;体重>40 kg,每日 200 mg,分 1～2 次服用。疗程:真菌性口腔炎,10 日;皮肤、毛发真菌病,1～2 个月;全身白色念珠菌病,1～2 个月;类球孢子菌病和组织胞浆菌病,2～6 个月。

外用:配制成 1%霜剂外涂患处,每日 2～3 次。

【注意】 本品有肝脏毒性,可致血清转氨酶升高,有肝病者避免使用。恶心、呕吐、纳差、皮疹、头晕、男性乳房发育症状也常见。本品可分泌至乳汁,对动物有致畸作用,故孕妇、哺乳期妇女慎用。

【制剂】 片剂:200 mg。混悬液:2%。霜剂:2%。

阿昔洛韦

(Aciclovir,无环鸟苷,开糖环鸟苷)

【药理】 本品为核苷酸类广谱抗病毒药。作用机制是引起 DNA 链的延伸中段,对抗单纯疱疹病毒Ⅰ型(HSV-1)、Ⅱ型(HSV-2)活性最强,对抗水痘带状疱疹病毒(VZV)和非洲淋巴瘤病毒(EBV)次之,对绝大多数 RNA 病毒无效。对正常细胞毒性很小。

【适应证】 适用于各种疱疹病毒如单纯疱疹病毒Ⅰ型、Ⅱ型和水痘带状疱疹病毒所引起的皮肤黏膜感染及疱疹性脑炎(HSE)。

【用法】 口服:每次 200 mg,每日 5 次,5～10 日为一疗程。静滴:每次 5～10 mg/kg,每 8 h 一次,7 日为一疗程或更长。眼膏:每日 5 次。软膏剂:皮肤患处可涂敷。

【注意】 本品有较好的耐受性。口服后常见的不良反应有恶心、呕吐、腹泻等胃肠道反应,头痛、头晕、乏力、嗜睡、迟钝、震颤、精神错乱、幻觉、谵妄、抽搐或昏迷等神经系统反应。静脉给药偶有局部刺激现象,因其水溶液碱性大,可引起静脉炎。局部用药偶见轻度刺激,有瘙痒、皮肤发红,皮疹等,一般不影响继续用药。肾功能不全者、小儿、孕妇及哺乳期妇女应遵医嘱慎用。用药期间应充分饮水,以促进肾脏排泄。

【制剂】 临床用阿昔洛韦钠片剂:0.2 g,0.4 g。注射剂:0.25 g。软膏:5%。眼膏:3%。

更昔洛韦

(Ganciclovir)

【药理】 为阿昔洛韦同系物,为鸟嘌呤类抗病毒药。有较强的抗巨细胞病毒活性。

【适应证】 本品主要适用于艾滋病患者及其他免疫缺陷患者合并巨细胞病毒感染所致的视网膜炎。对艾滋病患者的巨细胞病毒性肺炎、结肠炎、食道炎均有较好疗效,并有预防巨细胞感染的作用。

【用法】 静脉滴注:每次 5 mg/kg,1 次/12 h,输注时间不少于 1 h,疗程 2～3 周。

【注意】 艾滋病患者需长期使用，不良反应较多见，约32%。常见有胃肠紊乱、贫血、中性粒细胞减少及血清肌酐升高、血小板减少（可逆性）。此外，偶见发热、皮疹、肝酶增高、精子形成抑制及肾损害等。与亚胺培南-西司他丁合用，可发生全身抽搐。

【制剂】 粉注射剂：0.5 g。

盐酸金刚烷胺
（Amantadine Hydrochloride）

【药理】 对甲型流感病毒有效。有显著抑制病毒脱壳的作用，阻止病毒进入人体细胞。对其他型流感病毒无效。并可治疗帕金森病。

【适应证】 适用于预防及治疗甲型流感，早期应用（发病48 h以内）方有效。治疗帕金森病。

【用法】 治疗甲型流感：口服，每次100 mg，每日2次，3～5日为一疗程。治疗帕金森病：开始每日100 mg，以后逐渐增至每次100 mg，每日2次。最大剂量为每日0.4 g。

【注意】 不良反应有失眠、轻度头痛等，与抗胆碱能药物或抗组胺药物合用可使症状加重。偶见食欲不振、恶心、皮疹等。较严重的不良反应有充血性心力衰竭、诱导精神病。不宜与水杨酸制剂同用，老年及肾衰竭者剂量应减半。使用本品不能突然停药。

【制剂】 片剂：100 mg。胶囊剂：100 mg。

利巴韦林
（Ribavirin，病毒唑）

【药理】 为广谱抗病毒药。可抑制多种RNA和DNA病毒。其作用机制为干扰病毒核酸合成，使病毒复制受到抑制。在宿主细胞内经细胞酶的作用转化成单磷酸、双磷酸和三磷酸利巴韦林。单磷酸利巴韦林能竞争性地抑制单磷酸肌苷脱氢酶，减少三磷酸鸟嘌呤核苷酸（GTP）的合成。三磷酸利巴韦林能竞争性地抑制GTP依赖的病毒mRNA帽盖形成，从而抑制多种RNA、DNA病毒的复制。

【适应证】 用于治疗麻疹、水痘、腮腺炎、小儿呼吸道合胞病毒感染。可治疗甲型、乙型流感病毒和副流感病毒所致严重感染。可治疗疱疹病毒引起的角膜炎、结膜炎、口炎、带状疱疹。可治疗早期流行性出血热、急性甲型肝炎、慢性丙型肝炎。

【用法】 用于急性甲型肝炎：口服，每日400 mg，10日为一疗程。用于HIV感染者：口服，每日800 mg。用于小儿呼吸道合胞病毒感染：每日1.1 g或每小时0.82 mg/kg，放入氧气帐或呼吸器内。治疗早期流行性出血热：每次500 mg，每日2次，3日为一个疗程，每次加入250 ml葡萄糖液中静滴。

【注意】 在动物中有致畸、致突变和刺激肿瘤作用。静注偶可引起溶血性贫血。口服可引起腹泻，偶可引起胃肠道出血，肝酶增高。吸入给药可引起贫血、皮疹、结膜炎，大量长期使用易出现。孕妇忌用。

【制剂】 片剂：0.1 g，0.05 g。含片：0.2 g。注射剂：0.1 g/ml。滴眼、滴鼻剂：0.1%～0.5%。气雾剂：6 g，溶解后用。

抗厌氧菌类

替硝唑

(Tinidazole)

【药理】 类似甲硝唑，对阴道滴虫、阿米巴原虫、厌氧菌、梨形鞭毛虫均有抑制作用。

【适应证】 主要治疗敏感的原虫感染，治疗和预防厌氧菌感染。临床上用于治疗阴道滴虫病、阿米巴病、肠贾第虫病、梨形鞭毛虫病。

【用法】 口服：成人，每日1次，每次2 g，疗程在3～6日。静滴：每日1.6 g，分1～2次给予。预防手术感染，手术前12 h服2 g，术后静滴1.6 g。

【注意】 类似甲硝唑，但毒性较低，较大剂量有胃肠道反应、头痛等。

【制剂】 片剂：0.25 g，0.5 g。注射剂：0.4 g，0.8 g。

甲硝唑

(Metronidazole，甲硝哒喹，甲硝基羟乙唑，灭滴灵，灭滴唑，咪唑尼达)

【药理】 是硝基咪唑类衍生物。作用为：甲硝唑的硝基被还原时参与干预DNA，具有抗厌氧原虫和厌氧菌的作用，对缺氧的肿瘤细胞也有放射敏感作用。

【适应证】 主要用于治疗敏感的原虫感染，治疗和预防厌氧菌感染。

【用法】 ① 厌氧菌：治疗大部分厌氧菌感染：口服，每次0.4 g，每日3次，连用7日。儿童每次7.5 mg/kg，每日3次。严重感染者可静脉给药，每次0.5 g，每日3次，连用7天。② 滴虫病：成人或10岁儿童，每次0.2～0.25 g，每日3次，连服7日，性伙伴须同时服药。必要时间隔4～6周重复治疗。儿童：口服1个疗程7天，剂量如下：4周以下婴儿每日0.02 g/kg，分3次服用，连服5天；1～3岁每日0.15 g，每日3次；3～7岁，每日0.2 g；7～10岁，每日0.3 g，分3次服用。细菌性阴道病治疗类似阴道滴虫病，口服，每次0.4～0.5 g，每日2次，7日为一疗程。③ 治疗肠阿米巴病及阿米巴包囊携带者：成人，每次0.4～0.8 g，每日3次，连服5～10日。治疗肝或其他肠外阿米巴病：每次0.5～0.8 g，每日3次，连服10～20日。儿童：3岁以下为1/4成人量，3～7岁为1/3成人量。④ 预防厌氧菌感染：手术前2 h服用1 g，然后0.2 g/8 h，连用3日。再后每次0.2～0.4 g，每日3次，连用7天。⑤ 急性坏死性溃疡性牙龈炎：口服，每次0.2 g，每日3次，连服3日，类似剂量用于急性牙科感染。

【注意】 甲硝唑副作用通常与剂量有关，最常见的是胃肠道紊乱，恶心和不适的金属味，有时伴有头痛、厌食、呕吐。癫痫发作是神经系统最严重的副作用，尤其是大剂量或延长治疗时发生。有血细胞成分紊乱或活动性中枢神经系统疾病的患者应注意，服药10天以上应监视。严重肝病应减量，妇女妊娠期间禁用。

【制剂】 片剂：0.2 g，0.5 g。栓剂：0.2 g，0.5 g。

奥硝唑

(Ornidazole)

【药理】 是5-硝基咪唑的衍生物，对于抗甲硝唑的细菌有效，用于治疗敏感原虫感染和预防厌氧菌感染，疗效类似甲硝唑。

【适应证】 主要用于治疗阿米巴病、肠贾第虫病、阴道滴虫病和厌氧菌感染。

【用法】 治疗厌氧菌感染:口服,成人每晚 1.5 g,连用 3 日。儿童 40 mg/kg,每日 1 次,连用 3 日。静滴:每次 0.5～1 g,1 次/12 h,连用 5～10 日。

多肽类及其他抗生素

盐酸万古霉素
(Vancomycin Hydrochloride)

【药理】 抑制细菌细胞壁合成第二期中肽聚糖的生物合成,还可改变细胞质膜和抑制 RNA 的合成而损伤原生质体(protoplasts)。本品对繁殖期的细菌具有杀灭作用。主要作用于革兰阳性菌,对金黄色葡萄球菌和表皮葡萄球菌最具活力,包括耐甲氧西林、耐头孢噻吩的菌株。对耐甲氧西林金葡菌(MRSA)高度敏感。对耐甲氧西林金葡菌感染,目前仍以万古霉素、去甲万古霉素为首选。对 A 组(溶血性)链球菌、肺炎球菌亦很敏感。对梭菌(包括难辨梭菌)、棒状杆菌、炭疽杆菌、产单核细胞李斯特菌、放线菌和乳杆菌敏感。但多数革兰阴性菌、分枝杆菌、类杆菌和真菌对本品耐药。本品结构上与其他抗生素差异较大(去甲万古霉素、替考拉宁等除外),不易发生交叉耐药。但已有质粒介导的耐万古霉素性肠球菌的菌株产生的报道,有些乳杆菌亦对本品耐药。

【适应证】 敏感革兰阳性菌(葡萄球菌)所致严重感染,尤当其他抗生素无效或不能耐受时,本品为优选药物。这些感染如菌血症、心内膜炎、骨髓炎、肺炎、肺脓肿、软组织感染、脑膜炎等。口服用于难辨梭菌所致伪膜性肠炎。

【用法】 缓慢静脉滴注:成人,每日 1～2 g,分 2～4 次给予。儿童,每日每千克体重 20～40 mg,分 2～4 次给予。

口服:成人每日 0.5～2 g,分 4 次服用。儿童,每日每千克体重 20～50 mg(最大日剂量 2 g),分 4 次服用。

【注意】 ① 静脉滴注过快,可引起“红颈”或“红人”综合征。表现为皮肤潮红、瘙痒或麻刺感,心动过速,面颈胸背等出现红斑样皮疹,血压降低。突击性大剂量注射不当可致严重低血压,甚至心脏停搏。可能系组胺介导的非免疫性与剂量有关的反应。停药可消失,给予抗组胺药消退更快。本品宜大量液体稀释,缓慢滴注可减轻此不良反应。② 具有耳毒性,偶可引起听神经和听觉损害。耳鸣和高音性耳聋为早期症状。剂量过大、时间长、肾功能障碍易发生。对高危患者应定期进行听力测定。③ 具有肾毒性,偶可引起蛋白尿、管型尿、血尿等。高龄、小儿、肾功能不全等高危患者应监测肾功能。随着制剂技术的进步,临床医师警惕性的提高,此不良反应连同寒战、药物热等反应已不多见。④ 偶可发生皮疹、中性粒细胞缺乏、嗜酸性粒细胞增多等。口服可引起异味感、恶心等反应。静脉注射可引起静脉炎。⑤ 本品药代动力学特征的个体差异大,宜进行血药浓度监测。

【制剂】 粉注射剂:0.5 g,1 g。胶囊剂:0.125 g,0.25 g。

去甲万古霉素
(Norvancomycin)

【药理】 结构与万古霉素相似,作用机制、抗菌谱与之相似,唯效价、抗菌作用较强。

【适应证】 与万古霉素相同。

【用法】 静脉注射剂量:成人,每日 0.8～1.6 g,一次或分次静脉滴注。儿童,每日每千克体重 16～24 mg，一次或分次注射。

【注意】 参阅万古霉素。

【制剂】 粉注射剂：0.4 g(40 万 U)。

替考拉宁
(Teicoplanin)

【药理】 系多组分糖肽抗生素，结构与万古霉素类似，抗菌性质亦极为相似，仅对革兰阳性菌有效，包括对甲氧西林敏感和耐药的金葡菌及表皮葡菌、肺炎双球菌、化脓链球菌、无乳链球菌、绿色链球菌、肠球菌(如粪肠球菌)、类白喉杆菌 JK 族、产单核细胞李斯特菌、难辨梭菌等。体外实验表明本品抗菌作用与万古霉素相当或稍强。但凝固酶阴性葡萄球菌尤其是溶血性葡萄球菌中部分菌株对本品敏感性差。本品很少发生耐药性。

【适应证】 用于包括耐青霉素、头孢菌素菌(如耐甲氧西林金葡菌及表皮葡菌，JK 棒状杆菌)及青霉素过敏患者发生的严重革兰阳性菌感染。

【用法】 静脉注射或滴注：成人，每日每千克体重 6～7 mg，开始每日 3 次，后改为每日 1 次。

【注意】 本品不良反应症状较万古霉素低，可迅速给药，未见低血压的报道，但可引起注射处持久的疼痛。本品亦具有耳毒性，对高危患者应定期进行听力测定。余参见万古霉素。

【制剂】 粉注射剂：0.2 g，0.4 g。

磷霉素
(Fosfomycin)

【药理】 为广谱抗生素，其抗菌谱较青霉素类、头孢菌素类为广，对绝大部分的葡萄球菌、脑膜炎双球菌、淋球菌、大肠杆菌、伤寒杆菌、大部分链球菌、绿脓杆菌、奇异变形杆菌等均有抑制作用，但作用弱。本品与其他抗生素无交叉耐药性。

【适应证】 治疗敏感菌所致眼耳鼻喉科感染、肺部感染、尿路感染、肠道感染和皮肤软组织感染等。

【用法】 肌内注射，静脉注射或滴注：成人，每日 6～12 g，分 2～4 次注射。儿童，每日每千克体重 200～300 mg，分 2～4 次给予。

口服：成人，每日 2～4 g，分 2～4 次服用。儿童，每日每千克体重 50～100 mg，分 2～4 次服用。

【注意】 不良反应轻微，常见有腹部不适、恶心等胃肠道反应，偶尔可发生皮疹等过敏反应，还可引起嗜酸性粒细胞增多、转氨酶增高等症。肌注疼痛明显。

【制剂】 粉注射剂(磷霉素钠)：1 g。片剂、胶囊剂(磷霉素钙)：0.5 g。

盐酸小檗碱
(Berberine Hydrochloride，盐酸黄连素)

【药理】 可抑制痢疾杆菌、肺炎双球菌、金黄色葡萄球菌、链球菌、伤寒杆菌及阿米巴原虫，此外还具有退热作用及抗心律失常作用。

【适应证】 主要用于肠道感染及菌痢。

【用法】 口服：成人，每日 200～1 200 mg，分 2～3 次服用。儿童，每日 5～10 mg/kg，

分 3 次服用。

【制剂】 片剂:100 mg。

二、平 喘 药

氢溴酸利米特罗
(Rimiterol Hydrobromide,立灭喘,哌喘定)

【药理】 本品为短效选择性 β_2 受体激动剂,其扩张支气管作用与异丙肾上腺素类似,但对心血管系统的影响很少,安全范围较大,长时间使用不产生耐受性。气雾吸入后 5 min 生效,作用可维持 1.5～3 h。

【适应证】 可用于支气管哮喘、喘息性支气管炎等。

【用法】 气雾吸入:每次 0.2～0.4 mg,两次间隔应为 1 h 以上,每日不超过 8 次。

【注意】 可有肌肉震颤、心悸等。大剂量可导致心动过速、头痛和外周血管扩张等,甲亢患者慎用。

【制剂】 气雾剂:0.5%～1%溶液。

硫酸沙丁胺醇
(Salbutamol Sulphoto,舒喘宁)

【药理】 本品为选择性 β_2 受体兴奋剂,主要作用于支气管平滑肌的 β_2 受体,而对心脏的 β_1 受体影响较小,因而对心脏不易引起严重不良反应,只是由于血压轻度下降可使心率反射性略增。本品还有抗过敏作用,能抑制过敏递质释放,抑制人肺巨噬细胞的激活,加速气道黏膜纤毛运动。常用气雾吸入法给药,其平喘效果与口服法相等,而副作用远较口服给药少见。气雾吸入后 5 min 生效,其支气管扩张作用比异丙肾上腺素和奥西那林大 10 倍以上,而兴奋心脏的作用仅为异丙肾上腺素的 1/7～1/10,作用时间为同剂量异丙肾上腺素的 3 倍,可达 4～6 h。

【适应证】 用于治疗支气管哮喘、喘息型支气管炎及肺气肿患者的支气管痉挛。缓解发作多用气雾吸入,而预防发作则可口服给药。

【用法】 口服:成人每次 2～4 mg,每日 3 次。小儿每次 0.1～0.15 mg/kg,每日 2～3 次。

气雾吸入:每次 0.1～0.2 mg(即喷 1～2 次),必要时可每 4 h 重复一次,但 24 h 内不宜超过 8 次。

【注意】 ① 不良反应主要是对心脏及中枢神经系统的兴奋作用,如头痛、头晕、失眠,偶见肌肉和手指震颤、心悸、血压波动,一般减量后即消失,严重者应停药。② 与异丙肾上腺素一样,长期使用能产生耐药性,不仅使疗效降低,而且由于对体内交感递质产生耐受性,可能有加重哮喘的危险。③ 心血管功能不全、高血压、甲亢、糖尿病及妊娠患者慎用。被阻断剂如普萘洛尔所拮抗,因此不宜与普萘洛尔合用。

【制剂】 气雾剂:0.2%溶液 10 ml/瓶。片剂:2 mg。糖浆:每 10 ml 含本品 4 mg。

硫酸特布他林
(Terbutaline Sulphate)

【药理】 本品为选择性 β_2 受体激动剂,由于在体内不易被儿茶酚甲基转移酶

(COMT)、单胺氧化酶或硫酸酯酶代谢失活，故作用持久，并可以气雾吸入、口服或皮下注射多种途径给药，其中以气雾吸入疗效最好。口服后 30 min 显效，2～4 h 达最大效应，作用可持续 5～8 h，不会产生急性耐受现象。

【适应证】 适用于支气管哮喘、喘息性支气管炎、肺气肿等疾病患者。

【用法】 口服：每次 2.5～5 mg，每日 2～3 次，儿童每日 3～6 mg。

皮下注射：每次 0.25 mg，每日最大剂量为 1 mg。儿童每日 0.05～0.1 mg。

气雾吸入：每次 0.375～0.5 mg，每 6 h 一次。

【注意】 ① 少数患者有头痛、手颤、心悸和胃肠道反应等。② 高血压、冠心病、甲亢、糖尿病及妊娠患者慎用。

【制剂】 片剂：2.5 mg。注射剂：0.25 mg/ml。

富马酸福莫特罗
(Formoterol Fumarate)

【药理】 本品对支气管平滑肌的松弛作用较沙丁胺醇强且较持久，达显示支气管扩张作用的最少有效剂量时即具有抗过敏作用和降低肺血管通透性、减轻肺水肿的作用。对豚鼠实验性哮喘有较强抑制作用。其作用机制可能是刺激肾上腺素 β 受体而使 cAMP 上升。

【适应证】 对支气管哮喘、慢性喘息型支气管炎、肺气肿等气道阻塞性疾病的呼吸困难等有缓解作用。

【用法】 口服：成人每日 160 μg，分 2 次服用。儿童每日 4 μg/kg，分 2～3 次服用。

【注意】 ① 循环系统：偶见心动过速、室性期外收缩、面部潮红、胸部压迫感。② 精神神经系统：震颤、偶见头痛、兴奋、发热、嗜睡、盗汗，罕见耳鸣、麻木感、不安感、头昏、眩晕。③ 消化系统：偶见嗳气、腹痛、胃酸过多等。④ 过敏：偶见瘙痒，罕见皮疹等，出现时应停药。⑤ 其他：偶见口渴、疲劳、倦怠感。慎用于甲状腺功能亢进、高血压、心脏病、糖尿病患者。对早产儿和新生儿的安全性尚未确立。正确使用本品未见有效时应停药。连续过量使用可引起心律失常甚至心搏停止，切勿过量使用。应避免与肾上腺素和异丙肾上腺素等合用。

【制剂】 片剂：20 μg，40 μg。干糖浆：40 μg/g。

沙美特罗
(Salmoterol)

【药理】 本品是长效选择性 β_2 受体激动剂，有显著的气管扩张作用。一次吸入本品 50 μg 或沙丁胺醇 200 μg 后 3～4 h，可达到相似的支气管扩张最大值，但本品使支气管扩张的持续时间长得多，沙美特罗作用持久使其特别适用于需经常使用支气管扩张药治疗的患者。与沙丁胺醇相比，沙美特罗由于其起效慢，不适于立即解除症状或急救治疗。本品主要在肺部发挥局部作用，故全身性不良反应小。本品大剂量(200 μg 和 400 μg)时使心率增加的次数比同剂量的沙丁胺醇多，但是在 2 周内(每日吸药 2 次)心率逐渐减少。

【适应证】 可长期用于可逆性呼吸道阻塞性疾病如支气管哮喘、慢性支气管炎的常规治疗。

【用法】 气雾吸入：成人每次 50 μg，每日 2 次，严重病例者，每次 100 μg，每日 2 次。

【注意】 偶见潜在性低血钾，反常的支气管痉挛、震颤、心痛、心悸。孕妇、哺乳期妇女和使用心脏选择性 β_2 受体阻滞药患者慎用。

【制剂】 气雾剂：25 μg 每次揿压。

氨茶碱

(Aminophylline)

【药理】 本品是茶碱与乙二胺的复合物，乙二胺可增强茶碱的水溶性、生物利用度和作用强度。其作用机制是抑制磷酸二酯，使 cAMP 的水解速度减慢，升高组织中 cAMP/cGMP 比值，并能调节平滑肌细胞内 Ca^{2+} 浓度，抑制组胺、前列腺素等过敏递质的释放和作用，促进儿茶酚胺释放，起间接激动 β 受体作用。因而能：① 直接松弛支气管平滑肌，解除支气管平滑肌痉挛，缓解气管黏膜的充血水肿；② 增强心肌收缩力，增加心输出量，低剂量一般对心率无影响；③ 松弛胆道平滑肌，扩张冠状动脉和外周血管，兴奋中枢，剂量增大可引起血压下降；④ 增加肾血流量，提高肾小球滤过率，减少肾小管对钠和水的再吸收，具有利尿作用；⑤ 对呼吸肌特别是膈肌有直接作用，能增强呼吸肌肌力，预防呼吸肌疲劳的发生。本品口服疗效不及静脉注射。静注后 15～30 min 达最大作用，口服后 2～3 h 达最大效应，维持时间为 5～6 h。

【适应证】 本品是目前临床最常用的平喘药物之一，用于治疗支气管哮喘和喘息性支气管炎。对哮喘持续状态，常选用本品与肾上腺皮质激素配伍进行治疗，也可用于心源性哮喘及伴有高血压的哮喘患者。此外，氨茶碱还可用于充血性心力衰竭、冠脉功能不全、心绞痛、心性和肾性水肿及胆绞痛的患者。

【用法】 ① 口服：成人每次 0.1～0.2 g，每日 3 次。儿童每次 3～5 mg/kg，每日 3 次。② 静注或静滴：成人每次 0.25～0.5 g，儿童每次 2～3 mg/kg，用 25%～50%葡萄糖注射剂 20～40 ml 稀释后缓慢静注，时间不得少于 5 min。也可用 5%葡萄糖注射剂 500 ml 稀释后静滴。③ 保留灌肠或栓剂：每次 0.3～0.5 g。极量：每次 0.5 g，每日 1 g。

【注意】 ① 本品呈较强碱性，局部刺激性较大，口服可引起恶心、呕吐等反应，宜饭后服或服用肠溶片。肌注会引起局部红肿疼痛，应与 2%盐酸普鲁卡因合用。② 静注或静滴如用量过大、浓度过高或速度过快，都可强烈兴奋心脏和中枢，引起头晕、心悸、心律失常，甚至血压剧降、谵妄、惊厥等严重不良反应，因此必须稀释后注射并注意掌握速度和剂量。由本品引起的失眠不安等反应，可合用镇静催眠药预防之。③ 急性心肌梗死、低血压、严重冠脉硬化等患者忌用。肝功能低下、心衰患者及老年、新生儿等，体内清除率降低，宜慎用。④ 茶碱的有效浓度范围较窄，体内清除率的个体差异较大，确定剂量时最好参照临床效应和血药浓度监测结果进行调整。

【制剂】 片剂：0.05 g，0.1 g，0.2 g，0.3 g(缓释)。肠溶片：0.05 g，0.1 g。注射剂：0.125 g/2 ml，0.25 g/2 ml，0.5 g/2 ml，0.25 g/10 ml。栓剂：每粒 0.25 g。

丙羟茶碱

(Proxyphyline，羟丙可可碱)

【药理】 本品为茶碱衍生物(1.32 g 相当于茶碱 1.0 g)，作用类似茶碱，其支气管扩张作用和冠脉扩张作用较强，强心和中枢兴奋作用较弱，对胃黏膜刺激性较小，生物利用度较高，半衰期较长(约为 6.8 h)，口服或直肠给药 4 h 后可达血药浓度峰值，安全范围较茶碱大。

【适应证】 类似于二羟丙茶碱，适用于治疗支气管哮喘、心绞痛、冠脉功能不全、心源性哮喘等。

【用法】 口服：成人每次 100～300 mg，每日 2～3 次，极量每次 500 mg，每日 1.5 g。儿童每次 0.15 g，每日 3 次。

皮下、肌内或静脉注射：每次 0.2 g。静注应加 5%葡萄糖溶液稀释后缓慢注入。

直肠(栓剂)：每次 500 mg。

【注意】 不良反应较茶碱轻，可有头痛、失眠及胃肠道症状。静注时可致血压下降，宜缓慢注射。

【制剂】 片剂：100 mg；注射剂：200 mg/1 ml。

异丙托溴铵

(Ipratropium Bromide，溴化异丙阿托品，异丙阿托品)

【药理】 本品为强效抗胆碱平喘药物，抗胆碱和松弛支气管平滑肌作用比阿托品强，且对支气管平滑肌具有较高选择性，吸入小剂量即可产生显著的支气管扩张作用，其扩张支气管的剂量仅为抑制腺体分泌和加快心率剂量的 1/20～1/10。对呼吸道腺体和心血管系统的作用不明显，故不增加痰的黏稠度，不引起心率和血压的改变。其平喘效能优于异丙肾上腺素，以 0.025%的气雾剂吸入，平喘强度与 2%的奥西那林相当，而且未发现有全身性副作用。本品为季铵盐，口服不易吸收。气雾吸入 5 min 内见效，30～60 min 作用达高峰，维持时间长达 4～6 h。

【适应证】 适用于支气管哮喘、慢性喘息性支气管炎及其他慢性阻塞性呼吸道疾病，对不能耐受 β 受体兴奋剂的患者尤为适用。本品与 β 受体兴奋剂合用可增强疗效。

【用法】 气雾吸入：每次 40～80 μg，每日 3～6 次。

【注意】 少数患者吸药后有口干或口苦感。

【制剂】 气雾剂：0.025%。

三、镇咳化痰药

可待因

(Codeine，甲基吗啡)

【药理】 本品为中枢镇咳药。能直接抑制延髓的咳嗽中枢，止咳作用迅速而强大，作用强度约为吗啡的 1/4。也有镇痛作用，约为吗啡的 1/12～1/7，但强于一般解热镇痛药。其呼吸抑制、便秘、耐受性及成瘾性等均较吗啡弱。

【适应证】 主要用于各种原因引起的剧烈干咳、刺激性咳嗽，尤适用于伴有胸痛的剧烈干咳，也用于缓解轻度至中度疼痛。

【用法】 口服或皮下：成人，每次 15～30 mg，每日 30～90 mg，极量每次 0.1 g，每日 0.25 g。儿童，镇痛，按体重每次 0.5～1.0 mg/kg，每日 3 次。镇咳，为镇痛剂量的 1/3～1/2。

【注意】 ① 对本品过敏者、多痰患者、呼吸困难者、昏迷患者、支气管哮喘、急腹症诊断未明确者、胆结石、原因不明的腹泻、颅脑外伤或颅内病变、前列腺肥大、尿潴留、癫痫患者、慢性阻塞性肺病、严重的肝肾功能损害者、甲状腺功能减退者、肾上腺皮质功能减退者慎用。② 药物不良反应:偶有恶心、呕吐、便秘、眩晕等。③ 过量可用纳洛酮对抗,有成瘾性。

【制剂】 片剂:30 mg。注射剂:15 mg,30 mg。

吗啡

(Morphine Hydrochloride)

【药理】 对呼吸中枢和咳嗽中枢都有很强的抑制作用,属成瘾性镇咳药。

【适应证】 临床上只在以下情况才考虑短期应用:① 患癌症或主动脉等有极度疼痛,并伴有剧烈咳嗽者。② 急性肺栓塞或左心衰竭伴有咳嗽的患者。

【用法】 口服或皮下:每次 0.1～0.2 mg/kg,一日内不超过 4 次,儿童忌用。

【注意】 见第九节。

【制剂】 注射剂:10 mg。

喷托维林

(Carberapentane Citras,Pentoxyverine,Toclase,喷他维林,咳必清,妥克拉司)

【药理】 本品为选择性作用于咳嗽中枢的非成瘾性镇咳药,也有局麻和阿托品样作用。

【适应证】 主要用于各种原因引起的剧烈干咳、刺激性咳嗽。尤适用于伴有胸痛的剧烈干咳,也用于缓解中度至轻度疼痛。

【用法】 口服:成人 12.5～25 mg,每日 3 次。学龄儿童 6.25～12.5 mg,每日 2～3 次。

【注意】 ① 多痰与心功能不全伴有肺淤血的咳嗽患者忌用。② 青光眼患者慎用。

【制剂】 片剂:25 mg。滴丸:25 mg。糖浆:0.145 g/100 ml。

右美沙芬

(Dextromethorphan Hydrovromide,美沙芬,甲吗南,吗西南)

【药理】 本品为中枢性镇咳药,作用与可待因相当,不易产生耐药性和成瘾性,无镇痛和催眠作用。

【适应证】 主要用于刺激性干咳。

【用法】 口服:成人 10～30 mg,每 6～8 h 一次;学龄儿童减半。

【注意】 偶有头晕、头痛、嗳气、食欲不振及便秘等。痰多患者慎用。孕妇慎用。有精神病史者忌用。过量用药会产生呼吸抑制。不得与单胺氧化酶抑制剂并用,否则会产生高热或死亡。

氨溴索

(Ambroxol,Transbroncho,溴环己胺醇,沐舒坦,兰勃素)

【药理】 本品为溴己新衍生物,除可裂解痰中酸性黏多糖纤维,抑制支气管黏液腺和杯状细胞中酸性黏多糖的合成外,还具有增强呼吸道廓清及促进肺泡表面活性物质合成的作用。

【适应证】 适用于黏痰不易咯出的急、慢性支气管及肺疾病。文献报道还可用于治疗急性呼吸窘迫综合征(ARDS)、中耳炎等病。

【用法】 口服:成人 30 mg,每日 3～4 次,饭后服;儿童(5～12 岁)15 mg,每日 3～4 次。

【注意】 胃溃疡与妊娠 3 个月内的孕妇慎用。

【制剂】 片剂:30 mg。注射剂:15 mg/2 ml。

桃金娘醇

(Myrtenol,吉诺通)

【药理】 为桃金娘科树叶标准提取物,是一种挥发油。该药在上、下呼吸道黏膜均能迅速发挥溶解黏液、促进分泌的作用并增强黏液纤毛功能。另外,尚有一定的杀菌消炎作用。

【适应证】 适合慢性呼吸系统疾病患者长期服用。

【用法】 口服,本品较宜在餐前 30 min 用较多的凉开水送服。胶囊不可打开或嚼破后服用。成人:每次 1 粒,每日 3～4 次。

【注意】 有胃肠道不适。

【制剂】 胶囊:120 mg/粒,300 mg/粒。

溴己新

(Bromhexim,溴苄环己胺,必嗽平)

【药理】 本品作用于支气管腺体,促使黏液分泌细胞的溶酶体释出,致痰中的黏多糖纤维断裂分解,并抑制酸性糖蛋白合成,从而使痰的黏稠度降低,易于咳出。本品还可刺激胃黏膜,通过反射性胆碱能受体兴奋,使支气管黏膜的腺体分泌增加。

【适应证】 适用于白色黏痰而又不易咳出的支气管、肺疾病。

【用法】 口服:成人 8～16 mg,每日 3～4 次。

静注(用生理盐水 20～40 ml 稀释)或深部肌注:8 mg,每日 2 次或每 8 h 一次。雾化吸入 1～2 mg,每日 2～4 次。

【注意】 偶有恶心、胃部不适,血清谷丙转氨酶暂时增高。胃溃疡病慎用。

【制剂】 片剂:8 mg/片。注射剂:8 mg/2 ml。

第二节 消化系统药物

一、常用止吐药

苯海拉明

(Diphenhydramine,苯那君,可太敏)

【药理】 为 H_1 受体拮抗剂,化学结构属乙醇胺类。通过作用于呕吐中枢的 H_1 受体而发挥止吐作用。并通过抗组胺作用而对抗组胺所致的胃肠道反应,口服迅速吸收,0.5 h 起效,2～4 h 达血药浓度峰值。

【适应证】 用于预防晕动病及治疗皮肤黏膜过敏。

【用法】 口服，预防晕动病，每次 25～50 mg，行前 30 min 服用；治疗过敏症，单次剂量不变，每日 3 次。

【注意】 有镇静、嗜睡等中枢抑制作用，从事驾驶、高空作业时避免使用。

【制剂】 片剂：25 mg。乳膏剂：1%(20 g)。注射剂：20 mg。

茶苯海明

(Dimenhydrinate，晕海宁)

【药理】 为 H_1 受体拮抗剂，是苯海拉明与氨茶碱复合物。抗组胺作用较弱，抗晕动和止吐作用较苯海拉明强。口服吸收迅速完全。易通过血脑屏障和胎盘。

【适应证】 主要用于预防和治疗晕车、晕船、晕机等。

【用法】 口服，每次 25～50 mg，于乘车(船)前 30 min 服用。

【注意】 ① 因有镇静、嗜睡、乏力等中枢抑制现象，故服药期间应避免从事驾驶车、船及高空作业。② 药物不良反应：口干、视力模糊，有青光眼、哮喘及前列腺肥大患者慎用。

【制剂】 片剂：25 mg，50 mg。

多巴胺(D_2)受体拮抗剂

甲氧氯普胺

(Metoclopramide，胃复安，灭吐灵)

【药理】 本品为多巴胺(D_2)受体拮抗剂，是胃动力药，其结构类似普鲁卡因胺，但无麻醉和心脏作用。可通过阻断多巴胺受体而作用于延脑催吐化学感受区，具有较强的中枢镇吐作用。同时，本品可抑制胃平滑肌松弛，促使胃肠平滑肌对胆碱能的反应增加，使胃排空加快，同时促使上部的小肠松弛，促进食物排空。另外，本品可使下食管括约肌静止压升高，食管蠕动收缩幅度增加，而使食管内容物廓清能力增强，使食管反流减少。

【适应证】 功能性消化不良、中枢性呕吐、食物或药物等因素所致恶心、呕吐、腹胀、嗳气等。

【用法】 口服：5～10 mg，餐前 30 min 服用。

肌注：每次 10～20 mg。

【注意】 ① 可引起镇静、嗜睡、头晕等。偶见便秘、腹泻、皮疹、溢乳、男性乳房发育。长期服用可引起锥体外系症状。② 嗜铬细胞瘤、癫痫、机械性肠梗阻、消化道出血等患者禁用。

【制剂】 片剂：5 mg。注射剂：10 mg。

多潘立酮

(Domperidone，吗丁啉)

【药理】 本品是化学合成的新型胃动力药物。为外周多巴胺受体拮抗剂，具胃肠推动和止吐作用，对胃肠运动的作用类似甲氧氯普胺而无锥体外系症状。主要用于细胞毒药物引发的顽固性恶心、呕吐和放射治疗引起的呕吐，对晕动病及去水吗啡引起的呕吐无效。

【适应证】 胃排空延缓、胃食管反流、功能性消化不良的常见症状、胆汁反流性胃炎、慢性胃炎等多种因素所致的恶心和呕吐。

【用法】 口服：成人 10 mg，每日 3～4 次，饭前服。必要时剂量可增加。

直肠给药：每次 60 mg，每日 2～3 次。

肌注：每次 10 mg，必要时可重复给药。

【注意】 ① 孕妇及 1 岁以下婴儿慎用。② 不良反应：偶见暂时性、轻度腹部痉挛，血清泌乳素水平有时会增高。③ 抗胆碱能药可对抗本药的抗消化不良作用，故二者不宜合用。

【制剂】 片剂：10 mg。栓剂：60 mg。注射剂：10 mg。滴剂：10 mg/ml。混悬剂：1 mg/ml。

二、常用止泻药

地芬诺酯

(Diphenoxylate，苯乙哌啶)

【药理】 通过与肠壁阿片受体结合，增强肠肌张力，减轻推进性蠕动，延缓食糜通过，并抑制水与电解质的分泌，起止泻作用。

【适应证】 急慢性功能性腹泻，慢性肠炎。

【用法】 口服：每次 2.5～5 mg，每日 2～4 次。

【注意】 ① 可引起口干、恶心、呕吐、嗜睡、烦躁等。② 可增加巴比妥类、阿片类及其他中枢抑制药的作用，故不宜与这些药合用。

【制剂】 复方地芬诺酯片（复方苯乙哌啶）：每片含本品 2.5 mg，硫酸阿托品 0.025 mg。

洛哌丁胺

(Loperamide，易蒙停)

【药理】 是氟哌啶醇的衍生物，主要作用于胃肠道的阿片受体，止泻作用比吗啡强 40～50 倍，还可与钙调蛋白结合，降低许多钙依赖的酶的活性，还可阻止乙酰胆碱和前列腺素释放，拮抗平滑肌收缩而抑制肠蠕动和分泌，止泻作用快、强、持久。不良反应少，大剂量时对中枢有抑制作用。

【适应证】 急慢性腹泻，尤其是其他止泻药疗效不显著的慢性功能性腹泻。

【用法】 每次 2 mg，每日 3 次，首剂加倍。

【注意】 ① 不良反应有口干、腹胀、皮疹、头晕等。② 感染性腹泻慎用，肠梗阻患者禁用。

【制剂】 胶囊剂：2 mg。

思密达

(Smectite，双八面体蒙脱石)

【药理】 为蒙脱石双八面体结晶，口服后不吸收，较均匀地分布在消化道黏膜，具有保护、吸附、收敛止泻的作用。

【适应证】 急、慢性腹泻。对儿童急性腹泻效果尤佳。

【用法】 成人每次 3 g，每日 3 次，儿童酌减，治疗急性腹泻首剂加倍。

【注意】 ① 不良反应有便秘或大便干结。② 可影响其他药物吸收，如需服用其他药物,应与该药间隔一段时间。

【制剂】 散剂:3 g(每袋含本品 3 g,葡萄糖 0.749 g,糖精钠 7 mg,香兰素 4 mg)。

药用炭

(Medicinal charcoal,活性炭)

【药理】 能吸附肠道中气体、毒素或药物等,阻止有害物质吸收而发挥止泻作用。

【适应证】 急、慢性腹泻。食物、生物碱中毒。

【用法】 每次 1 g,每日 3 次。

【注意】 ① 可影响小儿营养吸收,禁止长期用于 3 岁以下儿童。② 禁止与吐根、抗生素、维生素、磺胺类、生物碱、激素、乳酶生、消化酶等配伍,否则会影响这些药物的活性。③ 治疗服毒时,最小剂量 30 g,应在急性中毒后 30 min 内摄入。④ 解毒时,摄入此药后应随即给予泻药以促进毒物及炭复合物迅速排泄,否则仍可能中毒。

【制剂】 片剂:0.3 g,0.5 g。

培菲康

(Bifico,双歧三联活菌)

【药理】 为肠道微生态制剂,通过补充肠道有益菌,纠正肠道菌群失调,从而对腹泻或便秘等胃肠功能紊乱起调节作用。成分为双歧杆菌、嗜酸性乳杆菌及粪链球菌。同类药物在临床常用的尚有乳酸菌素片、金双歧、米雅、丽珠肠乐等。口服后能直接寄生于肠道。

【适应证】 肠道菌群失调症,轻、中度急慢性腹泻,腹胀,便秘。

【用法】 口服,成人每次 1～2 粒,每日 2～3 次。

【注意】 不宜与抗生素及吸附剂同时服用。

【制剂】 胶囊剂:含双歧杆菌 0.5×10^8 个。

三、常用胃黏膜保护剂

铝碳酸镁

(Talcid,达喜)

【药理】 本品每片咀嚼片含 500 mg 铝碳酸镁,可迅速中和胃酸,可逆性失活胃蛋白酶,持续阻止胆酸和溶血卵磷脂对胃的损伤,增强胃黏膜保护因子的作用。

【适应证】 急性和慢性胃炎,胃及十二指肠溃疡病,反流性食管炎。

【用法】 口服:每次 0.5 g,每日 3 次。

【注意】 肾功能不全者慎用。

【制剂】 片剂:500 mg/片。

氢氧化铝

(Aluminium Hydroxide)

【药理】 本品为非吸收性抗酸药,抗酸作用缓慢而持久,但作用较弱,在胃内产生的氯化铝尚有收敛作用,可止血及引起便秘。本品与胃液混合形成的凝胶可保护溃疡面。

【适应证】 用于消化性溃疡及胃酸过多症,亦用于上消化道出血及胆汁反流性胃炎等。

【用法】 口服：每次 0.3～0.9 g，每日 3～4 次。凝胶剂：每次 10～15 ml，每日 3～4 次。

【注意】 可引起恶心、呕吐和便秘。为防止便秘可与氧化镁交替使用。使用片剂量大偶可造成肠梗阻。

【制剂】 片剂：0.3 g，0.5 g。凝胶剂（Algeldrate）：含 4%氢氧化铝，适量薄荷油、甘油、蔗糖及 0.5%苯甲酸钠等。

西咪替丁

（Cimetidine，甲氰咪胍）

【药理】 为 H_2 受体拮抗剂，通过可逆性地与组胺竞争 H_2 受体，而抑制胃酸分泌。不仅抑制基础胃酸分泌，也能抑制组胺、五肽胃泌素、拟胆碱药以及进食等因素所致的胃酸分泌。西咪替丁通过阻断 T 细胞膜上的 H_2 受体，可调节机体的免疫功能。

【适应证】 胃及十二指肠溃疡及所伴发的上消化道出血，急性胃黏膜出血、反流性食管炎。

【用法】 口服：每次 0.2～0.4 g，每日 2～3 次，或睡前一次顿服。

静脉滴注：每次 0.2～0.6 g，每日量不超过 2 g。

【注意】 ① 不良反应：可引起腹泻、腹胀、口干、血清转氨酶轻度升高、头晕、头痛、潮红、心动过缓等。可致男性乳房发育、阳痿等。偶见间质性肾炎、白细胞减少。② 孕妇及哺乳期妇女禁用。③ 该药为肝药酶抑制剂，可增强普萘洛尔、苯妥英钠、地高辛、奎尼丁、华法林等药物的作用。

【剂型】 片剂、胶囊剂：0.2 g，0.4 g，0.8 g。注射剂：0.2 g。

雷尼替丁

（Ranitidine，呋喃硝胺，西斯塔）

【药理】 为第二代强效、选择性 H_2 受体拮抗剂。能有效抑制组胺、五肽胃泌素及食物刺激后引起的胃酸分泌，同时能抑制胃蛋白酶的分泌，促进溃疡的愈合。抑制胃酸作用是西咪替丁的 5～12 倍。

【适应证】 胃及十二指肠溃疡、出血，急性胃黏膜出血，反流性食管炎。

【用法】 口服，每次 75～150 mg，每日 2 次。

【注意】 不良反应较少，可引起皮疹、瘙痒、白细胞减少、腹胀、腹泻及转氨酶升高等。

【剂型】 片剂、胶囊剂：0.15 g。注射剂：50 mg。

法莫替丁

（Famotidine，高舒达，信法丁）

【药理】 本品是含噻唑环的第三代强效、选择性 H_2 受体拮抗剂。其作用比西咪替丁强 20 倍，比雷尼替丁强 7.5 倍。

【适应证】 消化性溃疡、应激性溃疡、急性胃黏膜出血、反流性食管炎等。

【用法】 片剂，每次 20 mg，每日 2 次，治疗消化性溃疡 4～6 周为一疗程。

【注意】 ① 肝肾功能不全患者及婴幼儿慎用，严重肝肾功能不全、孕妇及哺乳期妇女禁用。② 不良反应：口干、头晕、失眠、便秘、腹泻、皮疹、面部潮红，偶有白细胞减少、轻度转氨酶升高。

【剂型】 片剂、胶囊剂:10 mg,20 mg。散剂、颗粒剂:20 mg。注射剂:20 mg。

奥美拉唑

(Omeprazole 奥克,洛赛克,沃必唑,渥咪哌唑)

【药理】 为质子泵抑制剂(PPI),能特异性地作用于胃黏膜壁细胞,降低胃壁细胞中的质子泵(即 H^{+} - K^{+} - ATP 酶)的活性,使胃液中的胃酸量大为减少,对各种刺激因素引起的胃酸分泌均有很强的抑制作用。抑制胃酸分泌的效果优于西咪替丁和雷尼替丁;对胃灼热和疼痛的缓解速度明显快于西咪替丁和雷尼替丁;对十二指肠溃疡的治愈率亦明显高于现有的 H_2 受体拮抗剂,且复发率较低;对反流性食管炎,其减轻胃液对食管黏膜的损伤作用比雷尼替丁强。

【适应证】 主要用于胃及十二指肠溃疡、反流性食管炎和胃泌素瘤。特别适用于难治性溃疡或非甾体抗炎药(NSAID)溃疡患者不能停用 NSAID 时的治疗。同时也是目前根除幽门螺杆菌治疗方案中的基础药物。

【用法】 口服:消化性溃疡或反流性食管炎,每次 20 mg,每日 1 次,4 周为一疗程,第 2 疗程每日剂量可增至 40 mg。难治性消化性溃疡,每次 20 mg,每日 2 次。胃泌素瘤,每次 60 mg,每日 1 次。

注射:治疗消化性溃疡出血,每次 40 mg,每日 1~2 次,静脉内缓慢推注或静脉滴注,滴注时间不少于 20 min。

【注意】 ① 对本品过敏者、严重肾功能不全者、孕妇、哺乳期妇女、婴幼儿禁用。严重肝功能不全者慎用。怀疑或患有胃溃疡者,应先排除恶性肿瘤。② 药物不良反应:偶见头痛、腹泻、便秘、腹痛、恶心、呕吐、腹胀、血清转氨酶(ALT、AST)升高、皮疹、眩晕、嗜睡、失眠。③ 药物相互作用:可延缓经肝脏代谢药物在体内的消除,使其 $t_{1/2}$ 延长,如地西泮、苯妥英钠、华法林等。本品使胃内呈碱性环境(pH 值为 8),使四环素、氨苄西林、酮康唑、铁剂等的吸收减少,血药浓度下降。

【剂型】 片剂、胶囊剂:20 mg。注射剂:40 mg。

兰索拉唑

(Lansoprazole,达克普隆)

【药理】 为质子泵抑制剂(PPI),与奥美拉唑的化学结构相似,均为苯并咪唑衍生物,但它比前者在吡啶环上多一个氟。其抑制酸的效力是奥美拉唑的 2~10 倍。本品还具有与铋制剂相似的抗幽门螺杆菌的作用。

【适应证】 同奥美拉唑。

【用法】 口服:每次 30 mg,每日 1 次,夜间服用效果较好,疗程一般 4~8 周。

【注意】 参见奥美拉唑。

【剂型】 片剂、胶囊剂:30 mg。

泮托拉唑

(Pantoprazole,富诗坦,泰美尼克,潘妥洛克)

【药理】 为质子泵抑制剂(PPI),作用机制与奥美拉唑相同,结构上有两个氟原子,同时还能抑制胃蛋白酶的分泌及其活性。

【适应证】 同奥美拉唑。

【用法】 口服:轻度反流性食管炎,每次 20 mg,每日 1 次,如复发可加大到每次 40 mg,每日 1 次,复发治愈后再恢复原剂量。疗程一般 4 周,必要时可再延长 4 周。十二指肠溃疡疗程可为 2 周,胃溃疡和反流性食管炎疗程一般 4 周。

注射:仅用于不宜口服药物的患者,每次 40 mg,每日 1 次,静脉输注。疗程根据临床需要掌握,可参阅产品说明书。

【注意】 ① 对本品过敏者、哺乳期妇女、孕妇、严重肝肾功能不全者禁用。使用前须排除胃与食管的恶性肿瘤。② 药物不良反应:偶有头晕、失眠、嗜睡、恶心、腹泻、便秘、皮疹、肌肉疼痛等症状,大剂量使用时可出现心律不齐、氨基转移酶升高、肾功能改变、粒细胞降低等。③ 药物相互作用:可能减少生物利用度,取决于胃 pH 药物(如酮康唑)的吸收。

【剂型】 片剂:40 mg。注射剂:40 mg。

四、保肝及胰酶抑制药

易善复

(Essentiale)

【药理】 本品主要成分为“必需”磷脂,它具有保护肝细胞、促使修复及再生的作用。

【适应证】 用于各种肝病。

【用法】 口服:每次 1～2 粒,每日 3 次。

静滴:5 ml 加入 5%葡萄糖注射液 250～500 ml 滴注,重症病例 10～20 ml。

【注意】 注射局部略有疼痛。注意:① 静注需稀释使用,建议用患者自身静脉血液 1∶1 稀释,不能在注射器内加其他药物。② 静滴液必须以无电解质注射液稀释后使用。③ 注射器一定清洁及没有任何残渣。④ 注射剂不宜与氯化钠注射液、复方氯化钠液等电解质溶液合用,以免出现混浊沉淀。

【制剂】 胶囊剂:175 mg,300 mg。注射剂:(5 ml)含必需磷脂 250 mg,维生素 B_6 2.5 mg,维生素 B_{12} 25 μg,泛酸钠 10 mg,烟酸胺 30 mg,维生素 E 6 mg。胶囊:必需磷脂 300 mg,维生素 B_1、维生素 B_6、维生素 E 各 6 mg,维生素 B_{12} 6 μg,烟酸胺 30 mg。

谷胱甘肽

(Glutathione,古拉定)

【药理】 谷胱甘肽,参与体内三羧酸循环及糖代谢、脂肪代谢;激活体内多种酶,从而促进糖类、脂肪及蛋白质代谢。

【适应证】 各种肝病、药物中毒。

【用法】 静脉:每日 600～1 200 mg,分次或一次给予。

【注意】 可有皮疹、胃部不适等。

【制剂】 注射针:600 mg/支。

奥曲肽

(Octreotide,善得定,善宁)

【药理】 为人工合成的八肽衍生物,具有天然内源性生长抑素类似的作用,作用较强而持久。能抑制生长激素、促甲状腺素、胃肠和胰肽内分泌激素的病理性分泌过多。对胃酸、胰酶、胰高血糖素和胰岛素的分泌也有抑制作用,亦可降低胃运动和胆囊排空,抑制缩胆囊素、胰酶泌素的分泌，减少胰腺分泌，对胰腺实质细胞膜有直接保护作用。

【适应证】 用于门脉高压引起的食管静脉曲张出血、应激性溃疡及消化道出血、重症胰腺炎、胃肠道瘘管和消化道肿瘤的辅助治疗、突眼性甲状腺肿和肢端肥大症。

【用法】 ① 消化道溃疡出血：每次 0.1 mg，每 8 h 一次。② 重症胰腺炎：0.1 mg，每 6 h 一次，连用 3～7 日。③ 食管静脉曲张破裂大出血：立即 0.1 mg 静注，以后立即 0.6 mg 加入葡萄糖液 500 ml 静滴，并维持 24 h，最大剂量可用 1.2 mg/d。

【注意】 可有注射部位疼痛或针刺感。厌食、恶心、呕吐、腹泻、腹部痉挛疼痛，偶见高血糖、胆石、糖耐受异常和肝功能异常等。对本药过敏者，孕妇、乳母和儿童忌用。肾、胰腺功能异常和胆石症患者慎用。两餐间或卧床休息时注射可减轻胃肠道反应。长期使用有形成胆结石可能，在治疗后半年应做 B 超检查。对胰岛素瘤患者，本品可能加重低血糖，应予观察。本品可减少环孢素的吸收，延缓对西咪替丁的吸收。老人剂量及用法同成人。

【制剂】 针剂：0.1 mg/ml。

生长抑素

(Somatostatin，思他宁，施他宁)

【药理】 本品是人工合成的环状十四肽，与天然的生长抑素在化学结构和作用上完全相同。其药理同善宁。

【适应证】 同善宁。

【用法】 急性食管静脉曲张破裂出血及急性严重的上消化道大出血：先以 250 μg 静注，接着以 250 μg/h 的速度静滴至出血停止后再维持 1～3 日；急性重症胰腺炎：250 μg/h 静滴 5～7 日。

【注意】 同善宁。

【制剂】 粉针剂：3 mg/支。

第三节 心血管药物

一、血管活性药物

重酒石酸去甲肾上腺素

(Norepinephrine Bitartrate，正肾素)

【药理】 去甲肾上腺素能直接激动 α 受体，对 α_1 和 α_2 受体无选择性。其 α 受体激动作用比肾上腺素略弱，对 β_1 受体作用也较弱，对 β_2 受体几乎没有作用。

【适应证】 ① 血容量充足时的休克，如早期神经源性休克、嗜铬细胞瘤切除后或药物中毒时的低血压。② 小剂量静脉注射辅助性用于心跳停止。③ 1∶80 000 溶液与局麻药合用。④ 稀释口服可使食管和胃内血管收缩，产生局部止血作用。

【用法】 静脉滴注：稀释后开始以 8～12 μg/min，极量＜25 μg/min。口服：上消化道出血，每次 1～3 mg，每日 3 次，加入适量冷盐水服下。

【注意】 静滴时针头需很好地置于静脉内，滴注时间过长、浓度过高或药液漏出血管外，都可引起局部缺血。如果发现外漏或注射部位皮肤发白，应立即更换注射部位，进行热敷，并用普鲁卡因或α受体阻断药酚妥拉明作浸润注射(10 ml 生理盐水含酚妥拉明 5～10 mg)，12 h 内注射有效。如剂量过大或滴注时间过长尚可使肾脏血管剧烈收缩，产生少尿、无尿和肾实质损伤，故用药期间尿量至少应保持在每小时 25 ml 以上。长时间滴注如果骤然停药，可出现血压突然下降，故应逐渐降低滴注速度而后停药。高血压、动脉硬化症、器质性心脏病、无尿患者和孕妇禁用。不可与碱性溶液配伍，也不能混入血浆或全血中滴注。

【制剂】 注射剂：2 mg，10 mg。避光、阴凉处贮存。

重酒石酸间羟胺
(Metaraminol Bitartrate，阿拉明)

【药理】 直接激动α和β受体，以α受体为主，也有释放去甲肾上腺素的间接作用。主要作用是使血管收缩，增加外周阻力，升高血压。升压作用比去甲肾上腺素弱、缓慢而持久。冠脉血流增加。

【适应证】 早期休克或其他低血压状态，最大效应不是立即出现，所以起码应间隔 10 min 才能再用药。

【用法】 皮下或肌注：每次 2～10 mg(以间羟胺计算)。

静脉滴注：15～100 mg 稀释于 500 ml 15%葡萄糖液或生理盐水中，根据血压调节滴速。

静脉推注：0.5～5 mg(紧急时)。

【注意】 静脉滴注一定时间后可因快速耐受性而使血压再度下降。滴注去甲肾上腺素可恢复反应性。静脉给药如漏出血管，可产生局部坏死，宜用阻断药酚妥拉明等局部注射纠正。

【制剂】 注射剂：10 mg，50 mg。

盐酸异丙肾上腺素
(Isoprenaline Hydrochloride，异丙基去甲肾上腺素，喘息定，治喘灵)

【药理】 对 β_1 和 β_2 受体选择性很低，对α受体几乎无作用。对心脏 β_1 受体的激动表现为正性肌力、正性心率作用，传导加速，收缩期和舒张期缩短，心输出量增加。本品引起心律失常的机会比肾上腺素少。对 β_2 受体的作用表现为舒张血管，主要是骨骼肌血管，对肾和肠系膜血管作用较弱，对冠状动脉也有舒张作用。舒张支气管平滑肌的作用较肾上腺素强，也具有抑制抗原引起的组胺及其他炎症介质释放的作用。升高血糖作用较肾上腺素弱。

【适应证】 ① 气雾吸入用于支气管哮喘。② 心动过缓、房室传导阻滞。③ 多种休克的辅助治疗。④ 阿-斯综合征等所致的心脏骤停，短时间内预防和控制症状，长时间处理以起搏器为好。

【用法】 静脉滴注：每 100 ml 5%葡萄糖溶液内加盐酸异丙肾上腺素 0.2 mg，根据心率调整滴速，滴注速率应在每分钟 0.5～10 μg，使心率维持在每分钟 60～70 次。

吸入：每次吸入 20～80 μg(揿 1～2 下)，每日 4 次。作用在 1 min 内出现，持续 1～

2 h。剂量增加至 160 μg 并不显著增加疗效，不良反应则相应增加。

舌下给药：每次 10～15 mg，每日 3 次。

皮下或肌内注射：每次 200 μg。

【制剂】 片剂：10 mg。气雾剂：0.25%。注射剂：1 mg。

盐酸多巴胺

(Dopamine Hydrochloride)

【药理】 多巴胺是体内去甲肾上腺素的前体，又是中枢神经和传出神经的一种递质。多巴胺能直接激动 α 和 β 受体，也激动多巴胺受体。小剂量(每分钟<2 μg/kg)低速滴注时，激动多巴胺受体，使肾、肠系膜、冠脉及脑血管扩张，增加血流量及尿量。中等剂量(每分钟 2～10 μg/kg)可明显激动 β_1 受体而兴奋心脏，加强心肌收缩力。大剂量(每分钟>10 μg/kg)时，正性肌力和血管收缩作用更明显，肾血管扩张作用消失。

【适应证】 ① 中、小剂量治疗心肌梗死、创伤、内毒素等各种类型的休克，特别对伴有心收缩力减弱、尿量减少而血容量已经补足的休克患者更为适用。② 治疗充血性心衰、心搏骤停、心脏手术、脑缺血急性期、急性无尿性肾衰等。

【用法】 静滴：稀释后调节剂量，以患者的血压、心输出量、尿量而定。病情严重者可用到每分钟 20～50 μg/kg。

【注意】 药物不良反应：偶可引起恶心、呕吐，小剂量时，由于扩血管作用占优势，可能引起低血压。大剂量时，由于血管收缩作用占优势，可引起高血压，肾功能下降。静滴外溢可引起组织坏死，可用酚妥拉明浸润治疗。用于抗休克时应先补足血容量及纠正酸中毒。加入碱性溶液中会失去活性。快速型心律失常、嗜铬细胞瘤患者禁用，心肌梗死、动脉硬化和高血压及血管阻塞性疾病如雷诺病、甲亢、糖尿病患者均须慎用。应用单胺氧化酶抑制剂的患者，本品的开始用量需减少至常用量的 1/10。接受三环类抗抑郁药、抗高血压药治疗的患者均需慎用本药。

【制剂】 注射剂：10 mg，20 mg。

盐酸多巴酚丁胺

(Dobutamine Hydrochloride，杜丁胺)

【药理】 本品为选择性心脏 β_1 受体激动剂。

【适应证】 急性心肌梗死、肺梗死引起的心源性休克及术后低血容量综合征，作用优于异丙肾上腺素。也用于心输出量低和心率慢的心衰患者，改善心、肾功能优于多巴胺。

【用法】 静滴：每日 250 mg，加入 250～500 ml 15%葡萄糖溶液或 0.9%氯化钠或 1.85%乳酸钠溶液中滴注。滴速为每分钟 2.5～10 μg/kg，按照患者的心率、血压、心输出量和排尿量而定。根据需要可以在每分钟每千克 0.5～40 μg 调节，一般剂量在每分钟每千克 15 μg 以下。

【注意】 不良反应类似多巴胺，可能产生高血压、心动过速、异位节律。心律失常比异丙肾上腺素和多巴胺少见。对特发性肥大性主动脉狭窄者须慎用。静滴可致局部瘙痒。由于半衰期短，发生不良反应应立即停药或降低滴速。房颤患者应用前应给强心苷，以免增加室颤的危险。与卤素类全麻药合用时应小心。

【制剂】 注射剂：20 mg，250 mg。

盐酸肾上腺素

(Epinephrine Hydrochloride,副肾素)

【药理】 通过兴奋α与β肾上腺素受体(对β受体的作用甚于α受体),产生广泛、复杂、短暂、快速而强烈的效应,并且随剂量、机体本身的生理和病理状况而异。通常的效应表现为心脏收缩力加强,心率和传导速度加快,心输出量增加,收缩压上升。皮肤、黏膜和肾血管收缩,骨骼肌血管和冠脉舒张,对脑血管的直接作用很小。

【适应证】 ① 青霉素等药物引起的过敏性休克。② 急性支气管哮喘。③ 与局麻药配伍以延缓局麻药的吸收,延长作用时间,减轻毒性。④ 心跳骤停。⑤ 黏膜、齿龈等局部止血。⑥ 荨麻疹、枯草热、血清反应等过敏反应。⑦单纯性青光眼。⑧加入霜剂中用于风湿、肌肉痛。

【用法】 用于过敏性休克时:一般肌内注射0.5～1 mg,并予综合疗法。

控制急性哮喘时,以本品0.25～0.5 mg皮下注射,几分钟内可生效。必要时30 min后再注射一次。以后则要间隔4 h后再给。

与局麻药配伍时:用本品1∶20万～1∶50万加入局麻药内,可延长局麻药药效。

心跳骤停行CPR时:分次予1 mg静脉推注,同时结合胸外按压,电除颤。

黏膜等局部止血时:可用浸有含1∶20 000～1∶1 000肾上腺素的生理盐水棉花或纱布置于出血处,毛细血管出血、擦伤、表面伤可止住,内部出血则不行。极量:皮下注射1 mg。

【注意】 一般不良反应:心悸、不安、面色苍白、头痛、震颤等。皮肤局部应用有致坏死和蜂窝织炎的报道。误吞入消化道可致上腹痛,故吸入后应漱口。剂量过大或皮下注射误入血管内或静脉注射过快,可使血压骤升,有发生脑出血的危险。因此使用时应严格掌握剂量,静脉注射要稀释后缓慢注入。注射剂稀释后其pH升高,易变性。本品禁用于器质性心脏病、高血压、冠状动脉病变、甲状腺功能亢进患者。慎用于老年人和糖尿病患者。

【制剂】 注射剂:0.5 mg,1 mg。

盐酸麻黄碱

(Ephedrine Hydrochloride,麻黄素)

【药理】 麻黄碱既直接作用于肾上腺素受体,也可促进去甲肾上腺素能神经末梢释放去甲肾上腺素,从而发挥间接作用。特点:① 中枢兴奋作用较强。② 收缩血管,兴奋心脏。③ 连续应用可发生快速耐受性。

【适应证】 ① 脊椎麻醉前或麻醉后注射以预防或纠正血压下降。② 鼻炎时滴鼻以消除鼻黏膜充血。③ 防治轻度支气管哮喘。④ 缓解荨麻疹和血管神经性水肿等过敏反应的皮肤黏膜症状、糖尿病神经病变性水肿。⑤ 滴眼以扩瞳,对调节的影响不大,也不增加眼内压。⑥ 麻醉和手术时出现的呃逆。⑦辅助用于脊髓灰质炎及夜间遗尿等。

【用法】 脊椎麻醉前肌内或皮下注射:15～30 mg,以预防血压下降,已出现低血压时可肌内注射30～45 mg以纠正。

滴鼻:用0.5%的浓度。

静脉注射:每次5 mg。

口服：每次15～30 mg，每日3次。极量：每次60 mg，每日150 mg。

【注意】 剂量过大或敏感者可引起震颤、焦虑、失眠、心悸、血压升高等。晚饭后不要服用，以免失眠。连续滴鼻过久，可产生反跳性鼻黏膜充血。前列腺肥大的患者服用本品可增加排尿困难。哺乳期妇女、高血压、冠心病及甲状腺功能亢进患者禁用。

【制剂】 片剂：15 mg，25 mg，30 mg。注射剂：30 mg/1 ml。滴鼻剂：0.5%，1%。滴眼剂：1%。

盐酸普萘洛尔

(Propranolol Hydrochloride，心得安)

【药理】 是最具代表性的β受体阻断药。对β_1及β_2受体无选择性，无内在活性，有膜稳定作用，主要通过阻断β受体而发挥药理作用。本品还有抗血小板聚集作用。

【适应证】 ① 心绞痛的防治。② 高血压。连续应用数周后才能有充分的疗效。与利尿药合用可增加疗效。③ 心律失常。④ 心肌梗死。⑤ 甲亢和肥厚性心肌病。⑥ 嗜铬细胞瘤。手术前3日服药，每日60 mg，分3次服用。⑦偏头痛、肌震颤、焦虑症、肝硬化致上消化道出血。

【用法】 口服：每日40～120 mg，分2～3次服用。

静注(仅用于急症)：2.5～5 mg稀释于5%葡萄糖溶液100 ml中，一般按每分钟1 mg的速度调节滴速，如心率变慢，应立即停药。

【注意】 包括心率慢、低血压、四肢冰冷等。严重时可有心力衰竭和传导阻滞。对β_2受体的阻断作用可增加气道阻力，诱发哮喘。其他不良反应尚有恶心、呕吐、头昏、乏力、失眠、抑郁、紫癜、眼-皮肤-黏膜综合征等。哮喘、严重房室传导阻滞、窦性心动过缓、低血压症患者禁用。充血性心力衰竭患者须在心衰得到控制后才可使用本药。长期服用本品突然停药可使症状加重，称为停药反应。故停药以在2周内逐渐减量为宜。过量服药存活的最高血药浓度为4.7 μg/ml。中毒症状一般为心功能紊乱、循环衰竭、昏迷、癫痫样发作。

【制剂】 片剂：10 mg。注射剂：5 mg。

美多洛尔(Metoprolol，美多心安、倍他洛克)(见抗心律失常药)。

阿替洛尔(Atenolol，氨酰心安，阿坦乐尔)(见抗心律失常药)。

艾司洛尔(Esmolol)(见抗心律失常药)。

甲磺酸酚妥拉明(Phentolamine Mesylate，立其丁，Regitine)(见抗心律失常药)。

二、血管扩张药

硝酸甘油

(Nitroglycerin，三硝酸甘油酯，耐绞宁)

【药理】 本品直接松弛血管平滑肌，特别是小血管平滑肌，使全身血管扩张，外周阻力减少，静脉回流减少，减轻心脏前后负荷，降低心肌耗氧量，解除心肌缺氧。口服因肝脏首过效应，生物利用度仅为8%；舌下给药吸收迅速完全，生物利用度达80%。PB约60%。舌下给药2～3 min起效，5 min达最大效应，作用持续10～30 min。$t_{1/2}$(舌下)1～

4 min。静脉滴注即刻作用，贴膜剂 30 min 内作用，口腔喷雾 2～4 min 起作用。主要在肝内代谢，代谢后经肾排出。

【适应证】 治疗或预防心绞痛；也用于充血性心力衰竭和高血压。

【用法】 成人，含于舌下，一次 0.25～0.5 mg，按需 5min 后可再用。静脉滴注，控制性降压或治疗心力衰竭，开始剂量按 5～10 μg/min，可每 3～5 min 增加 5 μg/min 以达到满意效果。敷贴剂，每日 1 次，将膜敷贴于皮肤上。

【注意】 常见有由体位性低血压引起的眩晕、昏厥、面部潮红以及恶心、呕吐、心动过速、烦躁等；与乙酰胆碱、组胺或去甲肾上腺素同用时，疗效可减弱。与其他拟交感胺类药如肾上腺素、去氧肾上腺素、麻黄碱等同用时可能降低抗心绞痛的效应。酒后应用本品可导致血压过低。与降压药或扩张血管药同用时可使硝酸甘油的体位性降压作用增强。长期应用可发生耐药性。

【制剂】 片剂：0.5 mg。注射液：1 ml∶5 mg。膜剂：0.5 mg/方格。敷贴剂：2.5 mg，5 mg，7.5 mg，10 mg。

硝酸异山梨酯
(Isosorbide Dinitrate，消心痛，异舒吉，硝异梨醇)

【药理】 本品为长效硝酸酯类抗心绞痛药，其作用类似硝酸甘油。但持久口服后约 30 min 见效，持续约 5 h，舌下含服后约 5 min 见效，持续 2 h。口服吸收完全，口服 15～40 min 起效，持续 4～6 h；舌下 2～5 min 起效，15 min 达最大效应，持续作用 1～2 h；缓释片 30 min 起效，持续作用 12 h。主要在肝脏代谢，口服首过效应明显，经酶脱硝后生成具有活性的代谢物，经肾排出。

【适应证】 治疗和预防各型心绞痛，也用于治疗对洋地黄甙或利尿剂效果不满意的充血性心力衰竭。

【用法】 缓解心绞痛，舌下给药一次 5 mg。预防心绞痛，口服，每次 5～10 mg，每日 2～3 次。气雾剂，每次口腔喷雾 1～3 次，每次需屏气 30 s，切不可吸入。缓释片，口服每次 40～80 mg，每日 2～3 次。心力衰竭，口服每次 5～20 mg，每日 3～4 次。静脉滴注，10 mg 加入 5%葡萄糖注射液 250 ml 静滴，从 4 μg/min 开始，根据反应调节剂量，一般每 4～5 min 增加 10～20 μg/min，一般 2～10 mg/h。

【注意】 同硝酸甘油。

【制剂】 片剂：5 mg，10 mg。缓释片或胶囊：20 mg，40 mg。注射液：10 ml∶10 mg，50 ml∶50 mg。气雾剂：20 ml，每喷 1.25 mg。

单硝酸异山梨酯
(Isosorbide Mononitrte，异乐定，安心脉，鲁南欣康)

【药理】 与有机硝酸盐一样，其主要的药理学作用是松弛血管平滑肌。ISMN 释放 NO，NO 是被认为同内皮衍生的松弛因子一样，刺激鸟苷酸环化酶，使环磷鸟苷的浓度增加，从而松弛血管平滑肌。口服吸收完全，无肝脏的首过效应。片剂作用时间 6 h，缓释剂(30%即刻释放，70%缓慢释放)可延长到 8.6 h，肝病患者无积蓄现象，肾功能受损者消除与健康人无区别。本品脱硝后形成异山梨醇(约 37%)和右旋山梨醇(约 7%)，代谢产物无扩血管作用，由尿中排出。

【适应证】 预防和治疗心绞痛；与洋地黄甙或利尿剂合用治疗慢性心力衰竭。

【用法】 需个体化给药。口服，每次 20 mg，每日 2～3 次，严重病例可每次 40 mg。缓释胶囊 50 mg，每日早饭后一次。贴膜：每日 25 mg，贴于皮肤。

【注意】 同硝酸甘油。

【制剂】 片剂：20 mg，40 mg。缓释胶囊剂：50 mg。硝酸甘油贴膜：25 mg/贴。

硝普钠

(Sudium Nitroprusside，亚硝基铁氰化钠)

【药理】 本品为一速效、强效而作用短暂的周围血管扩张药。直接作用于血管平滑肌，扩张全身小动脉、小静脉，降低外周阻力，使血压下降；减轻心脏前、后负荷，使衰竭心脏的心输出量增加；不影响子宫、肠和心肌的收缩。

【适应证】 ① 伴有心衰的高血压危象和其他降压药无效的高血压危象。② 急性心力衰竭，心源性休克和急性肺水肿。

【用法】 50 mg 以 5%葡萄糖注射液 5 ml 溶解，再加入 5%葡萄糖注射液 250 ml 内缓慢滴注，开始用量每分钟 0.1 μg/kg，以后根据血压逐渐增加到 5～200 μg/min。

【注意】 ① 本品见光易变质，滴注容器应用黑纸遮住。溶液须临用前配制，并在规定时间内滴完。② 孕妇及代偿性高血压患者禁用。③ 长时间大剂量用药或肾功能不全的患者应用本药，易引起硫氰酸盐蓄积，可出现氰化物中毒，表现为呼吸加快、眩晕、恶心、肌痉挛、精神变态、昏迷等。一旦出现，应立即停药，并用羟钴胺或硫代硫酸钠解救。④ 高浓度硫氰酸盐严重抑制甲状腺吸收碘，故甲状腺功能减退者慎用。⑤ 下列情况慎用：颅内压增高、脑血管或冠状动脉供血不足、肝功能不全、肺功能不全、维生素 B_{12} 缺乏者。⑥ 停药时应逐渐减量，并加口服血管扩张药，以免出现反跳现象。⑦ 麻醉期控制低血压时，遇有贫血或低血容量，应先予以纠正，再给本药。⑧ 较长期应用本品应置于监护之下，经常测血压、血浆中氰化物或硫氰酸盐浓度。肾功能不全者用药超过 48～72 h，每天要进行监测，保持硫氰酸盐不超过 100 μg/ml，氰化物不超过 0.08 μg/ml。急性心肌梗死患者还应测定肺动脉舒张压或楔压。⑨ 除用 5%葡萄糖注射液稀释外，不可加用其他药物。

【制剂】 注射液：50 mg。

卡托普利

(Captopril，巯甲丙脯酸，开搏通，开富林)

【药理】 本品为人工合成的含巯基的血管紧张素转化酶抑制剂(ACEI)，能抑制(主要是组织中)血管紧张素转化酶的活性，使其不能将无生理活性的血管紧张素Ⅰ转变为有生理活性的血管紧张素Ⅱ；同时也减慢缓激肽的水解。血管紧张素Ⅱ水平降低则血管平滑肌张力减弱，醛固酮分泌减少，血压下降；缓激肽分解减少，其扩张血管的作用得以保留和增强，血压下降。另外，本品还能通过减低心脏的前、后负荷而改善心排血量。

本品对肾性高血压、原发性高血压及常规药物治疗无效的高血压都有效，对高肾素型和正常肾素型高血压的降压效果显著，对低肾素型高血压加用利尿剂后作用也明显，并能改善充血性心衰患者的心脏重构和功能。

【适应证】 ① 各类型高血压。② 充血性心力衰竭。③ 儿童降压或充血性心力衰竭。④ 防治左室功能不全所致的心肌梗死。⑤ 糖尿病性肾病。

【用法】① 主要用于各类型高血压，特别是并发心肌梗死、糖尿病肾病的高血压。口服：成人每次6.25～12.5 mg，每日2～3次，必要时2～4周后可增至每次25～50 mg，每日2次。最大剂量为每次150 mg。疗效不满意时可加用利尿剂。小儿口服：每日1 mg/kg，最大剂量6 mg/kg。

【注意】① 本品可通过胎盘和进入乳汁，故孕妇、哺乳期妇女慎用。② 全身性红斑狼疮及其他自身免疫性疾病患者慎用。③ 过敏体质及白细胞减少者禁用。④ 老年人对降压作用敏感，应酌减剂量。⑤ 本药会增加血清钾浓度。⑥ 严格限制钠盐摄入或进行透析者在首次应用本品时，可能发生突然而严重的低血压。⑦ 食物会减少本品的吸收，应在餐前1 h服用。

【制剂】片剂：6.25 mg，12.5 mg，25 mg。注射液：25 mg/1 ml，50 mg/2 ml。

依那普利

(Enalapril，苯酯丙脯酸，悦宁定，怡那林)

【药理】本品为不含巯基的非肽类血管紧张素转化酶抑制剂前体药物。在体内水解脱去乙基，生成依那普利拉(Enalaprilat)，对血管紧张素转化酶起强烈抑制作用，能减少血管紧张素Ⅱ的生成和醛固酮分泌，使全身血管张力降低、血压下降；对血管紧张素转化酶的抑制作用比卡托普利约强10倍，且更持久。此外，本品还能增加心血流量和减慢心率，从而改善充血性心力衰竭的心功能，并减轻重构。

【适应证】用于各级原发性高血压、肾性高血压和充血性心力衰竭。

【用法】口服：每次2.5～10 mg，每日2次。严重高血压可用至每日40 mg，分2次服用。肾功能严重受损的患者，每日2.5 mg。

【注意】① 对本品过敏或双侧肾动脉狭窄者禁用。② 儿童、孕妇、哺乳期妇女、肾功能严重受损者慎用。肾功能不全患者，其剂量应根据肾损害情况确定。③ 患者用药后循环血容量减少，可出现钠离子滞留、腹泻、呕吐等，慢性高血压患者可用生理盐水补充血容量。④ 血压正常的充血性心力衰竭患者，用药后如出现低血压，应减量或终止治疗。

【制剂】片剂：2.5 mg，5 mg，10 mg。

雷米普利

(Ramipril，瑞泰)

【药理】本品为羧酸类前体ACEI，吸收后在肝脏代谢为雷米普利拉(Rimiprilat)。一般服后1～2 h产生血流动力学作用，最大作用可见于3～6 h，每日1次给药，其血流动力学作用可持续24 h。大量研究表明，本品能有效治疗高血压，减少蛋白尿，逆转左心室肥厚，降低心肌梗死后心衰的死亡率。

【适应证】① 各型高血压。② 充血性心力衰竭。③ 急性心肌梗死。

【用法】① 各型高血压，成人口服：初始剂量为1.25 mg，维持剂量为2.5～5 mg/d。与非保钾利尿剂并用可增强疗效。② 治疗充血性心力衰竭，宜从小剂量开始，一般为1.25～2.5 mg/d，必要时可增至10 mg/d，维持剂量为每次2.5～5 mg，每日2次。③ 用于急性心肌梗死，在发作后24～36 h开始服用，每次1.25～2.5 mg，每日2次，以后逐渐增至2.5～5 mg，每日2次。

【注意】参见卡托普利。

【制剂】 片剂：1.25 mg，2.5 mg，5 mg。

福辛普利

（Fosinopril，蒙诺）

【药理】 本品为磷酰基类前体 ACEI。在体内迅速代谢为具有药理活性的福辛普利拉（Fosinoprilat）。其血流动力学在服后 1 h 产生，最大效应发生在 2～6 h 且可持续约 24 h。本品单剂 10 mg 即可抑制 ACE 活性的 98%～99%。

【适应证】 ① 各型高血压。② 充血性心力衰竭。

【用法】 ① 各型高血压，成人：初始剂量为每日 10 mg，为避免出现首过效应——低血压，宜在睡时服。一般维持剂量为每日 10～40 mg。本品因是双通道排泄，故尤适用于肝或肾功能损害的高血压患者。② 充血性心力衰竭，应从小剂量开始，一般为每日 10 mg，如耐受良好，可逐渐增至每日 40 mg。

【注意】 参见卡托普利。

【制剂】 片剂：10 mg。

硝苯地平

（Nifedipine，心痛定，硝苯定，利心平，拜心通）

【药理】 本品为钙拮抗剂，可抑制心肌和血管平滑肌细胞 Ca^{2+} 内流，能松弛血管平滑肌，使外周血管阻力降低，血压下降，心肌耗氧量降低。同时能扩张冠状动脉，缓解冠脉痉挛，并能增加冠脉流量，增加心肌供氧量。对心脏能使心收缩力减弱，耗氧量降低。口服吸收迅速而完全，经肝部分被代谢，无活性代谢物从尿排泄。

【适应证】 冠心病、慢性稳定性心绞痛（劳力性心绞痛）、高血压。

【用法】 成人，口服，开始 10 mg，每日 3 次，每隔 1～2 周调整一次剂量，最大每次 30 mg，每日 120 mg。静注：每次 1 mg，缓慢：每次 1.5～2 mg。

【注意】 妊娠和哺乳期妇女慎用。心源性休克患者禁用。严重主动脉狭窄、明显心衰、肝肾功能不良者慎用。过量可致低血压、

【制剂】 片剂：5 mg，10 mg。粉针剂：1 mg。气雾剂：0.1 g/瓶，0.5 mg/喷。

非洛地平

（Felodipine，二氯苯吡啶，波依定）

【药理】 本品为血管选择性钙离子拮抗剂，通过降低外周血管阻力而降低动脉血压，由于对小动脉平滑肌的高度选择性，在治疗剂量范围内对心肌收缩力和心脏传导无直接作用，又因对静脉平滑肌和肾上腺素能血管张力调节无影响，故不引起体位性低血压。本品有轻微的排钠利尿作用，所以不引起体液潴留。口服肝脏首过效应明显，主要在肝脏代谢，经肾脏排出。

【适应证】 高血压，心绞痛。

【用法用量】 剂量宜个体化。成人，口服：每次 2.5～10 mg，每日 1～2 次，每日用量不宜超过 20 mg。缓释片，每次 2.5 mg，每日 1 次，维持量每日 5～10 mg。

【注意】 孕妇、哺乳期妇女、对二氢吡啶类钙拮抗药过敏者禁用。不良反应：面部潮红、头痛、心悸、乏力、关节水肿、皮疹等。过量易致低血压、心动过缓。

【制剂】 缓释片剂：2.5 mg，5 mg，10 mg。

氨氯地平
(Amlodipine,络活喜)

【药理】 本品为钙离子拮抗剂,阻滞心肌和血管平滑肌细胞外钙离子经细胞膜的钙离子通道进入细胞。直接舒张血管平滑肌,具有抗高血压作用。本品缓解心绞痛是通过扩张外周小动脉,使外周阻力降低,从而降低心肌耗氧量,并扩张正常和缺血区的冠状动脉及冠状小动脉,使冠状动脉痉挛患者的心肌供氧量增加。用于治疗高血压和缺血性心脏病。

【适应证】 原发性高血压、稳定型心绞痛。

【用法】 治疗高血压和心绞痛的初始剂量为2.5～5 mg,每日1次。根据患者的临床反应,可将剂量增加,最大可增至5～10 mg,每日1次。

【注意】 ① 本品与噻嗪类利尿剂、β-受体阻滞剂和血管紧张素转换酶抑制剂合用时需调整剂量。② 副作用:发生率较低,主要为水肿、疲劳、头疼、失眠、恶心、腹痛、面红、心悸和头晕,较少见瘙痒、皮疹、呼吸困难、无力、肌肉痉挛和消化不良等。

【制剂】 片剂:5 mg。

甲磺酸酚妥拉明
(Phentolamine Mesylate,立其丁,Regitine)

【药理】 竞争性阻断 α_1 和 α_2 受体。拟胆碱作用可使胃肠道平滑肌张力增加。组胺样作用可使胃酸分泌增加、皮肤潮红等。

【适应证】 ① 外周血管痉挛性疾病及血栓闭塞性脉管炎。② 局部浸润注射,防止静滴去甲肾上腺素外漏所致局部组织坏死的发生。③ 缓解嗜铬细胞瘤分泌大量肾上腺素而引起的高血压及高血压危象。也用于肾上腺嗜铬细胞瘤的诊断,但可靠性及安全性较差。而直接测定尿中儿茶酚胺及代谢物更好。④ 中毒性休克,利用其扩张小动脉及小静脉作用,改善微循环,但必须同时补充血容量。

【用法】 口服:每次25～50 mg。

肌内或静注:每次5 mg。

静脉:10～20 mg加入5%或10%葡萄糖注射液250 ml内,开始滴速0.1 mg/min,每10～15 min加0.1 mg,至最大需要量。

【注意】 常见胃肠道兴奋引起的腹泻、腹痛、恶心、呕吐等拟胆碱样作用和胃酸过多诱发的溃疡病。注射量较大时可引起心动过速及心绞痛、体位性低血压等。因此,消化道溃疡及冠心病患者慎用。严重动脉硬化及肾功能不全者禁用。忌与铁剂配伍。

【制剂】 片剂:25 mg。注射剂:5 mg,10 mg。

盐酸哌唑嗪
(Prazosin Hydrochloride)

【药理】 本品为 α_1 受体阻断剂,选择性阻断外周小动脉及静脉突触后膜 α_1 而产生降压效应。对突触前膜的 α_2 受体阻断作用极小。

【适应证】 ① 高血压。② 心力衰竭。③ 雷诺征。④ 良性前列腺增生。⑤ 嗜铬细胞瘤。⑥ 印度蝎螯伤:这种蝎毒是一种强力的交感兴奋剂,能提高血中儿茶酚胺浓度,致高血压、不应性肺水肿、循环衰竭等。

【用法】 开始时，每次 0.5 mg，每日 2～3 次。3～7 日后，增加到每次 1～2 mg，酌情调整。肝肾损害时减量。

【注意】 体位性低血压是最典型的不良反应。有时有心动过速及跟随的晕厥。继续治疗或减少剂量可减轻。发生上述反应时取卧位，抬高肢体，静滴扩容剂，必要时用加压药。其他不良反应有水肿、胸痛、呼吸抑制、腹泻、便秘、呕吐、抑郁、紧张、睡眠紊乱、疲劳、幻觉、感觉异常、鼻塞、口干、阳痿、尿频、尿失禁、巩膜发红、视力模糊、胰腺炎、关节痛、皮疹、瘙痒、出汗、肝酶活性升高、耳鸣。机械性梗阻致心衰时不用。服药期间避免驾驶和操作机械。

【制剂】 片剂：1 mg，2 mg。

氟桂利嗪

(Flunarizine，氟脑嗪，脑灵，西比灵)

【药理】 本品为外周血管扩张剂，能直接扩张血管。对脑血管有选择性扩张作用。能预防由缺血缺氧引起的神经细胞内 Ca^{2+} 增多所致的损害，能消除由脑外伤和脑出血所引起的脑血管痉挛，对前庭基底动脉供血不足所引起的症状和偏头痛有较好疗效。

【适应证】 用于心绞痛、脑梗死后遗症、脑血流障碍等。

【用 法】 成人口服：开始时每次 5～10 mg，每日 2 次。以后每晚服 10 mg。

【注意】 本品毒副反应较少，但可能出现嗜睡和无力，长期用药可能增加体重及有转氨酶升高等。颅内出血未止者、脑梗死急性期、孕妇及哺乳期妇女禁用。注意不能用含酒精饮料冲服。

【制剂】 片剂：5 mg。

二、抗心律失常药

普鲁卡因胺

(Procainamide)

【药理】 Ⅰa 类抗心律失常药与奎尼丁相似，亦为膜稳定剂，但作用较弱。能延长心房不应期，降低房肌自律性。对心肌收缩力的抑制、血管扩张作用以及抗胆碱作用亦弱于奎尼丁。

【适应证】 ① 口服适用于不能耐受奎尼丁的室性早搏、室性心动过速、心房颤动、心房扑动、阵发性室上性心动过速、预激综合征合并室上性心律失常及心房颤动或扑动经电转后的维持治疗。② 注射适用于利多卡因治疗无效而又不宜电转复的室性心动过速。

【用法】 口服：每次 0.5～0.75 g，每日 3～4 次；见效后逐渐减至每次 0.25 g，每日 2～3 次。肌注：每次 0.25～0.5 g，每日 4 次。静注：先以 100 mg 静注 5 min，必要时每隔 5～10 min 重复一次，总量不超过 10～15 mg/kg；或以 10～15 mg/kg 静滴 1 h，然后以 1.5～2 mg/kg 维持。

【注意】 ① 对本品或普鲁卡因过敏、有红斑狼疮史、起搏或传导功能障碍、重症肌无力、严重高血压、洋地黄中毒等患者禁用。② 支气管哮喘、肝或肾功能障碍者慎用。③ 孕妇、哺乳妇女慎用。④ 静注时应密切监测血压和心电图。⑤ 用药 3 日仍未见效者应考虑换药。

【制剂】 片剂:0.125 g,0.25 g。针剂:0.1 g/ml,1 g/ml。

利多卡因

(Lidocaine)

【药理】 本品属抗心律失常药Ⅰb类药物,是治疗室性心律失常的主要药物。作用机制:对浦肯野纤维细胞膜具有抑制 Na^+ 内流,促进 K^+ 外流,降低自律性,减慢心室传导,消除折返激动,抑制心室应激性,提高致颤阈值。其阻滞 Na^+ 通道作用不及促进 K^+ 外流作用而相对延长有效不应期。

【适应证】 主要用于转复和预防室性快速性心律失常。如急性心肌梗死的室性早搏、室性心动过速和心室颤动。此外,对各种器质性心脏病引起的室性心律失常,包括洋地黄类、锑剂以及外科手术所致的均可使用。

【用法】 紧急复律时,成人静脉注射,一次1～2 mg/kg,如5～10 min后无效,可重复一次,但总剂量不得超过300 mg,有效后以1～4 mg/min静滴维持,1 h内累计量不宜超过300 mg,24 h最大总量不超过50 mg/kg。

【注意】 ① 对本品过敏或有严重房室传导阻滞、室内传导阻滞、病态窦房结综合征、心力衰竭、休克、严重肝病等患者禁用。② 心动过缓、呼吸抑制患者慎用。③ 不良反应:常见头晕、嗜睡、兴奋、激动、语言和吞咽障碍等。

【制剂】 注射液:0.1 g/2 ml,0.4 g/20 ml。

美西律

(Mexiletine,慢心律)

【药理】 本品属Ⅰb类抗心律失常药。其化学结构及电生理效应与利多卡因相似,减少收缩期除极钠离子内流,抑制心肌传导纤维的自律性,降低兴奋性,相对延长有效不应期。治疗量对窦房结、心房和房室结传导影响很小,对心肌几无抑制作用。

【适应证】 口服适用于慢性室性心律失常,包括室性早搏和室性心动过速。

【用法】 口服:每次50～200 mg,每日3次,最大剂量可达1 200 mg/d。

静注:用于急性室性心律失常,但对心脏及神经系统的不良反应较利多卡因多,故已少用。首剂100 mg,缓慢静注,然后以1.0～2.0 mg/min维持。

【注意】 ① 窦房结功能障碍,Ⅱ、Ⅲ度房室传导阻滞及双束支阻滞者禁用。② 室内传导阻滞,严重窦性心动过缓,严重心、肝、肾功能障碍,肝血流量减少,预激综合征合并室上性心动过速者均应慎用。③ 本品可通过胎盘和进入乳汁,故孕妇、乳妇慎用。④ 如心电图P-R间期延长、QRS波增宽或出现其他心律失常,或原有心律失常加剧,均应立即停药。

【制剂】 片剂:50 mg,100 mg。注射剂:50 mg/ml,100 mg/2 ml。

普罗帕酮

(Propafenone,心律平)

【药理】 本品为Ⅰc类抗心律失常药。作用于希-浦系统,降低自律性,减慢传导速度,易引起折返而有致心律失常的作用。还具有一定的负性肌力和β受体阻滞作用。

【适应证】 适用于严重或危及生命的窦性、室上性异位搏动,室性或室上性心动过速及预激综合征。

【用法】 口服：成人常用量：每次 100～300 mg，每日 3 次，静注：成人常用量：1～1.5 mg/kg，静注速度 10 mg/min；必要时可重复一次。

【注意】 ① 会引起老年人血压下降。② 以下情况禁用：窦房结功能障碍、Ⅱ度以上房室传导阻滞、双束支传导阻滞、心源性休克、电解质失调、阻塞性肺部疾患。③ 以下情况慎用：严重窦性心动过缓，Ⅰ度房室传导阻滞，低血压，严重肝、肾功能障碍，孕妇和哺乳期妇女。④ 不良反应与剂量相关，主要为口干、头晕、视力障碍、胃肠功能紊乱，对心血管系统可产生心动过缓、心脏阻滞、低血压、窦性停搏，还可加重或诱发心力衰竭和低血压。

【制剂】 片剂：50 mg，150 mg。注射剂：35 mg/20 ml。

美多心安

（Metoprolol，美多洛尔，倍他乐克）

【药理】 本品为心脏选择性 β 受体阻滞剂，其对 β_1 受体的阻滞作用约是 β_2 受体的 75 倍。且无内源性拟交感神经作用，且有很弱的膜稳定作用。由于阻滞 β_1 受体，而使心率减慢、心肌收缩力减弱、房室传导受抑、肾素分泌减少、抑制脂肪分解，眼内房水的生成亦减少。

【适应证】 用于高血压、心绞痛、偏头痛、慢性心力衰竭、心肌梗死后、心律失常以及甲状腺功能亢进。还可用于开角型青光眼、术后未完全控制的闭角型青光眼以及高眼压症。

【用法】 成人口服：每次 12.5～100 mg，每日 2 次。静脉：将 5 mg 本品溶于葡萄糖注射液 20 ml 中，以 1 g/min 速度缓慢注入，如需要可间隔 5 min 重复一次，总量达到 10～15 mg 即可。

对慢性心力衰竭，应在常规治疗基础上使用本品。

初始剂量为每日 6.25～12.5 mg，分 2 次给予。以后每周适量增加，直至靶剂量达到每日 200 mg。

【注意】 ① 对本品过敏者、孕妇、哺乳期妇女禁用。② Ⅱ～Ⅲ度房室传导阻滞、失代偿性心力衰竭、心源性休克和显著心动过缓者禁用。③ 严重肝肾功能不全以及老年人慎用。④ 用于 1 型糖尿病患者时，应密切观察。⑤ 中断用药时，应在 7～10 日内逐渐减量，否则会使病情恶化。

不良反应：① 神经系统：因本品为高脂溶性，易透入中枢神经系统，产生眩晕、头痛、多梦、抑郁等。② 心血管系统：低血压、心动过缓、加重心力衰竭、水肿、房室阻滞、雷诺现象等。③ 呼吸系统：诱发哮喘。④ 其他：过敏反应及皮疹、疲劳、关节痛。

【制剂】 片剂：25 mg，50 mg，100 mg。注射剂：2 mg/2 ml，5 mg/5 ml。

阿替洛尔

（Atenolol，氨酰心安）

【药理】 本品为第一代心脏选择性 β 受体阻滞剂，对心脏的 β_1 受体作用较强，对血管和支气管的 β_2 受体作用较弱。本品不具有膜稳定作用，也无内源性拟交感活性。可通过胎盘屏障，很少通过血脑屏障。

【适应证】 适用于心动过速、高血压心绞痛和心肌梗死，尤其是心率较快的高血压患者。

【用法】 成人口服：每次12.5～100 mg，每日1～2次，2周后按需要及耐受情况增至每次50～100 mg，每日1～2次。

【注意】 ① 心力衰竭患者使用本品前，应先给予洋地黄类或利尿剂。② 应用本药不可骤停，应逐渐减量。停药过程至少3日，长的可达2周。③ 因不透过血脑屏障，较少引起抑郁。

【制剂】 片剂：50 mg，100 mg。注射剂：5 mg/10 ml。

艾司洛尔
(Esmolol)

【药理】 本品为心脏选择性、超短时β_1受体阻滞剂。主要作用于β_1受体。几无内源性拟交感神经作用和膜稳定作用。特点是起效快，持续时间短。电生理作用显示减慢窦房结自律性，延长其复律时间，延长AH间期和前向传导时间。停止给药20 min，血流动力学效应即恢复到基准水平。本品脂溶性较低，蛋白结合率约55%。主要以代谢产物排泄于尿中。

【适应证】 主要用于围手术期出现的室上性心动过速、高血压以及窦性心动过速。

【用法】 先给予负荷剂量500 μg/kg，1 min以上注完，随即给予维持剂量50 μg/kg，4 min，如疗效好可持续给予，如疗效不佳，可增至200 μg/kg，最大维持剂量不得超过200 μg/kg。并可持续用至48 h。

【注意】 ① 尽可能使用输液泵，便于准确调整剂量。② 稀释方法是将200 mg本品用0.9%氯化钠注射液20 ml稀释，即成10 mg/ml供静滴用。③ 使用期间必须监测血压。④ 慎用于糖尿病、心力衰竭以及支气管哮喘患者。⑤ 禁用于严重心动过缓、严重房室传导阻滞、心源性休克以及严重心力衰竭患者。

【制剂】 注射液：100 mg/10 ml，200 mg/20 ml。

胺碘酮
(Amiodarone，乙胺碘呋酮，安律酮)

【药理】 本品主要是Ⅲ类抗心律失常药，但兼有Ⅰ、Ⅱ、Ⅳ类药物的作用，故为一广谱抗心律失常药。其电生理作用是延长心肌及传导系统的动作电位时程和有效不应期，并抑制窦房结及房室结的功能以及旁路传导。还具有提高心室致颤阈值，减少室颤发作，以及扩展冠状动脉，降低外周阻力，降低心肌做功及减少心肌氧耗量等作用，故可缩小心肌梗死范围，改善心梗患者的预后。

【适应证】 用于室性、室上性心律失常，特别对那些难治性顽固性室性早搏及伴有阵发性室性心动过速者、房颤伴室上性心动过速或预激综合征伴室上性心动过速者疗效更佳。也可用于伴有心绞痛和心力衰竭的患者。

【用法】 ① 口服：每次200 mg，每日3次，饭后服；1周后改为每次200 mg，每日2次，以后用≤200 mg/d作为维持剂量。② 静滴：给予负荷量3 mg/kg，然后以每分钟1～1.5 mg，静滴维持，6 h后减至 每分钟0.5～1 mg，每日总量1.2 g，以后逐渐减量，静滴最好不超过3～4日，注意心电图变化。

【注意】 ① 甲状腺功能异常、对碘过敏、Ⅱ度以上房室传导阻滞、Q-T延长综合征、窦房综合征患者禁用。② 严重心功能不全、低血压、肝肺功能不全患者慎用。③ 本品可通过胎盘和进入乳汁，孕妇和哺乳期妇女禁用。④ 用药期间定期复查心电图、血压、肝功能、肺功能、甲状腺功能。⑤ 口服吸收及消除均缓慢，不宜在短期内用过大剂量。⑥ 本品半衰期长，停药后换用其他抗心律失常药时应注意药物间相互作用。⑦多数不良反应与疗程和剂量有关，故长期服药者尽可能用最小有效维持量。⑧不得使用0.9%氯化钠注射液作溶剂。

【制剂】 片剂：100 mg，200 mg。注射液：150 mg/3 ml。

维拉帕米

(Verapamil，异搏定，戊脉胺，异搏停)

【药理】 本品能选择性地抑制心肌细胞膜的钙离子通道蛋白，阻止钙离子内流，从而降低窦房结、房室结的自律性，减慢心率和传导，减弱心肌收缩力，降低耗氧量；也作用于血管平滑肌，使冠状动脉扩张，冠脉血流量和肾血流量显著增加，有缓和的降压作用。口服吸收迅速而完全，吸收率达90%以上，但由于首过效应，生物利用度仅20%～35%。服后30～45 min达有效血药浓度。蛋白结合率约90%。本品在肝脏代谢后，主要从尿，少量从粪便排出。

【适应证】 用于房性早搏、阵发性室上性心动过速、各种类型心绞痛、肥厚型心肌病、高血压。

【用法】 ① 口服：开始每次40～80 mg，每日3～4次；维持量每次40 mg，每日3次。

② 静注：每次5～10 mg，静注10 min，隔15 min后可重复1～2次，仍无效时则停用。

③ 静滴：每次5～10 mg，溶于氯化钠或葡萄糖溶液中静滴，每日总量不超过50～100 mg。

【注意】 ① 下列情况禁用：心源性休克、心力衰竭、Ⅱ～Ⅲ度房室传导阻滞、重度低血压、病态窦房结综合征患者。② 下列情况慎用：心动过缓、肝肾功能损害、轻至中度低血压、支气管哮喘患者及孕妇。③ 用药期间应检查血压、心电图、肝功能。④ 口服对心绞痛较适宜，静注对心律失常较适宜，但应备有急救设备和药品。

【制剂】 片剂：40 mg。注射液：5 mg/2 ml。

地尔硫䓬

(Diltiazem，硫氮䓬酮，合心爽，恬尔心)

【药理】 本品为苯噻嗪类钙拮抗剂，能选择性地作用于心肌和血管平滑肌，阻止钙离子进入细胞，拟制心肌和血管平滑肌的兴奋-收缩耦联，使心肌收缩力减弱、血管扩张；冠状动脉和侧支血管扩张，因而增加冠脉血流和侧支血流，改善心肌缺血，限制心肌梗死范围的扩大；外周血管扩张，则血压下降，心脏负荷减轻，心脏做功量和耗氧量减少。本品还具有改善心肌能量代谢，保护心肌，增加脑血流和抗血小板聚集等作用；对血管活性物质儿茶酚胺、乙酰胆碱、组胺等有非竞争性拮抗作用。在治疗剂量下，本品可延长房室结的有效不应期和相对不应期。口服吸收良好，吸收率＞90%，代谢物的60%经粪、35%经尿排出。

【适应证】 用于各种类型心绞痛，尤其对变异型、劳累型和陈旧性心肌梗死的心绞痛效果明显。此外，还可用于室上性心律失常及轻至中度高血压。

【用法】 成人口服：每次30～60 mg，每日3次。

【注意】 ① 服药时应吞服。② Ⅱ度以上房室传导阻滞、病态窦房结综合征、低血压患者及孕妇禁用。③Ⅰ度房室传导阻滞或明显心功能减退者及哺乳期妇女慎用。④ 肝、肾病患者及老年人应适当减量。

【制剂】 片剂:30 mg,60 mg。

四、强心药

地高辛

(Digoxin,狄戈辛)

【药理】 本品为中效强心苷。主要作用是增加心肌收缩力(正性肌力作用)降低心脏传导性(负性频率),尤其是房室结(AV结)的传导。此外,还直接作用于血管平滑肌,间接影响自主神经系统,特别是增加迷走神经的活性。其作用机制是直接抑制心肌细胞膜上的 Na^+ - K^+ - ATP酶,使心肌细胞内 Na^+ 浓度增高,K^+ 浓度降低,通过 Na^+ 、Ca^{2+} 交换机制而显著增加胞内 Ca^{2+} 浓度,从而增强心肌收缩力。

【适应证】 主要用于充血性心力衰竭,也可用于室上性心律失常,尤其是心房纤颤。

【用法】 口服:目前已少用快速洋地黄化法。维持量法:每次 0.125～0.25 mg,每日1～2次。

【注意】 ① 下列情况禁用:任何强心苷制剂中毒、室性心动过速、心室颤动、房室传导阻滞、心动过缓、梗阻型肥厚性心肌病、预激综合征伴心房颤动或扑动、主动脉瘤及小儿急性风湿热引起的心功能不全。心肌炎、肺心病、低血钾、高血钙、缺血性心脏病、急性心肌梗死患者,对本品过敏者及孕妇、哺乳期妇女慎用。年老、年幼、电解质紊乱及肝、肾功能不全者用量应减少。② 毒性反应。胃肠道反应:恶心,呕吐,腹痛。神经系统反应:精神抑郁或错乱,还有黄视、绿视。心脏反应:各种心律失常,多见室性早搏、二联律或三联律,次为房室传导阻滞等,其他如伴房室阻滞的房速、非阵发性交界区性心动过速以及室性心动过速。中毒一旦确诊,应立即停药,并根据具体情况进行如下处理:(1) 轻者口服氯化钾,病情紧急应用钾盐静滴。(2) 中毒引起的房室传导阻滞、窦性心动过缓、窦性停搏等,可用阿托品1～5 mg静注,2～3 h重复一次。(3) 中毒引起的室性心律失常,以苯妥英钠效果较好。地高辛抗体的Fab片段对强心苷有强大选择性亲和力。每毫克地高辛需用80 mg Fab拮抗之。

【制剂】 片剂:0.25 mg。

毛花苷C

(Lanatoside,毛花苷丙,西地兰)

【药理】 本品为快效强心苷,能加强心肌收缩力,减慢心率和传导。作用特点是起效较洋地黄、地高辛快,而蓄积作用较小。治疗量与中毒量间距大于其他洋地黄类强心苷。

【适应证】 用于急、慢性心功能不全,房颤和阵发性室上性心动过速。

【用法】 静注:每次 0.2～0.8 mg,稀释后缓慢注射,24 h最大用量 0.8～1.2 mg。静注后 5～30 min生效,经1～2 h达最大效应,作用维持时间2～4日。

【注意】 ① 本品经胃肠吸收不佳,且不规则,因而少用口服。② 心肌梗死者禁用静注给药。其他参见地高辛。

【剂型】 0.4 mg/2 ml。

毒毛花苷K

(Strophanthin K,毒毛旋花子苷K,毒毛甙)

【药理】 本品为一种高效、速效、短效类强心苷。作用较毛花苷C和地高辛快,蓄积性较小。它对心肌的收缩作用显著,而对心率和传导系统的影响较弱。

【适应证】 适用于急性心功能不全或慢性心功能不全急性加剧者,特别是用洋地黄无效者。

【用法】 静注:首剂0.125～0.25 mg,稀释后缓慢注入(时间不少于5 min),5 min后起效。2～6 h后可重复给予0.125～0.25 mg,24 h总量0.5～0.75 mg。

【注意】 ① 1～2周内用过洋地黄制剂者,因洋地黄的蓄积作用,不宜应用本品。② 严重心血管病变、急性心肌炎、细菌性心内膜炎、晚期心肌硬化患者禁用;房性早搏者慎用。③ 对局部有刺激性,故不适用于皮下注射,偶尔用于肌注。其余参见地高辛。

【剂型】 注射液:0.25 mg/1 ml。

氨力农

(Amrinone,氨利酮,氨吡酮)

【药理】 本品为磷酸二酯酶抑制剂,兼有正性肌力作用和扩张血管作用。它能增加心肌收缩力,加强心肌功能;也能松弛血管平滑肌,降低心脏前、后负荷,降低左心室充盈压,改善心功能并减少心肌耗氧量。其作用机制主要与抑制心肌磷酸二酯酶,增加心肌细胞内环磷酸腺苷(cAMP)水平及增加缓慢钙内流有关。

【适应证】 主要用于对强心苷、利尿剂和血管扩张剂治疗无效的严重心力衰竭,可有效增加心输出量和心脏指数。临床试验表明,AMP依赖性正性肌力药,如氨力农、米力农等磷酸二酯酶抑制剂可增加死亡率。目前的共识是:除地高辛以外的所有其他正性肌力药仅限用于终末期心衰,或准备做心脏移植的患者。

【用法】 静注:负荷量0.5～0.75 mg/kg稀释后缓慢静脉注入,再以2～10 μg/(kg·min)静脉滴注,24 h总量100 mg。用于短期治疗。

【注意】 ① 对本品和亚硫酸氢盐过敏者及有严重主动脉或肺动脉瓣膜疾病的患者禁用。② 孕妇、哺乳期妇女、小儿慎用。肝、肾功能损害者慎用。③ 对房颤或房扑患者,因可增强房室传导,导致心室率加快,宜先用洋地黄制剂控制心室率。④ 长期服用时,约20%患者血小板减少,发生率与用量有关,停药后血小板计数可恢复。约10%患者可出现头痛、发热、胸痛以及恶心、呕吐、腹泻等胃肠道反应。

【制剂】 注射液:50 mg/2 ml,100 mg/2 ml。

米力农

(milrinone,米利酮,甲氰吡酮)

【药理】 本品为氨力农的同系物。其正性肌力作用较氨力农约强20倍。且增加心脏指数优于氨力农,对动脉压和心率无明显影响。

【适应证】 用于其他药物治疗无效的充血性心力衰竭。同氨力农。

【用法】 静滴:负荷剂量为0.75 mg/kg稀释后缓慢静注,继以0.5 μg/(kg·min)静脉滴注4 h。

【注意】 剂量大时可有低血压、心动过速、血小板减少、心绞痛样胸痛、头痛、低血钾。其他参见氨力农。

【制剂】 注射液：5 mg/5 ml。

多巴胺(Dopamine)(见血管活性药)。

多巴酚丁胺(Dobutamine，杜丁胺)(见血管活性药)。

第四节 泌尿系统药物

一、常用利尿剂

呋塞米

(fursemide，速尿)

【药理】 主要抑制肾小管髓袢升支髓质部对 Na^+、Cl^- 的再吸收，有强大的利尿作用；并能抑制前列腺素分解酶的活性，使 PGE_2 含量增高，从而具有扩张血管的作用。

【适应证】 ① 水肿：治疗心、肝、肾等病变引起的各类水肿。② 急性肺水肿。③ 肾衰竭。④ 高钙血症。

【用法】 口服：每日 20 mg 或隔日 40 mg；对有些患者可加至每日 80 mg，分 1～2 次服用，最大剂量可加至每日 600 mg，但一般应控制在每日 100 mg 以内，分 2～3 次服用。静注：每次 20～40 mg，每日 1～2 次或按需要可增至每日 120～220 mg。

【注意】 ① 本品与磺胺药的化学结构相似，可致交叉过敏。② 动物实验显示本品有致畸作用，故孕妇忌用。③ 本品可经乳汁排出，哺乳期妇女慎用。④ 由于本品减少尿酸排泄，对有痛风史者可能诱发急性痛风发作。⑤ 糖尿病患者应用此药有可能使血糖增高；严重肝功能损害者可因本药所致的电解质失调而诱发肝昏迷，都应慎用。⑥ 用药过程中注意血 K^+、Na^+、Cl^-、Ca^{2+} 的监测。长期用药需补充钾盐。⑦ 本药在新生儿的 $t_{1/2}$ 明显延长，故用药间隔应延长。⑨ 本药可加重红斑狼疮患者的病情，或诱发其活动，应慎用。

【制剂】 片剂：20 mg/片。注射液：20 mg/2 ml。

布美他尼

(Bumetanide，丁尿胺)

【药理】 本品为呋塞米衍生物，其作用部位、作用机制、电解质丢失情况和作用特点均与呋塞米相似，为强效袢利尿药，但相同剂量时作用比呋塞米强 20～60 倍。

【适应证】 ① 各类水肿：用于治疗各种顽固性水肿，主要作为呋塞米的代用品，尤其对急慢性肾衰竭患者。② 急性肺水肿及左心衰竭。

【用法】 ① 治疗水肿：口服，每次 0.5～2 mg，每日 1 次。必要时可每日 2～3 次，总量有时可高达每日 10 mg。② 将本品 2～5 mg 加入 500 ml 生理盐水注射液中静脉滴注，30～60 min 滴完。也可肌注或静注，每次 0.5～1 mg，必要时 30 min 后再给药一次。

【注意】 参见呋塞米。

【制剂】 片剂：1 mg/片。注射液：0.5 mg/2 ml。

氢氯噻嗪

（Hydrochlorothiazide，双氢克尿塞）

【药理】 主要作用于肾小管髓袢升支的皮质段和远曲小管的前段，能抑制 Na^+、Cl^- 在该处的再吸收，从而起到排钠利尿效果。

【适应证】 ① 各类水肿，如心、肝、肾等疾病引起的水肿及腹水。② 高血压。③ 尿崩症。

【用法】 ① 治疗各类水肿：口服，一般每次 25～50 mg，每日 1～2 次，为预防电解质紊乱及血容量骤降，宜先从小剂量（12.5～25 mg/d）用起，以后根据利尿情况逐步加量。近年多主张间歇用药，即隔日用药或每周连续服药 3～5 日，以减少副作用。② 治疗高血压：口服，每日 25～100 mg，分 1～2 次服用，多与其他药物合用，可减少其用量和副作用。③ 治疗尿崩症：口服，每次 25 mg，每日 3 次；或每次 50 mg，每日 2 次。

【注意】 ① 本品与磺胺药、呋塞米、布美他尼、碳酸酐酶抑制剂可有交叉过敏反应。② 本药可透过胎盘，有可能使胎儿及新生儿产生黄疸、血小板减少症等，一般孕妇不应使用。③ 本药可自乳汁排泄，哺乳期妇女不宜使用。④ 糖尿病患者、有痛风史者、严重肝功能损害者慎用此药。⑤ 少尿或有严重肾功能障碍者，在最大剂量用后的 24 h 内无明显利尿作用时应停用。

【制剂】 片剂：25 mg/片。

螺内酯

（Spirondactone，安体舒通）

【药理】 本品的化学结构与醛固酮类似，两者可与位于远曲小管和集合管细胞膜上的醛固酮受体产生竞争性结合，从而拮抗并逆转醛固酮的保钠排钾作用，产生留钾排钠的利尿作用。

【适应证】 ① 水肿：用于伴有醛固酮升高的顽固性水肿，如肝硬化腹水、心力衰竭、肾病综合征等水肿。由于该药利尿作用弱，因此常与噻嗪类、袢利尿药合用，既能增强利尿效果，又可防止低血钾。② 原发性醛固酮增多症。③ 高血压。

【用法】 ① 治疗水肿：口服，每次 20～40 mg，每日 3 次。连服 5 日后依病情调节剂量。

② 诊断原发性醛固酮增多症：口服，每次 100 mg，每日 3～4 次，如 1 周后尿钾明显减少，血 K^+ 升高，血 Na^+ 下降，则提示钾代谢紊乱可能为体内醛固酮过多所致。

③ 治疗原发性醛固酮增多症：口服，每次 40～60 mg，每日 3～4 次，血压正常后可减为每日 1～2 次维持量治疗。

④ 治疗高血压：口服，每日 40～80 mg，分 2～4 次服用。按疗效调整剂量。

【注意】 ① 本药可透过胎盘屏障，目前虽无不良反应的报道，但孕妇还是慎用为宜。② 本药的代谢物可从乳汁分泌，哺乳期妇女慎用。③ 用药期间注意监测血钾水平。④ 肝、肾功能不全患者，酸中毒者，乳房增大或月经失调的妇女慎用。⑤ 本药起效作用较慢，而维持时间较长，故首日剂量可加倍。与其他利尿药合用时，可先于其他药 2～3 日服用；停药时应先于其他药 2～3 日。

【制剂】 片剂:20 mg/片。

氨苯蝶啶

(Triamterene)

【药理】 本品为留钾利尿药,但作用机制与螺内酯不同,直接作用于远曲小管和集合管,抑制 Na^+ 进入上皮细胞,进而改变跨膜电位,而减少 K^+ 的分泌;Na^+ 再吸收减少后,尿中 Na^+ 排出增加,起到利尿作用。本药利尿作用较迅速但较弱,属低效利尿药。

【适应证】 各类水肿,如心力衰竭、肝硬化及慢性肾炎引起的水肿或腹水,常与排钾利尿药合用。

【用法】 口服:每次 25～50 mg,每日 2 次,最高剂量不宜超过 300 mg/d。

【注意】 ① 孕妇、哺乳期妇女、高钾血症、严重肝肾功能损害者慎用。② 应于饭中或餐后立即服药,以减少胃肠道反应,并可提高本药的生物利用度。

【制剂】 片剂:50 mg/片。

二、常用脱水剂

甘露醇

(Mannitol)

【药理】 静脉注射后,由于血浆渗透压升高,甘露醇又不能透过血脑屏障、血眼屏障,使得水分自组织细胞内转移至细胞外,移向血循环,从而减少脑脊液和房水,降低颅内压及眼内压。

【适应证】 ① 脑水肿、颅内高压及青光眼。② 急性肾小管坏死。③ 利尿。④ 药物、毒物中毒。⑤ 术前肠道准备。

【用法】 ① 治疗脑水肿、颅内高压及青光眼:静滴,成人每次 1～2 g,于 30～60 min 内滴完。② 预防急性肾小管坏死:在大面积烧伤、严重创伤、广泛外科手术时,常因肾小球滤过率降低及血容量减少而出现少尿、无尿,极易发生肾衰竭。在 10 min 内静脉注射本品 12.5～25 g,无特殊情况,再于 1 h 内静脉滴注 50 g;如尿量能达到每小时 50 ml,可继续静滴 5%溶液。若无效,应立即停药。同时需注意补足血容量。③ 利尿:静滴,1～2 g/kg,用 20%溶液 250 ml 静脉滴注,并调整剂量使尿量维持在 30～50 ml/h。④ 治疗药物、毒物中毒:静滴,以 20%溶液 250 ml 静脉点滴,调整剂量使尿量维持在 100～500 ml/h。⑤ 术前肠道准备:口服,术前 4～8 h,10%溶液 1 000 ml 于 30 min 内口服。

【注意】 ① 气温较低时,常析出结晶,可用热水温热振摇溶解后使用。② 注射速度不宜过快。③ 本药可透过胎盘屏障,引起胎儿组织水肿,孕妇慎用。④ 心功能不全、活动性脑出血者、确诊为急性肾小管坏死者、严重失水者禁用。⑤ 该药刺激性强,静注时不可漏出血管外。如不慎漏出,可用 0.5%普鲁卡因溶液局封,并热敷处理。⑥ 因本药引起的血容量增多会导致充血性心力衰竭,所以明显的心肺功能损害者慎用。⑦ 高钾、低钠血症,低血容量者慎用。⑧ 严重肾衰患者因对本品的排泄减少引起药物在体内滞留,血容量明显增加而加重心脏负担,应慎用。

【制剂】 注射液:50 g/250 ml。

甘油果糖

(Glyceria Fructose,布瑞得)

【药理】 本品为渗透性利尿剂,渗透压为人体血浆的7倍,通过高渗作用,使水和电解质经肾脏排出达到脱水和利尿效果;果糖有改善和促进脑代谢功能的作用。

【适应证】 ① 脑梗死、脑出血、头外伤、脑外科术后的颅内降压。② 脑外科手术时的缩小脑容积。③ 降眼压及眼科手术。

【用法】 ① 脑梗死、脑出血、头外伤、脑外科术后的颅内降压。静滴:250～500 ml/次,1～2次/日,连续用药1～2周。每500 ml静滴时间约应2～3 h。② 脑外科手术时的缩小脑容积。500 ml/次,静滴时间30 min。③ 降眼压及眼科手术。每次250～500 ml,45～90 min内滴完。

【注意】 ① 硬膜外、硬膜下血肿患者在确认无出血后方可使用。② 遗传性果糖不耐受者禁用。③ 眼科手术中因会引起尿意,故应先行排尿。④ 肾功能障碍、尿崩症、循环功能障碍、糖尿病患者、老年患者慎用。

【制剂】 注射液:250 ml/瓶。

人血白蛋白

(Human Serum Albumin)

【药理】 本品是从健康人血浆中提取制成的浓缩白蛋白制剂,是重要的血容量扩充剂,有维持血浆渗透压的作用,并有补充机体白蛋白的功能。每5 g白蛋白溶解后,在维持机体的胶体渗透压方面,相当100 ml血浆或200 ml全血的功能。

【适应证】 用于失血性休克、严重烧伤、脑水肿、肝肾疾病等引起的低白蛋白血症以及肝硬化、肾病引起的水肿或腹水,也用于新生儿高胆红素血症。因严重低白蛋白血症引起的严重浮肿时,单用利尿剂无效,而在输注白蛋白后再立即给予利尿剂会收到显著的利尿消肿效果。

【用法】 用量视病情而定,一般每次静滴10～20 g,必要时可重复给药一次。

【注意】

① 为防止机体脱水,可用5%葡萄糖注射液或生理盐水注射液稀释为5%溶液缓慢滴注,15 min后滴速可逐步加快,但不得超过每分钟2 ml。

② 本品出现混浊、沉淀或有异物等情况时不可再用。

③ 本品打开后,应立即使用,不得存放。

【制剂】 注射液:20%,25 ml/瓶;20%,50 ml/瓶。

第五节　血液系统药物

一、抗凝药

肝素钠

(Heparin Sodium,美得喜)

【药理】 肝素是一种粘多糖,在体内体外均有强大的抗凝作用。静脉注射可使多种凝血因子灭活，即刻发生抗凝作用。其主要机制是引起抗凝血酶Ⅲ（ATⅢ）构象改变，使之易与凝血酶结合，加速抗凝血酶Ⅲ使凝血酶灭活，从而抑制凝血酶及活化的凝血因子Ⅶ、Ⅺ、Ⅸ、Ⅹ，发挥抗凝作用。另外，肝素还可促进血管内皮释放脂蛋白酯酶而有降脂作用。抑制炎性细胞的活性和炎性介质活性，具抗炎作用。抑制血管平滑肌增生、抗血管内膜增生作用。肝素分子带有大量负电荷，口服不吸收，常静脉给药。抗凝活性 $t_{1/2}$ 与给药剂量相关，肝硬化患者 $t_{1/2}$ 延长。

【适应证】 血栓栓塞性疾病，如深静脉栓塞、肺栓塞、脑栓塞、急性心肌梗死、弥散性血管内凝血、血液透析、体外循环手术、心导管检查等术中抗凝。

【用法】 静注：成人每次 0.5 万～1 万 U，6 h 一次，以生理盐水稀释后使用。

静滴：每日 2 万～4 万 U，加至 5%葡萄糖氯化钠注射剂中，开始 20 滴/min，以后 20～30 滴/min 静脉缓慢滴注，大多用于急性血栓栓塞病。深部皮下注射每次 0. 5 万～1 万 U，以后每 8 h 一次，总量 1. 5 万～3 万 U/d。小剂量皮下注射每次 2 000～4 000 U，每 12 h 一次。常用于防治急性早幼粒细胞白血病合并 DIC 或产后深静脉血栓症。小儿静滴每次 50～60 U/kg，加至 5%葡萄糖氯化钠注射剂中使用。新生儿首次剂量 30 U/kg，维持量每次 50 U/kg。

【注意】 ① 过量会导致出血。应用过程中要严密监测部分凝血活酶时间（APTT），使其维持在参考值的 1.5～2.5 倍。发生异常出血，可以鱼精蛋白中和，每 1 mg 鱼精蛋白可中和 100 U 肝素。② 肝素诱发的血小板减少。③ 妊娠妇女可发生早产及胎儿死亡。④ 连续应用 3～6 个月，可致骨质疏松、自发性骨折。⑤ 引起皮疹、药热等过敏反应。⑥ 肝肾功能不全、有出血倾向、消化性溃疡、严重高血压患者慎用。

【制剂】 注射剂：5 000 U，12 500 U，25 000 U（125 U 相当于 1 mg）。

肝素钙
（Heparin Calcium）

【药理】 本品与肝素钠作用相似，但是以钙盐的形式在体内发挥作用，肝素钙 1 万 U 含钙 0.15 mmol/L，多用于皮下注射给药，每 12 h 皮下注射肝素钙 1.25 万 U～2 万 U，血药浓度可稳定在 100～300 U/L。其药浓度在血循环中缓慢扩散，不会减少细胞间毛细血管的钙胶质，也不改变血管通透性，克服了肝素钠皮下注射易致出血的副作用，且具有抗肾素和抗醛固酮活性。

【适应证】 ① 术前、术中、术后低剂量疗法，预防和治疗血栓栓塞性疾病（肺动脉栓塞、冠状动脉栓塞、血栓性静脉炎、视网膜中央静脉栓塞等）、DIC 和血栓前期的高凝状态。② 体外循环（心-肺装置、人工肾），透析疗法和肠外营养，以防导管、探针插入时血液凝固，以及输血和一般血液检查时的抗凝剂。③ 调整血脂，用于动脉粥样硬化和高血脂的治疗。

【用法】 大剂量：每日 30 000 U，加入 5%葡萄糖氯化钠注射剂 500～1 000 ml 中静滴。亦可皮下注射，每 8 h 一次 8 000～10 000 U。用于急性肺梗死、急性凝血异常增高等疾病。② 中剂量：每次 10 000 U，加入生理盐水 40 ml 静注，每日 1～2 次。或 10 000 U 皮下注射，每 12 h 一次。⑧小剂量：每次 5 000 U，每 12～24 h 一次，皮下注射。或每日 1 次皮下注射 7 500 U。用于冠心病不稳定心绞痛、高脂血症纠正高凝状态或急性早幼粒细胞白血病合并 DIC 的防治。小剂量皮下注射的优点有：① 肝素钙皮下注射时局部疼痛和淤斑明显轻于肝素钠。② 吸收均匀缓慢，形成低的有效血药浓度，能较长时间维持其抗凝和抗血栓作用。③ 应用小剂量时，不需要实验室监测凝血时间，十分安全。而应用大、中剂量时必须测定凝血时间而随时调整用量(方法和要求同肝素钠)。

【注意】 ① 偶见过敏反应，如皮肤瘙痒、荨麻疹、发热、寒战、流泪等，应停止用药，可以用抗组胺类药物和肾上腺皮质激素治疗。② 发现有皮肤紫斑、咯血或血尿等出血症状可酌情减量或停药。可应用鱼精蛋白硫酸盐 1 mg 中和 100 U 肝素钙。③ 有活动性肺结核、溃疡病出血、颅内出血或严重外伤时应禁用，孕妇及产后妇女慎用。

【制剂】 注射剂：5 000 U/1 ml、7 500 U/1 ml、10 000 U/1 ml。

低分子肝素(low molecular heparins)

(低分子肝素钠盐：法安明，海普宁。低分子肝素钙盐：速避凝)

【药理】 本品分子由强酸性硫酸化多糖组成，平均相对分子质量为 5 000，其中约 90%在 2 000～9 000 范围，其制剂有钠盐和钙盐。本品为抗血栓形成药物，由粗制肝素裂解而成。其药理作用与肝素基本相似，可促进组织型纤溶酶原激活物(t-PA)的释放，有助于血栓溶解。对因子 Xa 的抑制作用强于抗凝血酶的活性，与血浆蛋白血小板因子Ⅳ(PF4)结合力低，比肝素有更好的量效关系。对血小板聚集等的功能影响较肝素小，故用药后较少发生出血。本品有严格的剂量依赖性。

【适应证】 主要用于血管栓塞，预防血液透析或血液过滤的凝血。

【用法】 本品可供静脉和皮下注射，不可肌内注射。各商品制剂含肝素氨基葡聚糖片段的抗 FXa 国际单位(IU)各不相同，推荐剂量也不同，使用时应注意规格和说明。皮下注射部位为腹壁皮下注射。

【注意】 ① 基本同肝素，但较少发生出血。② 过量急救：1 mg 鱼精蛋白可拮抗 100 抗 Xa 单位的低分子肝素钠的作用。

【制剂】 注射剂。

双香豆素

(Dicoumarol，Bishydroxy coumarin，Cumarene)

【药理】 本品能竞争性地阻断维生素 K 与肝脏中某些蛋白质的结合，抑制肝细胞微粒体使其不能利用维生素 K 合成凝血因子Ⅰ、Ⅶ、Ⅸ、Ⅹ而发生凝血作用。由于本品对已合成的凝血因子无直接的作用，故疗效缓慢。又由于本品停药后须待凝血因子恢复到一定水平后作用才消失，故疗效维持时间长。

【适应证】 主要用于预防及治疗静脉血栓、肺梗死、心肌梗死、心房纤颤引起的梗死及外科手术后需要预防血栓形成。

【用法】 口服：成人每次 100 mg，每日 2～3 次。维持量 50～100 mg，每日 1 次。也可与肝素钠联合应用，以达到满意效果。具体方法是：肝素钠每日 10 000～20 000 U 加入 5%葡萄糖氯化钠注射剂 500～1 000 ml 静滴；同时口服双香豆素，第 1 天 200～300 mg，以后用维持量每日 50～100 mg，并参考凝血酶原时间(PT)，治疗剂量以凝血酶原活性[(患者 PT/正常人 PT)×100]的正常值的 20%～30%为准，若为正常值的 10%～20%，药量减半，小于 10%时应停药。

【注意】 ① 少数患者可出现头痛、恶心、腹泻、皮肤过敏反应。② 过量时可引起皮肤、黏膜、内脏及原受损部位的出血。出血明显可用维生素 K 治疗。③ 有出血性疾病者应慎用或禁用。④ 妊娠 3 个月内不应用本药,以防胎儿畸形。⑤ 与苯巴比妥、苯妥英钠、利福平、维生素 K、口服避孕药、肾上腺皮质激素及雌激素合用时,均能降低本品的疗效,应调整本品的用量。⑥ 长期口服本药的患者,停药前应逐渐减量,如突然停药,少数患者可致栓塞形成。⑦ 肝素与双香豆素可以联合使用。前者的作用快速而短暂,易于控制,而后者则作用缓慢持久,使用方便,二者可取长补短,以达到满意的抗凝效果。⑧ 本品与保泰松、水杨酸类、吲哚美辛、对氨基水杨酸、水合氯醛、奎尼丁、氯贝丁酯、消胆胺等合用时,均能增强本药的抗凝作用,增加出血倾向。⑨ 应用本药期间应测定 PT,以调整用药剂量。

【制剂】 片剂:50 mg。

华法林钠

(Watfarin Sodium,华法林,苄丙酮香豆素)

【药理】 本品为双香豆素衍生物,化学结构与维生素 K 相似,能和维生素 K 竞争与肝脏有关的酶蛋白结合,使凝血因子Ⅱ、Ⅶ、Ⅸ、Ⅹ合成过程中的谷氨酸 γ 羧基化受抑制,从而使以上凝血因子合成显著减少。此作用只发生在体内,而无体外抗凝效应。抗凝作用可持续 3~5 日,效果较双香豆素为好。

【适应证】 临床上应用同双香豆素。

【用法】 成人每次 10~20 mg,每日 3 次;维持量 5~20 mg,每日 1 次 或隔日 1 次。

【注意】 本品基本上同双香豆素。应注意:① 年老体弱及糖尿病患者用半量。② 本品易通过胎盘并致畸形及中枢神经系统异常,流产及死胎率高达 16%~17%。因此,妊娠妇女禁用。③ 本品有少量经乳腺分泌进入乳汁,但浓度低,对婴儿可视无影响。④ 用药过量可引起出血,新鲜血浆、冷冻血浆、凝血酶原复合物及维生素 K 均可用于纠正过量时的出血。

【制剂】 片剂:2.5 mg,5 mg。

二、抗血小板药

抗血小板药主要通过抑制血小板花生四烯酸代谢、增加血小板 cAMP 浓度、阻断血小板糖膜蛋白受体等机制,抑制血小板的黏附、聚集、分泌和释放功能。

阿司匹林

(Aspirin,乙酰水杨酸)

【药理】 本品属水杨酸类。口服吸收完全,服后 2 h 达血浆峰值浓度。一次口服 0.6 g,峰值浓度可达 4 mg%,足以解热及镇痛,但急性风湿热时血药浓度要达 30 mg%水平,需增加剂量连续服用。能透入关节腔、脑脊液、乳汁及胎盘。在肝代谢,由尿排出。

【适应证】 其临床可用于:① 解热、镇痛及抗炎抗风湿。解热、镇痛作用温和而确切,抗炎抗风湿作用也较强。是发热、头痛、神经痛、肌肉痛、风湿热、急性风湿性关节炎及类风湿性关节炎的首选药物。对急性风湿热伴有心肌炎者,可与糖皮质激素类药物合用。本药还有促进尿酸排泄的作用,可用于痛风。② 抗血小板聚集作用。本药能抑制前列腺素合成酶,进而抑制血栓烷 A_2(TXA_2)合成,阻滞血小板聚集,可用于治疗和预防动脉血栓、动脉粥样硬化、暂时性脑缺血和心肌梗死等。也可以治疗胆道蛔虫病。

【用法】 解热镇痛：每次 0.3～0.6 g，每日 3 次，口服。抗风湿：每次 0.5～1 g，每日 3～4 次。服时与碳酸氢钠或氢氧化铝合用以减少对胃的刺激，一个疗程为 2～3 个月。小儿每次 5～10 mg/kg，高热时每 4～6 h 一次。抗风湿：小儿每日 0.1 g/kg，分次服用。预防血栓栓塞：成人 0.3 g，每日 1 次，或小剂量 75 mg，每日 1 次。治疗胆道蛔虫症：每次 1 g，每日 2～3 次，连用 2～3 日。当阵发性绞痛停止 24 h 后停药，并进行常规驱虫治疗。肌注：成人每次 1 g，每日 1～2 次。

【注意】 ① 对消化道有刺激，用量较大时易发生食欲不振、恶心和呕吐，严重时可致消化道出血。故对溃疡病患者慎用。重复多次应用时，宜与碳酸氢钠或胃舒平合用。② 用量过大或久用可产生水杨酸反应，如头痛、眩晕、耳鸣、听力减退，甚至精神错乱。如果出现耳鸣（早期中毒表现），应立即停药。③ 过敏反应、皮疹、血管神经性水肿、渗出性多形性红斑、哮喘等应予停药。④ 长期大剂量服用可抑制肝脏制造凝血因子及阻断前列腺素合成酶作用，血小板功能减退引起出血。可用维生素 K 防治。外科手术前 1 周禁用本品。⑤ 过量时还可发生酸中毒，尤以儿童较易发生。

【制剂】 片剂：0.06 g，0.1 g，0.3 g，0.5 g。肠溶片：25 mg。阿司匹林精氨酸盐粉针剂：0.5 g/支、1 g/支（相当于阿司匹林 0.25 g，0.5 g）。复方阿司匹林片（复方乙酰水杨酸片，Tab APC）每片含阿司匹林 0.226 8 g、非那西丁 0.162 g、咖啡因 0.035 g。成人每次 1～2 片，每日 3 次口服。小儿 2～3 岁每次 1/4 片，4～6 岁每次 1/3 片，7～12 岁每次 1/2 片口服。小儿退热片：每片含阿司匹林 56. 7 mg，非那西丁 41 mg。2～3 岁每次 1 片，4～6 岁每次 1 片，7～12 岁每次 2 片口服。

双嘧达莫

(Dipyridamole，潘生丁，Persantin)

【药理】 系非硝酸酯类冠状动脉扩张剂，具有扩张冠脉血管、促进侧支循环形成和轻度抗凝作用。

【适应证】 可用于冠心病，并用作抗血小板凝聚药，防治血栓形成和弥散性血管内凝血。

【用法】 口服：成人每次 25～50 mg，每日 3 次。

深部肌注或缓慢静注：每次 10 mg，每日 2 次。

【注意】 可有乏力、头痛、眩晕、昏厥、胃肠道不适等。减量或停药后缓解。低血压者慎用。本品不能与其他药物混合注射（葡萄糖溶液除外）。服药期间，不宜饮茶及咖啡，以免茶碱对抗腺苷作用，促使冠脉收缩。

【制剂】 片剂：25 mg，50 mg。注射剂、粉针剂：10 mg/2 ml，10 mg/支。

噻氯匹定

(Ticlopidine，氯苄噻哇啶，抵克立得，Ticlid)

【药理】 本品为纤维蛋白原受体的拮抗剂。口服 1～2 h 后血药浓度达高峰。给药第 2 日产生明显的抑制血小板聚集作用，4～6 日达最大效应。在体内大部分被代谢，少量以原形经尿排出，$t_{1/2}$ 约为 6 h。

【适应证】 ① 抑制血小板膜糖蛋白Ⅱ/Ⅲ复合物与钙依赖纤维蛋白原的结合。② 对二磷酸腺苷（ADP）诱导的血小板聚集有较强的抑制作用，对胶原、凝血酶、花生四烯酸、肾上腺素等诱导的血小板聚集也有不同程度的抑制作用。③ 兴奋血小板磷酸酯酶，增加血小板环磷酸腺苷(cAMP)含量，使血小板聚集减弱。④ 减少血小板血栓烷 A_2(TXA_2)合成并增强前列环素(PGI_2)的抗血小板活性反应。⑤ 稳定血小板膜及抑制血小板的释放。本品还具有降低血液黏度，改善微循环作用。适用于脑血栓、血栓闭塞性脉管炎、闭塞性动脉硬化等循环障碍以及血管手术和体外循环产生的血栓。

【用法】 成人每次 250～500 mg，每日 1～2 次，餐时同服。

【注意】 ① 消化道症状如恶心、腹泻，皮疹，发生率约为 10%，饭后服可减少副作用。② 偶有牙龈出血、血小板减少及中性粒细胞减少、氨基转移酶升高和阻塞性黄疸等。停药后症状消失。

③ 溃疡病出血、出血性疾病及过敏性疾病病史者应慎用。

④ 孕妇应禁用或慎用。

【制剂】 片剂：250 mg。

三、纤维蛋白溶解药

纤维蛋白溶解药促进纤溶酶原转变为纤溶酶，促进纤溶溶解血栓，又称溶栓药。主要缺点是溶解血栓时可能诱发严重出血，对形成已久、机化的血栓难以发挥作用。

尿激酶

(Urokinase，UK，天普洛欣，尿活素)

【药理】 尿激酶由人肾细胞合成，从尿中提取而得，无抗原性，在肝、肾灭活。本品能直接激活体内纤溶酶原，使之转变为纤溶酶，以水解纤维蛋白和溶解血栓。

【适应证】 ① 各种血栓、栓塞性疾病，如心肌梗死和脑梗死，亦可用于深静脉血栓、肺栓塞、眼底血管栓塞。② 眼前房的陈旧性积血或血纤维素沉着。③ 加强丝裂霉素 C 的抗癌活性。

【用法】 一般将 5 000～10 000 U 溶于 20～40 ml 注射用等渗盐水中静注，或加于等渗液中静滴。亦可用 500～1 000 U 作结合膜下或球后注射。急性心肌梗死，每次 50 万～100 万 U 溶于 0.9%氯化钠溶液或 5%葡萄糖溶液 50～100 ml 中静滴，或 20 万～100 万 U 溶于 0.9%氯化钠溶液或 5%葡萄糖溶液 20～60 ml 中冠状动脉灌注，溶栓治疗。

【注意】 ① 本品溶解后应立即使用，不宜存放。② 可能有出血，也有发热、皮疹等过敏反应及头痛、头重感、食欲不振、恶心呕吐等副反应。偶尔出现过敏反应，要立即停药。③ 凡可能导致出血的疾病皆忌用。3 个月内曾有活动性出血或近期手术史、出血倾向、消化性溃疡、分娩未满 4 周、严重高血压者禁用。④ 用药期间应作凝血酶原时间监护，如超过正常 2 倍以上应减量或停药。

【制剂】 冻干粉针剂：0. 5 万 U/支，1 万 U/支，2 万 U/支，5 万 U/支，10 万 U/支，25 万 U/支。

链激酶

(streptokinase，溶栓酶，SK)

【药理】 本品取自微生物的蛋白质，具有溶解血栓作用。它先与血浆纤溶酶原结合成激活剂，然后激活剩余的纤溶酶原，使之转为纤溶酶，再溶解纤维蛋白原和纤维蛋白，以促进血栓溶解。

【适应证】 临床用于血栓栓塞性疾病，如深静脉血栓形成、急性肺血栓栓塞性疾病，也用于心肌梗死、中心性视网膜阻塞。

【用法】 静脉滴注：成人首次量 50 万 U，溶于生理盐水或 5% 葡萄糖注射液 100 ml 中滴注，以后根据病情和血凝状态进行监护，给予维持量（2.5 万～10 万 U/h），连续 2～3 日。必要时进行小剂量长程治疗。

【注意】 ① 偶有发热、寒战、头痛不适。主要副作用为出血，可用 6-氨基己酸拮抗。② 疗程中应定期予以血凝机制的实验室检查监护。

【制剂】 冻干粉针剂：5 万 U，10 万 U。

四、促凝血药

包括合成凝血相关成分所需的药物，如维生素 K_1、K_3、K_4 等以及抗纤溶药物如氨基己酸、氨甲苯酸、氨甲环酸、抑肽酸等。

维生素 K_1

（Vitamin K_1，叶绿醌，Phytomenadione）

【药理】 本品参与凝血酶原和促进血浆凝血因子Ⅶ、Ⅸ、Ⅹ在肝脏的合成，由于维生素 K 的存在可催化凝血因子前体中谷氨酸的 γ 羧化过程，形成可供 Ca^{2+} 结合点，使它们具有生理活性。因此能促进纤维蛋白原形成纤维蛋白，当维生素 K 缺乏时，血浆中的这些凝血因子活性降低，凝血过程迟缓而发生出血。

【适应证】 临床用于阻塞性黄疸、胆瘘患者及双香豆素、水杨酸钠药物及其他原因所致的凝血酶原过低之出血，以及新生儿出血性素质，也可防治长期使用广谱抗生素引起的维生素 K 缺乏症，还可用于胆石症的止痛。

【用法】 肌注或静注：成人，每次 10 mg，每日 2 次。新生儿每次 1 mg，每日 1～2 次。

【注意】 可致恶心、呕吐、胃肠道反应。较大剂量可致新生儿和早产儿溶血性贫血、高胆红素血症及黄疸，用药期间注意测定凝血酶原时间。

【制剂】 注射剂：10 mg。

维生素 K_3

（Vitamin K_3，亚硫酸氢钠甲萘醌）

【药理】 本品为水溶性人工合成品。本品主要作为辅酶参与肝内凝血酶原及凝血因子Ⅶ、Ⅸ、Ⅹ的合成。缺乏维生素 K 时可致凝血障碍。

【适应证】 临床用于维生素 K 缺乏症，新生儿自然出血症，以及因服用双香豆素类、水杨酸类等药物过量所致的出血。另外，阻塞性黄疸及胆瘘手术前注射本品可减少出血。抗菌药物引起的维生素 K 缺乏性出血。可缓解胆道蛔虫引起的胆绞痛。

【用法】 肌注：成人，用于止血，每次 4 mg，每日 2～3。防止新生儿出血，可在产前 1 周给孕妇，每日 2～4 mg。胆绞痛，每次 8～16 mg。

【注意】 可致恶心、呕吐等。较大剂量可致新生儿和早产儿溶血性贫血、胆红素过高及黄疸。在红细胞 6-磷酸脱氢酶缺乏症患者可诱发急性溶血性贫血。可致肝损害，肝功能不良患者可改用维生素 K_1；肝硬化或晚期肝病患者出血，使用本品无效。

【制剂】 片剂：2 mg。注射剂：4 mg。

氨基己酸

(Aminocaproic Acid,6-氨基己酸)

【药理】 本品能抑制纤维蛋白溶酶原的激活因子,使纤维蛋白溶酶原不激活为纤维蛋白溶酶,从而抑制纤维蛋白的溶解,产生止血作用。

【适应证】 用于脑、肺、子宫、前列腺、肾上腺、甲状腺等外伤或手术出血。

【用法】 静滴:成人,每次 4～6 g,以 5%～10%葡萄糖溶液或生理盐水 100 ml 稀释,15～30 min 内滴完,维持量每小时 1 g,每日量不超过 20 g,可连用 3～4 日。

口服:成人每次 2 g,儿童每次 0.1 g/kg,每日 3～4 次。依病情服用 7～10 日或更久。

【注意】 偶有腹泻、腹部不适、结膜充血、鼻塞、皮疹、低血压、呕吐、胃灼热感及尿多等反应。有血栓形成倾向或过去有栓塞性血管病者慎用。

【制剂】 片剂:0.5 g。注射剂:1 g,2 g。

氨甲苯酸

(Aminomethylbenzoic Acid,止血芳酸,对羧基苄胺)

【药理】 本品具有抗纤维蛋白溶解作用,其作用机制与氨基己酸相同,但其作用较之强 4～5 倍。

【适应证】 适用于纤维蛋白溶解过程亢进所致出血如肺、肝、胰、前列腺、甲状腺、肾腺等手术出血。对一般性渗血效果较好。

【用法】 静注:成人 0.1～0.3 g,用 5%葡萄糖注射剂或 0.9%氯化钠注射剂 10～20 ml 稀释后缓慢注射,最大量每日 0.6 g。

口服:5 岁以下儿童,每次 0.05～0.1 g,每日 2～3 次。5 岁以上儿童,每次 0.125～0.25 g,每日 2～3 次。

【注意】 有轻度腹泻、头晕、恶心、皮疹等。静脉应用可致低血压、心动过缓。用量过大可促进血栓形成。对有血栓形成倾向或有血栓栓塞病史者禁用或慎用。

【制剂】 片剂:0.125 g,0.25 g。注射剂:50 mg,100 mg。

氨甲环酸

(Tranexamic Acid,止血环酸,凝血酸)

【药理】 本品的作用与氨基己酸相似;止血效果强于对羧基苄胺。

【适应证】 用途同 6-氨基己酸,但对创伤性出血效果较显著。

【用法】 静注:每次 0.25～0.5 g,每日 0.75～2 g。

口服:儿童每次 5～10 mg/kg,每日 3～4 次。

肌注:儿童每次 5～10 mg/kg,每日 1～2 次。

【注意】 参见氨甲苯酸。

【制剂】 片剂:0.125 g,0.25 g。注射剂:0.1 g,0.25 g,0.5 g。

酚磺乙胺

(Etamsylate,止血敏,止血定)

【药理】 本品能增加血液中的血小板数量,增强其聚集性和黏附性,促使血小板释放凝血活性物质,缩短凝血时间,加速血块收缩。

【适应证】 用于消化道出血、肺出血、脑出血、预防手术出血等。

【用法】 防止出血，术前口服每次 0.5 g，每日 4 次，术前 10～30 min，静注或肌注 0.25～0.5 g，必要时 2 h 后再重复一次。

一般出血治疗，静注或肌注，每次 0.25～0.75 g，每日 2～3 次，新生儿，每次 12.5 mg/kg，每日 4 次。口服：成人每次 0.5～1.0 g，儿童 10 mg/kg，每日 3 次。

【注意】 本品毒性低，可出现恶心、头痛、皮疹，有血栓史者慎用。禁与氨基酸混合注射，以免引起中毒，与碳酸氢钠合用影响疗效。但有报道静注时可发生休克。

【制剂】 注射剂：0.25 g，0.5 g。片剂：0.5 g。

五、止血药

包括收缩血管，增加毛细血管致密度，改善其通透性药物，以及局部止血药物。

卡巴克洛

(Carbazochrome，安络血，肾上腺色腙)

【药理】 本品能降低毛细血管的通透性，促进受损毛细血管端回缩而止血。

【适应证】 主要用于毛细血管通透性增加所致的出血，如特发性紫癜、视网膜出血、肺出血、脑出血、鼻出血、子宫出血、牙出血、咯血、痔疮出血等。

【用法】 口服：每次 2.5～5 mg，每日 3 次。

肌注或静注：每次 5～10 mg。

【注意】 本品含有水杨酸，长期反复应用可产生水杨酸反应。有癫痫史及精神病史者慎用。

【制剂】 片剂：2.5 mg，5 mg。注射剂：5 mg，10 mg。

立止血

(Hemocoagulase，巴曲酶，蛇凝血素酶，血凝酶)

【药理】 本品有高效、速效的止血作用，注射后仅在出血部位产生止血作用，而在血管内仅有去纤维蛋白原作用，没有血栓形成和凝血作用。本品能促进出血部位的血小板聚集，形成白色血栓，产生止血效应。

【适应证】 临床用于治疗各种出血，如呕血、便血、咯血、鼻出血等以及外科手术出血，对血管性假血友病也有效。

【用法】 皮下注射、肌注或静脉注射：成人，每次 150 mg。

【注意】 不良反应少见。偶见过敏样反应，按抗过敏反应处理，有血栓病者、DIC 导致的出血禁用。妊娠妇女慎用。

【制剂】 冻干粉注射剂：150 mg(1 000 U，附溶剂)。

吸收性明胶海绵

(Absorbable Gelatin Sponge，明胶海绵)

【药理】 本品为局部止血药，呈多孔的海绵状，可吸收其本身重量 50 倍水或 48 倍的血液，吸入大量血液后，促进血小板破裂，释放出大量血小板促凝血因子，促进血液凝固。

【适应证】 临床用于软组织和实质脏器创面出血、创面急救等。

【用法】 将创面渗血拭净后，用干燥本品贴敷创面，再用干纱布加以压迫，即可止血。

【注意】 本品不能控制动脉和静脉出血。耳和眼部手术禁用。

【制剂】 灭菌布块。

云南白药

（参三七，雪上一枝蒿）

【药理】 本品为治疗内外出血及血瘀肿痛之药。

【适应证】 临床用于妇科各症以及各种外伤出血、胃肠道出血等。

【用法】 口服。成人：每次 0.2～0.3 g，重症可酌加至每次 0.5 g，每隔 4 h 服一次；儿童：2 岁以上每次 0.03 g，5 岁以上每次 0.06 g，每日 2 次。

外用：涂患处。

【制剂】 粉剂：4 g。

第六节　抗变态反应药物

一、糖皮质激素类

肾上腺皮质由内向外分为网状带、束状带及球状带三层，束状带是合成糖皮质激素的场所。糖皮质激素有很强的抗炎，抗过敏作用，临床常用的有：泼尼松、泼尼松龙、地塞米松、倍他米松、去炎松等。

氢化可的松

（Hydrocortisone，皮质醇，可的索）

【药理】 作用与泼尼松相似，但疗效不如其显著，留水留钠排钾作用较强。静滴主要用于抢救危重中毒性感染。肝功能不全的患者应尽量不用，尤其是大剂量更应注意。

【适应证】 与泼尼松相同。

【用法】 补充替代疗法，口服：每日 20～30 mg，分 2～3 次给药。药理治疗，口服：每日 20～240 mg，分 2～3 次给药。

静滴：通常为每次 100 mg，有时可用到每日 200～500 mg，疗程不超过 3～5 日，病情好转停药或减量。氢化可的松注射剂需用生理盐水稀释（浓度为 0.2 mg/ml）后静滴。

关节炎、腱鞘炎、急慢性损伤、肌腱劳损等，每次腔内注射 1～2 ml（25 mg/ml），鞘内注射每次 1 ml。

【注意】 同泼尼松。肝功能不全者尽量不用，尤其是大剂量更应注意。

【剂型】 片剂：20 mg。注射剂：10 mg，25 mg。醋酸氢化可的松无菌混悬液每支 125 mg。

泼尼松龙

（Prednisolone，氢泼尼松，强的松龙，去氢氧化可的松）

【药理】 本品作用同泼尼松。其抗炎作用较强，水盐代谢较弱。

【适应证】 与泼尼松相同，由于其盐皮质激素活性很弱，故不适用于原发性肾上腺皮质功能不全症。

【用法】 口服：成人，开始每日 10～40 mg，分 2～3 次服用，维持量每日 5～10 mg。

肌注：每日 10～30 mg。

静滴：每次 10～25 mg，溶于 5%～10%葡萄糖溶液 500 ml 中应用。

关节腔或软组织内注射（混悬液）：每次 5～50 mg。儿童每日 1 mg/kg，分 2～3 次服用。

【注意】 同泼尼松。

【剂型】 片剂：5 mg。注射剂：10 mg。混悬剂：125 mg。

甲泼尼龙

（Methylprednisolone，甲基强的松龙，甲基去氢氢化可的松）

【药理】 本品抗炎作用较强，对钠潴留作用微弱，作用同泼尼松。

【适应证】 同泼尼松。

【用法】 口服：成人，开始每日 16～24 mg，分 2 次服用。维持量每日 4～8 mg，分次服用。

关节腔内及肌内注射：每日 10～80 mg。

【注意】 注意事项及不良反应同泼尼松。

【剂型】 片剂：2 mg，4 mg。混悬液：20 mg，40 mg(局部注射)。

地塞米松

（Dexamethasone，氟美松）

【药理】 抗炎作用及控制皮肤过敏的作用比泼尼松更显著，而对水钠潴留和促进排钾作用较轻微，对垂体-肾上腺皮质的抑制作用较强。

【适应证】 同泼尼松。

【剂量】 口服：成人，每日 0.75～6 mg，分 2～4 次服用，维持剂量每日 0.5～0.75 mg。

肌注：每次 8～16 mg，间隔 2～3 周一次。

静滴：成人，每次 2～20 mg，或遵医嘱。

【注意】 较大量服用，易引起糖尿及类库欣综合征。长期服用，较易引起精神症状，有精神病史者最好不用。溃疡病、血栓静脉炎、活动性肺结核、肠吻合手术后患者忌用或慎用。

【剂型】 片剂：0.75 mg。注射剂：1 mg，2 mg，5 mg。

倍他米松

（Betamethasone，倍氟美松，倍他美松）

【药理】 为地塞米松的同分异构体，其作用与地塞米松相同，唯抗炎作用较地塞米松、去炎松等均强。

【适应证】 用于治疗活动性风湿病、类风湿性关节炎、红斑狼疮、严重皮炎等，也用于某些感染的综合治疗。

【用法】 口服：每日 0.75～6 mg，分 2～4 次服用，维持量每日 0.5～0.75 mg，每日 1 次。

肌注：每次 8～16 mg，间隔 2～3 周一次。

静注（地塞米松醋酸酯）：每次 2～20 mg。静脉滴注时，应以 5%葡萄糖注射液 500 ml

稀释。

【注意】 同皮质激素。不宜用于肾上腺皮质功能不全症，孕妇忌用。

【剂型】 片剂：0.5 mg。注射剂：1.5 mg。膏剂，滴剂。

氟轻松

（Fluocinolone，肤轻松）

【药理】 本品为外用皮质激素，其疗效显著而副作用较小，涂敷于局部对皮肤、黏膜的炎症，瘙痒及皮肤过敏反应等均有效。

【适应证】 适用于湿疹（特别是婴儿湿疹）、神经性皮炎、皮肤瘙痒症、接触性皮炎、牛皮癣、盘状红斑狼疮、扁平苔藓、外耳炎、日光性皮炎等。

【用法】 外用：每日 3～4 次。

【注意】 对皮肤病并发感染，需同时应用抗生素，凡有结核或细菌感染、病毒感染（如水痘等）的皮肤病患者忌用。

【剂型】 乳膏剂：2.5 mg。

二、抗组胺药

苯海拉明

（Diphenhydramine，苯那君，可他敏）

【药理】 本品为组胺 H_1 受体拮抗剂，能对抗或减弱组胺对血管、胃肠和支气管平滑肌的作用，对中枢神经系统有较强的抑制作用。

【适应证】 适用于皮肤黏膜的过敏性疾病，亦可用于乘船、乘车引起的恶心、呕吐。

【用法】 口服：成人，每次 25～50 mg，每日 2～3 次。儿童，每次 0.5～1 mg/kg，每日 3 次。

【注意】 常见的不良反应有头晕、头痛、嗜睡、倦乏等，停药后自行消失，驾驶员在工作时不宜使用。

【剂型】 片剂：25 mg。注射剂：20 mg。

异丙嗪

（Promethazine，非那根）

【药理】 本品为 H_1 受体拮抗剂，作用较苯海拉明持久，并有较明显的中枢安定作用。

【适应证】 适用于过敏性疾病、晕动症、妊娠及其他原因引起的恶心、呕吐，并能增强麻醉药、镇痛药的效果。

【用法】 口服：成人，每次 12.5～25 mg，每日 2～3 次。儿童，每次 0.5～1 mg/kg，每日 1～3 次。

肌注或静滴：成人，每次 25～50 mg，每次 0.5～1 mg/kg。

【注意】 常见嗜睡、眩晕、口干等。癫痫患者及肝功能减退者慎用。驾驶员、机械操作人员和运动员禁用。

【剂型】 片剂：5 mg，12.5 mg，25 mg。注射剂：25 mg，50 mg。

茶苯海明

(Dimenhydrinate,乘晕宁,晕海宁)

【药理】 本品为苯海拉明与氨茶碱的复合物,抗组胺作用较苯海拉明弱,抗晕动病作用较强。

【适应证】 用于晕动症、妊娠、放射治疗及手术后的恶心、呕吐以及过敏性疾病。

【用法】 口服:成人,抗过敏,每次 50 mg,每日 3 次。乘车或乘船前 30 min 服 50 mg。

【注意】 常有嗜睡及皮疹等。

【剂型】 片剂:50 mg。

氯苯那敏

(Chlorphenamine,扑尔敏)

【药理】 本品为抗组胺药,特点是抗组胺作用强,用量小,副作用小。

【适应证】 适用于儿童,用于各种过敏性疾病,虫咬,药物过敏反应,皮肤、黏膜的变态反应性疾病,与阿司匹林配伍用于治疗感冒。

【用法】 口服:成人每次 4 mg,每日 3 次。儿童,每日 0.35 mg/kg,分 4 次服用。

肌注、静注或皮下注射:成人每次 5～20 mg(静注要缓慢),一般 24 h 内不超过 40 mg。

【注意】 不良反应与苯海拉明相似,但中枢抑制作用较轻。可诱发癫痫,故禁用于癫痫患者。注意用药期间不要从事驾车、高空及机械作业。与镇静药、催眠药、安定药或乙醇饮料合用,可加强中枢抑制作用。本品还能延缓苯妥英钠肝内代谢,使其血浓度增加。

【剂型】 片剂:4 mg。注射剂:10 mg,20 mg。

赛庚啶

(Cyproheptadine,二苯环庚啶)

【药理】 本品具有抗胆碱、抗组胺和抗 5-羟色胺作用。抗组胺作用较异丙嗪强,但作用时间较短。它还有刺激食欲的作用。

【适应证】 可用于各种过敏反应引起的瘙痒症、荨麻疹、湿疹、接触性皮炎、鼻炎、偏头痛、支气管哮喘、原发性醛固酮增多症、反馈性垂体腺瘤综合征、库欣病和肢端肥大症等。

【用法】 口服:成人每日 4～20 mg,分 3～4 次服用,最大剂量为每日 0.5 mg/kg。儿童,2～6 岁,每次 2 mg,每日 2～3 次,最大量为每日 12 mg。7～14 岁,每次 4 mg,每日 2～3,最大量为每日 16 mg。

【注意】 常见的不良反应有嗜睡、口干、乏力、头晕、恶心等。青光眼患者忌用。机动车驾驶员及高空作业者应慎用。

【剂型】 片剂:2 mg,4 mg。

特非那定

(Terfenadine,敏迪)

【药理】 本品有特异的外周 H_1 受体拮抗作用,没有抗 5-羟色胺、抗胆碱和抗肾上腺素能的作用。本品及其代谢物不能通过血脑脊液屏障,所以无中枢神经系统作用。

【适应证】 多用于过敏性鼻炎、荨麻疹、枯草热、过敏性花粉病，其效果较氯苯那敏为优。

【用法】 口服：成人，每次 60 mg，每日 2 次。

【注意】 不良反应较少，仅偶有头痛、胃肠功能紊乱和皮疹。对本品过敏者禁用。孕妇及哺乳期妇女、肝功能低下者慎用或不用。

【剂型】 片剂：60 mg。混悬剂：30 mg/5 ml。

阿司咪唑

(Astemizole，息斯敏)

【药理】 本品为选择性长效强 H_1 受体拮抗剂，无中枢镇静作用和抗胆碱作用。

【适应证】 适用于过敏性鼻炎、结膜炎、荨麻疹等，对过敏性疾病疗效明显。

【用法】 口服，成人每次 10 mg，每日 1 次，空腹服用为宜。必要时每日 30 mg，1 次服用，连用 7 日，然后每日 10 mg。

【注意】 偶有嗜睡、眩晕、口干等。服用过量可引起心律失常。禁与酮康唑、伊曲康唑、红霉素同服。孕妇禁用。

【剂型】 片剂：10 mg。混悬剂：每 2 mg/ml。

三、过敏反应介质阻释剂

色甘酸钠

(Sodium Cromoglicate，色甘酸二钠)

【药理】 本品能稳定肥大细胞膜，抑制肥大细胞裂解、脱颗粒，阻止过敏介质释放，对速发型过敏反应有良好的预防与治疗作用。

【适应证】 用于预防过敏性哮喘的发作、过敏性鼻炎、枯草热、胃肠道变态反应性疾病。灌肠用于改善溃疡性结肠炎和直肠炎。

【用法】 干粉吸入：每次 20 mg，每日 4～6 次，可与 0.1 mg 异丙肾上腺素并用。干粉鼻吸入(可吹入)：用于过敏性鼻炎，每次 10 mg，每日 4 次。

口服：用于溃疡性结肠炎，每次 100～600 mg，每日 3 次，连服 1～6 个月。

【注意】 干粉吸入时少数患者有咽部刺激感、咳嗽、胸部紧迫感及恶心。孕妇慎用。

【剂型】 胶囊剂：20 mg。滴眼剂：2％。软膏：5％～10％软膏。

酮替芬

(Ketotifen，噻哌酮)

【药理】 本品既能抑制肥大细胞、嗜碱性粒细胞释放组胺、慢反应过敏物质及其他活性介质，又具有 H_1 受体阻断作用，并能拮抗钙离子的作用，故可使支气管敏感性降低。

【适应证】 用于防治支气管哮喘、过敏性鼻炎、过敏性皮炎、湿疹等，对儿童型哮喘疗效最好。

【用法】 口服：成人每次 1 mg，每日 2 次。

【注意】 常见的不良反应有困倦、嗜睡、头晕、低血压、精神分散、倦怠、肌无力等。其他的不良反应还有头痛、眼花、耳鸣、口干、抑郁或兴奋、可逆性血小板减少等。车船驾驶、机械操纵工作人员、妊娠期及哺乳期妇女慎用。

【剂型】 片剂:1 mg。

四、其他抗过敏药

葡萄糖酸钙

(Calcium Gluconate)

【药理】 钙可以改善组织细胞膜的通透性,增加毛细血管壁的致密度,使渗出减少,具有消炎、消肿和抗过敏作用。

【适应证】 临床用于低血钙引起的手足搐搦症的发作及荨麻疹、急性湿疹、小儿补钙等。

【用法】 静注:成人,每次 5～10 ml。

口服:每次 0.5～1 g,每日 3 次。

【注意】 静注时可有全身发热感,应缓慢注射。又因钙盐可兴奋心脏,注射过快时易引起心律失常,甚至心搏骤停。应用强心苷期间或停药后 7 日内忌用。

【剂型】 注射剂:10%,10 ml。片剂:0.5 g。

氯化钙

(Calcium Chloride)

【药理】 本品能降低毛细血管通透性,增加毛细血管壁的致密性,使渗出减少,有消炎及抗过敏等作用。

【适应证】 用于荨麻疹、渗出性水肿、瘙痒性皮肤病、镁离子中毒以及低血钙引起的手足搐搦症、肠绞痛、输尿管绞痛等。

【用法】 静注:成人,5%注射剂 10～20 ml,用 20%葡萄糖注射液稀释 1 倍后缓缓注射,速度不超过 1～2 ml/min。

【注意】 同葡萄糖酸钙。

【剂型】 注射剂:5%,10 ml。

乳酸钙

(Calcium Lactate)

【药理】 本品作用与氯化钙相似,也能提高血钙浓度,因水溶性小,一般均供口服,但吸收较差。

【适应证】 临床用于防治钙缺乏症、手足搐搦症、骨发育不全、佝偻病、结核病,以及妊娠和哺乳期妇女的钙缺乏及过敏等。

【用法】 口服:成人,每次 1～4 g,每日 2～3 次。儿童,每次 0.3～0.6 g,每日 3 次。

【注意】 见氯化钙。

【剂型】 片剂:0.25 g,0.5 g。

第七节 激素及其相关药

一、肾上腺皮质激素类药物

肾上腺皮质球状带合成盐皮质激素，束状带合成糖皮质激素，网状带合成性激素，均为甾体类激素。

糖皮质激素类药

【药理】 ① 影响代谢：促进蛋白质和脂肪分解，抑制其合成；增加肝、肌糖原含量和升高血糖；较弱的水钠潴留和排钾作用。② 抗炎作用。③ 免疫抑制作用及抗过敏作用。④ 抗休克作用。⑤ 其他作用：退热；刺激骨髓造血，升高红细胞和血红蛋白；降低淋巴细胞；提高中枢系统兴奋性；致骨质疏松作用。

【适应证】 ① 严重感染或炎症。② 自身免疫性疾病、器官移植排斥反应和过敏性疾病。③ 抗休克治疗。④ 替代疗法。

【注意】 ① 长期大量应用引起的不良反应有：消化性溃疡、消化道出血等消化系统并发症；诱发或加重感染；医源性皮质功能亢进；高血压和动脉粥样硬化；骨质疏松、肌肉萎缩、伤口愈合延缓；精神失常。② 停药反应：长期应用突然停药遭遇严重应激情况时可发生肾上腺皮质功能不全或危象；亦可有使原疾病复发或加重的反跳现象。③ 禁忌证：严重精神病或癫痫、活动性消化性溃疡、新近胃肠吻合术、骨折、创伤修复期、肾上腺皮质功能亢进症、严重高血压、糖尿病、孕妇、抗菌药不能控制的感染。

氢化可的松
(Hydrocortisone)

【用法】 ① 大剂量冲击疗法：首剂 200～300 mg 静脉滴注，每日总量可超过 1 g，分 3～4 次给予，不超过 3 日。② 治疗哮喘发作：静脉滴注，每日 200～100 mg，连用 3～5 日。③ 治疗皮炎、湿疹等：局部应用膏类制剂。

【制剂】 注射剂(醇型)：10 mg，25 mg，50 mg，100 mg。注射剂(氢可琥珀酸钠)：50 mg，100 mg。片剂：20 mg。

泼尼松
(Prednisone，强的松)

【适应证】 主要用于过敏性及自身免疫性疾病。

【用法】 口服，每日 10～40 mg，分 2～3 次给药，维持量每日 5～10 mg。

【制剂】 片剂：5 mg。

甲泼尼松
(Methylprednisolone，甲基强的松龙)

【适应证】 危重性系统性红斑狼疮，重症多肌炎、皮肌炎及脉管炎，哮喘发作及器官移植后。

【制剂】 注射剂:20 mg,40 mg。

地塞米松

(Dexamethasone)

【用法】 静脉注射或滴注:每次5～10 mg。口服:每次0.5～1.5 mg,每日3次。

【制剂】 注射剂:5 mg。片剂:0.75 mg。

去氧皮质酮

(Desoxycorticosterone)

【药理】 作用于肾脏远曲小管促进Na^+、Cl^-再吸收和K^+、H^+排出。

【适应证】 原发性皮质功能减退症的替代治疗。

【用法】 肌注:开始每日2.5～5 mg,维持量每日1～2 mg。

【制剂】 去氧皮质酮油注射液:5 mg,10 mg。

促皮质素

(adreno-corticotropic hormone,ACTH)

【药理】 刺激肾上腺皮质合成及分泌皮质激素。

【适应证】 诊断脑-垂体前叶-肾上腺皮质功能水平状态。

【用法】 促皮质激素试验:25 U促皮质素溶于5%葡萄糖注射液中静脉滴注,维持8 h,连续2日,留24 h尿查17-酮类固醇及17-羟皮质类固醇。

【注意】 有过敏反应,严重时出现过敏性休克。

【制剂】 注射剂:25 U,50 U。

二、甲状腺激素及抗甲状腺药

(一)甲状腺激素

甲状腺激素包括甲状腺素(T_4)和三碘甲状腺原氨酸(T_3),T_4在外周组织脱碘后转化为T_3,活性更强。

甲状腺素片

(Thyroid)

【药理】 ① 维持正常生长发育:促进蛋白质合成及骨骼、中枢系统的生长发育。② 促进代谢和产热。③ 提高机体交感-肾上腺系统的感受性。

【适应证】 黏液性水肿、克汀病、地方性甲状腺肿等各种甲状腺功能低下的替代疗法。

【用法】 口服,每日15 mg开始,逐渐增加,维持量一般为每日90～120 mg。

【注意】 过量可出现心悸、手震颤、多汗、消瘦、失眠等甲亢症状。

【制剂】 片剂:10 mg,40 mg,60 mg。

左旋甲状腺素

(Levothyroxine,左旋T_4)

【药理】 同甲状腺素。

【适应证】 同甲状腺素。

【用法】 口服每日0.1～0.2 mg。静脉注射每日0.3～0.5 mg。

【注意】 同甲状腺素。

【制剂】 片剂:25 μg,50 μg,100 μg。注射剂:100 μg,200 μg,500 μg。

（二）抗甲状腺药

丙硫氧嘧啶

(Propylthioruacil,PTU)

【药理】 抑制甲状腺内酪氨酸碘化及酪氨酸羧化过程,从而抑制 T_4 及 T_3 的生物合成。抑制外周组织中 T_4 转化为 T_3。轻度抑制免疫球蛋白生成。

【适应证】 甲亢的内科治疗;甲亢外科治疗的术前用药;甲亢危象的辅助治疗。

【用法】 ① 甲亢的内科治疗:起始剂量每日 300～600 mg,分 2～3 次口服,控制症状后逐渐减至维持量,每日 25～100 mg,疗程 1.5～2 年。② 甲亢危象:每日 800～1 000 mg,分 3～4 次口服,症状好转后逐渐减量。

【注意】 副作用主要有过敏反应、肝损害及胃肠道反应、粒细胞缺乏症,长期应用可出现甲状腺肿和甲状腺功能减退。

【制剂】 片剂:50 mg,100 mg。

甲硫咪唑

(Thiamazol,他巴唑)

【药理】 同丙硫氧嘧啶,但作用较其强。

【适应证】 同丙硫氧嘧啶。

【用法】 开始每日 30 mg,按病情轻重调整至每日 15～40 mg,最大量每日 60 mg,分 2～3 次口服。病情控制后逐渐减至每日 5～15 mg 维持。疗程 12～18 个月。

【注意】 同丙硫氧嘧啶。

【制剂】 片剂:5 mg。

复方碘溶液

(Liguor iodine Co,卢戈氏液)

【药理】 大剂量碘抑制甲状腺激素释放,拮抗 TSH 的作用。

【适应证】 甲亢术前准备。甲状腺危象的治疗。

【用法】 术前准备:每次 3～10 滴,每日 3 次,约 2 周。甲亢危象:首次口服 2～4 ml,以后 1～2 ml/h。

【注意】 不良反应有过敏反应、诱发甲状腺功能紊乱等。

【制剂】 溶液,含碘 5%,碘化钾 10%。

普萘洛尔

(Propranolol,心得安)

【药理】 β 受体阻断药,改善甲亢所致的交感神经活性增强的症状,也可减少 T_3 生成。

【适应证】 甲状腺危象或危象先兆。甲亢术前准备。控制甲亢症状。

【用法】 口服每次 10～20 mg,每日 3 次。危象者每次 20～80 mg,每 4～6 h 一次。

【注意】 合并心功能不全者禁用。

【制剂】 片剂:10 mg。

三、胰岛素及口服降糖药

（一）胰岛素

胰岛素

(Insulin,普通胰岛素)

【药理】 促进组织对葡萄糖的摄取和利用,增加糖原合成,抑制糖原异生从而降低血糖;促进脂肪的合成和贮存,抑制脂肪分解,减少酮体产生;增加氨基酸的转运和核酸、蛋白质的合成,抑制蛋白质分解。

【适应证】 1 型糖尿病患者;2 型糖尿病经饮食控制或口服降糖药未能控制者;糖尿病发生各种急性或严重并发症者;糖尿病合并严重感染、消耗性疾病、高热、妊娠、创伤及手术者;细胞内缺钾者。

【用法】 餐前 15～30 min 皮下注射,依据血糖调整用量。酮症酸中毒时 0.1 U/(kg・h)加入生理盐水中持续静脉滴注,监测血糖,调整用量。

【注意】 主要副作用是低血糖反应和过敏反应。

【制剂】 注射剂:10 ml∶400 U。

（二）口服降糖药

1. 磺脲类

【药理】 ① 降血糖:刺激胰岛 B 细胞释放胰岛素;降低血清糖原水平;增加胰岛素与靶组织的结合能力。② 第三代药物(如达美康)可降低血小板黏附力。

【适应证】 胰岛功能尚存的 2 型糖尿病且单纯饮食控制无效者。

【用法】 应从小剂量开始口服,餐前服用,定期监测血糖,调整用量。

【注意】 常见的不良反应有皮肤过敏、胃肠道不适、嗜睡、神经痛及肝损害。较严重的不良反应有低血糖反应,常因药物过量所致。

2. 双胍类

【药理】 促进脂肪组织摄取葡萄糖,降低葡萄糖在肠道的吸收及糖原异生,抑制胰高血糖素释放等。

【适应证】 轻症 2 型糖尿病患者,尤其是肥胖及单用饮食控制无效者。

【用法】 应从小剂量开始口服,餐前服用,定期监测血糖,调整用量。

【注意】 有乳酸性酸血症、酮血症等严重不良反应。其他尚有食欲不振、恶心、腹泻及低血糖等不良反应。

二甲双胍

(Dimethyl Biguanide,甲福明)

【制剂】 片剂:0.25 g,0.5 g,0.85 g。

3. 胰岛素增敏药

罗格列酮

(Rosiglitazone,文迪雅)

【药理】 改善胰岛素抵抗,降低高血糖;改善脂肪代谢紊乱,降低甘油三酯,增加总胆固醇和 HDL－C 的水平；防治 2 型糖尿病患者的血管并发症；改善胰岛 B 细胞功能。

【适应证】 治疗胰岛素抵抗和 2 型糖尿病。

【用法】 每次 2～4 mg，每日 2 次，空腹或进餐时服用。

【注意】 不良反应有肝损害、轻度浮肿等。极少发生低血糖。

【制剂】 片剂：2 mg，4 mg，8 mg。

4. α 糖苷酶抑制剂

阿卡波糖

（Acarbose，拜糖平）

【药理】 抑制食物中的多糖分解为单糖，延缓糖吸收，降低餐后血糖。

【适应证】 配合其他药物治疗糖尿病。

【用法】 随餐口服，每次 50～100 mg，每日 3 次。

【注意】 主要副作用是胃肠道反应。

【制剂】 片剂：50 mg。

第八节　特殊解毒药

一、金属中毒解毒药

二巯丙醇

（Dimercaprol，巴尔，双硫代甘油）

【药理】 本品分子结构中具有两个活性巯基，与金属亲和力大，能夺取已与组织中酶系统结合的金属，形成不易解离的无毒性络合物而由尿排出，使巯基酶恢复活性，从而解除金属中毒症状。

【适应证】 主要用于砷、汞中毒，也用于锑、金、铋、镉、镍中毒。

【用法】 成人，深部肌注每次 2.5～3 mg/kg，前两日每 4～6 h 一次，第三日每 6～12 h 一次，以后每日 1 次，7～14 日为一疗程。

【注意】

① 肝、肾功能不全者慎用。碱化尿液可以减轻肾损害。

② 有恶心、头痛、流涎、腹痛、口咽部烧灼感、视力模糊、手麻、血压升高、心跳加快等不良反应。

【制剂】 注射剂：0.1 g，0.2 g。

二巯丁二钠

（Dimercaptosuccinate Sodium，二巯基琥珀酸钠）

【药理】 本品作用似二巯丙醇，但对酒石酸锑钾的解毒效力较二巯丙醇强 10 倍，毒性也较小。治疗汞中毒的效果不如二巯丙醇。

【适应证】 主要用于锑、汞、铅等金属中毒，及预防镉、钴、镍中毒；对肝豆状核变性有驱铜及减轻症状的效果。

【用法】 成人，缓慢静注。① 急性中毒，首次 2 g，以后每次 1 g，每小时 1 次，共 4～5 次。② 亚急性中毒，每次 1 g，每日 2 次，连用 3～5 日。③ 慢性中毒，每次 1 g，每日 1 次，或肌注 0.5 g，每日 2 次，连用 3 日，停药 4 日，为一疗程。可间断用 2～3 个疗程。

【注意】

① 有口臭、头痛、恶心、乏力、四肢酸痛等不良反应。② 静注用 10～20 ml 注射用水稀释，每次宜于 15 min 注完，不可太快。本品水溶液不稳定，现用现配，不宜静滴。③ 肌内注射时为防止疼痛可加用 2%利多卡因 2 ml。④ 肝病患者慎用。

【制剂】 注射剂：0.5 g，1 g。

二巯丙磺钠

(Dimercaptopropane Sulfonate，Unithiol)

【药理】 本品作用与二巯丙醇大致相同，对砷、汞中毒疗效显著。对铋、铬、铜、锑等重金属中毒均有解毒作用，但不适用于铅中毒。

【适应证】 用于汞、砷、铋、铬、铜、锑等重金属中毒。

【用法】 成人，静注。① 急性中毒，每次 4～5 mg/kg 体重，第一日 3～4 次，第二日 2～3 次，以后每日 1～2 次，7 日为一疗程。② 慢性中毒，每次 2.5～5 mg/kg 体重，每日 1 次。用药 3 日，停 4 日为一疗程，一般用 3～5 个疗程。

【注意】 ① 可有恶心、心动过速、头晕等。② 偶有过敏反应，如皮疹、寒战、发热，甚至过敏性休克、剥脱性皮炎。

【制剂】 注射剂：0.25 g/5 ml。

依地酸钙钠

(Calcium Disodium Edetate，EDTA Na-Ca，依地钙)

【药理】 本品能与多种金属离子结合成可溶性的金属络合物，临床上凡是稳定常数大于钙的金属，皆可取代钙而与依地酸结合，形成络合物。本品对铅的络合作用最强，为治疗铅中毒的特效药。

【适应证】 急、慢性铅中毒，也可用于铜、镉、锰、铬、镍、钴等中毒。

【用法】 驱铅，成人，肌注：每次 0.25～0.5 g，每日 2 次。静滴：每次 0.5～1 g，每日 1～2 次，用生理盐水或 5%～10%葡萄糖液稀释成 0.25%～0.5%浓度，一般连用 3 日，停药 4 日为 1 个疗程，可连续用药 4～5 个疗程。可隔 3～6 个月重复。

【注意】 少数患者可出现短暂的头晕、恶心、呕吐、腹痛、腹泻、食欲减退、乏力、关节痛、皮炎等。大剂量时可损害肾脏。静注过快，血药浓度过高，可引起血栓性静脉炎。肌内注射时加用 2%利多卡因 2 ml。

【制剂】 片剂：0.5 g。注射剂：0.2 g，1 g。滴眼剂：0.5%/10 ml。

青霉胺

(Penicillamine，D-盐酸青霉胺)

【药理】 本品含有二甲基半胱氨酸，对铜、汞、铅等重金属离子有较强的络合作用。

【适应证】 ① 肝豆状核变性。② 铅、汞中毒，慢性汞中毒疗效好。③ 其他：类风湿性关节炎、进行性全身硬化病等。

【用法】 成人，口服：① 治疗铅、汞中毒，每日 1 g，分 4 次服用，5～7 日为一个疗程。

间隔 2 日，可用 1～3 个疗程。② 治疗肝豆状核变性，每日 1.0～1.5 g，分 3 次服用，待症状缓解后可间歇用药，需长期服用。③ 治疗免疫性疾病，每日 1.5～1.8 g，分 3～4 次服用，疗程半年。

【注意】 偶有恶心、腹痛、腹泻等，对骨髓有抑制作用。长期服用可引起视神经炎。肾功能不全、再生障碍性贫血及粒细胞减少者慎用。用前需作青霉素皮试。

【制剂】 片剂：0.1 g，0.125 g，0.25 g。

去铁胺

(Desferioxamine Mesylate，甲磺酸去铁胺，除铁灵)

【药理】 本品为铁络合剂，与 Fe^{3+} 络合成无毒物排出体外。

【适应证】 用于铁中毒，原发性和继发性含铁血黄素沉着症。

【用法】 成人，肌注：首次 1 g，以后每 4 h 一次，每次 0.5 g，注射 2 次后每 4～12 h 一次，每日总量不超过 6 g。

静注：剂量同肌注，注射速度保持每小时 15 mg/kg。

【注意】 注射局部疼痛，静注速度过快可引起面色潮红、血压下降甚至休克。长期应用可有腹泻、视力模糊、腹部不适、腿肌震颤、发热、皮疹等。严重肾损害者慎用，妊娠期前 3 个月内禁用。

【制剂】 注射剂：0.5 g。

二、高铁血红蛋白血症解毒药

亚甲蓝

(Methylthioninium Chloride，美蓝，次甲蓝)

【药理】 亚甲蓝系氧化还原剂，随剂量不同，产生不同的药理作用。小剂量具有还原作用，在体内与高铁血红蛋白作用，使后者还原为血红蛋白，用于解救高铁血红蛋白血症。大剂量具有氧化作用，将血红蛋白氧化成高铁血红蛋白，后者与氰离子结合力强，使被抑制的细胞色素氧化酶活性恢复，但氰化高铁血红蛋白可分解，应用本品后应立即给予硫代硫酸钠静注，可使游离的氰离子和已与高铁血红蛋白结合的氰离子与之结合成低毒的硫氰酸盐从尿中排出，以解救氰化物中毒。

【适应证】 小剂量用于高铁血红蛋白血症（包括亚硝酸盐、硝酸盐苯胺、硝基苯、三硝基甲苯、苯肼、苯醌、乙酰苯胺、对乙酰氨基酚、非那西汀、肠源性青紫病等引起的高铁血红蛋白血症），大剂量用于氰化物中毒。

【用法】 ① 治疗亚硝酸盐及苯胺类中毒：成人，每次 1～2 mg/kg，静注，30～60 min 后可重复给药。② 治疗氰化物中毒：成人每次 10 mg/kg，静注，再缓慢静注硫代硫酸钠 12.5～25.0 g，二者交替使用。

【注意】 ① 本品不可作皮下、肌内或鞘内注射。② 静脉注射剂量过大（>500 mg），可引起恶心、腹痛、心前区疼痛、眩晕、头痛、出汗和神志不清等不良反应。尿呈蓝色，有尿路刺激症状，大剂量使用可使全身青紫。

【制剂】 注射剂：20 mg，50 mg，100 mg。

三、氰化物中毒解毒药

亚硝酸异戊酯

(Amyl Nitrite,亚硝戊酯)

【药理】 将血红蛋白(Fe^{2+})氧化成高铁血红蛋白(Fe^{3+}),后者与氰化物易结合成相对低毒的氰化高铁血红蛋白,释放出细胞色素氧化酶,恢复组织呼吸功能。

【适应证】 用于氰化物中毒或心绞痛急性发作。

【用法】 每次 0.2 ml,将小安瓿裹在手帕内折破立即移近鼻部吸入。用于氰化物中毒的应急抢救,同时予 25%~50%硫代硫酸钠溶液 20 ml 静注(10 min 内)。

【注意】 ① 吸入本品后可有头痛、心动过速、体位性低血压。② 青光眼、头部外伤、脑出血、急性心肌梗死禁用。③ 易燃,不可近火。

【制剂】 吸入剂:0.2 ml。

亚硝酸钠

(Sodium Natrite)

【药理】 本品很易使血液中的血红蛋白氧化成高铁血红蛋白($Hb\text{-}Fe^{3+}$),后者分子中的 Fe^{3+} 有更强的竞争性去结合 CN^-。当氰化物中毒时,本品作为 $Hb\text{-}Fe^{3+}$ 的形成剂,当血红蛋白中的 20%~30%氧化为 $Hb\text{-}Fe^{3+}$ 时,对人体尚无大碍,却能迅速有效地解除 CN^- 的毒性,而且还能加速解脱与细胞色素氧化酶已结合的 CN^-,使后者恢复酶活性,与此同时,再给予硫代硫酸钠作为硫的"供体",在转硫酶的协助下,使氰化物变为基本无毒的硫氰酸盐,从尿中排出。

【适应证】 用于氰化物中毒。

【用法】 成人,静注:3%溶液 10~20 ml 以 2 ml/min 注入。

【注意】 可发生血压下降、头痛等。青光眼、头部外伤、脑出血患者禁用。

【制剂】 注射剂:0.3 mg。

硫代硫酸钠

(Sodium Thiosulfate,大苏打,次亚硫酸钠)

【药理】 为氰化物解毒剂,在硫氰酸酶参与下,能和体内游离的氰离子以及已与高铁血红蛋白结合的氰离子相结合,形成无毒的硫氰酸盐由尿排出而解毒。还能在体内与多种金属离子结合,形成无毒性的硫化物排出体外。另外,有抗过敏作用。

【适应证】 用于氰化物中毒,以及砷、汞、铅、铋、碘等中毒,皮肤瘙痒症等。

【用法】 缓慢静注:成人,一般每次 0.5~1 g,氰化物中毒每次 12.5~25 g,每日 1 次,连用 3~5 日。儿童,常用量为每次 10~20 mg/kg,氰化物中毒每日 0.25~0.5 g/kg。

【注意】 有头昏、乏力、恶心、呕吐等。静注过快时可有血压下降。不能与亚硝酸钠混合使用。可与亚甲蓝交替使用。

【制剂】 注射剂:0.32 g,0.64 g。

四、有机磷农药中毒解毒药

氯磷定

(Pyralexime Methylchloride,氯解磷定,消磷定)

【药理】 本药属胆碱酯酶复活剂。进入人体后,它的亲核性基团直接与磷酰化胆碱酯酶中的磷酰基结合，共同脱离胆碱酯酶，使后者恢复其水解乙酰胆碱的活力。另外，尚能直接与血中有机磷酸酯类结合成为无毒物质由尿排出。本品仅对游离的有机磷酸酯和形成不久的磷酰化胆碱酯酶起作用，如磷酰化酶已“老化”，则酶的活性难以恢复。本品用于有机磷中毒的早期效果较好，治疗慢性中毒则无效，对已蓄积的乙酰胆碱无作用，宜与抗胆碱药阿托品等同时应用。解救有机磷中毒时，本品为胆碱酯酶复活剂中的首选药物。作用发生快，注入 1～2 min 即可生效。水溶性高，可肌注和静注。

【适应证】 用于解救多种有机磷酸酯杀虫剂中毒。

【用法】 肌注，成人首次剂量，轻度中毒：0.25～0.5 g；中度中毒：0.5～0.75 g；重度中毒：1 g；以后根据病情可重复应用。

【注意】

① 副作用有短暂眩晕、视力模糊、复视、血压升高等。用量过大可引起癫痫样发作、呼吸抑制和抑制胆碱酯酶活力。

② 对敌百虫、敌敌畏效果差，对乐果、马拉硫磷疗效可疑。

③ 用药过程中要随时监测胆碱酯酶活力，要求血胆碱酯酶活力维持在 50%～60%以上。

④ 忌与碱性药物配伍。

⑤ 中度和重度中毒时，应及时重复用药，并宜与阿托品合用，用药越早越好。

【制剂】 注射剂：0.5 g。

阿托品

(Atropine)

【药理】 本品为阻断 M-胆碱能受体的抗胆碱药。具有阻断乙酰胆碱对副交感神经和中枢神经系统毒蕈碱受体的作用，但对烟碱样症状和恢复胆碱酯酶活力没有作用。

【适应证】 用于解救多种有机磷杀虫剂中毒。

【用法】 治疗早期，阿托品剂量根据轻、中、重度中毒，每次分别给予 1～2 mg、2～4 mg、3～10 mg，间隔 1～2 h、0.5～1 h、10～30 min 重复一次，静脉注射。直到毒蕈碱样症状明显好转或出现“阿托品”化为止，改为每 2～6 h 一次，以后逐渐减量、延长给药间隔时间直至停药。

【注意】 ① 阿托品化表现有瞳孔较前扩大、口干、皮肤干燥、颜面潮红、肺部啰音消失及心率加快，此时应减少阿托品剂量。② 如出现瞳孔扩大，神志由清醒转模糊、烦躁不安、谵妄，高热、抽搐、昏迷和尿潴留等，提示阿托品中毒应停用阿托品。③ 对有心动过速及高热患者应慎用阿托品。④ 在阿托品应用过程中，应密切观察患者全身反应，随时调整剂量。⑤ 阿托品不宜与碱性药物配伍使用。

【制剂】 片剂：0.3 mg。注射剂：0.5 mg，1 mg，5 mg，10 mg。滴眼剂：1%/5 ml。

五、中枢神经系统抑制剂解毒药

氟马西尼

(Flumazenil，安易行，安易醒)

【药理】 本品是苯二氮䓬类拮抗剂，能通过竞争地置换受体上的苯二氮䓬类药而阻断苯二氮䓬类药物的中枢神经系统作用。

【适应证】 用于苯二氮䓬类药物中毒，逆转苯二氮䓬类作用。用于快速诊断和治疗结束时苯二氮䓬类镇静作用的催醒，终止由苯二氮䓬类诱导和维持的全身麻醉。

【用法】 0.2～0.3 mg缓慢静脉注射，需要时可重复应用，总量可达2 mg。

【注意】 ① 少数患者可出现恶心、呕吐、激动、焦虑、流泪、发冷等不适感。② 对本品过敏、正在使用苯二氮䓬类药物治疗的癫痫患者、神经肌肉阻滞作用未消失之前的患者禁用。

【制剂】 注射剂：0.5 mg，1 mg。

纳洛酮

（Naloxone，苏诺，烯丙羟吗啡酮）

【药理】 本品为吗啡完全拮抗剂，与吗啡竞争同一受体，能阻断吗啡作用，消除吗啡的中毒症状。

【适应证】 常用于麻醉品或麻醉性镇痛药急性中毒、安眠药中毒、酒精中毒。

【用法】 成人，每次0.4～2 mg，根据病情可反复给药。

【注意】 ① 几乎无不良反应，偶有恶心、呕吐。② 心功能障碍和高血压患者慎用。

【制剂】 注射剂：0.4 mg。片剂：0.4 mg

六、其他

药用炭

（Medicinal Charcoal）

【药理】 本品为吸附剂。有吸附胃肠内有害物质作用。服后可减轻肠内容物对肠壁的刺激，使肠蠕动减少，起止泻作用。

【适应证】 用于治疗腹泻、胃肠胀气和误服毒物。

【用法】 ① 一般用量每次1.5～4g，每日2～3次，饭前服。② 解毒：30～100 g混悬于水中服下。

【注意】 ① 禁止长期用于3岁以下小儿。② 不良反应较少，部分患者可致肠梗阻，故腹膜炎、肠梗阻患者禁用。

解毒时，服用本品后应随即给泻剂。

【制剂】 片剂：0.3 g，0.5 g。

第九节　其他急诊常用药

一、作用中枢的药

尼可刹米

（Nikethamide，可拉明）

【药理】 直接兴奋延髓呼吸中枢，也可作用于颈动脉体和主动脉体化学感受器反射性地兴奋呼吸中枢，使呼吸加深加快。

【适应证】 中枢性呼吸衰竭，麻醉药及其他中枢抑制药的中毒。

【用法】 皮下、肌内或静脉注射：每次0.25～0.75 g，必要时1～2 h重复一次或稀释后静脉滴注。极量：每次1.25 g。

【注意】 不良反应少见。大剂量可引起血压升高、心悸、出汗、呕吐、震颤及肌僵直，一旦出现上述征象应及时停药以防惊厥。

【制剂】 注射剂：0.375 g/2 ml，0.5 g/2 ml。

洛贝林

（Lobeline，山梗菜碱）

【药理】 通过刺激颈动脉体和主动脉体化学感受器反射性地兴奋呼吸中枢，较大剂量可直接兴奋呼吸中枢。

【适应证】 新生儿窒息，一氧化碳引起的窒息，吸入麻醉剂及其他中枢抑制药的中毒及肺炎、白喉等传染病引起的呼吸衰竭。

【用法】 皮下或肌内注射：成人每次3～10 mg，极量每次20 mg，每天50 mg；小儿每次3 mg，极量每次6 mg，每日20 mg，必要时每30 min重复一次或稀释后静脉滴注。

【注意】 大剂量可引起心动过速、传导阻滞、呼吸抑制甚至惊厥。

【制剂】 注射剂：3 mg/1 ml。

二甲弗林

（Dimefline，回苏灵）

【药理】 直接兴奋呼吸中枢，作用较尼可刹米强。

【适应证】 中枢性呼吸抑制。

【用法】 口服，每次8～16 mg，每日2～3次；肌内或静脉注射，每次8 mg，每日50 mg；也可稀释后静脉滴注。

【注意】 剂量过大或静脉注射过快时可引起抽搐或惊厥。有惊厥史者慎用，孕妇禁用。

【制剂】 片剂：8 mg/片。注射剂：8 mg/2 ml。

地西泮

（Diaxepam，安定）

【药理】 选择性地作用于大脑边缘系统，与中枢苯二氮䓬受体结合而促进γ-氨基丁酸的释放和促进突触传递。

【适应证】 ① 焦虑症及各种神经症。② 失眠。③ 癫痫。④ 各种原因引起的惊厥。

【用法】 ① 抗焦虑，每次2.5～5 mg，每日3次。② 催眠，每次5～10 mg，睡前服用。③ 抗癫痫，用于癫痫持续状态，每次10～20 mg，缓慢静脉注射。④ 抗惊厥，每次10～20 mg，肌内或缓慢静脉注射。

【注意】 常见的副作用有思睡、头昏、乏力等。静脉注射安定过快可引起呼吸抑制和循环功能抑制，故静脉注射速度宜慢。长期应用可致耐受与依赖。青光眼、重症肌无力、粒细胞减少、肝肾功能不良者慎用，老年人剂量减半，新生儿、哺乳期妇女、孕妇禁用。

【制剂】 片剂：2.5 mg。注射剂：10 mg。

氯硝西泮

（Clonazepam，氯硝安定）

【药理】 其作用与地西泮相似，但抗惊厥作用比地西泮强，且作用迅速。

【适应证】 ① 癫痫。② 各种原因引起的惊厥。③ 舞蹈症等。

【用法】 口服:初始量,每次 0.75～1 mg,每日 3 次。维持量,每次 4～8 mg,每日 3 次。

肌注:每次 1～2 mg,每日 2～4 mg。

静脉注射:每次 1～4 mg。

【注意】 常见的副作用有思睡、头昏、乏力等。静脉注射安定过快可引起呼吸抑制和循环功能抑制,且作用比地西泮强。长期应用可致耐受与依赖。青光眼、重症肌无力、肝肾功能不良者慎用,老年人剂量减半,新生儿、哺乳期妇女禁用。

【制剂】 片剂:0.5 mg,2 mg。注射剂:1 mg。

苯巴比妥
(Phenobarbital,鲁米那)

【药理】 抑制脑干网状结构上行激活系统的传导功能。

【适应证】 ① 镇静。② 催眠。③ 抗惊厥。④ 抗癫痫。⑤ 麻醉前给药等。

【用法】 口服:每次 15～60 mg,每日 2～3 次;极量,每次 0.25 g,每日 0.5 g。

皮下、肌内注射或静脉注射:每次 0.1～0.2 g,每日 1～2 次;极量,每次 0.25 g,每日 0.5 g。

【注意】 药物不良反应:头晕、困倦、皮疹等。

【制剂】 片剂:30 mg。注射剂:50 mg,0.1 g。

水合氯醛
(Chloral Hydrate,水化氯醛)

【药理】 具有催眠、抗惊厥作用。

【适应证】 主要用于神经性失眠、伴有显著兴奋的精神病及破伤风惊厥。

【用法】 催眠口服:每次 0.5～1.0 g;极量,每次 2 g,每日 4 g。抗惊厥,多用灌肠法给药,将 10%溶液 15～20 ml 稀释 1～2 倍后一次灌入。

【注意】 药物不良反应:口服 4～5 g 可引起急性中毒。长期服用有成瘾性与耐受性。

【制剂】 溶剂液:10%(100 ml)。

吗啡
(Morphine)

【药理】 本品为阿片受体激动剂,通过模拟内源性抗痛物质脑啡肽的作用,激活中枢神经阿片受体而产生一系列作用。有强大的镇痛作用,在镇痛的同时有明显镇静作用。抑制呼吸中枢促进内源性组胺释放而使外周血管扩张、血压下降,抑制咳嗽中枢产生镇咳作用,兴奋消化道平滑肌致便秘,并可使胆道、输尿管、支气管平滑肌张力增加。

【适应证】 ① 创伤、手术、烧伤、心肌梗死等引起的剧痛,癌症晚期疼痛。② 心源性哮喘。③ 麻醉前给药。

【用法】 ① 镇痛:口服,每次 5～15 mg,每日 3～4 次;皮下注射,每次 5～15 mg,每日 3 次。② 心源性哮喘:3～5 mg 稀释后缓慢静脉注射,必要时每 15 min 重复一次,共 2～3 次。

【注意】 ① 可引起眩晕、呕吐、便秘、排尿困难、胆绞痛等。急性吗啡中毒的症状有:

昏睡、呼吸减慢、瞳孔缩小至针尖样，进而可致呼吸麻痹、体温下降。可采用吸氧、人工呼吸、注射拮抗药纳洛酮及尼可刹米等综合治疗。② 哺乳期、临产妇女及婴儿禁用。慢性阻塞性肺疾患、支气管哮喘、肺源性心脏病患者禁用。急性左心衰竭晚期出现呼吸衰竭时禁用。颅内高压、颅脑损伤等患者禁用。肝功能减退者禁用。胆绞痛、肾绞痛需与阿托品合用，单用本品反会加剧疼痛。禁与氯丙嗪(注射给药)合用。③ 在疼痛原因未明确前，禁用本品，以防掩盖症状，贻误诊治。④ 连续使用可致依赖性，需慎用。

【制剂】 注射剂：10 mg。

哌替啶

(Pethidine，度冷丁)

【药理】 本品为人工合成的阿片受体激动剂。镇痛作用相当于吗啡的 1/10～1/8，皮下或肌内注射 10 min 起效，作用持续 2～4 h。增加胆道、支气管平滑肌张力的作用较弱，能使胆总管括约肌痉挛。对呼吸有抑制作用。镇静、镇咳作用较弱。能增强巴比妥类的催眠作用。

【适应证】 ① 各种剧痛，如创伤、烧伤、烫伤、术后疼痛等，胆绞痛、肾绞痛需与阿托品合用。② 心源性哮喘。③ 麻醉前给药。④ 与氯丙嗪、异丙嗪等合用进行人工冬眠。

【用法】 口服：每次 50～100 mg，每日 200～400 mg。极量一次 150 mg，每日 600 mg。

皮下或肌内注射：每次 25～100 mg，每日 100～400 mg。极量同口服。2 次用药间隔不宜少于 4 h。

【注意】

① 可引起头昏、头痛、出汗、口干、恶心、呕吐等。剂量过大可致瞳孔散大、心动过速、幻觉、惊厥、血压下降、呼吸抑制、昏迷等。

② 依赖性虽比吗啡轻，但连续应用亦能产生。

③ 其他注意事项及禁忌同吗啡。

【制剂】 片剂：25 mg，50 mg。注射剂：50 mg，100 mg。

曲马朵

(Tramadol，奇曼丁)

【药理】 本品为阿片受体激动剂，镇痛效力为吗啡的 1/3，无抑制呼吸作用，依赖性小。口服易吸收，生物利用度为 90%，服后 10～20 min 生效。$t_{1/2}$ 约 6 h。

【适应证】 中、重度急慢性疼痛，适用于肿瘤及手术后疼痛。

【用法】 口服：每次 50 mg，每日 3 次。连续用药不超过 48 h。

肌内注射：每次 50～100 mg，口服与肌注每日均＜400 mg。

【注意】 可引起头晕、恶心、呕吐、排尿困难、心动过速或低血压，偶有皮疹。连续使用可致耐受，偶可成瘾。酒精、催眠药及 14 岁以下患者禁用。

【制剂】 胶囊剂：50 mg。缓释片：100 mg。注射剂：50 mg，100 mg。

芬太尼

(Fentanyl，多瑞吉)

【药理】 本品为强效麻醉性镇痛药，是阿片受体激动剂。作用机制与吗啡相似，镇痛作用是吗啡的 60～80 倍，作用起效快，但持续时间短。与吗啡和哌替啶相比，作用迅速，维持时间短，不释放组胺，对心血管系统影响小，能抑制气管插管时的应激反应，对呼吸的抑制比吗啡弱，但静注过快也易抑制呼吸。有成瘾性。

【适应证】 主要用于诱导麻醉，可与麻醉药合用，作为麻醉辅助用药。用于各种手术前、中、后的镇静和镇痛剂，也用于防止或减轻手术后出现的谵妄。可与氟哌啶配伍制成"安定镇痛剂"，用于大面积换药及小手术。

【用法】 麻醉辅助：麻醉前给药，手术前 30～60 min 肌注 0.05～1 mg。诱导麻醉，静注 0.05～0.1 mg，间隔 2～3 min 重复注射，直至达到要求。危重患者、年幼及年老患者的用量减小至 0.025～0.05 mg。维持麻醉，当患者出现苏醒状态时，静注或肌注 0.025～0.05 mg。一般镇痛及术后镇痛，肌注 0.05～0.1 mg，必要时 1～2 h 后重复给药。

【注意】 ① 对本品过敏者、支气管哮喘、呼吸抑制、重症肌无力者禁用。孕妇、心律失常患者、胃肠道手术后蠕动功能未恢复时、惊厥或有惊厥史者、精神失常有自杀企图者、脑外伤、颅内压升高、颅内肿瘤或颅内病变者、肝或肾脏功能不全者、甲状腺功能低下者、慢性阻塞性肺病或其他肺疾病者、驾驶员或操纵机器者慎用。② 药物不良反应：视觉模糊、发痒、恶心、呕吐、欣快感（但不明显）、有弱成瘾性等。静注时可能引起胸壁肌肉强直，如一旦出现，需用肌肉松弛剂对抗；静注太快时，可出现呼吸抑制。

【制剂】 注射剂：0.1 mg。

布桂嗪

(Bucinnazine，强痛定)

【药理作用】 本品为麻醉性镇痛药。镇痛作用约为吗啡的 1/3，一般注射后 10 min 生效，为速效镇痛药。成瘾性较吗啡弱，有中枢抑制、镇咳、降压、增加下肢及脑血液量、抗组胺、利胆和麻醉等作用。

【适应证】 主要用于偏头痛、三叉神经痛、炎症性及外伤性疼痛、关节痛、痛经、癌症性疼痛等。

【用法】 口服：成人，每次 60 mg，每日 0.09～0.18 g。小儿，每次 1 mg/kg。疼痛剧烈时用量可酌增。

皮下或肌注：成人，每次 0.05～0.1g，每日 1～2 次。

【注意】 ① 药物不良反应：恶心、头晕、困倦等，停药后即消失。② 本品连续使用可致耐受和成瘾，故不可滥用。

【制剂】 片剂：30 mg，60 mg。注射剂：50 mg，0.1 g。

二、肌松药

琥珀胆碱

(Suxamethonium，司可林，氯化琥珀胆碱，氯琥珀胆碱，琥胆，Scoline)

【药理】 本品为去极化型肌松剂。能与骨骼肌 N_2 胆碱受体结合，产生去极化状态，使骨骼肌松弛。具有肌松作用迅速、作用时间短、易控制的特点。静脉注射 10～30 mg 琥珀胆碱后，可见短暂肌束颤动，1 min 后出现肌肉松弛，2 min 肌肉松弛作用达高峰，5 min 后作用消失。本品静注后可被血浆胆碱酯酶迅速水解，降解为琥珀酸和胆碱。静注后 1 h 达血药浓度峰值。作用维持静注 4～6 min，肌注 10～30 min。$t_{1/2}$ 为 2～4 min，经体内代谢后从肾脏排泄。

【适应证】 主要用于全麻手术时气管插管、骨折脱臼整复、破伤风等惊厥性疾病引起的肌肉痉挛。

【用法】 单次静脉注射 0.2～1.0 mg/kg，适用于短时间操作，如气管插管。连续静脉滴注 20～40 μg/(kg・min)也可用于较长时间手术，注意个体剂量差别较大。

【注意】 ① 窒息：剂量较大时常有呼吸肌麻痹，且无特殊的拮抗剂。使用时必须备有呼吸支持，清醒患者应用有强烈的窒息感，应在注射全麻药待患者意识丧失后应用。② 肌束颤动和肌痛。③ 血钾增高：在大面积烧伤或损伤、截瘫或偏瘫、肾功能不全等患者，尤其是患病后 1～2 周，可使血钾升高 20%～30%，甚至迅速升高至 8 mmol/L 以上，导致心跳骤停。④ 特异质反应可见恶寒、高热。⑤ 与氨基糖苷类抗生素、胆碱酯酶抑制剂、环磷酰胺等合用，可致呼吸肌麻痹时间延长。⑥ 眼内压高、青光眼、颅内压高、脑出血、视网膜脱离、白内障摘除术、低血浆胆碱酯酶、严重肝功能不全、营养不良、电解质紊乱及高血压患者禁用。孕妇、使用抗胆碱酯酶药患者慎用。⑦ 药物不良反应：可出现肌肉疼痛、心律失常，其他如胃内压、眼压、颅内压等一过性升高。大量快速静脉给药，可见一过性窦性停搏。

【制剂】 注射剂：0.05 g，0.1 g。

泮库溴铵

(Pancuronium Bromide，本可松，潘可罗宁，巴夫龙，Pavulon)

【药理】 本品为非去极化肌松剂。化学结构为雄甾烷的衍生物，但无雄性激素样作用。作用和特点均与筒箭毒碱相似，但作用比筒箭毒碱强 5 倍。本品无神经节阻滞作用，不促进组胺释放；治疗剂量对心血管系统影响较小，很少通过胎盘，对胎儿几乎无影响。本品静注后 1.5～3 min 起效，3～5 min 达血药浓度峰值，作用持续 45 min，血浆蛋白结合率约 80%，$t_{1/2}$ 为 2 h。在体内 20%经肝代谢，40%由肾脏排泄，40%由胆汁排泄。

【适应证】 主要用于各种手术，也用于气管插管。

【注意】 ① 重症肌无力、严重肾功能障碍者禁用。高血压、肾功能不全、孕妇、儿童慎用。② 药物不良反应：偶有支气管痉挛，过敏反应，涎腺分泌增多(在手术前可用阿托品预防)，脉搏、血压、心排出量有轻度增加，心律失常。③ 药物相互作用：吸入麻醉剂、镁盐、氨基糖苷类及多粘菌素类抗生素均可加强本品的作用。④ 本品过量或需患者迅速恢复时，给予适量新斯的明。⑤ 与硫喷妥钠混合，会产生乳状沉淀。

【用法】 静注：成人，0.06～0.1 mg/kg；儿童，建议从初剂量 0.01～0.02 mg/kg 开始，而后依情况定。与乙醚、氟烷合用时，应酌情减少本品的剂量。

【制剂】 注射剂：4 mg。

阿曲库铵

(Atracurium，卡肌宁，阿曲可宁)

【药理】 本品为非去极化型肌松药。作用与筒箭毒碱相同。常规剂量下无明显迷走神经及神经节阻滞作用，对心、肝、肾等脏器几无影响。本品静注后 2 min 起效，3～5 min 达血药浓度峰值，作用持续 20～30 min；血浆蛋白结合率约 80%，$t_{1/2}$ 为 3 h。在血浆中被水解，其代谢产物经肾脏排泄。

【适应证】 与泮库溴铵相同。

【注意】 参见泮库溴铵。

【用法】 静注：按 0.3～0.6 mg/kg，然后给予维持剂量，静滴每分钟 5～10 μg/kg。

【制剂】 注射剂：25 mg，50 mg。

维库溴铵

（Vecuronium bromide，万可松，维库罗宁，万可罗宁，Norcuron）

【药理】 本品为非去极化肌松药。作用与泮库溴铵相同，肌松作用是泮库溴铵的 1～1.5 倍，持续作用时间为其 1/3～1/2。具有起效较快、作用较强、持续时间短、停药后恢复快的特点。本品静注后 3 min 内起效，3～5 min 达血药浓度峰值，作用维持 25～30 min；$t_{1/2}$ 为 0.5 h。在肝脏代谢，大部分以原形经胆汁排出，小部分从肾脏排泄。

【适应证】 与泮库溴铵相同。

【注意】 ① 未满月的婴儿、孕妇禁用。② 药物不良反应：偶见心动过缓、支气管痉挛、过敏反应。肝硬化、胆汁淤积或严重肾功能不全者，肌肉松弛持续时间及恢复时间延长。③ 其他参见泮库溴铵。

【用法】 静注：成人及 10 岁以上者，0.08～0.1 mg/kg，必要时追加 0.03～0.05 mg/kg；1～10 岁儿童，其剂量可比成人略高。

【制剂】 注射剂：4 mg。

罗库溴铵

（Rocuronium Bromide，爱可松，罗可罗宁）

【药理】 本品为非去极化肌松药。药理作用与氯化筒箭毒碱相似，具有作用快、持续作用长的特点。肌松作用可被胆碱酯酶抑制剂如溴新斯的明、溴吡啶斯的明等拮抗。本品静注后 1～2 min 起效，2 min 达血药浓度峰值，作用持续 30～50 min，肝功能不良者可延长。$t_{1/2}$ 约为 1.4 h，血浆蛋白结合率约 30%，12 h 内 13%～30.8%的药物由肾脏排泄，其余部分由胆汁排泄。主要代谢产物为 17-去乙酰罗库溴铵，肌松作用为原药的 1/2。

【适应证】 主要用于麻醉时松弛肌肉，便于手术或氧气插管。

【注意】 参见多库氯铵。

【用法】 静注或静滴：成人，按体重 0.14 mg/kg，维持剂量，0.15 mg/kg。儿童及婴儿吸入麻醉时对药物的敏感与成人一样。老人及肝肾功能不全者，0.6 μg/kg，维持剂量，0.075～0.1 μg/kg。静滴速度，每分钟 5～6 μg/kg。

【制剂】 注射剂：0.05 g，0.1 g。

三、解热镇痛药

阿司匹林

（Aspirin，乙酰水杨酸）

【药理】 具有镇痛、解热、消炎、抗风湿作用。作用机制是抑制前列腺素合成。尚有强的抗血小板聚集作用，阻止血栓形成。

【适应证】 对缓解牙痛、头痛、神经痛、肌肉痛及痛经效果较好。亦用于感冒、流感等发热疾病的退热。治疗风湿热、类风湿性关节炎，本品是首选药物。对其他骨关节炎、幼年型关节炎、非风湿性炎症的骨骼肌疼痛也能缓解症状。可用于预防短暂脑缺血发作、心肌梗死、人工心脏瓣膜和静脉瘘或其他手术后血栓形成。

【用法】 口服：① 解热镇痛：成人，每次 0.3～0.6 g，每日 3 次。儿童，每次 1～2 岁 0.075 g，2～4 岁 0.15 g，4～6 岁 0.225 g，6～9 岁 0.3 g，9～11 岁 0.375 g，11～12 岁 0.45 g。均为每日 3 次。② 抗风湿：成人，每次 0.5～1 g，每日 3～4 次。儿童，每日 0.06～0.08 g/kg，分次服用。③ 预防血栓栓塞：成人，0.3 g，每日 1 次，或小剂量每日 75 mg。

【注意】 ① 对本品过敏、哮喘、胃肠道出血、溃疡病史、血友病或其他出血性疾病、维生素 K_1 缺乏、服用抗凝剂患者禁用。哺乳期妇女、孕妇、1 岁以下婴儿禁用。② 长期大剂量易出现不良反应，口服刺激胃黏膜，引起上腹部不适、恶心、呕吐、消化不良和偶发腹痛，还可引起胃炎、隐性出血，诱发和加重消化性溃疡甚至消化道出血。可产生头痛、眩晕、耳鸣、视力听力减退、嗜睡、出汗、精神错乱等水杨酸反应。严重者可出现血尿、抽搐、高热、呼吸困难。超大剂量急性中毒可导致昏迷、心血管虚脱和呼吸衰竭。③ 儿童服用本品易致低血糖，并可引起 Reye 综合征。

【制剂】 片剂：0.1 g，0.3 g，0.5 g。肠溶片：0.025 g，0.05 g，0.3 g。水溶片：0.5 g。栓剂：0.1 g，0.15 g，0.3 g，0.5 g。

对乙酰氨基酚

(Paracetamol，扑热息痛，醋氨酚)

【药理】 有解热镇痛作用。解热作用类似阿司匹林，且比较持久，但镇痛消炎作用较弱。对血小板及凝血机制无影响。

【适应证】 用于治疗感冒发热、关节痛、神经痛、头痛、偏头痛等。对阿司匹林过敏或不适于用阿司匹林者尤为适用，例如血友病、出血性疾病、抗凝治疗的患者等。

【用法】 口服：成人每次 0.25～0.5 g，每日 3～4 次，日剂量不宜超过 2 g，疗程不超过 10 日。儿童按体表面积计算每平方米 1.5 g，每 4～6 h 一次。

【注意】 不良反应有厌食、恶心、呕吐、出汗、腹痛等。剂量过大(每次 8～15 g)可引起肝脏损害，严重者可致昏迷甚至死亡，中毒时可用乙酰半胱氨酸解毒。3 岁以下儿童及肝、肾功能不全患者禁用。能通过胎盘屏障，孕妇慎用或禁用。

【制剂】 片剂：0.3 g，0.5 g。胶囊剂：0.3 g。

安乃近

(Metamizol Sodium，诺瓦经，罗瓦尔精)

【药理】 有解热、镇痛、抗风湿作用，其解热镇痛作用强、快而持久。作用机制同水杨酸类。

【适应证】 主要用于高热症状，亦用于头痛、牙痛、关节痛、偏头痛和月经痛。

【用法】 口服：每次 0.25～0.5 g，每日最多 3 次。

肌内注射：每次 0.25～0.5 g。儿童：每次 0.005～0.01 g/kg。

5 岁以下儿童可用 10%～20%溶液滴鼻，每次 1～2 滴，必要时 2～3 h 重复一次。

【注意】 药物的不良反应有过敏反应，如皮疹、药热。严重者可发生剥脱性皮炎，甚至引起死亡。偶有因过敏性休克而产生呼吸衰竭。长期应用可引起粒细胞减少、血小板减少性紫癜、再生障碍性贫血。注射部位常有疼痛和红肿，数日后可消退。大剂量肌注

(1～2 g)可使注射部位产生严重大面积无菌性坏死。应严格控制剂量，成人每次不超过0.5 g，小儿每次8～10 mg/kg为宜。不得与其他药物混合注射。老人、幼儿、热度过高的患者容易引起虚脱。

【制剂】 片剂：0.25 g，0.5 g。注射剂：0.25 g，0.5 g。滴鼻剂：10%～20%。

吲哚美辛

(Indometacin，消炎痛)

【药理】 具有镇痛、消炎及解热作用。是最强的前列腺素合成酶抑制剂之一，对炎症组织可阻止痛觉神经冲动的形成，抑制炎性反应，包括白细胞活动的抑制及限制溶酶体酶的释放，起到消炎、镇痛作用。

【适应证】 主要用于治疗类风湿性关节炎、强直性脊柱炎、骨关节炎。可用于痛经、偏头痛、胆绞痛、输尿管结石引起的疼痛及顽固性和癌性发热。

【用法】 口服：每次25 mg，每日2～3次，饭时或饭后服。必要时可增至每日100～150 mg，分3～4次服用。治疗急性痛风：每次50 mg，每日3次，症状缓解后逐渐减量至停药。癌肿退热：每次12.5～25 mg，每日3～4次。

【注意】 常见胃肠道反应，如恶心、呕吐、厌食、胃肠道不适及中枢神经系统症状如头痛、眩晕、困倦、幻觉、失眠、视力模糊和精神错乱等，并抑制造血系统。偶见消化道溃疡及出血。孕妇、哺乳期妇女、14岁以下儿童、消化道溃疡及对阿司匹林过敏者禁用。老年、肾功能损害、癫痫及精神病患者慎用。

【制剂】 片剂：25 mg。栓剂：100 mg。乳膏剂：10%。

布洛芬

(Ibuprofen，异丁苯丙酸，异丁洛芬)

【药理】 具有镇痛、消炎及解热作用。抑制血小板聚集，并延长出血时间。其抗炎作用与阿司匹林、保泰松、吲哚美辛相似而副作用较之为轻。解热作用与阿司匹林相近。对轻中度术后疼痛、痛经等镇痛疗效优于阿司匹林。作用机制是通过抑制环氧化酶的活性，阻断前列腺素生物合成而起作用。

【适应证】 适用于治疗风湿性关节炎、类风湿性关节炎、骨关节炎、强直性脊柱炎。对急性痛风有一定的疗效。还可用于缓解术后轻中度疼痛、软组织损伤、腰背痛、痛经等。

【用法与剂量】 口服：每次0.1～0.4 g，每日3～4次，饭时或饭后服用。

【注意】 常见的是胃肠道反应，如上腹部不适、恶心、胃灼热、呕吐、腹泻、腹痛。其他不良反应有头痛、眩晕、耳鸣、水肿、抑郁、困倦、失眠、视力模糊、皮疹等。消化道溃疡、心脏失代偿、肝肾功能不良、出血性疾病及接受双香豆素治疗的患者慎用。孕妇、14岁以下儿童、对阿司匹林及其他非甾体抗炎药过敏者禁用。

【制剂】 片剂：0.1 g，0.2 g。

第二篇　基本技能

第四章　临床技能操作

第一节　初步急救五项技术

现场初步急救基本技术包括通气、止血、包扎、固定及转运等五项，为抢救伤员生命和进一步治疗所必须，各级医务人员必须熟练掌握。

一、通气

保持呼吸道通畅至关重要，是一切救治的基础。伤员鼻咽腔和气管，可能被血块、泥土、呕吐物或本身过量分泌的分泌物以及舌后坠等完全或部分阻塞，造成窒息。

1. 头后仰　伤员取仰卧位，头、颈、胸处于同一轴线，双肩略垫高。操作者在伤员头顶侧，一手置于伤员前额向下用力，一手置于颈后向上用力；也可用一手置于伤员前额，另一手直接抬起下颏，使头后仰，保持呼吸道通畅。若估计颈部有损伤时，则应避免过分后仰。

2. 稳定侧卧位法　当出现批量伤员、人手缺乏时，对昏迷而有呼吸者，可采用稳定侧卧位法来保持通气。先将伤员仰卧，然后靠近抢救者一侧的腿弯曲，其同侧手臂置于其臀部下方，轻柔缓慢地将伤员转向抢救者，使伤员头后仰，保持脸面向下，位于其上方的手置于脸颊下方以维持头部后仰及防止脸朝下，下方的手臂置于背后以防止伤员向后翻转。

3. 手法清理气道　一手用拇、食指拉出伤员舌头，另一手食指伸入口腔和咽部，迅速将血块等异物抠出；若伤员牙关闭合，则可用两食指从伤员口角处插入口腔内顶住下牙齿，两拇指与食指交叉用力打开口腔，清理气道。

4. 托颌牵舌法　昏迷伤员的舌后坠易堵塞声门，应用手从下颌骨后方托向前侧，将舌牵出，使声门通畅，然后用口咽或鼻咽管来维持。

5. 击背法　使伤员上半身前倾或半俯卧，一手支托其胸骨前，用另一手掌击打其背部两肩胛骨之间，促使咳嗽，将上呼吸道的堵塞物咳出。

对于急性气道堵塞或其他原因引起的窒息，使用上述方法失败者，可使用膈下腹部冲击法(Heimlich maneveur)。此外，在开放气道时发现有开放性气胸，应立即用敷料或其他一切尽量清洁之可用物品堵塞胸壁伤口，使开放性气胸转为闭合性气胸。

特别需要提醒的是，在进行各种开放气道操作时，须严格颈椎制动以保护颈椎，必要时应数人协作。

二、止血

现场急救止血法有多种，可根据具体情况选择。

1. 直接按压伤口止血法　它是最直接、最常用，也是最简单的方法。

(1) 出血点直接压迫止血：紧急时可先在出血的大血管处或稍近端用手指加压止血，然后再更换其他方法。

(2) 动脉行径按压法：在出血点无法按压或效果不佳时，可在动脉行径中将中等或较大的动脉压在骨的浅面以止血。此法仅能减少出血量，故只能用于短时间控制大出血，应尽快改用其他方法。

2. 压迫包扎法　在出血位置的裹伤处外加一纱布卷或手巾、三角巾、衣服等，然后再适当加压包扎，常用于一般的伤口出血，并注意松紧适度。

3. 填塞法　对于深部伤口出血，如肌肉、骨端等，一定要用纱布条、绷带等填充其中，外面加压包扎，以防止血液沿组织间隙渗漏。此法的缺点是止血不彻底且会增加感染机会。

4. 加垫屈肢止血法　即前臂出血时，在肘窝部加垫、屈肘；上臂出血时，在腋窝内加垫，上臂紧靠胸壁；小腿出血时，在腘窝加垫，屈膝；膝或大腿出血时，在大腿根部加垫，屈髋，用三角巾或绷带将位置固定。但疑有骨折时忌用此法。

5. 止血带止血法　能有效地控制四肢出血，但损伤最大，可致肢体坏死、急性肾功能不全等严重并发症，故应尽量少用。

注意事项：

(1) 扎止血带时间越短越好，一般不超过 1 h，如必须延长，则应每隔 1 h 左右松开 1～2 min。

(2) 必须作出显著标志，注明和计算时间，优先转运及进行进一步处置。

(3) 避免勒伤皮肤。

(4) 缚扎部位原则上是尽量靠近伤口以减少缺血范围，但上臂止血带不能缚在中下 1/3 处，而应在中上 1/3 处，以免损伤桡神经。

(5) 前臂和小腿一般不适用止血带，因有两根长骨，使血流阻断不全。

6. 加压充气止血带止血法　适用于四肢大血管出血，及体表的特殊部位如颈、肩、背、臀、腋下、腘窝等处的出血。

7. 钳夹法　用止血钳直接钳夹出血点，最有效，最彻底，损伤最小。但需要一定的器械与技术。同时，盲目钳夹有可能损伤并行的血管、神经或其他重要组织；转运搬动时有可能松脱或撕裂大血管。此法必须在直视下准确施行，同时做好有效的固定。

三、包扎

包扎的目的是保护伤口、减少污染、固定敷料和帮助止血。常用绷带和三角巾，抢救中也可将清洁的衣裤、巾单等裁开作包扎用。无论何种包扎法，均要求达到包好后固定不移动和松紧适度。

1. 绷带包扎法　有环形包扎法、螺旋及螺旋反折包扎法、“8”字形包扎法和头顶双绷带包扎法等。包扎时要掌握好“三点一走行”，即绷带的起点、止血、着力点(多在伤处)和行走方向的顺序。

2. 三角巾包扎法　三角巾制作简单、方便，分为普通三角巾和带形、燕尾式三角巾。包扎时操作简捷，且能适应各个部位；缺点是不便于加压，也不够牢固。

四、固定

骨关节损伤时均必须固定制动，目的是减轻疼痛、避免骨折片损伤血管和神经等。较重的软组织损伤也宜将局部固定。

固定前应尽可能牵引伤肢和矫正畸形，然后将伤肢放在适当位置，固定于夹板或其他支架上。输送固定或后送固定指固定时不要求过分强调姿势和功能位置，以使担抬和坐车均较方便为宜。治疗固定指进一步处理后的固定，则要求尽量满足肢体功能和治疗的长期需要。

固定夹板或支架等要便于透视、照片和检查和观察伤部。固定范围一般应超过骨折处远近两个关节，所有关节、骨隆突部位均要以棉垫隔离保护，既要牢固不移动，又不可过紧，肢端（趾或指）要露出，以便观察血液循环情况。

现代创伤急救中，颈椎损伤已越来越常见，也已得到越来越广泛的重视，在多发性损伤的任何患者均应考虑有颈椎骨折的可能，尤其是有意识改变或在锁骨上水平有钝器伤的患者。对于怀疑颈椎损伤，或多发伤、伤情一时不明、昏迷者，应常规以颈托固定颈部。现场无颈托时，可就地自制简单护托。

五、搬运

现场救治伤员，必须尽快运送。搬运的原则是：

1. 必须在原地进行检伤、包扎止血等救治之后再行搬动及转运。
2. 最好用装备较齐的救护车运送伤员，以提高转运的效率，提高救治的成功率。
3. 颈部要固定，注意轴线的转动，骨关节、脊柱要避免弯曲和扭转，以免加重损伤。
4. 要有专业医务人员在转运中严密观察伤员生命体征的改变，保持呼吸道的通畅，防止窒息。
5. 尽量减少严重创伤患者的不必要搬动，在骨盆骨折中，一次不必要的搬动可致额外失血 800 ml 左右。

第二节　氧气疗法

氧气疗法是指供给患者足够的氧气，提高动脉血氧含量及饱和度，改善组织缺氧，促进组织新陈代谢，维持机体生命活动的一种治疗措施。

【适应证】

1. 各种类型的呼吸衰竭、低氧血症、高热、创伤等缺氧和需氧增加的状态。
2. 心血管疾病　如心搏骤停及复苏后、心力衰竭、急性心肌梗死等。
3. 血氧运输功能障碍　如严重贫血、血红蛋白异常（如一氧化碳中毒、肠源性发绀等）。
4. 各种原因引起的休克。
5. 严重酸碱中毒，水、电解质紊乱。
6. 药物中毒如吗啡、巴比妥类、麻醉药、氰化物中毒等。
7. 其他昏迷患者（如急性脑血管意外）、外科大手术出血、产程延长、胎心音弱等。

【操作要点】

根据缺氧和有无二氧化碳潴留，适当选用以下措施：

1. 非控制性氧疗 吸入气体中的氧浓度不需要严格控制，本法用于无通气障碍疾病的患者。

(1) 鼻导管法：适用于轻症及呼吸衰竭恢复期的患者、昏迷患者。有以下3种方式：① 鼻导管法；② "耳上式"双侧鼻导管法；③ 鼻塞给氧。

(2) 面罩法：分开放式和密闭式两种。密闭面罩供氧效果更好，在防漏条件下，氧流量为6 L/min，吸入氧浓度可达60%～80%，适用于需要高浓度氧疗、清醒合作、仅需要短期间断应用的患者，面罩加压供氧时，应防止胃肠胀气。

(3) 氧帐法：用于新生儿抢救、某些先天性心脏病、术前准备。使用时间不宜超过24 h，以免发生氧中毒。

(4) 气管内给氧法：① 气管插管内给氧；② 气管切开后气管套管内给氧。

2. 控制性氧疗 严格控制吸入氧浓度，使动脉氧分压(PaO_2)维持在55～60 mmHg，血氧饱和度(SaO_2)为90%，既可纠正组织缺氧又不消除缺氧对呼吸的驱动作用。适用于严重通气功能不全，既存在严重缺氧又有二氧化碳潴留的患者。

(1) Venturi面罩法：是一种特殊的供氧面罩，吸入氧浓度可按需调节并能保持稳定，利用氧气流产生的负压从面罩侧孔带入一定量的空气，以稀释氧气，达到规定氧浓度的要求。

(2) 加压给氧法：可用简易呼吸器、麻醉机或呼吸机进行。适用于肺水肿、昏迷、病情危重、自主呼吸微弱的患者。

(3) 高频通气给氧法：高频通气是一种高频率、低潮气量、开放式的新型通气方式。包括高频正压通气、高频喷射通气和高频振荡通气。

(4) 高压氧疗法：将患者置于2～3个大气压下的氧舱内给予纯氧，每次30～40 min。适用于急性严重缺氧、重度一氧化碳中毒、脑复苏等。

【注意事项】

1. 选用合理的给氧方法 如COPD引起的呼吸衰竭应使用控制性低流量和持续性氧疗，其氧浓度控制在＜35%，流量为1～2 L/min。

2. 呼吸道湿化方法

(1) 湿化瓶湿化。

(2) 喷雾湿化。

(3) 加温湿化。

(4) 超声湿化。

(5) 直接滴水。直接从气道切开处少量间断滴水，24 h滴入量成人为250 ml以上。如分泌物稠厚、结痂或支气管阻塞，可将2～3 ml生理盐水行呼吸道冲洗。

3. 供氧时先用清水清洁鼻腔，调节气量，再将润滑后的导管或鼻塞按规定长度轻轻插入鼻中。停氧时应先拔出导管或鼻塞，再关氧气流量表，以防误使大量氧气突然冲入呼吸道而损伤肺组织。

4. 注意用氧效果，氧气装置有无漏气，是否通畅，呼吸困难是否减轻，发绀及精神状态有无好转等。

5. 持续吸氧的患者每日更换鼻导管或鼻塞1～2次，或由另一侧鼻孔插入以减少对鼻黏膜的刺激或每日用清水清洁湿润鼻腔。

6. 氧气筒压力降至5 kg/cm² 时不能再使用，以防外界空气杂质进入筒内，再行充气时引起爆炸。

【并发症及其防治】

1. 氧中毒　长时间高浓度给氧(浓度超过60%时)其毒性逐渐增加。

(1) 肺脏中毒：氧浓度在50%以下属安全范围，吸入100%纯氧6～12 h可损伤肺脏，出现呼吸困难、咳嗽、胸痛、肺实质变，有的发展到肺纤维化。

(2) 肺不张：100%的氧吸入后使肺泡氮逐渐下降，以致形成脱氮状态。当氧被吸收就会导致肺泡萎陷，形成肺不张。

预防方法：① 低浓度吸氧及减少高浓度吸氧时间：吸氧浓度<28%时即使长时间氧疗也不会发生副作用和危险；吸氧浓度为30%～40%不会引起严重后果；氧浓度为50%时应少于1周；60%时应少于1天；100%纯氧不得超过4～6 h。②如一定需要吸入高浓度氧才能使 PaO_2 维持在要求范围者，应采用PEEP或CPAP。

2. 二氧化碳麻醉　慢性阻塞性肺部疾病所致的严重缺氧患者，给予非控制性高浓度吸氧时，因缺氧纠正过快，使呼吸中枢失去低氧的刺激作用而使呼吸中枢抑制，二氧化碳分压升高而出现中枢神经系统障碍，称为二氧化碳麻醉。

预防方法：① 低流量吸氧；② 呼吸兴奋剂的应用；③ 必要时可机械通气。

第三节　注射法

一、皮内注射法

将小量药液注射于表皮和真皮之间的方法。

1. 物品准备　注射盘内另加1 ml注射器和4～5号针头，准备药液，并准备肾上腺素1支。

2. 操作步骤

(1) 向患者解释，以取得合作，作皮试前，详细询问用药史，有无过敏史。

(2) 选择部位：前臂掌侧下端(作皮肤试验)；三角肌下缘(预防接种)；麻醉的局部(先驱步骤)。

(3) 抽取药液，排尽空气。

(4) 选前臂掌侧下段，用70%乙醇棉签消毒皮肤，待干。

(5) 左手绷紧前臂内侧皮肤，右手持注射器，针头斜面向上，与皮肤呈5°刺入皮内，待针头斜面进入皮内后，放平注射器，左手拇指固定针栓，右手注入药液0.1 ml，注入的药量要准确，使局部形成一圆形隆起的皮丘，皮肤变白，毛孔变大。

(6) 注射毕，迅速拔出针头，切勿按揉。

3. 注意事项

(1) 患者对需要注射的药物有过敏史，则不能作皮试。

(2) 忌用碘酊消毒，以免脱碘不彻底，影响局部反应的观察，且易和碘酊过敏反应相混淆。

二、皮下注射法

1. 物品准备　注射盘内另加 1～2 ml 注射器和 5～6 号针头，准备药液。

2. 操作步骤

(1) 向患者解释，以取得合作。

(2) 选择注射部位：上臂三角肌下缘、上臂外侧、腹部、后背、大腿外侧方。用 2%碘酊和 70%乙醇进行皮肤消毒，待干。

(3) 抽吸药液，排尽空气。

(4) 右手绷紧局部皮肤，右手持注射器，示指固定针栓，针头斜面向上，与皮肤呈 30°～40°，过瘦者可捏紧注射部位皮肤，迅速刺入针头的 2/3，松开左手，固定针栓，抽吸无回血，即可推注药液。

(5) 注射毕，用干棉签轻放针刺处，快速拔针后按压片刻。

3. 注意事项

(1) 针头刺入角度不宜超过 45°，以免刺入肌层。

(2) 尽量避免应用对皮肤有刺激作用的药物。

(3) 经常注射者，应更换部位。

三、肌内注射法

1. 物品准备　注射盘内放置 2～5 ml 的注射器和 6～7 号针头，准备药液。

2. 操作方法

(1) 备齐物品携全床边，向患者解释，以取得合作。

(2) 一般选择肌肉较厚，离大神经及大血管较远的部位。其中以臀大肌为最常用，其次为臀中肌、臀小肌、股外侧肌及上臂三角肌。

(3) 注射方法

① 取合适体位，使注射部位肌肉放松。侧卧位：上腿伸直，下腿稍弯曲；俯卧位：足尖相对，足跟分开；仰卧位：常用于危重不能翻身的患者；坐位：要稍高。

② 用 2%碘酊和 70%乙醇进行皮肤消毒，待干。

③ 吸取药液，排尽空气。用左手拇指和食指分开皮肤，右手持针，如握笔姿势，以中指固定针栓，针头与皮肤呈 90°，快速刺进肌肉，一般进针 2.5～3 cm。

④ 松开左手，抽动活塞，如无回血，固定针头，注入药物。注射毕，以干棉签轻放针刺处，快速拔针后按压片刻。

3. 注意事项　2 岁以下婴幼儿不宜选用臀大肌注射，因其臀部肌肉一般尚未发育好，臀大肌注射有损伤坐骨神经的危险。应选用臀中肌、臀小肌注射。

四、静脉注射法

1. 物品准备　注射盘内放置无菌注射器，7～9 号针头或头皮针，止血带，备齐药物。

2. 操作要点

(1) 备齐物品携至床边，向患者解释，以取得合作。

(2) 选择合适静脉，常用的有肘窝的贵要静脉、正中静脉、头静脉和手背、足背、踝部等处浅静脉，以手指探明静脉方向及深浅，在穿刺部位上方约 6 cm 处扎紧止血带，止血带末端向上，用 2%碘酊和 70%乙醇进行皮肤消毒，嘱患者握拳，使静脉充盈。

(3) 穿刺时以左手拇指绷紧静脉下端皮肤，使其固定，右手持注射器，针头斜面向上，针头与皮肤呈 20°，自静脉上方或侧方刺入皮下，再沿静脉方向潜行刺入，见回血，可再顺静脉进针少许，松开止血带，嘱患者松拳固定针头，缓慢注入药液。

(4) 注射毕，将干棉签放在针刺处，迅速拔出针头，顺静脉走向纵形按压片刻。

3. 注意事项

(1) 宜选择平直、弹性好、宜固定的静脉，避开关节和静脉瓣。

(2) 需长期静脉注射者，应保护静脉，有次序地先下后上，由远端到近端选择血管。

(3) 对组织有强烈刺激性的药液，应避免外渗。

第四节　穿刺术

一、胸腔穿刺术

【适应证】

1. 诊断性穿刺抽液，以确定胸膜腔积液性质。

2. 治疗性抽液抽气，减轻对肺脏的压迫。

3. 抽吸排脓，治疗胸膜腔感染，并可作病原学鉴定。

4. 胸膜腔内注射药物。

【禁忌证】

无绝对禁忌证。出血性疾病或有出血倾向的患者应谨慎施行。

【操作要点】

1. 操作准备　向患者说明穿刺目的及要求，取得患者的配合。嘱其平稳呼吸，避免咳嗽，术前尽量排痰。器械准备，包括胸膜腔穿刺包、无菌手套、治疗盘、局麻药、废液容器。

2. 患者体位　① 胸膜腔积液：患者反跨，坐于靠背坐椅，双前臂平放于椅背，前额伏于前臂上。② 气胸：患者靠坐于床或椅。③ 危重或极度衰弱者：根据具体情况，取患者较能耐受的体位。

3. 穿刺点定位　① 气胸：穿刺部位一般选择在患侧的锁骨中线第 2 肋间。② 胸腔积液：有条件者应行 B 超定位穿刺点；如无 B 超定位，以叩诊实音最明显处穿刺。

4. 消毒、铺巾、局部麻醉　局麻药一般选用 2%利多卡因，用 5 ml 空针抽取 3～4 ml 药液，在穿刺点处沿下一肋骨上缘从外到内逐层麻醉。注射前均须先回抽，如回抽见气体或胸水，即可认为已进入胸膜腔，停止注射并退出针头；如回抽见血液，应抽出 3～5 ml，放置后观察是否凝固，如凝固则是误穿入血管，不凝固则是血性胸水或胸腔积血。

5. 穿刺　先用止血钳夹住穿刺针后橡胶管，右手持穿刺针，左手抵住皮肤穿刺点，穿刺针从穿刺点与皮肤垂直沿下一肋骨上缘缓慢进入，当针尖有落空感时停止进针；也可在穿刺针进入到皮下时接注射器，将橡胶管内抽成负压，再用血管钳夹闭，继续进针，当橡胶管突然重新充盈时即表明穿刺针已进入胸膜腔。由助手接 50 ml 空针，松开止血钳，用注射器抽吸气体或液体，留取标本送检，术后准确计量。

6. 特殊要求　如需向胸腔内注药，在抽液结束后，用注射器抽取药液，接穿刺针，回抽少量胸水稀释后缓慢注入胸腔。

7. 术后处理　抽液完毕，拔出穿刺针，再次消毒进针部位，覆盖无菌纱布。术后须密切观察反应，注意有无并发症，如气胸、血胸、复张性肺水肿等。

【注意事项】

1. 包裹性气胸应根据正侧位胸片或胸部 CT 选择穿刺点。

2. 抽气或抽液时不应过快过多，避免发生复张性肺水肿，首次抽液应不超过 600 ml，以后每次抽液应不超过 1 000 ml。

3. 胸水量多，且生长较快，为减少反复穿刺，可留置细管在胸腔内定时抽吸，但需注意无菌操作及所置管的组织相容性，以深静脉置管用的留置管前端加剪 2～3 个侧孔为佳。

4. 操作中应密切观察患者反应，如有头晕、面色苍白、出汗、心悸、胸部压迫感或剧痛、昏厥等胸膜反应、连续性咳嗽、气短、咯泡沫样痰等现象时，应立即停止抽液，并皮下注射 0.1％肾上腺素 0.3～0.5 ml，及吸氧对症处理。

5. 应避免在第 9 肋间以下穿刺，以免损伤腹腔脏器。

二、胸腔闭式引流术

【适应证】

1. 气胸　中等量以上气胸，交通性气胸，张力性气胸。

2. 血胸　难以自行吸收或难以用穿刺抽吸消除的血胸。

3. 脓胸　量较多，脓液黏稠或合并有食管支气管瘘者。

4. 开胸手术后常规均需作闭式引流。

【禁忌证】

无绝对禁忌证，出血性疾病或有出血倾向者慎行。

【操作要点】

胸腔闭式引流有多种术式，一般采用以下几种：

1. 肋间切开插管法　此法操作稍复杂，置管较粗，对引流脓液、胸腔积血等效果较佳。定位方法同胸腔穿刺，如为液气胸，则以引流液体部位为准，且不必再置管引流气体。消毒铺巾，在所定位之肋间局部浸润麻醉，用手术刀沿肋间横向在皮肤上作一约 2～3 cm 长小切口，以中号弯血管钳伸入切口，紧贴肋骨上缘向深部将肋间肌钝性分离至胸膜，最终穿破胸膜进入胸腔，退出血管钳。再以血管钳夹闭胸腔引流管末端，另一血管钳纵形夹持引流管前端，循切口送入胸腔，退出血管钳，继续将引流管向前推送至侧孔全部进入胸腔，如为蕈形头，则将蕈形头完全送入胸腔。缝合切口同时用缝线固定引流管；引流管末端接水封瓶，松开血管钳。

2. 穿刺置管法　此法以专用穿刺针穿刺置管，使用方便，所置引流管内径较小，用于引流气体或稀薄液体。穿刺针由于生产厂家的不同，结构及操作方法也有所差异，但基本原理相似。定位、消毒、麻醉同肋间切开插管法。用刀片在定位点作一 1～2 cm 长皮肤切口，用血管钳分离肋间肌；一手固定切口周围软组织，一手握穿刺针，穿刺针从切口紧贴肋骨上缘缓慢用力转动，使之沿隧道方向逐渐深入，至突然出现落空感表明已进入胸腔，此时导入引流管，退出穿刺针，固定引流管，并将引流管接水封瓶。

【胸腔闭式引流装置】

最简单而常用者为单瓶或双瓶胸腔闭式引流，引流管的末端连接于一根长玻璃管，放入瓶内水面之下，使胸腔与大气隔绝，气体可从水面逸出，而空气因水面隔绝不会进入胸腔，故称为水封瓶。水封瓶内的玻管以插入水面以下 2～3 cm 为宜。亦可于水封瓶与引流管之间另加一贮液瓶，连接成为双瓶式引流装置，但需注意校正水封瓶的玻璃管，不使胸腔负压将水封瓶内的液体吸入贮液瓶内。

【注意事项】

1. 引流管接水封瓶一定要正确，引流管在液面下 2～4 cm，如有条件，还可接负压吸引，负压控制在－5～－10 cmH_2O，更有利于气液排出，但也要防止复张性肺水肿。

2. 患者的床与水封瓶相对高度差不能过小，以防引起水封瓶液体倒流入胸腔。

三、腹腔穿刺术

【适应证】

1. 腹部创伤，疑腹腔内出血或空腔脏器破裂。
2. 弥漫性腹膜炎，诊断不明。
3. 怀疑腹腔内脓肿。
4. 腹水患者需抽取腹水检查明确病因。
5. 急腹症怀疑消化道穿孔。
6. 大量腹水（如肝硬化或肿瘤）需放腹水以缓解腹腔压力。
7. 向腹腔内注入药物或其他用于治疗的制剂。

【禁忌证】

1. 肠梗阻患者肠管高度扩张者。
2. 有多次腹部手术史，腹腔内广泛粘连者。
3. 有肝性脑病先兆、结核性腹膜炎粘连包块、包虫病、卵巢囊肿者。

【操作要点】

1. 术前准备　腹腔穿刺包、无菌手套、消毒盘、局麻药物。患者需排尿以防损伤膀胱。

2. 体位　多用平卧位，也可用侧卧位或半坐位等。

3. 穿刺点　根据需要可选择不同的穿刺点，常用的穿刺点有双侧麦氏点、侧腰部、下腹中线等处。

4. 穿刺方法　穿刺点皮肤常规消毒、局麻。穿刺针连接好空针垂直于腹壁刺入，进入腹腔后有阻力消失感。以空针负压抽吸，可变换针头方向和深度。抽出的腹水分别装入试管送检。诊断性穿刺可直接用 10 ml 空注射器进行。

5. 拔除穿刺针，消毒后无菌纱布覆盖。

【注意事项】

1. 术中应密切观察患者，如有头晕、心悸、恶心、脉搏增快及面色苍白应立即停止操作，并对症处理。

2. 放腹水不宜过快、过多，肝硬化患者一次放液一般不超过 3 000 ml，过多放液可诱发肝性脑病和电解质紊乱。大量放液后需束多头腹带，以防腹压骤降、内脏血管扩张引起血压下降或休克。

3. 腹水量多，或腹壁菲薄，为防止漏出，在穿刺时勿使表皮到腹膜壁层的针眼位于一条直线上。

四、诊断性腹腔灌洗术

诊断性腹腔灌洗术主要用于怀疑腹部创伤而腹腔穿刺阴性者，为进一步明确有无腹腔内损伤而进行的一种诊断技术。

【禁忌证】

1. 既往有腹部手术或创伤史，肠管粘连较重者。

2. 腹腔穿刺已抽出血液，明确有腹内损伤。

【操作要点】

1. 置管　患者平卧位，选择带侧孔的硅胶或塑料导管，可用较粗的胃管或导尿管。置管方法分切开和穿刺两种。多选择腹中线脐与耻骨联合中点为置入点。导管需置入 20～25 cm，以到达盆腔为宜。

2. 灌洗　向腹腔滴入生理盐水 500～1 000 ml，滴注时可令患者不断变换体位。30 min 后回收灌洗液，用引流袋行体位引流即可。灌洗液回收后拔出灌洗管，局部消毒，覆敷料。

【阳性标准】

1. 灌洗液呈肉眼血性或见肠内容物、胆汁等。

2. 灌洗液经显微镜检查：红细胞计数$\geqslant 10\times10^{9}/L(10^{5}/ml)$，白细胞计数$\geqslant 0.5\times10^{9}/L$（5 000/ml）。

【注意事项】

1. 严格无菌操作，防止感染。

2. 诊断性腹腔灌洗术较费时，操作稍烦琐，并要求病情平衡，不宜用于危重伤员。随着床边 B 超和 CT 等技术的普及，应用有减少趋势。

五、心包腔穿刺术

【适应证】

1. 诊断性穿刺抽液，明确心包积液的性质。

2. 心包压塞时穿刺抽液缓解。

【操作要点】

1. 穿刺途径

(1) 经剑突下穿刺：该路径简捷，不会伤及其他重要脏器、血管。

(2) 经胸骨左旁第 5 肋间穿刺：正常情况下，该处心包无肺覆盖，但慢性阻塞性肺气肿患者例外。

(3) 经由心尖冲动处穿刺：该径路发生气胸的可能性较大。

后两种方法也有损伤冠状动脉前降支的危险。

2. 所需设备　穿刺包、无菌手套、心电图机和连接胸导联的消毒鳄鱼夹。

3. 方法（以剑突下途径为例）　患者仰卧位或半卧位。剑突附近皮肤常规消毒并作局麻。在患者剑突尖端左下方 1 cm 处下确定为穿刺部位，局部皮肤可用尖刀片作一小切口有利于大口径针头刺入。将大口径针头连上注射器，并通过鳄鱼夹与心电图机胸前导联相连，穿刺针头与腹部平面呈 20°～30°，向上、向后，指向左锁骨中点刺入，边进针边抽吸。当针头在皮下前进时，可感觉到紧张的心包阻力，及至进入心包腔时则可产生一个明确的阻力突然消失感。针头触及外膜可伴有抓扒感，如有 S—T 段抬高，说明针头已触及心室；如 P—R 段抬高，说明触及心房。如 S—T 及 P—R 段均抬高，可能说明触及心包而心包腔内无积液。遇有上述征象皆需拔出针头。触及心包脏层的其他征象包括房性及室性心律失常和房室传导异常。利用穿刺针作心电图监测可防止穿刺针进入没有积液的心包腔。亦可立即提醒术者针头已进入心肌，以便及时拔出针头避免损伤心肌和(或)冠状动脉。

4. 从心包腔抽出的血性液均不凝固。鉴别抽出液可将液体滴在纱布上，如为全血则均匀扩散呈深红色斑点；如为血性液体则中心呈深红色斑点，向外周扩散呈浅红色晕圈。

5. 必要时可插一根导管进入心包腔，这样既可避免锐利的针头损伤心外膜或冠状动脉，也可持续引流心包腔内液体。导管既可经心包穿刺针直接插入后拔出穿刺针，也可经穿刺针先插入一尖端可弯曲的导引钢丝，拔出针头后，再将导管通过导引钢丝进入心包腔，利用导引钢丝可以插入比经穿刺针穿入粗得多的导管。

【注意事项】

1. 心包腔穿刺应由有经验的医师进行，在导管室内进行操作。

2. 除紧急情况外，术前尽量经超声波检查确诊，术中应持续监测心电图，同时做好相应的抢救准备工作；术前可给予阿托品以避免偶尔发生的迷走血管反射性低血压。

六、腰椎穿刺术

【适应证】

1. 中枢神经系统感染的诊断。

2. 区别阻塞性和非阻塞性脊髓病变。

3. 鞘内给药。

4. 蛛网膜下隙出血时放出少量血性脑脊液以缓解症状。

【禁忌证】

1. 颅后窝占位性病变。

2. 有明显颅内高压征象、脑疝或疑有脑疝者。

3. 穿刺局部感染或脊柱严重病变者。

【操作方法】

1. 术前准备，包括腰椎穿刺包、无菌手套、消毒盘、局麻药。

2. 患者侧卧位，使背面靠近床边并与床面垂直。低头、屈髋、抱膝，使腰椎尽量后突，拉开椎间隙以利进针。

3. 确定穿刺点，两髂后上棘连线水平与后正中线的交点为穿刺点，一般取 L_3～L_4，有时也可在上或下一腰椎间隙进行。

4. 常规消毒皮肤后戴无菌手套和盖洞巾，用 2%利多卡因自皮肤到椎间韧带作局部麻醉后，一手固定穿刺点，另一手持穿刺针，以垂直背部的方向缓慢刺入，成人进针深度约为 4～6 cm，儿童约 2～4 cm。当感觉有突破或落空感时即表示针头已穿过韧带与硬脑膜，此时可将针芯缓慢退出，即可见脑脊液流出。

5. 穿刺成功后，一般先测定脑脊液压力，可直接接测压管，正常人侧卧位脑脊液压力为 7～18 cmH_2O，也可数滴数，正常为 40～50 滴/min。如怀疑有蛛网膜下隙阻塞，可作奎氏试验(Queckenstedt 试验)。即在测定初压后，由助手先压迫一侧颈静脉约 10 s，然后再压另一侧，最后同时压迫两侧颈静脉，期间观察压力变化情况。如压迫后压力迅速升高1倍左右，解除压迫后迅速下降至原水平，称梗阻试验阴性，表示蛛网膜下隙通畅；如压迫后压力无变化，则表明蛛网膜下隙完全梗阻，为梗阻试验阳性；如压迫后压力缓慢上升，放松后又缓慢下降，则为不全梗阻。颅内压增高者不宜做此试验。

6. 撤除测压管，收集脑脊液，分别送检，如需培养，则需无菌试管收集。如需鞘内给药时，应先放出等量的脑脊液，然后再等量置换注入药液。

7. 术毕，将针芯插入后一起拔出穿刺针，消毒后以无菌纱布覆盖。

8. 术后去枕平卧 6 h，以免引起术后低颅压头痛。

【注意事项】

1. 严格掌握适应证及禁忌证，如疑有颅内压升高或有脑疝先兆者则禁忌穿刺。

2. 如操作过程中患者出现呼吸、脉搏、面色异常等症状，应立即停止操作，并做相应处理。

3. 标本收集顺序：第一管可能含有少量红细胞，做细菌学检查；第二管做化学免疫学检查；第三管做细胞学检查。

七、环甲膜穿刺术

环甲膜穿刺是一种紧急的气管开放方法，主要用于现场急救。当上呼吸道阻塞，尚有自主呼吸，而又无法行气管插管通气的情况下，为争取时间可紧急行环甲膜穿刺或环甲膜切开通气。

【操作方法】

环甲膜是一体表可触及的解剖标识，位于环状软骨和甲状软骨之间。紧急的办法是患者取仰卧位，头后仰，操作者用一根粗注射针头(16 号)在行局部皮肤消毒后，刺向环甲膜气管腔。进入后即明显感觉有气流冲击，随即上呼吸道阻塞的症状缓解。有条件时先作一皮肤切口，然后穿刺环甲膜并插入导管。所选导管为套管针，其外径成人为 6 mm，小儿为 3 mm。亦可使用 12 号外套管针，长约 5～10 cm。呼出气可经喉自然气道排出。

【注意事项】

环甲膜穿刺并发症多为操作不当或局部解剖结构不熟悉所致。常见的并发症有出血、假道形成、穿破食管、皮下或纵隔气肿等应注意预防。

八、骨髓穿刺术

【适应证】

1. 作为某些血液系统疾病和恶性肿瘤的诊断手段。

2. 某些遗传代谢性疾病和感染性疾病的辅助诊断。

3. 取得用于骨髓移植的骨髓液。

【禁忌证】

血友病患者禁行。

【操作方法】

1. 操作前准备　骨穿包、无菌手套、消毒盘、无菌纱布、有标签的载玻片。

2. 选择穿刺部位　① 髂前上棘穿刺点，位于髂前上棘后 1～2 cm，该部骨面较平，易于固定，操作方便，无危险性。② 髂后上棘穿刺点，位于骶椎两侧，臀部上方突出的部位。③ 胸骨穿刺点，胸骨柄或胸骨体相当于第 1、2 肋间隙的位置，胸骨较薄(约 1.0 cm)，其后方为心房和大血管，严防穿通胸骨发生意外；但由于胸骨骨髓液含量丰富，当其他部位穿刺失败时，仍需作胸骨穿刺。④ 腰椎棘突穿刺点，位于腰椎棘突突出处。

3. 体位　胸骨或髂前上棘穿刺时，患者取仰卧位。棘突穿刺时取坐位或侧卧位。髂后上棘穿刺时应取侧卧位。

4. 常规消毒局部皮肤，术者戴无菌手套，铺无菌洞巾，用 2%利多卡因作局部皮肤、皮下及骨膜麻醉。

5. 将骨髓穿刺针固定器固定在适当的长度上(胸骨穿刺约 1.0 cm，髂骨穿刺约 1.5 cm)，用左手的拇指和食指固定穿刺部位，以右手持针向骨面垂直刺入(若为胸骨穿刺，则应保持针体与骨面呈 30°～40°)，当针尖接触骨质后则将穿刺针左右旋转，缓缓钻刺骨质，当感到阻力消失，且穿刺针已固定时，表示已进入骨髓腔。若穿刺针未固定，则应再刺入少许达到能固定为止。

6. 拔出针芯，接上干燥的 10 ml 或 20 ml 注射器，用适当力量抽吸，若针头确在骨髓腔内，抽吸时患者感到轻微锐痛，随即有少量红色骨髓液进入注射器中。骨髓吸取量以 0.1～0.2 ml 为宜。如作骨髓液细菌培养，需在留取骨髓液计数和涂片制标本后，再抽取 1～2 ml。将抽取的骨髓液滴于载玻片上，急速作有核细胞计数及涂片数张备作形态学及细胞化学染色检查。

7. 如未能抽出骨髓液，则可能是针腔被皮肤或皮下组织块堵塞或干抽。此时，应重新插上针芯，稍加旋转或再钻入少许或退出少许，拔出针芯，如见针芯带有血迹时，再行抽吸即可取得骨髓液。

8. 抽吸完毕，左手取无菌纱布置于针孔处，右手将穿刺针一起拔出，随即将纱布盖于针孔上，并按压 1～2 min，再用胶布将纱布加压固定。

【注意事项】

1. 术前应做出、凝血时间检查，有出血倾向患者操作时应特别注意，对血友病患者禁止作骨髓穿刺。

2. 注射器与穿刺针必须干燥，以免发生溶血。

3. 穿刺针头进入骨质后避免摆动过大，以免折断；胸骨穿刺不可用力过猛，以防穿透内侧骨板。

4. 抽吸液量如为做细胞形态学检查，则不宜过多，过多会使骨髓液稀释，影响有核细胞增生度判断、细胞计数及分类结果。

5. 骨髓液取出后应立即涂片，否则会很快发生凝固，使涂片失败。

九、肝脏穿刺术

【适应证】

1. 诊断各种急慢性肝炎、肝硬化和肝癌。

2. 其他肝脏疾病，如肝脏肿瘤、脂肪肝、肝肉芽肿、血色病、肝豆状核变性、肝结核、肝结节病、肝梅毒、肝血吸虫病、黑热病、慢性疟疾。

【禁忌证】

1. 重度黄疸且有出血倾向。

2. 出凝血时间和凝血酶时间延长，血小板计数明显减少。

3. 肝硬化或肝癌伴有大量腹水。

4. 肝脏周围有明显化脓感染。

5. 患者不能很好配合。

【操作要点】

1. 患者取仰卧位，身体右侧靠床沿，并将右手置于枕后。

2. 常规消毒皮肤，用2%利多卡因由皮肤至肝被膜进行局部麻醉。

3. 备好快速穿刺套针，与10 ml注射器相连接，吸入3～5 ml生理盐水。

4. 穿刺点一般取右侧腋中线第8、9肋间，肝实音处穿刺。疑有肝癌者，宜选较突出的结节处穿刺。先用穿刺锥在穿刺点皮肤上刺孔，由此孔穿刺针沿肋骨上缘与胸壁垂直方向刺入0.5～1.0 cm。然后将注射器内生理盐水推出0.5～1.0 ml，冲出针头内可能存留的皮肤与皮下组织，以防针头堵塞。

5. 将注射器抽成负压并予保持，同时嘱患者先吸气，然后于深呼气末屏息呼吸(术前应让患者练习)，继而术者将穿刺针迅速刺入肝内并立即抽出，深度不超过6.0 cm。

6. 拔针后立即以无菌纱布按压创面5～10 min，再以胶布固定，并以多头腹带扎紧。

7. 用生理盐水从针内冲出肝组织条于弯盘中，挑出，以95%乙醇或10%甲醛固定送检。

【注意事项】

1. 术前应检查血小板数、凝血酶原时间(PT)、部分凝血活酶时间(APTT)等，如有异常，应肌注维生素K_1 10 mg，每日1次，3天后复查，如仍不正常，不应强行穿刺。

2. 穿刺前应测血压、脉搏，并行胸透，观察有无肺气肿、胸膜肥厚。验血型，以备必要时输血。术前1 h服用安定10 mg。

3. 术后应卧床24 h，在4 h内每隔15～30 min测血压、脉搏一次，如有脉搏增快细弱、血压下降、烦躁不安、面色苍白、出冷汗等内出血现象，应紧急处理。

十、阴道后穹隆穿刺术

为了解盆腔积液或贴近该部位肿块的性质及原因，或盆腔肿瘤的注药治疗，需要作阴道后穹隆穿刺。

【适应证】

1. 疑有腹腔内出血者。

2. 疑有盆腔脓肿需作后穹隆切开引流术前试探穿刺。

3. 疑有盆腔恶性肿瘤时可抽取少量腹腔液离心沉淀物找癌细胞。

4. 某些晚期癌肿如卵巢癌不能手术切除者，可行后穹隆注射给药。

【操作方法】

1. 排尿或导尿后，取膀胱截石位，外阴、阴道常规消毒，铺巾。

2. 阴道检查了解盆腔情况，窥阴器暴露宫颈，再次消毒，宫颈钳夹持宫颈后唇向前提拉充分暴露阴道后穹隆。

3. 用18号腰麻针接10 ml注射器，于宫颈后唇与阴道后壁之间(后穹隆中央部)，取子宫颈平行而稍向后的方向刺入2～3 cm，然后抽吸。

4. 进针后如未抽到液体，可边吸边慢慢退出针头，直到针头退到黏膜下尚未抽到液体，可更换方向再进针抽吸。最多反复2～3次。

5. 如抽吸到血性液体，放置5 min以上不凝者说明腹腔内出血；如抽吸到脓性液或黄色渗出液，应做细菌培养及药敏试验，以指导用药；可将吸出液细胞做病理检查；如需作药物注射，穿刺抽吸无血后可注入药物。

6. 吸取完毕后拔针，如有渗血，可用无菌干纱布填塞，压迫片刻，待止血后取出阴道窥器。

【注意事项】

1. 穿刺不宜太深，以防损伤盆腔器官，或刺入腹膜后血管，而造成内出血的误诊。

2. 疑有肠管与子宫后壁粘连者，禁止行后穹隆穿刺术，以免损伤肠管。

3. 子宫后位时，易使针头刺入子宫体，可将针头向两侧移动，再行深入穿刺。

4. 每次抽吸后均应注意是否误入直肠内，抽得黄色液体时应注意是否为肠内容物。

第五节　插管技术

一、气管插管术

气管插管术是将一特制的气管导管经声门置入气管的技术，这一技术是快速建立人工气管，进行有效通气的最佳方法之一。

【适应证】

1. 心跳、呼吸骤停。

2. 严重呼吸衰竭。

3. 不能自主清除上呼吸道分泌物，胃内容物反流，或气道出血，随时有误吸者。

4. 存在有上呼吸道损伤、狭窄、阻塞、气管食管瘘等影响正常通气者。

5. 麻醉手术的需要。

【操作方法】

1. 气管插管的准备　喉镜、气管导管、其他设备衔接管、导管芯、牙垫、开口器、胶布、吸引器、简易呼吸器、注射器、插管弯钳、局麻药、喷雾器及吸氧设备。

2. 气管插管的方法

(1) 经口气管插管：对于心搏呼吸骤停或深昏迷的急诊患者，只要条件具备应立即行气管插管，通常于直视下使用喉镜进行经口气管插管。

① 插管前的准备：准备和检查插管所需的设备，选择合适的气管内导管并准备相邻规格的导管各一根，并对套囊作充气和放气实验。如估计声门暴露有困难的，可在导管内插入导管芯，并将导管前端弯成鱼钩状。插管前患者用带密封面罩的简易呼吸器加压

给氧 2 min。

② 患者取仰卧位，头后仰，使口、咽、喉轴线尽量呈一直线。

③ 以右手拇指、食指和中指提起下颌，并使患者张口，以左手持喉镜沿口角右侧置入口腔，将舌体推向左侧，沿正中线缓慢轻柔通过悬雍垂，至舌根见会厌。如用弯喉镜片，则推进镜片，使其顶端抵达会厌谷处，然后上提喉镜间接提起会厌暴露声门。如用直喉镜片则直接用喉镜片挑起会厌暴露声门。

④ 当看见声带时，右手持气管导管，斜口端对准声门裂。沿喉镜走向将导管插入，通过声门进入气管。看到充气套囊通过声带，喉镜即可退出，再将导管插深 1 cm 或更多一点，注意并记录在门齿上的导管标记的厘米数。这可帮助术者了解导管插入的深度，防止插入过深进入气管分支。

⑤ 导管插入后立即塞入牙垫。套囊充气，向气管导管套囊，用注射器充气约 5 ml。立即检查气管导管的位置，确定其是否在气管内。方法如下：气管导管内持续有凝集的水蒸气；按压胸廓有气体自导管逸出；接简易呼吸器人工通气可见胸廓抬起；两肺部听诊有对称的呼吸音；而上腹部听诊则无气过水声。将导管与牙垫用胶布固定，并与患者面部固定。

(2) 经鼻气管插管：通常在行紧急气管内插管时，经口插管是首选方法。但对于张口困难、下颌活动受限、颈部损伤、头不能后仰或口腔内损伤，难以经口插管等情况应选用经鼻气管插管。此外，由于经鼻气管插管的患者对导管的耐受性强，所以也适用于需长时间保留导管的患者。一般认为头部损伤，特别是考虑到有颅底骨折的患者，不能采用此方法，因为有可能使导管通过颅底骨折处置入颅内。此外，经鼻插管的难度较大且费时，对鼻黏膜损伤大，不作为首选。方法基本与经口气管内插管相同，此处不作详细介绍。

【注意事项】

1. 每次操作时，中断呼吸时间不应超过 30～45 s，如一次操作未成功，应立即给予面罩纯氧通气，然后重复上述步骤。

2. 避免并发症

(1) 损伤：常见有口腔、舌、咽喉部的损伤以及出血、牙齿脱落和喉水肿。其中初学插管者最常见的失误是用喉镜冲撞上门齿，并以此为杠杆，从而导致牙齿的缺损。

(2) 误吸：由于上呼吸道的插管和手法操作，多能引起呕吐和胃内容物误吸，可用 Solliok 手法，即后压环状软骨，从而压塞食管，避免胃内容物反流和误吸。

(3) 缺氧：通常每次插管操作时间不应超过 30 s，45 s 是极限。

(4) 插管位置不当：由于操作不当，导管误插入食管内。

(5) 喉痉挛：是插管严重并发症，可导致缺氧加重，甚至心搏骤停。此时可使用肌松剂或镇静剂缓解此反应，必要时立即行环甲膜穿刺或气管切开。

(6) 插管过深：进入一侧主支气管，导致单肺通气，产生低氧血症。

预防：为避免上述并发症的出现，建议：① 操作者应掌握熟练的插管技术；② 心搏骤停者应立即行气管插管，避免胃扩张误吸；③ 如喉镜无法使用或 30 s 内插管未成功，应立即给予 100%纯氧，并采用其他通气方式，随后再试；④ 此外，会厌处按压环状软骨，减少胃扩张和反流误吸；⑤ 采用高容量低压气管导管套囊，套囊内压保持在 25～35 mmH_2O，小于 25 mmH_2O 不足以防止误吸，大于 45 mmH_2O 则导致管壁黏膜缺血。

二、鼻胃管插管术与洗胃术

（一）鼻胃管插管术

【适应证】

1. 各种因素所致的消化道梗阻。

2. 胃肠道手术后腹部胀气，胃排空障碍。

3. 急性胃扩张，急性胰腺炎。

4. 误服毒物或毒药。

5. 采集胃内容物，行胃液分析或行胃脱落细胞检查。

6. 肠内营养。

【禁忌证】

近期有上消化道出血史，食管静脉曲张，食管阻塞及极度衰弱患者应慎用。

【操作方法】

1. 操作前准备　胃管、治疗盘、弯盘、纱布、液体石蜡、注射器、胶布、水、塑料布或治疗巾、止血钳和镊子。

2. 患者取坐位或半卧位，用液体石蜡润滑胃管前端，右手持胃管前端沿一侧鼻孔缓慢插入，到咽部时(约 14～16 cm)会感到有阻力，嘱清醒患者做吞咽动作，阻力消失，继续插入长度约 45～65 cm。

3. 用以下方法确定胃管是否在胃内　① 用 50 ml 大针筒抽吸有无胃内容物；② 用注射器注入一定量的空气，有无气过水声。

4. 胃管位置调整合适后，将鼻腔外端胃管拭净，用粘合胶布固定于鼻翼处。

【注意事项】

1. 插胃管过程中如患者出现恶心、呕吐等反应，应暂停片刻，嘱患者作深呼吸或作吞咽动作，随后插入以减轻不适。插入过程中如发现呛咳、呼吸困难、发绀等情况，应立即拔出，让患者休息片刻后重插。

2. 使用胃肠减压患者应加强口腔护理和清洁鼻腔，为减轻咽喉部刺激，每日给予蒸汽吸入。

（二）洗胃术

【适应证】

误服毒物，过量药物或其他有害物质。

【禁忌证】

1. 服用强酸或强碱等腐蚀性物质。

2. 食管胃底静脉曲张。

3. 食管或贲门梗阻、狭窄。

4. 严重心肺疾病。

【操作方法】

洗胃方法有 3 种，应用时可根据不同病情选择。

1. 催吐法洗胃术　此法一般适用于神志清楚，尚能合作的中毒患者。

方法：采用口服洗胃者应采取坐位，胸前围防水布，饮入大量洗胃液（洗胃液的成分根据毒物的特点配制），以感到饱胀为度。随即用手指、压舌板或其他类似物体刺激患者咽后壁或舌根，患者反射性引起呕吐，而排出胃内容物。如此反复多次，直到排出的洗胃液清淡无味为止。该方法简单易行，在任何场合均可进行。

2. 胃管洗胃术　此法是经鼻或口腔插入胃管，先吸除毒物，反复注入洗胃液，再将胃内容物排出，以达到清除毒物的目的。

（1）患者采取侧卧或仰卧位，病情轻者亦可取坐位，胸前铺塑料布。

（2）将带有漏斗的粗洗胃管前端，涂液体石蜡使之润滑，经口腔（对昏迷不合作患者，可借助开口器使其口张开，要防止咬伤术者手指）缓慢插入食管内，继续向前插入，当胃管已插入管壁标记 50 cm 处，表示胃管前端已入胃内。

（3）证实胃管在胃内无误，可将胃管漏斗端提高，高度约为患者头部以上 50 cm，助手将灌洗液倒入。待灌洗液注入量约 300～500 ml 时，即将漏斗放低，利用虹吸原理，将胃中液体吸出。如果胃管中段有球囊者，可挤压此囊，以加快流出速度。

（4）当胃管中液体不再外流时，再将漏斗抬高并继续注入灌洗液，如此反复灌洗，直至流出清净无气味的液体为止。

（5）灌洗完毕，测量灌洗液的进出量，再将胃管缓慢拔出。

3. 电动洗胃机洗胃术　此法插管基本与胃管灌洗术相同。电动洗胃机有自控和手控两种。

【注意事项】

1. 急性误服毒物而致中毒，患者神志清楚并能合作者，应鼓励其自己行催吐，不合作者应立即插入胃管迅速洗胃，以减少毒物的吸收。

2. 呼吸心搏停止者，应先行复苏再行洗胃。

3. 昏迷者在胃管插入后，应将患者体位改为左侧卧位，以免发生吸入性肺炎，有假牙者，应取下。

4. 洗胃前准备好急救器械和药品，洗胃过程中同时应用解毒剂及对症处理。

5. 洗胃不应受时间限制，超过 6 h 仍应洗胃，洗胃不彻底者应重新洗胃。

6. 洗胃前应尽量将胃内容物抽净，有条件单位应取标本送检。

7. 洗胃必须彻底，最后流出液应无毒物，颜色应与灌洗液相似。灌洗液温度以 30～35℃为宜。

8. 洗胃后，经胃管注入 50％硫酸镁溶液 30 ml 导泻，若给药后不泻可重复给药，至腹泻为止，以彻底清除肠道毒物。

9. 洗胃后彻底清洁皮肤、洗头、更换衣服、清除污染皮肤和毛发的呕吐物内的毒物。然后在胃内置普通胃管作胃肠减压及定时用少量温水灌洗以引出残留毒物。

【常用洗胃液】

一般洗胃用清水，但使用生理盐水更安全，可以防止电解质紊乱，尤其是儿童可避免用清水洗胃导致水中毒而诱发惊厥及昏迷的危险。

三、导尿及留置导尿术

【适应证】

1. 急性尿潴留者。

2. 需要准确记录尿量的危重患者。

3. 尿道损伤者。

4. 泌尿系统特殊检查或治疗需导尿者，如测量残余尿量、膀胱造影、尿道造影、尿流动力学检查、膀胱灌注药物等。

【禁忌证】

1. 急性膀胱炎患者。

2. 尿道狭窄，导尿管无法插入的患者。

3. 尿道损伤已完全断裂的患者。

【操作方法】

1. 操作前准备　物品准备：导尿包、导尿管、无菌手套、消毒盘、10 ml 注射器、50 ml 生理盐水。常用的导尿管有普通导尿管和气囊导尿管两种，需要留置的一般用气囊导尿管。

2. 男性患者通常取平卧位；女性患者取平卧位，两腿屈膝自然分开。选择适当的导尿管，表面涂上无菌液体石蜡油。对男性患者，操作者一手提起其阴茎并向上拉直，另一只手用无菌镊夹持导尿管，轻轻插入尿道，深度约 20 cm。

【注意事项】

1. 严格遵守无菌操作规程。

2. 一般选用 F12～F16 的导尿管，有明显血尿时，用 F20～F22 的导尿管。需留置导尿管者，选用组织相容性好的导尿管。

3. 插气囊导尿管时，应先将导尿管尽量插深，再向气囊内注水，避免气囊损伤后尿道。

4. 急性尿潴留导尿时，避免快速放完尿液，应分 2～3 次将尿液放完。膀胱黏膜下血管会因突然减压而发生充血，继而破裂出血。

5. 术后处理　① 尿道口每日用 0.25%的氯己定(洗必泰)溶液洗涤 2 次。② 尿袋隔日更换。③ 膀胱内感染严重时，可用 1∶5 000 的呋喃西林溶液冲洗膀胱。④ 导尿管的留置时间一般不超过 1 周。

四、三腔二囊管插管术

【适应证】

因门静脉高压引起的食管静脉和(或)胃底静脉曲张破裂引起大出血者。

【操作方法】

1. 在使用三腔双囊管前，应仔细检查三腔管是否通畅，气囊是否漏气，气囊膨胀是否均匀等，并注明 3 个接头管的名称，将管头及气囊涂以液体石蜡，使之润滑。

2. 患者平卧或头偏向一侧，将三腔管经鼻孔插入，达咽喉部时嘱患者做吞咽动作，快速通过，当插至 65 cm 处时或抽吸胃管有胃内容物吸出，表示管头端已达胃内。

3. 用 50 ml 注射器向胃气囊内注入空气 250～300 ml，使胃气囊膨胀。用血压计测定囊内压力，使压力保持在 50 mmHg。然后用止血钳将胃气囊的管口夹住以防气体外漏。再将三腔二囊管向外牵引，使已膨胀的胃气囊压在胃底部，牵引时感到有中等阻力感为止。然后用宽胶布将三腔二囊管固定于患者的面部或用 0.5 kg 的沙袋坠拉于床前的牵引架上(最好用滑轮)。

4. 再向食管气囊内注入空气 100～150 ml,使气囊压力保持在 20～30 mmHg 为宜。具体囊内压力的大小可根据实际需要来调整。气囊压迫食管下 1/3 部位,管口用止血钳夹住。

【注意点】

1. 压迫期间应密切观察,防止气囊脱出阻塞咽喉造成窒息,或气囊漏气压迫无效。如食管有分泌物或出血,应吸去排到体外,以免吸入导致窒息或肺炎。

2. 置管压迫期间,定期吸胃液,以检查气囊压迫止血的效果。

3. 气囊自注气压迫到位后,应每 8～12 h 放松食管气囊一次。同时将三腔二囊管向胃内送少许,使暂时解除食管及胃底黏膜压迫,避免长时间压迫引起局部黏膜血循环不良,产生压迫性溃疡。一般每次放气约 10 min,然后再注入气体压迫。

4. 通过观察出血停止 24 h 后,可先将食管气囊放气,并继续留管观察 24 h 如未见出血,可放开胃气囊,用注射器抽尽两个气囊中的空气,然后令患者口服液体石蜡 20～30 ml,再缓慢轻柔地将三腔双囊管抽出。

5. 本法采取气囊压迫一般总时间为 3～5 日,个别需要者可适当延长。

第六节　无菌技术

无菌技术是指针对外来感染源所采取的一种预防措施,由灭菌法、抗菌法和一定的操作规则及管理制度所组成。

一、器械、物品等的灭菌、消毒法

(一) 灭菌法

指杀灭一切活的微生物的方法。

1. 高压蒸气灭菌法　这种灭菌法的应用最普遍,效果亦很可靠。国内目前应用最多的是下排气式灭菌器,蒸气压力达到 104.0～137.3 kPa(15～201 bf/in^2)时,温度可达 121～126℃。在此状态下维持 30 min,即能杀灭包括具有顽强抵抗力的细菌芽胞在内的一切微生物。

使用高压蒸气灭菌器的注意事项:① 需灭菌的各种包裹不宜过大,体积上限为:长 40 cm、宽 30 cm、高 30 cm。包扎亦不宜过紧。② 灭菌器内的包裹不宜排得过密,以免妨碍蒸气透入,影响灭菌效果。③ 预置专用的包内及包外灭菌指示纸带,在压力及温度达到灭菌标准条件并维持 15 min 时,指示纸带即出现黑色条纹,表示已达到灭菌的要求。④ 易燃和易爆物品如碘仿、苯类等,禁用高压蒸气灭菌法;锐利器械如刀、剪等不宜用此法灭菌,以免变钝。⑤ 瓶装液体灭菌时,只能用纱布包扎瓶口,如果要用橡皮塞,应插入针头以排气。⑥ 已灭菌的物品应注明有效日期,并需与未灭菌的物品分开放置,以免弄错。⑦ 高压灭菌器应由专人负责,每次灭菌前,应检查安全阀的性能是否良好,以防锅内压力过高而发生爆炸。

高压蒸气灭菌法用于能耐高温的物品,如金属器械、玻璃、搪瓷、敷料、橡胶制品等,各种物品的灭菌所需时间不同。物品经高压灭菌后,可保持包内无菌 2 周。

2. 煮沸法　有专用的煮沸灭菌器,但一般的铝锅或不锈钢锅洗去油脂后,常也用作煮沸灭菌。此法适用于金属器械、玻璃制品及橡胶类等物品。在水中煮沸至 100℃并持续 15～20 min,一般细菌即可被杀灭,但带芽胞的细菌至少需煮沸 1 h 才能被杀灭。高原地区气压低,水的沸点亦低,煮沸灭菌的时间需相应延长。海拔高度每增高 300 m,灭菌时间应延长 2 min。为节省时间和保证灭菌质量,高原地区可应用压力锅作煮沸灭菌。压力锅的蒸气压力一般为 127.5 kPa,锅内最高温度可达 124 ℃左右,10 min 即可灭菌。

注意事项:① 为达到灭菌目的,物品必须完全浸没在沸水中;② 缝线和橡胶类的灭菌应于水煮沸后放入,持续煮沸 10 min 即可取出,煮沸过久会影响物品质量;③ 玻璃类物品需用纱布包裹,放入冷水中逐渐煮沸,以免其遇骤热而爆裂;玻璃注射器应将内芯拔出,分别用纱布包好;④ 煮沸器的锅盖应严密关闭,以保持沸水温度;⑤ 灭菌时间应从水煮沸后算起,若中途放入其他物品,则灭菌时间应重新计算。

3. 火烧法　金属器械的灭菌可用此法。将器械置于搪瓷或金属盆中,倒入 95%乙醇少许,点火直接燃烧,也可达到灭菌目的。但此法常使锐利器械变钝,又会使器械失去原有的光泽,因此仅用于亟须的特殊情况。

（二）消毒法

是指杀灭病原微生物和其他有害微生物,但并不要求清除或杀灭所有微生物(如芽胞等)的方法。

1. 药液浸泡消毒法　锐利器械、内镜和腹腔镜等不适于热力灭菌的器械,可用化学药液浸泡消毒。常用的化学灭菌剂和消毒剂有下列几种:

(1) 2%中性戊二醛水溶液:浸泡时间为 30 min。常用于刀片、剪刀、缝针及显微器械的消毒。灭菌时间为 10 h。药液宜每周更换一次。

(2) 10%甲醛溶液:浸泡时间为 20～30 min。适用于输尿管、导管等树脂类、塑料类以及有机玻璃制品的消毒。

(3) 70%乙醇:浸泡 30 min。用途与戊二醛溶液相同。目前较多用于已消毒过的物品的浸泡,以维持消毒状态。乙醇应每周过滤,并核对浓度一次。

(4) 1∶1 000 苯扎溴铵(新洁尔灭)溶液:浸泡时间为 30 min。虽亦可用于刀片、剪刀及缝针的消毒,但因其消毒效果不及戊二醛溶液,故目前常用于已消毒的持物钳的浸泡。

(5) 1∶1 000 氯己定(洗必泰)溶液:浸泡时间为 30 min。抗菌作用较新洁尔灭强。

注意事项:① 浸泡前,器械应予去污,擦净油脂。② 需消毒的物品应全部浸入溶液内。③ 剪刀等有轴节的器械,消毒时应把轴节张开;管、瓶类物品的内面亦应浸泡在消毒液中。④ 使用前,需用灭菌盐水将消毒药液冲洗干净,因该类药液对机体组织均有损害作用。

2. 甲醛蒸气熏蒸法　用有蒸格的容器,在蒸格下放一量杯,按容器体积加入高锰酸钾及 40%甲醛(福尔马林)溶液(用量以每 0.01 m^3 加高锰酸钾 10 g 及 40%甲醛 4 ml 计算)。物品置蒸格上部,容器盖紧,熏蒸 1 h 即可达消毒目的。但灭菌需 6～12 h。

清洁、保管和处理:一切器械、敷料和用具在使用后,都必须经过一定的处理,才能重新进行消毒,供下次手术使用。其处理方法随物品种类、污染性质和程度而不同。凡金属器械、玻璃、搪瓷等物品,在使用后都需用清水洗净,特别需注意沟、槽、轴节等处的去污;

各种导管均需注意冲洗内腔。凡属铜绿假单胞菌(绿脓杆菌)感染、破伤风或气性坏疽伤口,或乙型肝炎抗原阳性患者,所用的布类、敷料、注射器及导管应尽量选用一次性物品,用后即焚烧处理,以免交叉感染。金属物品冲洗干净后置于20%碘伏原液(0.1%有效碘)内浸泡1 h。

二、手术人员及患者手术区的准备

(一) 手术人员术前准备

1. 一般准备　进手术室要更换手术室准备的清洁鞋和衣裤,戴好口罩及帽子。口罩要盖住鼻孔,帽子要盖住全部头发。剪短指甲,并除去甲缘下积垢。手臂皮肤破损或有化脓性感染时不能参加手术。

2. 手臂消毒法　可消除皮肤表面的细菌。

(1) 已使用多年,是经典的消毒方法,目前已逐渐被应用新型灭菌剂的刷手法代替。① 先用肥皂做一般的洗手,再用无菌毛刷蘸煮过的肥皂水刷洗手臂,从手指尖到肘上10 cm处,两臂交替刷洗,一次刷完后,手指朝上肘朝下,用清水冲洗,反复洗3遍,共约10 min,注意甲缘、甲沟、趾蹼等处的冲洗。② 用无菌毛巾从手到肘部擦干。③ 将手和前臂浸泡在70%乙醇溶液或0.1%苯扎溴铵溶液内5 min,浸泡到肘上6 cm。④ 消毒完毕,保持拱手姿势,手臂不要下垂,不要接触未消毒的物品。

(2) 碘而康刷手法:用肥皂水擦洗双手至肘上10 cm,共3 min,用清水洗净,无菌纱布擦干;然后用浸透0.5%碘而康的纱布涂擦手和前臂一遍。

(3) 灭菌王刷手法:清水冲洗双手至肘上10 cm,然后用无菌毛刷蘸灭菌王3～5 ml刷手和前臂3 min,流水冲净,用无菌纱布擦干,用吸足灭菌王的纱布球涂擦手和前臂。

3. 穿无菌手术衣和戴手套的方法　手臂消毒法可消除皮肤表面的细菌,但并不能完全消灭藏在皮肤深处的细菌。在手术过程中,这些细菌会逐渐移到皮肤表面。因此在手臂消毒后,还要戴上消毒橡胶手套和穿手术衣,以防止这些细菌污染手术伤口。目前多数医院都采用经高压蒸气灭菌的干手套,仅少数使用消毒液浸泡的湿手套。如用干手套,应先穿手术衣,后戴手套;如用湿手套,应先戴手套,后穿手术衣。

(1) 穿无菌手术衣:取手术衣后,用双手分别提起衣领的两端,轻轻抖开手术衣,有腰带的面向外,将手术衣略向上抛起,双手同时插入袖筒,手向前伸,待巡回护士在后面帮助穿衣,使双手伸出袖口,双手交叉提起左右腰带略向后递,护士在身后系紧衣带和腰带(图4-1)。

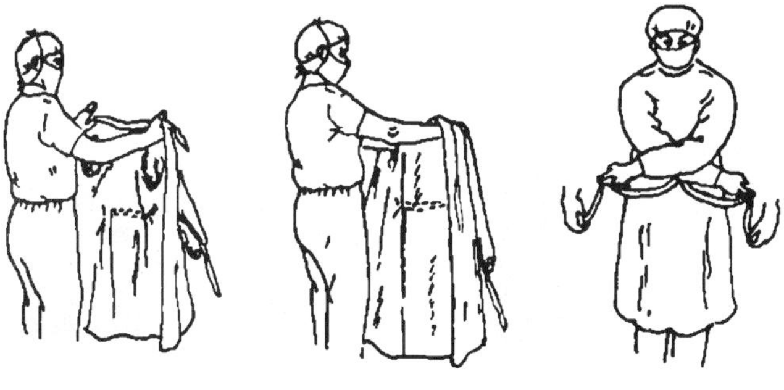

图4-1　穿手术衣的方法

(2) 戴无菌手套:戴手套时注意手只能接触手套的翻折部,不能接触手套的外面。用左手捏住手套口的翻折部,先将右手伸入手套内,再用已戴好手套的右手指插入左手手套的翻折部,帮助左手伸入手套内。然后将手套翻折部翻回盖住手术衣袖口(图 4-2)。

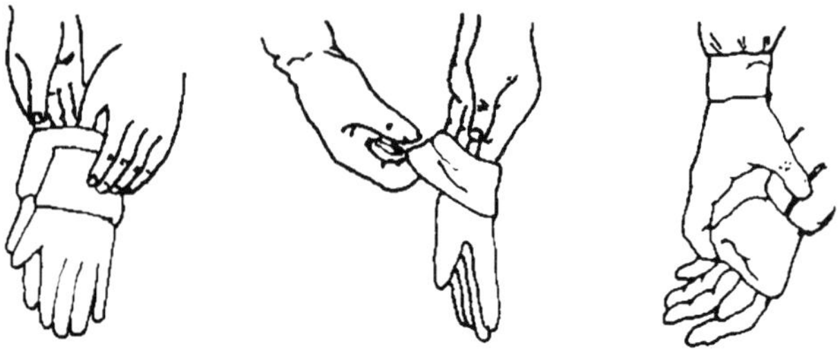

图 4-2 戴无菌手套的方法

(二)患者手术区的准备

目的是消灭拟作切口处及其周围皮肤上的细菌。如皮肤上有较多油脂或胶布粘贴的残迹,可先用汽油或松节油拭去。然后用 2.5%～3%碘酊涂擦皮肤,待碘酊干后,以 70%乙醇涂擦两遍,将碘酊擦净。另一种消毒方法是用 2.5%碘尔康溶液或 1∶1 000 苯扎溴铵溶液涂擦两遍。对婴儿皮肤、面部皮肤、口腔、肛门、外生殖器等部位,可选用刺激性小、作用较持久的 0.75%吡咯烷酮碘消毒。在植皮时,供皮区的消毒可用 70%乙醇涂擦 2～3 次。

目前常用的 0.5%碘伏溶液为络合碘,是碘的有机复合物,也是广谱强效消毒剂,可杀灭病毒、真菌、细菌及芽胞,作用持久,毒性低,不致敏,对皮肤、黏膜无刺激,不需脱碘,容易洗去。既可用于皮肤黏膜伤口的消毒,也可用于医疗器械的浸泡灭菌,10～30 min 即可。应注意碘能被皮肤、黏膜吸收,若涂擦面积大或过于频繁,可较多进入甲状腺,并逐渐从肾脏排泄,有甲状腺或肾脏疾病患者,尤其是妊娠期的医务人员应慎用。而碘酊虽然消毒效果也好,但对皮肤和黏膜有较强的刺激性,不能用于黏膜、小儿皮肤、会阴部、面部、伤口等处的消毒。

注意事项:① 涂擦上述药液时,应由手术区中心部向四周涂擦。如为感染伤口,或为肛门区手术,则应由手术区外周涂向感染伤口或会阴、肛门处。已经接触污染部位的药液纱布,不应再返回擦洗清洁处。② 手术区皮肤消毒范围要包括手术切口周围 15 cm 的区域。如手术有延长切口的可能,则应事先相应扩大皮肤消毒范围。不同手术部位的皮肤消毒范围见图 4-3 说明。

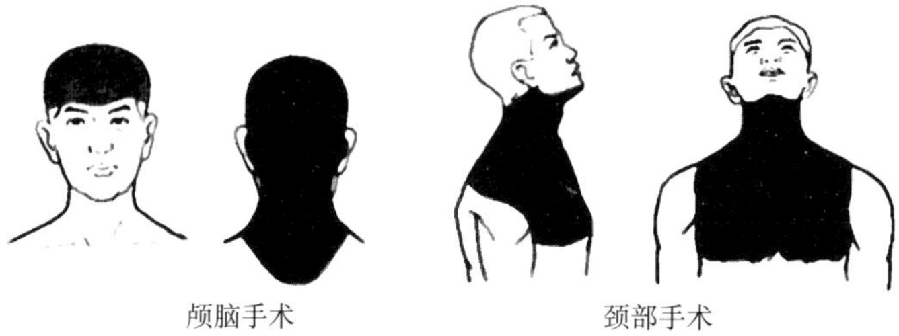

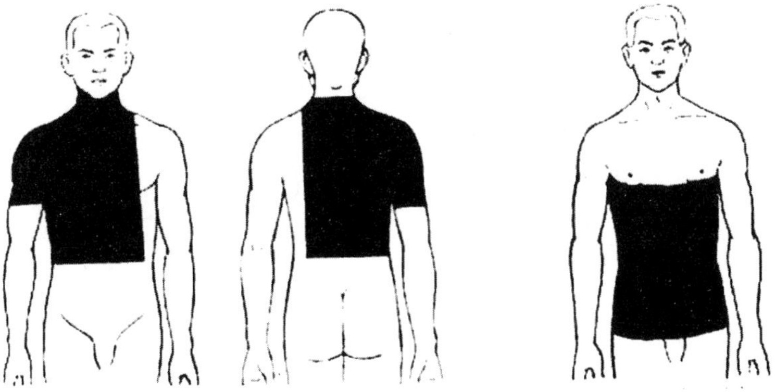

胸部手术　　　　腹部手术

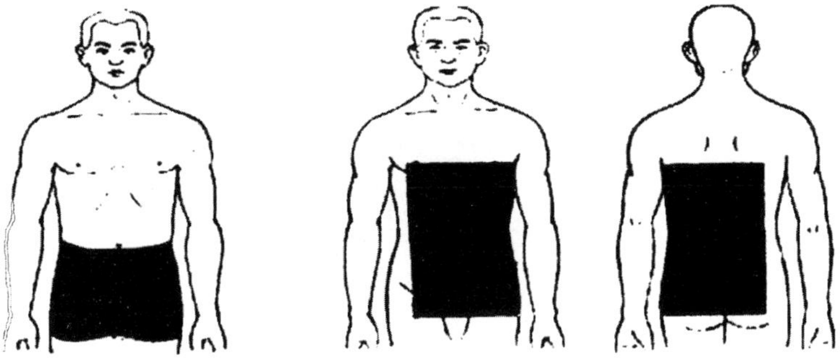

腹股沟和阴囊部手术　　　肾部手术

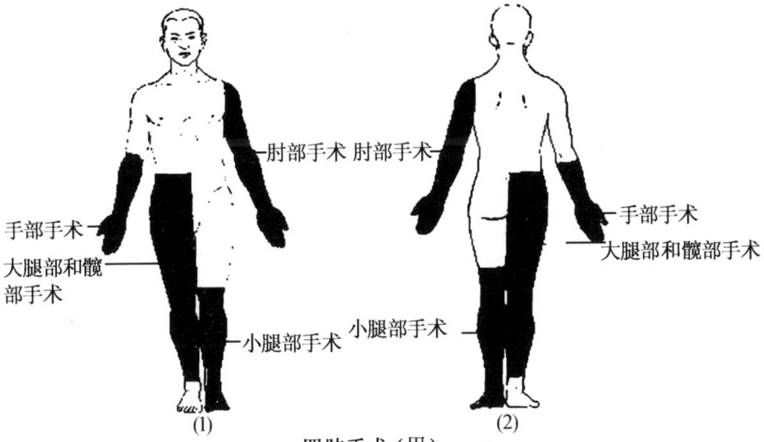

四肢手术（甲）

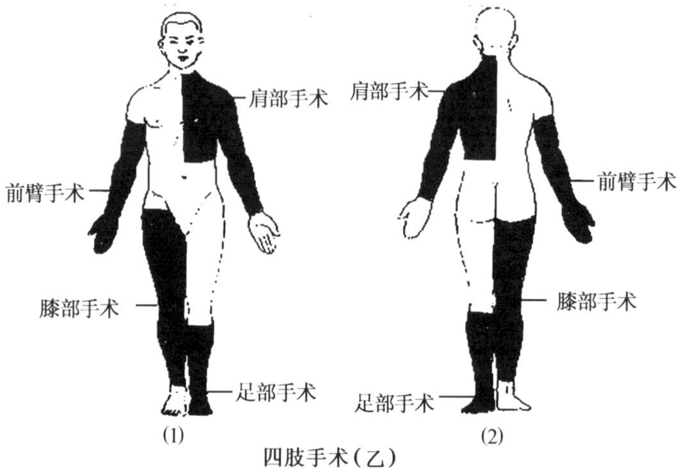

四肢手术(乙)

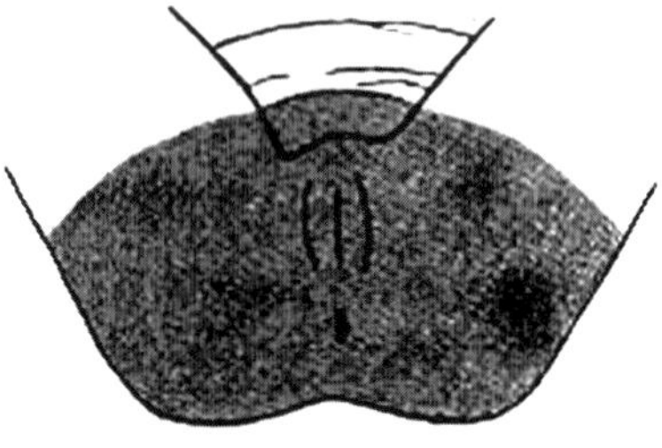

会阴部和肛门部手术

图 4-3　不同手术部位的皮肤消毒范围

手术区消毒后，铺无菌布单。其目的是除显露手术切口所必需的最小皮肤区以外，其他部位均需予以遮盖，以避免和尽量减少手术中的污染。在手术区的皮肤粘贴无菌塑料薄膜的方法也很常用，皮肤切开后薄膜仍黏附在伤口边缘，可防止皮肤上尚存的细菌在术中进入伤口。小手术仅盖一块孔巾即可，对较大手术，须铺盖无菌巾和其他必要的布单。原则是除手术野外，至少要有两层无菌布单遮盖。一般的铺巾方法如下：用 4 块无菌巾，每块的一边双折少许，在切口每侧铺盖一块无菌巾，盖住手术切口周围。通常先铺操作者的对面，或铺相对不洁区(如下腹部、会阴部)，最后铺靠近操作者的一侧，并用布巾钳将交角处夹住，以防止移动。无菌巾铺下后，不可随便移动，如果位置不准确，只能由手术区向外移，而不应向内移动。然后，根据手术部位的具体情况，再铺中单或大单。大单布的头端应盖过麻醉架，两侧和足端部应垂下超过手术台边 30 cm。上、下肢手术，在皮肤消毒后应先在肢体下铺双层无菌中单布。肢体近端手术常用双层无菌巾将手(足)部包裹。手(足)部手术需在其肢体近端用无菌巾包绕。

三、手术中的无菌原则

在手术进行中，所有参加手术的人员都必须认真执行无菌操作规则，以保持手术中的无菌环境，防止已经灭菌和消毒的物品或手术区域受到污染。无菌操作规则包括：

1. 手术人员一经“洗手”，手臂即不准再接触未经消毒的物品。穿无菌手术衣和戴无菌手套后，背部、腰部以下和肩部以上都应认为是有菌部位，不能接触。手术台边缘以下的布单也不能接触。

2. 不可以在手术人员的背后传递器械及手术用品。坠落到无菌巾或手术台边以外的器械物品不准拾回再用。

3. 手术中如手套破损或接触到有菌的地方时，应另换无菌手套。前臂或肘部触及有菌地方时，应更换无菌手术衣或加套无菌袖套。无菌巾、布单等物如已湿透，其无菌隔离作用不再完整，应加盖干的无菌单。

4. 在手术过程中，同侧手术人员如需调换位置时，应采用背靠背转身法：先退后一步，转过身，背对背地转到另一位置，以防止污染。

5. 手术开始前要清点器械、敷料，手术结束时，要检查胸、腹等体腔，核对器械、敷料数无误后，才能关闭切口，以免异物遗留腔内，产生严重后果。

6. 切口边缘应以大纱布垫或手术巾遮盖，并用巾钳或缝线固定，仅显露手术切口。

7. 作皮肤切口以及缝合皮肤之前，需用70%乙醇溶液再涂擦消毒皮肤一次。

8. 切开空腔脏器前，要先用纱布垫保护周围组织，以防止或减少污染。

9. 如接台手术，应先做无菌手术，再依次为污染手术、感染手术、特殊感染手术。

10. 手术过程中尽量少讲话，咳嗽或打喷嚏时头应转向手术台外。注意头勿过低，以至贴近手术野。

11. 参观手术的人员不可太靠近手术人员或站得太高，也不可以经常在室内走动，以减少污染的机会。

12. 手术进行时不应开窗通风或用电扇，室内空调机风口也不能吹向手术台，以免扬起尘埃，污染手术室内空气。

四、手术室的管理

手术室需要一定的管理制度以保证手术环境的无菌。

1. 在同一日内，一个手术室需做数个手术的话，应先做无菌手术，后做感染手术。

2. 每次手术完毕后和每日工作结束时，都应彻底洗刷地面，清除污液、敷料和杂物等。每周应彻底大扫除一次。

3. 手术室内应定期进行空气消毒。① 通常采用乳酸消毒法。在一般清洁工作完成之后，打开窗户通风 1 h。100 m^3 空间可用80%乳酸 12 ml，倒入锅内(或再加等量的水)，置于三角架上，架下点一酒精灯，待蒸发完后将火熄灭，紧闭门窗 30 min 后再打开通风。② 也可用中药苍术的乙醇浸剂(每立方米空间用苍术 1 g 及乙醇 2 ml，浸 24 h 后用)替代乳酸，同上法烟熏，封闭 4 h。此法在熏蒸时呈清香味，且对物品几乎没有腐蚀作用。③ 在绿脓杆菌感染手术后，则先用乳酸进行空气消毒，1～2 h 后进行扫除，用 1∶1 000 苯扎溴铵溶液揩洗室内物品后，开窗通风 1 h。④ 在破伤风、气性坏疽手术后，可用 40%甲醛溶液消毒手术室。按每立方米空间用甲醛溶液 2 ml 和高锰酸钾 1 g，即能产生蒸气，12 h 后打开窗户通风。⑤ 在 HBsAg 阳性，尤其是 HBeAg 阳性的患者手术后，地面和手术台等可撒布 0.1%次氯酸钠水溶液，30 min 后清扫和清拭。或可用 5%碘伏清拭。⑥ 也有采用紫外线消毒手术室空气的方法。通常以每平方米地面面积使用紫外线的电功率 1～2 W 计算，照射 2 h，照射距离不超过 2 m。

4. 凡进入手术室的人员，必须换上手术室的清洁鞋帽、衣裤和口罩。参观手术人员的数目不宜超过2人。患急性感染和上呼吸道感染者，不得进入手术室。

第七节　切开技术

一、气管切开术

气管切开术通常用于已行气管插管或环甲膜切开等气道保护措施后。由于其操作相对复杂，需要较高的操作技巧。故气管切开术在气道阻塞不作为首选的气道开放措施。

【适应证】

1. 上呼吸道阻塞包括急性喉炎、喉水肿、急性会厌炎、上呼吸道烧伤、喉及气管异物，以及喉及气管外伤伴软组织肿胀及骨折等，为绝对适应证。

2. 对呼吸道异物患儿，应尽早取出异物，若无合适器械及取异物条件，可先行气管切开。

3. 由于神经系统疾病、药物中毒、颅脑外伤、颈椎外伤等引起昏迷、吞咽障碍、咳嗽反射受抑制，为保证呼吸道通畅，可行气管切开。

4. 慢性阻塞性肺病伴发感染、呼吸衰竭。为减少呼吸道阻力，吸出下呼吸道分泌物，或者需要长期行机械通气者。

5. 已行气管插管，但仍不能顺利排出支气管内分泌物或仍需较长时间呼吸机治疗者。

【操作要点】

1. 操作前准备　吸引器、气管切开手术包、简易呼吸器、面罩、照明设备等。

2. 体位　一般取仰卧位，肩下垫一小枕，头后仰，使气管接近皮肤，以利于手术，助手坐于头侧，以固定头部，保持正中位。常规消毒，铺无菌巾。

3. 麻醉　采用局麻。沿颈前正中上自甲状软骨下缘下至胸骨上窝，以2%利多卡因浸润麻醉，如情况紧急或昏迷患者也可不予麻醉。

4. 切口　多采用直切口，自甲状软骨下缘至接近胸骨上窝处，沿颈前正中线切开皮肤和皮下组织。

5. 分离气管前组织　用血管钳沿中线分离胸骨舌骨肌及胸骨甲状肌，暴露甲状腺峡部，若峡部过宽，可在其下缘稍加分离，用小钩将峡部向上牵引，必要时也可将峡部夹持切断缝扎，以便暴露气管。分离过程中，两个拉钩用力应均匀，使手术野始终保持在中线，并经常以手指探查环状软骨及气管是否保持在正中位置。

6. 切开气管　确定气管后，一般于第2～4气管环处，用尖刀片自下向上挑开2个气管环(切开4～5环者为低位气管切开术)，刀尖勿插入过深，以免刺伤气管后壁和食管前壁而引起气管食管瘘。

7. 插入气管套管　以弯钳或气管切口扩张器，撑开气管切口，插入大小适合，带有管芯的气管套管，插入外管后，立即取出管芯，放入内管，吸净分泌物，并检查有无出血。

8. 创口处理　气管套管上的带子系于颈部，打成死结以牢固固定。如皮肤切口较长，可将切口上方缝合1～2针，导管下方创口不予缝合，以免发生皮下气肿。最后用一块开口纱布垫于伤口与套管之间。

9. 术后检查 手术结束后术者应仔细做术后检查，包括伤口有无出血；导管是否通畅；呼吸运动情况如何；颈、胸部有无皮下气肿；心肺听诊双肺通气情况及心音心律是否正常；有否气胸及纵隔气肿，一切无误后方可离去。

【注意事项】

气管切开术的并发症及预防。

1. 出血 如气管切口过长过低、气管两侧分离过深、无名动脉高位异常以及患有血友病或其他出血性疾患者，可有严重出血。因此术前应详细询问病史，术中需轻柔操作、注意止血、选用适当的气管导管及术后防止感染。

2. 气管切开后的呼吸骤停 这是由于气管切开后，突然氧气吸入增多，相对的二氧化碳骤减，无足量的二氧化碳刺激呼吸中枢，从而导致中枢性呼吸骤停。遇有气管切开后呼吸骤停时，可给予二氧化碳混合气体吸入。如无此设备，则可采用人工呼吸保持气管导管的通畅，多在短时间内即可恢复自主呼吸。

3. 皮下气肿 轻者气肿仅限于颈部，多由于手术时气管前组织分离过多，切口过大，气管切口大而导管较细，或皮肤缝合过紧，使大量气体逸出挤入皮下。患者剧烈咳嗽也可加重皮下气肿。皮下气肿一般均在术后 24 h 停止发展，术后 3～5 日内吸收。严重的皮下气肿可蔓延至胸、腹甚至达腹股沟部。预防气肿的方法是：气管切口不宜大于导管，创口皮肤勿严密缝合，对气肿严重者，应将切口缝线拆除，敞开创口。

4. 纵隔气肿或气胸为气管切开的严重并发症，多同时发生。少量空气多可自行吸收，不至影响呼吸，无需处置。大量空气进入纵隔，则可压迫心脏使循环受阻，患者面色发绀，静脉怒张，尤以胸部以上的静脉为明显，心脏浊音减低或消失，胸部 X 线检查可见纵隔阴影扩大，不难确诊。其处理原则：及早引流，用一细导尿管或塑料管从气管前壁在筋膜下插入纵隔，引流气体。有气胸者可采用闭式引流法，即用粗的穿刺针刺入胸膜腔，外接橡皮管，放出气体。对纵隔气肿严重者，还可请胸外科行纵隔切开引流。

5. 创口感染 创口感染可使邻近大血管糜烂破裂引起大出血，也可引起严重的下呼吸道感染。故手术须严格无菌操作，术后应清洁创面，全身应用抗生素控制感染。

6. 气管切开后呼吸仍不通畅 可能有下列情况：① 选用的气管导管过细或导管内不通畅；② 气管导管内黏稠分泌物或脓痂阻塞；③ 气管内膜状物或异物可能在气管导管以下阻塞；④ 肺部疾病，呼吸肌瘫痪或中枢麻痹，此时应积极寻找原因排除。

7. 脱管 可造成窒息死亡，为严重的并发症，应严加预防。其方法为：① 气管导管必须松紧合适，固定好；② 对气管切开患者应由专人护理，以防脱管不测；③ 对气管切开患者一般可在术后 72 h 更换气管导管，更换时应按照气管切开体位固定患者，于明视下置入已准备好的气管导管，在发生脱管时，应按照气管切开体位固定患者，立即将导管置入。

二、经皮气管切开术

【适应证】

同气管切开。

【禁忌证】

同气管切开。

【操作要点】

1. 术前准备　常规器械及药品准备：氧气，吸引器，面罩，喉镜，气管插管，气管切开包，抢救药品。患者准备：适当镇静镇痛。

2. 体位　正中仰卧位，头后伸，肩部垫高，下颏、喉结、胸骨上切迹三点一线。

3. 穿刺点选 1～3 气管软骨间隙(以环状软骨为定位标志)，常规消毒铺单，利多卡因表皮麻醉后，于穿刺点横行作一长 2 cm 切口至皮下(图 4－4)。

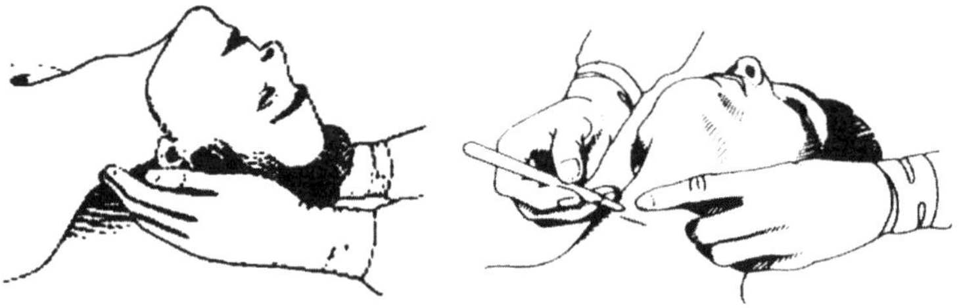

图 4－4　经皮气管切开术穿刺示意图

4. 以套管加针芯穿刺气管，后接注射器，当感突破感后，回抽注射器，若抽得气体，证明在气管内。

5. 取出针芯，将棉絮放在套管口，若套管在气管内，棉絮将随患者呼吸气流飘动。经套管放入导丝，此时若患者咳嗽反射强烈证明导丝在气管内，可给予适当镇静药物，以利于进一步操作(图 4－5)。

6. 拔除套管，沿导丝放入扩张器，扩张皮下组织(图 4－6)。

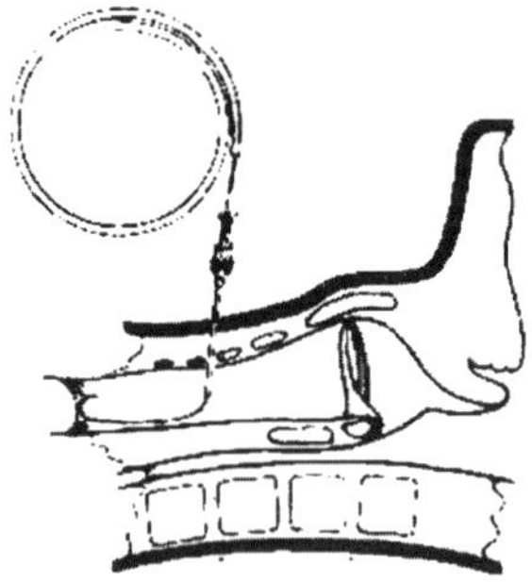

图 4－5　经套管放入导丝示意图

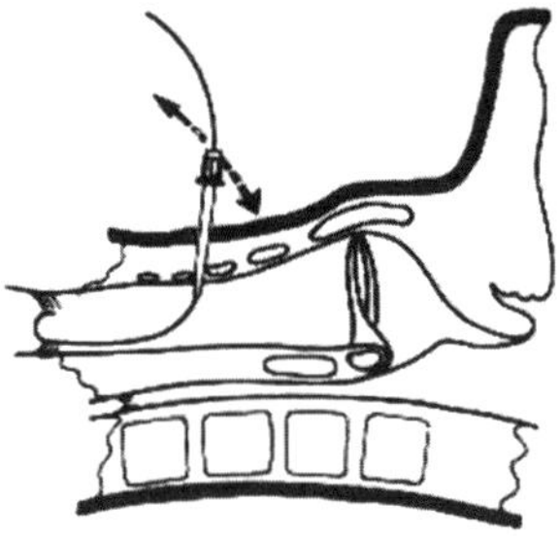

图 4－6　扩张皮下组织示意图

7. 沿导丝推下扩皮钳，扩张皮下组织及气管环(图 4－7)。

8. 沿导丝置入气管套管，拔除导丝，及时吸除穿刺处痰液和血液。固定气管套管(图 4－8)。

9. 术后根据术中出血情况，可适当运用止血药物。术后，气管切开常规护理，定时消毒，更换敷料。

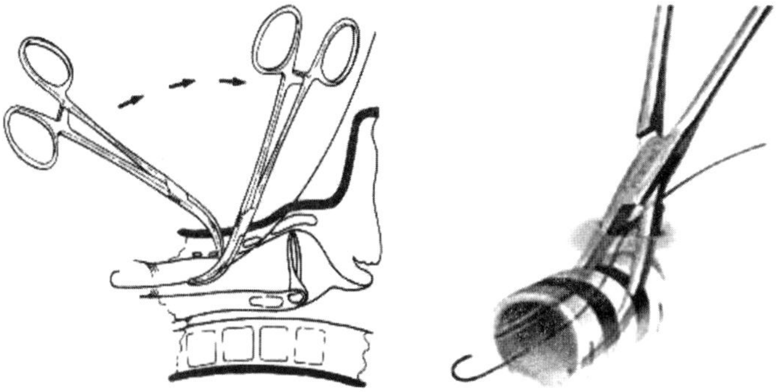

图 4-7 扩张气管环示意图

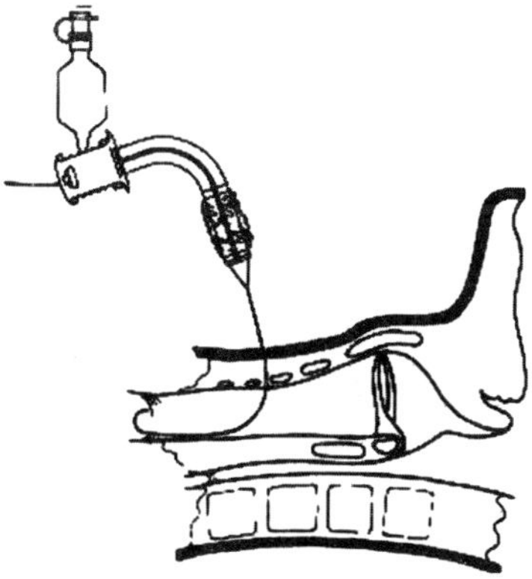

图 4-8 置入气管套管示意图

【注意事项】

同气管切开。

三、环甲膜切开术

环甲膜切开是一紧急的气管开放方法，其作用及方法类似环甲膜穿刺，主要用于现场急救，当上呼吸道阻塞尚有自主呼吸而又无法行气管插管通气的情况下。

【操作要点】

1. 操作前准备静脉切开包、无菌手套、消毒纱布、消毒盘。
2. 患者取仰卧位，头后仰。操作者确定环甲膜位置，并对局部皮肤进行消毒。
3. 作横向切口，切开皮肤及环甲膜，并旋转 90°。
4. 插入小号气管导管(尽可能大)，连接呼吸器，行机械通气给予高浓度氧。

环甲膜切开的并发症多为操作不当或局部解剖结构不熟悉所致。常见的并发症有出血、假道形成、穿破食管、皮下或纵隔气肿等应注意。

四、耻骨上膀胱穿刺造口术

【适应证】

1. 尿道狭窄、尿道损伤、前列腺增生等引起急性尿潴留，导尿管不能插入者。

2. 前列腺增生症、神经源性膀胱等引起慢性尿潴留，需长期插管引流者。

【禁忌证】

各种原因引起的挛缩性膀胱或膀胱无法充盈者。

【操作方法】

在耻骨联合上缘 2～3 cm 腹正中线处，行局部浸润麻醉，然后用 20 G 长针垂直于腹壁的方向穿刺膀胱，抽到尿液后，记录穿刺方向和深度。切开皮肤约 0.5 cm 长，深达腹白线。将膀胱穿刺套管针沿穿刺针的方向穿刺膀胱。进入膀胱时，可有明显的落空感并有尿液从针芯内流出。拔出针芯，经套管插入相应的膀胱造口管并拔出套管。调整造口管的长度，一般在膀胱内留 3～5 cm 长。用丝线将造口管固定在皮肤上并接好尿袋。

【注意事项】

1. 膀胱穿刺必须在膀胱充盈状态进行。一般腹部叩诊膀胱浊音界需在耻骨上 4.0 cm 以上。膀胱越充盈穿刺时越安全。

2. 穿刺套管针的深度需根据细针穿刺的深度控制，避免损伤膀胱后壁。前列腺增生症的患者，穿刺部位不宜过低，避免损伤前列腺引起大出血。

3. 造口管的粗细应在 F 10 以上，管头要多剪些侧孔，方可保证引流通畅。

4. 造口管需妥善固定并保持引流通畅，避免发生尿外渗。

5. 术后处理　① 尿袋需隔日更换。② 有出血或感染严重时，可用 1∶5 000 呋喃西林液冲洗膀胱。③ 造口术 2～3 日更换一次敷料。④ 膀胱造口术后 1 周开始夹管。每 2～3 h 开放引流一次，防止膀胱发生挛缩。⑤ 根据造口管的材质不同，定期换管。橡胶管 2 周更换一次，硅橡胶管 1 个月更换一次。

第八节　清创换药术

一、换药

创口有感染时，用无菌方法清洁创口，去除脓液异物及溃烂坏死组织，更换敷料称为换药。广义地说，非感染创口，如无菌手术切口，在观察创口后更换敷料，也称为换药。

1. 换药前准备

(1) 全面了解需换药的创口情况，根据不同创口准备所需用具。一般准备无菌换药碗 2 只，有齿镊和无齿镊各一把，碘伏棉球、乙醇棉球、盐水棉球、纱布，必要时需备探针、刮匙和剪刀等。

(2) 需穿工作服，戴好口罩、帽子并洗手。

2. 换药注意事项

(1) 若有多个创口要换药，先换分泌物少、创面小的创口；先换一般细菌感染的创面，后更换特异性感染的创面。

(2) 换药所用的两把镊子，一把持无菌棉球、纱条，另一把夹持接触创口的敷料，不可换用。

(3) 换药时动作轻柔，减少创面损伤。创面上盐水棉球只能轻轻沾吸创面分泌物，不可来回擦拭。

3. 步骤

(1) 去除旧敷料,顺创口长轴轻轻揭开,有粘连时用盐水浸润后慢慢揭除。

(2) 以碘伏棉球、乙醇棉球消毒创口周围皮肤。

(3) 根据创口情况选用引流物。浅部伤口用凡士林纱布;伤口较小而较深时,应将凡士林纱条送达创口深部,但不可堵住外口。创口分泌物很多时,可用胶管和负压吸引。

(4) 以无菌纱布覆盖创面,用胶布或绷带固定。

二、拆线

1. 拆线时间 根据年龄、营养状况、切口部位及局部血供决定。一般术后拆线时间为:头面颈部 5~6 天;躯干部 7 天左右;四肢及关节周围 8~10 天;减张缝线 12~14 天。对严重营养不良、年老体弱、咳嗽没有控制的患者应延迟拆线。

2. 方法 以碘伏乙醇棉球消毒切口及周围皮肤后,用镊子将线结轻轻提起,在线结下方近皮肤处剪断缝线,向切口方向抽出缝线,注意皮肤外的缝线不可再通过皮下组织,拆线后再次消毒切口,无菌纱布覆盖后固定。

3. 切口 手术切口应有正确的记录。切开引流或部分缝合的切口,不属于记录范围。

(1) 切口种类

① 清洁切口:或称无菌切口,是指缝合的无菌切口,用"Ⅰ"代表。

② 可能污染的切口:是指手术时可能带有污染的缝合切口,用"Ⅱ"代表。

③ 污染切口:指邻近感染区或组织直接暴露于感染物的切口,用"Ⅲ"代表。

(2) 愈合分级

① 甲级愈合:指愈合优良,无不良反应的一期愈合,用"甲"代表。

② 乙级愈合:指愈合欠佳,愈合处有炎症反应,如红肿、硬结、血肿、积液,但未化脓,用"乙"代表。

③ 丙级愈合:是指切口化脓,需做切开引流及换药后方能愈合,用"丙"代表。

三、清创

清创术是用手术处理新鲜创伤的方法,目的是清除创口内的污染组织,切除失活组织,除去伤口内异物,修复其有功能的组织,变污染创口为清洁创口,促其早日愈合。

(一) 清创前准备

1. 判断伤情 尽可能了解创伤的严重程度及全身状况,如有休克应先抢救休克,然后再进行清创术。还应观察创伤局部有无合并神经、动静脉、肌腱、骨损伤,清创前禁用探针探查,疑有骨折或金属存留者应摄片检查。

2. 清创时间 伤后越早越好,争取在 6~8 h 内清创。

3. 麻醉 浅小创口可采用局麻,稍深而大的创口或复合性损伤应根据情况选择麻醉方式。

(二) 清创方法及注意点

1. 清洗伤口周围,检查伤口 用无菌纱布覆盖创口,以软毛刷蘸肥皂液刷洗创口周围皮肤,剪去毛发,以等渗盐水洗净皮肤。暴露伤口深部,检查创腔,必要时用 1%过氧化氢溶液(双氧水)冲洗,除去血污、组织碎片、泥沙和异物,再用纱布覆盖伤口。

2. 用碘伏、乙醇等依次由内向外消毒创口周围皮肤，铺无菌单。

3. 仔细检查伤口，清除血块、组织碎片等物，切除明显坏死、半游离或无活力的软组织，直到伤口较为清洁或血循环较好。切忌切除过多的皮肤组织，尤其是颜面部、手指、近关节处的组织，以免影响缝合和功能。

4. 特殊组织的处理

(1) 神经组织：清创后争取一期缝合，若有困难，可将两断端固定于邻近组织，以便二期缝合时寻找。

(2) 血管损伤：一般血管可以结扎，较大血管或结扎后可能影响远端血循环的，应争取血管吻合、修补、移植。

(3) 肌腱损伤：争取一期缝合，若不能缝合者，可将肌腱断端固定在附近肌肉上，待伤口愈合再行手术修复。

(4) 骨、关节损伤：骨折先予复位，与软组织相连的骨碎片不要除去。修补关节囊时，勿在关节囊中留置引流。

5. 清创完成后，用等渗盐水反复清洗创口，进一步止血。在伤口低位引流，多在术后48 h拔除。

6. 伤后及时清创者，应在无张力情况下缝合，受伤时间较长，超过12 h后或污染严重者，可作延期缝合。

（三）清创后处理

有骨、关节损伤或神经、肌腱、血管修补术后应局部固定、制动。伤后24 h内注射破伤风抗毒素1 500 U，视情况使用抗生素。

第九节　有创监护技术

一、有创血压监测

将动脉导管插入动脉内，直接测定血压为动脉血压直接测定法。动脉血压是最常用、最容易测量的生命体征之一，它反映了循环系统的功能状态。在心血管功能不全，血液或其他液体大量丢失，以及大多数疾病的终末期血压都会明显下降。当心搏出量明显下降且有血管收缩时，袖带血压计误差明显增大，此时只有动脉内导管直接测压才能得出可靠结果。任何危重患者，如休克，心内直观手术后及有明显血管收缩倾向者，都需要用动脉置管做直接血压测定。动脉内插管还可供随时取血做化验，特别是血气分析。

（一）操作方法

1. 置管方法　桡动脉由于表浅，手部血供有侧支循环，因此是最为常用的置管动脉。方法包括直接穿刺置管法、导丝引入法、切开置管法。

(1) 直接置管法：采用带套管的静脉穿刺针，手腕下垫一软枕，手掌下垂，掌心向上，扪及桡动脉搏动及走向，消毒，铺巾，局麻。套管针以与血管呈30°穿刺，进入动脉后可见鲜血进入针管，将针及套管与腕平面角度降至10°，推进1～2 cm，使管端进入动脉，保持穿刺针不动，将套管完全推入动脉腔内。

（2）导丝引入法：先以小号针头刺到预定血管，经针尾送入顶端柔软可曲的导丝。在保证导丝停留在动脉内的前提下，推出穿刺针，将选定的导管套入导丝尾段，顺导丝将导管插入血管，固定，拔除导丝。

（3）切开置管法：经皮肤切口分离动脉后行动脉切开置管。但该方法目前已很少使用，仅在动脉搏动触摸困难时选用。

2. 压力监测系统　主要包括动脉导管、连接管、三通开关、换能器及显示屏或记录仪。使用时应注意各接头应紧密相配，管道内预充肝素生理盐水，并可经三通开关灌注冲洗，以免堵塞。所有管道及冲洗装置的连接均应严格按照无菌操作要求执行，以减少感染。

3. 并发症　① 栓塞与缺血：在长时间动脉置管或留置导管较粗的情况下形成栓塞。阿司匹林可减少发生机会。② 局部感染：注意置管及日常护理的无菌操作。③ 出血：常因管道连接口松脱或导管固定不妥滑脱所致。④ 血肿：反复多次穿刺或有凝血功能障碍患者可能出现血肿。⑤ 皮肤、神经损伤。

（二）临床意义

动脉血压本身并不反映血容量而只反映循环系统的代偿功能。动脉血压监测可测定收缩压、舒张压、脉压差与平均动脉压。收缩压主要由心肌收缩和心排出量决定；舒张压对维持冠状动脉血流非常重要。血压显著下降表示循环系统的代偿能力衰竭。脉压是收缩压与舒张压之差，其意义比单一的收缩压或舒张压大。在低血容量性休克时，脉压常先于舒张压下降，它是血容量损失超过循环系统代偿能力的第一征兆。缩小的脉压增大说明血容量恢复。

平均动脉压（MAP）是心脏各时相动脉系统的功能压，是组织灌注的指征。平均动脉压（MAP）＝（收缩压＋舒张压×2）/3，在同时测定心排出量的同时，MAP可用于计算血管阻力。直接测压还可提供每搏动脉压和动脉波形的相关分析，而动脉波形可提供更多的信息。正常波形呈收缩相和舒张相，其上升的斜率与心脏的压力升高速率有关，可反映心肌收缩性。血管阻力增加时，斜率升高；在低血容量、休克等情况下波形低平，脉压窄小，且动脉压呈现与呼吸周期有关的特征。

二、中心静脉压监测

中心静脉压是指右心房与上下腔静脉交界处以远数厘米内大静脉的压力。它反映了全身静脉的回心血量。在该部位测定的压力称中心静脉压（CVP），是心脏射血能力及静脉回心血量的综合反映。

中心静脉压代表心脏前负荷。是评价重危患者血流动力学的重要指征之一。连续地测量CVP及动态观察其变化，对血容量不足者，尤其是对心血管功能相对健全、储备能力相对良好的儿童及青少年，则是有用的补液指南。在复苏早期及休克抢救期间，CVP测定最有意义。CVP降低表示血容量不足，升高表示输液过快或过多。对于有肺动脉高压、二尖瓣病变、心包积液、心肌病的患者，CVP可能显著地高于左心房舒张末期压，此时所测得的CVP值并不代表患者真正的前负荷。因此，对无心脏病史及体征的儿童及青少年，连续动态监测CVP有助于判断血容量充足与否及指导补液。而对于已有心脏病、急慢性肺部疾病的患者，则应插入肺动脉导管，监测肺动脉压（附）及肺动脉楔压（PAWP）以指导液体治疗。

（一）中心静脉置管适应证和禁忌证

1. 适应证

(1) 休克，包括失血性、感染性休克。

(2) 心功能不全或心衰的危重患者。

(3) 手术中需要进行控制性降压的患者。

(4) 长时间不能进食需深静脉营养的患者。

(5) 需长期多次静脉取血化验者。

2. 禁忌证

(1) 有严重凝血机制障碍的患者应避免进行锁骨下静脉穿刺。

(2) 局部感染患者。

(3) 血、气胸患者应避免行颈内或锁骨下静脉穿刺。

（二）置管方法

1. 颈内静脉置管是中心静脉置管最为常用的方法。颈内静脉解剖位置较为稳定，进入上腔静脉与右心房路径直而短，无瓣膜，成功率高。因左侧颈内静脉内侧有胸导管通过，穿刺时易误伤，一般应选用右侧穿刺。

患者仰卧，头低足高，颈伸直，头偏向左侧。术者左手指触及胸锁乳突肌两个头，拇指触及颈动脉搏动，绷紧皮肤，浸润麻醉。常由以下几个通路进针：

(1) 前路：从胸锁乳突肌前缘向内推开颈总动脉，确认胸锁乳突肌前缘中点进针，针干与皮肤呈 30°～45°，针尖指向同侧乳头或锁骨中、内 1/3 交界处前进。由此路进针基本可避免发生气胸，但误伤颈总动脉的机会较多。

(2) 中路：在胸锁乳突肌胸骨头、锁骨头和锁骨上缘形成的胸锁乳突肌三角中，颈内静脉正好位于其中心位置。可利用锁骨内侧上缘的小切迹作为骨性标志，颈内静脉下段正好经此而下行。穿刺时用大拇指按压，确认此切迹，在其上方约 1～1.5 cm 进针，针干与中线平行，与皮肤呈 30°～45°，一般侧入 2 cm 左右即可进入静脉，若未成功，可调节针尖位置略偏向外侧。

(3) 后路：在胸锁乳突肌的外侧缘中下 1/3 交点或锁骨上 2～3 横指处作为进针点，针干保持水平位，指向胸骨柄上窝前进，针尖不宜过深，以免伤及颈总动脉。

2. 颈外静脉置管　大多数情况下该静脉位置浅表，清晰可见，否则可以手指按压近心端使之充盈，以利于穿刺。多采用外套管法先置入静脉导管，使用“J”形导丝可提高置管成功率。

3. 股静脉穿刺术　股静脉穿刺术简单且成功率高，一般在腹股沟韧带下方 1～2 cm，股动脉搏动内侧进针，抽到回血后即可置管。上腔静脉梗阻的患者可采用该途径获取 CVP，国外报道血栓性静脉炎发生率高。

4. 锁骨下静脉途径　经锁骨下静脉穿刺置管成功率低于右侧颈内静脉，并发症较多。由于该部位易于护理且患者易耐受，肠外营养时多采用。以锁骨下径路为例：患者仰卧，头转向对侧，肩胛骨间垫一软枕，在锁骨中、内侧 1/3 交界处下 1 cm 处定位，进针方向指向胸骨上切迹，针干与额面平行，角度宜小，负压进针，进入约 5 cm 左右可回抽到血。置入导丝及导管。

（三）并发症

中心静脉穿刺并发症的发生率约为2%，包括出血、血肿、气胸、血胸、神经损伤、栓塞、感染等，其中气胸、血胸及深部血管出血较为危险，一般认为颈内静脉穿刺的并发症较少。

三、肺动脉压监测

监测左心前负荷最理想的指标是左室舒张末容量或左室舒张末压(LVEDP)。在舒张期二尖瓣开放时左房压、肺静脉压与左室舒张末压相当。临床上常以测定肺小动脉楔压(PAWP)或称肺毛细血管楔压(PCWP)作为监测左心前负荷的重要参数，但在肺血管病、二尖瓣病变患者或使用呼气末正压通气时PAWP和LVEDP有较大差别。

（一）适应证

1. 心力衰竭、心源性休克以及低排综合征。
2. 心源性及肺源性引起的肺水肿。
3. 心血管手术或心脏病患者的大型手术。
4. 严重创伤、休克患者。
5. 呼吸衰竭或需高水平PEEP治疗。
6. 心血管治疗　扩容，使用强心药、心血管活性药物、利尿剂，主动脉内气囊反搏等。

（二）置管

1. 气囊漂浮导管(Swan-Ganz管)，可在床旁无透视条件下，通过监测压力波形送管到肺动脉。常用三腔管，成人用7 F，小儿用5 F。导管长100 cm，导管顶端开口供肺动脉压测定及采血样，距离顶端30 cm处侧孔开口用于右房压或CVP测定，或用作心输出量测定时，注射生理盐水。近顶端有通气囊的开口，气囊可充气1.2～1.5 ml。当导管进入大静脉后，充气的气囊可顺血流前进，进入心腔及肺动脉。顶端装有热敏电极，可利用热稀释原理测定心输出量。

2. 插管途径　穿刺置管部位与中心静脉管一致，右颈内静脉是最常用的部位，因右颈内静脉直达右心房，穿刺点至右心房距离为35 cm左右。锁骨下静脉途径有刺破胸膜的可能，且不易压迫止血，应用时应注意。股静脉离右心房距离太远，插管时相对难度较大，且易污染，一般不使用。贵要静脉、头静脉与周前静脉置管可经腋静脉、锁骨下静脉进入右心房。穿刺不容易成功，可用静脉切开法插入漂浮导管。

3. 插管方法　穿刺应具备静脉扩张器和导管鞘。在静脉穿刺后，插入导引钢丝后，将导管鞘套在静脉扩张器外，通过导丝插入静脉扩张器，待进入静脉后拔去导丝，将导管鞘沿扩张器插入静脉内，拔去扩张器，装上旁路输液管。导管连接三通开关，分别接静脉输液器，另一路与压力换能器相接。

（三）并发症的防治

1. 心律失常　最常见的是短暂的室性早搏。当导管顶端位于右心室内时可引发，可给予利多卡因抑制。置管时头部稍高，身体右倾可减少心律失常的发生。导管通过右室流出道时压迫可导致右束支传导阻滞，已有左束支传导阻滞患者可引起心脏完全阻滞，术前应备有体外起搏装置。

2. 肺出血或肺动脉破裂　肺动脉高压、老龄患者、二尖瓣狭窄、凝血机制障碍以及气囊过度充气均属危险因素。预防措施是气囊不要过度充气，测定PAWP时间应尽量短。

3. 肺栓塞　导管插入过深气囊过度膨胀长期嵌楔以及导管周围血栓均可导致。在不测楔压时气囊放气可减少栓塞发生的机会。

4. 导管打结或心内结构损伤　导管置入过深在右室内可盘曲打结。在X线透视下插入导丝有助于松解。退管时气囊必须放气，否则可损伤肺动脉瓣或三尖瓣。由于置管而引起细菌性心内膜炎，也可造成瓣膜损伤。

四、有创心输出量监测

热稀释法又称温度稀释法，是一种创伤性心功能监测法。需留置四腔漂浮导管，以冷生理盐水作指示剂，经Swan-Ganz管注入右心房，利用热敏探头测定肺动脉血温，描记时间温度曲线，并经计算机算出心排血量，自动显示。该方法操作简便，结果可靠，应用较广。

（一）操作方法

1. 常用的心输出量仪多采用Edward 9520或Gould监护仪，测定前需准备冷冻生理盐水，冰水储槽放置含指示剂的注射器等。开机预热，行机内标准测试。

2. 在冰水储槽中插入心输出量仪的温度测量探头，将已送至肺动脉的漂浮导管热敏接头与仪器相接，显示注射液温度与患者血温。

3. 使用Edward心输出量仪，先作运转正常试验，根据指示剂温度、容量查出相应校正系数。观察PAWP波形，确认导管位置满意后将导管冲洗一次。

4. 以无菌注射器抽好冷生理盐水5 ml，启动仪器，立即从开口于右心房的导管腔内快速注入指示剂(2 ml/s)，测定仪数字显示心输出量，2 min后可重复测定，一般取3次平均值。

（二）注意事项

1. 指示剂的温度　一般情况下使用0～30℃生理盐水或5%葡萄糖液均可。最好用生理盐水，与动脉血温相差10℃，室温及操作者的手部温度亦可影响到准确性。

2. 导管与容量　F7导管最大注射容量为10 ml，F5导管为5 ml。使用指示剂容量过大、温度过低，测得的心输出量偏高，反之心输出量偏低。

3. 注射速度　宜快，一般在4～13 s，否则测不到心输出量或读数偏低。

4. 测不到心输出量的原因　热稀释测定心输出量范围在0.5～20 L/min，测不到心输出量可以是心排血量很低，亦可以是技术因素。如心脏扩大，导管在心腔内打结，则注入的盐水到达肺动脉的时间延长，温差缩小，导致无读数。

（三）临床应用

心输出量由前负荷、后负荷、心肌收缩性等因素决定，结合其他血流动力学直接测定指标，包括动脉压、右房压、肺动脉压、肺动脉楔压等参数，可以计算出平均动脉压、心室每搏做功指数、体循环阻力和肺循环阻力等。可以了解心泵功能，绘制心功能曲线，判断心脏功能和前、后负荷的关系，以便有效地进行心血管治疗，而且对诊断和预后的判断提供了重要依据。

五、混合静脉血氧饱和度监测

混合静脉血氧饱和度(SvO_2)是反映组织氧供和摄取关系的有用指标，但它不能直接测定组织的氧合情况。在脓毒症严重创伤或长时间手术等情况下，组织摄氧能力下降，仅根据

SvO_2 很难对病情作出准确判定。SvO_2 测定需通过肺动脉导管，既可以通过肺动脉取混合血样作血气分析，也可以通过光纤肺动脉导管直接测定，重症患者 SvO_2 正常值为 70%。

1. 原理　SvO_2 是监测组织摄氧的良好指标，根据公式：

$VO_2 = (CaO_2 - CvO_2)CI$

$CvO_2 = CaO_2 - VO_2/CI$

$DO_2 = CaO_2 \times CI$

$CvO_2 = PvO_2 \times 0.0031 + 1.38 \times SvO_2 \times Hb$

简化为　$CvO_2 = DO_2 - VO_2/1.34 \times Hb \times CI$

可见，CvO_2 反映了氧供和氧耗之间的动态平衡。

2. 测定方法　连续混合静脉血氧饱和度监测系统，又称 Oximetrix 系统。由三部分组成：① 光导纤维肺动脉导管：肺动脉导管内安装两组光导纤维束，一组为发射光束纤维束，将发射光源经导管尖端向血液中发射；另一组是传入光束纤维束，接受血液反射光，并传回到光电组件中。② 光电转换组件：为发射光波及接受广波系统，由发射器发射脉冲传送到发光二极管，光波通过导管内的传出纤维传送到光学组件内的光波检测器。③ 微处理机：血液中各组分经血液反射的光波量不同。微处理机将所接收的光信号进行处理，再显示血氧饱和度数值。

3. 操作步骤　① 插入光纤肺动脉导管；② 校正仪器；可在微处理器的屏幕上显示 SvO_2 的数值。抽取肺动脉血作血气分析，其 SvO_2 值与 Oximetrix 系统显示值相校对，两者误差不能大于 4%。

4. 影响因素　①导管位置不正确，如管尖碰壁，SvO_2 值读数发生偏差；② 光导纤维损伤断裂或尖端有血块形成，可连续输液降低发生率；③ 异常血红蛋白增多，MetHb 多于 20%时，可导致 SvO_2 值减低；④ 血液过度稀释，Hct 降低也可影响检测的准确性。

第十节　机械通气技术

随着科学技术的发展，人工通气机的种类越来越多，其工作性能也越来越接近人的生理要求，临床效果也越来越佳。人工通气机是 ICU、CCU、麻醉科、呼吸科、急诊科等医护人员必须掌握的一门技术，在现代医学中的地位越来越重要。

一、适应证与禁忌证

1. 适应证

(1) 通气不足：当潮气量下降时，机体可通过增加呼吸频率来代偿，其结果是呼吸肌做功增加而每分通气量保持在可接受之低值。若潮气量下降过多，机体虽通过增加呼吸频率亦不能保持每分通气量在可接受的低值时，称为通气不足。其最重要的表现为低氧血症及二氧化碳潴留。吸入 50%氧而 PaO_2 仍低于 50 mmHg 或 $PaCO_2$ 高于 70 mmHg，为使用机械通气的指征。严重创伤、感染、中毒、溺水等都可使通气不足造成低氧血症。

(2) 呼吸、心跳骤停及心肺复苏术后。

(3) 任何原因引起的自主呼吸障碍，如感染性多发性神经根炎、脊髓灰质炎、延髓麻痹等。

(4) 严重胸廓损伤、大手术后，尤其是开胸手术、体外循环、心脏直视手术后。

(5) 颅内高压需进行过度通气治疗时。

(6) 其他：需用大剂量镇静剂方能控制的抽搐，如癫痫持续状态、子痫 、破伤风等。

2. 禁忌证　使用机械通气没有绝对的禁忌证，相对禁忌证为：

(1) 肺大泡及张力性气胸未作闭式引流前。

(2) 支气管异物取出之前。

二、通气模式及参数的调节

（一）通气模式

1. 间歇正压通气　呼吸机在吸气相以高于大气压的压力将气体送入患者肺内，呼气相时停止送气，靠胸廓自身及肺的弹性回缩将气体呼出。此类型通气方式属于“控制”通气(CMV)，为最基本的工作方式。本类型工作方式最好只用于自主呼吸微弱、无自主呼吸或呼吸肌麻痹的患者，如格林-巴利综合征等，否则容易发生人机对抗。

2. 辅助-控制呼吸(A/C)　本类型工作方式为上述两种工作方式的结合。即当患者有自主呼吸时，机器按照辅助通气方式工作，一旦患者呼吸过弱或呼吸停止，机器会自动转换为间歇正压通气。它可消除因患者自主呼吸骤停造成的危险，但不能消除潜在的过度通气的可能性。本工作模式主要用于呼吸很微弱或近乎停止的患者。

3. 间歇指令通气(IMV)及同步间歇指令通气(S1MV)　间歇指令通气也是一种辅助通气。工作时呼吸机按预设频率及潮气量给患者间歇送气。两次送气之间，管道内有持续气流。因而患者可以以任意频率及潮气量作自主呼吸。这样原来每分通气量不足的患者，经间歇的辅助通气便可达到满意的每分通气量。同步间歇指令通气是一种更完善的间歇指令通气。工作时，自主呼吸产生的负压起动机器送气，使指令通气与自主呼吸同步。IMV 及 SIMV 主要用于自主呼吸较好，但每分通气量不足的患者。它的另一用途是用于呼吸机撤离。

4. 持续气道正压(CPAP)　CPAP 是呼吸机的一种工作模式。呼吸机向气道提供持续气流而无主动送气。患者以自主的频率、潮气量、I∶E 值进行自由呼吸。在整个呼吸周期中，呼气阀保持轻微关闭。气道压按预设值持续高于大气压。其目的在于增加肺泡功能残气量，减少肺内液体渗出，防止肺泡萎缩并使已经萎陷或可能萎陷的肺泡重新扩张，从而减少肺内分流，提高氧合能力，纠正低氧血症。

5. 辅助呼吸　有自主呼吸的患者，其吸气时所产生的气道负压触发机器送气，机器以预设的参数同步地正压送气。本类型工作方式的优点是机器能与患者的呼吸同步。其缺点为当患者自主呼吸过快时可产生过度通气，而且一旦患者自主呼吸减弱或停止时气道负压消失，机器也不再送气，易造成危险。目前已不单独使用此工作方式。

6. 压力支持通气(PSV)　当患者呼吸微弱、每分通气量不足时，可用间歇指令通气来提高每分通气量，也可在患者自主呼吸时施以一定的压力，帮助克服气道阻力、胸廓及肺的顺应性，提高每次吸入气量。它由患者自主呼吸触发。呼吸机以预设的压力向患者送气，但呼吸频率和吸气、呼气时间由患者自己调节。PSV 要求患者有自主呼吸。它比较接近机体的生理状态，对患者的生理情况干扰较少，适合大手术后、支气管哮喘、呼吸机撤离时使用。

（二）参数的调节

呼吸机参数预设后应对血氧饱和度作连续监测，然后在一个小时左右作一次血气分析以了解患儿的 pH、PaO_2、$PaCO_2$ 等参数以确定预设参数是否恰当。呼吸机调整时，必须先充分了解呼吸机的各种参数如潮气量、频率、I∶E 值、氧浓度、PEEP 等对 PaO_2、$PaCO_2$、平均气道压、分钟通气量的影响。然后根据其影响来加以调整，使 PaO_2、$PaCO_2$ 达到较理想的水平。当调整呼吸机参数时，每个参数只能作较小幅度的改变，如频率每次调整 1～2 次/min，潮气量每次调整 50～75 ml，氧浓度调整 5%左右，PEEP 不超过 1～2 cmH_2O（表 4－1）。

表 4－1　呼吸机参数对患者生理功能的影响

	每分钟通过气量	平均气道压	PaO_2	$PaCO_2$
潮气量↑	↑	↑	↑↑↑	↓↓↓
频率↑	↑	—	↑↑↑	↓↓↓
FiO_2↑	—	—	↑↑↑	—
I∶E↑	—	↑	↑	↑
PEEP↑	—	↑	↑	↑

三、机械通气的撤离

呼吸机撤离的主要指征是需要呼吸支持的原发病减轻或恢复。具体指征是在减少呼吸支持的前提下 PaO_2、$PaCO_2$ 仍能维持在满意值。呼吸机的撤离方法与呼吸机的调整方法相似，每次只能调整一两个参数，每个参数每次只能做轻微的改动。在调整参数后如患者一般状况仍旧良好，血 PaO_2、$PaCO_2$ 保持在满意值就可继续减低呼吸机的各种参数。如用呼吸机时间较短（一两天之内），则可于数小时内撤机。如使用呼吸机时间较长（1～2 周以上）则撤机可能要 1～2 日甚至 3～4 日内才能完成。一般说来，当 SIMV 模式，频率降至 10 次，FiO_2 降至 0.3 时就可改用 CPAP。若在 CPAP 方式下经一段时间后（短期用呼吸机者数小时，长期用呼吸机者 1～2 日）PaO_2、$PaCO_2$ 仍然满意便可撤机。在撤离呼吸机过程中，如患者出现烦躁不安、自主呼吸频率加快、心动过速，SaO_2、PaO_2 下降，$PaCO_2$ 升高都是不能耐受的表现，应当停止或减慢撤机过程。

第十一节　紧急心脏起搏和电复律技术

一、紧急心脏起搏

（一）适应证

1. 各种原因引起的Ⅲ度房室传导阻滞、Ⅱ度Ⅱ型房室传导阻滞或严重窦性心动过缓伴逸搏、晕厥或阿-斯综合征发作者。

2. 心室扑动、心室纤颤继发于过缓型心律失常，电复律后提高心率药物无效或药物加重基础心脏病者。

3. 顽固的快速性心律失常伴心力衰竭、严重心绞痛、心源性休克等,不宜用电复律和药物治疗无效者。

4. 各种原因引起的心脏停搏。

（二）紧急起搏技术

1. 经胸壁电极体表心脏起搏正极置于左肩胛骨下角与脊柱之间或右前胸上部,负极置于心前区,连接好心电监护导联和起搏器,即可起搏。本法具有无创、简便、迅速、安全等优点。

2. 经静脉心内膜心脏起搏法导管经股静脉、肘正中静脉或锁骨下静脉穿刺法进入,置入右心房或右心室心内膜。到位后,测起搏阈值、感知阈值,满意后,起搏器与电极导管尾部连接后即可起搏,起搏电压常是阈电压的 2～3 倍。

3. 经胸壁穿刺心肌起搏选用剑突下穿刺点,针与体表呈 30°,与正中线约呈 50°,指向左胸锁关节。穿刺过程应在心电图监测下进行。用一根中继线连接阴极和胸导联,然后缓慢进针,如心电图上出现 S－T 段抬高或发生早搏,表明电极尖端已抵达心肌表面,再进针 3～5 mm 并固定之。用另一注射针刺入相当于 V_3R 或上腹部皮下作为阳极。将阳、阴两极分别与起搏器正负两插孔连接,即可起搏,输出电压为 4～5 V。

（三）起搏心电图

1. 起搏心电图特征　基本标志是有一个时限很短的起搏脉冲信号(S),方向与心电图等电位线垂直。S 波之后紧接着的是心房或心室激动的波形。心房起搏时,S 波后紧接一个畸形的 P 波,之后是正常的 P-R 间期、QRS 波群及 T 波(S—P—QRS—T)。心室起搏时,S 波之后紧接着的是宽大畸形的 QRS 波群及 T 波(S—QRS—T)。起搏的 QRS 波与 P 波脱节或看不到 P 波。

2. 心脏搏停患者起搏效果的判断　① 起搏成功:电脉冲刺激能夺获心室,心电图示脉冲信号后紧跟一个相关的 QRS 波。② 临床有效:起搏脉冲夺获心室,可触及大动脉搏动或测到血压。③ 复苏成功:恢复有效循环,出现自主呼吸,神志恢复至心脏停顿前状态。

二、电复律术

（一）电复律指征

1. 非同步电复律(电除颤)　心室颤动(扑动):200～300 J。持续扭转形室速:100～200 J。

2. 同步电复律

(1) 室速:药物治疗无效,或伴有低血压、无尿、心力衰竭时,且非洋地黄引起者。100～150 J。

(2) 阵发性室上速:药物治疗无效;室内差异传导,不能排除室速时;预激综合征发作室上速。100～150 J。

(3) 心房纤颤

① 药物治疗无效,预期转为窦性心律后,心衰、心绞痛可改善者。

② 预激综合征发作室上速及心房纤颤心室率>200 次/min 者。100～150 J。

(4) 心房扑动:电功率 50～150 J。

(5) 洋地黄中毒及严重低血钾引起的快速心律失常不宜电复律。但出现心室纤颤(扑动)、扭转性室速时仍可行非同步电复律。

（二）操作步骤

1. 同步电复律

(1) 患者仰卧，备有抢救复苏设备，建立静脉通道。

(2) 心电示波器上选 R 波为主且较高大的导联，检查同步性能。

(3) 充分吸氧 5～10 min。

(4) 将两电极板面涂导电胶或包 4 层盐水纱布。

(5) 缓慢静注(＞5 min)地西泮(安定)20 mg 或咪达唑仑 3～5 mg 作静脉麻醉，同时用面罩吸氧。当患者处于朦胧状态，睫毛反射、痛觉消失时，即可进行复律。

(6) 安置电极，两电极分别置于胸骨右缘第 2 肋间及心尖部，或背肩胛区及心尖区。

(7) 任何人不得接触患者及病床，氧气瓶不得接触患者及病床。

(8) 调节至所需要的电能量，按充电钮充电，按放电电钮放电，完成电复律。

(9) 放电后严密注视心电示波器并记录，观察电复律是否成功及有无新的心律失常。若转为窦性心律，记录 12 导联心电图，与术前对照有无 S-T 段抬高及 QRS 波的改变。若未能转复可行第二次、第三次电复律，电能量可加大，但不要超过 300 J，一般不超过 3 次。

(10) 术后观察血压、脉搏、呼吸，持续心电监护 8 h。

2. 非同步电复律(电除颤) 心室纤颤(扑动)不用麻醉，不需检查同步性能。患者仰卧，迅速将电极板涂导电胶，置于前胸左右两侧，调节所需电功率，充电、放电即可。

复律不成功者，可反复进行。心室纤颤为细颤波(＜0.5 mV)，电复律较难成功，可静脉给予肾上腺素 1 mg，使细颤转为粗颤，再行电复律。心室纤颤(扑动)时间较长(5～10 min)，可给 5%碳酸氢钠 50～100 ml 静注。

（三）并发症及其他问题

电复律很少发生并发症。

1. 呼吸抑制给人工呼吸即可恢复。

2. 心律失常一过性早搏和逸搏，不需要处理。室早呈二、三联律或短阵室速，可静注利多卡因。心室纤颤应立即再给非同步复律除颤。

3. 肺或全身性栓塞发生率为 0.5%～1%，多在转复后 24～48 h 发生，以往有栓塞史者，手术前后应给予抗凝治疗。

4. 其他偶见急性肺水肿，低血压，心电图 S－T 段、T 波改变及心肌酶一过性升高，应行相应的处理。局部皮肤红斑或烧灼样疼痛。

5. 埋藏式心脏起搏器有抗 400 J 电功率装置，电极板应避开起搏器及导线。

第十二节 静脉通道建立技术

一、外周静脉通道的建立

（一）静脉注射

1. 目的

(1) 不宜口服、皮下或肌内注射，又需要迅速发生药效时，可采用静脉注射法。

(2) 作诊断性检查、X线造影检查。

(3) 输液或输血。

(4) 静脉营养治疗。

2. 部位　常用肘窝的贵要静脉、正中静脉、头静脉，及手背、足背、踝部等处浅静脉。操作方法及注意事项见第三节注射术。

(二) 静脉切开

1. 适应证

(1) 亟须输液、输血，而静脉穿刺有困难。

(2) 需要长时间输液，估计静脉穿刺不能维持过久。

(3) 做某些特殊检查，如心导管、中心静脉压测定以及相关治疗等。

2. 禁忌证

(1) 下腔静脉及下肢静脉栓塞。

(2) 下肢有感染灶。

3. 准备工作　器械准备：静脉切开包、剪刀、刀片、手套、棉签、碘伏、局麻药、胶布。

4. 操作方法

(1) 患者仰卧，选好切开部位。临床上，多采用内踝上方的大隐静脉。

(2) 用碘伏消毒局部皮肤；打开静脉切开包，戴手套；检查包内器械；铺无菌巾。

(3) 以2%利多卡因2 ml作局部浸润麻醉，在所选择的静脉切开处作横形皮肤切口约1.5 cm。用小弯钳沿血管方向分离皮下组织，将静脉分离显露1.2 cm。用小弯钳在静脉下面引两根丝线，并将静脉远端丝线结扎静脉，而近端丝线暂不结扎。牵引提起远端结扎线，用小剪刀在结扎线上方将静脉剪一小斜口，将已接好注射器(内有注射盐水)、排净空气的塑料管或平针头插入静脉切口，回抽见血后，再缓慢注入盐水，后结扎静脉近端丝线，并固定在插入的塑料管或针头上；观察输液是否通畅，局部有无肿胀及血管有无穿破等现象，如有漏液，应加线结扎。切口用丝线缝合并将缝合线固定在插入的塑料管上，防止脱落。覆盖无菌纱布，胶布固定，必要时用绷带及夹板固定肢体。

5. 注意事项

(1) 切口不宜过深，以免切断血管。

(2) 剪开静脉时斜面应向近心端．小于45°，剪开1/2管壁。

(3) 插入的塑料管口应剪成斜面，但不能过于锐利，以免刺破静脉。

(4) 静脉切开一般保留3～5天，硅胶管可保留10天，时间太长易发生静脉炎或形成血栓。

二、深静脉通道的建立

(一) 股静脉穿刺置管术

1. 目的　常用于急救时作加压输液、输血或采血标本等。

2. 部位　股静脉位于股三角区的股鞘内，在腹股沟韧带下方，股动脉内侧。

3. 准备工作　治疗盘内放皮肤消毒剂、无菌持物钳、棉签、弯盘、无菌干燥10 ml注射器及7～8号针头、试管、输血或输液用物、肝素钠。

4. 操作步骤

(1) 持用物至床旁，做好解释取得患者合作。病人仰卧，将一侧大腿外旋。

(2) 常规消毒穿刺部位皮肤及操作者左手食指及中指。

(3) 右手持注射器，以 2%利多卡因局部逐层浸润麻醉，探及静脉血后，拔针、按压。

(4) 右手持穿刺针(穿刺针内有经稀释的肝素钠)，使针头和皮肤呈 30°或 45°，在股动脉内侧 0.5 cm 处刺入，然后缓缓将空针上提并抽吸活塞，见抽出血液后即固定针头位置，通过针头插入导引钢丝，拔除针头，将导管通过导丝旋转送到静脉内，退出导丝，将导管缝在皮肤上，固定。抽取需要的血量、输入液体或接测压装置。

5. 股静脉穿刺时注意事项

(1) 严格无菌操作，防止感染。

(2) 如抽出为鲜红色血液，提示穿入股动脉，应立即拔出针头，用无菌纱布紧压穿刺处 5～10 min，直至无出血为止。

(3) 尽量避免多次反复穿刺，以免形成血肿。

(二) 颈内静脉穿刺置管术

1. 目的　常用于急救时的加压输液、输血或采血标本等。

2. 部位　颈总动脉外侧。

3. 准备工作　治疗盘内放皮肤消毒剂、棉签、无菌干燥注射器及针头、无菌手套、各种试管。若行颈静脉内插管术，应备穿刺套管针、硅胶管、无菌巾、孔巾、输液装置、2%利多卡因、肝素钠。

4. 操作方法

(1) 患者取仰卧位，选用右侧颈内静脉为宜。患者头偏向左侧，头后仰，肩下垫一小枕，显露胸锁乳突肌。该肌的锁骨头内缘与乳突连线的外侧即颈内静脉的位置。

(2) 局部皮肤以碘伏消毒，待干。

(3) 术者戴无菌手套，铺无菌巾，穿刺点用 2%利多卡因溶液麻醉。

(4) 穿刺点的选择及穿刺方法：常用穿刺点为颈部中段处。

① 颈部中段穿刺：右手持注射器，在颈部中段穿刺点上，将针尖刺入皮肤，穿过胸锁乳突肌，与皮肤呈 30°～40°刺入颈内静脉，即可见回血。如系套管针，刺入后即可取出针芯，放入硅胶管。

② 颈部下段穿刺：穿刺点在胸锁乳突肌胸骨头、锁骨头和锁骨三者形成的三角区。穿刺针与皮肤呈 30°～40°，向尾端外侧方向，在锁骨后沿第 1 肋骨前端的内缘向下渐进。

5. 颈内静脉穿刺时注意事项

(1) 严格执行无菌操作规程。

(2) 准确选择穿刺点，掌握好穿刺针的方向，避免发生并发症，如气胸、血胸、血肿、气栓、神经损伤、感染等。

(3) 防止误伤颈总动脉，万一误伤，应立即拔针，并压迫止血。

(4) 颈部下段穿刺易损伤颈前静脉及穿破胸膜，故少用为妥。

(5) 插管后，应观察有无渗液、渗血，可将导管稍移出一些，以免导管回旋于血管内引起液体反流。用消毒敷料压迫局部 3～5 min 以防局部血肿。每日更换敷料 1 次。每次输液结束后，将导管末端针头用无菌纱布包裹扎紧，防止空气进入，固定好备用。对凝血机制障碍、肺气肿、剧烈咳嗽者，不宜行颈静脉穿刺。

（三）锁骨下静脉穿刺术

1. 目的

(1) 用于短时间内需大量输液或输血而外周静脉穿刺困难者。

(2) 用于中心静脉压测定、肺动脉插管、心血管造影。

(3) 用于休克抢救时静脉输液通道，以及作深静脉营养治疗用。

2. 部位　锁骨中点下缘 1 cm 处为穿刺点，可用龙胆紫作标志。

3. 准备工作　治疗盘内放置皮肤消毒剂，棉签，5 ml 无菌注射器 2 副，6～7 号针头或 9 号针头 1 个，锁骨下穿刺针 1 个，镊子 1～2 把，纱布、小孔巾与三通管各 1 件，无菌导管，无菌手套，1%～2%利多卡因，无菌盐水，静脉输液器等。

4. 操作方法

(1) 患者取仰卧位，穿刺肩下垫一小枕，头转向对侧。穿刺侧的肩部略上提、外展，使上臂三角肌膨出部变平，以利穿刺。也可将床尾抬高，以利穿刺时血液回流，避免空气进入静脉发生气栓。

(2) 以穿刺点为中心，用碘伏严格消毒，皮肤消毒范围大于孔巾口。术者穿无菌衣、戴无菌手套。

(3) 用 5 ml 注射器吸取生理盐水 5 ml，排净空气。

(4) 选好穿刺点，局麻后进针。针尖指向锁骨内侧端，与胸骨纵轴约呈 40°，与胸壁平面约呈 15°，以恰能穿过锁骨与第 1 肋骨的间隙为准，紧贴锁骨背面缓缓刺入。带负压进针，当刺入 3～4 cm 后有穿透感，继续进针，当有第二次减压穿进感时抽动活塞，如有静脉血流入注射器，说明已刺入锁骨下静脉。从皮肤至锁骨下静脉，成人 4～7 cm，儿童 1～3 cm。

(5) 穿刺针再稍推进后，术者右手取下注射器，左手拇指堵住针口，使患者暂停呼吸，把充有等渗盐水的硅胶管插入。一般成人插入 10～15 cm，儿童 5～10 cm，导管可达右心房入口处，然后固定导管，慢慢退出穿刺针。

(6) 插入导管后再次证明回血通畅后，局部覆盖无菌纱布，调节流速，并协助患者卧于舒适体位。

5. 锁骨下静脉穿刺时注意事项

(1) 准确掌握适应证，严格执行无菌操作。

(2) 尽量选右侧穿刺，准确选好穿刺点，掌握好穿刺针的进针方向，以防发生并发症，如气胸、血胸、气栓、神经损伤、感染等。

(3) 更换接头、注射器和插管时，均应在患者呼气后屏气状态下进行，以免吸入空气而发生气栓。

(4) 锁骨下静脉压力较低，约为 0～0.588 kPa，吸气时可为负压，因此在输液过程中绝不能使输液瓶滴空，并应使一段输液管低于患者心脏水平。

第三篇　基本知识

第五章　急诊医学基础

第一节　心肺脑复苏

一、心搏呼吸骤停的原因与诊断

（一）心搏呼吸骤停的原因

1. 心脏病变　冠心病，心肌梗死，心肌病，风心病及各种心瓣膜病，先天性心脏病，严重心律失常，心功能衰竭，细菌性心内膜炎，心脏肿瘤，大动脉瘤破裂等。

2. 非心脏病变

(1) 严重缺氧。

(2) 各种原因引起的休克。

(3) 严重创伤。

(4) 颅内疾病。

(5) 严重电解质及酸碱平衡失调。

(6) 突发意外事件，如电击伤、溺水。

(7) 麻醉、手术及医疗意外。

（二）心搏呼吸骤停的诊断

心搏呼吸骤停的主要临床表现：① 意识突然丧失；② 大动脉搏动消失；③ 呼吸停止或短暂抽搐样呼吸；④ 面色苍白或发绀；⑤ 瞳孔散大固定；⑥ 心电图表现为心室颤动、电一机械分离或心电静止。

临床根据患者意识突然丧失、颈动脉搏动消失即可确定心搏呼吸骤停的诊断。

二、心肺复苏术

无论何种原因所致的心搏呼吸骤停，复苏处理措施基本相同，包括3个阶段：① 基础生命支持(basic life support，BLS)；② 进一步生命支持(advanced life support，ALS)；③ 长程生命支持(prolonged life support，PLS)。

（一）基础生命支持

《2000年国际心肺复苏指南》推荐BLS按照英文字母A、B、C、D顺序进行：心源性猝死室颤应以D、C、B、A进行。A——畅通呼吸道(Airway)；B——呼吸支持(Breathing)，即人工呼吸；C——循环支持(Circulation)，即闭胸心脏按压；D——除颤(Defibrillation)。

1. A——判断意识和畅通呼吸道(Airway)

(1) 意识状态的判断:轻轻摇动患者肩部并呼唤,如无反应,立即启动心肺复苏。

(2) 呼救:一旦初步确定患者丧失意识,即呼救以招呼周围的人前来协助抢救。

(3) 复苏体位:将患者仰卧放置于地上或硬板床上。

(4) 畅通气道:采用三步手法(仰头、开口、托下颌)开放气道,同时清除气道异物或分泌物。

(5) 判断呼吸:判断呼吸是否存在,即用耳贴近患者口鼻,面部侧向患者胸部,眼睛观察患侧胸部有无起伏,面部感觉患者呼吸道有无气体排出,耳听患者呼吸道有无气流通过的声音。无呼吸者立即做人工呼吸。

2. B——呼吸支持(Breathing) 早期采用口对口人工呼吸或口对口鼻人工呼吸。《2000年国际心肺复苏指南》指出:由于对疾病传播的担忧,多数救治人员(包括非专业人员以及临床医护人员)并不乐意进行口对口人工呼吸。针对这一问题所进行的多项研究结果认为:CPR最初的6~12 min,随胸廓按压起伏所形成的通气可维持接近正常的MV、PaO_2,并不一定需要正压通气。对胸外按压的同时接受与不接受口对口通气的比较结果表明两组复苏效果无明显区别。还有研究表明,胸外心脏按压时心排出量只有正常的25%,所以也减少了维持通气灌流比例所需的通气量。

操作步骤:① 在保持呼吸道畅通和患者口部张开的位置下进行;② 用按于前额一手的拇指和食指,捏闭患者鼻孔;③ 抢救开始时先缓慢吹气两口,以扩张萎陷的肺脏,并检查气道开放的效果;④ 深吸一口气,张开口紧贴患者口部,以封闭患者的嘴周围(婴幼儿可连同鼻一块包住,不使漏气);⑤ 用力快而深地向口内吹气,直至患者胸部上抬;⑥ 一次吹气完毕,应立即与患者口部脱离,轻轻抬起头部,目视患者胸部,有无胸部抬动,同时放松患者鼻孔以便呼气;⑦ 每次吹气时间为1~1.5 s,吹入气量800~1 200 ml。

3. C——循环支持(Circulation)

(1) 判断心脏是否停搏

方法:在保持开放气道的位置下,抢救者一手置于患者前额,另一手在靠近抢救者一侧触摸颈动脉。如触摸不到颈动脉搏动,说明心脏已经停搏,应立即进行闭胸心脏按压。《2000年国际心肺复苏指南》规定对非专业急救人员在行CPR之前不再要求将检查颈动脉搏动作为一个诊断步骤,无需根据脉搏检查结果来确定是否需要胸外按压或电除颤。

(2) 操作步骤

① 按压部位:胸骨中、下1/3交界处。② 定位与按压方法:抢救者在患者右侧,用右手食指和中指沿患者肋弓向中间滑移至剑突基底部,即胸骨下切迹,然后将食指和中指横放在胸骨下剑突切迹的上方,用左手的掌根紧挨右手的食指,放在患者胸骨上,再将右手掌根重叠放在左手背上,双手手指均需翘起,脱离胸壁,仅用掌根接触患者胸骨,手掌根部长轴应与肋骨的长轴平行。抢救者双肘关节伸直,双肩在患者胸骨上方正中,肩、臂和手保持垂直,用力向下按压,放松时手掌根不要离开胸骨定位点。每次按压用力要平稳、规律,不能间断。③ 按压深度:使胸骨下陷4~5 cm。④ 按压频率:100次/分左右,按压与放松时间大致相等。

闭胸心脏按压与人工呼吸比例为15∶2,即每作15次闭胸心脏按压,做2次人工呼吸，无论单人或双人操作均为 15∶2。如此反复进行，直到复苏成功。

4. D——除颤(Defibrillation)　应用自动体外除颤器(automated external defibrillator，AED)除颤(对室颤和无脉搏的室速)。

ALS 应尽早开始，最好与 BLS 同步进行，通过运用辅助设备和特殊技术以维持更有效的血液循环和通气。主要措施包括：建立人工气道、机械通气、非同步直流电除颤、紧急心脏起搏、建立静脉通道给予复苏药物治疗、纠正心律失常、维持内环境稳定等。

复苏药物：肾上腺素为心搏呼吸骤停救治的首选药物。《2000 年国际心肺复苏指南》仍推荐使用肾上腺素 1 mg 经静脉或气管内给药，无效时每 5 min 可重复相同的剂量。

(三) 长程生命支持(Prolonged life support，PLS)

CPCR 取得初步成功后，患者必须住进 CCU 或 ICU，在严密监护下，继续接受治疗。主要措施包括：维持循环呼吸稳定，维持水、电解质及酸碱平衡，加强重要器官功能支持，防治感染，积极救治缺氧性脑损害(脑复苏)。

三、脑复苏

心搏呼吸骤停患者复苏最终成功与否，在很大程度上取决于神经系统功能的恢复。必须重视以脑复苏为重点的长程生命支持。

1. 全身支持疗法　维持循环状态稳定，维持呼吸道的通畅和充分供氧，维持水、电解质及酸碱平衡，注意肾功能状态，预防感染，营养支持。

2. 脑保护

(1) 改善脑组织的血液灌注：提高脑组织的血流灌注压是改善脑组织血液灌注的关键。

(2) 减轻脑水肿及降低颅压。

(3) 亚低温治疗：目前多采用冰帽、大动脉处放置冰袋，或使用冰毯。体温下降至 33～34℃左右，对于减轻脑缺血损伤有很好的疗效，而且副作用也较小。若体温下降后患者寒战，使耗氧量增加，可适当应用冬眠药物，但需注意防止血压降低和呼吸抑制。

(4) 高压氧治疗。

(5) 改善脑代谢药物：可选用细胞色素 C、三磷酸腺酐(ATP)、胞磷胆碱等。

(6) 保护脑细胞药物：可选用脑活素、纳洛酮、自由基清除剂、维生素 E、维生素 C 和辅酶 Q_{10}、钙离子拮抗剂等。

(7) 莨菪类药物：可选用山莨菪碱、东莨菪碱。

(8) 铁螯合剂。

四、心肺复苏有效指标和终止抢救指征

(一) 心肺复苏有效指标

1. 自主心跳恢复　可听到心音，触及大动脉搏动，心电图示窦性、房性或交界性心律，即使为心房扑动或颤动亦是自主心脏恢复的表现。

2. 瞳孔变化　散大的瞳孔回缩变小，对光反应恢复。

3. 脑功能开始好转的迹象

(1) 意识好转。

(2) 肌张力增加。

(3) 自主呼吸恢复。

(4) 吞咽动作出现等。

（二）终止复苏指标

1. 复苏成功　转入下一阶段治疗。

2. 复苏失败　参考指标如下：

(1) 心脏死亡：从理论上讲，大脑耐受缺血缺氧的时间为 4～6 min，心肌耐受缺血缺氧的时间为 30 min 左右，如超过 30 min，神经细胞和心肌都会发生不可逆病变，所以如经 30 min 的 BLS 和 ALS 抢救，心脏毫无电活动，可考虑停止复苏术。

(2) 脑死亡：目前尚无公认的“脑死亡”诊断标准，虽然国际上有主张用脑电图等来判断脑死亡，但仍需慎重下结论。即便脑死亡明确，能否放弃抢救，在我国尚未有明确的法律规定。

第二节　休　克

一、定义与分类

休克(shock)是指各种原因引起的有效循环血量明显下降，组织器官灌注量急剧减少，导致以组织细胞缺氧以及器官功能障碍为病理生理特点的临床综合征。

休克的分类很多，最常用的是根据其发病原因的不同分为以下几类：

1. 低血容量性休克　患者丢失大量血液、血浆、水和电解质。

2. 感染性休克　包括内毒素休克和败血症休克(脓毒性休克)。见于大叶性肺炎、急性化脓性胆管炎、腹膜炎、败血症等。

3. 心源性休克　如急性心肌梗死、急性左心衰竭、急性心肌炎、心包填塞、严重心律失常、严重瓣膜病变等。

4. 神经源性休克　如排尿性、咳嗽性晕厥，颅内肿瘤，脊髓空洞症，脊髓损伤，脊髓肿瘤，格林—巴利综合征等。

5. 过敏性休克　药物(如青霉素)、造影剂(如碘化物)、疫苗、血清制品、食物等。

二、病理生理

休克的发生发展有多种学说，微循环学说是其中重要的一个学说，各类休克的共同变化是重要脏器微循环的低灌注。根据微循环的变化，可以把休克分为以下三期：① 缺血性缺氧期(代偿期)；② 淤血性缺氧期(可逆性失代偿期)；③ 休克的难治期(不可逆期)。

三、诊断与治疗

1. 诊断　休克的诊断主要根据患者的症状和体征，要密切注意观察患者的病情变化，一般不难作出判断。重要的是早期诊断。休克早期，患者可出现精神紧张，烦躁，面色、皮肤略显苍白，手足湿冷，脉搏增快，尿量稍减等表现。休克中晚期则出现神志不清或昏迷，口唇发绀，皮肤黏膜发绀，尿量明显减少或无尿，脉搏细速，血压下降或脉压减小甚至血压测不出。

2. 治疗　休克的治疗是一个综合的措施。

(1) 一般措施：患者宜取平卧位或头稍高以利于呼吸，下肢抬高 15°～20°；吸氧；保持呼吸道通畅，必要时气管插管或气管切开；保持患者安静。

(2) 积极处理病因：根据不同病因采取有效措施。

(3) 补充血容量：休克的特点是有效循环血量减少，故补充血容量是休克复苏的重要措施。应根据病情选用合适的晶体液和胶体液，并采用合适的比例进行充分的扩容。

① 晶体液：目前大多数人主张大量晶体液复苏，因为晶体液扩容的同时能补充组织间液而提高复苏率。

② 高晶一高胶液：由于大量补充等渗晶体液可引起组织水肿及肺水肿，大量补充胶体液则可影响凝血机制，故高渗溶液复苏受到重视。有研究表明，高渗盐液配伍胶体有较好的复苏效果。临床上用7.5%的氯化钠溶液配6%～12%右旋糖酐－70作为休克的早期治疗，剂量4 ml/kg，称为小剂量高晶一高胶复苏。

(4) 纠酸：应根据血气分析监测结果，纠正酸中毒。

(5) 血管活性药物的使用：理想的血管活性药物在提高血压的同时能明显改善内脏器官的血流灌注和组织缺氧情况。

① 缩血管药物

间羟胺：对休克患者特别是外周血管阻力过低的患者，使用间羟胺后可使心输出量增加，较少引起心律失常，无中枢兴奋作用，由于收缩肾血管作用轻，较少引起少尿。10～40 mg稀释后缓慢静脉滴注。

去甲肾上腺素：是强血管收缩药，应用于外周阻力过低的患者。去甲肾上腺素2 mg加入5%葡萄糖500 ml静脉滴注，每分钟4～8 μg。

肾上腺素：对α、β受体无选择性，可用于过敏性休克的抢救。肾上腺素可增加心肌耗氧量，增加心肌兴奋性而引起心律失常，对休克不利。但对于感染性休克特别是多巴胺疗效不佳者有较好作用。4 mg加入5%葡萄糖溶液500 ml中缓慢静滴。

② 扩血管药物

山莨菪碱：是M胆碱能受体阻断药，在扩容基础上使用可以消除血管痉挛，增加组织灌注，改善微循环。休克早期，0.5 mg/kg；休克晚期，1 mg/kg稀释后静注或静滴，必要时15～30 min重复。

酚妥拉明：为α受体阻滞剂，可阻断休克时交感神经亢进引起的血管痉挛，使血管扩张，组织灌注增加，改善微循环。2.5～5 mg稀释后以0.3 mg/min静滴。

酚苄明：作用同酚妥拉明，0.5～1.0 mg/kg稀释后缓慢静滴。

己酮可可碱：为甲基黄嘌呤衍生物，有研究表明其能扩张血管，降低外周血管阻力，改善微循环；能减少血小板聚集，促进纤维蛋白降减；能促进心肌肌浆网释放Ca^{2+}及细胞膜Ca^{2+}通道开放，使胞外Ca^{2+}内流，心肌收缩力增强。该药应在充分扩容的情况下使用，0.1～0.4 g/d静滴。

(6) 其他药物

多巴胺：小剂量1～5 μg/(kg·min)，激动DA受体，扩张内脏血管，外周阻力降低，增加肾脏血流量；中等剂量5～10 μg/(kg·min)，主要激动心脏β_1受体，增强心肌收缩力，心输出量增加；大剂量10～20 μg/(kg·min)，激动α受体，血管收缩，升高血压。一般情况下，多巴胺宜小剂量并同时扩容，防止内脏血管舒张而造成血压进一步下降；但在血压急剧下降时，应用大剂量以激动 α 受体，使血压升高。

多巴酚丁胺：为选择性 β_1 受体激动剂，可增强心肌收缩力，心输出量增加。用量：2.5～10 μg/(kg・min)。

纳洛酮：可阻断中枢和外周的阿片类受体，解除内源性阿片肽对心血管的抑制；可兴奋中枢和外周的交感一肾上腺髓质及垂体一肾上腺皮质系统；可直接作用于心肌拮抗内源性阿片肽的抑制作用，提高心肌收缩力；能稳定溶酶体膜等作用。首次用 2 mg，继以 2 mg/h 静滴。

其他如抗氧自由基药物、一氧化氮合酶抑制剂、休克细胞因子拮抗剂等有望用于休克的治疗。

第三节　急诊患者的酸碱水电平衡

一、概述

体液代谢和酸碱平衡失调常常是某一原发病的伴发现象或结果，应及时采取措施以预防这类失调的发生。一般可每日静脉滴注 5%～10%葡萄糖溶液约 1 500 ml，5%葡萄糖盐水约 500 ml，10%氯化钾溶液 30～40 ml，补充每日需要的水和葡萄糖，以节约蛋白质分解代谢，避免过量脂肪燃烧时可能发生的酮症酸中毒。

对发热患者，一般可按体温每升高 1℃，从皮肤丧失低渗体液约 3～5 ml/kg 的标准增加补给量。

中度出汗患者，丧失体液约 500～1 000 ml(含 NaCl 1.25～2.50 g)；大量出汗时，丧失体液约 1 000～1 500 ml；气管切开的患者，每日自呼吸蒸发的水分比正常的多 2～3 倍，计 1 000 ml 左右。

体液代谢和酸碱平衡失调的治疗应随失调的类型而定。总的治疗原则是解除病因、补充血容量和电解质、及时检测，以及纠正酸碱平衡失调等。应补充当日需要量、前一日的额外丧失量和以往的丧失量。但是，以往的丧失量不宜在 1 日内补足，而应于 2～3 日甚至更长时间内分次补给，以免过多的液体进入体内，造成不良后果。

必须强调指出，各种输液、补充电解质或调整酸碱的计算公式，只是作为决定补液的量和质的一种参考，而不应视为一种绝对的法则。只要原发疾病能够解除，体液的继续丧失得到控制或补偿，又能补充液体使血容量和体液的渗透压、机体自身具有的调节能力有所恢复，便能使体液代谢和酸碱失衡逐渐恢复。因此，在治疗过程中，应密切观察病情的变化，及时调整用药种类、输液速度和输液总量。

二、体液代谢失衡

(一) 等渗性缺水

等渗性缺水又称为急性缺水或混合性缺水。水和钠成比例丧失，血清钠仍在正常范围内，细胞外液的渗透压也保持正常。

1. 病因

(1) 消化液的急性丧失，如大量呕吐、肠瘘等。

(2) 体液丧失在感染区或软组织内，如腹腔内或腹膜后感染、肠梗阻、烧伤等。

2. 临床表现 随缺水程度而不同，一般有：

(1) 尿少、厌食、恶心、乏力等，但不口渴。舌干燥，眼球下陷，皮肤干燥、松弛。

(2) 短期内体液的丧失达到体重的 5%，即丧失细胞外液的 20%时，患者出现脉搏细速、肢端湿冷、血压不稳定或下降等血容量不足的症状。

(3) 体液丧失达体重的 6%～7%，即相当丧失细胞外液的 24%～28%时，休克的表现更加明显与严重，常常并发代谢性酸中毒。

(4) 如患者丧失的体液主要为胃液，因有 Cl^- 的大量丧失，则可并发代谢性碱中毒，出现碱中毒的一些临床表现。

3. 诊断 主要依靠病史和临床表现。

(1) 应详细询问有无消化液或其他体液的大量丧失；失液或不能进食已持续的时间；每日的失液量估计；以及失液的性状等。

(2) 实验室检查可发现红细胞计数、血红蛋白量和红细胞压积明显增高，表示有血液浓缩。

(3) 血清 Na^+ 和 Cl^- 浓度一般无明显变化。

(4) 尿比重增高。

(5) 可能存在酸(碱)中毒。

4. 急救治疗 应尽可能同时处理引起等渗性缺水的原因，以减少水和钠的继续丧失。

(1) 当出现脉搏细速和血压下降等血容量不足的表现时，可先快速滴注平衡盐溶液或等渗盐水约 3 000 ml(按体重 60 kg 计)，以尽快恢复血容量。

(2) 如无血容量不足的表现时，则可给患者上述用量的 1/2～2/3，即 1 500～2 000 ml，以补充缺水量。

(3) 可按红细胞压积来计算需补液量。

$$补充等渗盐水量(L)=\frac{红细胞压积上升值}{红细胞压积正常值}\times 体重(kg)\times 0.25$$

此外，还应补给日需要量水约 2 000 ml 和钠盐约 4.5 g。

(4) 由于等渗盐水中 Na^+ 和 Cl^- 的含量不等，在重度缺水或休克状态下，大量输入等渗盐水，有导致血 Cl^- 过高、引起高氯性酸中毒的危险，故应尽量以平衡盐溶液进行输注，既可避免输入过多的 Cl^-，也对酸中毒的纠正有一定的帮助。

(5) 在纠正缺水后，应注意低钾血症的发生，一般应在尿量达 40 ml/h 后补充氯化钾。

(二) 低渗性缺水

低渗性缺水又称慢性缺水或继发性缺水。水和钠同时缺失，但缺水少于失钠，故血清钠低于正常范围，细胞外液呈低渗状态。

1. 病因

(1) 胃肠道消化液持续性丧失，如反复呕吐、胃肠道长期吸引或慢性肠梗阻。

(2) 大创面慢性渗液。

(3) 肾排出水和钠过多，如应用排钠利尿剂(氯噻酮、利尿酸、速尿等)时，未注意补给适量的钠盐。

(4) 多次大量放腹水。

2. 临床表现　随缺钠的程度不同而有所不同。

常见症状有头晕、视觉模糊、软弱无力、脉搏细速、起立时容易晕倒等。当循环血量明显下降时，肾的滤过量相应减少，以致体内代谢产物潴留，可出现神志不清、肌痉挛性疼痛、肌腱反射减弱甚至昏迷等。

根据缺钠程度，低渗性缺水可分为三度：

(1) 轻度缺钠：每千克体重缺氯化钠约 0.5 g，血清 Na^+ 在 130～135 mmol/L。患者感疲乏、头晕、手足麻木，但口渴不明显。尿 Na^+ 减少。

(2) 中度缺钠：每千克体重缺氯化钠约 0.5～0.75 g，血清 Na^+ 在 120～130 mmol/L。除上述症状外，尚有恶心、呕吐、脉搏细速、血压不稳或下降、脉压变小、浅静脉萎陷、视力模糊、站立性晕倒。尿量少，尿中几乎不含 Na^+ 和 Cl^-。

(3) 重度缺钠：每千克体重缺钠约 0.75～1.25 g 或更多，血清 Na^+ 在 120 mmol/L 以下。患者神志不清，肌痉挛性抽搐，肌腱反射减弱或消失，出现木僵，甚至昏迷。常发生休克。

3. 诊断　根据患者有上述特点的体液丧失病史和临床表现，特别是周围循环衰竭的表现，可初步作出低渗性缺水的诊断。进一步可作：

(1) 血清 Na^+ 测定：这是最直接和最主要的诊断方法。根据测定结果，可判定缺钠的程度。血清 Na^+ 低于 135 mmol/L 即可诊断为低钠血症。

(2) 尿 Na^+、Cl^- 测定：常有明显减少。轻度缺钠时，血清 Na^+ 虽可能尚无明显变化，但尿中氯化钠的含量常已减少。

(3) 红细胞计数、血红蛋白量、红细胞压积、血非蛋白氮和尿素均有增高，而尿比重常在 1.010 以下。

4. 急救治疗　积极处理致病原因。采用含盐溶液或高渗盐水静脉输注，以纠正体液的低渗状态和补充血容量。

(1) 轻度和中度缺钠：一般可先补给所缺钠盐量的一半，再加上钠盐的日需要量约 4.5 g，可通过静脉滴注 5%葡萄糖盐水来完成，此外，还应给日需要液体量约 2 000 ml，并根据缺水程度，再适当增加一些补液量。其余一半的钠盐可在第二日补给。

(2) 重度缺钠：对出现休克者，应首先抗休克、着重补充足够等渗盐水和胶体溶液。不要单纯从升高血压着手，有条件时应测量中心静脉压以提示血容量概况。

晶体液如乳酸复方氯化钠溶液、等渗盐水和胶体溶液如羟乙基淀粉、右旋糖酐和血浆蛋白溶液等都可以应用，但晶体液的用量一般要比胶体液用量大 2～3 倍。接下去静脉滴注高渗盐水(一般为 3%～5%氯化钠溶液)200～300 ml，尽快纠正血钠过低，以进一步恢复细胞外液量和渗透压，使水从水肿的细胞内外移。以后根据病情再决定是否需继续输给高张盐水或改用等渗盐水。

一般可按下列公式计算需要补充的钠盐量：

需补充的钠盐量(mmol)=[血钠的正常值(mmol/L)－血钠测得值(mmol/L)]×体重(kg)× 0.60(女性为 0.50)

按 17 mmol Na^+ = 1 g 钠盐计算补给氯化钠的量。当日补给一半和日需要量约

4.5 g，其中2/3的量以3%～5%氯化钠溶液输给，其余量以等渗盐水补给。以后可测定血清Na^+、K^+、Cl^-和做血气分析，作为进一步治疗时的参考。

(3) 缺钠伴酸中毒：在补足血容量和钠盐后，由于机体的代偿调节功能，酸中毒常可同时得到纠正，一般不需要一开始就使用碱性药物治疗。如经血气分析测定，酸中毒仍未完全纠正时，可适当补充碱性药物或平衡盐溶液，以后视情况再决定是否继续补给。在尿量达到40 ml/h后，应补充钾盐。

(4) 如为稀释性低钠，则不能多补水，可补充高张氯化钠溶液。

（三）高渗性缺水

高渗性缺水又称原发性缺水。水和钠虽同时缺失，但缺水多于缺钠，故血清钠高于正常范围，细胞外液呈高渗状态。

1. 病因

(1) 摄入水分不够，如食管癌的吞咽困难，危重患者的给水不足，鼻饲高浓度的要素饮食等。

(2) 水分丧失过多，如高热大量出汗(汗中含氯化钠0.25%)、烧伤暴露疗法、糖尿病昏迷等。

2. 临床表现　随缺水程度而有不同。根据症状轻重，一般将高渗性缺水分为三度：

(1) 轻度缺水：缺水量为体重的2%～4%。除口渴外无其他症状。

(2) 中度缺水：缺水量为体重的4%～6%。极度口渴，乏力，尿少和尿比重增高。唇舌干燥，皮肤弹性差，眼窝凹陷，常出现烦躁。

(3) 重度缺水：缺水量超过体重的6%。除上述症状外，出现躁狂、幻觉、谵妄，甚至昏迷等脑功能障碍的症状和死亡。

3. 诊断　根据病史和临床表现一般可作出高渗性缺水的诊断。实验室检查常发现：

(1) 血清Na^+升高，在145 mmol/L以上。

(2) 尿少，尿比重高。

(3) 红细胞计数、血红蛋白量、红细胞压积增高。

(4) 血浆渗透压升高。

4. 急救治疗　应尽早去除病因。不能口服的患者，给静脉滴注5%葡萄糖溶液或0.45%氯化钠溶液，以补充丧失的液体。成人高渗性缺水时补液量不如小儿要求严格，当明确是脱水而不是肾功能损害时，成人补液往往可参考尿量来进行，如尿量满意，每日补液量可达3 000～3 500 ml(其中糖与盐的比例为2∶1或3∶2)。

估计需要补充已丧失的液体量有两种方法：

(1) 根据临床表现的严重程度，按体重百分比的丧失来估计。每丧失体重的1%，补液400～500 ml。

(2) 根据血Na^+浓度来计算：

补水量(ml)＝［血Na^+测得值(mmol/L)－血Na^+正常值(mmol/L)］×体重(kg)×4

计算所得的补水量不宜在当日一次补完，以免发生水中毒，一般可分2日补给，当日先给补水量的1/2～2/3，余下的根据情况，在次日补给。此外，还应补给日需要量约2 000 ml。

必须注意，血清Na^+测定虽有增高，但因同时有缺水，血液浓缩，体内总钠量实际上仍有减少。故在补水的同时应适当补钠，以纠正缺钠。如同时有缺钾需纠正时，应在尿量超过 40 ml/h 后补充。经过补液治疗后，酸中毒仍未纠正时，可补给碱性溶液。

（四）低钾血症

血清钾的正常值为 3.5～5.5 mmol/L。低于 3.5 mmol/L 称为低钾血症。血钾在 3.1～3.5 mmol/L 者为轻度低钾血症；2.5～3.0 mmol/L 者称为中度低钾血症；低于 2.5 mmol/L 者为重度低钾血症。

1. 病因

(1) 钾摄入不足：禁食、厌食、偏食等，未能及时足量补充。

(2) 钾排出量增加：胃肠减压、肠瘘、肠造口、胆瘘、腹泻等消化液大量丧失；利尿剂使用，肾小管性酸中毒，应用盐皮质激素过多等使钾从肾脏排出过多。

(3) 钾在体内分布异常：细胞外稀释，胰岛素的应用，碱中毒，家族性周期性麻痹，棉籽油中毒等。

2. 临床表现　低血钾引起的症状和体征均与钾对各类型肌肉的作用有关，最重要的是心肌的影响，同时也累及横纹肌、平滑肌。此外，长期低钾也可引起肾功能改变。

(1) 肌肉无力：为最早的表现，一般先出现四肢肌软弱无力，以后延及躯干和呼吸肌，有时可有吞咽困难，以至发生呛咳。更重时可有软瘫、腱反射减退或消失。平滑肌无力则表现为腹胀、便秘和肠麻痹等。

(2) 心脏影响：低钾对心脏的影响是使心肌的应激性增加，表现为传导和节律异常。可发生各种心律失常及房室、室内传导阻滞等。典型的心电图改变为早期出现 T 波降低、变宽、双相或倒置，随后出现 S－T 段降低、Q－T 间期延长和 U 波。但低钾血症患者不一定都出现心电图改变。

(3) 肾功能障碍：长期慢性失钾患者可发生失钾性肾炎以至肾功能发生障碍。

(4) 反常性酸性尿(paradoxical acidura)：低钾使肾小管细胞内酸中毒，K^+ 由细胞内移出，与 Na^+、H^+ 交换增加(每移出 3 个 K^+，即有 2 个 Na^+ 和 1 个 H^+ 移入细胞内)，细胞外液的 H^+ 浓度降低，而远曲肾小管排 K^+ 减少、排 H^+ 增多，结果发生代谢性碱中毒，患者出现碱中毒的表现，但尿却呈酸性的反常性酸性尿。

应当注意，当患者伴有严重的细胞外液减少时，低钾血症的一些临床表现有时可以很不明显，而仅出现缺水、缺钠所致的症状，但在纠正缺水后，由于钾的进一步被稀释，才可能出现低钾血症的一些表现；另外，缺钾严重的患者有时会出现多尿，其原因是缺钾能阻碍抗利尿激素的作用，以致肾失去使尿浓缩的功能。

3. 诊断　一般可根据病史和临床表现作出低钾血症的诊断。

(1) 血清钾测定常有降低。

(2) 心电图检查可有典型改变。

(3) 应作出病因诊断，区别是肾性还是非肾性缺钾，其重要的检查是测 24 h 尿钾含量。

4. 急救治疗：应尽早发现及治疗造成低钾血症的病因，以减少或终止钾的继续丧失。

临床上较难判断缺钾的程度，一般来讲，当血清 $K^+ > 3.0$ mmol/L 时，血清 K^+ 每下降 1 mmol/L 等于全身失钾约 100～120 mmol(每 13 mmol K^+ 约等于 1 g 氯化钾)；当血

清 K^+<3.0 mmol/L 时，血清 K^+ 每下降 1 mmol/L 等于全身失钾约 200～400 mmol，钾盐量的补充可参考此数值补给。完全纠正体内缺钾需时较长，患者能够口服后可口服补钾。

(1) 血钾>2.5 mmol/L 不伴有临床低钾症状的患者可用口服方法补钾，安全且可靠。

(2) 血钾<2.5 mmol/L 或虽高于此值但伴有临床低钾表现者，应给予静脉补钾。

(3) 补钾除需注意补钾总量外，还应注意补钾所用液体中的钾浓度和补钾的速度，过高的含钾浓度和过快的补液速度，不仅对静脉产生刺激引起静脉炎，更重要的是有引起高钾血症的危险。

一般情况下，静脉补钾每日补充氯化钾 3～6 g，补液中钾浓度不超过 40 mmol/L(即 0.3%氯化钾)，补钾速度为每小时不超过 20 mmol(即 1.5 g)。在补钾过程中，应严密监测，定时复查血钾，观察患者尿量和临床表现，无尿不补钾。

对严重低钾伴有呼吸肌麻痹、室颤或其他恶性室性心律失常者，可适当增加补钾速度和浓度，加大补液总量。浓度可增至 60 mmol/L，在心电监护下逐渐加速，每日最大剂量不能超过 9～12 g。在任何情况下，严禁氯化钾直接静脉注射。

近年来，临床上应用 L-天门冬氨酸钾镁、镁溶液治疗轻、中度低钾血症患者，该制剂与细胞亲和力强，有助于钾离子进入细胞内，改善心肌的代谢和收缩功能，提高强心苷的疗效并降低其对心肌的毒性，同时还能补充镁离子。其缺点是含钾量较小，每 10 ml 中含钾盐 500 mg(含 K^+ 114.2 mg，约为 3 mmol)，静滴时需稀释 10 倍以上，过快注入可产生恶心、呕吐、静脉炎、面部潮红、血压下降等不良反应。对中、重度低钾血症患者，可结合静脉补钾一起使用。

补钾治疗时，除应注意血钾变化外，还应同时注意血钠、血镁水平，低钠、低镁均影响补钾疗效。此外，还需注意肾功能和酸碱平衡状况。

(五) 高钾血症

血清钾超过 5.5 mmol/L 时称为高钾血症。

1. 病因

(1) 钾负荷增加：长期补钾，输入库存血及一些含钾的抗生素等。

(2) 肾排钾减少：临床上造成高钾血症最主要的原因是急、慢性肾功能不全。另外，如醛固酮过少、保钾利尿剂的应用及血容量减少等均能造成肾排钾减少而导致血钾升高。

(3) 经细胞分布异常：酸中毒，糖尿病酮症及一些药物的使用，大量细胞破坏，严重组织挤压伤等。

2. 临床表现　高钾血症的临床表现主要是细胞外液钾对心肌、骨骼肌的影响。

(1) 心血管系统：常出现心跳缓慢或不同类型的心律失常，甚至心搏骤停。高钾血症，特别是血钾超过 7 mmol/L 时，几乎都有心电图的改变，典型的心电图改变为早期 T 波高而尖，Q-T 间期延长，随后出现 QRS 增宽，P-R 间期延长。

(2) 神经肌肉系统：患者感乏力、虚弱、肌肉酸痛，亦可有肌痉挛；有时有轻度神志模糊或淡漠，感觉减退或异常，腱反射迟钝或消失。严重时肢体自下而上出现麻痹、四肢弛缓性瘫痪，更重时可有言语费力、声音嘶哑、吞咽和呼吸困难。

(3) 微循环系统：严重高血钾时可有微循环障碍的表现，如皮肤苍白、发冷、青紫、低血压等。

(4) 消化系统：可有恶心、呕吐、腹痛和肠麻痹。

3. 诊断 由于高钾血症一般无特异性症状，当有引起高钾血症的原因的患者出现一些不能用原发病来解释的临床表现时，即应考虑有高钾血症的可能。

(1) 血清钾测定升高(＞5.5 mmol/L)。

(2) 心电图变化：是重要的参考，但不是唯一依据，尤其是当合并有低血钠、低血钙、高血镁和酸中毒时会加重钾中毒的发生，也加重心电图的改变。

4. 急救治疗 血钾高于 6 mmol/L 即表明处于可能发生严重并发症的状态，必须进行快速有效的治疗。

治疗原则和治疗顺序如下：停止钾继续进入体内；逆转高钾对心肌的直接毒性作用；驱使钾由细胞外进入细胞内；清除体内过量的钾离子；处理原发疾病和改善肾功能。

(1) 停止钾继续进入体内：停给一切带有钾的药物或液体，尽量不食含钾较高的食物。

(2) 逆转高钾对心肌的直接毒性作用：血钾＞6 mmol/L 时，需应用钙剂迅速对抗高钾对心肌的毒性作用。首选钙剂为 10％葡萄糖酸钙，首次 10 ml 静注，1～2 min 推毕，必要时重复给药，但以后每次静注时需 5～6 min，最多用药总量可达 50 ml。钙制剂给药应在数分钟内静脉注入，该药持续作用时间小于 1 h。

(3) 驱使钾由细胞外进入细胞内：能达到此目的的最快方法是使细胞外液碱化，尤其对有酸化倾向的患者更是适应证。常用方法是用 5％碳酸氢钠 50～100 ml 或 11.2％乳酸钠 20 ml 静滴，注后数分钟即起效，作用持续约 2 h，必要时可重复给药。葡萄糖可刺激胰岛素分泌，达到细胞外钾转入细胞内的目的，一般用 50％葡萄糖溶液 100 ml 加胰岛素 15～20 U 缓慢静滴(30～60 min 内滴完)，输后 30 min 可起效，作用可持续数小时。

(4) 清除体内过量的钾离子：轻症患者可利用阳离子交换树脂在胃肠道内与钾交换，排出体内的钾。常用聚苯乙烯磺胺钠离子交换树脂(sodium polystyrene sulfonate)20 g 加 70％山梨醇 10～20 ml 口服，每日 2～3 次；或 50 g 加 25％山梨醇 100～200 ml 保留灌肠，每日 2～3 次。如离子交换树脂效果不好，可进行透析治疗(腹透或血透)。

(5) 处理原发疾病和改善肾功能。

(六) 低钙血症

体内的钙大部分以磷酸钙和碳酸钙的形式储存在骨骼中。血清钙浓度的正常值为 2.5 mmol/L(10 mg/dl)，其中约一半为与血清蛋白相结合的非离子化钙，5％为与血浆和组织间液中其他物质相结合的非离子化钙，其余的 45％为离子化钙，起着维持神经肌肉稳定性的作用。在急诊危重病患者中，钙代谢紊乱，特别是低钙血症比较常见。

1. 病因 可发生在急性胰腺炎，坏死性筋膜炎，肾衰竭，胰、胆系和小肠瘘以及甲状旁腺受损等患者中。亦可发生于维生素 D 缺乏症、脂肪吸收不良综合征或佝偻病治疗过程中未及时补钙，新生儿饮食性低钙血症等。

2. 临床表现 主要由神经肌肉的应激性和兴奋性增强所引起，如容易激动，口周和指(趾)尖麻木及针刺感，手足抽搐，肌肉和腹部绞痛，腱反射亢进，以及 Chvostek 征和 Trousseau 征阳性。严重者可发生支气管哮喘、喉痉挛，甚至窒息。

3. 诊断要点

(1) 有上述明确的临床症状和体征。

(2) 血清钙测定低于 2 mmol/L。

4. 急救原则

(1) 首要任务是缓解症状。

(2) 补充失钙及其他可能已丢失的电解质。

(3) 查找及治疗病因。

5. 处理方法

(1) 缓解症状：立即用 10%葡萄糖酸钙溶液 20 ml 或 5%氯化钙溶液 10 ml 作静脉注射，可很快控制症状，必要时可多次给药。

(2) 若补钙效果不好，应考虑有低血镁的可能，可同时予以补镁治疗。

(3) 如有碱中毒，需同时纠治，以增加血内离子化钙的浓度。

(4) 积极治疗原发疾病和对症处理。

(5) 对需长期治疗的患者，可口服乳酸钙或(和)同时补充维生素 D。

（七）低镁血症

在危重病患者中，镁缺乏相当常见，尽管其机制及因果关系尚不十分明了，但这一现象已经得到越来越广泛的重视和研究，在急诊危重病患者的救治过程中，也应充分考虑到镁缺乏存在的可能。

镁有维持肌肉的收缩性和神经应激性的作用，并能激活体内许多种酶，促进能量的储存、转运和利用。在许多疾病中，常可出现镁代谢的异常。

正常成人体内镁约有一半存在于骨骼内，其余几乎都存在于细胞内，仅有 1%存在于细胞外液中。镁是细胞内第二位重要的阳离子。血清镁的正常浓度为 0.75～1.25 mmol/L (约 2～3 mg/dl)。血内的镁浓度和细胞内含镁量之间的关系不如血内钾浓度和细胞内含钾量之间的关系那样密切。肾脏排镁情况和排钾情况相仿，即虽有血清镁浓度降低，肾脏排镁并不停止。

1. 病因　发生的原因为摄入不足、吸收不良和丢失过多。食物中有着丰富的镁，只要饮食正常，机体一般不至于发生镁缺乏。

2. 临床表现　低镁血症在临床上并不少见，但常常被忽略。其临床表现很像低钾血症，主要为神经肌肉系统的症状和体征，主要表现为肌肉震颤、手足抽搐、反射亢进等类似低钙的表现，严重时可出现谵妄、精神失常、定向丧失、幻觉、惊厥、昏迷等；患者面色苍白、委顿，严重缺镁时可有癫痫发作；也可出现心律失常，尤其是心动过速。

缺镁的临床表现有时难以确定，一是因为缺镁往往同时伴有水和其他电解质紊乱，临床症状不易划分；二是缺镁可能不一定出现症状。

临床上很难区别缺镁和缺钙引起的手足抽搐，缺镁时心电图在心前导联 S-T 段下降和 T 波倒置，缺钙时 Q-T 间期延长，只有测定血清钙和血清镁才能肯定其区别。

缺镁综合征的典型表现是：神经肌肉的兴奋性极度增强，易于引出 Chvostek 征和 Trousseau 征的阳性反应。

3. 诊断要点　缺镁的诊断比较困难，镁缺乏的患者，血清镁可能在正常范围内，而血清镁过低也不一定表示有镁缺乏，故不能单纯依靠血清镁的测定来诊断。

(1) 有长期丢失消化液的病史。

(2) 血清镁浓度低于 1.5 mmol/L。

(3) 24 h 尿镁排量少于 3 mmol。

(4) 镁负荷试验:在 1～2 h 内由静脉输入含有 40 mmol 镁的葡萄糖溶液 400 ml,然后收集 16 h 的尿液,测定尿中镁排出量,若仅为输入量的 20%左右,则表示机体缺镁;若排出量达到输入量的 70%,则表示体内镁量已经饱和,缺镁的可能性便很小。注意本试验必须在肾功能完好的条件下施行才能安全准确。

(5) 给患者 80～100 mmol 镁治疗以后,症状明显好转,并可持续数日之久。

(6) 血清钙的含量无大的改变,并且给钙治疗,效果不好。

临床上遇有可疑患者,应作血清镁与尿镁测定。如患者无肾功能不全等输镁禁忌证,即应从静脉滴入含有硫酸镁 80 mmol 的 5%葡萄糖液 1 000 ml,约 2 h 滴完,若患者缺镁,症状会好转。

4. 急救原则

(1) 低镁血症患者大多不能进食,所以镁的补充须采用胃肠外给药的方法。

(2) 最常用的镁剂是硫酸镁($MgSO_4 \cdot 7H_2O$)。1 g 硫酸镁含镁约 100 mg,折合毫摩尔数为 100×2/24=8.3 mmol。

5. 处理方法　最初两天须补充 60～100 mmol。症状控制后减量。严重缺镁伴有重度手足抽搐的患者,可取含有 10 g 硫酸镁的溶液加于 1 000 ml 葡萄糖液中,用 2 h 的时间滴完。一般治疗可在 1 000 ml 输液量中加入含有 1～2 g 硫酸镁的溶液。缺镁患者经过该治疗,症状可迅速好转,但症状完全消失则需 48～72 h,而在症状完全消失后仍需继续补镁 1～3 周才能完全纠正镁缺乏。

必须注意,切不可采用 25%～50%高浓度的硫酸镁液进行静脉注射,因有血压急速下降、心脏停搏和呼吸停止的危险。如使用 10%硫酸镁液静脉注射,速度不宜超过 1.5 ml/min。10%硫酸镁液可以肌内注射,每次 10～20 ml,每日 4 次。

对长期进食不足或进行胃肠引流的患者,可在输入的液体中每日加入相当于 1 g 硫酸镁的溶液,即可供给生理需要。

能进食者可口服镁制剂:

(1) 氧化镁每次 0.25～0.5 g,每日 3～4 次。

(2) 氢氧化镁每次 0.2～0.3 g,每日 3～4 次。

(3) 10%醋酸镁每次 10 ml,每日 3～4 次。

镁为二价阳离子,在肠道吸收缓慢,在大剂量使用时,可发生渗透性腹泻,必要时可与氢氧化铝同时服用。如遇镁中毒,即应静脉注射葡萄糖酸钙或氯化钙溶液,以对抗镁对心脏和肌肉的抑制,同时要积极纠正酸中毒和脱水,停止给镁。如血清镁浓度仍无下降或症状仍无减轻时,应及早采用透析治疗。

三、酸碱平衡失调

(一) 代谢性酸中毒

代谢性酸中毒(简称代酸)系指一类原发性细胞外液中 HCO_3^- 浓度下降所引起的一系列病理过程,其原因可以是进入体内的酸性物质过多,或是 HCO_3^- 丢失过多。造成

HCO_3^- 减少的原因很多，根据有无阴离子间隙(AG)增大，可将这些原因归纳为两类。

阴离子间隙又称未定阴离子浓度，粗略估算，正常值为 8～12 mmol/L。

$$AG = [Na^+ - (Cl^- + HCO_3^-)]$$

1. 病因

(1) 正常 AG 型代谢性酸中毒(高氯血症酸中毒)

① 丧失 HCO_3^-：见于腹泻、肠瘘、胆瘘、胆泻及胰瘘等，也见于输尿管—乙状结肠吻合术后，偶见于回肠代膀胱术后。

② 肾脏疾病：肾小管泌 H^+ 功能失常，但肾小球滤过功能正常，造成 HCO_3^- 再吸收和(或)尿液酸化的障碍，多见于远曲肾小管性酸中毒(泌 H^+ 功能障碍)和近曲肾小管性酸中毒(HCO_3^-)的再吸收障碍。

③ 过多 HCl 输入：因治疗需要，应用氯化铵、盐酸精氨酸或盐酸过多等，以致血内 Cl^- 增多，HCO_3^- 减少，引起酸中毒。

(2) 高 AG 型代谢性酸中毒

① 体内有机酸形成过多：组织缺血、缺氧、碳水化合物氧化不全，均可产生大量丙酮酸和乳酸，发生乳酸性酸中毒。在糖尿病或长期不能进食时，体内脂肪分解过多，可形成大量酮体积聚，引起酮体酸中毒。其他如休克、抽搐、心搏骤停等也能同样引起体内有机酸的过多形成。

② 肾功能不全：肾小管功能障碍，不能将内生性 H^+ 排出，积聚在体内。

以上各种原因都能直接或间接地减少 HCO_3^-，因此血浆中 H_2CO_3 相应增多，离解出 CO_2，使 PCO_2 增高。通过肾脏排出 H^+ 的代偿功能需经过一段时间才能逐渐发挥作用，使血浆 HCO_3^- 增高和 pH 恢复正常。因此，立即出现的是呼吸代偿反应。增高的 PCO_2 刺激呼吸中枢，呼吸加深加快，加速呼出 CO_2，使 PCO_2 降低，使 HCO_3^-/H_2CO_3 的比值重新恢复至 20∶1 而保持 pH 在正常范围，此即为代偿性代谢性酸中毒。

呼吸系统的代偿反应极为迅速，一般在代谢性酸中毒发生十余分钟后即出现明显的呼吸增强。但肾脏代偿是有限度的，如果超过了机体所能代偿的程度，酸中毒将进一步加剧。在单纯性代谢性酸中毒，PCO_2 的降低和血浆内 HCO_3^- 的降低存在一定的比例，平均 HCO_3^- 每降低 1 mmol/L，即有 PCO_2 代偿性地降低 1.0～1.3 mmHg。

2. 临床表现　代谢性酸中毒的临床表现依酸血症发展的速度及其时间性而不同，一般来看，酸血症的症状与体征是涉及多系统的，而且，轻症常常可被原发病的症状所掩盖。

(1) 心血管系统：心脏对酸血症是双相反应。pH 由 7.40 降至 7.20，这段时间内主要是儿茶酚胺分泌所致正性因素的影响，表现为心率增加，心血管功能增强，心肌正性收缩作用，心排量增加，周围血管阻力增加；偶然可出现恶性室性心律失常如室速、室颤等，这可能与电解质失衡有关。

当 pH 低于 7.20 以后，心血管的表现主要是由 H^+ 直接作用的负性因素影响，包括心动过缓、负性心肌收缩作用、心排出量下降、周围血管扩张等，长时间的严重酸血症可导致心肌收缩力减弱、血压下降而死亡。

实际上，酸血症所致的心血管临床症状决定于上述正负相互作用的结果。

(2) 呼吸系统：代谢性酸中毒引起的呼吸代偿，最突出的表现为呼吸深而快及过度通气，呼吸频率有时可达 50 次/min，观察患者的呼吸，可见到呼吸辅助肌的有力收缩，使胸廓尽量扩展的现象，有时呼气中带有酮味。

(3) 消化系统：近一半糖尿病酮症酸中毒患者有胃肠道症状，如腹痛、腹胀、恶心、呕吐等，偶有因剧烈腹痛而被怀疑为急腹症者，但经过对酮症酸中毒的恰当治疗后症状可很快缓解，其机理尚未完全明了。

(4) 肾脏：代谢性酸中毒可引起肾脏对电解质调节的紊乱，导致高钾血症、高尿酸血症以及尿钾、尿钠的“浪费”。可出现急性肾功能不全。尿液检查呈酸性反应。

(5) 神志情况：代谢性酸中毒时常可见神志变化，尤其见于重症代酸。这些症状多与血压降低引起脑灌流减少以及原发病所致渗透浓度变化有关，常表现为疲乏、眩晕、嗜睡、感觉迟钝或烦躁不安。

代谢性酸中毒的临床表现明显受酸血症(pH 变化)发生的速度和幅度的直接影响，如慢性肾衰患者，血碳酸氢盐浓度和 pH 可经历数日甚至数月逐渐下降，最后稳定于一定水平，HCO_3^- 在 18 mmol/L 左右，pH 在 7.30 上下，患者可有很轻微甚至无临床症状。但在急性肾衰患者，症状可在数小时至数日内出现，而症状的出现多是 pH 已低于 7.20。

一般情况下，正常 AG 型代谢性酸中毒患者症状较轻，多数患者的 pH 可维持在 7.30 以上，但高 AG 型代谢性酸中毒患者多有持续产酸的病因来对抗机体的缓冲能力，pH 常常低于 7.20，症状也较明显。

pH 下降速度最具有预计症状的出现或程度的意义。

3. 诊断　原发病的病史是诊断代谢性酸中毒的重要依据。根据患者有严重腹泻、消化道瘘或输尿管乙状结肠吻合术等病史，又有深而快的呼吸，即应怀疑有代谢性酸中毒的存在，作血气分析可以明确诊断。

(1) 血浆 HCO_3^- 下降，标准碳酸氢盐(SB)和实际碳酸氢盐(AB)减少，缓冲碱(BB)减少，碱剩余(BE)负值增大(低于－2.3 mmol/L)。

(2) pH 在代偿期可以正常，失代偿则下降。

(3) 如能除外呼吸性酸中毒，CO_2 结合力下降的程度可大致反应代酸的程度。

(4) AG 测定对代酸的诊断和分类可提供帮助，尤其有助于分析混合性酸中毒。

(5) 乳酸性酸中毒者的血乳酸浓度＞3 mmol/L(正常值为 1.2 mmol/L)。

(6) 酮症酸中毒者的血酮浓度＞15 mmol/L(正常值为 5～15 mmol/L)。

(7) 血清 Na^+、K^+、Cl^- 等电解质的测定，也有助于病情的判定。

4. 急救治疗　应以消除引起代谢性酸中毒的原因为主要措施。轻度的酸中毒常常可以自行纠正，通常不需常规应用碱剂治疗。对程度较重者，则需要以碱剂进行治疗。

(1) 对血浆 HCO_3^- 超过 16～18 mmol/L 的患者，如病因可以消除，或属于自限性时，一般不需补给 $NaHCO_3$。经补充液体纠治同时存在的缺水后，酸中毒即可解除。

(2) 对血浆 HCO_3^- 低于 10 mmol/L 的患者，即使可将病因很快消除，一般也应从速给予液体和碱剂进行治疗。常用碱剂为 5％或 4％的 $NaHCO_3$ 溶液(一般可稀释成 1.25％溶液后应用)。

(3) 在估计输给 $NaHCO_3$ 的用量时，应考虑到体内非 HCO_3^- 缓冲系统的缓冲作用对输入的 $NaHCO_3$ 的影响，因为输入体内的 $NaHCO_3$ 的一半会很快地被非 HCO_3^- 缓冲系

统所释出的 H^+ 所结合。

(4) 可参考下列公式计算应补给的 $NaHCO_3$ 的量。

循环良好时补碱量的计算公式：

① $NaHCO_3$ 补给量(mmol)=[HCO_3^- 期望值－HCO_3^- 实测值(mmol)]×0.15×体重(kg)

② $NaHCO_3$ 补给量(mmol)=[BE 期望值－BE 实测值(mmol)]×0.11×体重(kg)

循环差时补碱量的计算公式：

① $NaHCO_3$ 补给量(mmol)=[HCO_3^- 期望值－HCO_3^- 实测值(mmol)]×0.38×体重(kg)

② $NaHCO_3$ 补给量(mmol)=[BE 期望值－BE 实测值(mmol)]×0.28×体重(kg)

(按 4%$NaHCO_3$ 2 ml=0.95 mmol；5%$NaHCO_3$ 1 ml=0.6 mmol 粗略估算)

一般可将应补给量的一半在 2～4 h 内输完，以后根据复查的血气分析结果再决定是否继续补给剩下的量的全部或一部分。

不宜过速地使血浆 HCO_3^- 超过 14～16 mmol/L，以免发生手足抽搐、神志改变或惊厥等。

过速纠正酸中毒还能引起大量 K^+ 转移至细胞内而引起低钾血症，应注意纠正，同时可使用醋酸钾代替氯化钾，避免输给过多氯化钾所致的体内 Cl^- 增多。

在酸中毒时，离子化 Ca^{2+} 增多，即使患者有低钙血症，也可无手足抽搐出现。但在纠正酸中毒后，离子化 Ca^{2+} 减少，便有发生手足抽搐的可能，应及时静脉输注葡萄糖酸钙予以控制。

(二) 代谢性碱中毒

代谢性碱中毒(简称代碱)系指以原发性重碳酸盐血症引起的、以 H^+ 减少为特征的一系列病理过程。

代碱时血浆中碳酸氢盐浓度的变化幅度与引起的继发性高碳酸血症程度密切相关。正常肾脏有充分排泄体内过量碳酸氢盐的能力，如仅有体内碳酸氢盐增加尚不足以引起代碱，所以还需要有能够保持高碳酸氢盐浓度而不被肾脏排出的机制存在。前者可称为始动机制，后者可称为维持机制，两者均为必要，但又不同。

代碱的产生(始动机制)系由细胞外液酸性物质丢失和碳酸氢盐过度负荷两类原因所致；代碱的保持(维持机制)则包括有效循环量减少、肾小球滤过率降低、血浆电解质失衡(低血钾、低血氯)和醛固酮分泌增加。

低氯血症是代碱维持机制中的一种重要因素，且与代碱的治疗关系紧密，常以是否存在低氯血症来指导治疗，因此，近年来将低氯血症从临床角度分为对氯反应性代碱和对氯无反应性代碱。前者与低氯、低钠、容量缺失有关，故亦有人称之为盐水反应性代碱；后者与钠、氯无关，故亦有人称之为盐水无反应性代碱。

1. 病因　造成体内 HCO_3^- 增多的常见原因有：

(1) 酸性胃液丧失过多。

(2) 碱性物质摄入过多。

(3) 缺钾：低钾血症时，每 3 个 K^+ 从细胞内释出，即有 2 个 Na^+ 和 1 个 H^+ 进入细胞内，引起细胞内酸中毒和细胞外碱中毒。同时，远曲肾小管细胞向尿液中排出过多的 H^+，使 HCO_3^- 的回收增加，细胞外液发生碱中毒，但尿液呈酸性，称为反常性酸性尿。

(4) 某些利尿药的作用：呋塞米和依他尼酸能抑制近曲肾小管对 Na^+ 和 Cl^- 的再吸收，而并不影响远曲肾小管内 Na^+ 与 H^+ 的交换，因此，随尿排出的 Cl^- 比 Na^+ 多，回入血液的 Na^+ 和 HCO_3^- 增多，可发生低氯性碱中毒。

机体对代谢性碱中毒的代偿反应类似机体对代谢性酸中毒的代偿反应，但反应向相反方向进行。简言之，血液中增多的 HCO_3^-，由于血液缓冲作用，导致代谢性成分，如 BB、SB 增多和 pH 上升。呼吸代偿反应使呼吸变浅变慢，CO_2 排出减少，以致 PCO_2 升高，HCO_3^-/H_2CO_3 的比值恢复至 20∶1 而保持 pH 在正常范围。

肾脏代偿反应是肾小管上皮细胞中的碳酸酐酶和谷氨酰酶活性降低，H^+ 和 NH_3 的生成减少，$NaHCO_3$ 的再吸收减少，HCO_3^- 从尿中排出增加。结果是血液中的 HCO_3^- 减少。

在单纯性代谢性碱中毒时，PCO_2 的增高和血浆内 HCO_3^- 的增高存在一定的比例，平均 HCO_3^- 每增高 1 mmol/L，PCO_2 增高 0.5～0.7 mmHg。

碱中毒时，氧合血红蛋白解离曲线左移，氧合血红蛋白不易释出氧，因此，患者的血氧含量和氧饱和度虽仍正常，但组织仍可能发生缺氧。

2. 临床表现　患者常常无明显症状，其临床表现主要由原发病因所引起，而不是高碳酸氢盐血症或代碱直接的特异性表现，有时一些原发病的症状与碱中毒的表现交混在一起，患者不能明确区别，尽管如此，代碱的临床表现仍是可能确定的。

(1) 心血管系统：代碱时可因低血钾和低氧血症诱发心律失常，甚至室颤。可因伴有低磷酸血症而表现充血性心力衰竭。代碱可使心肌对洋地黄的敏感性增加，其机制尚不完全清楚。

(2) 神经肌肉系统：中枢神经系统表现有意识模糊、迟钝、谵妄、精神错乱或嗜睡等，严重时可因脑和其他器官的代谢障碍而发生昏迷。四肢表现严重乏力、感觉异常、四肢抽搐、肌肉痉挛、喉痉挛等均可出现。

(3) 呼吸系统：呼吸功能的影响为抑制呼吸中枢的驱动力，使呼吸变浅、变慢，PCO_2 上升。

(4) 代谢方面：对代谢的影响为出现低钾血症、低磷酸血症、降低离子化钙、增加糖酵解和乳酸水平上升，氧合血红蛋白解离曲线左移使氧在组织中释出困难。

3. 诊断　诊断代碱需评定发病的可能原因，包括其始动机制和维持机制。一般情况下，碱血症的程度与有效血容量、氯与钾缺乏和肾衰竭的程度是相关的。

根据病史和症状可以初步作出诊断，血气分析可确定诊断及其严重程度。

(1) 失代偿时：血液 pH 和 HCO_3^- 明显增高，PCO_2 正常。

(2) 部分代偿时：血液 pH、HCO_3^- 和 PCO_2 均有一定程度的增高。

(3) 尿氯含量的检查对鉴别诊断和指导治疗有重要意义：尿氯浓度 <10 mmol/L，表明其病理过程属氯反应性代碱；如 >20 mmol/L，则表明属于盐皮质激素过多或其他原发性肾脏原因引起的代碱。

4. 急救治疗　代碱的治疗，原则上是恢复肾脏排泄剩余 HCO_3^- 的能力和纠正产生碱中毒的始动原因。在氯反应性碱中毒的病例，可输入等渗盐水以提供充分容量和氯离子，使肾脏恢复正常排出 HCO_3^- 的能力，同时应监测血钾浓度，及时纠正其浓度失调。

如扩容有困难或因心肾功能不全而限制入量，而患者碱中毒又比较严重（血浆 HCO_3^- 45～50 mmol/L，pH＞7.65），此时可输入等渗盐酸溶液以帮助恢复 pH 值至正常水平。

可采用下列公式计算需补给的酸量：

(1) 需要补给的酸量(mmol)＝[测得的 HCO_3^- (mmol/L)－期望达到的 HCO_3^- (mmol/L)]×体重(kg)× 0.4

(2) 需要补给的酸量(mmol)＝[Cl^- 的正常值(mmol/L)－Cl^- 的测得值(mmol/L)]×总体液量(体重的 60%)×0.2

第一个 24 h 内一般可给计算所得补给量的一半，以后根据复查血气结果和临床表现酌情补给。

推荐配制盐酸的稀释溶液的方法为：

取 12 mol 盐酸 20 ml，加蒸馏水至 1 200 ml，即稀释成 0.2 mol 浓度。用玻璃垂直漏斗及滤纸过滤，过滤后再加入等量 10% 葡萄糖溶液，制成 0.1 mol 等渗盐酸溶液，从中心静脉滴注输入。

纠正代碱的始动病因则需先决定其病因为何，然后再予以纠正。

对于氯无反应性代碱患者的治疗，原则上与氯反应性代碱相同，盐皮质激素过多的患者应限制钠摄入，补充氯化钾。

纠正碱中毒不宜过于迅速，一般也不要求完全纠正。在治疗过程中，可以经常测定尿内的氯含量，如尿内有多量的氯，表示补氯量已足够，不需继续补氯。

（三）呼吸性酸中毒

呼吸性酸中毒（简称呼酸）系指肺泡通气功能减弱，不能充分排出体内生成的 CO_2，以致血液的 PCO_2 增高而引起高碳酸血症。

1. 病因　PCO_2 上升的原因常由于通气/血流比例失调或是肺通气不足而引起。凡能引起肺泡通气功能减弱的疾病或情况都可能成为造成呼吸性酸中毒的原因，按这些原因的性质，一般可分为两类：

(1) 属于能引起急性、暂时性的高碳酸血症者：例如全身麻醉过深、镇静剂过量、心搏骤停、气胸、急性肺水肿、支气管痉挛、喉痉挛及呼吸机使用不当等。

(2) 属于能引起持久性的 PCO_2 增高者：一般见于慢性阻塞性肺部疾患(COPD)，如肺组织广泛纤维化、重度肺气肿等。这些疾病或有换气功能障碍，或有肺泡通气/血流匹配失调，故能引起 CO_2 在体内潴留，导致高碳酸血症。

呼吸性酸中毒时，通过血液的缓冲系统，血液中的 H_2CO_3 与 Na_2HPO_4 结合，形成 $NaHCO_3$ 和 NaH_2PO_4，后者从尿中排出，使 H_2CO_3 减少，HCO_3^- 增多。与此同时，肾脏发挥调节作用，肾小管上皮细胞中的碳酸酐酶和谷氨酰酶活性增高，H^+ 和 NH_3 的生成增加。H^+ 与 Na^+ 交换和 H^+ 与 NH_3 形成 NH_4^+，使 H^+ 排出增加和 $NaHCO_3$ 的再吸收增加。

上述两种代偿机制可使 HCO_3^-/H_2CO_3 的比值恢复至接近于 20∶1，保持 pH 在正常范围，呼吸性酸中毒得到代偿。此外，细胞外液 H_2CO_3 增多，可使 K^+ 由细胞内移出，Na^+ 和 H^+ 转入细胞内，对改善酸中毒也有一定的作用。

2. 临床表现　呼酸的临床表现与其酸碱失衡发展的速度和幅度有关，一般表现为：

(1) 患者可有呼吸困难、换气不足和全身乏力。

(2) 有时有气促、紫绀、头疼、恶心、胸闷等。

(3) 随着酸中毒的加重，患者可有血压下降、谵妄、烦躁、抽搐甚至昏迷等。

3. 诊断　根据患者有呼吸功能受影响的病史，结合临床症状，即应考虑存有呼吸性酸中毒的可能，但确诊则需依据实验室检查结果。

(1) 急性呼吸性酸中毒：血液 pH 明显下降，PCO_2 增高，血浆 HCO_3^- 变化轻微，可在正常范围内。血浆 Na^+、K^+ 和 Cl^- 等电解质也基本在正常范围内，因而 AG 也正常。如 pH 和 HCO_3^- 偏移预计范围之外，或 AG 增高，即应考虑存在其他类型的酸碱失衡，最常见的是合并代酸。

(2) 慢性呼吸性酸中毒：血液 pH 下降不明显，PCO_2 增高，血浆 HCO_3^- 有增加。血浆 Na^+、K^+ 一般在正常范围内，但 Cl^- 下降，因同时存在 HCO_3^- 升高，所以 AG 也基本在正常范围之内。

慢性呼酸常常与急性呼酸合并存在，在这种情况下，则很难从实验室结果来区别，此时可依据临床症状和病史来进行分析确定。

4. 急救治疗　呼酸治疗的目的是改善肺泡换气，并尽可能使 pH 恢复到接近正常范围，以防发生严重的低氧血症和酸血症。

降低 PCO_2 是纠正酸血症最直接的途径，这需要通过改善通气来达到。必要时，可作气管插管或气管切开，使用呼吸机以改善换气。如因呼吸机使用不当而发生酸中毒时，则应调整呼吸机的参数(频率、压力和潮气量等)。

由于 HCO_3^- 和 H^+ 结合生成 H_2CO_3，后者离解为 CO_2 和 H_2O，而 CO_2 需要从肺排出，在呼吸性酸中毒时，从肺排出 CO_2 减少，故碳酸氢钠的应用只能暂时减轻酸血症，不宜长时期应用。

在休克或心肺复苏后，即使 pH 下降至 7.1～7.2，但是 PCO_2 升高，此时仍可不必急于以碳酸氢钠治疗，因为这些均是由于 CO_2 的积聚所致，当通气改善后将得以自行纠正，而血液的过量碱化则可能对心肺复苏的预后产生不利影响。

除了积极进行原发病症的治疗以外，改善通气初期可使用呼吸兴奋剂，目前用可拉明(尼可刹米)疗效尚好。一般把可拉明加于 5%葡萄糖溶液中静滴，最大量可以在 500 ml 溶液中加 7～10 安瓿(每安瓿 0.375 g)，如反应不佳，则可考虑使用人工呼吸器作人工通气。

当 $pH<7.10$，$PCO_2>100$ mmHg，而通气又不能很快得以改善时，可以进行补碱治疗，否则会加重呼酸。如合并代酸则是明确的补碱指征。

由于引起慢性呼吸性酸中毒的疾病大多不易治愈，慢性呼吸性酸中毒的治疗则比较困难且是一个长期的过程，为了改善肺功能，需要持续治疗肺部感染、支气管痉挛或心功能不全等原发肺部和心脏疾病，镇静剂则应尽可能避免使用。

(四) 呼吸性碱中毒

呼吸性碱中毒(简称呼碱)系指因每分通气量增加导致 PCO_2 降低，并继发血液 pH 增高、HCO_3^- 中等程度减少的一种病理过程。由于体内的 CO_2 仅由肺排出，所以引起呼吸性碱中毒的唯一原因是过度通气。

1. 病因 常见病因有：

(1) 低氧血症：引起低氧血症的病因有吸入的氧张力过低、高原地区、通气/血流比例失调、低血压、严重贫血等。

(2) 精神、神经系统疾病：包括有意的过度通气、焦虑一过度通气综合征和中枢神经系统疾患（脑血管意外、感染、创伤、肿瘤）等。

(3) 药物所致：能引起呼碱的药物有水杨酸类、尼古丁、二硝基苯酚、黄嘌呤族、黄体酮、甲羟孕酮、加压激素（肾上腺素、去甲肾上腺素）等。

(4) 肺部疾病：间质性肺部疾病、肺炎、肺栓塞、支气管哮喘等肺部疾病均可引起呼碱。

(5) 其他：其他因素如妊娠、肝功能衰竭、革兰阴性杆菌败血症、机械过度通气、代酸恢复等均可能引起呼碱。

2. 临床表现 呼吸性碱中毒的临床表现根据其发生、发展的速度不同而表现不同。

(1) 急性呼吸性碱中毒：急性呼吸性碱中毒典型临床表现有四肢感觉异常、胸部发紧、口周麻木感，严重时有头晕和意识模糊，偶有全身抽搐。这些症状多发生于 $PCO_2<25$ mmHg 时。在碱中毒时，游离钙离子浓度下降，所以 Chvostek 和 Trousseau 征可阳性。当碱中毒特别严重时可诱发心律失常。此外，急性呼碱使脑血流减少，引起一系列神经系统症状。

但是，上述症状也很可能是引起碱中毒的原发病的症状，而不是碱中毒本身的症状。危重患者发生急性呼吸性碱中毒，常常提示预后不良，或即将发生急性呼吸窘迫综合征。

(2) 慢性呼吸性碱中毒：慢性呼吸性碱中毒常常无明显自觉症状。在高原地区停留的最初 3～6 天，心排出量加倍增加，心律增快，但血压无变化，表明周围血管阻力下降。如继续停留更长时间（1～4 周），心排量恢复或接近正常，但脉率增速并持续低碳酸血症数日后，脑血流由减少逐渐恢复正常；肾血流减少 10%～20%，但肾小球滤过率无变化。

3. 诊断 结合病史和临床表现，可基本作出诊断，确诊需依靠实验室检查结果。

(1) 血液 pH 增高（>7.40），PCO_2 及 HCO_3^- 下降（$PCO_2<35$ mmHg）。

(2) 在急性呼碱时，由于 HCO_3^- 与 Na^+ 均轻度降低，所以 AG 无大变化。如存在 AG 增高或 K^+ 异常，应疑合并其他酸碱失衡。急性呼碱最常伴存的其他酸碱失衡是 AG 增高型代酸。

(3) 在慢性呼碱时，Cl^- 增加，但其增加的幅度小于 HCO_3^- 降低的幅度，所以 AG 可稍有增加。Na^+ 与 K^+ 无明显变化。如 pH 呈碱性，PCO_2 降低，但 HCO_3^- 的变化不符合急、慢性呼碱的预计范围，表明存在混合性酸碱失衡。慢性呼碱不常伴存其他类型的酸碱失衡，如有，则代酸最有可能。

4. 急救治疗 呼碱的存在只是个临床诊断的提示，而不是一个治疗问题，治疗原则仍是积极处理原发疾病。

(1) 为提高血液 PCO_2，可用纸袋或长筒袋罩住口鼻。

(2) 也可给患者吸入含 5%CO_2 的氧气，有时也可起到对症治疗的作用。

(3) 如系呼吸机使用不当，通过调整呼吸机的参数（频率、压力或潮气量等）后即可解除。

(4) 精神原因造成的呼吸性碱中毒则需进行心理治疗才能得到根本的治愈。

(5) 静脉注射葡萄糖酸钙可消除手足抽搐。

(五) 混合性酸碱平衡失调

混合性酸碱平衡失调系指同时存在两种或两种以上的单纯性酸碱平衡失调,大多数出现在病情复杂或危重患者身上。这种混合性酸碱平衡失调的病理生理变化比较复杂,临床表现也可能不典型,会给诊断带来较大的困难。但通过询问病史,特别是通过对血气分析结果的分析,一般可以初步确定有否存在这种酸碱平衡失调。表 5-1 总结了各种单纯性酸碱平衡失调发生代偿时的 PCO_2 和 HCO_3^- 变化之间的关系。

表 5-1 单纯性酸碱平衡失调发生代偿时的 PCO_2 和 HCO_3^- 的变化

名 称	PCO_2 和 HCO_3^- 变化之间的关系
代 酸	血浆 HCO_3^- 降低 1.0 mmol/L,PCO_2 降低 1.0～1.3 mmHg
代 碱	血浆 HCO_3^- 升高 1.0 mmol/L,PCO_2 升高 0.5～0.7 mmHg
急性呼酸	血浆 HCO_3^- 增多不超过 3.0～4.0 mmol/L
慢性呼酸	PCO_2 增高 1.0 mmHg,血浆 HCO_3^- 增高 0.3～0.4 mmol/L
急性呼碱	血浆 HCO_3^- 降低不超过 3.0～4.0 mmol/L
慢性呼碱	PCO_2 降低 1.0 mmHg,血浆 HCO_3^- 降低 0.4～0.5 mmol/L

遇到酸碱平衡失调的患者,如果 PCO_2 和 HCO_3^- 测定的结果不符合两者变化的比例关系时,即应考虑有混合性酸碱平衡失调的可能。此外,测定阴离子间隙的数值对确定有无混合性酸碱平衡失调也颇有帮助。

混合性酸碱平衡失调可有多种不同的组合形式,但显然不可能有呼吸性酸中毒和呼吸性碱中毒的合并发生。

1. 混合性酸中毒(相加性酸中毒) 即呼吸性酸中毒和代谢性酸中毒合并发生。例如心搏、呼吸停止的患者或严重的肺水肿患者,常因组织灌注不足而发生乳酸性酸中毒,又因通气障碍引起 CO_2 在体内潴留而导致高碳酸血症。

混合性酸中毒的特点是,反应代谢性成分的碱剩余负值增大,反应呼吸性成分的 PCO_2 升高,以致血浆 H^+ 浓度升高,甚至可超过 100 nmol/L,pH 低于 7.0。

在治疗上,除需治疗原发疾病外,一般需进行气管插管和呼吸机辅助呼吸。并从静脉滴注碳酸氢钠溶液。其预后随原发疾病的性质和严重程度而异。

2. 混合性碱中毒(相加性碱中毒) 即呼吸性碱中毒和代谢性碱中毒合并发生。例如在剧烈呕吐合并发热时,非挥发酸的大量丧失可引起代谢性碱中毒,而发热所致的过度呼吸又可引起呼吸性碱中毒。

混合性碱中毒的特点是,反应代谢性成分的碱剩余正值增大,反应呼吸性成分的 PCO_2 降低,以致 HCO_3^- 升高,pH 明显升高。

在治疗上,除应致力于消除病因外,一般可静脉输给等渗盐水。如碱中毒严重,可用稀酸稀释后静滴。

3. 代谢性碱中毒合并呼吸性酸中毒　临床比较常见。常发生于严重肺部疾患或慢性肺心病的患者。这类患者本有体内 CO_2 潴留，存在慢性呼吸性酸中毒，如因治疗需要，患者多次接受碱化利尿剂，或患者发生呕吐，则体内 HCO_3^- 将逐渐增多，以致发生代谢性碱中毒。

此型酸碱平衡失调的特点是，反应呼吸性成分的 PCO_2 升高，反应代谢性成分的碱剩余正值增大，pH 一般在正常范围内。

本病的治疗比较困难。对原发病进行治疗、改善通气功能和维持水、电解质平衡后，症状一般可望减轻。

4. 代谢性酸中毒合并呼吸性碱中毒　本病常发生在柳酸中毒的患者中。柳酸能影响细胞代谢，导致代谢性酸中毒，又能刺激呼吸中枢，使肺增加通气，引起呼吸性碱中毒。另外，由于革兰阴性菌败血症能造成通气过度，又可影响组织灌注，造成组织缺氧，产生乳酸积聚和(或)肾功能障碍，在革兰阴性菌败血症的过程中，有时可发生此型酸碱平衡失调。

此型酸碱平衡失调的特点是：反应代谢性成分的碱剩余负值增大，反应呼吸性成分的 PCO_2 降低，pH 常常在正常范围内。

5. 代谢性酸中毒合并代谢性碱中毒　本病可发生于肾功能不全或糖尿病酸中毒患者伴有严重呕吐或治疗时应用 HCO_3^- 过多，以致在代谢性酸中毒的基础上并发代谢性碱中毒。

此型酸碱平衡失调的特点是，反应酸、碱平衡情况的各项指标如 pH、PCO_2、碱剩余等可因酸碱中毒互相抵消或部分抵消而变化不大，因此，诊断需要依靠病史和其他辅助检查。

如果此型的酸中毒形成与阴离子间隙增大有关，可通过仔细分析血浆内阴离子的组成来确定诊断，此时，阴离子间隙的增大将远远超出根据血浆内 HCO_3^- 变化而推断所得的数值。

6. 三重性酸碱平衡失调　当三种原发性酸碱平衡失调同时或相继发生时则产生三重酸碱平衡失调，常见为代酸和代碱合并呼酸或呼碱。

三重性酸碱平衡失调常常发生于严重肝病，因过度通气引起呼碱，常因呕吐等因素伴发代碱，最后因不同因素(肾小管酸中毒、腹泻性酸中毒、尿毒症酸中毒、乳酸性酸中毒等)引起代酸。三重性酸碱平衡失调均发生于危重患者，说明体内的代谢已严重失调，预后不良。

此种相对抗的代谢性酸碱平衡失调的净作用决定于代谢因素 HCO_3^-，如导致低碳酸氢盐血症，则呼吸因素 PCO_2 必须进行代偿。代偿后如 HCO_3^- 恢复正常，则 PCO_2 亦应恢复正常。当 HCO_3^- 浓度升高而 PCO_2 不能相应代偿时，表明除存在代酸和代碱外，还合并有呼吸性酸碱平衡失调。

在治疗过程中应针对酸碱平衡失调的各个成分进行分别处理，否则酸碱平衡失调不能得以纠正。血 pH 偏离的程度反应病情的严重程度，在治疗过程中需要严密监测各项化验指标以指导治疗。

三重性酸碱平衡失调的血气分析改变如下：

(1) 呼酸型三重性酸碱平衡失调

① PCO_2 升高，AG 升高，HCO_3^- 升高，pH 升高或降低。

② ΔHCO_3^- ＞ΔAG 的升高。

③ ΔHCO_3^- ＞呼吸性酸中毒代偿（0.25×ΔPCO_2）。

④ ΔHCO_3^- ＋ΔAG＞正常 HCO_3^- ＋ΔHCO_3^- －（0.25×ΔPCO_2）。

（2）呼碱型三重性酸碱平衡失调：

① PCO_2 下降，AG 升高，HCO_3^- 下降，pH 值升高或下降。

② ΔHCO_3^- ＞呼碱代偿（0.5×ΔPCO_2）。

③ HCO_3^- ＋ΔAG＞正常 HCO_3^- 。

第四节　急诊危重患者的营养支持

一、急诊危重患者的代谢特点

急性危重病患者均存在应激代谢，表现为持续的高代谢和高分解，能量消耗剧增和迅速发展的营养不良。其代谢特点为：

1. 蛋白质分解加速　出现负氮平衡，故临床表现为肌肉萎缩。

2. 血糖升高和糖耐量异常。

3. 脂肪分解代谢加速　血中甘油三酯升高，产生脂肪酸和甘油可直接氧化供能，同时还产生酮体作为能源。

4. 能量消耗增加。

5. 其他代谢变化　休克时体内儿茶酚胺、促肾上腺素、胰高血糖素、生长激素等分泌增加，这是机体应激的代偿性反应；感染性休克时，某些细胞因子，如肿瘤坏死因子、白介素 1、白介素 6 等增加。

二、急诊危重患者的营养状态评价与能量需要

1. 营养状态的评价

（1）身高和体重

体重指数＝实际体重/理想体重×100

身高＞165 cm，理想体重（kg）＝（身高厘米数－100）×0.9

身高＜165 cm，男性，理想体重（kg）＝（身高厘米数－105）×0.9

女性，理想体重（kg）＝（身高厘米数－100）×0.9

（2）肱三头肌皮褶厚度（TSF）：TSF 反应体内脂肪贮存情况。

（3）内脏蛋白：临床上以血清白蛋白最常用，其次是转铁蛋白。

（4）淋巴细胞计数：由于多种因素可以影响其数值，故不适用于危重病患者。

（5）肌酐/身高指数（CHI）：在肾功能正常的情况下，其 24 h 尿肌酐量与机体肌肉组织中的肌酐量成正比，是反应蛋白质储存的一个指标。

CHI（%）＝实际 24 h 尿中肌酐值（mg）/标准身高肌酐值（mg）×100

标准肌酐值（mg）＝肌酐系数（mg/kg）×理想体重（kg）

男性肌酐系数＝23 mg/kg；女性肌酐系数＝18 mg/kg。

(6) 氮平衡：24 h 氮平衡是反应蛋白质是处于合成代谢还是分解代谢的直接指标。正氮平衡说明合成代谢大于分解代谢，负氮平衡说明合成代谢小于分解代谢。

24 h 氮平衡(g)＝氮摄入量(g)－氮排出量(g)

氮摄入量＝蛋白质摄入×16%

氮排出量＝尿素氮＋3 g

2. 急诊危重患者的能量需要　在静息状态下，满足机体基础代谢，称之基础能量消耗(BEE)，与性别、年龄、身高和体重有关。通常可按照 Harris-Benedict 公式计算，但由于繁琐，故一般根据临床情况大概估计。无应激时的正常生理需要量为每日 25 kcal/kg(1 kcal＝4 186.8 J)；中度应激时为 30～35 kcal/kg；重度应激时为 40～50 kcal/kg(见表 5－2)。

表 5－2　各指标评价营养不良的意义

指标	正常值	轻度营养不良	中度营养不良	重度营养不良
体重指数	1	80%～90%	60%～80%	＜60%
TSF(mm)	男 12.5，女 16.5	＜80%	＜80%	60%
白蛋白(g/L)	35～55	30～35	21～35	＜21
转铁蛋白(g/L)	2～2.5	1.8～2.0	1.6～1.8	＜1.6
淋巴细胞计数	1 500～2 000	1 200～1 500	800～1 200	＜800
CHI(%)	1	80%～90%	60%～80%	＜60%
氮平衡(g)	±1	－5～－10	－10～－15	＜－15

三、急诊危重患者营养支持的实施

临床营养支持包括肠内营养(EN)和肠外营养(PN)。肠内营养有符合生理、操作简单、使用安全、价格低廉、能维护肠道屏障功能和酶系统的功能、能促进胃肠动力学恢复的优点，但肠内营养必须依赖正常的胃肠道消化功能。肠外营养，即经静脉营养，营养液经中心或外周静脉直接输入体内，而不经过胃肠道，其优点是可给予成分完全、氮和热容量都很高的营养素，营养支持效率高，但长期胃肠外营养会损害肠道黏膜屏障的功能，可引起肠源性感染，且操作复杂，容易出现感染等并发症。临床上应根据患者病情以及营养支持的要求，尽量选择肠内营养。急诊危重患者由于病情严重，处于应激状态，存在高代谢、高分解状态，因此，大多数情况下仍以肠外营养支持为主。

(一) 肠外营养

静脉通路的选择：一般选择中心静脉通路。中心静脉插管可选择经锁骨下静脉、颈内静脉或颈外静脉插管至上腔静脉，或经股静脉插管至下腔静脉，其中以经锁骨下静脉插管为好，具有导管固定方便可靠，不影响患者头颈部活动等优点。经外周静脉插管是经肘正中静脉穿刺，经贵要静脉、肱静脉和锁骨下静脉插管至上腔静脉的方法。

完全胃肠外营养(TPN)支持方法：

1. 完全胃肠外营养的成分

(1) 葡萄糖：葡萄糖是最常用的能量物质，每克葡萄糖产热 4 kcal。危重患者处于应激状态，可出现糖耐量降低，血糖升高，此时，若葡萄糖输入过多过快，可发生高血糖、高渗性昏迷，为促进葡萄糖的利用，一般在 TPN 中按照 8～10 g 葡萄糖：胰岛素 1 U 的比例配置。葡萄糖供给的热量一般占非蛋白热卡的 50%～70%。

(2) 脂肪：脂肪是重要能量贮存物质，每克脂肪产热 9.4 kcal。主要作用是供能，占非蛋白热卡的 30%～50%，临床上常用中长链脂肪乳剂。

(3) 蛋白质：氨基酸是蛋白质的基本单位，在能量供应不足的时候，氨基酸也分解产热，每克氨基酸产热 4 kcal，可根据某些疾病的代谢特点，选择氨基酸种类，临床上常用氨基酸复合溶液。

(4) 电解质：电解质主要包括钾、钠、氯、钙、镁和磷 6 种元素。临床上以化合物的形式提供。

(5) 维生素：维生素包括脂溶性维生素，如维生素 A、维生素 D、维生素 E、维生素 K；水溶性维生素，如维生素 B_1、维生素 B_2、维生素 B_6、维生素 B_{12}、泛酸、烟酸、生物素、叶酸、维生素 C、柠檬酸、胆碱、肌醇等。

(6) 微量元素：微量元素在机体代谢中起到重要作用，主要包括：铁、锌、碘、氟、铜、硒、铬、锰、钼、铂、镍、锡等。

2. 完全胃肠外营养成分的需要量

(1) 非蛋白热量总量：应根据病情估计实际需要量，一般约 2 000 kcal/d。体温每升高 1℃ 应增加 10% 的热量。葡萄糖和脂肪提供热量的比例是：葡萄糖占 50%～60%，脂肪占 30%～50%。

(2) 氮量：氮量供应须和热量供应呈比例，最佳氮/热量比为 1 g 氮/150 kcal 热量。危重急诊患者，氮量需要增加，氮/热卡比应达 1 g 氮/100 kcal 热量甚至更高。1 g 氮相当于 6.25 g 蛋白质。

(3) 电解质：根据患者水、电解质丢失程度，结合实验室检查，计算电解质和液体的需要量予以补充。

(4) 维生素和微量元素：人体需要量较少，短期禁食者可不补充，长期禁食者则应注意补充。

3. 完全胃肠外营养的并发症

(1) 机械损伤：插管所致误伤肺、胸膜引起气胸甚至血胸。

(2) 高渗性昏迷：由于机体代谢异常，输入葡萄糖过多过快，血糖明显升高，可引起高渗性昏迷，可给予低渗盐水、胰岛素、氯化钾治疗。

(3) 低血糖反应：常发生在突然停止输液时，由于体内存在较高胰岛素水平，而外源性葡萄糖突然中断所致。

(4) 感染：静脉置管时引起感染的因素。当患者出现不明原因的发热时要考虑置管引起的败血症。应拔除导管，剪下尖端进行细菌培养，选择敏感抗生素治疗。

（二）肠内营养

1. 肠内营养的途径　① 口服；② 胃管、十二指肠管；③ 胃造瘘管或空肠造瘘管。

2. 肠内营养的成分　应包含碳水化合物、脂肪、蛋白质、电解质、维生素和微量元素这六大营养要素。

3. 肠内营养的种类

(1) 要素饮食：含有人体必需的营养素，由不需要消化即可吸收的单体营养物质组成，对消化道刺激小，在肠道内很少形成残渣。

(2) 匀浆饮食：根据患者需要，计算出相应的食物量，把自然食物加工成匀浆而成。其容易消化吸收，在肠道内形成的残渣较多，对消化道刺激较大，在维持肠道免疫方面优于要素饮食。

4. 肠内营养的并发症　肠内营养较肠外营养安全，腹泻、腹胀、呕吐、倾倒综合征是常见并发症。肠内营养开始时饮食应以等渗为宜，逐渐增加浓度，以使患者适应。

四、代谢支持和特殊营养底物的作用

1. 代谢支持(metabolic support)　急诊危重患者的代谢特点是高代谢和高分解状态，引起营养状态迅速恶化，并发营养不良。1987 年 Cerra 首先提出了代谢支持的概念，其目的是保护和支持器官的结构和功能，防止底物限制性代谢。营养支持与代谢支持的区别见表 5 - 3。

表 5 - 3　营养支持与代谢支持的区别

内　容	营养支持	代谢支持
状态	营养不良	代谢亢进，器官衰竭
基础	饥饿	代谢应激
重点	恢复器官功能，支持内脏蛋白和细胞群	保存器官结构及功能，无底物限制，支持代谢
底物	碳水化合物	碳水化合物、脂肪、氨基酸等混合组成
蛋白质[g/(kg·d)]	1.0～1.5	2.0～3.0
非蛋白热卡：氮(kcal/g)	≥150：1	≤100：1
脂肪占非蛋白卡的比例	0～80%	30%～40%

2. 特殊营养底物的作用　在支持代谢中，有些特殊营养底物起到重要作用，含有这些物质的营养支持称为特殊营养支持。主要包括：

(1) 谷氨酸胺：谷氨酸胺是机体含量最丰富的非必需氨基酸，是合成嘌呤、嘧啶和核苷酸的前体物质，也是组织间转运氮和二氧化碳的主要载体。机体在应激状态下，体内产生的谷氨酸胺远不能满足需要，危重患者补充谷氨酸胺可以改善氮平衡，促进骨骼肌的蛋白质合成。

(2) 精氨酸：精氨酸是蛋白质合成和有效的激素促泌素的必需成分；能改善氮平衡；也是体内肌酐、氮的运输和存储必需的物质；促进尿素的合成；可提高 T 淋巴细胞对有丝分裂的反应性，增强机体抗御肿瘤生长的能力。

(3) 生长激素：生长激素除促进生长外，还有重要代谢作用，可促进蛋白质的合成，减少蛋白质的分解，改善氮平衡，促进脂肪的分解氧化，支持肠道黏膜和保护肠道屏障的功能，促进外源性营养底物的利用。

(4) 磷酸盐：磷酸盐是形成 1,3-二磷酸甘油酸的反应物，1,3-二磷酸甘油酸在 2,3-二磷酸甘油酸转位酶的作用下形成 2,3-二磷酸甘油酸。其在红细胞中的作用是参与血液向组织递氧的过程。

(5) 核苷酸：核苷酸是 RNA 和 DNA 合成的前体物质，DNA 和 RNA 为细胞分裂和蛋白质合成所必需。T 淋巴细胞、肠上皮细胞等缺乏合成核苷酸的能力，而 T 淋巴细胞以核苷酸为唯一代谢物，其成熟和表型的表达均需要核苷酸。因此，核苷酸在维持正常的免疫功能中起到重要作用，危重患者核苷酸供给减少，需要量增加，应该重点补充。

(6) 膳食纤维：膳食纤维是不能被消化酶消化的多糖，但能在结肠内发酵产生短链脂肪酸，后者是结肠黏膜细胞的主要氧化燃料。膳食纤维在维护肠结构、调节肠动力功能、防止腹泻和便秘、保护肠道屏障、防止肠道细菌和毒素移位及肠源性感染等方面有重要作用。

第五节　多脏器功能障碍综合征

在严重感染、创伤、休克等急性危重病情况下，导致多器官或系统同时或序贯出现功能障碍或衰竭，这一临床过程称为多器官功能障碍综合征(multiple organ dysfunction syndrome，MODS)，如急性呼吸窘迫综合征(ARDS)、急性肾衰竭(ARF)、急性肝功能衰竭(AHF)、心功能障碍等。

一、病因

1. 感染　为主要病因。全身性感染、腹腔脓肿、急性坏死性胰腺炎等。

2. 组织损伤　创伤、大手术、大面积烧伤、病理产科等。

3. 休克　凡组织灌注不足、缺血、缺氧均可导致 MODS。

4. 诊疗失误　高浓度吸氧破坏肺泡表面活性物质、血液透析引起不均衡综合征，造成血小板减少和出血，大剂量使用去甲肾上腺素等血管收缩药，造成组织灌注不良等均可能引起 MODS。

二、发病机制

MODS 的发病机制复杂，目前尚未完全阐明。一般认为有以下几种：

1. 微循环障碍。

2. 再灌注损伤。

3. 肠道细菌、毒素移位。

4. 全身性炎症反应综合征(SIRS)。

目前比较一致的看法是，全身性炎症反应(SIRS)失控，可能是形成 MODS 的原因。SIRS 概念于 1991 年提出，指出当机体受到严重损害时，如感染、创伤、烧伤等，可发生防御反应。一定程度的 SIRS 是一种生理性保护反应，但如果炎症反应失控，就可能损害自身。各种免疫细胞、内皮细胞、单核-巨噬细胞系统被激活后，可产生大量细胞因子、炎症介质，包括肿瘤坏死因子(TNF)、白细胞介素(IL_1，IL_2，IL_6)、组胺、缓激肽、NO、血小板活化因子(PAF)、血栓素(TXA_2)等，而且这些炎症介质作用于靶细胞后，可导致更多的、新的介质产生，形成所谓的“瀑布”样反应。因此，炎症反应一旦失控，就可能导致组织的广泛损伤，从而形成 MODS。

代偿性抗炎反应综合征(CARS)于 20 世纪 90 年代提出。当时，针对 SIRS 采用抗炎治疗，从实验室过渡到临床屡遭失败，因为损害因素在导致促炎介质产生的同时，也诱发抗炎介质的产生，抗炎介质过度释放导致 CARS。抗炎介质主要有 PGE_2、IL－4、IL－10、IL－13、TGFβ 等。

炎症反应的转归取决于促炎、抗炎介质平衡，任何一方的过度优势均可损害机体，成为 MODS 的基础。

三、临床表现与诊断标准

MODS 临床过程有两种类型：① 单相速发型：此种类型常在休克或创伤后迅速发生。患者常在休克复苏后 12～36 h 发生呼吸衰竭，继之出现其他器官系统的衰竭。病变过程只有一个时相即只有一个高峰。② 双向迟发型：指患者经过处理后，有一个相对稳定的缓解期，但经过数日或数月后，患者又经受了再次打击（常见于创面、腹腔或肺部感染，肠源性脓毒症，导管菌血症或诊疗失误）而相继发生多系统、器官衰竭。此型 MODS 不是由原始损伤直接引起，而是经历“二次打击”（double bit）。

MODS 临床特点：① 有明确诱发因素。MODS 往往发生于创伤、感染、手术后。② MODS 的发生存在两个基本条件：机体遭受严重打击和治疗措施积极，早期复苏成功出现并发症使器官功能受损。③ 表现为高动力型循环“高排低阻型”。④ 出现高分解代谢，代谢率可达正常的 1.5 倍，即使在静息状态代谢率也增高。这种高代谢往往无法通过补给外源性营养物质来纠正，称“自噬性”代谢。⑤ 组织细胞缺氧。高代谢和高动力循环造成氧供和氧需不平衡，机体组织细胞处于缺氧状态，临床表现为氧供依赖和高乳酸性酸中毒。⑥ 来势凶猛，病情发展快，常规器官功能支持难以遏制其病情发展，病死率高。⑦ 病理学改变缺乏特异性，为广泛急性炎症反应。⑧ 一旦治愈可不留痕迹，不转化为慢性功能障碍。这种可逆性与慢性器官衰竭有本质区别。

MODS 诊断标准：迄今为止，国内外尚无统一的 MODS 诊断标准。

1. Fry 多系统器官衰竭诊断标准：1980 年，Fry 首次提出多系统器官衰竭标准（MSOF），见表 5－4。

表 5－4 Fry 多系统器官衰竭诊断标准

系统器官	指标参数
呼吸功能	低氧血症需呼吸机支持≥5 d
肾功能	肌酐＞2 mg/dl
肝功能	总胆红素＞2 mg/dl，GTP＞正常 1 倍
胃肠功能	消化道出血需输血支持

2. Deitch 器官功能障碍和衰竭诊断标准（表 5－5）。

表 5－5 Deitch 器官功能障碍和衰竭诊断标准

器官	功能障碍	功能衰竭
肺脏	低氧血症需机械通气至少 3～5 日	进行性加重的 ARDS 并需要 PEEP＞0.98 kPa，FiO_2＞0.5
肝脏	胆红素≥34 μmol/L，转氨酶≥2 倍	临床黄疸，胆红素≥171 μmol/L
肾脏	尿量≤500 ml/d，肌酐升高＞177 μmol/L	需要透析
胃肠	腹胀，不能耐受进食 5 日以上	应激性溃疡需输血，胆囊炎
血液	PT、APTT 延长 25%以上，PLT＜(50～80)×10^9/L	DIC
心血管	射血分数低，CI＜1.5L/m^2，出现毛细血管渗漏综合征	低动力循环，对强心治疗无反应
中枢神经	谵妄，轻度定向力障碍	进行性加重的昏迷

3. 庐山会议(1995年)ARDS和MODS评分诊断标准(表5-6)。

表5-6　1995年重修MODS病情分期诊断标准及严重程度评分标准

受累脏器	诊断标准	评分
外周循环	无血容量不足,MAP≥9.31 kPa(≥70 mmHg);尿量>60 ml/h	0
	无血容量不足,MAP=7.98 kPa(=60 mmHg);尿量>40 ml/h,<60 ml/h	1
	无血容量不足,MAP≤7.98 kPa(<60 mmHg),>6.65 kPa(>50 mmHg);尿量<40 ml/h,>20 ml/h;肢端湿冷或暖;多有意识恍惚	2
	无血容量不足,MAP<6.65 kPa(<50 mmHg);尿量<20 ml/h;肢端冷或暖;多有意识恍惚	3
心	无心动过速;无心律失常	0
	心动过速;体温上升1℃;心率上升15~20次/min;心肌酶正常	1
	心动过速;心肌酶异常(CPK,AST,LDH)	2
	室心动过速;室颤:Ⅰ°~Ⅱ°A-V传导阻滞;心跳骤停	3
肺	呼吸频率正常;吸空气 PaO_2>9.31kPa(>70 mmHg)	0
	呼吸频率20~28次/min;吸空气 PaO_2≤9.31 kPa(<70 mmHg),>7.98 kPa(>60 mmHg);PaO_2/FiO_2≥39.9 kPa(≥300 mmHg);$P(A-a)O_2$(FiO_2 1.0)3.33~6.65(25~50 mmHg)胸片正常(具备5项中的3项即可确诊)	1
	呼吸频率>28次/min;吸空气 PaO_2≤7.98 kPa(≤60 mmHg),>6.6 kPa(>50 mmHg);$PaCO_2$≤4.65 kPa(<35 mmHg);PaO_2/FiO_2≤39.9 kPa(≤300 mmHg);>26.6 kPa(>200 mmHg);$P(A-a)O_2$(FiO_2 1.0)>13.3 kPa(>100 mmHg),<26.6 kPa(<200 mmHg);胸片肺泡无实变,或实变<1/2肺野(具备6项中的3项即可确诊)	2
	呼吸频率>28次/min;吸空气 PaO_2≤6.6 kPa(≤50 mmHg),$PaCO_2$>5.98 kPa(45 mmHg);PaO_2/FiO_2≤26.6 kPa(≤200 mmHg);$P(A-a)O_2$(FiO_2 1.0)>26.6 kPa(>200 mmHg);胸片肺泡实变≥1/2肺野(具备5项中的3项即可确诊)	3
肾	无血容量不足,尿量>60 ml/h;尿钠、血肌酐正常	0
	无血容量不足,尿量=40 ml/h,尿钠、血肌酐正常	1
	无血容量不足,尿量<40 ml/h,>20 ml/h;利尿剂冲击后尿量不增多;尿钠20~30 mmol/l(20~30 Eq/L),血肌酐≈176.8 mmol/L(2.0 mg/dl)	2
	无血容量不足:少尿或无尿(<20 ml/h持续6 h以上);利尿剂冲击后尿量不增多;尿钠>40 mmol/h(>40 Eq/L);血肌酐>176.8 mmol/L(>2.0 mg/dl)	3
肝	ALT正常;血清总胆红素<17. L μmol/L(<1.0 mg/dl)	0
	ALT=正常2倍;血清总胆红素>17.1 μmol/L(>1.0 mg/dl),<34.2 μmol/L(<2.0 mg/dl)	1
	ALT>正常2倍以上;血清总胆红素>34.2 μmol/L(>2.0 mg/dl)	2
	肝性脑病	3
胃肠道	无腹部胀气;肠鸣音正常	0
	腹部胀气;肠鸣音减弱	1
	高度腹部胀气;肠鸣音近于消失	2
	麻痹性肠梗阻;应激性溃疡出血;非结石性急性胆囊炎;急性胰腺炎(具备4项中的1项即可确诊)	3
凝血功能	血小板计数>100×10^9/L;纤维蛋白原正常	0
	血小板计数<100×10^9/L;纤维蛋白原正常,PT及TT正常	1
	血小板计数<100×10^9/L;纤维蛋白原≥2~4 g/L;PT及TT比正常值延长3 s;优球蛋白溶解实验>2 h;全身性出血表现明显	2
	血小板计数<100×10^9/L;纤维蛋白原<2.0 g/L;PT及TT比正常值延长>3 s;优球蛋白溶解实验<2 h;全身性出血表现明显	3

续表 5-6

受累脏器	诊断标准	评分
脑	意识正常	0
	兴奋及嗜睡；语言呼唤能睁眼；能交谈；有定向障碍；能听从命令	1
	疼痛刺激能睁眼；不能交谈、语无伦次；疼痛刺激有屈曲或伸展反应	2
	对语言无反应；对疼痛刺激无反应	3
代谢	血糖 3.9～6.4 mmol/L，血 Na^+ 136～146 mmol/L，pH7.37～7.45	0
	血糖＜3.9 mmol/L 或＞6.4 mmol/L，血 Na^+＜135 mmol/L 或＞145 mmol/L，pH＜7.35 或＞7.45	1
	血糖＜3.5 mmol/L 或＞7.0 mmol/L，血 Na^+＜130 mmol/L 或＞150 mmol/L，pH＜7.20 或＞7.50	2
	血糖＜2.5 mmol/L 或＞7.5 mmol/L，血 Na^+＜125 mmol/L 或＞155 mmol/L，pH＜7.10 或＞7.55	3
	以上标准均需空腹或停止输糖 2 h 后取血	

基于早期防治及与国外同类标准结合的需要，庐山会议标准具有一定的代表性。

四、监测

1. 血流动力学监测　包括心率、血压、尿量等。危重患者循环极不稳定，可选择有创性动脉插管监测血压。通过监测胃肠黏膜内 pH(pHi)，有助于判定内脏缺血情况。实验和研究均发现，无论烧伤或低血容量性休克时，在外周血压尚未显著下降时，其胃肠 pHi 即显著下降。

2. 呼吸功能监测　呼吸频率和深度是肺通气功能的主要参数。听叩诊可了解肺通气、肺舒张情况。胸部 X 线可直接了解肺部病变情况，血气分析有助于早期发现和处理低氧血症。其他尚有肺顺应性、气道阻力、弥散功能、通气/血流比例、氧供需平衡等监测内容。

3. 消化系统功能监测　胃肠黏膜 pH 监测可早期发现胃肠黏膜缺血，而此正是应激性溃疡的主要原因。血 D-乳酸监测可发现早期肠通透性改变，而肠黏膜屏障功能降低，肠道细菌及毒素移位被认为是 MODS 的成因之一。血 ALT、AST、胆红素监测可反应肝功能受损胆红素代谢情况。

4. 肾功能监测　急性肾衰少尿期可有尿量减少(＜400 ml/24 h)，尿比重下降(常固定在 1.010～1.012 左右)，血肌酐升高，血清尿素氮升高，电解质紊乱如高钾血症。多尿期则尿量增加，可达 4 000～6 000 ml/d，多尿期开始时血肌酐和尿素氮下降不明显。此期应注意监测血钾，防止低钾血症的发生。部分患者可表现为少尿型急性肾衰，应予注意。

5. 凝血功能监测　在 MODS 监测中，弥散性血管内凝血(DIC)并不少见。注意观察患者有无体表、内脏出血倾向，检查血小板、PT、APTT、3P 试验、纤维蛋白原等，并对照相应标准，早期发现 DIC。

6. 中枢神经系统监测　Glasgow 昏迷量表在临床比较常用，见表 5-7。

表 5-7 Glasgow 昏迷量表

项目	表现	评分
最佳睁眼反应	有目的地和自发地	4
	口头命令	3
	疼痛刺激	2
	无反应	1
最佳口语反应	空间和对答	5
	失定向	4
	不恰当词汇	3
	含混发音	2
	无反应	1
最佳运动反应	服从口头命令	6
	对疼痛的局部反应	5
	对疼痛的逃避反应	4
	屈曲反应(去皮层强直)	3
	伸展反应(去大脑强直)	2
	无反应	1

五、预防与救治

(一)预防

1. 熟悉 MODS 发病因素,一旦出现严重感染、创伤、休克、急性重症胰腺炎等应提高警惕。

2. 积极控制感染。

3. 提高复苏水平,及早纠正低血容量、休克、缺氧等。

4. 保护肠黏膜屏障,防止肠道细菌、毒素移位,包括及时复苏,尽早采用肠内营养等。

5. 积极治疗单个器官功能障碍,阻断病理的连锁反应,以免形成 MODS。

(二)救治

1. 积极治疗原发病　积极治疗感染、严重创伤、休克、烧伤、重症胰腺炎,及早进行复苏,消除引起 MODS 的原因和诱因。

2. 合理选用抗生素　感染是 MODS 发病的重要原因。应尽早明确感染菌,选用敏感抗生素。MODS 感染常较严重,一般需选用两种以上抗生素。

3. 加强营养支持　MODS 处于高代谢、负氮平衡状态,需供给适量营养物质。每日总热量 105～146 kJ/kg,热氮比 100∶1,蛋白质 1.5～2.5 kg/kg,脂肪提供总能量 40%～60%。尽早进行肠内营养,保护肠黏膜功能。

4. 保护心脏功能,改善血液循环　从三方面着手:维持有效循环血容量,保持心脏有效泵功能,调整血管的紧张度。补液应根据丢失的液体种类而定。通常原则是先晶后胶,先快后慢,必要时使用全血,使血球压积不低于 30%。肺毛细血管嵌压(PCWP)是判定血容量较好的指标。出现急性左心衰竭时,治疗措施包括积极纠正缺氧、消除肺水肿、降低心脏前后负荷、增强心肌收缩力、利尿等。可通过鼻导管面罩给氧。加强心肌收缩力首选洋地黄制剂,如毛花苷 C 0.4 mg 加入 50%高糖缓慢静注。降低心脏前后负荷常用血管扩张剂和利尿剂,如硝普钠可扩张小动脉和小静脉,初始剂量为 12.5～25 μg/min,一般剂量为 50～150 μg/min;硝酸甘油主要扩张静脉,减少回心血量,减轻前负荷,静滴时初始剂量

10 $\mu g/min$，每间隔 5～10 min 可增加 5～10 μg。利尿剂主要减轻心脏前负荷，缓解肺淤血，常用制剂为呋塞米，20～40 mg 静脉推注。

5. 加强呼吸支持　肺常常是 MODS 的首发器官。ARDS 时，肺泡表面活性物质破坏，肺内分流增强，肺血管阻力增大，肺顺应性下降，从而导致 PaO_2 下降。早期使用呼吸机辅助呼吸，使用 PEEP 模式，选择恰当的潮气量，以防气压伤。加强气道湿化，及时清除呼吸道分泌物，防治肺部感染。近年也有使用液体通气、NO 等治疗。

6. 肾衰竭防治　注意保持充足血容量、正常血压，慎用血管收缩药和损肾药物，保护和改善肾血流灌注。多巴胺、酚妥拉明、硝普钠等扩肾血管药物具保护肾脏，血尿素氮、肌酐上升。血液透析和持续动静脉超滤(CAVHD)及血浆置换对内毒素清除具有较好效果。

7. 胃肠出血和肝功能衰竭防治　MODS 时消化道出血大多属于急性胃黏膜病变，可采用 H_2 受体阻滞剂、质子泵抑制剂等治疗，必要时可选用生长抑素类药物如施他宁、善宁等。有学者认为中药大黄具有保护肠黏膜屏障活血止血、排除肠道毒素作用，可用于消化道出血、肝功能损害的防治。出现肝功能损伤时，可选用古拉定等护肝药物。

8. DIC 防治　需早检查、早治疗。肝素不仅可用于高凝期，也可在纤溶期使用，但计量宜小。给药方法采取输液泵控制静脉持续输注，避免血药浓度波动。血小板悬液、新鲜血浆和全血、凝血酶原复合物及各种凝血因子等补充均有效果。

9. 新兴治疗阶段　针对 MODS 的发病机制，近年国内外学者正在探索新的治疗手段。① 免疫加强治疗：脂多糖受体(CD_{14})＋单核细胞 HLA-DR＜30%提示机体陷入免疫麻痹，使用 IFNγ 可使其递转。② 抗感染治疗 IL-6 升高提示促炎反应占优势，需进行抗感染治疗，可使用 TNFα 单克隆抗体治疗。③ 阻断内毒素作用：杀菌通道性增强蛋白(BPI)与 LPS 结合蛋白(LBP)结构相似，与 LPS 有高度亲和力，BPI 竞争性结合，能阻断 LPS 激活巨噬细胞的作用。目前人工重组 BPI-N 末端在动物实验和健康志愿者中显示了良好的拮抗内毒素功能。细胞信号转导调节：NF-RB 是核内基因转录的启动开关，抑制 NF-RB 可在分子水平中断细胞因子瀑布，防止 MODS 的发生。临床上可用糖皮质激素、IL-10、NO 抑制 KF-RB 活化。⑤ 血液净化治疗：主要依靠清除细胞因子，治疗脓毒症。一般 50 KU 以下的中分子物质可被清除，如 TNF-α、IL-1，IL-6、IL-8、IL-10。但血滤如何使促炎、抗炎因子达到平衡状态，受多种因素影响，目前尚在研究之中。

第六节　弥散性血管内凝血

一、诱发因素

下列因素为促发弥散性血管内凝血(DIC)的诱因或相关因素。

1. 休克。

2. 酸中毒　败血症合并酸中毒，DIC 发病率增高 3～4 倍。

3. 妊娠。

4. 单核-巨噬细胞系统受阻滞或受损　如长期大量使用肾上腺皮质激素、脾脏切除、严重肝功能障碍，DIC 易于发生。

5. 血流淤滞　如心力衰竭、巨大血管瘤等。

6. 缺氧。

7. 抗凝及纤溶机制活性下降　如严重肝病时抗凝血酶Ⅲ减少；抗纤溶制剂如6-氨基己酸等应用不当。

二、病因和发病机制

（一）病因

1. 感染　DIC的常见第一位病因是感染，占DIC发病数的31％～43％。其中最为重要的是革兰阴性杆菌感染，近年由于第三代头孢抗生素的广泛应用，耐药金葡菌感染所致者有升高趋势。病毒原虫钩端螺旋体等感染亦可导致。

2. 恶性肿瘤与白血病。

3. 病理产科　占DIC的4％～12％。

4. 手术及创伤　占DIC的1％～5％。

5. 全身系统重症疾病　几乎涉及各系统疾病，如恶性高血压、肺心病、急性胰腺炎、重症肝炎、急进型肾炎、酮症酸中毒、溶血、系统性红斑狼疮、热射病、GVHD(移植物抗宿主病)。

（二）发病机制

在DIC的发病过程中，凝血酶和纤溶酶的形成是两大关键因素。

1. 血管内凝血机制启动

(1) 组织因子或其他促凝物质如内毒素、细菌、病毒等入血，启动外源性凝血系统。

(2) 毛细血管内皮广泛损伤，启动内源性凝血系统。

(3) 血细胞受损，包括红细胞大量破坏如溶血，白细胞受损如内毒素血症、革兰阴性败血症，或各种因素致血小板活化，启动凝血系统。凝血酶大量生成。凝血酶激活纤维蛋白原转变为纤维蛋白，形成广泛的微血管内凝血血栓，造成微循环障碍，组织缺氧，脏器功能障碍。广泛血管内凝血，大量消耗凝血因子和血小板，造成消耗性凝血障碍。

2. 纤溶系统亢进　纤维蛋白溶解亢进，产生大量的纤维蛋白降解产物(FDP)。FDP抑制血小板功能和抑制凝血功能，进一步损害了机体的止血凝血机制，导致出血倾向。

由不同病因所引起的DIC的发病机制不完全相同。由于凝血学说的修正，对DIC发病机制和诊治带来了新的认识。大量临床和实验资料表明，绝大多数DIC的发生是通过组织因子途径实现的，如感染、内毒素血症、病理产科、恶性肿瘤、严重创伤和大面积烧伤等，通过激活血管内皮系统和单核-巨噬细胞系统，使之表达产生组织因子，启动DIC。

三、实验室检查

实验室检查是DIC诊断的一项重要依据。值得重视的是，实验室检查结果存在时相变化，影响因素复杂，故须动态观察，分析检查结果时要审慎全面。

1. 血小板计数　DIC患者均有不同程度的降低，一般$<100\times10^9/L$或进行性下降。动态观察，意义更大。注意排除其他引起血小板减少的原因。

2. 反应凝血因子消耗的检查

(1) 试管法凝血时间：在DIC早期，血液处于高凝状态，凝血时间缩短至5 min以内，此种现象对早期诊断DIC极有帮助。到晚期，则以继发性纤溶为主，血液呈低凝状态，凝血时间大多明显延长。

(2) 凝血酶原时间：反应外源性凝血途径各凝血因子的情况。DIC 时约有 90%的患者凝血酶原时间延长>3 s，肝病时延长>5 s。往往随 DIC 发展而逐渐延长。动态观察更有意义。

(3) 纤维蛋白原含量：DIC 时纤维蛋白原含量常下降至 1.5 g/L(或>4 g/L)，呈进行性下降更有意义，病情愈严重其含量也愈低。老年人、孕妇、感染患者及肿瘤患者基础值可能较高，DIC 发生后虽有下降，但仍有可能在正常值低限以上。故一次正常，不能排除 DIC。

(4) 部分凝血活酶时间(APTT)：反映内源性凝血途径各凝血因子的情况。白陶土部分凝血活酶时间(KPTT)的意义与 APTT 相似，DIC 时大部分有不同程度的延长。但在早期，APTT 和 KPTT 可正常甚至缩短。

3. 反映患者血浆内有纤维蛋白形成的检查

(1) 纤维蛋白肽 A(FPA)、纤维蛋白肽 B(FPB)：是凝血酶作用于纤维蛋白原后早期裂解出来的产物，血浆中出现纤维蛋白肽表示有凝血酶形成，有助于 DIC 的诊断。

(2) 鱼精蛋白副凝固试验(3P 试验)：3P 试验其敏感性较高，但特异性低。阴性结果不支持 DIC 的诊断。DIC 晚期，3P 试验亦可阴性。

4. 反映继发性纤维蛋白溶解的检查

(1) 纤维蛋白(原)降解产物(FDP)含量：正常人血浆中 FDP 含量极微，当血管内凝血伴有纤溶亢进时，血浆中的含量随之增高，FDP 增高表示有纤溶亢进，但不能鉴别是原发性纤溶或继发性纤溶。如同 3P 试验一样，仅有 FDP 水平的增高不能诊断 DIC。

(2) 纤溶酶原测定：血中纤溶酶原被激活为纤溶酶后，即可水解酪蛋白或产色基质，水解产物的多少与纤溶活性成正比，DIC 时纤溶酶原减少(<50%)，DIC 的阳性率约为 87%。是 DIC 的确证试验之一。

(3) 优球蛋白溶解时间：正常应>90 min，DIC 时明显缩短。本实验操作简单，但阳性率仅为 30%～40%，一般在 DIC 晚期才出现阳性结果，故不适用于早期诊断。

5. 抗凝功能检查

凝血酶凝血时间(TT)延长可能是由于：① 纤维蛋白原含量很低；② FDP 很高；③ 抗凝血酶Ⅲ增高；④ 血中有肝素或肝素样物质；⑤ 异常纤维蛋白原存在如多发性骨髓瘤等。如果凝血酶凝血时间延长，而用甲苯胺蓝可以纠正的，表明有肝素样物质存在。

6. 反映 DIC 实验诊断的分子标志物

由于常规实验室检查对 DIC 早期诊断敏感性和特异性均不高，待中晚期确诊时，疗效大大降低。随着对凝血—抗凝机制的深入研究，分子标志物的定量检测，对 DIC 的早期诊断、治疗有重要意义。

(1) 反映血管内皮损伤的分子标志物

① 凝血因子Ⅷ凝血活性部分即因子Ⅷ：C 测定：DIC 时Ⅷ：C 常明显降低，而因子Ⅷ抗原部分即Ⅷ：Ag 正常甚至增高，故Ⅷ：C/Ⅷ：Ag 比值明显降低；在肝病，因子Ⅷ：C 活性下降超过 50%，作为肝病发生 DIC 的重要实验室诊断依据。

② 血栓调节素(TM)：是广泛存在于全身各脏器血管内皮细胞膜上的一种糖蛋白，在

血管内皮细胞受损伤时增高，是血管内皮细胞损伤的重要标志物。

③ 血浆内皮素-1(ET-1)增高。

(2) 反映血小板激活的分子标志物：β-血栓球蛋白(β-TG)和血小板因子4(PF-4)两者都是存在于血小板α颗粒中的血小板固有蛋白质，不存在于血小板以外的组织中。它伴随血小板的活化而释放到血循环中。两者同时测定，是反映体内血小板活化、凝血亢进的良好指标。

(3) 反映凝血-纤溶活化的分子标志物

① 凝血酶原片段(F_{1+2})：a. 在可疑DIC时即升高，在典型DIC进一步增高，监测能早期诊断DIC。b. DIC高凝阶段，可能常规实验室检查多指标均正常时，凝血酶原片段(F_{1+2})即已表现出异常，较正常对照升高可达6倍，阳性率达95%左右。c. 在DIC发展过程中保持平稳的较高水平(各期间差别不明显)，提示凝血酶激活持续存在。d. 在DIC晚期，凝血酶原片段(F_{1+2})仍可保持较高水平，提示体内凝血反应仍较活跃，这与传统的DIC晚期“凝血衰竭”的观念不同。故有人认为，DIC晚期出血的主要原因可能不是凝血衰竭而是纤溶的不断加重。e. 治疗好转后明显下降；若未明显下降，其他常规实验室检查指标正常后过早停止相应治疗，DIC可能再发。故反复检测凝血酶原片段(F_{1+2})，有助于抗凝药的恰当应用。

② 纤维蛋白肽A(FPA)、纤维蛋白肽B(FPB)：出现纤维蛋白肽A(FPA)、纤维蛋白肽B(FPB)是血管内凝血酶生成的标志，即凝血亢进的表现。主要用于DIC的早期诊断，也可用于DIC抗凝治疗的监护。

③ D-二聚体(DD)：是纤维蛋白降解产物的一个片段，试验阳性与3P试验阳性意义相同，但比血清FDP水平测定更为可靠。是继发性纤溶的标志，也是早期诊断DIC的指标，反映体内有纤维蛋白形成和纤溶发生。

(4) 活化的凝血纤溶因子与抑制因子复合物

① 凝血酶-抗凝血酶Ⅲ(TAT)复合物：a. 在DIC早期，即极显著增高，可比正常高8～10倍，阳性率近90%，是DIC早期诊断的良好指标。b. 其在DIC发展过程中保持较高水平，表明凝血酶持续生成并使体内抗凝血酶持续消耗。c. TAT值随DIC基础疾病的不同而有差异，在感染性休克致DIC者最高，急性早幼粒细胞白血病次之，其他原因致DIC者相对较低(见表5-8)。

表5-8 常用止血-凝血-纤溶相关分子标志物检测

标志	分子标志物名称	产生机制	参考值
血小板	血小板第4因子(PF4)	释放反映	(140±160)ng/L
	β-血栓球蛋白(β-TG)	释放反映	(12.6±5.2)mg/L
	血栓素B_2(TXB_2)	产自TXA_2	<200 ng/L
凝血系统	纤维蛋白肽(FPA)	凝血酶生成	<2.2 μg/L
	凝血酶Ⅲ复合物(TAT)	凝血酶生成	1.2～5.2 mg/L
	可溶性纤维蛋白单体复合物(SFMC)	纤维蛋白聚合	(—)

续表 5-8

标志	分子标志物名称	产生机制	参考值
纤溶系统	纤溶酶-α纤溶酶抑制物复合物(PIC)	纤溶酶生成	0～0.8 mg/L
	D二聚体	纤维蛋白降解	<350 μg/L
	$B\beta_{15\sim20}$ 肽	纤维蛋白降解	(20±10)μg/L
	$B\beta_{1\sim42}$ 肽	纤维蛋白原降解	(20±10)μg/L
	组织型纤溶酶原激活物(t-PA)	内皮细胞受刺激或损伤	(4.7±1.9)μg/L
血管内皮系统	血栓调节素(TM)	内皮细胞损伤	(25.9±13.6)μg/L
	von Willebrand 因子抗原(VWF:Ag)	内皮细胞受刺激或损伤	(100±430)U/L
	6-酮-前列腺素(6-Keto-$PGF_1α$)	前列环素(PGI_2)代谢产物	(12±33)μg/L

② 纤溶酶-纤溶酶抑制物复合体(PIC):典型的DIC,PIC皆大于3 mg。肝病时PIC也升高,但小于3 mg。

其他还有纤溶酶原活化素抑制物-1(PAI-1);$α_1$抗胰蛋白酶-Ⅺa复合物;$α_2$抗胰蛋白酶-弹性硬蛋白酶复合物测定,目前临床应用尚不广,详见表5-9。

表5-9　DIC筛选试验和确证试验

	检查项目	DIC判定标准
过筛试验	(1) 血小板计数	(1) $<100\times10^9$/L
	(2) 血浆凝血酶原时间	(2) 较正常对照延长3 s以上
	(3) 纤维蛋白原定量	(3) <2 g/L
确证试验	(1) 3P试验	(1) 阳性
	(2) 凝血酶凝固时间测定	(2) 较正常对照延长3 s以上
	(3) 纤溶酶原活性	(3) 增强

四、临床表现

DIC是一种临床综合征,常发生于某些严重临床疾病的基础上,由于原发病的病情、起病的缓急、症状的轻重不一,DIC的临床表现严重程度不一,可为原发病的症状和体征所掩盖,或病情发展呈跳跃性,故临床表现差异极大。最常见的四大症状是出血、休克、微血栓栓塞、微血管病溶血。

1. 出血　出血是DIC最为常见的临床表现之一,其特点是突然发生多部位的大量出血,其发生率可达84%～95%。临床遇有不能用原发病解释的突然发生的多部位出血,要考虑DIC。常见皮肤黏膜出血点、淤斑、大片淤血甚至血肿;静脉穿刺部位渗血,特别是以注射点为中心的淤斑有一定的提示诊断的意义。最为严重的是颅内出血。纤维蛋白原<500 mg/L,血小板$<20\times10^9$/L,常合并严重的出血。必须指出,在DIC高凝阶段可无出血症状,若早期即给予积极治疗,则可能病程始终无出血表现;某些起病急骤的重症DIC,可因休克或重要脏器功能衰竭而迅速死亡,不出现出血;部分亚临床型患者也可无出血症状。故出血虽是DIC的常见表现,但不是诊断DIC的必不可少的条件。

出血的原因:① 由于广泛血管内凝血,形成许多微血栓,以致消耗了大量血小板和凝血因子,其中以纤维蛋白原、凝血酶原及因子Ⅴ、Ⅷ、Ⅻ、ⅩⅢ等的减少最明显。② 由于广泛的血管内凝血,血小板大量被消耗,血管通透性和脆性增高。③ 发生继发性纤溶亢进，可致纤维蛋白原及因子Ⅴ、Ⅷ含量进一步显著降低，同时 FDP 的碎片也具有抗凝血作用。

2. 低血压及休克　是微循环障碍的表现，也是 DIC 的主要表现，与出血量不成比例。患 DIC 者往往在较短时间内出现休克。DIC 发生休克的机制主要是：① 发生栓塞后，静脉回心血量减少，心排量降低。② 扩血管活性物质释放：也是血压下降的原因。③ 纤维蛋白原转变为纤维蛋白的过程中，裂解出的纤维蛋白肽 A 和纤维蛋白肽 B 等，可引起血管痉挛，加重微循环障碍。④ 心肌微循环障碍可影响心肌功能，降低心排血量。⑤ 出血的存在进一步使血容量减少。临床上一旦休克发生又会加重 DIC 的发展，两者互为因果，形成恶性循环，易发展为难治性休克，常为致死的原因。临床遇有原因不明的顽固性休克，要想到 DIC 的可能。

3. 微血管栓塞症状及相应的器官功能障碍　DIC 的栓塞症状依据栓塞的部位、程度、持续时间和纤溶的情况而定。DIC 的本质是广泛的微血管栓塞，受累器官发生缺血、缺氧和功能障碍，肺、肾、肝、脑、心及肾上腺易累及。① 肺内微循环栓塞可引起急性呼吸功能衰竭，甚至发生急性呼吸窘迫综合征。② 肾脏广泛栓塞时出现少尿、血尿、蛋白尿、管型尿甚至无尿，严重者肾皮质坏死、肾衰竭。临床遇到原因不明的急性肾衰竭，应考虑 DIC 的可能。③ 肝脏及胃肠道等微血管广泛血栓形成可致肝脏肿大、黄疸、肝功能异常、腹胀、消化道出血。④ 颅内微血管广泛血栓形成和休克，可引起脑缺血、缺氧、水肿、出血，引起一系列神经系统症状和体征。严重者可因颅内出血、脑水肿而迅速死亡。⑤ 表浅部位的皮肤栓塞，指(趾)末端、鼻尖、耳垂等出现局限发绀、苍白、疼痛甚至干性坏死。⑥ 在部分慢性 DIC 中，栓塞可为首先出现的症状，如恶性肿瘤中可见游走性血栓性静脉炎。急性 DIC 的栓塞症状多在疾病的晚期出现，往往同时有两个以上器官受损。而 DIC 的早期很少有典型的栓塞症状。

4. 微血管病性溶血　DIC 的微血管内凝血，以及某些血管活性物质使微血管管腔变窄，管腔内的纤维蛋白网等可使红细胞在通过时引起机械性损伤，外周血红细胞形态畸变，出现破碎甚至溶血。畸形红细胞比例＞10％，有提示诊断意义。溶血时红细胞游离出的红细胞素具有促凝作用，又可加重 DIC，形成恶性循环。但微血管性溶血性贫血本身不足以诊断 DIC。如溶血严重，超过骨髓代偿能力，可产生与出血不成比例的贫血，称之为微血管病性溶血性贫血。

五、诊断与治疗

原发病的征象与 DIC 的症状可同时存在，表现极为复杂、多变，上述症状又可同时或相继出现，更增加了临床表现的多样化。为此，对早期的或表现不典型的病例，必须提高警惕，并结合必要的实验室检查才能加以识别诊断。

（一）DIC 的诊断

1. 存在易于引起 DIC 的基础疾病，如感染、恶性肿瘤、病理产科、大型手术和创伤等。

2. 有下列两项以上临床表现　① 严重或多发性出血倾向；② 不易以原发病解释的微循环衰竭或休克；③ 多发性微血管栓塞的症状和体征，如广泛皮肤、黏膜栓塞，灶性缺血性坏死，溃疡形成，或不明原因及早期出现的肺、肾、脑等脏器功能不全；④ 抗凝治疗有效。

（二）实验室检查符合下列条件

1. 同时具备下列三项以上异常

（1）血小板计数（PLT）<100×10^9/L（白血病、肝病 DIC<50×10^9/L，或呈进行性下降），或下列血小板活化分子标志物两项以上水平增高：① 血小板β球蛋白（β-TG）；② 血小板第4因子（PF4）；③ 血栓烷 B_2（TXB_2）；④血小板颗粒膜蛋白-140（P-选择素/GMP-140）。

（2）血浆纤维蛋白原（Fb）<1.5 g/L 或呈进行性下降，或>4.0 g/L（肝病 DIC<1.0 g/L，白血病<1.8 g/L）。

（3）3P 试验阳性或血浆 FDP>20 mg/L（肝病 DIC>60 mg），或血浆 D-二聚体水平较正常增高4倍以上（阳性）。

（4）凝血酶原时间（PT）缩短或延长 3 s 以上（肝病 5 s 以上）或呈动态性变化，部分凝血活酶时间（APTT）缩短或延长 10 s 以上。

（5）抗凝血酶-Ⅲ（AT-Ⅲ）含量降低或活性<60%（不适用于肝病）或蛋白 C（PC）活性下降；或纤溶酶原降低。

（6）血浆纤溶酶原抗原（PLg：Ag）<200 mg/L。

（7）因子Ⅷ：C 活性<50%（肝病必备）。

（8）血浆内皮素-1（ET-1）水平>80 ng/L。

（9）血栓调节素（TM 凝血酶调节蛋白）较正常增高2倍以上。

2. 疑难、特殊病例应有下列两项以上实验异常

（1）血浆凝血酶原片段 1+2（F_{1+2}）、凝血酶-抗凝血酶复合物（TAT）或纤维蛋白肽 A（FPA）水平增高。

（2）血浆可溶性纤维蛋白单体因子（SFM）水平增高。

（3）血浆纤溶酶-纤溶酶抑制复合物（PIC）水平增高。

（4）血浆组织因子（TF）水平增高（阳性）；或组织因子途径抑制物（TFPI）水平下降。

（三）诊断前 DIC（pre—DIC）参考标准

DIC 早期诊断可大大提高 DIC 治疗的成功率，及时控制病情的进展。第七届全国血栓与止血学术会议制定了参考标准，现介绍如下，以提高对前 DIC 的认识。

1. 存在易致 DIC 的基础疾病。

2. 有一项以上临床表现　① 反复出现的轻度微血管栓塞症状及体征，如皮肤、黏膜的灶性缺血性坏死及溃疡形成等；② 原发病不易解释的微循环障碍，如皮肤苍白、湿冷及发绀；③ 原因不明的肺、肾、脑等脏器轻度的或可逆的功能障碍；④ 抗凝治疗有效。

3. 有下列三项以上实验指标异常

（1）正常操作条件下，采集的血标本易于凝固，或 PT 缩短>3 s，APTT 缩短 5 s 以上。

（2）血浆血小板活化分子标志物含量增加：① β-TG；② PF4；③ TXB_2；④ P-选择素。

（3）凝血因子激活分子标志物水平增高：① F_{1+2}；② TAT；③ FPA；④ SFM。

（4）抗凝活性降低：① AT-Ⅲ活性降低；② PC 活性降低。

（5）血管内皮细胞损伤分子标志物水平增高：①ET-1；②TM。

总之，DIC的诊断应依据以下原则：① 临床与实验室检查相结合。② 对检验结果应结合年龄、原发基础疾病的性质、DIC病程的早晚加以判断，动态观察比单次结果意义更大。③ 有条件应作早期DIC的实验室检查，以便早期诊断。

（四）鉴别诊断

1. 原发性纤维蛋白原溶解症。

2. 肝病引起的出血（见表5－10）。

表5－10　DIC、重症肝病、原发性纤溶亢进的实验室鉴别

项　目	DIC	重症肝病	原发性纤溶亢进
血小板计数	重度减少	正常或轻度减少	正常
破碎红细胞	>2%	—	—
因子Ⅶ	正常	减少	正常
3P试验	阳性	阴性	阴性
优球蛋白溶解时间	50%缩短，轻	正常	100%明显缩短
Ⅷ：C	减少	正常	正常
血小板β-TG	增高	正常	正常
AT-Ⅲ	降低	正常	正常

3. 血栓性血小板减少性紫癜（TTP）（表5－11）。

表5－11　DIC与血栓性血小板减少性紫癜的鉴别

项　目	TTP	DIC
部分凝血活酶时间	正常	正常或延长
凝血酶原时间	正常	延长
血小板计数	减少	减少
凝血酶时间	正常或延长	延长
纤维蛋白原含量	正常或增高	减少
纤维蛋白降解产物	无	增多
3P试验	阴性	阳性
破碎红细胞	大量	少量
纤溶活性	消失	增强
年龄、性别	成年女性多见	无年龄性别差异
发热	绝大多数有高热	可有
中枢神经系统损害	严重	较少
血管内病理改变	透明血栓	凝血血栓

4. 慢性DIC一般以深静脉血栓形成为主要表现而出血不明显时，须与原发性高凝状态如先天性抗凝血酶Ⅲ缺乏症、先天性蛋白C缺乏症、先天性蛋白S缺乏症、先天性纤溶异常、异常纤维蛋白血症等鉴别；尚需与继发高凝状态，如口服避孕药、妊娠、恶性肿瘤、骨髓增殖性疾病、高脂血症、循环内狼疮抑制物存在、获得性抗凝血酶Ⅲ缺乏症等鉴别。

（五）治疗

1. 消除病因及原发病的治疗　治疗原发病是DIC治疗的根本措施。控制DIC诱发因素是防治 DIC 的重要方面。

2. 积极解除微循环障碍　急性 DIC 患者均有严重的微血管痉挛和微血栓形成。要有效治疗 DIC，就必须积极改善微循环。临床和实验研究表明，山莨菪碱(654-2)、东莨菪碱、酚苄明等有解除微动脉痉挛的效果；血小板解聚剂(如潘生丁、阿司匹林、前列腺素、丹参、川芎嗪等)可减少 ADP 引起的血小板聚集；低分子右旋糖酐可降低血液黏滞度且可减少血小板的黏附性和聚集力。

3. 肝素的使用

(1) 肝素是抗凝血酶Ⅲ的激活剂，应用肝素有效治疗 DIC，主要是阻止凝血活性和防止微血栓形成，但不能溶解已经形成的血栓。

(2) 肝素宜在 DIC 早期使用，剂量应根据具体情况，以凝血时间(试管法)延长 1 倍为度。肝素治疗有效者，血浆纤维蛋白原含量于治疗 1～3 日恢复正常，FDP 降低，血小板减少则可持续 1 周以上时间。在治疗过程中须经常观察血小板计数和纤维蛋白原含量，血小板计数增加 $(5\sim10)\times10^9/L$，纤维蛋白原含量增加 0.15 g/L，则表示消耗过程已被扭转，出血可望得到控制。临床症状改善则肝素可考虑逐步减量。一般用药 7 日左右。DIC 时 APTT 一般显著延长，不宜作为肝素监测指标。肝、肾功能障碍时，肝素半衰期延长，宜减量治疗。凝血时间超过 30 min，出血症状加重，应考虑肝素过量。

有下列情况肝素应慎用：

① DIC 后期，病理变化以纤维蛋白溶解为主。

② 原有严重的出血病史包括肺结核咯血、溃疡病出血。

③ 有明显的肾功能不良。

④ 有造血功能障碍尤其是血小板减少者。

肝素治疗失败的原因：

① DIC 来势凶猛，发展迅速，在肝素发挥作用前因休克或并发多器官功能衰竭而死亡。

② 用药指征不当。

③ 用药时间过晚。

④ 体内的 AT-Ⅲ耗竭，肝素不能发挥作用。

⑤ 剂量掌握不当。

⑥ 酸中毒未纠正使肝素丧失活性。

⑦ 原发病和诱因未能消除。

⑧ 凝血因子或抗纤溶药物使用不当等。

(3) 低分子量肝素(LMWH)的应用正日益广泛，具有抗凝作用较弱而抗血栓作用较强的特点。LMWH 的半衰期较肝素(30～360 min，平均 90 min)长 2 倍。皮下注射 LMWH 后，对因子Ⅹa 的抗凝血活性较肝素约强 4 倍。静脉或皮下注射 LMWH 和肝素，对 APTT 及凝血酶时间的抑制并无显著性区别。LMWH 由于具有较“特异”抑制因子Ⅹa 的作用，故有改善并预防血栓的作用。

4. 抗血小板药物　可减轻微血栓形成，从而制止 DIC 的发展。临床上对于轻型的 DIC 或可疑的 DIC 而未肯定诊断的，或处于高凝血状态的患者，可在控制原发病的基础上，单独应用抗血小板药物，往往能获得良好的临床效果。

5. 止血和输血的治疗问题　应输注全血或新鲜冷冻血浆以补充被消耗的凝血因子。但应在肝素治疗的基础上进行。单独输注血浆或凝血因子，提供血液凝固的基质，反而有加重血管内凝血、促进 DIC 的发展而导致更严重的出血和器官功能障碍的可能。

6. 抗纤维蛋白溶解药　抗纤溶药物一般不主张常规应用，只有在 DIC 发展过程中，继发性纤溶极度亢进，可以在应用足量肝素的同时，小心使用。

7. 肾上腺皮质激素　肾上腺皮质激素可封闭网状内皮系统清除激活的凝血因子，保护溶酶体膜，不利于 DIC 的治疗。但在原发病、基础病需要应用或已长期使用时，不宜突然停药，可在应用肝素的情况下继续用药。

第六章　危重病监测

第一节　患者一般生命监测

对危重患者的监护应结合病史进行，注意观察患者的一般症状和生命体征，主要有以下几点：

(1) 患者的一般表现及其对周围环境的意识。可自完全清醒直至昏迷。

(2) 观察患者的不安程度和异常活动。

(3) 色泽异常，如黄疸或发绀，宜在黏膜或甲床部观察。

(4) 语言模糊不清，可能是神经系损伤最早或最明显的征象。

(5) 生命体征如脉搏频率是否规则，血压和呼吸的性质等。

值得重视的临床表现　根据临床表现重要性分为：

1. 应最优先重视的症状　① 急性呼吸困难，尤其合并有发绀或喘鸣者。② 抽搐发作，其原因有神经系统病变、缺氧等，应密切注意观察任何恶化的征象。③ 昏迷。④ 休克。⑤ 严重出血。⑥ 多发性损伤。⑦ 高热。

2. 较次要的症状　① 清醒程度减退。② 胸痛。③ 呼吸困难、发绀。④ 出血。⑤ 持续呕吐、腹泻。⑥ 严重疼痛。⑦ 发热。

3. 应注意的症状　① 定向力障碍。② 胸痛和腹痛。③ 心动过速。④ 其他：还必须作一些有重要临床意义而实施困难较小的检查。例如，红细胞压积和血红蛋白浓度、尿量、CVP、动脉血气分析、心电图、血电解质含量等。对各项检查结果，必须结合病史和临床症状综合分析判断，重要的在于许多检查项目的动态观察。必要时可作胸腹腔 B 超检查或穿刺，这比作 X 线透视、摄片等快速而直接得多。

对于危重患者除了最基本的判断和检查外，以下重要脏器的监护必不可少：

1. 循环系统　需监测动脉压、中心静脉压、肺动脉楔压、心排血量、生命体征、心电图、尿量和常规化验监测。

2. 呼吸功能监测　① 观察呼吸道是否通畅，有无呼吸困难、发绀，呼吸频率及潮气量等；② 进行呼吸肌力学监测，通过观察最高气道压力，可以推测出肺顺应性变化；③ PaO_2 下降至 5.34 kPa、急救或入 ICU 需常规进行血气分析。一般每 4 h 采血一次。如发现血压、中心静脉压、尿量突然改变时，应测 PvO_2。PvO_2 是组织低氧血症有价值的指标，正常为 6～13.3 kPa。5.34～4.66 kPa 属于轻度低氧血症；4.66～4 kPa 为严重低氧血症；<4 kPa 属于危重型低氧血症。若 PvO_2 高于正常，组织细胞的氧耗量低，提示氧释放或组织氧利用障碍。VO_2(氧耗量)突然增加表明病情有新的发展，明显减少则显示病情危重，细胞功

能减退。通过改善微循环、机械呼吸、提高 FiO_2 仍未能逆转低氧血症或临床表现继续恶化，多主张采用呼气末正压通气(PEEP)。

3. 肾功能监测　① 记录 24 h 尿量，测血、尿渗透压；② 渗透清除率；③ 自由水清除率；④ 血清肌酐、尿素氮测定对判断肾功能变化很有价值；⑤ 尿钠排泄分数正常为 1，>1 为急性肾小管坏死或尿路梗阻，<1 为肾前型氮质血症或肾小球肾炎。

4. 水、电解质与酸碱平衡的监测　① 有关酸碱指标可在血气分析时获得。② 血清电解质应随时测定，发现异常及时纠正。③ 血清渗透压正常值为 280～310 mmol/L。<280 mmol/L 为低渗压症，常见于低钠血症和低血容量；>310 mmol/L 为高渗压症，是由于异常代谢产物增加或排泄障碍所致；>350 mmol/L 患者可出现昏迷。④ 血浆中毛细血管渗透压，主要由血浆蛋白形成，可以直接测定，亦可根据血浆蛋白计算，正常值为 2.80～3.33 kPa。血浆中毛细血管渗透压过低，毛细血管滤出增加，组织水肿。血浆中毛细血管渗透压明显降低，左房压稍增高，即可能发生肺水肿。

第二节　循环功能监测

危重患者或大手术后患者需连续监测其循环功能，循环功能的稳定直接关系到患者的预后。监测手段可以简便或需使用复杂的仪器设备，主要涉及血流动力学改变，获得的信息对了解患者的循环状况改变、指导治疗和判断预后均有很大帮助。

一、血压监测

动脉血压是最常见的心血管监测参数。影响血压的因素有心输出量、循环血容量、外周血管阻力、血管壁弹性及血黏度，因此以血压对循环的判定应结合多项指标，综合分析。

(一) 间接测压法

大多采用袖带测压法。间接测压法结果不是十分可靠，尤其在休克或使用升压药时，袖带测压常低于直接测压，且袖带的宽度也影响测压结果。袖带宽度应为肢体周径的 20%～30%，过窄结果偏高，过宽结果偏低。袖带放气速率应控制在每搏 2～3 mmHg。间接法应注意冲放气循环不能过频，以免减低远端肢体的灌注。

(二) 直接测压法

采用动脉穿刺置管，利用测压器或换能器持续监测动脉血压，也可为反复取动脉血样提供条件。

1. 置管方法(见第八章第九节)。

2. 压力监测系统　主要包括动脉导管、连接管、三通开关、换能器及显示屏或记录仪。使用时应注意各接头应紧密相配，管道内预充肝素生理盐水，并可经三通开关灌注冲洗，以免堵塞。所有管道及冲洗装置的连接均应严格按照无菌操作要求执行，减少感染。

3. 并发症　可能的并发症有：① 栓塞与缺血：在长时间动脉置管或留置导管较粗的情况下易形成栓塞。② 局部感染：注意置管及日常护理的无菌操作。③ 出血：常因管道连接口松脱或导管固定不妥滑脱所致。④ 血肿：反复多次穿刺或有凝血功能障碍患者可能出现血肿。⑤ 神经损伤。

（三）临床意义

动脉血压监测可测定收缩压、舒张压、脉压差与平均动脉压。收缩压主要由心肌收缩和心排出量决定，舒张压对维持冠状动脉血流非常重要。

平均动脉压(MAP)＝(收缩压＋舒张压×2)/3

在同时测定心输出量的同时，MAP可用于计算血管阻力。直接测压还可提供每搏动脉压和动脉波形的相关分析，而动脉波形可提供更多的信息。正常波形呈收缩相和舒张相，其上升的斜率与心脏的压力升高速率有关，可反映心肌收缩性。血管阻力增加时，斜率升高；在低容量、休克等情况下波形低平，脉压窄小，且动脉压呈现与呼吸周期有关的特征。

二、中心静脉压监测

中心静脉压(CVP)是腔静脉与右心房交界处的压力，反映右心的充盈压。中心静脉压的高低与血管内容量、静脉壁张力以及右心功能有关。中心静脉压的监测常用于评估血容量及右心功能状况。

（一）中心静脉置管适应证和禁忌证

1. 适应证

(1) 休克，包括失血性、感染性休克；

(2) 心功能不全或心衰的危重患者；

(3) 手术中需要进行控制性降压的患者；

(4) 长时间不能进食需深静脉营养的患者；

(5) 需长期多次静脉取血化验者。

2. 禁忌证

(1) 有严重凝血机制障碍的患者应避免进行锁骨下静脉穿刺；

(2) 局部感染患者；

(3) 血、气胸患者应避免行颈内或锁骨下静脉穿刺。

（二）置管方法

详见第八章第九节。

（三）并发症

中心静脉穿刺并发症的发生率约为2%，最主要的包括出血、血肿、气胸、血胸、神经损伤、栓塞、感染等。一般认为股内静脉穿刺的并发症较少。

（四）中心静脉压的测量

1. 水压力计测量　中心静脉压是低压系统，可用水压力计直接测量，目前多用中心静脉测量标尺，把标尺垂直固定于架上，其零点位于第4肋间腋中线部位，测量管通过三通与中心静脉导管相连。CVP的正常值为5～12 cm H_2O。

2. 换能器测量　应用这种装置可连续记录静脉压和描记压力波形。中心静脉压的波形呈现 a、c、v 三个正向波和 x、y 两个负向波。a 波为心房收缩所致；c 波为心室收缩开始时三尖瓣突向心房所致；x 波为心房舒张，是三尖瓣未开时血汇集于右心房和腔静脉所致；y 波为三尖瓣开放所致。

三、肺动脉压监测

血流导向肺动脉导管的应用极大地提高了监测血流动力学的能力，可在床旁测定肺动脉压、肺毛细血管楔压以及测定心输出量和混合静脉血气，特制的导管还可用于起搏，在危重病监护中的应用越来越广泛。

左室舒张末容量或左室舒张末压（LVEDP）是监测左心前负荷最理想的指标。临床上常以测定肺小动脉楔压（PAWP）或称肺毛细血管楔压（PCWP）作为监测左心前负荷的重要参数。

1. 适应证

(1) 心力衰竭、心源性休克以及低排综合征；

(2) 心源性及肺源性引起的肺水肿；

(3) 心血管手术或心脏病患者的大型手术；

(4) 严重创伤、休克患者；

(5) 呼吸衰竭或需高水平 PEEP 治疗；

(6) 心血管治疗：扩容、使用强心药、心血管活性药物、利尿剂、主动脉内气囊反搏等。

2. 置管　详见第八章第九节。

3. 过漂浮导管可获得的临床信息

(1) 直接获得的信息：包括肺动脉收缩压（PASP）、舒张压（PADP）、平均压（MPAP）、肺毛细血管楔压（PCWP）、右心房内压（PAP）、右心室内压（RVP）、心输出量（CO），一些特殊的漂浮导管还可连续监测混合静脉血饱和度。

(2) 间接获得的信息：包括心指数（CI），体肺循环（TPR、PVR），左右心室做功指数（SWI_{LV}、SWI_{RV}），每搏指数（SI），混合静脉血气，全身氧供、氧耗及氧摄取率，肺内或心内分流等。

4. 影响因素

(1) 调零有误导致测压不准确；

(2) 导管内有气泡、血栓或管道密封不严、打折等；

(3) 气囊偏移；

(4) 仪器故障。

5. 并发症的防治　中心静脉置管的并发症也可见于肺动脉置管，此外尚可引起心房穿孔。

(1) 心律失常：最常见的是短暂的室性早搏，当导管顶端位于右心室内时可引发，可给予利多卡因抑制。置管时头部稍高，身体右倾可减少心律失常的发生。导管通过右室流出道时压迫可导致右束支传导阻滞，已有左束支传导阻滞患者可引起心脏完全阻滞，术前应备有体外起搏装置。

(2) 肺出血或肺动脉破裂：肺动脉高压、老龄患者、二尖瓣狭窄、凝血机制障碍以及气囊过度充气均属危险因素。预防措施是气囊不要过度充气，测定 PAWP 时间应尽量短。

(3) 肺栓塞：导管插入过深、气囊过度膨胀以及导管周围血栓均可导致。在不测楔压时气囊放气可减少栓塞发生的机会。

(4) 导管打结或心内结构损伤：导管置入过深在右室内可盘曲打结。在 X 线透视下插入导丝有助于松解。退管时气囊必须放气，否则可损伤肺动脉瓣或三尖瓣。由于置管而引起细菌性心内膜炎，也可造成瓣膜损伤。

四、有创心输出量监测

心输出量由前负荷、后负荷、心肌收缩性等因素决定，结合其他血流动力学直接测定指标，包括动脉压、右房压、肺动脉压、肺动脉楔压等参数，可计算出平均动脉压、心室每搏做功指数、体循环阻力和肺循环阻力等。可以了解心泵功能，绘制心功能曲线，判断心脏功能和前负荷、后负荷的关系，以便有效地进行心血管治疗，而且对诊断、预后的判断提供了重要依据。热稀释法又称温度稀释法，是一种创伤性心功能监测法。需留置四腔漂浮导管，以冷生理盐水作指示剂，进 Swan－Ganz 管注入右心房，利用热敏探头测定肺动脉血温，描记时间温度曲线，并经计算机算出心排血量，自动显示。该方法操作简便，结果可靠，应用较广。

操作方法及注意事项详见第四章第九节相关内容。

五、混合静脉血氧饱和度监测

详见第四章第九节相关内容。

第三节　呼吸功能监测

呼吸功能监测是成功抢救呼吸衰竭和防治多脏器功能衰竭的重要环节。通过呼吸功能监测可了解缺氧及二氧化碳潴留发生机制和严重程度，及时发现患者的病情恶化，采取迅速有效的抢救措施，经动态监测，调整氧疗浓度和机械通气的各种参数，客观地评估疗效和预后。

一、通气功能监测

以常用的肺量计或流量仪，随访患者的肺容量和通气功能，如潮气量（V_T）、呼吸频率（f）、每分通气量（$V_E=V_T\times f$）。只有进入肺泡的气体才有机会与肺泡周围的毛细血管进行气体交换，要知每分钟肺泡通气量（Va），就需测得生理死腔与潮气量的比值（V_D/V_T）。

1. 生理死腔与潮气量比值　采用何氏气体分析仪或红外线光谱仪测定收集呼出混合气的 CO_2 浓度（F_ECO_2），再计算出呼出气的 CO_2 分压（P_ECO_2），$P_ECO_2=F_ECO_2\times$（大气压－47）。用重复呼吸法测肺泡 CO_2 浓度（F_ACO_2），进而计算出肺泡 CO_2 分压（P_ACO_2）。

$$P_ACO_2=F_ACO_2\times(\text{大气压}-47)-6。$$

式中：47 mmHg(6.25 kPa)为 37℃水蒸气肺泡压；6 mmHg(0.80 kPa)为混合静脉与肺泡二氧化碳分压差。

也可采用动脉血气分析测得动脉血 CO_2 分压（$PaCO_2$），因 $PaCO_2$ 接近 P_ACO_2。

根据 Bohr 方程式计算生理死腔与潮气量的比值（V_D/V_T），其公式如下：

$$V_D/V_T=(P_ACO_2-P_ECO_2)/P_ACO_2$$

健康人 V_D/V_T 在 0.33～0.45；若其比值＞0.6 时，提示患者需用机械通气支持。

2. 肺泡通气量　测得 V_D/V_T 值后，即可算出肺泡通气量。

3. 经皮氧分压（$PtcO_2$）和经皮二氧化碳分压（$PtcCO_2$）　此为一种简便无创伤性连续监测方法。$PtcO_2$ 之值受皮肤性质的影响明显，成人皮肤较厚，其可靠性较婴儿差。$PtcO_2$ 之可靠性常低于 $PtcCO_2$，一般 $PtcO_2$ 比 PaO_2 低 1.3～2.6 kPa（10～20 mmHg），且易受局部循环影响。

$PtcO_2$ 和 $PtcCO_2$ 分别与 PaO_2 和 $PaCO_2$ 相比较，呈线形正相关。$PtcO_2$ 和 PaO_2 晚间比白天下降些，$PtcCO_2$ 和 $PaCO_2$ 有晚间逐渐升高趋势，$PtcO_2$ 与 PaO_2 之比值可反映组织灌注情况。$PtcO_2$ 与 $PtcCO_2$ 对呼吸衰竭患者氧疗、呼吸参数的选择以及对患者休克的预后有一定的参考价值。

4. 二氧化碳浓度测定　可连续测定呼气中 CO_2 浓度的瞬时变化。呼气末气体来自肺泡气，肺泡 CO_2 分压与动脉血 CO_2 分压相接近，监测呼气末 CO_2 浓度（可计算分压值）能反映动脉血 CO_2 分压，可作为肺泡通气的非创伤性指标。

将红外线 CO_2 探头连接于呼吸机上的主气流或侧气流通路上，测出呼出气的 CO_2 浓度曲线。气体分布不匀的阻塞性肺病患者，其呼气末与动脉血 CO_2 分压有较多的差异，常说明通气与血流比例失调明显。以呼气末 CO_2 浓度进行动态观察的自身对照，仍为方便实用的通气功能监测指标。应用 PEEP 的机械通气患者，出现呼气末 PCO_2 与 $PaCO_2$ 的差值缩小，说明应用 PEEP 后增加肺泡通气量，亦为死腔和肺内分流量减少所导致，可用于判断 PEEP 的疗效。

二、换气功能监测

换气功能损害主要引起缺氧。床边测定气体分布、通气与血流之比和弥散功能有一定困难，故临床上常通过测定动静脉分流量和肺泡与动脉血氧分压差来评价换气功能损害情况。

1. 动静脉分流量（Qs/Qt）　可通过单向活瓣吸 20 min 纯氧，抽取动脉血作气体分析，将所得的结果代入 Fick 公式简洁换算而得：

$$Qs/Qt = [0.0031 \times (P_AO_2 - PaO_2)] / [0.0031 \times (P_AO_2 - PaO_2) + (CaO_2 - CvO_2)]$$

式中：Qs/Qt 代表解剖和肺内右至左分流之和，CaO_2 和 CvO_2 分别为动脉血与混合静脉血氧含量，两者氧含量之差值在健康者以 5 代入，有心肺疾患以 3.5 代入。肺炎、肺泡萎缩、肺不张和肺水肿等均可引起肺内分流增加。动态观察 Qs/Qt 可反映患者病情变化和疗效考核。健康人解剖分流量 3%～5%，吸纯氧测定总动静脉分流量＜10%，一般 Qs/Qt＜15%～20%可脱离呼吸机。

2. 肺泡－动脉氧分压差（$A-aDO_2$）　$P_{A-a}O_2$ 反映整个肺换气功能，即通气/血流比例失调、弥散功能损害和动静脉分流的情况。此外还受到吸入氧浓度、心输出量、耗氧量等因素的影响。收集患者的呼出气，测定 P_EO_2 和 P_ECO_2，同时测定动脉血的 PaO_2 和 $PaCO_2$，按公式间接算出：

$$A-DO_2 = (P_EO_2 - PiO_2 \times V_D/V_T)/(1 - V_D/V_T)$$

正常值：① 吸空气时，$A-aDO_2$＜2 kPa（15 mmHg）；② 年长者，＜4 kPa（30 mmHg）；③ 吸氧浓度为 30%时，$A-aDO_2 \leqslant 9.3$ kPa（70 mmHg）；④ 吸纯氧时应小于 13.3 kPa（100 mmHg）。

因 PaO_2 和 A－aDO_2 随吸入氧浓度不同而异，现多推荐氧合指数（PaO_2/FiO_2）和呼吸指数（RI＝A－aDO_2/PaO_2）作为氧合功能的指标。PaO_2/FiO_2 的参照范围为 400～500，急性肺损伤的 $PaO_2/FiO_2 \leqslant 40$ kPa(300 mmHg)，急性呼吸窘迫综合征的 $PaO_2/FiO_2 \leqslant 26.7$ kPa(200 mmHg)。A－aDO_2/ PaO_2 的参照范围为 0.1～0.37，大于 1 表明氧合功能明显减退，大于 2 常需作气管插管机械通气。

3. 脉搏血氧饱和度测定　由于血红蛋白氧解离曲线的形态特点，当 PaO_2 低于 8 kPa (60 mmHg)，血红蛋白氧解离曲线处于陡直段时，血氧饱和度能灵敏地反映 PaO_2 的变化，故重症呼吸衰竭时，脉氧仪是一无创的监测方法，可帮助评价患者缺氧程度，调整吸氧浓度和考核氧疗效果。

脉氧仪会受到某些因素的影响，如局部血流灌注差会使读数偏低，血中碳氧血红蛋白(COHb)含量增加会使读数增高，COHb 高于 9%，其 SaO_2 增加 7%。还有黄疸或皮肤色素均会影响血氧仪的准确性。

第四节　肾功能监测

肾脏是调节体液的重要器官，在机体代谢废物的排泄，水、电解质平衡的维持以及内环境的稳定上发挥着重要作用，肾脏在急性器官功能衰竭中是最易受到损伤的器官。肾功能监测对于指导治疗、掌握病情演变及预后判断上有重要意义。

一、尿量与肾血流量

1. 尿量监测　尿量是反映肾脏灌注情况的重要参数。正常人每小时尿量约在 30 ml 以上，在危重患者中每小时尿量低于 17 ml，则需要考虑有无肾功能不全。24 h 尿量低于 400 ml 即为少尿；低于 100 ml 则为无尿。导致少尿的原因有肾前性、肾性、肾后性因素。急性肾衰竭尿量常明显减少，但在非少尿性肾衰竭，尿量可无明显减少。

2. 肾血流量　肾脏重量约 300 g，约占体重的 0.5%，但肾血流量约占心输出量的 20%～25%。肾脏灌注情况可通过放射性同位素作定性测定，精确的测定则需要通过对氨基马尿酸盐(PAH)清除率计算。在血浆含量较低时，PAH 几乎全部从近曲小管滤出或排出。实际上 PAH 清除率(C_{PAH})反映了肾血浆流量(RPF)。

$$C_{PAH} = U_{PAH}/P_{PAH}$$

式中：U_{PAH}、P_{PAH} 分别为尿、血浆 PAH 浓度；V 为单位时间尿量。

在了解红细胞压积时，肾血浆流量可换算为肾血流量(RBF)

$$RBF = RPF/(1-Hct)$$

正常人肾血浆流量按成人标准体表面积 1.73 m^2 折算，RBF 为 1 200 ml/(min · 1.73 m^2)，RPF 为 650 ml/(min · 1.73 m^2)。

二、肾小球滤过功能

临床上最常使用监测肾小球滤过率(GFR)的方法是测定血清肌酐清除率。肌酐清除率基本上反映了 GFR 的改变。采取 24 h 尿标本，测定尿肌酐浓度及血肌酐浓度，即可计算出肌酐清除率(C_{CR})或 GFR。

$$GFR=(Ucr/Pcr)\times 尿量(ml/min)$$

由于体表面积与GFR之间直接相关，采用体表面积(BSA)校正后的肌酐清除率可比性更强。肌酐清除率 $C_{CR}\times 1.73\ m^2/BSA$，即为按平均体表面积折算的校正值，在不同患者之间进行比较有其优点。

血肌酐清除率正常值为(90±20)ml/min，正常GFR为(108±15.1)ml/(min·1.73 m^2)，低于85 ml/(min·1.73m^2)提示肾功能受损。GFR随年龄增长而下降，超过60岁可降至100 ml/(min·1.73 m^2)。

三、肾小管功能

1. 肾小管再吸收功能

(1) 尿钠：是反映肾小管再吸收功能的指标。肾小管滤出的钠，在流经肾小管时绝大部分为肾小管所吸收。肾小球滤过减少，钠回吸收增加，尿钠排出减少。当尿量减少而尿钠浓度≤20 mmol/L，则少尿多为肾前性因素所致；尿量减少而尿钠浓度≥40 mmol/L，提示肾小管损害，再吸收功能障碍。

(2) 尿钠排泄分数(FE_{Na})：FE_{Na} 是肾小球滤过钠最后排出的百分率，又称滤钠分数。FE_{Na} 反映肾小管的再吸收功能特别是尿钠浓度在20～40 mmol/L时，区别少尿是否为急性肾衰竭所致甚有益处。

$$FE_{Na}(\%)=(C_{Na}/Ccr)\times 100$$

正常值 $FE_{Na}=1\%$，肾前性少尿<1%，急性肾小管坏死时>1%。

(3) 肾衰竭指数(RFI)：意义与尿钠排泄分数相同，计算公式为：

$$RFI=U_{Na}/(Ucr/Pcr)$$

在肾前性氮质血症RFI<1，肾性肾衰竭时RFI>2。

四、肾浓缩与再吸收水能力

1. 尿液比重　尿液中含有溶质成分，使尿液比重超过水。当水分摄入减少，为排除代谢废物，肾脏通过再吸收水分，使尿液浓缩，尿中所含溶质增多，比重升高。尿比重不仅反映了尿中微粒数，也反映了颗粒大小及浓度。相等溶质颗粒数，颗粒分子量大则比重高。比重为1.010时渗透量大致为300 mOsm/L。

正常人尿液比重通常在1.015～1.025。肾前性少尿时，尿比重>1.020；肾衰竭时，尿比重<1.020。

2. 尿渗透压　尿比重与尿渗透压并不成直线关系，尿比重>1.026时，渗透压在850 mOsm/L以上。尿液中有较多大分子物质时比重不能准确反映肾的浓缩功能，渗透压较为可靠。

渗透压测定的是溶质的颗粒数，与颗粒体积大小无关。肾脏最大浓缩能力可使尿渗透压达到1 200 mOsm/L。在肾小管急性坏死时，尿渗透压浓度低于350 mOsm/L。

3. 尿/血渗量　肾脏的收缩能力，使尿渗量高于血渗量。正常血液渗透压浓度为270～290 mOsm/L，而浓缩尿的渗透浓度可达(690±200)mOsm/L。尿渗透浓度与血渗透浓度间有一定依赖关系。正常人禁食14 h，尿/血流量渗透浓度比>3。在正常情况下，24 h混合尿渗透浓度与血渗透浓度比在(1.3～1.7)∶1。尿少时，两者比例大于1.7是正常的，反映了肾的浓缩能力。如尿/血渗量<1.1，提示肾浓缩功能受损，或有器质性改变。

4. 渗透清除率(Cosm)　自血浆中清除溶质颗粒的速率即为渗透清除率，可从尿量与尿/血渗量比的乘积算出：

$$C_{osm}=V\times U_{osm}/P_{osm}$$

式中：U_{osm} 与 P_{osm} 分别为尿液、血液的渗透浓度；V 为单位时间尿量。

正常人渗透清除率为 120 ml/h，在急性肾衰竭时急剧下降。

5. 自由水清除率(C_{H_2O})　尿渗透浓度的改变反映了尿液浓缩与稀释的程度，但是不能评估肾脏保留或清除液体的能力。自由水清除率更注重尿流量，是评价肾浓缩功能的理想指标。该指标十分敏感，可用于早期发现术后肾衰竭。

$$C_{H_2O}=\text{尿量}-\text{渗透清除率}$$

正常情况下，C_{H_2O} 为负值范围在－25～－100 ml/h，平均为(－70±45)ml/h。C_{H_2O} 负值代表肾的浓缩功能，C_{H_2O} 正值代表肾脏尿液的稀释状况。然而在短暂的出现正值后继之趋近于零，常是急性肾衰竭出现的先兆。

五、血尿素氮与肌酐

1. 血尿素氮(BUN)　尿素是蛋白质的代谢产物，在肝内合成，血中非蛋白含氮化合物，即非蛋白氮中，尿素占 50％。尿素氮测定方法简单，临床常以血尿素氮作为肾功能障碍血中含氮物蓄积的参数。

原尿中尿素约有 40％～80％在肾小管中被再吸收。原尿多，在肾小管中停留时间短，尿素回吸收少；相反，原尿少，尿素吸收增加。当血容量不足，肾灌注压下降时 BUN 增高。此外，消化道出血、高分解代谢状况、组织大量破坏，以及尿路梗阻时，均可有 BUN 升高。

BUN 正常值为 2.9～7.5 mmol/L，超出上限即为氮质血症，急性肾衰竭时 BUN 迅速上升。

2. 血肌酐　由肌酐脱水生成，每日生成量比较恒定，主要自肾小球滤过，经尿排出，在肾小管中基本不吸收。

血肌酐正常值为 53～106 μmol/L。血肌酐水平升高与肾小球滤过下降有关。血肌酐升高 1 倍，GFR 下降一半。血肌酐在急性肾衰竭时明显升高，超过 450 μmol/L 示预后不良。

尿/血肌酐比(U_{CR}/P_{CR})亦可用于区别少尿的原因，$U_{CR}/P_{CR}>40$，多为肾前性少尿；<20 则为肾性或肾后性肾衰竭。

3. 血尿素氮/血肌酐　正常值为(10～15)∶1，在肾脏疾病时，两者平行增高。肾前性氮质血症，原尿在肾小管中回吸收增加，使 BUN 升高；而肌酐不被肾小管回吸收，清除率不受影响，升高程度低于 BUN。尿素、肌酐清除率的差别造成 BUN/P_{Cr} 比值升高，可超过 20∶1。

当机体分解代谢旺盛，如脓毒症或消化道出血，尿素生成增加，BUN 升高使比值升高。区别 BUN/血肌酐比升高的原因，可以计算尿素清除分数：

$$C_{\text{尿素}}/C_{\text{肌酐}}=(\text{UUN}/\text{BUN})/(U_{CR}/P_{CR})$$

式中：UUN 为尿尿素氮，BUN 为血尿素氮，U_{CR}、P_{CR} 则分别为尿肌酐、血肌酐。在尿素生成增加的情况下(消化道出血、蛋白摄入增加、败血症等)，$C_{\text{尿素}}/C_{\text{肌酐}}\geqslant 0.5$；而在肾灌注减少时，比值$\leqslant 0.5$；肾自身疾病时，$C_{\text{尿素}}/C_{\text{肌酐}}\cong 0.5$。

第五节　肝功能监测

肝脏是人体最大的实质性脏器，承担着重要而复杂的生理、生化功能。肝脏对糖、蛋白质、脂肪、维生素、激素等物质的合成、贮存、分解均起重要作用。肝脏参与了众多凝血物质的制造、胆色素的代谢以及有害物质的解毒作用。肝脏内的网状内皮系统在机体的防御功能上亦发挥重要作用。肝脏急、慢性疾病可导致功能上的损害及储备功能的降低。

肝脏功能评估的目的在于了解肝脏的损害程度、肝脏的储备功能及预后。

一、常用的肝功能检查

1. 转氨酶　血中转氨酶有数十种，常用的是丙氨酸转氨酶（ALT）及天门冬氨酸转氨酶（AST），前者主要存在于肝细胞，后者肝脏含量仅次于心脏。由于肝细胞内转氨酶约为细胞外的数百倍，只要有1%的肝细胞坏死，细胞内转氨酶进入血液，即可使血清中转氨酶异常升高，因此转氨酶是检测有无肝细胞损害最敏感的指标之一。感染、缺血、缺氧、中毒等任何原因引起的肝细胞损害均可使ALT、AST增高。但在慢性肝病、重症肝炎其升高幅度与肝细胞损害不一定成正比例。一般ALT与AST均以小于40 U为正常。

2. 胆红素　正常人血中全部为非结合胆红素，当肝脏摄取、结合胆红素发生障碍时，血中非结合胆红素增加。如果肝细胞排泄胆红素障碍，肝细胞内胆红素反流入血，引起血结合胆红素增加。在肝细胞性黄疸，肝脏代谢胆红素功能障碍，其出现提示肝细胞衰竭的严重性。在肝硬化所致的慢性肝功能衰竭，由于肝脏坏死与再生处于平衡状况，黄疸可减轻或缺如，一旦出现黄疸，提示有活动性肝细胞病变；在急性肝细胞衰竭时，黄疸与肝细胞损害成正比。正常血清胆红素＜17 μmol/L，1分钟胆红素＜4.3 μmol/L。

3. 凝血酶原时间（PT）　肝脏合成凝血因子Ⅰ（纤维蛋白原）、Ⅱ（凝血酶原）、Ⅴ、Ⅶ、Ⅸ、Ⅹ等。这些凝血因子半衰期短，当肝细胞坏死时合成减少，血浓度迅速下降，导致凝血酶原时间延长。肝脏损害严重，PT时间明显延长，提示暴发性肝坏死出现。慢性肝病PT时间延长与维生素K缺乏有关，如补充维生素K后明显改善，表明肝功能状况良好。肝病时PT延长还可能与肝清除激活的凝血因子及凝血抑制因子功能受损有关，与肝合成纤溶酶原减少以及DIC出现等因素有关。

4. 血清蛋白　肝脏是合成蛋白的主要场所。血清总蛋白、白蛋白的测定可在一定程度上反映肝脏功能。肝硬化患者预后评估，白蛋白水平是良好的指标。由于白蛋白半衰期达20天，在急性肝损害中白蛋白不能及时反映蛋白在肝内合成的状态，血中白蛋白水平还受到体内分布及代谢的影响。血清前白蛋白亦由肝脏合成，半衰期仅1.9天，可反映近期肝损害的程度较白蛋白更为敏感。亦用于监测营养状况的改变。

5. 血浆氨基酸谱　重症急、慢性肝病时，血浆支链氨基酸（BCAA）下降，芳香族氨基酸（AAA）上升，BCAA/AAA比值降低，测定二者水平及变化，不仅有助于判断肝病的严重程度，也有助于指导治疗。

6. 磺溴酞钠试验（BSP）　肝脏摄取磺溴酞钠是通过载体的细胞膜浓缩转运，在谷胱甘肽结合后输入胆汁。按5 mg/kg体重的量静注，正常人45 min后血中滞留量小于5%；

超过 14%则肯定存在肝功能损害。在检测无黄疸性肝功能紊乱时较有价值。

7. 吲哚氰绿试验(ICG)　ICG 是一种色素，静脉注入体内后由肝细胞摄取，排入胆汁，无肝内结合。按 0.5 mg/kg 体重静注，15 min 后测定血中含量，正常小于 10%。该试验可评估肝脏的储备功能。对于常规肝功能生化检查正常的代偿期肝硬化患者，亦能及时发现异常改变。15 min 清除率大于 50%提示肝功能极差，难以耐受一般手术，在预后评估中很有价值。我国肝外科面临的患者大部分为肝癌，且 75%～85%合并有肝纤维化，术前转氨酶等大都正常，但肝储备功能甚低，ICG 检测在这部分人的术前评估中很有价值。

二、肝功能检查的选择

肝功能实验室检查项目众多，单项肝功能检查仅能表明对某一因素的评价，因此可以根据病变的特点选择适当的检查项目。

1. 肝细胞损害　由于缺血、缺氧、中毒、感染等引起肝细胞变性坏死，对此较为敏感的肝功能检查有 ALT、乳酸脱氢酶、凝血酶原时间、血胆红素、血清白蛋白、BSP、ICG 等。

2. 胆汁淤积　肝细胞分泌胆汁障碍、胆汁淤积胆管系统或逆流入血，最为常用的检查为血胆红素、血清碱性磷酸酶、γ 谷酰转肽酶(γGT)、5′核苷酸(5′NT)、胆固醇及磷脂测定等。

3. 间质反应　以门脉区肝小叶内细胞浸润、网状内皮系统增生以及纤维化为特征的慢性肝炎、肝硬化等病变，可选择白蛋白/球蛋白比例、单胺氧化酶、γGT 等检测手段。

4. 其他　结合肝脏病变有关情况，选择一些特殊检查，如超声波、X 线、核素检查及 CT 扫描对了解肝脏占位性病变，多普勒超声及血管造影对了解血管分布、血流通畅情况，胆管造影对了解胆管梗阻均有很大帮助。

第六节　中枢神经系统功能监测

神经系统功能障碍患者多有昏迷，病情变化快。除了呼吸、循环功能改变以外，多数患者会出现意识、瞳孔、运动、感觉、反射以及颅内压等方面的改变，所以，神经功能和颅内压的监护是神经系统功能监测的主要监测内容。另外，如脑电图、PaO_2、$PaCO_2$ 的监测亦很重要。

一、神经功能监测

神经功能监测主要包括对患者意识、瞳孔以及运动、感觉和反射等的观察和判断。

(一) 意识监测

临床上一般根据患者对刺激(语言或疼痛)所产生的觉醒反应的程度、觉醒水平及维持觉醒时间来判断其意识状态。早期认识到意识障碍，并发现其原因和积极进行有针对性的抢救，是挽救患者生命的关键。

1. 意识障碍的分类

(1) 意识模糊：意识水平轻度下降，但仍保留基本的反应与简单的精神活动，患者对外界的认识及反应能力轻度受损，注意力、记忆力减弱但理解和判断力正常。

(2) 嗜睡:为病理性持续的睡眠状态。患者易被唤醒,醒后尚能保留短暂觉醒,有一定的言语或运动反应,如还能简述其主诉,完成简单的命令动作。一旦刺激移去,患者又迅速入睡。

(3) 昏睡:较嗜睡深而浅于昏迷,患者呈深度睡眠,需给予强刺激才能唤醒。不能正确回答问题;反应迟钝,反应时间缩短,并迅即又复昏睡。

(4) 昏迷:意识完全丧失,随意运动消失,反射减退或消失。根据其程度又有深、浅昏迷之分。

2. 特殊的意识状态

(1) 去皮质状态:表示大脑脚以上内囊或皮质的损害,其特点主要是双上臂内收,肘、腕关节屈曲僵硬,双下肢过伸强直并稍内旋,可有视、听反射,有时睁眼。

(2) 去大脑状态:表示中脑受损,其特点为患者全身肌张力增高,尤以伸肌为著,上肢过伸僵直,双手旋前,下肢过伸、内收并稍内旋,头后仰,严重时呈角弓反张。

(3) 无动性缄默:主要指自中脑至间脑的上行激活系统的部分性破坏所引起的缄默不语、四肢不动的一种特殊意识障碍。

(4) 持续性植物状态:常见于心脏停跳所引起的缺氧-缺血性脑损害,缺乏高级精神活动而长期存活的一种状态。

(5) 谵妄状态:表现为意识障碍伴知觉障碍,注意力丧失与精神活动性兴奋,患者常烦躁不安,活动增高,对所有的刺激反应增强,且多不正常。

3. 意识障碍的评定　近年来不断有人提出各种定量的方法,对意识障碍进行评定。

(1) 格拉斯哥计分方法(Glasgow):该方法目前较为流行,它是根据患者眼睛、语言以及运动对刺激的不同反应给予打分,从而对患者的意识状态进行判断(表 6－1)。此方法简单、可靠,容易判断意识障碍的程度,便于观察记录与实际诊疗上的应用。

一般采用 Glasgow 计分法其范围为 3～15 分,＞8 分的患者预后较好,8 分以下的预后较差,＜5 分者死亡率极高。因此,针对不同的患者,在治疗上所采取的方法也不尽相同。另外,当 Glasgow 指数迅速下降时,应考虑中枢神经系统继发性损害的可能,如脑肿胀、脑水肿、出血及脑缺血等,须尽快做出反应。

如有尿失禁(lnc)、不安(R)、特殊意识状态(A)者应加以注明,例如Ⅲ200－lnc A,表示Ⅲ200 的意识障碍并有尿失禁与特殊意识状态。

总之,采用计分的方法对患者的意识状态进行观察、判断十分有用。它能够及时了解病情的发展变化,为治疗提供准确的依据,对于患者的预后有一定帮助,而且便于交流。

表 6－1　Glasgow 计分方法

项　目		评分数
睁眼	自发睁眼	4
	对声音刺激(如语言)睁眼	3
	对疼痛刺激睁眼	2
	对上述刺激不睁眼	1

续表 6-1

项　　目		评分数
语言反应	对人物、时间、地点定向正常	5
	会话错乱	4
	用词不当	3
	能发音	2
	不语	1
运动反应	按吩咐动作	6
	刺痛定位	5
	刺痛躲避	4
	屈曲反应	3
	过伸反应	2
	不动	1

（二）瞳孔、运动的监测

对单侧瞳孔异常者比较其双侧直接或间接对光反射，可鉴别视神经和动眼神经病变。双侧对光反射消失，尤其当瞳孔小或不规则，可基本肯定病变在脑干。极度扩大并固定的瞳孔为临终前全脑缺血的表现。

假定患者昏迷对口令无反应，需要痛刺激，检查运动功能时应给予定位刺激，分别检查肢体和面部，在面部可压眼上眶，对肢体最满意的刺激是用硬物如铅笔，重压脚趾和手指的甲床。

二、颅内压监测

在 ICU 中，颅内压是必不可少的监测内容。颅内压升高，既可使脑血流量下降或者停止，又可使脑组织移位或者突出。因此，如不能及时发现并相应处理，常可导致严重脑缺血和脑疝形成等严重后果，它是神经系统功能障碍主要致死原因。

1. 颅内压监测的部位和方法　颅内压监测的适应证包括严重颅脑损伤、中线或脑室系统肿瘤、脑血管病手术后、手术前颅压较高且手术创伤较大以及估计术后昏迷时间较长者。颅内压监测的部位有脑室内、硬脑膜下和硬膜外等。

2. 颅内压监测　在正常状态下，颅内压在 2 kPa(15 mmHg)以下，如高于 2.7 kPa(20 mmHg)则被视为高颅压，当颅压超过 5.5 kPa(41 mmHg)则预后危险。观察颅内压变化包括颅内压升高的幅度、持续时间和有无病理波形的出现 3 个方面。所谓病理波形有 A 波、B 波和不典型的压力波形。A 波是颅内压的特有病理波，是指颅内波突然升至 6.5～11 kPa(49～83 mmHg)，持续 5～20 min，然后降至原水平或更低。A 波的出现表明脑已处于紧张状态，颅腔代偿功能濒于衰竭。反复的 A 波发作，可加重脑干受压扭曲，严重影响脑血循环，部分脑组织可出现“不再灌流现象”，这是非常紧急的信号。B 波是 0.5～2 次/分，0～6.5 kPa(0～49 mmHg)的锐波，多由于脑水肿、脑脊液吸收障碍、脑血管反应性降低及脑血容量改变所致，表明脑顺应性降低，多见于昏迷患者，常伴有周期性呼吸、血压的变化。如不能及时中断，呼吸循环功能有很大影响，还会诱发 A 波，是脑代偿功能下降的重要信号。另外，不典型的压力波主要为大幅度、不规则的颅内压变化曲线，有人认为是流产的 A 波，应尽快中断。

当发现患者颅内压高于2.7 kPa(20 mmHg)时应迅速处理。

三、脑电图的应用

脑电图监测主要用于两个方面，一是动态观察重度意识障碍患者脑功能的归转，二是判断患者是否已进入脑死亡状态。

1. 波频率的分离及波幅特点

(1) α波：频率为7.5～13波/s。中波幅一般低于100 μV，平均为25～75 μV左右，且周期性出现纺锤形波幅升降现象(称α波的调幅现象，每一周期持续约0.5～3 s)。α波主要见于正常人的顶、枕部，并能被睁眼时的光刺激所抑制。

(2) 中快波：频率为14～17波/s，波幅一般较低，其意义目前尚不明了。

(3) β波：频率为18～30波/s，波幅一般低于50 μV，平均为25 μV左右。β波主要见于正常人的额、颞部和α波调幅周期的间歇期。情绪紧张、激动和服用巴比妥类药物时，β波即有所增加。

(4) γ波：频率在31波/s以上，波幅一般小于25 μV(低波幅可见于正常人的额部和中央部等处)，其意义尚不明了。

(5) θ波：频率为3.5～7波/s，波幅一般在25～50 μV左右。可见于正常青少年与正常成年人的颞部(数量一般应较少)及浅睡时。明显而又持续地出现高幅波100 μV以上的θ波，常系脑部器质性损害的一种病理性表现。

(6) δ波：频率为0.5～5波/s，可见于正常青少年和深睡时的成年人，其波幅一般均低于75 μV以下。

临床上，常习惯地将中快波、β波和γ波统称为快波，为脑部兴奋过程的一种反应，将δ波和θ波统称为慢波，是脑神经组织功能受抑制及其代谢过程减低的表现。

2. 脑波及波形的分类

(1) 正弦波：系一种光滑、规则而又重复出现的波形，如α波等。

(2) 棘波：波的上升和下降甚快，波顶尖如麦芒，波长一般在20～60 ms左右，主要见于癫痫。

(3) 尖波：为类似棘波的一种波形。唯其波的上升快如棘波，而下降则较缓慢。

(4) 棘慢波综合波：由棘波和慢波相互组合而成的一种特殊波形。即在一个慢波(一般为δ波)的前面或后面，或在一个慢波的上升支或下降支上出现一个或多个棘波，多见于癫痫小发作。

(5) 三相波：为先向上后向下再向上呈三相偏转的波形。此波的多少，可作为昏迷患者预后判断的参考。

3. 正常脑电图　正常成年人的脑电图约85%系由α波和β波组成。α波在整个大脑半球均可见到，但以枕、顶部最为多见。当睁眼时枕部α波即有减少或消失。其波幅一般在100 μV以下，平均为50 μV左右，且周期性地出现纺锤形波幅调幅现象。

β波可见于正常成年人的额、颞部和α波幅中调幅周期的间歇期，波幅常在30 μV以下。

在某些正常成年人的颞部亦可见到少量的θ波，其波幅一般较低，平均在20～40 μV。

在机体内部一般性的生理改变或轻微诱发的情况下，正常成年人的脑电图仍保持一定的恒定性和稳定性。这种恒定性和稳定性亦为正常脑电图的一个重要标志。

4. 意识障碍患者的脑电图　在意识障碍患者中，脑电图多显示平坦波形，主要见于下述情况：

（1）深度昏迷：按病理生理过程可分为两种情况：① 濒死性深昏迷：由于脑部损害进行性加重发展而成，浅昏迷时脑电图常表现为 δ 波形，若病情改善可恢复到 θ 波或正常 α 波波形；反之，若病情恶化，患者进入濒死期，则脑电图由 δ 波形逐渐进入平坦波形，为预后不良的表现。② 脑部急性损伤一开始即可表现为深昏迷，脑电图呈现平坦波。随病情恢复，逐渐出现高波幅慢波乃至近乎正常波形或完全正常波形。

（2）脑死亡：脑死亡又称不可逆性昏迷或过度昏迷。其标准各家不一，大致可归纳为以下几点：① 无自主活动；② 对外界反应消失；③ 呼吸停止；④ 脑干反射活动消失，瞳孔散大；⑤ 脑电活动消失，呈病理性电静息状态，即等电位型脑电改变；⑥ 以上各条件持续 30 min 以上。

脑电活动消失系指在 10 μV/mm 的增益电极间距至少 10 cm、电极间电阻在 100～10 000 Ω 至少记录 30 min，而又排除了低温和麻醉药物等影响因素后，脑电图呈等电位线形（平坦直线形）的图形。记录中给予声音刺激及捏夹或针刺皮肤均不引起脑电反应，在 24～72 h 内重复描记而结果相同者，基本可确定为脑死亡。

在对患者施行脑电监护过程中，如发现脑死亡征象，应放弃继续抢救，反之，则应尽全力抢救。

第七章　环境和中毒急诊

第一节　急性中毒

一、救治一般原则与措施

（一）急性中毒的诊断原则

急性中毒的正确处理，有赖于早期正确诊断。

1. 全面而仔细询问病史，在急性中毒诊断中占有重要的地位。要善于从患者、家属、朋友、急救服务人员或旁观者获得中毒的信息。① 要注意神情沮丧、情绪低落的患者；② 异常的症状、体征不能用一般内科疾病解释者；③ 进食物、饮料后出现不能解释的疾病；④ 病前服食蕈类、鱼胆、河豚等食物；⑤ 同餐人、同居室、同工作者相同的时间发病；⑥ 有精神异常、关节炎、癫痫、银屑病等慢性疾病病史，曾经或正在接受土方、秘方治疗者；⑦ 从事密切接触化学物品的工作；⑧ 对拒绝提供病史或昏迷不能叙述病史者，要寻找有无遗书、毒物盛器等。这些情况可能是急性中毒的有力线索。

2. 要熟悉常见中毒的特殊综合征或特征性改变：① 如有大汗、流涎、瞳孔小、肌震颤，可考虑有机磷类化学物中毒；② 严重发绀、高铁血红蛋白含量增高，可考虑硝基化合物中毒；③ 昏迷伴呼吸缓慢，针尖样瞳孔，可考虑麻醉性药物中毒；④ 昏迷，皮肤黏膜呈樱桃红色，可诊断为急性一氧化碳中毒；⑤ 恶心、呕吐，唇周或四肢麻木，全身肌肉无力，低钾血症，考虑钡盐中毒；⑥ 呼吸气中大蒜臭味，提示有机磷中毒；⑦ 酒味提示甲醇或乙醇中毒；⑧ 昏迷、反复抽搐或癫痫样发作，考虑有机氟杀鼠剂、毒鼠强中毒；⑨ 面色潮红、皮肤干燥、心动过速、烦躁谵妄，考虑莨菪类中毒等。

3. 急性中毒特殊的发病特点

(1) 发病急，病情变化快，抢救不当死亡率高。

(2) 某些中毒有一定的潜伏期，在潜伏期可无明显症状，易造成漏诊误诊。

(3)“假愈期”：如一氧化碳中毒清醒后，经 2～60 日后，一些患者出现痴呆、瘫痪等精神神经症状；氮氧化物中毒后 2 周，可发生阻塞性毛细支气管炎；急性有机磷中毒症状消失后 2～3 周出现迟发性周围神经病。

4. 临床上遇到不明原因的昏迷、休克、抽搐、精神异常、呼吸困难、肝肾功能损害等应想到急性中毒的可能；在一些内科疑难病例，或已诊断为某疾病，但又不能完全满意解释或疾病进程与已诊断的疾病不一致，也应将中毒列为常规鉴别诊断。

5. 试验性治疗：如遇昏迷患者用氟马西尼静脉注射后清醒，提示为苯二氮䓬类药物中毒。

6. 毒物标本、呕吐物、血、尿等毒物特异性检测，可为诊断提供依据。

7. 急性中毒诊断应包括：① 毒物或种类；② 中毒途径；③ 严重程度。符合三项原则：① 毒物接触史；② 毒物的毒效应和临床症状、体征相一致，并且毒物效应出现时间、顺序符合某毒物中毒的临床表现规律；③ 毒物可能吸收的剂量与中毒严重程度相一致。

8. 急性中毒误诊常见原因：① 未想到中毒；② 对毒物的特征性临床表现不认识，常发生在较少见的毒物中毒；③ 在急性中毒早期特异性表现出现以前，根据非特异性表现诊断为一般疾病；④ 仅根据某项表现，不作全面分析，就匆忙诊断。

（二）急性中毒的治疗原则

急性中毒的治疗：清除未吸收的毒物；加快已吸收的毒物的排除；有特异性解毒药的要尽快足量使用；积极对症治疗。

1. 清除未吸收的毒物　根据毒物进入体内的途径和代谢排泄途径不同选用相应的方法。

(1) 经消化道：① 活性炭应用：活性炭为强烈吸附剂，适用于大多数经口服中毒者、有明显肝肠循环的药物，如苯巴比妥、洋地黄毒苷、茶碱。除直接吸附外，还有“胃肠透析”作用，在肠液与血液之间建立浓度差，过量毒物从血液中弥散到肠液而被吸附。成人 50～100 g 加入 100～200 ml 水，于洗胃后胃管内灌入，视病情 4～6 h 一次，反复应用。与甘露醇一同服用可使活性炭加速通过肠道。活性炭对下列化学物不吸附或吸附不良：腐蚀性毒物、重金属、乙醇、氰化物等。② 催吐：适用于非腐蚀性经口中毒者。禁忌用于昏迷、抽搐发作、呼吸抑制、严重心脏病、主动脉瘤、食管静脉曲张、溃疡病活动期及孕妇。方法：可用机械刺激，如用手指、羽毛等刺激咽后壁。③ 洗胃：原则为尽早、反复、彻底，即使服毒超过 6 h 亦应洗胃。其方法有：口服法、胃管法及剖腹洗胃法。胃管法适用于昏迷和不合作的患者，插管后必须证实胃管确已进入胃内，方可灌入洗胃液。洗胃同时要注意保持呼吸道通畅。剖腹洗胃法适用于一次口服大量毒物，中毒后喉头水肿、食管痉挛不能置入胃管，或饱餐后胃管反复阻塞者。可能情况下根据毒物性质选择不同的洗胃液。洗胃液宜在 36～37℃，每次 300 ml 左右，儿童酌减。按先出后入、快出快入、出入量大致相近的原则，反复洗胃，直至洗出液清澈无味为止。常用的洗胃液见表 7－1。④ 导泻：常用的药物有：硫酸钠 20～40 g，溶于生理盐水 100～200 ml，洗胃后口服或经胃管灌入。也可用硫酸镁 20～40 g，方法同硫酸钠，但已有中枢神经系统抑制、肾功能不全者禁用。20%甘露醇 250～500 ml 一次口服或胃管灌入，也可试用于上述药物无效的患者。

表 7－1　常用的洗胃液及其适应证、禁忌证

洗胃液	适应证	禁忌证
生理盐水或清水	毒物性质不明的各种急性中毒	儿童不宜用清水
2%～5%碳酸氢钠溶液	有机磷、氨基甲酸酯类、杀虫脒	敌百虫、强酸
5%硫酸钠溶液	钡盐中毒	
1∶5 000 高锰酸钾	毒蕈类、生物碱、巴比妥、阿片类等	“1605”(对硫磷)
5%活性炭悬液	河豚、生物碱	
浓茶	乌头、发芽马铃薯	
鸡蛋清、牛奶、豆浆	腐蚀性毒物、硫酸铜、	
白陶土混悬液	百草枯	

(2) 经皮肤黏膜进入者应立即除去被污染的衣物，用大量清水或肥皂水彻底清洗，特别要重视毛发、指甲、皮肤皱褶等隐蔽部位。局部一般不用化学拮抗剂。

(3) 经呼吸道进入者，立即将患者脱离有毒环境，高流量吸氧，积极排除呼吸道内残留毒气。

2. 加速排除已吸收的毒物

(1) 氧、高压氧用于气体毒物吸入中毒，加速经呼吸道毒物排出。

(2) 利尿：促进毒物从肾脏排除。方法：快速输液。无脑水肿、肺水肿时，每小时输液 500～1 000 ml。利尿剂：常用呋塞米（速尿）20～40 mg 静脉注射。注意易致水、电解质紊乱。也可用 20%甘露醇 250 ml 静脉滴注。

(3) 改变尿液酸碱性：碱化尿液可用 5%碳酸氢钠静脉滴注，尿液 pH 值≥8，使水杨酸盐、巴比妥盐、异烟肼等离子化，不易在肾小管被再吸收而有利排除。碱化尿液应慎防低血钾。酸化尿液：静脉应用维生素 C 使尿液 pH 值<5，有利于苯丙胺等毒物排除。

(4) 透析疗法、血液灌流和血浆置换：理论上治疗重症中毒，血液净化是最好的方法。然而，根据毒物动力学研究，受毒物分布容积、蛋白结合力、组织固定速率等影响，实际上有血液净化指征的不多。① 血液透析对小分子、水溶性、不与蛋白质结合的毒物清除效果较好，如甲醛、乙二醇、锂盐、氨茶碱、重金属盐中毒；其他有苯巴比妥、水杨酸盐、解热镇痛药中毒。② 血液灌流适用于脂溶性、易与蛋白结合的毒物中毒，用有包裹膜的活性炭粒子或离子交换树脂吸附。对一些抗精神病药、止痛药、巴比妥、有机磷有效。③ 血浆置换可清除蛋白等大分子物质，特别适用于与蛋白质紧密结合、蛋白质结合率>60%，透析法不能透除，活性炭不能吸附的严重中毒如毒蕈、蛇毒及药物、化学物中毒等。血液透析或灌流指征见表 7-2。

表 7-2　血液透析或灌流指征

1. 毒性作用迟发或代谢后有毒的毒物中毒，如甲醇、乙二醇、百草枯
2. 可透析清除的毒物且清除速度超过体内肝、肾自然清除
3. 心、肺、肝、肾等脏器功能不全，正常排毒机能损害，如并发急性肝肾衰竭
4. 经积极治疗病情仍进行性恶化的中毒

(5) 换血疗法：对常规抢救无效的重度中毒，发生溶血、高铁血红蛋白血症的中毒，如水杨酸盐、硝酸盐、亚硝酸盐、磺胺、含氮化合物等引起高铁血红蛋白血症或溶血的中毒，可用换血疗法。也可用于重症一氧化碳中毒。方法：血压正常时先放血后输血；低血压时先输血后放血，每次换血 600～800 ml，每 4～6 h 换血一次，输血量应超过放血量。

3. 应用特效解毒药　特效解毒药是指对某一种毒物具有特异性解毒作用。急救时应早期应用，剂量适当。应用特效解毒药时，不能忽视对症支持治疗。急诊医师要熟知常用的特效解毒剂见表 7-3。

表 7-3　特效解毒剂适应证及注意事项

特效解毒剂	适应证	注意事项
碘解磷定、氯磷定	有机磷农药中毒	碘解磷定禁与碳酸氢钠合用，禁肌内注射

续表 7-3

特效解毒剂	适应证	注意事项
乙酰胺	有机氟中毒	
维生素 K_1	敌鼠中毒、华法林中毒	
纳洛酮	阿片类中毒、乙醇中毒	
亚甲蓝(美蓝)及维生素 C	亚硝酸盐、苯胺等致高铁血红蛋白血症中毒	小剂量(1～2 mg/kg),低浓度(1%～2%),反复应用
维生素 B_6	急性异烟肼中毒	
亚硝酸钠	急性氰化物中毒	3%亚硝酸钠 10 ml 缓慢静注,继之以 25%硫代硫酸钠 50 ml 静注
二巯丙醇	急性砷、汞中毒	
氟马西尼	苯二氮䓬类中毒	

4. 对症治疗 急性中毒大多无特效解毒药物。针对临床表现及对症治疗,原则上是挽救患者生命,维护脏器功能,解除患者痛苦。

(1) 昏迷:① 密切监测生命体征、神志、瞳孔、反射;② 保持呼吸道通畅;③ 加强护理,定时翻身拍背,清洁口腔,导尿,防止坠积性肺炎、压疮、泌尿系感染;④ 适当应用促醒药、脑保护药如纳洛酮、甲氯芬酯、胞磷胆碱等;⑤ 脑水肿时用脱水剂如甘露醇、地塞米松等。

(2) 肺水肿:中毒性肺水肿若为非心源性,可用大剂量糖皮质激素,减少血管通透性。一般慎用吗啡。有机磷中毒肺水肿使用阿托品。呼气末正压通气可减轻肺水肿,改善缺氧。

(3) 惊厥、抽搐:① 一般治疗和护理同昏迷;② 加强约束,防止坠床;③ 保持环境安静,减少刺激;④ 控制惊厥,可用安定 5～10 mg 静脉注射,苯巴比妥 0.1～0.2 肌内注射。

(4) 呼吸抑制:① 刺激性气体或腐蚀性毒物致喉头水肿或痉挛,立即行气管插管或气管切开;② 中枢性呼吸抑制使用呼吸兴奋剂;③ 呼吸肌无力者,若 $PaO_2 < 8.0$ kPa (60 mmHg),行机械通气。

其他肝肾衰竭,水、电解质、酸碱平衡紊乱,心律失常,心肺脑复苏等抢救详见有关章节。

二、急性一氧化碳中毒

吸入过量的 CO 能引起急性一氧化碳中毒(acute carbon monoxide poisoning)。

(一) 病因、病理

常见于生产性和生活性中毒。生产性中毒无明显季节性,生活性中毒冬季多见。

CO 属窒息性毒气,当人吸入 CO 进入血液后,CO 与血红蛋白(Hb)结合形成碳氧血红蛋白(HbCO)。

1. HbCO 与氧的结合力比血红蛋白大三百余倍,且不易解离,而离解速度则是氧合血红蛋白(HbO_2)的 1/3 600,从而减少了血液在肺端的携氧能力和在组织端的氧的释放。

2. CO 随血流被运向组织进入细胞,与细胞色素氧化酶结合,抑制细胞内呼吸。

3. CO 与肌红蛋白(Mb)结合形成碳氧肌红蛋白(COMb),使 Mb 失去储氧能力。

4. 血中CO使氧解离曲线左移，加重组织缺氧。

5. 此外，CO可直接抑制心脏血管系统而影响氧运输。故CO中毒，机体缺氧具有多重机制。脑组织耗氧量最高，对缺氧最敏感，中枢神经系统受损表现最为突出。

（二）诊断要点

1. 临床表现

（1）急性中毒：急性CO中毒的症状和体征与空气中CO含量、血中HbCO浓度有关，此外与人体健康状态及对CO的敏感性有关。按病情严重程度分为三级：

① 轻度中毒：血中HbCO浓度>10%，患者可有头痛、头晕、无力、耳鸣、眼花、恶心、呕吐、心悸、短暂晕厥等症状。如及时吸入新鲜空气或氧气，上述症状常很快消失。

② 中度中毒：血中HbCO>30%。除有轻度中毒症状外，患者呼吸、脉搏增快，颜面潮红，皮肤、黏膜呈樱桃红色；出现震颤、抽搐、昏迷；角膜反射、瞳孔对光反射迟钝。如能被及时发现并积极抢救，可较快苏醒，不遗留明显后遗症。

③ 重度中毒：血中HbCO浓度>50%。多因短时间吸入高浓度CO。患者深昏迷，常并发脑水肿、肺水肿、呼吸困难、呼吸衰竭、心肌损害、心律失常、休克、急性肝肾功能不全。皮肤受压部位出现红斑、水疱，肌肉肿胀（或称横纹肌病）。妊娠期的患者可能发生死胎、流产等。即使积极抢救，幸存者多有不同程度后遗症。

（2）急性CO中毒迟发性脑病（delayed encephalopathy after acute carbon monoxide poisoning，DEACMP）：急性CO中毒昏迷患者苏醒后，经历一段假愈期（1～28天，一般2周），突然出现一系列精神神经症状，称为迟发性脑病或后发症。重症CO中毒病例约2%～50%可发生。与后遗症不同，后遗症的精神神经症状是直接由CO急性中毒延续而来，病程中无假愈期。有以下几种表现：

① 意识障碍、精神神经症状。

② 锥体外系障碍。

③ 锥体系神经损害。

④ 大脑皮层局限性功能障碍。

⑤ 周围神经病。

2. 辅助检查

（1）HbCO定性：阳性。

（2）HbCO定量：分光光度计测定法。检测血HbCO的含量，正常人不吸烟者为2%～5%，正常人吸烟者为5%～9%，超过10%有诊断意义。

急性中毒者检测越早，其浓度越高，反之越低。离开中毒现场8 h以后检测则无意义。但对意外死亡疑为CO中毒者，测定心腔血HbCO浓度可提供重要佐证。

（3）脑电图：急性CO中毒迟发脑病患者，脑电图显示广泛性异常，表现为弥漫性低波幅慢波。

（4）头部CT：部分患者有局部病理性密度减低区，常见于两侧额叶皮质下或半卵圆中心及双侧基底节区，对鉴别诊断有较大帮助。

根据有吸入高浓度CO病史，急性发生的中枢神经损害的症状、体征，皮肤黏膜呈樱桃红色，血液HbCO定性为阳性或血液HbCO>10%，急性CO中毒的诊断不难作出。职业性中毒多为意外事故集体发生;生活性中毒同居室人共同发病。

对吸入 CO 病史不确切,已发生昏迷,又已离开现场 8 h 以上患者的诊断,应注意与急性脑血管病、脑膜炎、糖尿病昏迷或其他急性中毒所致昏迷进行鉴别。

(三) 治疗

1. 院前急救

(1) 迅速脱离中毒环境,将患者转移到空气新鲜处。注意施救者自身防护。

(2) 重度 CO 中毒昏迷者,要保持气道通畅,持续吸氧。

(3) 中、重度 CO 中毒病例转送至有高压氧设备的医院,尽早进行高压氧治疗。

2. 氧疗

(1) 吸氧(常压氧):有症状的患者,应持续吸入高浓度氧,直至症状完全消失。

(2) 高压氧治疗:中度以上中毒,有条件者应尽量争取高压氧治疗。治疗疗程:一般不少于 20～30 舱次,或至脑电图恢复正常为止。无高压氧设备可采用换血疗法,去除含 HbCO 血液,输入新鲜血液而得到 HbO_2 以改善缺氧。

3. 对症治疗

(1) 脑水肿:给予甘露醇、利尿剂、糖皮质激素等;频繁抽搐者给予地西泮 5～10 mg 静脉注射;高热者予以物理降温并用人工冬眠。

(2) 脑细胞保护和促进脑功能恢复。

(3) 肺水肿:应用利尿剂、强心剂、扩血管药,控制输液量及输液速度。

(4) 人工冬眠疗法:适用于高热、抽搐患者。

(5) 防治并发症。

(四) 预后

重症患者昏迷时间过长预后不良。迟发性脑病恢复缓慢,少数不能恢复。

三、钡盐中毒

(一) 病因、病理

1. 钡的常见化合物　有硫酸钡、氯化钡、硝酸钡、碳酸钡等。钡盐的毒性与溶解度有关。纯硫酸钡不溶于水故无毒。氯化钡、硝酸钡、氢氧化钡等溶解于水有剧毒。碳酸钡虽不溶于水,但在胃内经胃酸作用转化为氯化钡而有剧毒。钡盐中毒主要由于误服可溶性钡盐所致。

X 线检查用硫酸钡不纯时,也可引起中毒。

2. 毒性作用和中毒机制　钡及其化合物可通过消化道、呼吸道和破损皮肤进入体内。急性中毒主要经消化道吸收,经粪便排出,少部分由尿排泄。

钡离子是一极强的肌肉毒,对骨骼肌、平滑肌、心肌产生过度的刺激和兴奋,最后导致麻痹。钡离子能改变细胞膜对钾离子的通透性,使钾离子大量进入细胞内导致严重的低钾血症。口服氯化钡中毒剂量 0.2～0.5 g,致死量 0.8～0.9 g。吸入钡盐粉尘,还可引起上呼吸道刺激症状和粉尘肺。经破损皮肤吸收中毒,临床表现与口服相似。

(二) 诊断原则

1. 临床表现

(1) 症状:多数在口服后 0.5～2 h 发病。表现:① 口腔及咽部胃区烧灼感;② 频繁剧烈的恶心呕吐、腹痛腹泻；③ 口周颜面四肢麻木感；④ 四肢或全身无力，活动困难，进行性加重。

(2) 体征：① 面色苍白或灰暗发绀；② 四肢肌力肌张力降低，腱反射减弱或消失；少部分可见肌震颤；③ 心律不齐，心音低钝。

(3) 心电图检查可见心动过速、心律失常、传导阻滞，ST－T 压低、U 波增高、T－U 融合、Q－T 间期延长，甚至室速室颤。

(4) 实验室检查：程度不等的低血钾，严重者<1.2 mmol/L。食物或呕吐物中测得钡盐。

2. 诊断　有钡盐误服史或接触史者，出现口周颜面麻木、恶心、呕吐、腹痛、典型的肌肉麻痹，血钾明显降低四联征可作出诊断。该四联征对未明确钡盐接触史者的诊断有明显的提示诊断意义。进一步作血液、食物、呕吐物钡盐检测可获确证。注意与急性胃肠炎、低钾麻痹、棉酚中毒等鉴别。

（三）治疗原则

1. 口服中毒应立即催吐，用 5％硫酸钠溶液漱口洗胃，然后口服硫酸钠 20～30 g 或芒硝导泻。皮肤灼伤用 2％～5％硫酸钠溶液冲洗，彻底清创后按灼伤常规处理，并应作血清钾测定和心电图检查，以便及早发现全身中毒。

2. 解毒剂应用　静脉应用硫酸盐和钡离子结合而解毒：① 1％硫酸钠 500～1000 ml 静脉滴注，或 10％硫酸钠 100 ml 缓慢静注，病情严重者每日可用 20～30 g；② 无静脉注射用硫酸钠，可用 20％硫代硫酸钠 20～40 ml 静脉注射，每日 1～2 次；③ 有文献报道静脉应用硫酸镁解救，但要注意可能加重呼吸抑制；④ 也可试用二巯丁二酸钠静注。

3. 补钾　轻症患者，可口服。重症患者，应在严密监测心电图和血清钾下静脉补钾，遇威胁生命的低钾时，适当提高补钾浓度、速度，是抢救成功的关键。第一日用量可达 9～12 g，甚至更多。心电图和血钾恢复正常后减量维持。

4. 对症治疗　① 补液纠正脱水；② 心律失常一般在补钾后即自行纠正，慎用洋地黄；③ 发生呼吸衰竭应迅速给予气管插管、人工呼吸；④ 心跳骤停进行心肺复苏；⑤ 严重中毒者可予以血液透析。

四、急性硝酸盐与亚硝酸盐中毒

（一）病因、病理

人们进食大量含有硝酸盐与亚硝酸盐的水或食物，或误服亚硝酸类化学物引起中毒。工业用亚硝酸钠、亚硝酸钾，对人致死量为 0.2～0.5 g。陈腐变质的大叶蔬菜，腌制 1 周左右的咸菜，卤制熟食过量应用亚硝酸盐，苦井水，均含有硝酸盐、亚硝酸盐。食入的硝酸盐在肠道内经细菌作用还原为亚硝酸盐，故又称为肠源性青紫症。

亚硝酸盐吸收入血后，将血红蛋白的二价铁氧化为三价铁，形成高铁血红蛋白，使红细胞失去携氧能力，造成全身组织、器官缺氧。亚硝酸盐有抑制中枢、扩张外周血管的作用，使血压下降。亚硝酸盐分解为一氧化氮，后者引起腹胀、腹痛等消化道症状。

（二）临床表现

1. 急性中毒的表现取决于高铁血红蛋白含量。一般在摄入后 0.5～3 h 发病。轻度中毒仅有头痛头晕、恶心呕吐，轻微紫绀；中度中毒有腹胀腹痛，烦躁不安，呼吸困难，显著发绀，高铁血红蛋白常超过 30%；重度中毒患者昏迷、抽搐、休克，当高铁血红蛋白高于 70%时，患者多数死亡。

2. 实验室检查　血液检测高铁血红蛋白升高；抗凝静脉血呈紫黑色，在空气中振荡 5～6 h 才能变为鲜红色。而还原型血红蛋白 15 min 后即变为鲜红色。

3. 诊断　有硝酸盐与亚硝酸盐类接触史或进食变质蔬菜等，临床表现不能用一般心肺疾病解释的发绀，血液检测高铁血红蛋白增高，诊断可建立。

当摄入史不明确，须与苯的氨基硝基化合物中毒，一些药物如醋酰苯胺、非那西丁、磺胺药中毒鉴别，前者除高铁血红蛋白血症外，可伴有溶血性贫血、中毒性肝炎；后者有服用上述药品史。

（三）治疗原则

1. 催吐、口服活性炭、洗胃、导泻。

2. 特效解毒剂　小剂量 1%亚甲蓝 6～10 ml(1～2 mg/kg)加入 50%葡萄糖液 20～60 ml 静脉缓注，同时给予维生素 C 可增强疗效，必要时 1～3 h 后重复半量至全量，至发绀基本消退。注意过量应用亚甲蓝可使血红蛋白氧化为高铁血红蛋白。

3. 对症治疗　吸氧、输液、纠正休克等。危重患者可输新鲜血或行换血疗法。

五、强酸强碱类中毒

（一）强酸中毒

1. 病因、病理　皮肤接触或被溅洒或口服强酸(pH 值<2)，主要由硫酸、硝酸及盐酸和部分有机酸所致。

2. 诊断要点

(1) 临床表现：皮肤接触或被溅洒，引起局部化学性烧伤，颜面、眼和手酸灼伤常见。

口服浓硫酸 1 ml 即可死亡。中毒者口咽、喉头、食管、胃有剧烈灼痛；恶心、呕吐，呕吐物可见血液和黏膜碎片；腹痛，腹泻，喉头水肿和痉挛，导致吞咽困难、窒息；严重者可发生食管、胃、肠穿孔、大出血。幸存患者可遗留瘢痕狭窄梗阻。全身症状有酸中毒、肝坏死、肾衰竭和呼吸衰竭。吸入中毒出现呛咳、咯痰、喉和支气管痉挛、呼吸困难、肺炎、肺水肿等。

(2) 诊断：有强酸类口服、吸入或皮肤接触史，并有相应临床表现即可诊断。

3. 治疗原则

(1) 皮肤接触或被溅洒，立即脱掉污染衣服，用大量清水冲洗 15 min 以上，以后可用 2%碳酸氢钠溶液清洗。眼内溅入者在冲洗后滴入可的松眼药水和抗生素。

(2) 口服中毒：一般禁忌催吐、洗胃；立即服用氢氧化铝凝胶 60 ml 或 7.5%氢氧化镁混悬液 60 ml。应用黏膜保护剂，生蛋清 60 ml 调水或牛奶、豆浆 200 ml，再服植物油 100～200 ml。可置入细胃管并保留，对观察消化道出血防止食管狭窄有一定好处。早期应用肾上腺皮质激素，预防、减轻消化道瘢痕狭窄；应用抗酸剂如奥美拉唑降低胃内 pH 值。

(3) 吸入中毒：用 2%碳酸氢钠溶液雾化吸入；或用 0.5%异丙基肾上腺素 1 ml 加地塞米松 2 mg 雾化吸入；大量肾上腺皮质激素静脉滴注防治肺水肿。

(4) 对症治疗：剧痛时给麻醉药哌替啶 50～100 mg 肌内注射。呼吸困难者吸氧，喉头水肿者气管切开。纠正水、电解质、酸碱紊乱。疑有消化道穿孔时，先行胃肠减压，谨慎考虑手术治疗。应用抗生素预防和控制感染。胃肠道外营养支持。破伤风抗毒素应用等。

（二）强碱中毒

1. 病因　皮肤接触或被溅洒或口服强碱，如氢氧化钠等。

2. 诊断要点

(1) 临床表现：皮肤接触引起皮肤充血、水肿、糜烂、溃疡。大面积皮肤碱烧伤可致体液大量丢失。碱液溅入眼内可发生结膜充血水肿，结膜和角膜溃疡坏死，甚至失明，严重者眼球穿孔。

口服中毒，口腔、咽喉、食管和胃的烧伤腐蚀，可出现反复呕吐血性液体、剧烈腹痛、腹泻和血性大便。出现腹膜刺激征提示消化道穿孔。吸收过量的强碱引起碱中毒、肝肾功能损害，严重者可发生急性肾衰竭。

(2) 有误服或接触强碱病史，创面较为潮湿，痂皮软而苍白，诊断容易建立。

3. 治疗原则

(1) 口服中毒禁忌催吐、洗胃。立即用食醋、3%～5%醋酸或5%稀盐酸、大量橘汁或柠檬汁等以中和之，勿用碳酸盐，以免胃肠充气穿孔。后用生蛋清、牛奶、植物油口服。

(2) 皮肤接触用清水持续冲洗30 min以上，冲洗后可用2%醋酸湿敷。

(3) 眼部损伤时用清水反复冲洗，注意穹隆部有无碱颗粒残留，不强调酸性液中和。

(4) 对症治疗　参见强酸中毒。

六、熏蒸剂中毒

熏蒸剂多经呼吸道吸入体内导致中毒，对呼吸道有刺激性，严重者导致吸入性肺损伤和肺水肿。由于大多熏蒸剂中毒无特效解毒剂，临床治疗以早期大剂量肾上腺皮质激素及对症治疗为主。严格执行安全生产规范，提高工作人员的安全防范意识，做好个人防护是防止中毒事故的重要措施。

（一）环氧乙烷

1. 病因、病理　环氧乙烷（epoxyethane）又名氧化乙烯（ethylene oxide）、虫菌畏、ETO、ETOC、oxirane。广泛用于粮食、织物、医用物品等熏蒸消毒灭菌杀虫。

(1) 中毒原因：为长时间吸入高浓度环氧乙烷。

(2) 毒性和毒理：环氧乙烷是轻度中枢神经抑制剂和原浆毒，对眼、呼吸系统具有刺激作用。在人体内可转化为乙二醇，引起细胞功能障碍。但无积累性中毒。空气中浓度达300 mg/L时，人停留其中30～60 min就会有致命危险。

2. 诊断要点

(1) 眼和呼吸道刺激症状：流泪、流涕、咳嗽、胸闷、呼吸困难，严重者出现急性肺水肿。

(2) 神经系统症状：剧烈头痛、头晕、恶心呕吐、手足软弱无力、肌束颤动、步态不稳，严重者谵妄、昏迷、惊厥，腱反射减弱或消失，偶有病理反射及共济失调。

(3) 皮肤接触部位水肿、水疱形成。

(4) 其他尚有腹痛、腹泻等。

(5) 根据环氧乙烷接触吸入史、上述症状和体征进行诊断。

3. 治疗原则

(1) 撤离有毒场所,移至空气新鲜处。

(2) 供氧。

(3) 肺水肿对症处理:包括保持呼吸道通畅,必要时建立人工气道:间歇正压通气、呼吸末正压通气,皮质激素、东莨菪碱、氨茶碱解痉等。

(4) 脑水肿处理:包括氧疗、脱水、利尿、大剂量皮质激素短时应用、亚低温脑保护、积极控制抽搐、适时应用中枢兴奋剂促醒,以及改善脑细胞代谢剂的应用等。

(5) 注意水、电解质、酸碱平衡,对症支持,预防感染等治疗。

(二) 溴甲烷

1. 病因、病理 溴甲烷(methyl bromide)又称甲基溴、溴化甲烷、溴灭泰、bromomethane、Netabron。用于仓库、船舱和温室等熏蒸杀虫、灭鼠。

(1) 中毒原因:溴甲烷极少有生活接触,急性中毒绝大部分为生产性中毒,呼吸道吸入是中毒的最重要途径,也可经皮肤、黏膜和消化道进入体内,分布于类酯质丰富的组织中。大部分以原形从肺排出,部分以溴化物的盐类形式贮存于体内,经代谢后从尿中排出。

(2) 毒性和毒理:溴甲烷为强烈的神经毒。空气中安全浓度为 0.08 g/m^3。8～16 g/m^3 时 30～60 min 可引起严重中毒,32 g/m^3 则 20 min 可致死亡。

溴甲烷具非特异性原浆毒,进入体内后是以整个分子的作用,使体内含巯基酶(如琥珀酸脱氢酶、己糖激酶、丙酮酸氧化酶)甲基化,抑制含巯基酶的功能,影响细胞代谢,从而影响脏器功能。急性中毒时,肺和脑以及周围神经受损最早,也最严重,其次,也可造成心、肝、肾重要脏器损伤。进入体内的溴甲烷还可分解为甲醇(甲醛)和无机溴化物,对机体有毒性作用。液态溴甲烷尚可直接导致皮肤灼伤。

2. 诊断要点

(1) 溴甲烷吸入史。

(2) 潜伏期:短者 20 min,通常为 4～6 h,长者可达 3～5 日。吸入极高浓度可因中枢麻醉、呼吸衰竭猝死。

(3) 临床表现

① 轻度中毒:明显的头晕、头痛,恶心呕吐,乏力疲劳,食欲减退,视物模糊,咳嗽,胸闷,伴有嗜睡、步态蹒跚、言语不清、复视。轻度呼吸困难,肺部少许干湿啰音,尿中少许蛋白。

② 重度中毒:除上述表现外,具有下列表现其中之一者:神经系统损害(中毒性脑病):脑水肿,昏迷,抽搐,癫痫持续状态,共济失调,或有躁狂、幻觉、谵妄、行为异常等障碍,部分患者尚有多发性周围神经病、中枢性呼吸衰竭、急性肺水肿、肾衰竭、休克。

严重中毒者死亡率较高,存活者可遗有痴呆、癫痫、精神异常、多发性神经病和视神经萎缩。

(4) 实验室及辅助检查:血、尿中溴化物浓度增高有助于诊断,但血溴浓度并不与临床中毒程度平行,正常人<1.25 mmol/L,注意排除药物对血溴的影响。胸部 X 片有化学性支气管炎、肺炎和肺水肿的相应表现。血气分析有代谢性酸中毒。急性肾衰竭则有急剧进展的氮质血症、血钾增高等。脑电图异常。

3. 治疗原则

(1) 立即脱离现场,更换被污染衣物,皮肤污染者用肥皂水或清水彻底冲洗。

(2) 有密切接触者,不论有无症状,应观察 48 h 以上。

(3) 目前无特效解毒剂,以对症支持疗法为主,治疗重点在于积极处理中毒性脑病,有效控制抽搐、惊厥和脑水肿。另外,治疗中毒性肺水肿、循环衰竭,保护重要脏器功能,维持水、电解质、酸碱平衡等也非常重要。使用镇静剂禁用溴剂。

(4) 可试用巯基类解毒剂,如二巯基丙磺酸钠、还原型谷胱甘肽等。

(5) 眼和皮肤灼伤可用清水或 2%碳酸氢钠溶液冲洗。

七、急性农药中毒

(一) 有机磷农药中毒

有机磷农药为我国农村使用最为广泛的农药,常用的有如敌百虫、乐果、对硫磷(1605)、内吸磷(1059)、甲胺磷等。

1. 病因

(1) 生产使用过程中毒。

(2) 服毒自杀或误服误用,或服用了被污染的食物、蔬菜、食品调味剂。

2. 发病机制　与胆碱酯酶结合形成磷酰化胆碱酯酶,使胆碱酯酶丧失水解乙酰胆碱的能力,乙酰胆碱积聚,造成胆碱能神经先兴奋后抑制,产生一系列毒蕈碱样、烟碱样和中枢神经系统症状。

部分有机磷农药还可产生另一种损害:“中间综合征”(intermediate syndrom,IMS),可能原因是神经肌接头功能障碍。

有机磷酸酯类还能抑制神经毒性酯酶(neurotoxic esterase, NTE),造成迟发性多神经病(organophosphates induced delayed neuropathy, OPIDN)。其神经病理学损害为轴索变性髓鞘退行性病变。文献报道以甲胺磷为多,其他如乐果、对硫磷等亦可发生。

部分有机磷农药与皮肤接触局部可发生过敏反应,出现皮炎、水疱。

3. 诊断要点

(1) 临床表现:急性有机磷农药中毒有如下表现:

① 毒蕈碱样症状:主要是副交感神经末梢兴奋,表现为腺体分泌增多、平滑肌兴奋、瞳孔缩小临床表现。

中毒者口腔及呼吸道有较多带“蒜臭”味的分泌物。瞳孔缩小是有机磷农药中毒重要体征之一;恶心、呕吐、腹痛、腹泻、流涎、出汗是由于腺体分泌亢进平滑肌兴奋,部分有大小便失禁;严重者出现呼吸困难、肺水肿,甚至呼吸衰竭。

② 烟碱样症状:乙酰胆碱对肾上腺髓质和骨骼肌的神经终板,小剂量时兴奋,大剂量时发生抑制。中、重度中毒者出现面部、眼睑、全身小肌束颤动,全身有紧缩感;严重者发生肌无力,甚至呼吸肌麻痹。

③ 中枢神经系统症状:头晕,乏力,共济失调,烦躁不安,阵发性惊厥,昏迷,中枢性呼吸衰竭。

④ 其他表现:重症中毒初期,有时因交感神经兴奋,血压升高,心跳加快;晚期血压下降。部分患者可发生中毒性心肌损害,心肌酶谱明显增高,出现各种心律失常或心功能障碍,甚至在病情好转进入恢复期时猝死。

有的中毒者在病情得到控制后约1～4天出现颈屈肌无力、呼吸肌无力、颅神经麻痹等，出现头不能抬离床面、眼睑下垂、眼球运动受限、面瘫、张口受限、呼吸衰竭等，称为中间综合征。迟发性多神经病，多见于重度中毒，治疗恢复2～3周后发病，初为四肢末端麻木、发胀，继之出现无力，手不能持物，下肢不能行走，四肢肌肉萎缩甚至瘫痪。

⑤ 辅助检查：血胆碱酯酶活力低于正常。活力在50%～70%为轻度中毒，30%～50%为中度中毒，低于30%者为重度中毒。长期接触有机磷者，提示中毒程度的诊断意义较小。口服中毒者的呕吐物、胃液可作有机磷农药分析，中毒者的尿可检测有机磷农药的代谢产物。

(2) 诊断和鉴别诊断

① 有吞服或接触有机磷农药史。

② 呕吐物或呼出气带有蒜臭味。

③ 有瞳孔缩小、大汗淋漓、腺体分泌增多、肌纤维颤动、意识障碍等表现。

④ 胆碱酯酶活性降低。

根据以上诊断要点，即可确立诊断。只有轻度中枢神经症状和毒蕈碱样症状为轻度中毒，出现肌束颤动已属于中度中毒，出现昏迷、肺水肿、呼吸衰竭或脑水肿等者为重度中毒。胆碱酯酶活性测定在急性中毒的程度判定上有重要的参考价值。

⑤ 对病史不清，非典型的临床表现，又高度疑似有机磷中毒时，可试给阿托品1～2 mg静脉注射。若系有机磷农药中毒，临床症状应有所缓解；若非有机磷农药中毒则出现口干、心跳加快等药物反应。注意与急性胃肠炎、细菌性食物中毒、中暑等鉴别。

4. 治疗原则

(1) 迅速清除毒物：将中毒者尽快脱离被有机磷农药污染的环境，去除染毒衣物，用清水或肥皂液彻底清洗污染的皮肤，注意指甲、毛发、皮肤皱褶等隐蔽处的清洗；经消化道中毒者用温水或2%碳酸氢钠(敌百虫禁用)或1∶5 000高锰酸钾溶液(对硫磷禁用)反复洗胃，直至洗清为止。

(2) 胆碱酯酶复活剂应用：胆碱酯酶复活剂对解除烟碱样作用效果较为明显，须达一定血浓度才能发挥作用，但对已“老化”的胆碱酯酶无复活作用。因此应重视及早、足量、反复应用。近年有研究证实，胆碱酯酶复活剂除了具有使磷酰化胆碱酯酶复活的作用外，还有抑制中枢和周围胆碱能神经突触乙酰胆碱的释放，降低M受体和N受体对乙酰胆碱的敏感性，直接拮抗有机磷中毒所致的呼吸衰竭的作用，而这一作用与胆碱酯酶活性无关，主张在发生呼吸衰竭的患者，不管胆碱酯酶是否老化，复活剂使用时间应延长。

胆碱酯酶复活剂注射速度过快和用量过大可致呼吸抑制、癫痫样发作、心律失常。个别发生中毒性肝病。其他副作用有短暂眩晕、复视、视力模糊、血压增高等。

胆碱酯酶复活剂用量：按中毒程度首次用药剂量：轻、中、重度首次分别给予氯解磷定0.5 g、1 g、2 g，肌内或静脉注射。碘解磷定必须稀释后静脉注射，0.5～1 g解磷定加生理盐水20～40 ml稀释后，静脉注射时间不少于8～10 min，半衰期约1～1.2 h。为维持一定血药浓度需要，应重复给药，特别是在前6 h。维持给药剂量视病情而定，重症每日不超过10 g，过量反可抑制胆碱酯酶活性。

(3) 阿托品应用：在急性有机磷中毒的急救中，阿托品的正确应用是抢救成功的决定性因素之一。阿托品治疗应争取早期达“阿托品化”。达“阿托品化”后或毒蕈碱样症状明显好转时，以后逐渐减量、延长给药间隔时间直至停用。减药过程中遇胆碱样症状复现，提示减药速度过快或间隔时间过长。阿托品化的表现有：瞳孔较前扩大、口腔气道分泌物减少、大量出汗停止、面色潮红、肺湿啰音消失、心率加快等。正确应用阿托品应注意以下几点：① 阿托品治疗的主要目的是对抗胆碱能危象，特别是肺水肿、呼吸衰竭，“阿托品化”不是治疗目的，只是指导阿托品应用的一项指标。② “阿托品化”个体表现各异，个体达“阿托品化”剂量相差悬殊。③ 对“阿托品化”指标要全面分析。④ 追求“全面阿托品化”既不可能也无必要。⑤ 阿托品化的各表现之间不一定同步出现，甚至有矛盾现象，如心率已很快但仍出汗，已出现躁动，瞳孔未见扩大。⑥ 达阿托品化后要适时减量维持。⑦ 阿托品过量中毒后，也可出现类似胆碱能危象的表现。⑧ 常规较大剂量阿托品应用后，不出现“阿托品化”表现，要排除毒物清除不彻底、通气不足、酸中毒、有效循环血量不足、脑水肿等的影响，并给予相应处理。⑨ 应用阿托品的同时，要重视胆碱酯酶复活剂的早期、适量、反复应用。⑩ 要警觉和善于识别阿托品过量中毒的早期表现，如神志模糊、烦躁不安、心动过速、明显腹胀、尿潴留、早期体温升高等。

(4) 对症治疗：有机磷中毒的主要死亡原因是呼吸衰竭。中毒后不同阶段，呼吸衰竭原因不同。早期主要是肺水肿、中枢性和外周性呼吸衰竭并重；中后期主要是呼吸肌麻痹、“反跳”；阿托品过量中毒也是常见原因。对症治疗的重点是密切观察、监护心肺功能和阿托品治疗后反应，保持呼吸道通畅，充分给氧，维护心肺功能，适时给予呼吸机、人工呼吸支持以纠正呼吸衰竭。

(二) 有机氮类杀虫剂中毒

1. 病因、病理　有机氮类杀虫剂是近来使用较广的农药，杀虫脒(Chlordimeform)为目前常用的有机氮杀虫剂，又名氯苯脒、杀螨脒、螨虫灵。这类杀虫剂还有双甲脒、单甲脒等。主要经过皮肤或消化道吸收中毒，经呼吸道也可吸收。进入体内后排泄途径以经尿为主，其次可随粪便、胆汁、乳汁排出。

(1) 中毒机制：尚不清楚，对胆碱酯酶无抑制作用。可能机制：① 其代谢产物对氯邻甲苯胺可致高铁血红蛋白血症，致机体缺氧；② 直接抑制损害心脏和血管平滑肌作用，引起血压下降，甚至心脏骤停；③ 动物实验对单胺氧化酶有可逆性抑制作用，使脑内5-羟色胺和去甲肾上腺素增加，脑内血管扩张、通透性增加，产生脑水肿；④ 干扰机体能量代谢，使氧化磷酸化过程解耦联；⑤ 苯胺类代谢物经泌尿系排泄导致膀胱炎。

(2) 临床表现

① 潜伏期：口服中毒0.5～3 h，经皮肤吸收中毒2～6 h。

② 一般症状：头痛、头晕、嗜睡、肌肉酸痛，部分患者有轻度发热。

③ 发绀：为高铁血红蛋白血症所致，呈灰蓝色或青紫色，皮肤接触药液处还可出现粟粒样丘疹。

④ 消化系统表现：经口中毒者有恶心、呕吐、腹痛，可有消化道出血。

⑤ 泌尿系统表现：在中毒1～2天内出现尿频、尿急、尿痛、血尿，为毒物经尿排泄致膀胱炎所致。

⑥ 心肌受损：是致死的主要原因。EKG出现ST段压低或抬高、T波倒置、QT间期

延长、QRS波增宽、频繁早搏、传导阻滞、心肌酶谱升高等。

⑦ 病情严重者可有血压下降，休克，肝、肾、中枢神经系统损害。严重者出现抽搐、昏迷。

(3) 诊断和鉴别诊断

① 杀虫脒的接触史和误服史。

② 嗜睡、发绀、出血性膀胱炎症状群是杀虫脒中毒的特点。

③ 血中高铁血红蛋白定量可作中毒程度判定的参考指标。出现发绀注意与其他中毒相鉴别。出血性膀胱炎可持续多日，注意与细菌性尿路感染鉴别。

(4) 治疗

① 清除毒物：口服者以2%碳酸氢钠液洗胃，洗胃后注入活性炭。

② 对症及支持治疗：a. 发绀者用1%亚甲蓝1～2 mg/kg加入50%葡萄糖液20～40 ml缓慢静注，1 h后视病情重复半量，同时给予维生素C。b. 膀胱刺激征明显者可用5%碳酸氢钠150～250 ml静脉滴注，以碱化尿液；多饮水；使用抗生素，预防感染。c. 保肝，保护心肌，昏迷抽搐者按中毒性脑病处理。其他：止血药物应用，皮质激素应用，输液，给氧，维持水、电解质平衡等。

（三）拟除虫菊酯中毒

1. 病因、病理　常用的有溴氰菊酯(敌杀死)、氯氰菊酯、杀灭菊酯等，属于高效低毒低残留杀虫剂。

中毒机制：拟除虫菊酯对人畜毒性中等，可经呼吸道、消化道以及皮肤吸收引起中毒。对人体毒性作用主要是中枢神经系统和周围神经，选择性作用于神经细胞膜钠离子通道“M”闸门，使钠离子通道保持开放，神经细胞异常兴奋，引起感觉神经反复放电，兴奋脊髓中间神经元和周围神经，造成肌肉颤动、抽搐；对锥体外系、小脑也有作用；对皮肤、黏膜等接触部位有刺激作用。与有机磷农药合用，可抑制拟除虫菊酯在体内的水解而使毒性增强。

2. 诊断要点

(1) 临床表现

① 皮肤接触部位局部出现烧灼、刺痛感、瘙痒、皮疹。

② 口服中毒轻者有上腹疼痛、恶心、呕吐等症状，可伴有头昏、流涎、瞳孔缩小、视物模糊、周身无力、肌束震颤等；重者除出现上述表现外，还有阵发性抽搐、意识障碍、大小便失禁。可伴有呼吸急促、肺水肿、脑水肿、循环衰竭。

③ 部分患者在接触拟除虫菊酯后出现过敏性哮喘、呼吸困难、喉头水肿。

a. 接触毒物的职业或服毒史。

b. 以神经系统兴奋性异常为主要表现，中毒者头晕、头痛、流涎、恶心、呕吐、乏力、肌束颤动、阵发性抽搐、肺水肿、意识障碍等。

c. 尿液可检出菊酯及其代谢产物。

d. 其他辅助检查　脑电图可见慢波或高尖波，肌电图和脑电图偶尔可记录到阵发性重复放电。胆碱酯酶活力一般无异常。

e. 本类农药气味与有机磷农药相似，中毒后也可出现流涎、腹痛、呕吐等类似毒蕈碱样症状，还有肌束颤动、肺水肿等，易与有机磷中毒混淆，但胆碱酯酶活性一般正常可资鉴别；还应与本品和有机磷农药的混合制剂（如菊氧合剂）中毒相鉴别。皮肤刺激瘙痒与其他皮肤病鉴别。

3. 治疗原则　目前尚无特效解毒剂，故以对症与支持综合治疗措施为主。

(1) 将中毒者脱离中毒环境，去掉污染衣服，用2%碳酸氢钠溶液清洗污染皮肤。经口中毒者用2%碳酸氢钠溶液洗胃，导泻。

(2) 输液、利尿，促进毒物排泄。

(3) 保持气道通畅，吸氧。维持水与电解质平衡，注意补充B族维生素。预防感染。

(4) 口鼻气道分泌物过多，可给予小剂量阿托品。

(5) 抗惊厥治疗，地西泮或巴比妥类药物控制抽搐。

(6) 脑水肿、肺水肿的治疗，必要时选用激素。

(7) 皮肤接触中毒者要注意避光、护肤、对症止痒等治疗。

(8) 与有机磷复配制剂的中毒，按有机磷中毒治疗，可以给予胆碱酯酶复活剂和阿托品。

（四）百草枯中毒

1. 病因、病理　百草枯(Paraquat)，又名敌草快、克芜踪，化学名1,1′－二甲基－4,4′联吡啶阳离子(1,1′－Dimethyl－4,4′bipyridiniumion)。百草枯是目前世界上使用最为广泛的除草剂之一，也是毒性最大的除草剂，中毒死亡率高，据文献报道死亡率达33%～75%。

(1) 中毒机制：大鼠急性中毒经口 LD_{50} 112～150 mg/kg，人经口致死量约为30～40 mg/kg。可经皮肤、呼吸道、消化道吸收，人类中毒主要是经消化道吸收。百草枯进入人体，随血流分布到各脏器而引起多器官功能损害。中毒机制主要有以下几个方面：

① 刺激腐蚀作用：消化道充血糜烂、溃疡、出血。

② 自由基对组织的损伤：自由基造成细胞膜脂质过氧化，破坏细胞结构，引起多脏器功能损害，主要受累脏器按次序是胃肠、肺、肾、心、肝、脑。由于百草枯肺内浓度比血液高10～90倍，肺脏损害表现尤为突出，产生肺充血、出血、水肿、肺纤维化。

③ 影响能量代谢，使能量合成减少或停止。

2. 诊断要点

(1) 临床表现

① 口服中毒者出现恶心、呕吐、咽部烧灼感、腹痛、腹泻、便血等。咽部黏膜水肿、糜烂、溃疡。经1～3天，出现咳嗽、气促、咯血、发绀、呼吸困难，以肺部症状最为突出，严重者出现肺水肿、ARDS而死亡。其他表现有经5～8天，出现消化道溃疡、出血、穿孔、肠麻痹；黄疸、发热等中毒性肝功能损害、肝坏死；中毒性心肌损害、心源性休克；少尿、急性肾衰竭；脑内出血，出现幻觉、抽搐等。较小剂量中毒早期可无明显症状，病程迁延至1～2周左右，出现肺部症状，并可发展为肺纤维化。

② 其他有头痛、头晕、肌肉痉挛等。皮肤接触后可引起局部炎症、红斑、水疱、溃疡。眼接触后可使结膜、角膜灼伤，眼部刺激症状。

(2) 诊断

① 百草枯接触史或误服史。

② 肺损害及其他多器官功能损害。

③ 接触百草枯后的局部炎性反应。

④ 辅助检查：胸部X线早期示肺弥漫性炎性浸润性病变，晚期纤维化，但缺乏特异性；其他血液生化检查等多项异常。尿中百草枯排出>1 mg/h，或血浆百草枯浓度>0.1 μg/ml为重度中毒。

3. 治疗原则　本病目前尚无特效解毒药，减少药物吸收和加速排泄是最为重要的措施，应及早、反复进行。

(1) 误服者立即予以催吐、洗胃、灌肠、导泻。可先用活性炭悬液洗胃，然后利用百草枯遇土壤易分解的特点，再用白陶土或黏土泥浆水反复洗胃，每日2～3次，持续数日。由于百草枯具有腐蚀性，洗胃时要分外小心。其他尚可作全胃肠道灌洗、硫酸镁导泻等。

(2) 皮肤污染者立即用肥皂及清水清洗。

(3) 加强静脉补液和利尿剂应用，促进经尿排泄。可用呋塞米(速尿)20～40 mg，静脉注射，每6～8 h一次，维持2～3天。

(4) 早期采用血液灌流加血液透析、血浆置换等可降低毒物浓度，降低病死率。

(5) 除非血氧分压<40 mmHg，一般不要提高吸入氧浓度，以免加重肺损伤。可应用呼气末正压通气(PEEP)以减少肺内分流。

(6) 有文献应用大剂量皮质激素、免疫抑制剂，大剂量维生素C、E治疗，疗效尚难确定；动物实验还原型谷胱甘肽、复方丹参注射液、生脉注射液并用适度血液稀释疗法等抗自由基治疗可减轻肺损伤。

(7) 其他维护脏器功能等对症治疗。

八、杀鼠剂中毒

杀鼠剂是用于控制鼠害的药物，种类众多，中毒表现各异。日常工作中，中毒途径以经消化道进入为主，经呼吸道和皮肤黏膜进入者偶见于生产性中毒。在急诊中遇不明原因的抽搐、惊厥、昏迷、广泛出血、休克等要警惕杀鼠剂中毒。为方便诊断治疗，按中毒后的主要表现，从临床实用角度出发，可分为：

1. 急性杀鼠剂　又称为禁用杀鼠剂，这类杀鼠剂毒力强，发病快，致死量小，中毒后的表现主要是肌肉震颤、肢体抽动、癫痫样发作、阵发性抽搐，严重时出现角弓反张、去大脑强直、呼吸停止。如不及时处理，可迅速死亡。属于此类杀鼠剂的药物有：毒鼠强、有机氟类，如氟乙酰胺、氟乙酸钠、鼠甘伏等。此外还有毒鼠碱(马钱子碱，士的宁，番木鳖碱，Strychnine)，鼠立死(杀鼠嘧啶，Crimidine，中毒特效解救剂有戊巴比妥和维生素B_6)。这类中毒的治疗重点是控制抽搐，维护呼吸、循环功能。

2. 缓效杀鼠剂　主要为抗凝血杀鼠剂。此类杀鼠剂中毒，主要是干扰肝脏对维生素K的利用，抑制凝血酶原等凝血因子的合成，并可增加血管壁的脆性和通透性。主要表现为出血倾向。发病较慢，甚至毒物进入体内几天后才出现中毒症状。轻症中毒表现为轻度受伤后局部青淤斑或青肿，小的皮肤黏膜创伤流血不易停止，牙龈、鼻腔出血，大便或小便出血；重症中毒则出现大面积皮肤黏膜出血，消化道、呼吸道等内腔大量出血，表现为咯血、呕血、便血、腹痛、昏迷(颅内出血)、休克等。抗凝血杀鼠剂有：灭鼠灵(华法林)、敌鼠、杀鼠酮等。第二代抗凝血灭鼠剂有溴敌隆(乐万通)、大隆(溴鼠隆、溴联苯鼠隆)、杀他仗(氟鼠酮、氟羟香豆素)等,治疗过程可能需更长时间。此类杀鼠剂中毒治疗主药是维生素 K_1,维生素 K_3 无效。

3. 其余根据中毒机制的不同,尚有:① 损害毛细血管致肺水肿及心、肝、肾多器官损害的磷化锌、安妥。② 阻碍氧化磷酸化,减少 ATP 生成的溴氟胺(溴甲灵 Bnmethalin, Vengence)。③ 抑制菸酰胺代谢,致呼吸麻痹的灭鼠安(吡啶氨基甲酸酯 Pyridy)、灭鼠优(鼠必灭,抗鼠灵,Pyrinuron),此类中毒,注射菸酰胺、胰岛素有特效。④ 溴代毒鼠磷(Bromo-gobhacide),属有机磷类,中毒急救参见有机磷急性中毒。⑤ 植物杀鼠剂红海葱,误食后出现剧烈呕吐、腹痛,对心脏产生洋地黄样作用。⑥ 肉毒杀鼠素则是 C 型肉毒梭菌产生的外毒素,中毒后阻碍中枢和外周胆碱能神经释放乙酰胆碱,导致呼吸麻痹、软瘫。⑦ 碳酸钡、氯化钡中毒则表现为恶心、呕吐、腹痛,伴有进行性肌肉麻痹和低血钾。⑧ 毒鼠硅等。

有些杀鼠药则可能会有多种有效杀鼠成分,如果发生中毒事件,应尽可能确定杀鼠药的品名及各组成成分,以便综合治疗。本章仅择要介绍毒鼠强、氟乙酰胺、敌鼠、磷化锌和安妥中毒。

(一) 毒鼠强中毒

1. 病因、病理

(1) 中毒原因:1991 年前国家未明令禁止前,有急性职业中毒报道。

此后的中毒事件主要为:① 误食毒药毒饵;② 粮食、饮水等被毒药污染;③ 投毒事件及自杀。

(2) 毒性及毒理

① 对大多数哺乳动物及人类均有剧毒。大鼠 LD_{50} 为 0.1～0.3 mg/kg,人经口 LD_{50} 为 0.1 mg/kg,致死量均为 12 mg。食入被毒死的家禽家畜等具有二次中毒危险。完整皮肤不吸收。

② 毒作用主要表现为中枢神经过度兴奋,具有强烈的致惊厥作用。大多认为毒鼠强毒作用是阻滞了中枢神经 γ-氨基丁酸(GABA)受体。

③ 毒鼠强化学结构特殊,难以排出体外,个别重症中毒患者病情甚至可在明显缓解间隔数周以后再次出现抽搐惊厥发作。部分中毒患者 3 个月后,血液和尿中仍可检出毒鼠强成分。

2. 诊断要点

(1) 毒物摄入史:在无明确毒物摄入史可提供的情况下,遇有不明原因惊厥或进食某食物后短时间内发生阵挛性抽搐惊厥发作,不能确诊为某疾病导致者,要高度警惕,尤其在零散病例要注意反复询问可疑毒物摄入史。

(2) 临床表现

① 潜伏期:一般为 0.5～1 h,最短为数分钟,最长可达十余小时。潜伏期可无明显症状,也可有头痛、头昏、无力、恶心、呕吐、上腹烧灼感及腹痛、心悸、胸闷等,也可于 5～10 min 内猝死。

② 毒性症状:a. 突然发作的惊厥,全身抽搐,可呈强直-阵挛发作,持续 1～6 min。间

隔数分钟后可再次发作，表现为眼球向上凝视、口吐白沫、四肢肌张力增高、全身肌肉抽搐、角弓反张、大小便失禁、呼吸暂停、昏迷等。较长时间的惊厥发作，可迅速导致面色紫绀、严重缺氧、呼吸衰竭。b. 儿童及较长时间惊厥发作可有体温升高。其他有发生急性肺水肿、心律失常、血尿、无尿、急性肾衰竭等。

(3) 辅助检查

① 脑电图检查可见类似癫痫大发作表现。

② 心电图可见心动过速、心动过缓、早搏、心肌损害等表现。

③ 约 1/3 患者可出现血清谷丙转氨酶升高等肝功能损害表现；半数以上可有肌酐、尿素氮升高。

④ 血常规可有 WBC 升高。

3. 治疗原则

(1) 清除毒物

① 口服中毒者立即催吐，口服活性炭 20～50 g，并在惊厥发作前洗胃。洗胃结束后再灌入活性炭 30～80 g。

② 活性炭血液灌流，有报道灌流后血中毒鼠强浓度明显降低，灌流后的活性炭颗粒可检出毒鼠强。

(2) 控制惊厥：反复惊厥发作致呼吸衰竭是最重要的死因，必须采用积极措施加以控制，是治疗成功的关键。

① 首选地西泮(安定)，5～10 mg 静注，必要时重复，继之以 5～10 mg/h 静滴维持，一般每日总量不宜超过 200 mg。

② 配合肌内注射苯巴比妥钠每次 0.1～0.2 g，每日 3～4 次。丙戊酸钠片 10～20 mg/kg，分 3～4 次口服。

(3) 保持呼吸道通畅：对惊厥发作频繁影响呼吸者，应作气管插管或气管切开，以保持呼吸道通畅，并为呼吸支持做好准备。在毒物吸收量大，使用了较大剂量镇静、抗惊厥药物后惊厥尚不能满意控制者，应积极建立人工气道，行机械通气。必要时使用肌肉松弛剂，掌握抢救主动权。

(4) 对症处理：呕吐、腹痛可用山莨菪碱，心率慢者适量选用阿托品，注意心、脑保护，处理心律失常，积极防治脑水肿，防止意外伤害等。促进清醒时慎用呼吸兴奋剂。

(5) 毒鼠强中毒的主要症状为抽搐惊厥，与氟乙酰胺类中毒相似。后者有特效解毒药乙酰胺，并且毒副作用很小。对杀鼠剂中毒出现抽搐惊厥者，如一时不能确定为毒鼠强或氟乙酰胺类，可给予乙酰胺，以免贻误氟乙酰胺中毒的治疗。目前非正规渠道销售的灭鼠药，常混合有毒鼠强和氟乙酰胺等多种杀鼠剂。

(二) 氟乙酰胺(fluoroacetamide)

1. 病因、病理

(1) 中毒原因：主要经消化道进入体内。人多由于误服、自服毒药、毒饵，或食入被氟乙酰胺类毒死的畜、禽肉而中毒，也有被投毒中毒者。

(2) 毒性和毒理：属于高效急性杀鼠剂，急性口服 LD_{50} 大鼠为 5～15 mg/kg，小鼠 52 mg/kg，大鼠经皮 LD_{50} 为 88～100 mg/kg，人口服 LD_{50} 为 2～10 mg/kg。

毒理：氟乙酰胺进入体内后脱胺形成氟乙酸，氟乙酸被代谢为高毒的氟代柠檬酸盐，强烈抑制乌头酸酶，阻断三羧酸循环，使产能代谢中断，能量供应障碍，主要引起中枢神经系统和心血管系统等损害。

2. 诊断要点

(1) 病史：有误服或自服有机氟类杀鼠剂或有食入被毒死动物史；或未作有效劳动保护下生产、使用氟乙酸胺。

(2) 临床表现

① 潜伏期：潜伏期长短视中毒途径和摄入量而异，通常 0.5～2 h，最长可达 24 h，较毒鼠强时间为长。体温降低是发病先兆。

② 神经系统：轻者头痛头晕，乏力，视物模糊，肢体麻木，肌肉抽动；严重时出现烦躁不安，意识障碍，全身阵发性强直性痉挛，大小便失禁，呼吸衰竭。

③ 循环系统：心悸，心动过速，心律失常，心肌损害；严重者血压下降，休克，心衰，肺水肿，心脏骤停。

④ 消化系统：恶心、呕吐，口渴，上腹部烧灼感和腹痛。

⑤ 实验室检查：口服中毒者呕吐物及胃液中检得氟乙酰胺，血氟、尿氟水平升高；血中柠檬酸水平增高；血糖下降（抽搐发作前后）；肝肾功能损害；肌酶谱水平升高；血钙降低；心电图异常；脑电图异常。

3. 治疗原则

(1) 清除毒物

① 口服中毒者催吐，清水或 0.15%石灰水洗胃。后者可使氟乙酰胺转变为不易溶于水的氟乙酸钙，阻止毒物继续吸收。

② 生产性中毒者立即脱离现场，脱换被污染的衣物，彻底清洗皮肤。

(2) 解毒剂应用

① 乙酰胺（解氟灵）是氟乙酰胺中毒的特效解毒剂，其在体内水解生成乙酸，后者与氟乙酸竞争活性基因，干扰氟柠檬酸的生成；也可能乙酰胺与氟乙酰胺竞争酰胺酶，减少氟乙酰胺的分解而起到保护作用。乙酰胺可延缓中毒发作，减轻发作症状，甚至可以防止发作。剂量：成人每次 2.5～5 g，肌内注射，每日 3～4 次；或每次 0.1～0.3 g/ kg，分 2～4 次肌内注射。危重病例首次可用 10 g，或首次用量达全日总量的 1/2，维持 5～7 日。一般无明显不良反应。

② 乙醇：在无乙酰胺时可以应用，有一定疗效。无水乙醇 5 ml 加入葡萄糖液 100 ml 中静脉滴注，每日 2～4 次。

③ 控制抽搐惊厥等对症治疗，参见毒鼠强中毒节。

(三) 磷化锌（Zinc Phosphide）

1. 病因、病理

(1) 中毒原因

① 经口直接摄入。

② 食用被磷化锌毒杀的家禽、老鼠。

③ 在放置磷化锌杀鼠室内逗留过长时间，或配制毒饵时吸入磷化氢颗粒、气体。

(2) 毒性和毒理：磷化锌毒性作用系经口摄入的磷化锌经胃酸作用产生磷化氢。

磷化氢气体主要毒性在于：

① 强烈的刺激作用。口服磷化锌在胃内经胃液作用，生成氯化锌和磷化氢，刺激腐蚀胃肠黏膜；暴露于含磷化氢环境中。可引起眼、鼻、呼吸道黏膜的刺激，引起不同程度的充血、水肿。人经口磷化锌 LD_{50} 约为 40 mg/kg。

② 经胃肠道吸收入血的磷化氢具有细胞呼吸窒息作用。磷化氢可与细胞色素氧化酶中的铁离子结合，抑制细胞内呼吸，造成心、肝、肾和中枢神经系统等全身多脏器功能损害，中毒严重者可因呼吸中枢抑制、肝功能衰竭或肾衰竭而死亡。

③ 在磷化氢浓度为 10 mg/m^3 环境中 6 h，即可出现中毒症状。在 409～846 mg/m^3 浓度下 0.5 h 即可致死。

(3) 诊断要点

① 有食入磷化锌(磷化铝、磷化钙)史，或在密闭环境下无防护措施使用磷化锌等磷化物灭鼠灭虫，致磷化氢中毒。

② 经吸入中毒者咳嗽、咽痛，眼、鼻等分泌物增多、刺痛，肺内干湿啰音，严重者呼吸困难，出现急性肺水肿。

③ 经消化道中毒者：口渴、恶心、呕吐、腹痛、腹泻、消化道出血、呕吐物有特殊臭味，在暗处可见磷光。

④ 中枢神经系统：头痛、头晕、视物模糊、全身麻木乏力，严重者抽搐、昏迷。

⑤ 循环系统：心悸、胸闷、胸痛、心律失常、血压下降、心肌损害，严重者休克、心搏骤停。

⑥ 其他肝、肾功能损害的表现。黄疸、肝脏肿大、少尿等。患者多死于脑水肿及肝、肾衰竭。

2. 治疗原则

(1) 口服中毒者立即以 10%硫酸铜 10～15 ml，口服催吐。继之以 0.1%硫酸钠或 0.05%高锰酸钾溶液洗胃，然后注入活性炭。禁止用蓖麻油等油类导泻。洗胃、导泻应慎防消化道出血；并应避免应用蛋白水、牛奶等。

(2) 早期应用糖皮质激素。

(3) 纠正水、电解质紊乱，维持内环境稳定。

(4) 心、肺、肝、肾、脑保护和支持，对症治疗。

(四) 敌鼠(diphacinone)

1. 病因、病理

(1) 中毒原因：参见毒鼠强。

(2) 毒性和毒理：人口服最低致死剂量为 5 mg/kg，多次给药毒性增强。敌鼠化学结构与香豆素相似，毒性作用主要是干扰肝脏对维生素 K 的利用，抑制Ⅴ、Ⅶ、Ⅸ、Ⅹ因子及凝血酶原在肝脏内的合成，使凝血酶原时间延长；并可损伤毛细血管，使毛细血管通透性和脆性增加，导致出血。人食入被毒死的禽、畜肉血，可发生二次中毒。

2. 诊断要点

(1) 病史：误食毒饵、毒药。

(2) 潜伏期1～3天。

(3) 初起恶心、呕吐,食欲下降,精神不振。

(4) 出血倾向:中毒早期不明显,约经3天,出现皮肤黏膜出血、紫癜、淤斑;鼻出血,牙龈出血,尿血,便血,也可出现呕血、咯血、阴道出血等全身出血现象;可伴有关节肿痛、腹痛、低热等,严重者可发生大面积出血、休克、昏迷。

(5) 实验室检查

① 血小板计数及肝功能一般无异常。

② 凝血时间延长。

③ 凝血酶原时间明显延长。

④ 呕吐物或胃液中可检得毒物。

(6) 根据有自服或误服毒药或毒饵史,皮肤、黏膜急起出血并逐渐加重,以至广泛出血,实验室检查凝血酶原时间和部分凝血活酶时间延长,维生素 K_1 治疗有效,可诊断为抗凝血杀鼠剂中毒。

(7) 毒物接触史不明者,如误服、谋杀,常易误诊为出血性疾病。详细询问既往有无类似出血史,家族中有无出血性疾病史,以及有无应用抗凝剂、抗血小板制剂史。注意与血友病、血小板减少性紫癜、严重肝肾疾病、弥散性血管内凝血、血栓性血小板减少性紫癜等鉴别,以排除上述疾病所致出血。骨髓象检查虽有助于排除白血病等所致出血,但应慎重,不宜轻易施行。

3. 治疗

(1) 根据服药时间长短,予催吐、洗胃。口服毒物已超过3天以上,一般无须洗胃。

(2) 特效解毒药:如出血严重,5%～10%葡萄糖液250～500 ml中加入维生素 K_1 50 mg,静脉滴注每分钟不宜超过1 mg,每3 h监测凝血酶原时间一次,如无明显改善,可反复注射,待凝血酶原时间恢复,改为维生素 K_1 10 mg,每日4次,每日监测凝血酶原时间一次,持续用药10～15日,不可过早停药。第二代抗凝血剂用药持续时间可能更长。注意:维生素 K_1 尽可能经静脉途径,以减少肌内注射致肌肉血肿;维生素 K_3、K_4 对本品中毒出血无效。

(3) 出血倾向严重时可同时输注新鲜冰冻血浆300～600 ml,或新鲜血以补充凝血因子。

(4) 其他治疗:短期内适量糖皮质激素,维生素C、芦丁等可起协同治疗作用。

(五) 安妥(antu)

1. 中毒原因:参见敌鼠。

2. 毒性和毒理　大鼠急性经口 LD_{50} 为6～8 mg/kg,对其他动物毒性较低。毒性作用:可能系抑制细胞内氧化酶,损害肺毛细血管,增加肺毛细血管通透性。

3. 诊断要点

(1) 安妥误服史。

(2) 中毒症状:首先是口咽部灼热感和胃部烧灼感,继之出现口渴、恶心呕吐、咳嗽、气急、胸闷、嗜睡等;重症中毒出现呼吸困难、发绀、血性泡沫痰、体温下降、急性肺水肿;部分患者出现胸腔积液、肺出血、肝大、黄疸、昏迷、休克、血尿、蛋白尿等多脏器损害。

(3) 实验室检查：根据中毒程度不同，出现程度不等的肺、肝、肾、心等损害的实验室改变。血糖可升高。

4. 治疗

(1) 误服者及早催吐、洗胃、导泻，可用0.05%高锰酸钾溶液洗胃，禁用碱性液体或油性液体。导泻可用50%硫酸镁，禁用油类泻剂。

(2) 注意患者保温。

(3) 可使用10%硫酸钠溶液5 ml静脉注射，或半胱氨酸100 mg/kg肌内注射，可降低安妥毒性。

(4) 避免超量补液，防治肺水肿，必要时予呼吸末正压(PEEP)治疗。

(5) 其他保护肝肾及对症处理。

(6) 避免脂类食物及碱性药物的摄入，以免促进安妥的吸收。

九、常见天然毒物中毒

(一) 毒蕈中毒

1. 临床表现

(1) 胃肠炎型：由误食毒红菇、红网牛肝菌及墨汁鬼伞等毒蕈所引起。潜伏期约0.5～6 h。发病时表现为剧烈腹泻、腹痛、恶心呕吐等，较重者可有严重脱水、电解质紊乱、血压下降甚至休克昏迷。引起此型中毒的毒素尚未明了，但经过适当的对症处理中毒者即可迅速康复，死亡率低。

(2) 神经精神型：由误食毒蝇伞、豹斑毒伞等毒蕈所引起。其毒素为类似乙酰胆碱的毒蕈碱(muscarine)。潜伏期约1～6 h。发病时临床表现除肠胃炎的症状外，尚有副交感神经兴奋症状，如多汗、流涎、流泪、脉搏缓慢、瞳孔缩小等，少数病情严重者可有谵妄、狂笑、幻觉、呼吸抑制等表现。个别病例可因此而死亡。阿托品类药物治疗效果好。角鳞次伞菌及臭黄菇等引起者除肠胃炎症状外，可有头晕、精神错乱、昏睡等症状。1～2天可康复，死亡率较低。牛肝蕈引起者，除肠胃炎等症状外，多有幻觉(矮小幻视)、谵妄等症状。部分病例有迫害妄想等精神错乱的表现。经过适当治疗也可康复，死亡率亦低。

(3) 溶血型：因误食鹿花蕈等引起。其毒素为鹿花蕈素。潜伏期6～12 h。发病时除肠胃炎症状外，并有溶血表现，可引起贫血、黄疸、肝脾肿大、血红蛋白尿等。此型中毒对中枢神经系统亦常有影响，可有头痛等症状。给予肾上腺皮质激素及输血等治疗多可康复，死亡率不高。

(4) 中毒性肝炎型(多脏器损害型)：因误食毒伞、白毒伞、鳞柄白毒伞等引起。其所含毒素包括毒伞毒素及鬼笔毒素。鬼笔毒素作用快，主要作用于肝脏。毒伞毒素作用较迟缓，但毒性较鬼笔毒素大20倍，能直接作用于细胞核，有可能抑制RNA聚合酶，并能显著减少肝糖原而导致肝细胞迅速坏死。此型中毒出现多脏器功能损害，病情复杂凶险，死亡率甚高，达90%。

此型中毒的临床表现可经过6期：

① 潜伏期：食后15～30 h，一般无任何症状。

② 肠胃炎期：可有吐泻，但多不严重，常在1日内自愈。

③ 假愈期：此时患者多无症状，或仅感轻微乏力不思饮食等。实际上肝脏损害已经开

始。轻度中毒患者肝损害不严重,可由此进入恢复期。

④ 内脏损害期:此期肝、脑、心、肾等器官可有损害,但以肝脏的损害最为严重。可有黄疸、转氨酶升高、肝大、广泛出血;尿中大量蛋白、红细胞及管型,少尿或无尿;神经系统有烦躁、谵妄、抽搐、昏迷等表现,常死于肝昏迷、急性肾衰,亦有死于休克、消化道大出血、中毒性心肌炎、中毒性脑病。

⑤ 精神症状期:部分患者呈烦躁不安或淡漠嗜睡,甚至昏迷惊厥。可因呼吸、循环中枢抑制或肝昏迷而死亡。

⑥ 恢复期:经过积极治疗的病例一般在2~3周后进入恢复期,各项症状、体征渐次消失而痊愈。此外,有少数病例呈暴发型经过,潜伏期后1~2日突然死亡。可能为中毒性心肌炎或中毒性脑炎等所致。

(5) 类日光皮炎:由误食猪嘴菇中毒所致。在身体暴露部分出现如颜面肿胀疼痛,嘴唇肿胀外翻如猪嘴,此外,还有指尖剧痛、指甲根部出血等。

2. 诊断

(1) 详细询问进食史,对毒蕈诊断治疗有决定性意义。

(2) 临床表现如上所述。在胃肠道症状消退后,特别注意假愈期。

(3) 对同时进食尚未出现症状者,应一并视同患者,密切观察治疗,以免发生意外。

(4) 有条件对毒蘑菇进行形态学鉴定和毒成分检验,以利病情的预见和治疗。

3. 治疗

(1) 催吐。

(2) 洗胃:0.05%高锰酸钾溶液,0.5%活性炭溶液反复洗胃。洗胃后胃管内注入活性炭50~60 g,再予硫酸镁30 g导泻。

(3) 副交感神经兴奋者给予阿托品注射,每次0.5~1 mg,15~30 min一次,直至出现轻度阿托品化。

(4) 对毒伞、白毒伞、鳞柄白毒伞等潜伏期比较长的肝毒型毒蕈中毒早期可予5%二巯基丙磺酸钠5 ml静脉注射,每日2次,连用5~7日。亦可用二巯丁二钠。

(5) 对症治疗:维持水、电解质平衡,保护肝肾,防治休克、呼吸衰竭、脑水肿、感染等。

(二) 河豚中毒

1. 毒性　含河豚毒素、河豚酸、卵巢毒素和肝脏毒素。河豚毒素是一种非蛋白的神经毒,属于生物碱,其毒性较氰化钠大1 000倍。一般在春、夏季及卵巢孕育阶段毒性最强。卵巢、肝脏为主要有毒部位,肠道、血液、眼睛、鳃及皮肤毒性依次递减,肌肉一般无毒。河豚毒素性质稳定,加热、盐腌及高温烹煮均不能使其破坏。

2. 临床表现

(1) 潜伏期:0.5~6 h。

(2) 口唇、舌尖、指端麻木或刺痛,听觉、味觉、皮肤感觉迟钝。

(3) 运动障碍:四肢无力,重者继而全身麻痹、瘫痪。表现为运动不协调如酒醉状态,眼睑下垂,不能端坐行走,甚至全身瘫痪,严重时言语不清,吞咽、呼吸困难,瞳孔散大,甚至呼吸麻痹。

(4) 呼吸障碍:最常见症状是胸闷、气促气短,严重者发绀、呼吸肌麻痹、意识不清。

(5) 周围循环障碍：表现血压下降甚至休克。

(6) 其他：口渴、恶心、呕吐、腹泻等常见，但一般无腹痛。

病死率高达40%～60%。一般而言，死亡多发生在食用后4～6 h，最快可在发病后10 min内死亡。若患者在服食24 h后仍存活，且未出现并发症，则死亡可能大大减低，预后较好，多可以完全康复。

3. 治疗

(1) 一旦出现可疑中毒症状，神志清醒者立即刺激舌根、咽部人工催吐。

(2) 洗胃：1%～3%碳酸氢钠溶液或活性炭悬液反复洗胃，洗胃后导泻。

(3) 呼吸困难者给予吸氧，必要时予气管插管、人工呼吸。

(4) 血压下降者，快速补液，并予血管活性药。

(5) 纠正酸中毒：5%碳酸氢钠溶液静注。除有利于维持酸碱平衡外，尚有助于毒素分解。

其他对症治疗。可试用L-半胱氨酸静脉滴注。

十、药物中毒

(一) 乙醇中毒

1. 临床表现　乙醇中毒的表现与饮料中乙醇浓度、饮酒量、饮酒速度、嗜酒程度以及是否空腹等有关。受个体醇脱氢酶活性的影响，出现中毒症状时乙醇的摄入量差异很大；但血液中致死浓度并无差异。血中浓度超过54 mmol/L可致死。成人一次致死量纯乙醇约250～500 g(5～8 g/kg)，儿童为3 g/kg。如饮酒同时食入催眠镇静类药物，其毒性加大。急性中毒的主要表现是中枢神经系统抑制，呼吸、血管运动中枢麻痹。一般可分为三期：

(1) 兴奋期：血中浓度达11 mmol/L(50 mg/kg)，出现头痛、眩晕、眼结膜充血、面红或苍白、欣快、多言，亦可有粗鲁无礼、时悲时喜。

(2) 共济失调期：血中浓度达33 mmol/L(150 mg/kg)，表现行动笨拙，步态蹒跚，语无伦次，言语不清，恶心呕吐，思睡。

(3) 昏迷期：血中浓度达54 mmol/L(250 mg/kg)，患者转入昏睡状态，皮肤湿冷，瞳孔散大，口唇发绀，呼吸缓慢；达87 mmol/L(400 mg/kg)可出现呼吸衰竭、循环衰竭、抽搐、深昏迷。此时如有呕吐，易发生误吸，导致肺炎或肺水肿。

此外，重症患者可并发急性肌病，表现肌肉肿胀疼痛，肌球蛋白尿；心肌病变者表现为心悸、心律失常；其他如低血糖、酸中毒、电解质紊乱等。

戒酒症状群(戒断综合征)：长期饮酒者在突然停止饮酒后，出现戒酒症状群。① 表现无法控制的恐惧感、焦虑不安、兴奋失眠、震颤、恶心呕吐、大量出汗等；② 出现视、听或味觉的幻觉，或被迫害妄想；③ 精神错乱，意识模糊，震颤谵妄，反射亢进，严重时发生惊厥，可伴有心动过速、血压增高等交感神经兴奋表现。

2. 诊断和鉴别诊断

根据：① 饮酒史；② 呼出气中或呕吐物中酒味；③ 中枢神经症状如兴奋、共济失调、昏睡等；④ 精神症状；⑤ 呼出气或血清乙醇检测，即可作出诊断。

昏迷者要与镇静催眠药中毒、一氧化碳中毒等鉴别，还要与急性脑血管病、颅脑外伤、糖尿病昏迷等鉴别，并注意有无同时合并上述疾病；有精神症状、抽搐者注意与精神病、癫痫等鉴别。

3. 治疗　轻症患者无需特殊治疗。注意保温，防止意外伤害。

患者进入昏睡期应予催吐洗胃，洗胃后胃管内注入活性炭。严重中毒者可用血液或腹膜透析。

危重患者应监测生命体征，重点是维护重要生命脏器功能，保持呼吸道通畅，充分供氧，必要时予以气管插管，人工呼吸；昏迷患者应用纳洛酮 0.4～0.8 mg 静脉注射，0.5～1 h 一次，对促进患者清醒，减少并发症有益。

注意循环功能维护，必要时予以血管活性药物。静脉应用 5%～25%葡萄糖液加适量胰岛素有助于促进乙醇氧化代谢。注意维持水、电解质、酸碱平衡，纠正电解质紊乱。脑水肿静脉应用甘露醇等对症处理。

戒酒症状群治疗：加强营养，补充维生素 B_1、B_6、B_{12}。谵妄、惊厥、狂躁者给予地西泮 5～10 mg 静脉注射，每隔 5～10 min 重复，直至症状控制后改用口服维持，8～12 h 一次，逐渐减量。出现幻觉者可用氟哌啶醇。

（二）急性镇静、催眠类药物中毒

1. 病因、病理　应用本药过量或自杀、谋杀引起中毒。

2. 发病机制　镇静催眠类药物大致可分为巴比妥类和苯二氮卓类。无论哪类镇静、催眠药，除对中枢神经系统有不同程度的抑制作用外，大剂量皆可抑制呼吸中枢及血管运动中枢，导致呼吸衰竭或循环衰竭。

大多数镇静催眠药对肝脏有不同程度的影响，甚至造成肝功能损害。

3. 临床表现　镇静催眠类药物中毒有以下临床表现：

(1) 神经系统：轻者头晕、嗜睡、意识蒙眬、共济失调。重症者可深昏迷。中毒早期瞳孔缩小，晚期则瞳孔散大，各生理反射消失。巴比妥类较大剂量时中枢抑制较深，昏迷时间较长。苯二氮䓬类中枢抑制较轻。氯丙嗪类还可出现锥体外系反应，如震颤麻痹、静坐不能、急性肌张力障碍、牙关紧闭、吞咽困难、木僵、表情奇异等。

(2) 呼吸系统：轻者呼吸可无改变，重症呼吸浅弱、慢而不规则，出现肺水肿甚至呼吸衰竭。

(3) 循环系统：重症安眠药中毒者心率增快或减慢、脉搏细弱、四肢湿冷、血压下降、循环衰竭。尤其是氯丙嗪类中毒更易发生血压下降。

(4) 其他损害：肝脏受损可出现黄疸、肝大、肝功能异常。肾脏受损可出现尿量减少、蛋白尿、肾功能异常。

4. 诊断和鉴别诊断

(1) 有过量服药史。

(2) 以中枢神经系统抑制为主的临床表现。结合两者即可诊断，必要时作毒物检测。

(3) 毒物鉴定：可作尿或胃内容物的巴比妥类、地西泮类或氯丙嗪类定性试验或血药浓度测定。

(4) 注意与其他昏迷疾病鉴别。

5. 治疗　对症支持为主，采取适当措施加速药物清除。早期治疗重点是呼吸支持和抗休克，后期是防治因长时间昏迷导致的各种并发症。

（1）神志清醒、生命体征稳定、距服药时间小于 4 h 者可予以催吐。1∶5 000 高锰酸钾溶液温水洗胃，活性炭灌胃。

（2）保持呼吸道通畅，吸氧。发生呼吸衰竭者立即气管插管，呼吸机辅助呼吸。

（3）静脉输液：维持水、电解质的平衡，促进毒物排泄，同时可予以利尿剂，使每小时尿量＞2 ml/kg。

（4）应用碱性药物：有利于巴比妥类经肾脏排泄。5％碳酸氢钠 100～200 ml 静脉滴注，使尿 pH 值＞7.5，碱化尿液可使长效巴比妥类安眠药物排泄量增加 5～10 倍。

（5）适当选用中枢神经系统兴奋剂。贝美格等可选用。伴有呼吸中枢受抑制应用尼可刹明或洛贝林。

（6）地西泮类药物中毒：可选用氟马西尼促醒。本药为苯二氮䓬类特异性拮抗剂，氟马西尼 0.5 mg 加生理盐水 5 ml，首剂给 0.2～0.3 mg 静脉注射，若用药后数分钟未醒，可酌情重复给药。原有癫痫病史者慎防诱发癫痫。

（7）对症治疗：深昏迷或抽搐者，应用脱水剂减轻脑水肿；血压下降、循环衰竭者，在补充血容量的基础上配合升压药予以纠正，注意纠正酸中毒；出现过敏性皮疹等损害或中毒性肝损害，予皮质激素、保肝治疗；并发低血糖、消化道出血、肺炎、肺水肿等给予相应处理。

（8）长效巴比妥类中毒达致死剂量者，一般治疗无效者，原有肝肾功能损害者，未超过 10 h 可考虑血液透析或腹膜透析疗法。中、短效巴比妥类应选用血流灌注法。

（三）急性麻醉镇痛药中毒

1. 病因、病理　麻醉镇痛药作为受体激动剂与中枢神经系统的阿片受体结合，产生中枢性镇痛、欣快、情绪变化、呼吸抑制和瞳孔缩小等作用。药物过量或中毒时能抑制中枢神经系统，特别是呼吸中枢，导致昏迷、呼吸浅慢、呼吸停止；兴奋脊髓产生惊厥，并可引起支气管痉挛。海洛因致死量为 125～150 mg；吗啡中毒量为 60 mg，致死量约 250 mg；可待因毒性较小，约为吗啡的 1/4。

（1）临床表现：麻醉镇痛药中毒时，临床表现“三联征”，即昏迷、呼吸抑制和针尖样瞳孔。

① 神经系统：头晕、嗜睡、昏迷、抽搐、惊厥，可出现角弓反张，针尖样瞳孔，脊髓反射增强。

② 呼吸系统：呼吸缓慢浅表，一般＜15 次/分，甚至降低到 1～2 次/分，重者呼吸停止。严重者可出现非心源性肺水肿，可能与缺氧、酸中毒、组胺释放有关。

③ 其他表现：体温过低、皮肤苍白或发绀、出汗、恶心呕吐、便秘、排尿困难或尿潴留、血压降低，严重者休克。成瘾患者体表可见多处有静脉或肌内注射的痕迹。

④ 实验室检查：胃液、尿液毒物检测结果阳性。

（2）诊断与鉴别诊断：有接触麻醉镇痛药史，临床有昏迷、呼吸深度抑制、针尖样瞳孔三联征，胃液、尿液、血液检出鸦片类药物，诊断不难建立。

昏迷患者注意排除其他原因的中毒或疾病。

（3）治疗

① 保持呼吸道通畅，吸氧，注意保温；发生呼吸衰竭者机械通气；经口服中毒者给予催吐、活性炭悬液洗胃。

② 特效解毒剂：纳洛酮（Naloxone）为吗啡的特异拮抗剂。给药方法：一般初次量 0.4～0.8 mg，静脉注射，视反应决定后续的剂量是否需要加大，每 5～10 min 一次，直至呼吸抑制解除后，2～4 mg 加入 500 ml 液体中，静脉滴注，维持 24 h。

③ 对症治疗：补充液体，纠正休克，预防呕吐窒息等并发症。成瘾者防治戒断综合征。

第二节　冷冻损伤

一、病因、病理

冷冻损伤是指由于低温寒冷引起机体的冷损伤。

1. 全身性冷损伤　寒冷刺激作用于体温调节中枢，首先使皮肤血管收缩，血流量减少，体表温度降低，减少散热量；同时引起肌肉颤抖以增加产热，但所增加的热量是有限的。在 5℃的寒冷环境中，氧耗量增加 3 倍，心输出量增加 95%。

2. 局部性冷损伤　当组织温度降低到－3.6～－2.5℃时，即可发生局部组织冻结，最突出的表现为受冻区血液循环障碍。冻后 24 h 血栓形成明显，以致引起组织坏死。

二、诊断要点

1. 全身性冷损伤　开始时表现为头痛、头昏、四肢肌肉关节僵硬、皮肤苍白冰冷、心搏呼吸加快、血压升高。肛温＜33℃时，嗜睡、健忘、心搏呼吸减慢、脉搏细弱、感觉和反应迟钝。肛温＜26℃时，出现昏迷、心输出量减少、血压下降、心律失常、心室纤颤。肛温＜20℃时，心脏停搏。低温还可引起血糖降低、血钾增高、胃黏膜糜烂和出血以及胰腺炎症。恢复后可出现血栓形成和组织缺血性坏死。

2. 局部性冷损伤

（1）冻结性冷损伤（冻伤）：常发生在手指、足趾、耳郭和鼻，亦可发生在腕、前臂、足、面、肘、踝等部位。在陷埋于雪中时还可发生在臀部、腹壁和外生殖器官。根据损害程度临床分为 4 度：Ⅰ～Ⅱ度主要为组织血循环障碍，Ⅲ～Ⅳ度有不同深度的组织坏死。

（2）非冻结性冷损伤

① 冻疮：受冻处暗紫红色隆起的水肿性红斑，边缘呈鲜红色，界限不清，痒感明显，受热后更剧。局部组织缺氧及细胞受损时，可有水疱或溃疡，愈合后留有色素沉着。

② 战壕足及浸渍足：症状可分为三期：a. 充血前期；b. 充血期；c. 充血后期。

局部性冷损伤可根据寒冷接触史，结合未融化患部苍白无血色及冷、硬而无弹性等体征诊断。全身性冷损伤根据明确的冷暴露史、低体心温度（直肠温度＜35℃）及症状、体征，诊断不难；困难在于判断重度冻僵患者是否已真正死亡。

目前公认的原则是：一般情况下判断死亡的体征在低体温时意义不大，只有当患者复暖而无心动节律及心输出，或经过适当的复苏及复温处理 1～2 h 后体温仍无回升迹象，才可定为死亡。

三、诊断原则

1. 现场急救　尽快脱离低温环境，避免不适当的现场复温。

2. 急诊室抢救

(1) 全身性冷损伤：首先脱去湿冷衣服。患者肛温在 32～33℃时，可用毛毯或被褥裹好身体，逐渐自行复温。肛温＜31℃时，应加用热风或用 44℃热水袋温暖全身。不需要做心肺复苏的患者，可做全身性温水浴。对重症冻僵患者也可采取温液灌胃或灌肠、静脉注入温热的补液、腹膜透析复温法、呼吸道复温法、体外循环复温法，效果显著。对于外周无脉搏及呼吸消失者，应立即实施心肺复苏术。积极纠正低氧血症、水电解质紊乱、酸碱失衡、血液浓缩，重建血液循环，预防血栓形成、继发感染、脑水肿和肾衰竭。

(2) 冻结性冷损伤(冻伤)：温水快速复温法是目前救治仍处于冻结状态局部冻伤的最好方法，可以首选。局部已完全融化即可停止温水复温，一般约需 30～60 min。快速融化复温过程中常可引起剧烈疼痛，可给予镇痛剂处理。根据冻伤程度不同进行对症处理，并予抗淤积、解除血管痉挛、抗凝溶栓等治疗，改善局部血液循环环境。

(3) 非冻结性冷损伤：冻疮应保持局部温暖、干燥，受伤、火烘或热水浸泡；冻疮破溃时可先用 3%硼酸溶液湿敷，渗出好转后再用 10%鱼石脂软膏外敷。战壕足和浸渍足，需撤离寒冷、低温、潮湿环境，予以全身或局部的保暖；局部保持清洁，控制感染，但不可热敷，以免组织坏死；口服温热的高热量饮料等。

第三节　高温中暑

中暑是指高温环境中发生体温调节中枢障碍、汗腺功能衰竭和水、电解质丢失过量为主要表现的急性热损伤性疾病。

一、病因、病理

主要有：① 产热增加；② 热适应差；③ 散热障碍。

1. 热痉挛　过度出汗，水、盐过量损失，致使细胞外液渗透压降低，肌肉细胞过度稀释发生水肿，肌球蛋白溶解度减小，使肌肉产生疼痛性痉挛。

2. 热衰竭　由于高热引起外周血管床扩张，但不伴有内脏血管收缩，流经皮肤、肌肉的血流量大大增加；大量出汗，水盐大量丢失，引起血液浓缩及黏稠度增加；肌糖原代谢增强使肌细胞内形成高渗状，使水分进入细胞内。这些均使有效循环血量明显减少，致发生低血容量性休克。严重时，可导致心血管功能不全或周围循环衰竭；致脑部出现暂时性供血不足。

3. 热射病　由于人体受外界环境中热源作用和体内热量不能通过正常的生理性散热以达到热平衡，使体内热蓄积，引起体内温度升高。体温达 42℃以上可使蛋白质变性，超过 50℃数分钟细胞即死亡。

二、诊断要点

1. 前驱症状　高温环境中，出现大量出汗、口渴、头昏、耳鸣、胸闷、心悸、恶心、全身疲乏、注意力不集中等症状，体温正常或略有升高，尚能坚持正常工作、生活。

2. 典型症状　中暑是一统称，按发病机制和临床表现的不同可分 3 种类型，即热痉挛、热衰竭和热射病。一般以单一形式出现，亦可一种以上症状群同时伴存或顺序发展，很难截然分开，只不过是哪一种类型较突出而已。

(1) 热痉挛：主要表现有严重的肌痉挛伴有收缩痛，故称热痉挛。肌痉挛以经常活动的四肢及腹部等肌肉为多见。痉挛呈对称性，时发时愈，轻者不影响工作，重者疼痛甚剧，体温多正常。热痉挛常发生于炎热季节刚开始尚未热适应前，多见于在高温环境从事体力劳动而有大量出汗的年轻人。年老体弱者因不能从事剧烈劳动而不至大量出汗，因而发生热痉挛者反较少见。

(2) 热衰竭：常发生在老年人及未能热适应者，起病较急，先有眩晕、头痛、突然昏倒，平卧并离开高温场所即清醒。患者面色苍白，皮肤冷汗，脉弱或缓，血压偏低但脉压正常。当病况持续时间较长而未及时处理，患者有口渴、虚弱、烦躁及判断力不佳，甚至有手脚抽搐、肌肉共济失调或呈软弱无力、头痛、恶心、呕吐、腹泻及肌肉痛性痉挛。体温可轻度升高，无明显中枢神经系统损害表现。

(3) 热射病：典型的临床表现为高热、无汗和意识障碍。中暑高热患者常在高温环境下工作数小时后发生，老年人、体弱和有慢性疾病患者常在夏季气温持续高温数天后发生。前驱症状有全身软弱、乏力、头晕、头痛、恶心、出汗减少。继而体温迅速增高达 41℃以上，出现嗜睡、淡忘和昏迷；皮肤干热，无汗，呈现潮红或苍白，周围循环衰竭时出现发绀。脉搏加快，脉压增宽，休克时血压下降，可有心律失常。呼吸快而浅，后期呈潮式呼吸，四肢和全身肌肉可有抽搐，瞳孔缩小，后期散大，对光反应迟钝或消失。严重者出现休克、心力衰竭、心律失常、肺水肿、脑水肿、肝肾衰竭、急性呼吸窘迫综合征、消化道出血及弥散性血管内凝血。

头部未戴帽或无遮阳的情况下，头部直接受太阳辐射，患者初感头痛、头晕、眼花、耳鸣、恶心，继而头痛剧烈、呕吐、淡忘、昏迷，头部温度常较体温高，此称日射病，属热射病的特殊类型。

3. 实验室检查　热痉挛常见实验室异常为血钠、血氯降低，尿肌酸增高。热衰竭实验室检查有血细胞比容增高、低钠、低钾、轻度氮质血症或肝功能异常。热射病实验室检查可发现高钾，高钙，血液浓缩，白细胞增多，血小板减少，肌酐、尿素氮、天门冬酸氨基转移酶(AST)、丙氨酸氨基转移酶(ALT)、乳酸脱氢酶(LDH)、肌酸磷酸激酶(CPK)增高，蛋白尿、管型尿及肌红蛋白尿，酸中毒，心电图可呈现各种心律失常和 ST 段压低、T 波改变等不同程度心肌损害。

4. 诊断　凡有高温接触史，大量出汗，伴有肌痉挛及体位性昏厥、短暂血压下降者，结合实验室检查，不难诊断热痉挛或热衰竭。热痉挛伴腹痛应与各种急腹症鉴别，热衰竭应与消化道出血或宫外孕、低血糖等鉴别。过高热、干热皮肤和严重的中枢神经系统症状被认为是热射病的三大特征，再加上在高温环境中突然发病，有散热机制障碍或热负荷增加等诱因，一般不难确诊。鉴别诊断主要与其他引起高热伴有昏迷的疾病相区别，如脑型疟疾、乙型脑炎、脑膜炎、急性脑血管病、有机磷农药中毒、肝昏迷、尿毒症昏迷、糖尿病酮症酸中毒昏迷、中毒性肺炎、中毒性菌痢、抗胆碱能药物中毒、产褥热及其他急性感染等。

三、治疗原则

1. 现场初步治疗　出现中暑前驱症状时，应立即撤离高温环境，在阴凉处安静休息并补充清凉含盐饮料，即可恢复。

热痉挛和热衰竭的治疗相似，及时将患者抬到阴凉处或空调供冷的房间平卧休息，解松或脱去衣服。降温时不要引起寒战，以患者感到凉爽舒适为宜。口服凉盐水及其他清凉饮料，有循环衰竭者由静脉补给生理盐水并加葡萄糖溶液或氯化钾液。肌肉的痛性痉挛不需按摩，否则会使疼痛加剧。除了尽快补充钠、氯离子的缺失外，尚需注意适当补充钙、镁等。一般经治疗数小时内可恢复。热射病患者病情重、并发症多、预后差、死亡率高，故更需积极抢救。

2. 降温治疗　降温是治疗的根本，必须争取时间尽快降温。

(1) 环境降温：抢救现场必须通风阴凉，应及时将患者搬入室温低于 20℃的空调房间内或在室内放置冰块、井水等。

(2) 体表降温：用井水、自来水或温水浸透的毛巾擦拭全身，不断摩擦四肢及躯干皮肤以保持皮肤血管扩张而促进散热，同时配合电扇吹风。头部、颈两侧、腋窝及腹股沟等大动脉处可置冰袋。患者如有寒战则必须用药物控制，防止产热增加及乳酸堆积。循环功能无明显障碍者还可做冷水浴，即将患者浸入冷水中，保持头部露出水面。

(3) 体内中心降温：可用 4～10℃ 5%葡萄糖盐水 1 000～2 000 ml 静脉滴注，或用 4～10℃ 10%葡萄糖盐水 1 000 ml 灌肠，也可采用胃管内灌注冷生理盐水降温。

(4) 药物降温：应用氯丙嗪 25～50 mg，加入 250～500 ml 液体内，静滴 1～2 h，同时严密监测血压，一般在 2～3 h 内降温。如滴完后仍然未有体温下降趋势，可用等剂量重复一次。纳洛酮 0.8～1.2 mg，0.5～1 h 重复应用一次，有明显降温、促醒、升压等效果。

无论何种降温方法，只要待体温降至 38℃(肛温)左右即可考虑终止降温，但又不让体温再度回升。

3. 对症治疗

(1) 维持呼吸功能：保持呼吸道通畅，充分供氧，缺氧严重时可予面罩吸氧。昏迷者应行气管内插管，必要时机械通气。

(2) 维持循环功能：纠正心力衰竭及休克。退热前一般不宜用缩血管药物。如容量补充后，血压仍不升者则提示有心肌或毛细血管损害，可静滴多巴胺或多巴酚丁胺。及时处理各种严重心律失常。

(3) 防治脑水肿：除降温外应迅速降低颅内压，静滴 20%甘露醇、糖皮质激素、人体白蛋白和静注呋塞米，抽搐时使用氯丙嗪或地西泮。

(4) 防治肾脏损害：少尿、无尿时经补液和应用呋塞米无效者，如中心静脉压超过 2.0 kPa(200 mm H_2O)时可用甘露醇。一旦确认急性肾衰竭，应尽早进行腹膜或血液透析。应按常规检查肌红蛋白尿，早期应用甘露醇可预防。

(5) 防治肝功能损害。

(6) 防治弥散性血管内凝血。

(7) 维持水、电解质及酸碱平衡。

(8) 加强护理：防治肺部感染和压疮；提供必需的热量和营养物。

(9) 防治多器官功能衰竭。

四、预防

1. 中暑高危人群的预防保护　老年人中特别有心血管疾病等易患中暑者，在夏季应少外出活动，衣服薄而宽大，经常淋浴或冷水盆浴，避免利尿剂的过度使用，特别提出的是阿托品和其他抗胆碱药物应用时要慎重，防过度抑制出汗。可采取在高温期间尽力向每位孕产妇进行一次防暑知识教育，彻底破除不通风、不洗脸、不刷牙等旧的习俗。室外作业、剧烈运动者，要适当调整作业时间，要有遮阳设备，补充足量水、盐，尤其要避免由空调状态快速进入高温环境，以防发生意外。

2. 夏季坚持耐热锻炼，提高热耐力。

3. 发布中暑气象条件指数预报。

4. 加强急诊抢救医疗系统功能。

第八章　创伤急诊

第一节　创伤分类

创伤的概念有广义和狭义之分。广义而言，创伤是人体遭受外界物理、化学或生物因素作用后所引起的组织结构的破坏；狭义而言，创伤是指人体结构连续性的破坏。为了使伤员得到及时而有效的诊治，便于资料总结和分析，常将创伤分为不同的种类。几种常用的分类方法如下：

一、按致伤因子分类

创伤病因复杂，包括物理因素（如机械力、高温、电击、寒冷、放射等）、化学因素（如强碱及腐蚀性物质等）和生物因素（如虫、蛇、狂犬的咬螫等）。

两种或两种以上致伤因素引起的损伤称为复合伤。

本章主要讨论机械因素（如交通事故伤、撞击伤、坠落伤、刀刺伤、挤压伤、火器伤等）所造成的损伤。

二、按损伤方式分类

临床上常根据体表结构是否完整将创伤分为开放性损伤和闭合性损伤两大类。钝力作用大多造成闭合性损伤，主要表现为受伤部位肿胀、皮下淤血，严重者可致肢体骨折和内脏破裂。利器作用常造成开放性损伤，出现皮肤、皮下组织、筋膜、肌腱、血管或神经等的破裂或断裂。此种损伤出现后，体表屏障的保护被破坏，细菌等微生物可侵入组织，导致感染，须及时清创处理。某些闭合性损伤，如闭合性腹部伤的肠破裂，也可伴有细菌感染，同样应重视其防治。

常见的开放性损伤有：擦伤、撕裂伤、刺伤、轧伤、切割伤、砍伤和火器伤等。常见的闭合性损伤有：挫伤、扭伤、挤压伤、震荡伤、冲击伤以及内脏的闭合性损伤等。

三、按解剖部位分类

根据损伤的不同解剖部位，创伤可分为颅脑伤、颌面伤、颈部伤、胸部伤、腹部伤、骨盆伤、脊柱伤和四肢伤等。对于任何一个创伤患者，急诊医师应按系统、有主次、有重点地进行体格检查，做到把握全局、抓住重点。开放伤容易诊断。闭合伤有的比较隐蔽，容易疏漏，如肝、脾包膜下出血，临床症状不典型时就容易漏诊。因此，美国 Freeland 等建议，急诊医师应牢记“CRASHPLAN”。

C＝Cardiac（心脏）

R＝Respiratory（呼吸）

A＝Abdomen（腹部）

S＝Spine（脊柱）

H＝Head（头部）

P＝Pelvis（骨盆）

L＝Limb（四肢）

A＝Arteries（动脉）

N＝Nerves（神经）

同一解剖部位或脏器的多处损伤叫多处伤。同一致伤因子引起的两处或两处以上的部位或脏器的损伤，其中至少一处损伤是危及生命，称为多发伤。多发伤属于较严重的创伤，多在受伤暴力较大时发生，如车祸、塌方、高处坠落。临床上对此类损伤应给予足够的重视。

四、按损伤的严重程度分类

发生灾害事故（地震、空难、车祸、塌方、战争等），往往同一地点短时间内产生大批伤员，抢救时应根据创伤的严重程度，按轻重缓急决定优先处理的顺序。对严重程度进行分类，不仅对临床医师和急救人员衡量伤情有用，且为创伤后果预测、治疗力量组织分配、总结治疗效果、检查急救质量提供了标准。

由于伤情是变化发展的，危重伤员须立即行救命手术，重伤员也须尽快处理，某些轻伤员由于发生继发性损伤或隐蔽的损伤逐渐暴露而变成重伤员甚至危重伤员。因此，分类是一个动态过程，需由一名高年资主治医师总负责，在创伤救治的不同阶段和环节，如事故现场、急诊室及医院内各部门，多次进行分类，动态管理。

1. 轻伤员　意识清楚，多处软组织损伤，无须特殊治疗，伤员标记卡为绿色。

2. 重伤员　需手术治疗，但可拖延一段时间，如胸部外伤不伴呼吸衰竭，胸腹贯穿伤而无大出血可能的伤员，伤员标记卡为黄色。

3. 危重伤员　因窒息、心搏呼吸骤停、大出血及休克等造成伤员有生命危险，需立即行紧急抢救性手术以控制大出血和改善通气者，伤员标记卡为红色。

上述创伤分类方法繁杂，侧重点各不相同。对每一个创伤患者应根据临床需要，从不同角度进行分类。合理分类，能提高创伤患者的抢救成功率，提高卫生资源的使用效率。临床上应灵活掌握。

附：评估创伤严重程度的方法

评估创伤严重程度的方法很多，侧重点各不相同，下面介绍几种常用的方法：

1. 创伤指数（Trauma Index，TI）　创伤指数常用于院前分类，由 Kirkpatrick 于 1971 年首先提出，Ogawa 于 1974 年修订制定。它是依据大体解剖，根据肉眼观察体征记分，计算出总和。

创伤指数计算方法简单，容易掌握，用它作为事故现场伤情分类的标准，能将危重伤员和一般伤员区分开来。表 8－1 中五项相加，总分在 9 分以下为轻伤，只需门诊治疗；10～16 分为中度伤，需住院观察；17 分以上为危重伤，要考虑多脏器伤。17～20 分的伤员死亡率较低，21 分以上死亡率剧增。据研究，创伤指数对分类住院和不住院、需否住加强监护病房及预测死亡率均有统计学的显著意义（表 8－1）。

表 8-1　创伤指数(TI)

项目	记分			
	1	3	5	6
受伤部位	四肢	背	胸	头、颈、腹
伤类	挫伤	撕裂伤	刀刺伤	钝器或子弹弹片伤
循环状态	外出血	血压 60 mmHg 脉搏 100～140 次/分	血压<60 mmHg 脉搏>140 次/分	无血压 脉搏<55 次/分
呼吸状态	胸痛	呼吸困难	发绀	呼吸停止
意识	嗜睡	昏呆	浅昏迷	深昏迷

2. 简明创伤分度(Abbreviated Injury Scale, AIS)　1971 年美国正式颁布第一个简明创伤分度表;1976 年又发布第一个 AIS 手册,其内列出了五百多种损伤;1990 年手册得到进一步完善和补充。

在 AIS 手册中,每一个伤员的伤情都可用一个 6 位数字表示,第 5 位与第 6 位数字之间用小数点隔开。

左起第 1 位数字表示损伤部位代号,共分 9 个区:① 皮肤;② 胸部;③ 领面部;④ 颈部;⑤ 胸部;⑥ 腹部及骨盆内脏器;⑦ 脊柱;⑧ 上肢;⑨ 下肢。

左起第 2、3 位数字代表同一分区内不同损伤器官和部位的代号。

左起第 4、5 位数字表示损伤严重程度的代码,同一器官或部位数字越大,伤情越重。

左起第六位(即小数点右面 1 位)数字表示多发伤伤员总的严重性的代码,共分六级:① 轻度创伤;② 中度创伤;③ 重度创伤;④ 严重创伤;⑤ 危重创伤;⑥ 极重创伤(无法挽救生命的创伤)。

如病例 50203.4 胸主动脉浅层撕裂伤:

5:创伤分区为胸部;

02:损伤器官为主动脉;

03:损伤严重程度为浅层损伤;

04:患者总的损伤严重程度为严重创伤。

简明创伤分度是判断创伤严重程度的一种较准确和统一可行的方法(尚不适用于枪伤),有一定的参考意义。但简明创伤分度仅适用于单一伤,不能综合表示多发伤的严重程度及损伤与死亡的关系。

3. 创伤严重度记分(Injury Severity Score, ISS)　创伤严重度记分是在简明创伤分度的基础上,从解剖学观点评估创伤的部位、范围、类型及严重程度。首先将全身分成 6 个区:① 头颈部,包括脑、头颅、颈椎及耳部;② 面部,包括口、鼻、眼及面骨;③ 胸部,包括胸腔内脏器、膈、肋骨及胸椎;④ 腹部及盆腔内脏器,包括各脏器及腰椎;⑤ 四肢及骨盆,包括扭伤、骨折、脱位及创伤性截肢;⑥ 皮肤及软组织,包括挫伤、擦伤、撕裂伤及烧伤。

然后取 3 个损伤最严重的部位,将其 AIS 值的平方数相加所得总和即为 ISS 值。如一伤员有主动脉破裂伤(AIS=5),多发性长骨闭合性骨折(AIS=4)及腹膜后出血(AIS=3),则伤员的 ISS=50。单一部位损伤的最高 ISS 值为 25,每个伤员最多只取 3 个部位伤的编码,因第4个以上部位AIS编码与伤死率影响不大。

4. 创伤评分(Trauma Score,TS) 创伤评分是从机体受到创伤后所发生的病理生理反应角度来评估伤员的严重程度。观察指标包括呼吸系统、循环系统及中枢神经系统的功能(表8-2)。

表8-2 创伤评分(TS)

分类	项 目	程 度	记分	总分
A	呼吸频率(次/分)	10～24	4	
		25～35	3	
		>35	2	
		<10	1	
		0	0	A=
B	呼吸困难	无	1	
		有	0	B=
C	收缩期血压(kPa)	>12.0	4	
		9.33～12.0	3	
		6.67～9.20	2	
		<6.67	1	
		测不到	0	C=
D	毛细血管再充盈	<2秒	2	
		>2秒	1	
		无反应	0	D=
E	昏迷评分(GCS)	14～15	5	
		11～13	4	
		11～10	3	
		5～7	2	
		3～45	1	E=

TS总分=A+B+C+D+E

5. 急性生理和慢性健康状态评价(acute physiology and chronic health evaluation,APACHE Ⅱ) APACHEⅡ是用于评定加强监护病房(ICU)患者病情,并据以预测预后的一种通用评分方法,近年来亦用于评估创伤伤情。对每个创伤患者,预定12项急性生理学参数,包括体温、平均动脉压、心率、呼吸频率、动脉血氧分压、pH、血钾浓度、血钠浓度、血肌酐浓度、血细胞压积、血白细胞计数和Glasgow评分,以及年龄和慢性健康状态,据此计算出APACHE Ⅱ分值。APACHE Ⅱ比ISS能更准确地反映创伤严重程度(表8-3)。

6. 格拉斯哥昏迷分级(Glasgow Coma Scale,GCS) GCS对伤者的睁眼、言语和运动三方面的反应进行记分,以总分表示意识状态的级别:最高15分,最低3分。分数越低表示意识障碍程度越严重,11分以下为昏迷表(8-4)

表 8－3　APACHEⅡ　疾病分类记分表

A 病理生理变化	异常降低值				0	异常降低值			
	＋4	＋3	＋2	＋1		＋1	＋2	＋3	＋4
直肠温度(℃)	≥41	39～40.9		311.5～311.9	96.4～311.4	34～35.9	32～33.9	30～31.9	≤29.9
平均动脉压(mmHg)	≥160	130～159	110～129		70～109		55～69		≤49
心率(次/分)	≥1110	140～179	110～139		70～109		55～69		≤39
呼吸频率(人工呼吸次/分)	≥50	35～49		25～34	12～24	0～11	6～9	40～54	≤5
FIO_2≥0.5 时 $A-aDO_2$	≥500	350～499	200～349		＜200				
动脉血 pH	≥7.7	7.6～7.69		7.5～7.59	7.33～7.49		7.25～7.32	7.15～7.24	＜7.15
血钠(mmol/L)	≥1110	160～179	155～159	150～154	130～149		120～129	111～119	≤110
血钾(mmol/L)	≥7	6～6.9		5.5～5.9	3.5～5.4	3～3.4	2.5～2.9		＜2.5
血肌酐值(ng/dl 肾衰分 X_2)	3.5	2～3.4	1.5～1.9		0.6～1.4		＜0.6		
血细胞压积(%)	≥110		50～59.9	46～49.9	30～45.9		20～29.9		＜20
血白细胞计数(亿/升)	≥40		20～39.9	15～19.9	3～14.9		1～2.9		＜1

神经系统评分＝15－实际 Glasgow 昏迷评分

APS 总分等于上述 12 系统评分总和

B 年龄分

年龄	分数
≤44	0
45～54	2
55～64	3
65～74	5
≥75	6

C 既往健康评分

有严重器官功能不全或免疫抑制且为

a. 非手术或急诊术后　　5 分

b. 择期术后　　2 分

APACHEⅡ 总分＝A ＋ B ＋ C

注：FIO_2 为吸氧浓度，$A-aDO_2$ 为肺泡动脉血氧差。

表 8-4 Glasgow 昏迷量表(GCS)

(1) 睁眼	(2) 语言反应	(3)运动反应	记分
		遵嘱运动肢体	6
	回答切题	对疼痛能定位	5
自动	回答不切题	疼痛刺激肢体回缩	4
遵嘱	回答杂乱	疼痛刺激全身屈曲	3
刺痛后	单音节	疼痛刺激全身过伸	2
不能睁眼	不能发音	疼痛刺激无反应	1

昏迷总分=(1)+(2)+(3)。

第二节　颅脑创伤

随着现代化工业、建筑业以及交通业等的发展,急性颅脑创伤的发生率不断增加。在我国因创伤致命的伤员中,半数以上与颅脑损伤有关。在交通事故中,因颅脑创伤而死亡的人数占首位。因此,颅脑创伤的诊治在急诊外科中占有重要地位,其最初处理应被广大医务人员所了解。颅脑损伤可涉及头皮、颅骨和脑,其中心问题是脑损伤。

一、头皮损伤

颅脑创伤多合并头皮软组织损伤。单纯头皮损伤,不会引起严重后果;但头皮损伤的部位、类型和程度对判断颅脑创伤的伤情可提供一定依据,因此对头皮损伤一定要给予足够的重视。头皮损伤可分为擦伤、挫伤、裂伤、撕脱伤与血肿,需急症处理者主要是头皮裂伤和头皮撕脱伤。

(一) 病因、病理

头皮损伤均由直接暴力所致,如碰撞伤、刀砍伤、拳击伤。头皮血运丰富,皮肤与皮下组织致密,裂伤后不易回缩自行止血,部分患者尤其是儿童可因头皮出血导致休克。头皮皮下组织内有导静脉与颅骨板障静脉和颅内静脉窦相连,头皮损伤后一旦发生感染便可向深部蔓延引起脑膜炎、颅骨骨髓炎、硬脑膜外脓肿和脑脓肿等严重并发症,个别抵抗力差的患者可能发生败血症,因此对头皮损伤者一定要妥善处理。

(二) 诊断要点

1. 头皮擦伤　仅损及头皮表层,造成不同深度的表皮层脱落,伤面不规则,有少量点状出血和血清渗出。

2. 头皮挫伤　损伤累及头皮全层,受伤处及其周围组织有肿胀、皮下淤血,局部压痛明显,常合并头皮血肿。

3. 头皮裂伤　属开放性损伤,伤口往往混有头发、泥沙等异物,伤口的深浅不一,创缘较整齐,严重者可有组织缺损;出血凶猛时短时间内可因严重失血而发生休克。

4. 头皮撕脱伤　多发生于女性,常因头发被卷入转动的机器中,大片头皮自帽状腱膜下撕脱，颅骨骨膜一般仍留在原处，严重时整个头皮连同额肌、颞肌或骨膜一起撕脱。此类损伤的特点是失血多、易感染，常因中大量失血与疼痛而发生低血容量性休克。

5. 头皮血肿　按血肿部位不同可分为三种：

（1）皮下血肿：血肿位于皮下组织层，局限无波动，由于血肿周围的组织受伤后肿胀而增厚，故触之有凹陷感，易误诊为凹陷骨折。指压隆起的血肿边缘，可使其水肿消散。摄血肿区切线位 X 线片可助鉴别。

（2）帽状腱膜下血肿：位于帽状腱膜与骨膜之间，由于该层系疏松结缔组织，血肿易于扩散，可蔓延至全部头皮，不受颅缝限制，触之有明显波动感，恰似头上戴了一顶水囊状的帽子。若血肿继发感染，则局部胀痛，皮温升高，并伴有全身感染症状。

（3）骨膜下血肿：位于骨膜与颅骨之间，张力大，波动感不如帽状腱膜下血肿明显，血肿边界不超越颅缝。多与线行骨折相伴。

6. 实验室与特殊检查　受伤暴力较大时，应摄头部 X 线片或 CT 检查，以排除颅骨骨折颅内血肿。

（三）治疗原则

对头皮擦伤与挫伤，只需将局部头皮清洗消毒，涂上外用药，一般不需包扎。对新鲜创口应尽早做清创缝合。按清创术要求冲洗伤口，清除异物，切除不整齐的创缘，并逐层缝合，将有菌的污染创口变成清洁的无菌伤口，然后妥善包扎。头皮血肿多数均可自行吸收消退，如血肿较大，长期不消散或不断增大者，可采取无菌操作穿刺抽吸，有时需反复穿刺，穿刺后作加压包扎。但必须注意，一次抽出的血量不能太多，特别是伤势重或儿童帽状腱膜下血肿，因失血较多，可能引起休克，应适当输血。血肿如已感染，即应作切开引流。

撕脱伤早期应给予镇静、止痛与抗休克治疗，争取在 12 h 内清创。如皮瓣未完全脱离而又有血供，经彻底清创后予以缝合，皮下放置引流条加压包扎；对完全脱落而有生机的皮瓣，可试行头皮小血管吻合或将脱落头皮经清创后切成中厚皮片，原位缝合；如脱落的头皮因污染已不能重新植用，而骨膜尚属完整，清创后取其他部位的中厚皮片作游离植皮；若骨膜亦随同帽状腱膜撕脱，颅骨外露，可行颅骨钻孔，待肉芽长出后植皮。

二、颅骨骨折

颅骨以枕外隆凸、上顶线、乳突根部、颞下线和眶上缘的连线为界分为颅盖（颅顶）和颅底两大部分，颅神经和血管都从颅底骨孔通过，延髓和颈髓在枕骨大孔处延续。颅骨骨折在闭合性颅脑损伤中约占 15%～20%，在重型颅脑损伤中约占 70%。

（一）病因、病理

颅骨骨折均系外力直接或间接作用于颅骨所致。一般颅盖骨折由直接暴力所致；颅底骨折可由间接外力作用引起，或由颅盖骨折延伸到颅底所致。颅骨骨折主要取决于外力性质和颅骨结构，当暴力直接作用于头部时，常使受冲击部位的颅骨发生局部或广泛的弯曲变形，当颅骨变形超过弹性限度即可导致骨折。颅骨的弹性随年龄增大而递减，故婴幼儿易出现乒乓球样骨折。在颅骨变形的瞬间是一个急速内凹和立即弹回复位的过程，它可使脑组织受到损伤。发生骨折时，尤其是粉碎性或凹陷性骨折，骨片可刺破硬脑膜，损伤脑实质，造成局限性脑损伤，有时可合并各类颅内血肿。此外，由于局部的压迫和局限性脑挫裂伤，外伤性癫痫的发生率较高。如为开放性颅脑损伤，易导致颅内感染。在颅底骨折时，颅底的硬脑膜容易撕裂而出现脑脊液漏。一般颅盖骨折，儿童于12周，成人于1～3年内可达骨性愈合。

颅骨骨折有以下3种分类方法：

1. 按骨折部位分类　① 颅盖骨折(图8-1)；② 颅底骨折(图8-2)。

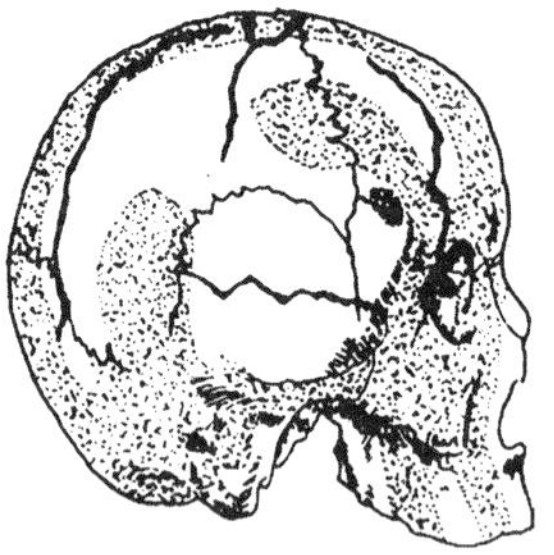

图8-1　颅盖骨折

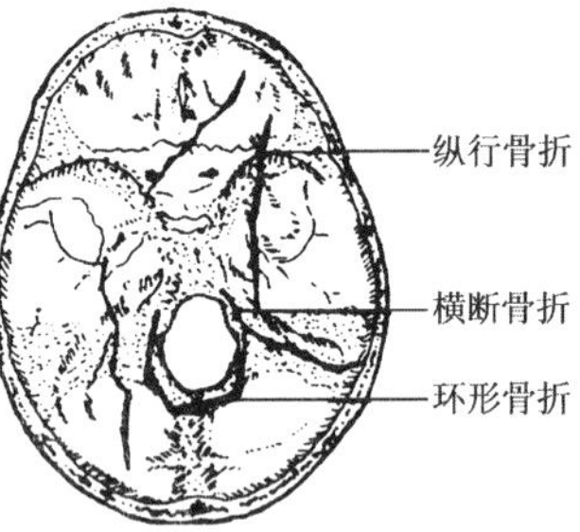

图8-2　颅底骨折

2. 按创伤性质分类　① 开放性骨折；② 闭合性骨折。

3. 按骨折形状分类　① 线性骨折；② 凹陷骨折；③ 粉碎性骨折。

（二）诊断要点

1. 颅盖骨折　颅盖骨折临床上较常见，其发生率为颅底骨折的3倍，以顶骨最多，其次为额、颞、枕骨。一般骨折线不跨过骨缝，如暴力过大，亦可波及邻骨；超过两处以上的颅骨骨折，伤情多较严重。头部外伤后如发生颅盖骨折常表现为骨折局部的头皮肿胀、压痛，可伴发骨膜下血肿与帽状腱膜下血肿，凹陷骨折与粉碎性骨折，有时触诊可检出局部颅骨凹陷。如骨折合并硬膜外血肿、局部脑组织损伤、静脉窦损伤以及颅内高压等可出现相应症状与体征，如头痛、呕吐、意识障碍、偏瘫、失语、局灶性癫痫等。

2. 颅底骨折　颅底骨折多为线形骨折，其暴力较剧烈常合并较重的脑损伤，由于颅底内面有3个呈阶梯状的颅窝，按其位置分别称为颅前、中、后窝，发生骨折后，临床表现各有特点：

(1) 颅前窝骨折：骨折多累及额骨水平部及筛骨，出现鼻出血，眼睑和球结膜下淤血斑，即"熊猫眼征"(黑眼征)，嗅神经损伤导致嗅觉损害；脑脊液鼻漏，多为筛板或额窦后壁骨折并同时撕破硬脑膜及黏膜所致；颅内积气，空气经脑脊液漏的途径进入颅内形成。

(2) 颅中窝骨折：骨折累及蝶骨和颧骨，出现颞部软组织挫伤和肿胀。蝶骨骨折常造成脑脊液鼻漏，骨折线累及岩骨部，脑脊液可经中耳和破裂的鼓膜经耳道流出，形成脑脊液耳漏。常见面神经或听神经损伤。并发颈内动脉-海绵窦瘘时出现搏动性突眼、眼睑和结膜水肿、眼球运动受限，在眶部和颞部听诊可闻及血管杂音。眶上裂骨折或颅中窝内侧面骨折，可损伤动眼、滑车、外展和三叉神经第一支，出现同侧瞳孔散大、眼球运动受限和前额部感觉障碍，称为眶上裂综合征。

(3) 颅后窝骨折：骨折常累及岩骨与枕骨基底部，出现枕下或乳突区皮下淤斑，即"Battle征"，多在伤后2～3天出现后组颅神经受损症状，出现舌咽、迷走和舌下神经功能障碍。延髓损伤，可出现昏迷，四肢弛缓性瘫痪，呼吸困难，严重者很快死亡。

3. 实验室与特殊检查　一般摄头颅X线平片，需要时作CT检查。

（三）治疗原则

1. 单纯线形骨折无须特殊处理，线形骨折并发颅内血肿导致颅高压者，需手术清除血肿。

2. 凹陷骨折　如骨折片陷入深度在1 cm以上，骨折片刺入脑组织内出现脑受压症状，大面积凹陷（直径>5 cm）或凹陷位于运动区者均需手术治疗。手术有凹陷骨折整复、陷入碎骨片摘除和颅骨成形术三种。

3. 粉碎性骨折的处理基本同凹陷性骨折。

4. 颅底骨折　属内开放性骨折，临床治疗主要针对颅底、颅内严重并发性损伤与控制感染。① 耳鼻出血和脑脊液漏者应保持头高位（30°～60°），使引流通畅，严禁堵塞冲洗，以免引起颅内感染。② 严禁作腰穿，防止污染液体逆流颅内。③ 如脑脊液漏超过1个月不愈合者可采用手术修补漏口。④ 常规应用抗生素与TAT。⑤ 对颅神经损伤后的治疗，除视神经、面神经可考虑手术治疗外，其他神经一般采用保守疗法。⑥ 对继发性颅内血肿与血管损伤应尽早给予手术治疗与介入治疗。

三、闭合性颅脑损伤

闭合性颅脑损伤是一种常见而又严重的创伤。虽闭合性颅脑损伤与开放性颅脑损伤不同，需要手术治疗的约占12%，但严重闭合性颅脑损伤，手术治疗往往是治疗中极为重要的甚至是起决定作用的治疗方法。

（一）病因、病理

闭合性颅脑损伤多为交通事故、跌倒、坠落等意外伤及头部所致，其损伤机制较为复杂。根据外力作用于头部的方式可分为：

1. 直接损伤　又分为加速性损伤或（和）减速性损伤与挤压伤。

2. 间接损伤　又分为传递性损伤、挥鞭式损伤与胸部挤压伤并发的脑损伤。

上述两种损伤均造成脑组织在颅腔内的移动与颅骨发生摩擦、冲撞而致伤，也可因牵拉、扭曲而致伤。

常见的闭合性颅脑损伤有脑震荡与脑挫裂伤，现分述如下：

1. 脑震荡　脑震荡是脑损伤中最轻型的损伤，多数缺乏器质性损害的证据，而是病理学上的术语，其特点是头部受伤后，立即发生短暂的脑功能障碍，经过较短时间后可自行恢复。

近年来通过病理解剖、神经生理和生物化学的综合研究，特别是对脑干网状结构机能的广泛探索，现已公认脑震荡时意识障碍的本质主要是由于网状结构、大脑皮层和间脑的损伤。此外，与受伤时瞬间颅内压的急剧变化和脑血管功能紊乱等也有一定关系。多数为功能性障碍，也可出现轻微的脑组织充血水肿，大脑和脑干网状结构神经元胞体肿胀、染色体溶解、局部缺血性变及胶质细胞增生等。此外，脑震荡患者早期可有脑电图、脑干听觉诱发电位（audio-evoked potential，AEP）改变，脑脊液中可检出乙酰胆碱含量增高，并与昏迷程度成正比。

2. 脑挫裂伤　头颅遭受暴力打击致脑组织发生器质性损伤时，称为脑挫裂伤。它既可发生在着力部位（图8-3），也可发生在对冲部位（图8-4），损伤部位多见额极与颞极、额底和脑凸面。脑挫裂伤常合并不同程度的颅内血肿和脑水肿，如治疗不力常形成脑疝，造成严重后果。

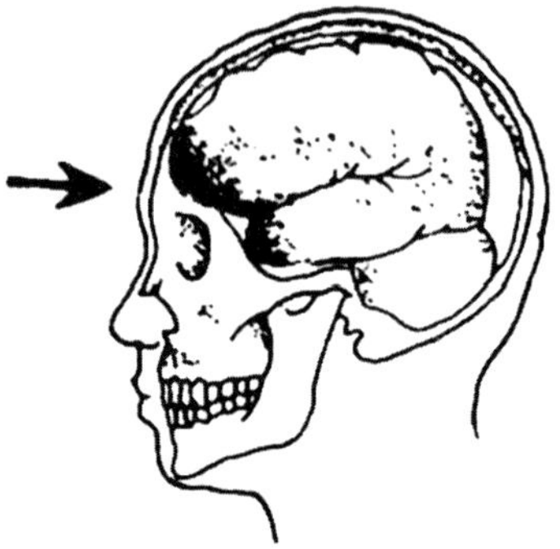

图 8－3　前额部着力的脑损伤

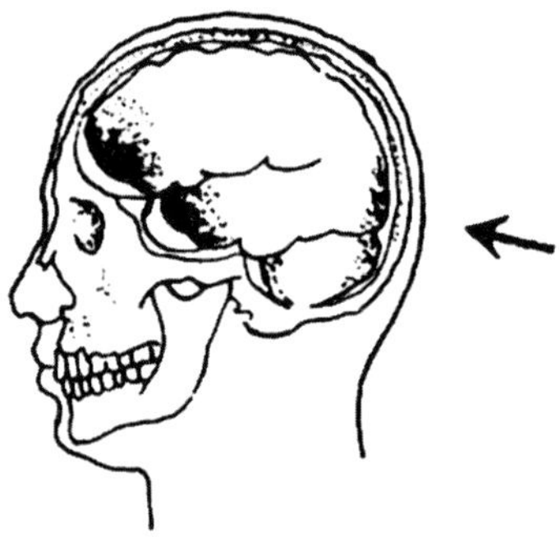

图 8－4　枕部着力的脑损伤

脑挫裂伤主要的病理变化是脑组织碎化、坏死、出血和水肿，继而出现组织溶化及胶质细胞逐渐增生进入修复过程。损伤较重者，局部出现脑萎缩，脑表面挫裂灶局部脑胶质细胞增生与脑膜纤维细胞增生融合形成脑膜脑瘢痕。

脑挫裂伤区的病理变化可导致局部脑功能丧失，血脑屏障破坏，血管通透性增加。细胞外液增多又可引起颅内压增高，造成生理改变。此外，脑膜脑瘢痕可影响蛛网膜下隙脑脊液循环与吸收，并刺激脑皮质导致外伤性癫痫。

（二）诊断要点

1. 脑震荡　① 短暂意识障碍：伤后患者出现一过性意识障碍，表现为神志恍惚或完全昏迷。意识障碍持续时间多在数分钟或十多分钟后逐渐消失或恢复正常，一般不会超过 30 min。② 逆行性遗忘（近事遗忘）：患者从昏迷中清醒后，不能回忆受伤经过，对受伤前不久的事也不能回忆，但对往事（远记忆）仍能叙述，这一现象称为逆行性遗忘，此为近记忆中枢海马回损害的结果。③ 头痛、头晕，恶心呕吐：患者清醒后多有头痛、头晕，约半数病例有恶心或呕吐现象。④ 情感反应：伤后常有情绪不稳定，见人易激动、流泪、不自主哭笑；有些患者表现为淡漠、抑郁、易于惊恐、不耐烦、思考问题迟缓、判断能力下降等。⑤ 自主神经症状：伤后多立即出现皮肤苍白、出冷汗、血压下降、脉搏微弱缓慢、呼吸频率与幅度变化等症状。

2. 脑挫裂伤　① 意识障碍明显，持续时间较长：患者伤后昏迷较深，持续时间较长，短者数小时或数日，长者数周至数月，有的为持续性昏迷或植物生存，个别昏迷数年直至死亡。② 有明显的神经损伤后定位体征：由于脑组织破坏、出血、缺血等损害，不同部位（功能区或哑区）的脑挫裂伤可立即出现相应神经系统受损的表现，常见有瞳孔散大、单瘫、偏瘫失语、偏盲和局灶性癫痫，一侧或两侧锥体束征等。③ 颅内压增高症状：轻度脑挫裂伤患者颅内压变化不大，严重者发生明显脑水肿、脑肿胀等，颅内压随之增高，出现剧烈头痛和喷射性呕吐伴有血压升高，脉搏洪大而慢。④ 生命体征变化常较明显：体温多在 31℃左右，脉搏、呼吸增快，血压正常或偏高，当合并胸腹脏器损伤或肢体、骨盆骨折时可出现休克。⑤脑膜刺激症状：脑挫裂伤常合并外伤性蛛网膜下隙出血，过多的红细胞及其破坏后形成的胆色素引起化学性刺激，造成患者头痛加重、恶心、呕吐、颈项强直及克氏征阳性等。

3. 实验室与特殊检查　常用的检查方法有头颅CT扫描、颅骨X线平片、腰穿、头颅超声波探测和脑电图等。

4. 脑震荡的诊断并不困难，但应力求严谨，以免产生不必要的纠纷并给患者增加心理反应。此外应注意脑震荡既可单独发生亦可合并脑挫裂伤，诊断依据如下：① 头部确曾受到外力打击，可看到受伤点表面的软组织伤。② 有短暂意识丧失与明显的近事遗忘症。③ 神经系统检查均无阳性体征发现，脑脊液常规检查在正常范围，无明显生命体征变化。

5. 脑挫裂伤的诊断主要根据外伤病史、临床表现及必要的辅助检查，如头颅CT扫描、颅骨X线平片、腰穿、头颅超声波探测等，诊断并不困难，但需与颅内血肿和原发性脑干损伤相区别。

（三）治疗原则

1. 脑震荡　① 伤后可留急诊观察室作短暂观察，密切注意意识、瞳孔、肢体活动和生命体征变化。② 急性期注意休息，一般卧床休息1周，避免看书读报、过度用脑，应精神放松，消除顾虑。③ 对症治疗，根据病情可适当选用镇静、止痛、安眠药物、中药、针灸以及营养神经和调节神经功能的药物，如地西泮、苯巴比妥、颅痛定、尼莫地平、谷维素、脑活素、胞磷胆碱、三磷酸腺苷、多种维生素等。④ 心理治疗，向患者作耐心解释，正确认识病情，消除恐惧心理与顾虑，增强治疗信心，切不可不适当地强调或夸大脑震荡的危害性，而给患者增加医源性心理影响，给治疗带来困难。

2. 脑挫裂伤　① 非手术治疗：轻者治疗与脑震荡相同，一般应卧床休养1～2周，依据损伤程度与恢复情况而定。并给予镇痛、镇静和神经营养药物治疗。休克患者要及时抗休克治疗。重症患者应保持呼吸道通畅，必要时行气管切开术并给予吸氧，用高渗脱水药物及激素、冬眠、抗癫痫及改善脑组织代谢药物。蛛网膜下隙出血严重者，可腰穿引流血性脑脊液以减轻头痛。长期昏迷者可用鼻饲，防治水、电解质失衡及应激性溃疡、肺部感染、尿路感染等。急性期要加强监护，密切观察病情变化，必要时可复查头颅CT。② 手术治疗：颅高压严重者，如药物治疗效果不佳出现昏迷加深，症状加重，脑受压严重时可进行手术治疗。手术的目的在于清除糜烂、水肿、液化坏死的脑组织以及伴随的血块、血肿，进行彻底止血。再配合减压术，解除脑压迫症状以利患者术后较稳定地渡过急性脑水肿、脑肿胀阶段，取得治疗的最佳效果。

四、外伤性颅内血肿

颅内血肿是急性颅脑创伤中最常见的继发性损伤之一，当颅内出血聚集于颅腔内一定部位而达相当体积，对脑组织构成压迫引起相应临床症状时，称为“颅内血肿”。根据大宗病例统计，外伤性颅内血肿在颅脑损伤中占11%～10%，在重型颅脑损伤中占40%～50%，故颅内血肿是重型颅脑损伤主要死亡原因之一。

（一）病因、病理

外伤性颅内血肿主要与颅骨骨折和脑损伤有关，其出血来源有：① 颅骨骨折时造成板障静脉、导血管、脑膜血管与静脉窦的破裂，或因骨折片挫伤或刺入脑组织内损伤附近血管导致出血。② 脑损伤过程中由于脑挫裂伤灶中的静脉和动脉出血，或由于脑表面的桥静脉断裂,室管膜下静脉撕裂等出血造成。

成人颅脑是一骨性空腔,缺乏膨胀性,在正常状态下颅腔容积与脑容积之间相差11%～10%,也就是说颅脑内可供代偿的容积仅为11%～10%,约相当70 ml。要维持正常颅内压,只有靠颅内血容量和脑脊液的增减起代偿作用。颅内血肿形成的早期,机体有一定的代偿能力,通过颅内血管反射性收缩使脑血流量减少,脑脊液产生速度减慢和吸收速度加快,脑室和脑池排空,以代偿颅内血肿的体积,当血肿进一步增大超过代偿限度,即可引起颅内压增高。根据临床实践证明,颅内血肿往往伴有脑挫裂伤和脑水肿,脑体积明显增大,此时颅脑可代偿的容积比实际更小,一般幕上急性血肿量超过30 ml,幕下急性血肿达到10 ml以上,即有临床意义,甚至需要手术处理。所以颅内血肿的病理生理变化主要因血肿导致颅内高压、脑移位、脑受压引起脑血循环障碍、脑脊液循环障碍,脑疝形成,最终使脑干功能衰竭而死亡。

临床上常将血肿分为以下几类:

1. 按血肿形成时间分　① 急性血肿,伤后3天以内出现症状者;② 亚急性血肿,伤后3天至3周内出现症状者;③ 慢性血肿,伤后3周以后出现症状者。

2. 按血肿所在部位分　①硬脑膜外血肿(图8-5);②硬脑膜下血肿(图8-6);③ 脑内血肿(图8-7)。

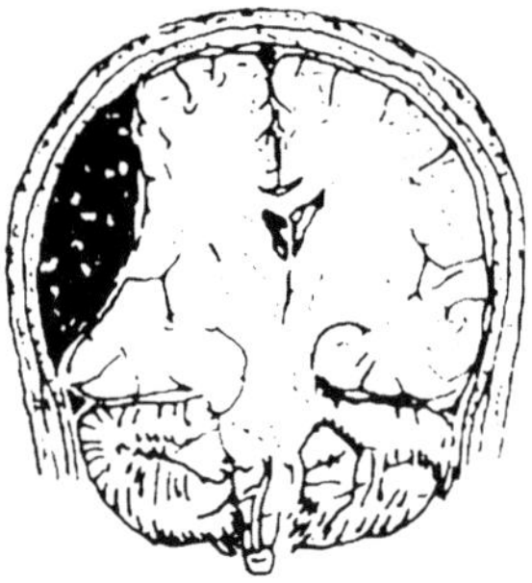

图8-5　硬脑膜外血肿

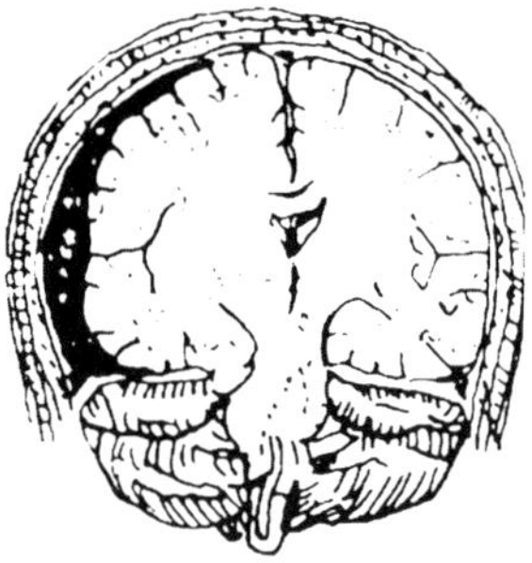

图8-6　硬脑膜下血肿

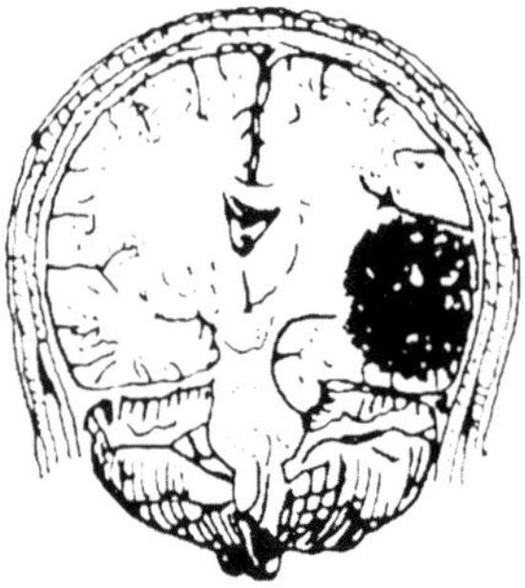

图8-7　脑内血肿

（二）诊断要点

各类颅内血肿的主要特点及表现如下：

1. 硬脑膜外血肿　多由直接暴力引起，常伴有颅骨骨折，多见于成人。典型的临床表现为：伤后有意识障碍与颅高压体征，常出现中间清醒期（<24 h），同侧瞳孔散大，对侧肢体偏瘫，如不及时救治可在数小时内迅速变化，瞳孔由一侧散大至双侧散大，血压递升，脉搏渐慢，呼吸变慢，昏迷加深，甚至呼吸骤停。

2. 硬脑膜下血肿　① 急性型：大多数是重型颅脑损伤，常合并脑挫裂伤，伤后意识障碍严重，可伴中间清醒期或伤后昏迷进行性加重，颅内压增高症状明显，神经损害体征多见，如患者出现偏瘫、局灶性癫痫、面瘫等，且脑疝症状出现较快。② 亚急型：临床表现与急性型相似，只是脑挫伤和脑受压症状较轻。③ 慢性型：多见于老年人，头部外伤轻微或被忽视，以颅内压升高症状为主，可出现精神障碍，需与颅内肿瘤相鉴别。

3. 脑内血肿　多因顶枕部着力引起对冲性损伤，造成额颞侧脑挫裂伤所致，也可因颅骨凹陷性骨折引起。临床表现与硬脑膜下血肿相似，即伤后意识进行性恶化，无中间清醒期，神经系统损害体征逐渐加重，常伴有定位体征和癫痫，有时病情演变急剧，伤后可能很快发生小脑幕切迹疝。

4. 脑室内血肿　常因脑室相邻的脑内血肿破入脑室或由脑穿通伤所致。凝血块填塞脑室系统出现颅内压增高，严重者表现为深昏迷、高热、去大脑强直、双侧瞳孔散大等，但局灶体征较少见。

5. 颅后窝血肿　除急性血肿外，亚急性血肿亦较多见，此为特征之一。枕部受伤伴有枕部骨折或枕乳缝分离而出现颅高压，小脑体征（眼球震颤、共济失调和肌张力减低等），颈项强直或有强迫头位，并有脑干受压症状者应怀疑颅后窝血肿。

6. 多发性颅内血肿　颅内不同部位发生两个同一类型的血肿或两个以上不同类型的混合血肿，称为多发性颅内血肿。这类患者伤后持续昏迷或昏迷程度逐渐加重者多见，症状进展迅速，脑疝出现早，常在伤后短期内处于濒死状态。

7. 迟发性颅内血肿　常见于脑内，其次是硬脑膜外，伤后首次CT扫描未发现颅内出血或无重要意义的发现，当病情恶化颅内压升高时再次作CT扫描，追踪发现颅内血肿，常发生于伤后6 h至3天，以意识变化与颅内压升高为主要表现。

8. 实验室与特殊检查　头颅X线平片可判断是否存在颅骨骨折，脑血管造影和头颅CT扫描可明确血肿的部位和大小。但CT也有误区。首先是检查时间上的局限性；其次是某些部位，如颅底及穹隆顶部的血肿，都是CT扫描难以发现的；又如硬膜外血肿厚度不足0.5 cm时也不易显示；亚急性或慢性血肿，在伤后2～4周，正值血液溶解或稀释，处于等密度状态时，对比性较差，CT也可漏诊。应根据病情，必要时作动态CT观察。

9. 根据头部外伤史、伤后出现意识变化、颅内压增高症状和神经系统损害定位体征，提示颅内血肿的可能；可行头颅X线平片，脑血管造影和头颅CT扫描以资确诊。当脑疝发生病情不允许做进一步检查时，应抓紧时间直接进行钻孔探查。值得注意的是，仅依赖于CT扫描而忽视病情观察和体检，在早期常不能对伤情作出正确的评价以致贻误诊断，甚至失去抢救患者生命的时机。因此，详细了解受伤经过、仔细观察病情和及时进行神经系统检查，同样是诊断颅内血肿的关键。

（三）治疗原则

颅内血肿的治疗可分为非手术治疗和手术治疗两大类：

1. 非手术治疗　适应证：① 伤后神志清楚或意识障碍不明显，GCS≥11 分。② 症状逐渐好转，神经系统无明显阳性体征，生命体征平稳者。③ 头颅 CT 检查血肿量，硬脑膜外≤15 ml，硬脑膜下≤30 ml，颅后窝≤10 ml。④ 脑深部或多发性小灶急性血肿，可先选用非手术治疗。⑤ 中线结构移位在 10 mm 以内者。⑥ 颅内压（ICP）在 20mmHg 以下的隐匿性颅内血肿，不伴有脑挫裂伤和脑受压者。⑦ CT 扫描而忽视病情观察和体检，在早期常不能对伤情作出正确的评价以致贻误诊断，甚至失去抢救患者生命的时机。因此，详细了解受伤经过，仔细观察病情和及时进行神经系统检查，同样是诊断颅内血肿的关键。

老年患者非手术治疗的指征适当放宽。对颞部、后颅凹以及双额极的脑内血肿非手术治疗要谨慎，因为这些部位的血肿病情变化快，观察较困难。

非手术治疗，早期应用甘露醇（平均 7～10 天）和地塞米松，后期口服利尿剂或活血化瘀中药并给予神经营养药物和高压氧治疗，整个过程需加强护理，注意水、电解质平衡和防治感染，有条件者进行颅内压监护或 CT 扫描动态观察。

2. 手术治疗　手术治疗中需注意以下几个问题：① 术前准备：向家属及单位介绍病情，签署手术同意书，完成必要的化验检查、配血、禁食、备皮。老年患者需作心电图检查，前 30 min 肌内注射苯巴比妥 0.1 g 和阿托品 0.5 mg（儿童酌减）。此外，昏迷患者应保持呼吸道通畅，出现脑疝者，立即静脉注射脱水剂。② 麻醉：一般采用气管插管全身麻醉，在全麻基础上附加局部浸润麻醉，如有条件可进行心肺功能、潮气终末二氧化碳以及血氧浓度监测。③ 血肿定位与患者体位：根据体检、血管造影及 CT 扫描结果，确定血肿位置，在头上相应区域标记切口，切口要足够大，以利于操作。小脑幕上开颅一般采用仰卧或侧卧位，小脑幕下开颅一般采用全侧卧位、俯卧位。④ 手术方法：颅内血肿病情发展很快，必须争分夺秒地进行手术治疗，一般要求在发生脑疝后 4 h 内完成手术，这对提高治愈率和患者生存质量是十分重要的。手术方法可根据患者不同情况而设计。常用的有以下几种。钻颅探查术：常用于血肿部位不明的紧急手术。开颅血肿清除术：适用于各类血肿，通常作骨瓣开颅，清除血肿既要彻底又不可增加脑损伤，妥善止血，对伴有严重脑挫裂伤的复合性颅内血肿，在清除血肿的同时，应将失去生机的脑组织一并清除。钻孔引流术：可用于慢性硬脑膜下血肿、脑室内血肿和部分脑内血肿的治疗，钻孔后在血肿腔内置管用生理盐水反复清洗，引出积血，并留置引流管引流 3～5 天。待引流液清亮或微黄，证明无活动性出血后拔除引流管。减压术：血肿清除后，脑肿胀明显或术前有脑疝形成者，均应附加内减压（切除同侧的额极、颞极或枕极）或外减压手术（去骨瓣或颞肌下减压）来增加手术效果，以利于患者安全渡过术后脑水肿期。⑤ 术后处理：加强观察与心肺功能和颅内压监护，适当应用高渗脱水剂、激素缓解脑水肿，注意防治感染、癫痫与各种并发症，控制高热，注意水、电解质失衡的纠正。对昏迷患者给予苏醒剂，并加强营养与支持疗法，此外应重视基础护理与生活护理。

五、开放性颅脑损伤

开放性颅脑损伤指暴力作用于头部，造成头皮、颅骨和脑膜均有破裂，使脑组织与外界相交通。开放性颅脑损伤包括非火器性颅脑损伤和火器性颅脑损伤。开放性颅脑损伤的特点是致伤物进入颅腔，如不及时彻底清创处理易导致颅内感染。此外，伤口出血多，易发生失血性休克，应引起临床足够重视。本节仅介绍非火器性颅脑损伤。

（一）病因、病理

常见的有钝器伤，如铁棍、铁块、砖石、木棍等击伤。锐器伤如刀斧、钉锥、金属或玻璃碎片致伤。坠落伤和跌伤，头部撞击于锐器或钝物致伤。

除有一般闭合性颅脑损伤的变化外还有以下特点：

1. 由于损伤累及头颅各层，因此常发生多源性出血，或由于一处出血同时扩延至硬脑膜外、下腔，所以多发性颅内血肿较常见。

2. 由于脑组织机械性损伤以及出血性休克、缺氧、感染等因素，使脑水肿程度不断加剧，持续时间较长。

3. 由于有开放性伤口，当颅内压增高时，脑组织可经伤口溢出或膨出，并可有脑脊液漏以及出血性休克等，因此颅内压增高得以缓解，而使颅内血肿症状有所延缓。

4. 由于异物、碎骨片等进入肺内可引起严重颅内感染，绝大部分为化脓性感染，最终导致脑组织炎性变。

5. 严重损伤易造成脑萎缩和脑-脑膜瘢痕形成，后者易形成脑室憩室与癫痫灶。

（二）诊断要点

由于开放性颅脑损伤的致伤原因、暴力大小不一，故造成脑损伤的程度与范围差别较大，临床表现也较悬殊，但一般都具有以下特点：

1. 意识障碍　意识障碍的程度取决于损伤的部位、范围和程度。锐器伤主要损伤脑某一局部，除脑干和丘脑下部损伤外，患者多无意识障碍。钝器伤往往造成广泛性脑挫裂伤与脑干损伤，多数患者伤后出现意识障碍。

2. 生命体征变化　可因伤及脑干、失血性休克、颅高压、蛛网膜下隙出血等引起。患者出现呼吸、脉搏、血压、体温等变化。

3. 神经损害症状　主要表现为运动障碍与感觉障碍，如有偏瘫、失语、偏身感觉障碍、癫痫等。

4. 脑膜刺激症状明显　早期出现由外伤性蛛网膜下隙出血等引起，晚期常因感染所致。

5. 实验室与特殊检查　一般摄头颅 X 线平片，需要时作头颅 CT 检查。

6. 根据头部受伤后伤口发现脑脊液或脑组织外溢等即可诊断。伤口检查切忌用探针或镊子作脑深部探查，以防污染扩散和加重损伤。伤情允许可行 X 线检查，常规摄颅骨正侧位片，条件许可应作头颅 CT 扫描，可了解伤道位置、脑水肿程度、颅内血肿与异物情况，为手术治疗提供准确的依据。

（三）治疗原则

1. 现场急救　主要是控制伤口出血和防止伤口感染，用消毒敷料包扎伤口，切忌在现场拔出致伤物，以免引起大出血，有休克者应及时补充血容量，对昏迷患者应保持呼吸道畅通，防止发生窒息。

2. 创口处理原则　开放性颅脑损伤的手术方法主要是及时彻底清创，一般要求尽量在 6 h 内完成，如伤后应用抗生素治疗，可延长时限到 4～11 h。清创时应严格按清创程序进行，包括清除颅内异物、碎化的脑组织，彻底止血等，并尽可能一期缝合硬脑膜，变开放伤口为闭合伤口。对已感染的伤口处理原则是先控制感染、换药，对引流不畅者可行扩大伤口引流手术，清除浅层异物、碎骨片，待伤口愈合或感染控制后再行深部处理，对累及静脉窦的创伤和钢针、钉、锥等损伤，必须认真对待，不得贸然拔出致伤物，以免造成不良后果。

3. 术后处理　应加强观察与护理，给予抗感染、抗脑水肿、抗癫痫治疗与支持治疗。

第三节　面颈部创伤

一、颌面部创伤

（一）病因、病理

颌面部处于人体的裸露部位，约占体表面积的5%。由于在日常生活和工作中，这些部位无法防护，因此创伤的机会就相对增多，发生率也较高。工伤、火器、交通事故、打架斗殴或意外伤害等，均易于殃及颌面部。

颌面部血液循环丰富，伤后出血较多，容易形成血肿。颌面部是呼吸道的上端，同时也是消化道的开口部位，外伤后极易造成伤员呼吸道不畅甚至窒息，并影响伤员的进食和营养。颌面部除有口腔、鼻腔、咽腔外，还有鼻旁窦，这些腔窦均非无菌环境，因此颌面部外伤后这些腔窦内的微生物将污染伤口，增加感染的可能性。

（二）诊断要点

1. 软组织肿胀及颌骨骨折错位均可引起面容的不对称，面神经损伤也可引起两侧面部表情运动的不对称。一般肿胀青紫部位可能是颌骨骨折所在部位，牙咬殆错乱也常是颌骨骨折的重要指征。颌面部创伤可疑部位应与对侧相应部位比较，有无隆起或凹陷，触及不对称，提示可能有面骨骨折、错位或颞颌关节脱位。肿胀部位按压有捻发音，则表示有皮下气肿。

2. 实验室与特殊检查　X线平片可诊断颌面部的骨折、脱位，必要时作CT检查。

（三）治疗原则

颌面部创伤的治疗原则是抢救生命，恢复功能，减少畸形和预防及消除感染。由于严重颌面部创伤可引起窒息，且以组织移位及异物堵塞所致较多，因此应迅速纠正伤员的体位，清除异物，并建立呼吸通道。颌面部伤后出血的临时止血方法可用手指压迫出血部位供应动脉的近心端(图8-8)。如较大创面的出血，或止血后仍见较多渗血的伤口可采用包扎止血法(图8-9)。如有牙齿或面骨骨折，最好在生命体征平稳后，由专科医师进行处理。

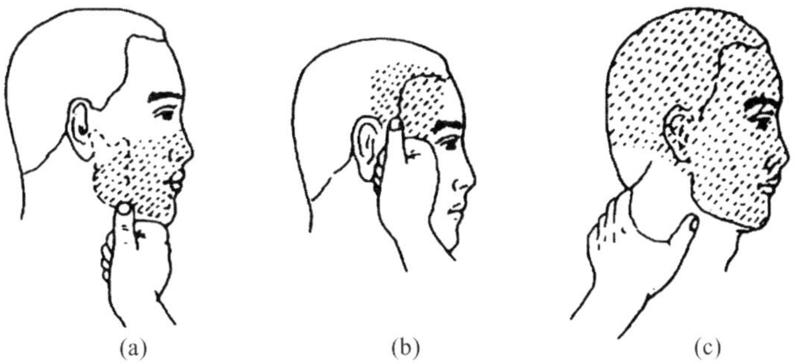

图 8-8　压迫供应动脉止血法

(a) 压迫颌外动脉；(b) 压迫颈浅动脉；(c) 压迫颈动脉

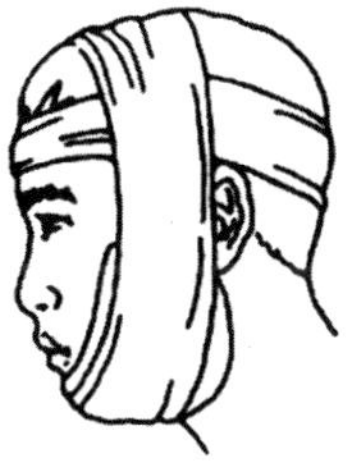

图 8-9　包扎加压止血法(用交叉十字绷带包扎加压)

二、颈部外伤

(一) 病因、病理

颈部创伤可分闭合性和开放性两大类。大多数颈部伤均属于开放性损伤，且都是由刀刃或弹片致伤。

1. 颈部的开放性损伤　可根据伤及颈部的部位不同而异。如颈后部的开放伤，常见的伤有：① 颈椎开放骨折；② 颈段脊髓穿透伤；③ 椎动脉骨间段断裂伤；④ 颈部肌肉开放伤。颈部前面及侧面的开放伤可有：① 喉及气管伤；② 食管伤；③ 颈部大血管伤(颈动、静脉，锁骨下动、静脉)；④ 颈部重要的神经损伤(迷走、喉返、膈、舌下神经等)。

2. 颈部的闭合伤　最重要而常见的有下列 4 种，即：① 颈椎骨折；② 脊髓颈段损伤；③ 颈部大血管损伤；④ 喉部及气管损伤。

(二) 诊断要点

1. 临床表现　颈部创伤后的主要表现是呼吸道梗阻和大出血。对颈部创伤伤员应注意下列三组临床症状、体征，并进行观察与检查，以便达到对颈部创伤的全面诊断。

(1) 血管损伤：① 伤口大量出血；② 受伤部位有进行性的扩张性血肿或搏动性血肿；③ 受伤部位听诊有血管杂音；④ 伤侧颈动脉、颞浅动脉、眼动脉搏动消失；⑤ 偏瘫、偏侧不全麻痹、失语、单眼失明等。

(2) 上气道、消化道损伤：① 呼吸困难；② 喘鸣；③ 气体交换量下降；④ 颈部伤口漏气、皮下气肿；⑤ 吞咽困难；⑥ 咯血、鼻出血、呕血；⑦ 不能解释的受伤部位压痛。

(3) 颈部神经损伤：① 舌偏斜；② 口角下垂；③ Horner 综合征(上眼睑下垂，瞳孔缩小，无汗)；④ 颈部感觉消失。

下颈部穿透性外伤，必须常规检查有无伤侧上肢血管及神经损伤的体征，同时亦要检查胸部有无气血胸及膈神经麻痹等。

2. 实验室与特殊检查　X线平片可观察颈部有无异物。

（三）治疗原则

颈部创伤最大的危险是上呼吸道梗阻引起的窒息，颈部大血管破裂所致的大出血，颈椎损伤引起的高位截瘫导致膈肌、肋间肌瘫痪，造成动力性呼吸衰竭，除非及时行人工呼吸抢救，否则，伤员将在现场死亡。若截瘫低于颈4水平，膈肌运动功能尚保存，但肋间肌及腹肌均瘫痪，呼吸困难，若不及时抢救，死亡率很高。

1. 颈部制动　对所有颈部严重外伤都要想到有颈椎骨折。在搬运伤员时，颈部宜先用颈托固定，至少用沙袋制动，防止伤员头部左右撞摆而加重颈椎脊髓损伤。

2. 保持呼吸道通畅　在处理严重颈部外伤时，保持呼吸道通畅必须占最优先地位，尤其是在伴有头、胸部多发伤时，这一点尤为重要。处理原则如下：① 气管内插管：对颈部外伤伤员意识不清，或伴有颅脑外伤而昏迷者，应及时清除口腔血块、呕吐物、痰及分泌物，即刻进行气管内插管，用呼吸机进行辅助呼吸。② 气管切开：对颈部外伤涉及喉外伤或伴有颌面外伤所致咽部水肿、血肿等不能作气管插管者，应早期行气管切开术。③ 环甲膜穿刺或切开：对颈部严重外伤，或伴有口腔损伤、颌面外伤，不能进行气管插管，或因伤情严重来不及行气管切开术时，可采用环甲膜穿刺或切开术以确保呼吸道畅通。

3. 大血管出血的急救处理

(1) 动脉性出血：① 指压止血法：在颈部大动脉出血的紧急情况下，可用指压法止血。伤员仰卧，头转向健侧。左侧损伤时，术者用右手指；右侧损伤时，术者用左手指。先用拇指置于胸锁乳突肌前缘扪及搏动的颈总动脉，而后垂直将其压迫至第6颈椎横突上，以阻断其血流，减少出血。每次压迫时间不宜超过10 min。② 堵塞加压止血法：即用无菌纱布直接填塞伤口内，紧紧压住出血的血管，然后在健侧用铁丝夹板或将伤员健侧上臂垂直举起，作为支架施行单侧加压包扎。填塞敷料应在3～5天取出，否则可因引流不畅而并发严重感染。取出敷料时应做好充分准备，以防无法控制的大出血。

(2) 大静脉出血：应立即用无菌纱布填塞压迫伤口，以使空气不再进入静脉。如出血不多而出现心搏骤停，应考虑大量空气进入心脏，应立即行右心室穿刺将空气抽出，有时可能转危为安。

对颈部大血管出血，不能用止血钳盲目钳夹出血处，因易损伤颈部重要结构。对颈部出血点不要用探针试探伤口深度，否则可能将暂时堵住血管壁裂口的凝血块穿破，引起难以控制的致命性大出血。

第四节　胸部、心脏大血管创伤

胸部、心脏大血管创伤是战时和平时常见的外伤。严重者可引起明显的呼吸、循环功能紊乱，如不及时救治，可迅速导致死亡。

胸部伤分闭合伤及开放伤两大类。开放伤以胸膜屏障的完整性为标准分为穿透伤与非穿透伤。闭合伤常由钝性撞击、挤压等原因引起，一般可发生胸壁挫伤、肋骨骨折、气胸、血胸，严重者可同时发生膈肌破裂、胃肠道穿孔等，导致腹腔内脏脱入胸腔内而出现膈疝等。

在战时常见爆震伤，平时在爆炸事故中也可见到。主要由于爆炸瞬间释放出巨大能量，使爆心处的压力与温度急剧上升，并借周围的介质如空气、水、固体（土、石等）迅速向四周传播，从而形成一种高压和高速冲击波，它可冲击肺组织，发生肺损伤、出血、水肿或肺破裂等。

平时开放伤由锐器如刀、剑、尖锐棍棒等引起。战时则以火器伤最多见。火器性开放伤造成的穿透伤或非穿透伤均可是贯通伤或非贯通伤。后者由于异物存留，常易导致感染。

非穿透伤可无内脏损伤，但火器性弹道伤则可因局部冲击产生内脏损伤。

穿透性伤则随伤道不同，发生肺、心脏或大血管以及腹部等内脏不同的合并损伤，造成血胸、气胸、血气胸、心脏压塞、胃肠道穿孔等，伤情较严重。

一、肋骨骨折

肋骨骨折在胸部创伤中最为常见。单纯肋骨骨折对呼吸功能的影响与累及范围和胸内合并伤的严重程度有关。一根肋骨同时有两处或两处以上骨折称为多处骨折。如两根以上相邻的肋骨有多处骨折，胸壁软化形成“浮动胸壁”，称为“连枷胸”。多根多处肋骨骨折可严重影响伤员的呼吸功能，产生的合并伤可导致伤员在伤后短期内死亡。

（一）病因、病理

肋骨骨折可因直接暴力或间接暴力引起（图 8-10）。直接暴力所致肋骨骨折发生在受伤位置。间接暴力可发生在挤压及坠落伤，因胸廓前后受压，压力传至肋骨中部而发生肋骨骨折。

相邻多根多处肋骨骨折，由于胸壁软化形成“浮动胸壁”。吸气时，浮动胸壁内陷，呼气时浮动胸壁外突，与正常胸壁呼吸运动相反，故称“反常呼吸”运动（图 8-11）。由于有效肺通气量减少、气体交换效率减低。反常呼吸运动使双侧胸腔内压力失去平衡，纵隔随呼吸来回摆动，称“纵隔摆动”，因此，影响呼吸与循环功能。此外，骨折的断端或碎片可刺破胸膜和肋间血管产生血胸和气胸，以及肺不张等严重并发症，对心肺功能均有很大影响。

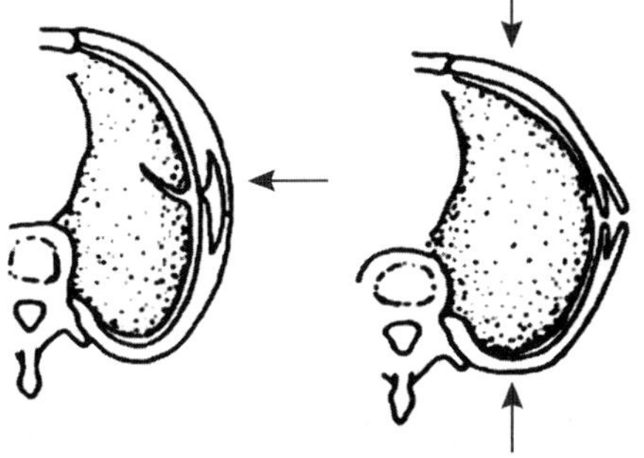

图 8－10　肋骨骨折，不同外力影响所发生的骨折移位的方向

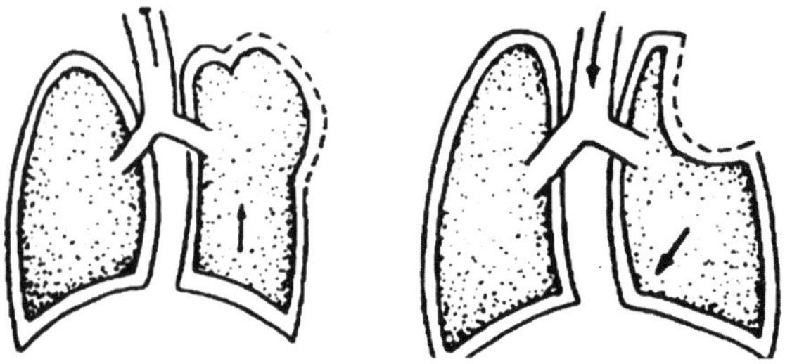

图 8-11　胸壁反常呼吸运动

近年来，对呼吸病理生理基础的深入研究，认为“连枷”的病理生理改变主要并非反常呼吸，而是损伤胸壁下的肺挫伤。相邻多根多处肋骨骨折伴有不同程度的肺挫伤，肺顺应性降低，呼吸道阻力增加，弥散功能减退，使通气与灌注之间的比值改变，以致影响气体弥散与交换，产生动脉氧分压下降。因此，严重者可导致呼吸困难甚至呼吸衰竭。

（二）诊断要点

1. 临床表现　单纯肋骨骨折的特点为呼吸时引起局部疼痛，随着深呼吸或咳嗽动作而加重。伤员因疼痛而不敢呼吸，因此，呼吸浅而快。由于咳嗽时疼痛，导致呼吸道分泌物潴留而并发肺不张和肺炎，影响呼吸功能。

2. 实验室与特殊检查

(1) X线检查：对肋骨骨折可做出明确诊断。但骨折发生在肋骨与肋软骨交接处，X线片上不显影。对严重胸部外伤伤员，必须在病情稳定后才可做此检查。切忌因搬动伤员而加重伤情及延误处理。

(2) 血气分析：动脉血气分析对了解病情的严重程度很有帮助。它对病情监护、诊断呼吸衰竭及决定治疗方针均有重要参考价值。当动脉氧分压低于 60 mmHg、二氧化碳分压高于 40 mmHg、pH 值低于 7.35 时，说明伤员有严重缺氧，必须予以辅助呼吸。

3. 单纯性肋骨骨折主要症状为呼吸时骨折局部疼痛，深呼吸及咳嗽时加重。如骨折刺破胸膜及肺组织则可发生气胸、血胸、皮下气肿，伤员可有咯血。体检时受伤部位有显著的局部压痛，挤压前后胸时骨折处出现剧痛，这是肋骨骨折特征性表现。“浮动胸壁”可见胸廓反常呼吸运动及伤员呼吸困难。如累及胸廓范围较大，则可严重影响呼吸循环功能，出现相应症状及体征如发绀及严重休克等。对第 1～3 肋骨骨折要注意有无锁骨及肩胛骨骨折，对下胸肋骨骨折应注意有无腹腔脏器损伤的症状与体征。

（三）治疗原则

肋骨骨折的治疗原则是镇痛，预防及治疗肺部并发症。治疗措施应根据肋骨骨折的根数、程度，合并肺部损伤及缺氧的情况而定。

镇痛包括药物镇痛、肋间神经封闭以及肋骨骨折固定等。肋骨骨折数量少，心肺功能正常伤员可应用胶布固定法固定。由于胶布固定后可限制呼吸功能，故老年人须慎用。

对合并有胸腔内积血和气体时，最好尽早放置胸腔闭式引流。当出现反常呼吸时应立即予以纠正，方法有局部加压包扎、胸壁牵引固定或手术固定断肋。

持续吸氧、保持呼吸道通畅、鼓励并协助伤员进行有效咳嗽是预防肺部并发症的重要措施，对不能有效咳嗽排痰的伤员可用鼻导管吸痰。适当限制输入的液体量，防止发生肺水肿。适当应用广谱抗生素。

二、创伤性气胸

（一）病因、病理

因外伤导致肺、支气管或食管破裂，或胸壁穿透伤，胸膜破损，空气进入胸腔统称为气胸。闭合性气胸系指胸部创伤后肺、支气管或食管破损，空气进入胸腔内而胸壁及皮肤仍保持完整，胸腔不与外界直接相交通。开放性气胸系指胸腔经胸壁缺损处与外界相交通，空气可随呼吸运动出入胸腔。

当一定量气体进入胸膜腔后，局部破口封闭，气体不再继续进入，则称单纯性气胸；如局部伤情重，气体不断从破口进入胸膜腔，使胸膜腔压力增加，构成张力，肺组织严重萎陷，明显影响呼吸功能与血流动力学，此种闭合性气胸为张力性气胸。张力性气胸不但使伤侧肺被压缩，丧失呼吸功能，同时又使肺内动、静脉功能性分流增加。随着胸膜腔内压力的增加，纵隔逐渐向健侧移位，使对侧肺也不能充分膨胀。纵隔移位又可使上、下腔静脉扭曲，造成更为严重的缺氧。张力性气胸有时能导致纵隔和皮下气肿（图 8－12）。由于胸膜腔负压消失，严重阻碍血液向心脏回流，从而发生循环衰竭。如不及时诊治，可导致死亡。

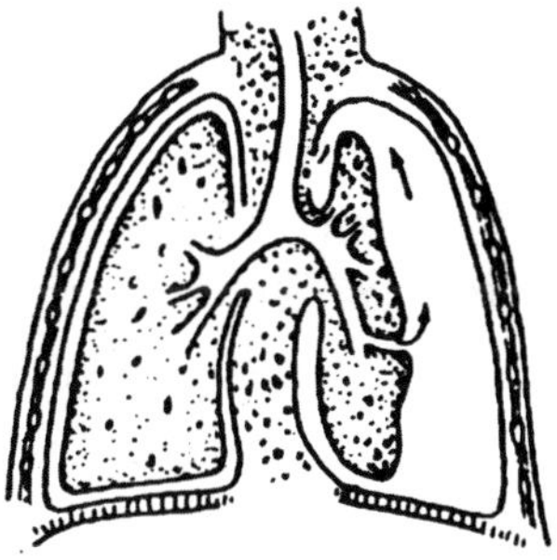

图 8－12　张力性气胸纵隔及皮下气肿

开放性气胸可使胸腔负压消失，伤侧肺萎缩。吸气时胸廓扩大，健侧肺吸入外界空气，同时伤侧肺内的残余气体也被吸入健侧肺；呼气时，健侧肺的空气不仅排出体外，亦部分排至伤侧肺内，因而健侧肺吸入的空气中含有氧量很低的伤侧肺内气体，如此一呼一吸，含氧量低的气体反复进入健侧肺内，可加重缺氧。与此同时，由于伤员呼吸困难，代偿性加强呼吸肌的收缩，使胸廓扩大，以致胸膜腔负压显著增加。因此，当吸气时使纵隔移向健侧，健侧肺的膨胀也受限制；呼气时，伤侧胸膜腔内气体从伤口逸出，纵隔也随着向伤侧移动，一呼一吸之间，发生纵隔摆动。胸壁伤口越大，纵隔摆动越明显。纵隔摆动刺激纵隔与肺门神经，并可使大血管，尤其是上、下腔静脉扭曲，影响血液回流和心脏排出量，造成循环障碍。空气反复进出胸膜腔，对胸膜也有明显的刺激，极易导致休克的发生（图 8－13）。

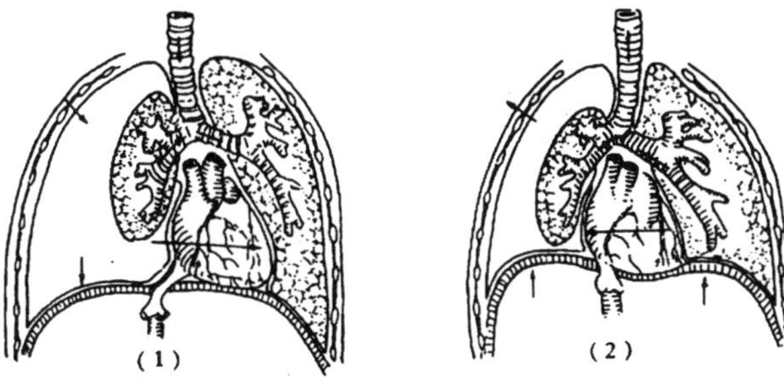

图 8－13　纵隔摆动

(1) 吸气时的情况；(2) 呼气时的情况

（二）诊断要点

1. 单纯性气胸的主要临床症状是胸痛与呼吸改变。呼吸困难程度取决于肺压缩的多少。少量气胸可仅有气促或毫无症状。大量气胸则可出现胸闷气急，气管向对侧移动，叩诊呈鼓音，听诊呼吸音减弱。

2. 张力性气胸时伤员可出现进行性呼吸困难、发绀和低血压，甚至发生休克和呼吸衰竭，气管向健侧移位，同时伤侧常伴有大量气胸及严重的纵隔气肿和皮下气肿。开放性气胸伤员有严重呼吸困难、面色苍白、发绀、血压下降、脉搏细速，并可闻及胸壁伤口有空气进出的吸吮声。

3. 实验室与特殊检查　胸部X线检查和胸腔穿刺测压是常用的检查方法。

（三）治疗原则

开放性气胸的治疗原则是紧急封闭胸壁伤口，使开放性气胸立即变为闭合性气胸，然后按闭合性气胸原则进行治疗。

少量单纯性气胸可卧床休息，严密观察，不需特殊处理。中等量以上气胸可作胸腔穿刺抽气，最好放置胸腔闭式引流。一般预防感染。当发生张力性气胸时，必须迅速排气减压，现场抢救或需后送的伤员宜用活瓣排气法（图8-14）。张力性气胸伤员均应放置胸腔闭式引流，必要时可加负压吸引；若经胸腔闭式引流排气后，仍有大量漏气和肺不张，疑有严重肺、气管、支气管或食管裂伤，或有胸壁活瓣样伤口，则应尽早作剖胸探查或胸壁清创术。

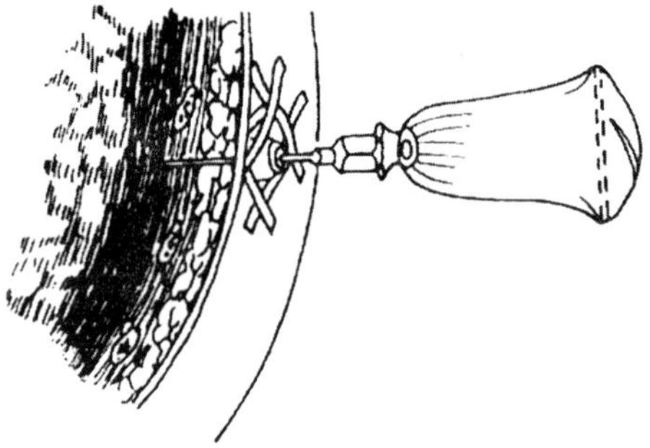

图8-14　张力性气胸的活瓣式引流

三、创伤性血胸

当血液积聚在胸腔内时称为血胸，血胸伴气体存在称为血气胸。血胸是胸部创伤常见的并发症。

（一）病因、病理

主要因闭合性或开放性胸部创伤引起胸壁血管、肺组织、心脏和大血管破裂出血所致。肋骨骨折，尤其是多根多处肋骨骨折合并血胸达95%。

血液在胸膜腔内由于心、肺、膈肌的活动有去纤维蛋白作用。经数小时后胸内积血的纤维蛋白可自行脱出，因而失去其凝固性，故胸腔穿刺抽出的血液不凝固；血胸在一定时间内，积血刺激胸膜产生渗出液，从而增加胸腔积液量。血胸发生时间较久，胸膜渗出的纤维素覆盖于胸膜上，使肺的呼吸运动减弱，去纤维蛋白作用也随之消失，逐渐形成凝固性血胸;另外,如在短时间内有大量出血,也可出现凝固性血胸。凝固性血胸 3 天以后,附在胸膜的纤维素和血块逐渐有成纤维细胞和成血管细胞侵入,经机化后形成纤维板。这种脏层胸膜纤维板随时间逐渐增厚,束迫肺脏,壁层胸膜纤维板增厚,可限制胸壁活动;胸膜间隙完全为纤维素所填塞称为纤维胸。其胸壁运动及呼吸功能严重受限,伤侧肺功能显著降低。大量血胸可引起血容量降低,伤侧肺受压,纵隔移位,影响气体交换,甚至发生休克。

（二）诊断要点

1. 胸腔积血不超过 500 ml 为少量血胸,一般临床上可无明显症状和体征或仅有吸收热,X 线检查仅见肋膈角消失。胸腔积血在 500～1 500 ml 为中量血胸,超过 1 500 ml 则为大量血胸。中量以上血胸主要表现为两组症状和体征:① 内出血引起贫血,有效血容量减少,脉快、面色苍白、呼吸困难及休克等症状;② 肺组织受压显著,使通气量减少,气体交换量降低,伤员可有胸闷、气急。体征可见伤侧胸廓呼吸运动减弱,触诊气管移向健侧,听诊呼吸音减弱或消失。叩诊下胸部呈实音;如并发气胸时,上胸部呈鼓音,下胸部呈实音。胸壁或胸膜腔内出血不止,血胸量继续增多称进行性血胸,常来自严重的肺裂伤、胸廓内血管或肋间血管裂伤。心脏、主动脉、腔静脉及肺动、静脉损伤和胸腹联合伤,如肝、脾破裂等,呼吸和循环多不稳定。伤员除具有上述症状、体征外,休克逐渐加重,呼吸困难继续加剧。

2. 实验室与特殊检查　X 线检查,可见血胸不透光阴影,中量血胸液面上界可达肺门平面,大量血胸时则可超过肺门平面;纵隔向健侧移位;血气胸可见液平面。胸膜腔抽出血液,是简易可靠的确诊方法。诸如超声、CT 检查对诊断胸膜腔积液也有帮助。

3. 诊断是否进行性血胸,须作严密观察,诊断的依据有五,出现其中之一,即可确诊:① 胸腔引流血量每小时超过 250 ml,持续 3 h;或每小时超过 150 ml,持续 6 h。② 休克逐渐加重或经抗休克治疗后一度好转,但不久又出现休克,并无腹腔脏器伤。③ 胸腔内抽出的血液很快凝固。④ 胸腔积血抽尽后,不久又出现中等量血胸。⑤ 胸腔穿刺抽不出血液,但临床征象加重,X 线检查见肺部阴影逐渐增大,血液在胸腔内很快凝固。

（三）治疗原则

创伤性血胸的治疗原则是抗休克,解除对肺组织的压迫。一般应在 11～12 h 后一次性将胸腔积血抽除干净。少量血胸应严密观察,不必特殊处理。中量以上血胸必须尽早放置胸腔闭式引流;迅速补充血容量;全身应用抗生素,预防发生肺组织和胸腔感染;鼓励患者咳嗽排痰,促进肺组织复张。

血胸开胸探查的指征有:① 进行性血胸;② 伴有心脏、大血管损伤;③ 伴有气管、支气管或食管损伤;④ 凝固性血胸伴胸腔内异物存留;⑤ 胸腹联合伤,且胸液中有污染物(胆汁、胃液、食物等)。

四、心脏大血管创伤

心脏大血管创伤可迅速引起严重的血流动力学改变,病情急重。

血心包及急性心脏压塞

1. 病因、病理　心包内血管或心脏损伤后出血可引起心包腔内积血。钝性伤可引起心脏挫伤、心脏破裂、冠状血管损伤、心包撕裂等,导致心包腔积血。刀伤、弹片伤等穿透伤常导致心脏伤，造成血心包或急性心脏压塞。

心包血管或心脏损伤后，如出血量小、速度慢则不产生心脏压塞症状，称血心包。如心包内积血迅速，对心脏(特别是心房)和心包腔内的上、下腔静脉发生压迫时，称为急性心脏压塞。急性心脏压塞并不是由于失血量过多，而是因心包内有积血，产生压力，使心脏舒张受限，阻碍静脉血回流，心脏不能充盈，以致心排血量迅速减少。一般在短时间内心包内积血达 50～200 ml，就可使静脉回流障碍而发生急性心脏压塞，颈静脉怒张，静脉压不断上升(肘部静脉压可达 25～30 cmH_2O)，动脉压不断下降，形成严重休克。

2. 诊断要点

(1) 急性心脏压塞有以下特征：伤员可有胸闷、心前区疼痛、呼吸困难、发绀、晕厥，甚至昏迷。体检可发现静脉压升高，颈静脉怒张；动脉压下降，脉压减小和奇脉；听诊有心音遥远；叩诊有心浊音界增宽。

(2) 实验室与特殊检查：X 线透视可见心脏搏动减弱，心电图可表现为窦性心动过缓和低电压，如冠状动脉损伤可出现心肌缺血或梗死图形，严重者心脏可停搏。

(3) 根据外伤史及伤道、临床表现、X 线以及超声波检查，一般可做出诊断。但应注意如下几点：

① 凡危险区(心前区、剑突下、上纵隔)的穿透伤，同时伴有血压不稳者，应考虑心脏损伤。

② 随着心包堵塞的加重，血流动力学的改变，患者先是躁动、呼吸困难、迟钝，然后迅速昏迷。

③ 典型 Beek 三联征(颈静脉怒张，心音遥远、低血压)只发生于 10%～40%的心脏伤。

④ 奇脉对诊断帮助不大。

⑤ 胸部 X 线检查心影常无明显增大。

⑥ 胸透可见心脏搏动减弱，但不常采用。

⑦ 超声检查很有诊断意义。

⑧ 剑突旁穿刺可抽得血液，但要注意可能出现假阳性和假阴性。

⑨ 对疑有心脏压塞的患者，应在手术室行心包穿刺或剑突下心包开窗。

3. 治疗原则　心脏伤引起急性心脏压塞，原则上应紧急施行开胸探查术，进行心包腔减压及止血。术前应给予输血及强心剂(多巴胺)，提高静脉压，增加心脏回心血量及心排出量，使血压上升，术时应作气管插管以保证呼吸道通畅；开胸后迅速切开心包解除心脏压塞，然后仔细止血，麻醉前不宜应用吗啡，以免抑止呼吸中枢和脑压增高。

开胸探查术指征：① 钝性伤或穿透伤后出现急性心脏压塞症状和体征；② 心包穿刺 1～2 次抽出积血后，心脏压塞症状和体征又出现者；③ 心包腔内有血凝块形成，心包穿刺抽陈血失败，心脏压塞症状和体征无改善者。

五、心脏挫伤

(一) 病因、病理

心脏挫伤临床并不少见，主要见于汽车急刹车时方向盘撞击在前胸壁心前区，使心脏处于前胸壁和脊柱挤压之下。

心脏挫伤的伤情不一。可小范围的心外膜下或心内膜下出血，小的外膜撕裂，特别是右心房前壁或心内膜撕裂，偶伴有水肿。但有时心脏外表仅显示轻微损伤，而可能有广泛心壁内挫伤或室间隔挫伤。组织学表现有不同程度的心肌纤维损伤、坏死以及修复过程中白细胞浸润，瘢痕组织形成。心肌损伤常可引起心律失常与心输出量降低。

（二）诊断要点

1. 心脏挫伤可无症状或被其他严重损伤所掩盖，最常见的症状是心前区疼痛。偶也迟至伤后 1 个月才出现。最常见的延迟症状为心绞痛、心悸及充血性心力衰竭。

2. 如无并发症如心脏压塞、室性心律失常或充血性心衰，则体检阳性体征较少。最常见的征象为心动过速，有些伤员心前区偶可听到心包摩擦音。

3. 对过去无心脏病史的青年人，在胸部钝性伤后，出现心前区疼痛、心动过速、心律失常，心电呈心肌缺血者，可诊断为心脏挫伤。但对老年人，特别是过去有心脏病史者，诊断非常困难，特别是心肌挫伤可加重以往存在的心脏病。

4. 心脏挫伤引起的疼痛与胸壁伤不同，呼吸运动对疼痛无影响。它与冠心病心绞痛的区别在于冠状动脉扩张剂常不能缓解，心前区疼痛可立即出现，或伤后数小时或数日后发生。

5. 实验室与特殊检查

(1) 心电图检查：无典型性异常心电图。即使正常心电图也不能排除心脏挫伤的可能。常有房性和室性心律失常。ST－T 波改变较多见。

(2) X 线检查：一般认为急性心影扩大可考虑心脏挫伤的可能。

(3) 超声检查对诊断帮助较大，心肌扫描仪仅对全层心肌挫伤可显示阳性。

(4) 酶测定：对心脏挫伤诊断通常用 CPK、ALT、LDH 的测定，但意义不大。而 CPK 的同工酶 MB 对心肌损伤有特异性。CPK－MB 在受伤当时即可见升高。伤后 3～4 天恢复正常。CPK－MB 与总 CPK 值的比例具有重要意义。CPK－MB 与总 CPK 比值超过 11％时对诊断心脏挫伤具有非常重要的意义。

（三）治疗原则

对疑诊或确诊为心脏挫伤的伤员，均应持续心电监护，测定中心静脉压；在可能情况下，再测定肺动脉压以调节输液，纠正低血容量和低氧血症。其他治疗与心肌梗死相同。由于严重外伤后，血清钾常较低，因此，要特别注意补钾。出现心力衰竭者，给予毛花苷 C。血压下降则给予升压药如多巴胺等。此外，应根据出现的不同情况纠正心律失常等。

心包积液很少发生，如有心脏压塞症状，应紧急做心包穿刺，或施行心包切开减压及引流术。

第五节　腹部创伤

腹部创伤较为常见，死亡率高。近年来尽管加强了急救组织，改进了急救技术，提高了急救水平，但日益频繁的交通事故，严重腹部创伤仍常常构成对伤员生命的威胁。据国内统计，516 例腹部创伤中，交通事故引起者占 39.5％，死亡率为 12.2％。腹部创伤的危险性主要是腹腔实质器官或大血管创伤引起的大出血，以及空腔脏器破损造成的腹腔感染。因此，加强急诊科建设，早期诊断和及时处理是降低腹部创伤死亡率和伤残率的重要因素。

（一）病因、病理

腹部创伤可单独发生，亦可见于多发伤之中。创伤原因包括钝力和利器两大类。钝力伤在平时通常是被打击或挤压、撞击的后果；在战时主要是爆炸所致的气浪和水波冲击伤。利器伤在平时是刀刺伤或锐器刺伤；在战时则主要是枪弹等火器伤。腹部手术时，粗暴操作造成脏器创伤，或内窥镜检查时，粗心疏忽引起的创伤，称为腹部医源性创伤。

腹部创伤的分类基本上分为开放伤和闭合伤两类。钝力作用结果大多造成腹部的闭合性创伤，例如腹部受外力冲击或挤压时，可致腹内脏器破裂而腹壁仍然完整无损，因而亦称为腹部钝性伤。利器伤则无例外地造成开放性创伤。在开放性创伤中，凡壁腹膜已有破损者称贯穿伤，其中95%上合并有内脏创伤，而结肠、小肠伤占半数以上。虽为开放伤，但壁腹膜仍完整者称为非贯穿伤，这类伤引起内脏伤少见，但必须注意。腹内脏器由于暴力影响偶尔亦有损伤的可能。

腹部创伤的主要病理是腹内脏器破裂出血和腹膜炎。腹内实质性器官破裂主要是大出血，而腹内空腔脏器破裂则溢出其腔内容物。大出血急剧影响全身状况，而血液对局部腹膜刺激较空腔内容物为轻；相反，穿破性腹膜炎，局部腹膜刺激显著，而初期的全身反应并不强烈。创伤后的脏器组织，局部细胞失活，血管断裂出血、凝血，随之发生炎症反应。实质脏器破裂创口出血发生贫血和休克的全身反应；血液的刺激使周围脏器如小肠、大网膜起“嵌闭反应”，使破损脏器出血受限，同时由于出凝血过程，引起受伤脏器周围血块沉着。如出血量过大，“嵌闭反应”破坏，则血液弥漫全腹，空腔脏器破裂或穿孔溢出内容物（如胃肠液、胆汁、尿液、粪便等），对腹膜及其周围组织的刺激引起强烈炎症反应，使局部充血、水肿。大量水分、电解质及血浆蛋白渗出，如脏器穿孔较大，难以局限时，则引起弥漫性腹膜炎；腹部创伤后，脏器破裂出血，导致低血容量，肠内容物溢出引起腹膜炎，使毒素吸收，血管通透性增加；缺氧使钠泵衰竭，又使细胞内液增多。因此，严重血容量丢失、休克、外周循环灌注低下，均将使血流动力学受损。早期给予有效液体复苏，则可防止交感神经的不利作用，并可增加血流灌注压和容量。此外，创伤后由于低血容量，组织灌注低下，组织缺氧缺血，使细胞代谢紊乱，血糖升高。血浆中游离脂肪酸增高及游离氨基酸升高而进行分解。血尿素氮升高，负氮平衡显著。肾功能主要表现保水保钠及排钾，氢离子增加；免疫功能下降将易受细菌感染。组织损伤的产物及细菌毒素，可激发补体系统，补体反应能释放大量血管活性物质进入大循环，使毛细血管收缩延长，通透性增高，组织水肿。血液高凝状态，并使血小板聚集、粘着、循环栓塞；还可使纤维蛋白溶解增加，导致出血倾向。因此，腹部创伤在手术后可并发多器官功能衰竭。

（二）诊断要点

1. 开放性或贯穿性腹部伤中，肠破裂较实质性脏器破裂的机会多，而结肠、小肠破裂的比例大致相等，开放性腹部伤多为多脏器伤。据统计，有两个脏器伤常伴有结肠、小肠伤，有三个脏器伤者以小肠、结肠和肝脏的合并伤为多；肠道的火器伤往往不止一处，且穿孔的数目一般多为偶数。

2. 开放性腹部伤所造成的脏器伤，一般都是完全性的，即受伤当时就有实质性脏器破裂出血或空腔脏器的穿破性腹膜炎。相反，闭合性腹部伤所造成的脏器伤可有不完全的，如肝脾等脏器的中心裂伤，而其包膜完整，临床所谓“延迟性出血”，此种情况虽少见，但由于内出血的全身表现不明显，腹膜刺激征亦轻微。及时诊断颇为不易，需要严密观察才能肯定。

3. 由于腹部创伤的性质不同，其临床表现可有很大差异。现将实质性器官和空腔器官创伤的临床表现分述如下：

(1) 实质性器官(肝、脾、胰、肾或大血管)：创伤主要表现为腹内(或腹膜后)出血。患者出现贫血和休克症状。腹痛呈持续性，腹痛时可伴肌紧张、压痛、反跳痛，但不如空腔脏器破裂时严重，体征明显处常是创伤所在：肝脾破裂疼痛可向肩部放射，头低位时症状更明显，肝脾包膜下破裂或系膜、网膜内出血可出现包块。移动性浊音虽是腹内出血的依据，但出现较晚，对早期诊断帮助不大。肾创伤时出现血尿。

(2) 空腔脏器(胃肠道、胆道、尿道)：创伤表现为局限性或弥漫性腹膜炎。上消化道破裂时，漏出胃液、胆汁对腹膜的强烈刺激，可引起腹膜刺激征。下消化道破裂时，漏出液引起腹膜刺激征较轻，腹膜炎体征出现较缓，但腹腔污染较上消化道破裂为重，随着腹膜炎的发展，出现感染和中毒症状，表现为发热、白细胞计数增高等全身反应，同时腹部肠鸣音减弱或消失。胃肠道破裂后可有肝浊音界缩小或消失。腹膜后十二指肠破裂者可出现右上腹、右腰部疼痛和压痛及阴茎勃起异常等表现。胃、十二指肠创伤可有呕血，直肠损伤常出现新鲜血便。昏迷者不能表达腹部症状；腹部创伤合并严重颅脑伤、胸部伤、脊柱骨折等可能掩盖腹部的症状和体征而延误诊断处理。

4. 实验室与特殊检查

(1) 诊断性腹腔穿刺术或灌洗术：这是诊断腹内脏器损伤的主要方法。诊断性腹腔穿刺的阳性率可达90%以上；诊断性腹腔灌洗术可提高确诊率。对体征可疑，腹腔穿刺术阴性，有上述情况干扰腹内脏器损伤的症状和体征，有昏迷和进行性贫血者，应选择诊断性腹腔灌洗术。腹穿或灌洗术必须在X线平片后进行，以免导入空气，产生假性膈下游离气体。

(2) B超检查：既为无创性，又可作动态观察，是很有价值的检查方法。对疑有肝、脾、肾、胰等实质性脏器损伤和十二指肠伤、腹膜后血肿、腹腔积液等，B超有助诊断。

(3) X线检查：腹部平片对腹腔内金属异物定位、诊断腹膜后十二指肠损伤、检查膈下有无游离气体及骨折均有帮助。

(4) CT检查：对闭合性腹内脏器损伤，尤其是实质性脏器损伤有较高诊断价值。

(5) 实验室检查：血常规出现血红蛋白降低、白细胞增多、红细胞压积降低，提示腹内脏器损伤可能；胰腺损伤时，多数伤员血清胰淀粉酶增高；尿常规检查出现红细胞，提示尿路损伤可能；尿淀粉酶增高，应考虑胰腺损伤可能。

值得注意的是，应该严密观察病情的发展，反复检查，有时需插胃管、导尿管。肛检对诊断必不可少。对腹部创伤伴有严重休克、输液输血后病情不稳定者，应积极除外胸部、脊髓、骨盆及四肢创伤等其他损伤，积极采取剖腹探查术，而不能消极等待。

5. 腹部贯通伤的诊断首先应确定是否需要剖腹探查。如贯穿伤口明显贯通腹膜腔，则行剖腹探查;如贯穿伤口限于乳头与耻骨联合和两腋前线平面之前,不知是否贯通腹膜腔,可在局麻下行局部伤口探查,如伤口已贯通腹膜腔,则行剖腹探查术,否则行局部清创术;如伤口在侧腹腋前线和骶棘肌之间,应确实排除腹膜后结肠及其他脏器创伤;如伤口在两侧骶棘肌之间,需观察 4～11 h,以确定是否需行剖腹术。

6. 腹部钝性伤须确定是否有内脏伤,有时诊断较为困难。关键是仔细询问病史和正确体检。诊断的主要问题是确定有否手术探查的指征,确定哪个器官损伤处于次要地位。重要的体征是腹膜刺激征,但其他部位创伤也可引起腹壁触痛和强直,增加诊断的复杂性,如低位肋骨骨折、腹壁挫伤、骨盆骨折和各种原因引起的腹膜后血肿均可引起腹膜刺激征。相反,约 40%明显腹内积血者可无腹膜刺激征,体检时应注意不要遗漏。

（三）治疗原则

腹部创伤是否须行剖腹探查,这是处理时首先要考虑的问题,关键在于手术探查的时机。及时剖腹探查往往可挽救伤员;延误手术时机,则常危及伤员的生命。但要努力提高手术阳性率,降低阴性率。因此必须掌握剖腹探查的适应证。

1. 腹部贯通伤伴有内脏脱出者,或 6～11 h 内伤口有肠液、胆汁、粪便溢出者,立即行剖腹探查术。

2. 腹部贯通伤无内脏脱出或无异常溢液者,超出 4～11 h 而一般情况良好者,可暂严密观察;否则仍需剖腹探查。

3. 钝性腹部伤,有明显腹膜刺激征、腹胀、肠鸣音减弱或消失、移动性浊音阳性者,应抓紧时间剖腹探查。

4. 有休克表现的伤员,在纠正休克后有明显腹部阳性体征者,应立即剖腹探查;在减慢或停止输液后,伤员的血压下降不能稳定时,应在积极除外合并伤,在输液输血的同时行剖腹探查术。

5. 受伤时间在 72 h 以上,有弥漫性腹膜炎而炎症无局限倾向者,仍以手术探查为宜。

第六节　四肢、骨盆和脊椎创伤

一、四肢创伤

在日常生活、工农业生产、体育运动、交通事故中,四肢创伤极其常见。在战时,四肢创伤可达 70%以上。如处理不当,轻者增加伤员痛苦,重者可导致残疾或死亡。常见的四肢创伤包括四肢骨折、脱位和挤压综合征。

四肢关节骨折、脱位

1. 病因、病理　骨骼的完整性和连续性中断即为骨折。构成关节各骨的关节面,失去正常的对合关系,称为关节脱位。外伤性骨折、脱位是外力作用于骨骼的结果,常因个体差异或各部位生理解剖特点、暴力大小和作用方向不同而产生不同的结果。如暴力直接打击的部位,在四肢骨中多呈横断、粉碎或星状骨折,同时软组织损伤严重,并常有伤口或形成开放性骨折。间接暴力也可通过杠杆、扭转、挤压等作用或由肌肉猛然收缩时强大拉力引起四肢骨折、脱位,这种骨折、脱位多为闭合性,骨折线为斜形、螺旋形或压缩形。

骨折、脱位后，骨折端出血，或局部软组织内的毛细血管因受伤而破裂，通透性增加，血液进入周围组织，出现肢体肿胀；骨折端移位或关节错位，伤肢疼痛，肌肉发生痉挛或失去肌肉附着处的联系，不能起到肢体活动应有的杠杆作用和运动，出现局部畸形，肢体运动障碍。

2. 诊断要点　应详细了解伤员受伤的时间、地点、受伤时的姿势、暴力运动的方式和大小等。

(1) 四肢骨折常表现为：① 疼痛、压痛与传导痛：一般伤员都能明确指出骨折疼痛的部位，在骨折部位有局限性压痛，如叩击伤肢远端，可引起骨折处疼痛。② 畸形：是骨折诊断的主要体征之一，常见的骨折移位引起伤肢畸形者，有骨折缩短移位、旋转移位、成角移位及分离移位等，都是诊断骨折的重要依据(图 8－15)。③ 异常活动和骨擦音：检查或搬动伤员移动伤肢时，可发现在伤肢的非关节部位发生异常活动，或触到骨折端互相触撞产生的骨摩擦音，均是诊断骨折的重要体征之一，即可确定骨折的诊断。但因此两项检查均可引起伤员痛苦，增加骨折处周围软组织损伤，故不论骨折诊断明确与否，都不能故意或粗暴地做此种检查。④ 局部肿胀及淤斑：伤后早期出现伤肢肿胀。肿胀严重时皮肤可出现水泡，甚至影响肢体的血液循环，形成筋膜间隙综合征和缺血性挛缩。⑤ 功能障碍：为伤肢向任何方向活动均受限制，且与骨折类型和移位程度有密切关系，一般不完全骨折、嵌插骨折及压缩骨折，功能障碍较轻，甚至伤肢还能活动工作，应注意检查，以免漏诊。

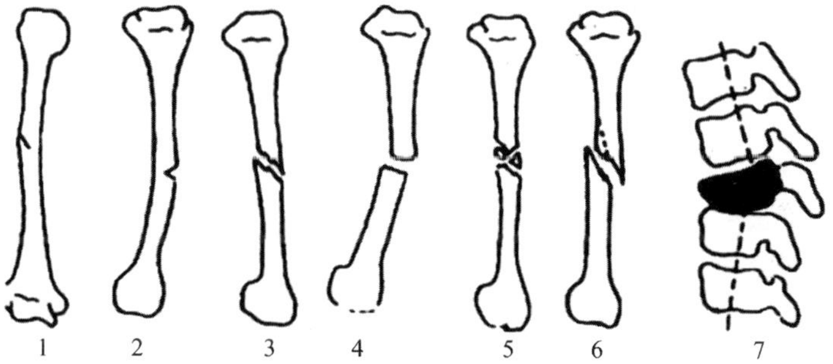

图 8－15　骨折形态分类

1. 裂隙骨折；2. 青枝骨折；3. 斜形骨折；
4. 横形骨折；5. 粉碎骨折；6. 螺旋骨折；7. 压缩骨折

(2) 四肢关节脱位时常表现为：① 关节部位疼痛和压痛；② 关节周围肿胀；③ 功能障碍；④ 关节畸形；⑤ 关节盂空虚；⑥ 弹性固定(即脱位后的骨端保持在特殊的位置上，被动活动远端肢体时，虽可稍微活动，但有阻力，去除外力后，关节又回到原来的特殊位置)。

(3) 实验室与特殊检查：X 线检查诊断骨折、脱位较可靠，还能比较准确地确定骨折、脱位的部位及形态和类型，因此，如有条件时都应做 X 线检查。无论在伤后、复位前后，以及以后愈合过程的观察都很有价值。应注意并非所有骨折在任何时候、任何方向在 X 线影像都能显示出来。如腕舟骨、股骨颈、肋骨的裂隙骨折，早期不易诊断，待伤后 7～10 天，骨折端部分吸收后再次摄片，骨折线可以清晰显示。有些骨折甚至需做 CT 检查方能确诊。

(4) 在不完全或嵌入性骨折的伤员，常和较重的单纯软组织损伤不易区别。其鉴别点见表8-5。

3. 治疗原则

(1) 急救："四肢关节骨折、脱位急救的目的是防治休克，预防感染，做好骨折、脱位的临时固定，便于搬送。原则是伤口包扎和止血，临时固定伤肢，妥善搬运和后送。

(2) 复位与固定：四肢关节骨折、脱位原则上要求复位与固定，越早越好。常用的复位和固定方法有三类：手法闭合复位及外固定；持续牵引复位、固定；切开复位和内固定。至于选用何种方法治疗，需结合伤员的年龄、全身情况及骨折的性质、类型和移位等具体情况决定。

表8-5 不完全骨折、嵌入骨折和软组织损伤的鉴别

项目	不完全骨折、嵌入骨折	软组织损伤
压痛点	从受伤肢体的两端，逐渐向可疑骨折处按压，可找出局限性明显之"压痛点"	压痛范围较广泛，找不出局限之"压痛点"
环形压痛	骨折处周围软组织均有压痛	仅限于受外力打击的一侧
传递性叩痛	伤肢伸直位，叩击肢体远端力量传到骨折处引起疼痛，即"传递性叩痛"(+)	传递性叩痛(-)
负重功能障碍(下肢)	多有	无或轻微

(3) 功能锻炼：必须于骨折、脱位复位固定后尽早开始。功能锻炼应循序渐进，活动范围由小到大，次数由少到多，以骨折、脱位部位无痛为度。

(4) 开放性骨折应早期彻底清创，然后再进行骨折内固定，并以石膏固定。早期常规应用抗生素和破伤风抗毒素。

二、挤压综合征

挤压伤是指四肢或躯干肌肉丰富部位受外部重物长时间压榨所造成的损伤。挤压综合征是挤压后不但出现受压部位的肿胀，且有肌红蛋白尿及高血钾为特点的急性肾衰竭。

(一) 病因、病理

1. 病因

(1) 意外伤害，肢体受到挤压。

(2) 肢体闭合性骨折，肌肉、血管损伤，组织缺血水肿。

(3) 医源性损伤：手术时间过长，肢体受到压迫；包扎过紧；上止血带时间过长等。

2. 病理

(1) 肌肉缺血和坏死：局部直接受压致伤的软组织和肌肉，在解除外界压力后局部血液循环重建，由于毛细血管上皮损伤通透性增加，肌肉发生缺血水肿，体积增大，必然造成筋膜间隔区内压力上升。而间隔区压力上升到一定程度，肌肉组织的局部循环发生障碍，表现为小静脉回流受阻与小动脉血流灌注压降低，甚至发生小动脉关闭。此时，毛细血管压力更加增高，造成血液成分向组织间大量渗出，大分子血浆蛋白渗出，筋膜间隔区压力增高，使原来水肿肌肉的体积更增大，继而促使闭合的筋膜间隔区压力更为上升，形成恶性循环。处在这一病态压力上升空间中的肌肉与神经，最终可能发生缺血坏死。随着肌肉坏死，肌红蛋白，钾、磷、镁离子，酸性代谢产物，血管活性物质以及细胞毒素等有害物质大量释放。这些物质，在伤肢解除外界压力后，通过局部一度循环再建或侧支循环(包括骨内静脉)释入血液进入体循环，加重创伤后机体的全身反应，促进急性肾衰竭的发生。

(2) 肾缺血：挤压后某些亲血管组织活性物质对肾脏微循环调节有重要影响，如肾上腺素、去甲肾上腺素、5-羟色胺、血管紧张素、肾素、乳酸等。这些物质通过体液因素，使肾脏微血管发生强而持久的反射性痉挛收缩而致肾缺血，是少尿的第一位原因。肾缺血时，近端肾小管功能受损，影响钠的再吸收，使远端肾小管内钠浓度增高而刺激致密斑，导致近球细胞释放肾素，通过肾素-血管紧张素系统作用于小球的入球动脉和出球动脉而发生收缩，一方面使肾小球滤过率下降，同时又使肾缺血加重，小管功能进一步恶化，由于体液与尿液酸度增加，在此条件下，肌红蛋白以酸性正铁血红蛋白的形式更易在小管内沉积，造成阻塞和毒性作用，形成少尿甚至尿闭，加速急性肾衰竭的发生。

(3) 中枢神经系统紊乱：受挤压的患者，在被救治前后，神经系统受到强烈的创伤。

(二) 诊断要点

伤员多有肢体长时间受压或四肢上止血带时间大于 5 h 的病史。

1. 全身症状　大多数伤员的初期病情表现并不严重。如不合并骨折或其他严重伤等，伤员尚能活动。伤后 3～5 天逐渐出现全身乏力、烦躁不安、口渴、厌食、恶心、呕吐、谵妄，以至昏迷等全身症状。挤压综合征在未出现严重代谢紊乱以前，全身症状可不明显。一旦进入失代偿期后，与一般单纯性创伤后急性肾衰竭的临床过程相似，有休克、水中毒、肌红蛋白尿。

2. 局部表现　重物移去后伤肢麻木、疼痛、不能活动、进行性肿胀，伤后早期患肢尚能活动，肿胀加剧后伤肢完全丧失活动能力。被动牵拉肢体，患肢出现剧烈疼痛。皮肤淤斑、发硬，压伤边缘区出现水疱，远端皮肤苍白、温度低，动脉搏动减弱或消失，感觉迟钝或丧失，出现肌肉运动和神经功能障碍。

3. 尿量减少和色素尿　挤压综合征伤员多为少尿，而完全无尿者极少。非少尿型挤压综合征伤员的尿量不减少，但有血生化和尿色的改变。伤后出现“红棕色”“深褐色”“茶色”“血尿”者应考虑为肌红蛋白尿或血红蛋白尿。收集伤员尿液用简单方法或正规方法进行必要的检查，如肌红蛋白。

4. 实验室和特殊检查　① 实验室检查：血钾、非蛋白氮、尿素氮、肌酐和肌酸磷酸激酶(CPK)以及谷草转氨酶(AST)等。血红蛋白、红细胞压积可估计失血、血浆成分丢失、贫血和少尿期水潴留的程度；测定血小板、出凝血时间，可提示机体凝血、纤溶机制的异常；白细胞计数可提示有无感染存在；血胆红素凡登白定量可判断有无溶血。再如血气分析、血镁测定、找寻血肌红蛋白的简易方法等，均有助于进一步临床研究。对尿常规、血常规及生化检验，应作动态观察。此外，做心电图检查，可判断有无高、低钾血症。② 筋膜腔内压测定：筋膜腔内组织压＞30 mmHg 或者比舒张压低 20～45 mmHg，应考虑此病。

(三) 治疗原则

1. 早期切开减压术　凡有一个以上的筋膜间隔区受累，肢体明显肿胀，张力高或局部有水泡发生，有相应的运动感觉障碍，肢体肿胀虽不重，但尿肌红蛋白阳性者，均应早期切开。发现有坏死肌肉组织，必须彻底切除，不可姑息，否则易造成继发感染，不利于伤肢愈合。当难以判断肌肉组织是否有坏死时，可每 1～2 日在换敷料时观察，甚至可做病理检查，以确定是否切除。

2. 急性肾衰竭详见相关章节。

三、骨盆骨折

（一）病因、病理

骨盆骨折多由直接暴力造成。骨盆左、右侧面或前、后面被车辆或倒塌重物挤压是最常见的致伤原因。骨盆骨折多由较大暴力引起，半数以上伴有并发症或多发伤，有时还可发生严重腹膜外出血，因此处理时必须十分注意。

从治疗角度，骨盆骨折可分为稳定性和不稳定性骨折。骨盆环连续性未破坏，或虽有破坏，但不在负重部位，对骨盆稳定无大影响者为稳定骨折；如骨盆连续性破坏，骨折有移位或变形，骨盆稳定性影响较大者即为不稳定骨折。

（二）诊断要点

1. 由于骨盆以及周围组织器官的解剖学特点，骨盆骨折常合并直肠、膀胱、尿道及血管损伤。即使单纯性骨盆骨折，也可因腹膜外出血造成出血性休克。因此，骨盆骨折的诊断不能仅注意骨盆本身创伤，还应注意全身情况，并确定有无合并内脏损伤或内出血等。骨盆骨折的伤员常有明显外伤史，骨折部位疼痛、肿胀、软组织擦伤或挫伤、皮下血肿。伤员仰卧，从前后或左右挤压骨盆时，可引起疼痛。从两侧髂嵴部分离骨盆时也可产生疼痛。骨盆骨折时应常规检查伤员的全身情况以及腹部和膀胱区。骨盆骨折伤员应保留导尿和进行肛门指检。

2. 实验室与特殊检查　X 线检查是诊断骨盆骨折的重要手段，必要时可进行 CT 检查。

（三）治疗原则

骨盆骨折的急救原则是优先处理并发症和重要脏器合并伤，首先必须纠正休克。认真查出休克原因。属腹腔内脏器破裂出血者应及时剖腹探查。腹膜后出血应大量快速输血补液。稳定性骨盆骨折一般不需复位和固定，卧床休息 2～6 周即可。不稳定性骨盆骨折有移位和变形时应尽快复位，并给予持久的固定。

四、脊柱、脊髓伤

脊柱、脊髓伤是一种严重创伤，其发生率占全身各部位骨折的 5%～7%。在战时或其他自然灾害时可能大量发生。脊柱骨折脱位常伴发脊髓和神经根损伤，导致伤情更加严重复杂，处理也困难。脊柱包括颈椎、胸椎、腰椎和骶椎组织，具有 4 个生理弧。脊柱是躯干的支柱，由 33 个椎骨、23 个富有弹性的椎间盘和许多长短不同的韧带组成。它具有支持躯体、保护脊髓和内脏以及负重、运动、吸收震荡和平衡肢体的功能。

脊髓在上、下肢神经纤维发出处各形成一个纺锤形膨大处。颈膨大位于颈椎 5～7 平面，上肢感觉和运动中枢集中于此处，包括颈髓 5～11 节和胸椎 1～2 节。腰膨大位于第 10 胸椎与第 1 腰椎之间，包括所有腰髓和骶髓 1～2 节，是下肢运动、感觉以及膀胱自主排尿中枢集中的部位。

（一）病因、病理

脊柱骨折或骨折脱位可由高处坠落、工伤、交通事故和体育运动伤等多种原因造成。按损伤机制可分为脊柱屈曲型损伤、伸展型损伤、旋转型损伤、纵向压力型损伤和直接暴力型损伤。按损伤部位可分为颈椎、胸椎、腰椎和骶椎骨折或骨折脱位。根据脊柱损伤有无合并脊髓或马尾神经损伤，分为合并脊髓损伤或马尾神经损伤与不合并脊髓损伤两种情况。

脊椎骨折或骨折脱位有许多因素可造成脊髓损伤。按脊髓损伤部位和损伤程度不同，可分为：

1. 脊髓完全性损伤　在损伤早期就发生损伤节段以下的感觉、运动和反射消失，并伴有膀胱、直肠功能障碍，发生尿潴留。脊髓休克期过后，损伤平面以下由于失去中枢神经支配而表现功能释放，肢体瘫痪由松弛状态变为痉挛状态。感觉和运动无恢复，腱反射亢进。

2. 脊髓前部损伤　损伤平面以下的肢体瘫痪，浅感觉主要是痛温觉丧失，深感觉正常，有括约肌障碍，这种损伤的临床表现称为脊髓前部损伤综合征。

3. 脊髓中央损伤　多见于颈椎。通常由于颈椎过伸牵拉损伤所致。当颈部骤然后伸，造成颈椎骨折脱位，瞬间又可复位。黄韧带前凸挤压脊髓，椎动脉遭到过伸位牵拉，并导致颈脊髓挫伤，脊髓内出血，颈脊髓水肿或供血不足。临床表现称为“脊髓损伤中央综合征”。其特点是：四肢有不同程度的瘫痪，上肢重于下肢，远侧重于近侧，可有肢体末端自发性疼痛以及括约肌功能障碍。其发生特点是因为锥体束内支配手和臂部的纤维比支配下肢的纤维更靠近脊髓中心部分，损伤后中心部分出血或水肿压迫锥体束，而由于靠内侧的纤维受压迫较重，故上肢症状重于下肢。

4. 脊髓后部损伤　损伤平面以下深感觉障碍，有时出现锥体束征，但肢体运动功能可不受影响，临床称做“脊髓后部损伤综合征”。

5. 脊髓半侧损伤　其临床表现称为“Brown-Sequard 综合征”。损伤平面以下同侧肢体为上运动神经源性瘫痪和深感觉丧失，对侧肢体痛觉、温觉丧失。临床上绝大多数病例为非典型表现。

6. 神经根损伤　可发生于任何脊髓节段的神经根。但最多见的是马尾神经根损伤。表现根性麻木和疼痛，尽管神经根耐受压迫能力较强，但时间过久也会变性而不能恢复。

（二）诊断要点

1. 患者常有脊柱遭受外力或从高处坠落史，伤后主诉脊柱某个区域疼痛和运动障碍。伴有脊髓损伤者，可有双下肢完全或不完全瘫痪或大小便功能障碍。检查时可发现脊柱某一部位有肿胀、压痛或畸形，有时在伤部两棘突间可摸到明显凹陷和皮下血肿，合并瘫痪者，多表现为弛缓性瘫痪。

2. 实验室与特殊检查　所有临床怀疑有脊柱、脊髓伤的伤员，均应进行 X 线检查，包括正侧位（必要时还要斜位）X 线摄片。CT 检查可明确脊柱、脊髓损伤的程度。

3. 凡脊柱遭受外力，伤后有脊柱某个区域疼痛、肿胀、压痛者，均应想到脊柱损伤的可能。必须进行包括 X 线检查在内的详细检查，以确定或排除脊柱、脊髓的损伤。根据外伤史、局部疼痛和肿胀、压痛，特别是伤部脊椎棘突的局限性压痛、畸形（包括后突或凹陷畸形），一般即可做出脊柱损伤的诊断。如同时合并有下肢瘫痪，或大小便功能障碍者，则脊髓损伤的诊断可以确定。

（三）治疗原则

凡疑有脊柱、脊髓伤的伤员，均应按脊柱骨折进行急救和搬运。否则，如处理不当，就可能引起或加重脊髓损伤，造成严重后果。对合并有休克或他部脏器损伤者，可根据患者呼吸、循环情况，给予相应急救处理。待情况稳定后，应按正确搬运方法送医院治疗。搬运时以使用平板为最好，通常使用之帆布担架，最好能放上一块木板。在将伤员移动和上下抬架时，必须非常小心谨慎。要求动作一致，平抬平放，绝不可使颈部或躯干弯曲和扭转。一般需 3～4 人，由一人指挥，统一行动。如人少不能平抬平放时，可用两人以“滚动”方式，将患者移到担架上。在搬动颈椎伤伤员时，尚应有一人固定伤员下颌和枕部，并略加牵引。切忌一人扛上身，一人抬腿，或使用凉椅、藤椅之类使躯干弯曲的工具进行运送，这些错误做法可能造成或加重脊髓损伤。对合并截瘫伤员，担架上尚应垫上柔软褥垫。伤员衣袋里坚硬物体应掏出，以防压伤。禁用热水袋进行保暖，以免烫伤皮肤。

颈椎骨折或骨折脱位很易造成严重脊髓损伤，因此治疗颈椎损伤安全而有效的方法是采用颅骨牵引，在损伤较轻，儿童或缺乏颅骨牵引条件时也可使用颈椎牵引带。轻度椎体压缩骨折不需特殊整复和固定，重点进行功能锻炼。重度椎体压缩骨折应予整复和固定，矫正畸形。

脊柱骨折合并脊髓损伤的治疗原则为整复骨折脱位，稳定脊柱，恢复椎管和脊髓减压。开放伤应尽早彻底清创、减压及固定。加强护理及支持治疗，经常检查全身及局部情况，预防压疮及尿路、呼吸道感染的发生，进行全身综合性及肢体等方面的功能疗法。

第七节　泌尿、生殖器创伤

一、肾损伤

肾脏损伤是泌尿系统常见损伤之一。肾脏在解剖上有腰部肌肉、脊柱、肋骨、腹腔内脏等组织器官的保护，有一定的活动度，在某种意义上说可减少其致伤的可能。但肋骨骨折、脊柱横突骨折亦可致肾组织或肾蒂损伤。

（一）病因、病理

肾区受到直接暴力作用，或自高处跌落，臀部、双足着地时均可引起肾脏损伤。肾损伤可分为闭合性和开放性损伤两大类，以闭合性损伤最为常见。

根据肾损伤的病理改变和严重程度又可分为：

1. 肾实质损伤

(1) 挫伤：肾实质内有细小裂口，可产生小的血肿，但肾包膜、肾盂或肾盏无撕裂。

(2) 裂伤：肾实质破裂，可与肾包膜下或向外相通，或可通向肾盂、肾盏。如肾实质完全破裂，可使肾盂、肾盏通向肾周围，此时可产生血尿、肾周围血肿、尿外渗等。

(3) 碎裂伤：肾脏碎裂成多数碎块，伤员可产生大出血、休克，甚至危及生命。

2. 肾蒂伤

(1) 肾蒂撕裂:往往因大出血迅速致命。

(2) 肾动脉血栓形成:多见于减速性损伤,如单侧性发现较为困难;双侧性者可产生无尿。

3. 肾盂裂伤 部分性肾盂裂伤及完全性断裂可产生尿外渗。

(二) 诊断要点

肾损伤临床表现取决于损伤程度和有无合并伤,其主要临床表现是休克、血尿、腰痛、肿块和伤侧腹壁强直。

1. 休克 肾外伤者可有不同程度的休克,其发生与损伤类型、出血量及有无其他脏器合并伤直接相关。开放性伤约60%～110%、闭合伤约30%～40%伤员有休克出现,如肾损伤时腹膜后血肿出现早并伴有休克者意味着严重肾实质伤或肾蒂伤;如休克与血肿情况不符,可能有其他部位的内出血。

2. 血尿 血尿是肾外伤常见症状,在轻度损伤时可能是仅有的唯一症状;它可在伤后数小时或数日后出现,在严重休克病例,往往需要在抗休克后血压恢复正常方能看到,其发生率为70%～100%,肾血管损伤者有30%病例可无血尿;另外,肾盂严重损伤,血及尿流可渗至肾周围组织或流入腹腔;如输尿管被血块阻塞或伴有输尿管断裂者均可无血尿出现。因此,血尿程度与伤情有时并不相一致。

3. 疼痛 腰部或腹部损伤时可有疼痛出现,它可局限于一侧,往往在同侧腰或上腹部有伤痕存在,局部触痛较为明显。如输尿管被血块阻塞亦可有绞痛出现,另外腹膜后出血流入腹腔时则有“急腹症”所表现的全腹痛及肌紧张。

4. 肿块 腰部肿块为肾周围血肿和尿外渗所致。如肿块不断扩大、血红蛋白不断下降,表明有持续性出血,应引起注意。

5. 腹壁强直 伤侧腰部有明显的肌肉痉挛和压痛。尿液外渗时这些征象更为显著。

6. 实验室与特殊检查 B超、尿路平片(KUB)、排泄性尿路造影(IVU)和CT扫描等对肾脏损伤有较高诊断价值。KUB可见肾脏阴影增大,或肾影移位,腰大肌阴影消失,脊柱向伤侧弯曲等。IVU能确定肾损伤的程度和范围,并可了解对侧肾功能情况。放射性核素扫描对诊断也有一定帮助。尿常规检查可发现肉眼血尿或镜下血尿。

(三) 治疗原则

主要采取非手术疗法,包括输液、输血、止痛、绝对卧床休息、应用抗生素预防感染等措施。严重的肾裂伤、粉碎伤、肾蒂撕裂伤或肾开放性损伤应早期手术治疗。

二、膀胱损伤

膀胱位于耻骨联合后方,其下方由泌尿生殖膈支持,腹膜覆盖在膀胱上方及后方,周围受骨盆、肌肉组织保护。膀胱损伤多由外来暴力所致,常合并骨盆骨折。

(一) 病因、病理

膀胱损伤可分为闭合性和开放性损伤两类,以闭合性损伤最常见,多发生于膀胱充盈时。

根据损伤程度和部位又可分为:

1. 挫伤 这种损伤涉及黏膜、肌层;有的损伤在膀胱的外层,但膀胱壁未破裂,无尿液漏至膀胱外。

2. 腹膜外型膀胱破裂　这种损伤膀胱裂口位于腹膜覆盖以外部分膀胱壁，尿液可漏至膀胱周围而不流入腹腔。多见于骨盆骨折。几乎所有腹膜外型膀胱破裂多见于膀胱前壁及侧壁，尿可沿着筋膜及解剖间隙渗至膀胱周围，严重者可上达肾周围、前腹壁脐部附近，下方经闭孔渗至股部，往腹股沟管至阴囊；外渗尿液如不引流可引起组织坏死、化脓性感染甚至发生毒血症。除尿外渗外，骨盆骨折常合并有腹膜外出血，严重出血时可在膀胱周围形成巨大血肿。据统计，腹膜外型伤 95%伴有骨盆骨折。

3. 腹膜内型膀胱破裂　本型膀胱伤的裂口与腹腔相通，常见于膀胱充盈时致伤。少量无菌性尿流入腹腔一般认为尚无严重不良结果；如有大量尿液流进腹腔，尤其是感染性尿液则可产生腹膜炎。

（二）诊断要点

1. 单纯膀胱挫伤少有休克，如伴有严重骨盆骨折或为多处伤者常有休克、出血等，对于下腹部损伤伴有疼痛、触痛及血尿时应疑有膀胱损伤。早期常因伴有其他脏器伤，膀胱损伤易被掩盖。

2. 腹膜内型伤可伴有急性腹膜炎症状；而腹膜外型者有时能排出少量血尿，伴有尿痛。腹膜内型伤如其裂口被大网膜堵住时可有少量尿液排出，但多数有尿急感而不能排尿。

3. 贯通性损伤者有的可看到创口流尿。

4. 实验室与特殊检查

(1) 导尿及注水试验：凡疑有膀胱损伤可行导尿管插入，如流出少量尿，可能膀胱已有破裂，此时可经导尿管注入生理盐水 200 ml，片刻后重新抽出，如抽出量少于注入量可能有尿外渗。这种方法目前较少应用。

(2) 膀胱造影：先向膀胱注入 50～100 ml 造影剂，行膀胱正位、斜位摄片如有较大裂口即可显示。若阴性时，可再注入 300 ml 左右造影剂。利用容量克服逼尿肌痉挛，可发现裂口；排出造影剂后再行摄片，可发现造影剂外渗，对于发现小的破裂也有帮助。

(3) 膀胱镜检查：对膀胱瘘的诊断很有帮助，但如膀胱内有活动性出血或膀胱不能容纳液体时，不能采用。

（三）治疗原则

如有休克，应积极行抗休克治疗。对于膀胱挫伤可采取短时间留置导尿管、抗感染及镇痛、解痉等处理；对膀胱破裂者均应清创、止血，缝合裂口及造瘘引流尿液。伴有腹部外伤者应优先处理腹腔脏器伤。一般认为膀胱破裂应手术治疗。

三、尿道损伤

尿道损伤是泌尿系统最常见的损伤。

（一）病因、病理

当会阴部遭到撞击，如从高处坠下，并骑在硬物上，尿道球部被挤压在硬物和耻骨之间而造成损伤，临床上又称骑跨伤。骨盆骨折可引起尿道撕裂或被骨折端刺破，损伤多见于尿道膜部。

尿道损伤按伤情又可分为尿道挫伤、尿道破裂和尿道断裂。① 尿道挫伤及黏膜裂伤：

表现为尿道黏膜、尿道海绵体和周围纤维膜均可发生挫伤，一般不严重。② 尿道破裂：各层尿道组织部分或完全断裂。完全断裂则尿道两断端分离，造成部分缺损。

（二）诊断要点

1. 休克　尿道损伤如合并其他脏器严重损伤，可有不同程度的休克及相关脏器伤的症状和体征。

2. 尿道流血或血尿　这是尿道损伤的主要症状，一般前尿道或尿道黏膜损伤后流血较多；而后尿道损伤或尿道完全断裂者出血反而较少，有的可无尿道出血。有的尿道部分破裂者可排出少量血尿。

3. 排尿困难及尿潴留　由于断裂尿道错位分离、局部血块阻塞，同时由于创伤性疼痛致使伤员产生排尿困难甚至尿潴留。必须指出，凡是疑有尿道损伤者，绝对不能令其做排尿试验，以免发生尿外渗。

4. 血肿　前尿道损伤者常合并有阴囊、会阴部皮下淤血、肿胀；而后尿道损伤者直肠指检可发现盆腔部血肿及前列腺移位（见于后尿道完全性断裂者），但后者可由于盆腔内张力性血肿而误认为前列腺，故其诊断意义不大。

5. 尿外渗　尿外渗多见于尿道全层破裂。在前尿道损伤，如阴茎深筋膜完整，尿外渗可局限于阴茎，表现为阴茎肿胀；如阴茎深筋膜破裂而会阴浅筋膜完整则尿液可渗至阴囊或腹前壁。后尿道破裂者尿外渗在尿生殖膈以上，聚积于膀胱、前列腺周围。

6. 实验室与特殊检查　后尿道损伤，尤其是并发骨盆骨折时，肛门指检有诊断意义。导尿试验可判断尿道损伤情况，尿道完全断裂时，导尿管常不能插入膀胱。如疑合并骨盆骨折或膀胱破裂时，应摄骨盆平片及行尿道膀胱造影。

（三）治疗原则

对于尿道挫伤一般仅用抗生素预防感染或留置导尿管；球部尿道部分断裂则予以留置导尿管或行耻骨上膀胱造口术；完全性断裂则做耻骨上膀胱造口并经会阴部行尿道端端吻合。

四、男性外生殖器损伤

（一）阴茎损伤

阴茎损伤可发生于火器伤、切割伤或机械性损伤。对于阴茎皮肤撕脱，应立即清创及皮肤再植。阴茎在勃起时因挫伤而折断，此时患者感到局部疼痛，伴有血肿，这种损伤多需外科处理。阴茎离断性损伤偶有所见，通过显微外科技术有的可取得再植成功。

凡疑有合并尿道损伤者，都需行尿道造影检查；开放性阴茎损伤常合并尿道损伤，因此在清创后应缝合断裂尿道，并留置导尿管作为支架及引流尿流，术后应用抗生素预防感染外，需加用雌性激素，冷敷等防止继发性出血。

（二）阴囊及其内容物损伤

阴囊损伤时多为火器伤引起；平时多见于钝性伤或运动引起的损伤。阴囊壁组织的撕裂伤应立即清创、缝合。钝性伤可产生皮下淤斑及血肿，此时形成阴囊内肿块而往往是透光试验阴性，除注意有否合并睾丸的损伤外，亦应与睾丸肿瘤、睾丸扭转相鉴别，如诊断不清时可行以下检查：

1. 阴囊部超声检查　可发现血肿大小、白膜破裂，睾丸组织凸出到正常轮廓外。

2. 多普勒(Doppler)血流检查　有助于判断睾丸动脉血流情况,因睾丸扭转者动脉血流消失或明显降低。

3. 锝睾丸扫描　睾丸扭转者中央血池显示缺失,炎症者中央血池流量增加;睾丸破裂时整个阴囊部同位素摄取是不规则增加但不能明确显示其轮廓。

对于情况紧急不能进行上述检查者,为了抢救受损的睾丸,必须做阴囊手术探查,因手术并发症很少。

轻度阴囊钝性损伤,在睾丸可以扪及,初步判断尚属正常时可采用保守疗法进行观察,如阴囊抬高及间断阴囊部冷敷(即冷敷 1 h 后停止冷敷 1 h,间断使用,因持续冷敷可能导致组织损伤)。对严重损伤者需早期手术探查,清创止血,缝合睾丸白膜,尽量避免不必要的睾丸摘除。即使阴囊皮肤完全撕裂而缺损时,只要睾丸血供存在,在清创后可将其埋入股部内侧皮下,后期再行阴囊再造术。只有当睾丸组织完全毁损时才可行睾丸摘除术。

阴囊及其内容物损伤处理,原则上要尽量多保存器官及组织,预防破伤风;预防感染的发生,尤其应使用广谱抗生素。

第八节　多发伤

现代社会,随着工业、交通业、建筑业的发展,意外事故日渐增多,而对伤员生命威胁最大的是多发伤。多发伤占全部创伤的 1%～1.8%。目前创伤已成为城市的第五位死因和农村的第四位死因。因此,多发伤已成为急诊医学和创伤医学的一个重要课题。

(一) 病因、病理

1. 病因

多发伤的病因有机械性的钝力伤和利器伤两大类。钝力伤包括各种原因的撞击,如高处坠落、交通事故、水浪和气浪及挤压伤。利器伤平时多为刀刺伤和锐器伤,战时常见于枪弹伤和爆炸伤。

应当指出,平时多发伤的病因主要是交通事故。据统计,一半以上的创伤是由车祸造成的。美国每年交通事故 2 175 万次,100 万以上的人致残,5 万多人死亡;英国每年交通事故 950 万次,2.7 万～3 万人死亡;我国因交通事故致死的人数也逐年上升,2000 年 9.311 万以上的人死于车祸,已居世界首位。因此,努力改善交通设施是降低多发伤死亡率和病残率的主要因素。

多发伤的分类已在创伤分类节中详述。本节仅将易于混淆的概念加以区别,即多发伤、复合伤、多处伤和联合伤。多发伤是指同一致伤因子引起的两处或两处以上的解剖部位或脏器的创伤,且至少有一处损伤是危及生命的。两个或两个以上的致伤因子引起的创伤称复合伤,如原子弹爆炸产生物理、化学、高温、放射等因子所引起的创伤是一个典型的复合伤。多处伤是指同一解剖部位或脏器的两处或两处以上的创伤,如一个肢体有两处以上的骨折,一个脏器有两处以上的裂伤。联合伤从狭义上讲是指胸腹联合伤,因为胸腹两个解剖位置仅以膈肌相隔,有时腹部伤是否累及胸部或胸部伤是否累及腹部在诊断上很困难，因此，往往把此两处伤称为联合伤。从广义上讲联合伤亦称多发伤。

2. 病理表现

(1) 致伤因素与临床特征　多发伤因创伤部位多，伤情严重，组织破坏广泛，生理扰乱大，尤其是钝性伤往往比贯穿伤的伤情更严重而复杂。各种致伤因素引起不同的病理特征。如工矿事故建筑倒塌造成的挤压或撞击常发生多处肋骨骨折、脊柱骨折、挤压综合征等；高处坠下致伤，除多发骨折外，常有胸腹多脏器的联合伤；较局限的冲击常致腹内空腔脏器伤，如小肠撞击在脊柱前所致的穿孔、断裂、肠系膜血管破裂等。但有时致伤暴力作用的部位与方式不易判断，亦有在很轻微的创伤情况下，如平地跌倒、从自行车跌下、打扑等，当时未发现严重创伤，但随后却出现严重情况，如肝、脾延迟性破裂，胸腔、颅内延迟性出血等。

(2) 机体应激反应剧烈　由于多发伤失血失液，导致低血容量性休克，颈动脉窦及主动脉壁压力感受器兴奋，通过中枢兴奋交感-肾上腺髓质系统，释放大量去甲肾上腺素和肾上腺素，使心跳加快加强，以提高心排出量，外周小血管收缩，内脏、皮肤及四肢血流量减少，血管内外的体液转移来调节心血管的功能和补偿血容量的变化，以保证心脑能得到较好的血液灌注。低血容量又使肾血流量减少，激活肾素-血管紧张素-醛固酮系统，促进肾小管对钠的再吸收和增加排钾，从而促进水分的再吸收；另外，下丘脑-垂体系统分泌大量的抗利尿激素，促进远端肾小管对水的再吸收，与醛固酮协同作用维持血容量。

这些应激反应在短时间内对机体有利，但如失血量大，持续时间长，失血得不到及时纠正，上述保护性措施减弱和血管收缩延长，组织在低灌注状态下所形成的毒性物质，如缓激肽、5-羟色胺、血栓素、前列腺素等，使毛细血管通透性增加，导致循环体液进一步丢失；由于缺氧、ATP减少、钠泵衰竭，又使细胞内液增加，因此造成严重血容量丢失，外周循环灌注低下，使血流动力学受损。早期给予有力的体液复苏，则可防止交感神经的不利作用，增加血液灌注量和血容量。

3. 免疫功能抑制，易继发感染　机体遭受严重创伤后，破坏的组织激活血管活性介质及活性裂解产物，导致异常炎性反应，抑制免疫功能，尤其是细胞免疫功能。主要表现在创伤早期外周血中出现大量幼稚型单核细胞，巨噬细胞趋化性、吞噬功能、杀菌活性及廓清能力明显下降，中性粒细胞呼吸爆发功能下降，B淋巴细胞合成抗体及T淋巴细胞刺激转化功能受到抑制。近年研究证明，创伤早期继发感染来源于肠腔。正常肠道内寄生的厌氧菌及革兰阴性菌和革兰阳性菌构成的肠道微生物，由于严重创伤后出血性休克引起肠黏膜缺血水肿，局部坏死，肠道机械屏障遭到破坏，肠道通透性增高及免疫功能抑制，肠道内细菌穿过肠黏膜上皮细胞或间隙进入固有层，侵入淋巴、血流并扩散至全身，该过程叫“细菌移位”。肠源性感染多为两种以上的细菌混合感染。

4. 高代谢状态　创伤后高代谢是机体在遭受烧伤、创伤、大手术和大出血等情况下发生的一种应激性反应。多发伤后代谢的改变主要是由于失血性休克及创伤应激引起的。经过充分复苏抗休克治疗后，循环相对稳定，但器官内微循环有可能由于循环血液的重新分配而存在灌注不足，若病情继续发展，则在伤后第三天就会出现高代谢反应，可持续14～21天。高代谢反应包括心血管和代谢的变化，一般表现为心率加快，心输出量增加，外周循环阻力下降，血中白细胞增加，静息能耗增加，氧耗量增加，糖类、脂类和外周氨基酸的利用增加，糖代谢紊乱，糖原分解，脂肪动员，血糖升高；肌肉蛋白严重分解，尿氮丢失，血尿素氮升高，负氮平衡显著；血浆中游离脂肪酸和游离氨基酸浓度升高而进行分解。因此，高代谢状态若不加控制，将发展成为多器官功能衰竭。

5. 易发生多器官功能衰竭　多发伤患者在休克基础上合并感染易发生多器官功能衰竭。多器官功能衰竭是指伤前器官功能良好的健康人群受到严重创伤后，在治疗过程中序贯发生的两个或两个以上的器官功能衰竭。多器官功能衰竭的发生机制非常复杂，通过近年来的深入研究，已达成“失控的全身炎症反应”的共识，并提出“二相打击学说”。创伤后低血容量性休克是多器官功能衰竭的一个重要诱因。休克纠正后失活组织等释放的化学介质如氧自由基、肿瘤坏死因子、血栓素、白三烯、前列腺素及白介素-1等参与了伤后反应。其中氧自由基在多器官功能衰竭发生发展中占有重要地位。氧自由基是一类化学性质十分活跃、具有强烈毒性的氧代谢中间产物，一旦生成，便即刻与周围组织细胞发生反应，并具有连锁性而使损伤反应不断扩大。缺血后再灌注产生大量氧自由基，且由于内源性自由基清除能力下降，大量自由基在组织内蓄积，并对组织细胞的生物膜及膜蛋白、核酸等物质进行攻击，启动一系列自由基的连锁反应，使细胞的结构和功能造成损伤，加重缺血组织的损伤。胃肠黏膜损伤使肠道内细菌能通过肠黏膜屏障而侵入血流造成内源性感染。在休克基础上并发感染可加速多器官功能衰竭的进程。因此，有人称胃肠道是多器官功能衰竭的“始动部位”。另外，高代谢状态和异常的免疫反应均促进多器官功能衰竭的发生发展。

（二）诊断要点

多发伤伤势严重，应激反应剧烈，伤情变化快，其严重度不只是各专科损伤的简单相加，而具有自身的特点。

1. 各部位的创伤具有不同的表现和危险性　头部创伤主要是神志变化，严重者出现昏迷；面、颈部创伤则应注意气道阻塞而导致窒息；胸部创伤是肋骨骨折引起的血气胸和肺挫伤；腹部创伤常见实质性脏器破裂引起出血和休克，以及空腔脏器穿破引起腹膜炎；四肢创伤出现骨折征，长骨骨折和骨盆骨折可引起严重失血性休克。

2. 休克发生率高　由于多发伤损伤范围广，失血量大，创伤的应激反应剧烈，易发生低血容量性休克，有时可与心源性休克（由胸部外伤、心脏压塞、心肌挫伤、创伤性心肌梗死所致）同时存在，抢救时应注意鉴别。

3. 感染发生率高　创伤后机体免疫功能受到抑制，伤口污染严重，肠道细菌移位，以及侵入性导管的使用，感染发生率高。据统计，创伤感染所致的死亡占全部死亡的71%。多发伤感染多为混合感染，菌群包括革兰阳性菌、革兰阴性菌及厌氧菌。多发伤感染的另一个特点是由于大量使用广谱抗生素，易发生耐药菌和真菌的感染。

4. 易发生多器官功能衰竭，死亡率高　由于休克、感染及高代谢反应，多发伤易并发多器官功能衰竭。多器官功能衰竭一般从一个脏器功能衰竭开始，后累及其他脏器。

器官衰竭发生的顺序依次是肺、肝、胃黏膜与肾。衰竭的脏器数目越多，死亡率越高。据统计，一个脏器衰竭死亡率为25%，两个脏器衰竭死亡率为50%，三个脏器衰竭死亡率为75%，四个以上脏器衰竭几乎无一生存。

5. 实验室与特殊检查　多发伤伤员一送到急诊室，必须立即查血型和交叉配血，做动脉血气分析，测定血红蛋白含量、红细胞压积、血白细胞计数，还需测定肝功能、血电解质、血糖、血尿素氮、血肌酐及尿常规等。血常规可反复多次测定，以评估出血情况。如伤员全身情况允许，可以搬动，则进行X线检查、超声检查、腹腔镜、CT检查及核磁共振检查。如血压不稳定或呼吸不规则，则不允许搬动，有条件者可进行床旁摄片、床旁B超检查。另外，胸腔穿刺、腹腔穿刺方法简单，可反复多次进行。

6. 多发伤是可以发生在机体任何部位的一种严重创伤。对多发伤的诊断必须简捷，不得耽误必要的抢救，又必须全面，不至遗漏隐蔽的致命伤。因此，对于每位多发伤伤员，急诊医师必须做到：

(1) 迅速判断伤员有无威胁生命的征象：在抢救现场或伤员刚送到急诊室时，医务人员应首先对伤员进行快速全面的粗略检查，注意患者的神志、面色、呼吸、血压、脉搏、瞳孔及出血情况，排除患者有否呼吸道梗阻、休克、大出血等致命征象。心搏呼吸骤停者，应立即进行心肺复苏；神志昏迷者，应保持呼吸道通畅，并观察记录神志、瞳孔、呼吸、脉搏和血压的变化。

(2) 进一步检查：在伤员的致命征象如窒息、休克及大出血等得到初步控制后，就必须进行进一步检查，包括病史采集、体格检查、实验室检查及特殊检查，以获得尽可能准确的诊断，进行有效的治疗。① 病史采集：可询问患者、护送人员或事故目击者，必须问清受伤时间、受伤方式、撞击部位、落地位置、处理经过、上止血带时间、有否昏迷史等。不要遗漏有意义的细节。一份详细的病史可帮助医师作出准确的判断。② 体格检查：开放伤容易发现，闭合伤比较隐蔽，易被遗漏。为了不至遗漏重要的伤情，Freeland等建议急诊医师应牢记“CRASHPLAN”(见本章第一节)以指导检查。各部贯穿伤的诊断是根据致伤物的性质、伤道、可能损伤的脏器、伤后时间与休克发展的程度，一般并无困难，主要在于及时送手术室，应用局部解剖知识，确定创伤位置，进行清创处理。钝性伤诊断比较困难，关键在于反复检查、动态观察。诊断颅脑伤的方法是根据创伤史，观察昏迷程度、有无中间清醒史、瞳孔变化以及神经定位体征，并争取做CT检查以明确诊断。胸部钝性伤中，肋骨骨折合并肺挫伤及血气胸最为常见，可行胸腔穿刺或胸腔闭式引流术，必要时行血气分析、胸部X线检查以协助诊断。腹部钝性伤诊断的主要问题是确定有否手术探查的指征，而确定哪一个脏器损伤则处于次要地位。腹腔穿刺术和诊断性腹腔灌洗方法简单、损伤小，可反复多次进行。辅助检查中，腹部B超检查既无损伤，又可动态观察，是目前最有价值的检查方法。

(3) 多发伤的再估计：多发伤是一种变化多端的动态损伤。某些隐蔽的深部损伤初期未能表现出来，发生继发性损伤及并发症。因此，初期全身检查得出的结论是不全面的，必须进行动态观察。再估计的重点有：腹膜后脏器损伤，如十二指肠破裂、胰腺损伤，隐性大出血，继发颅内、胸内、腹内出血等。

（三）治疗原则

复合伤与多发伤定义不同，但治疗原则相同。多发伤的处理包括现场急救、生命支持与进一步处理。

1. 现场急救　现场急救人员必须迅速到达现场，除去正在威胁患者生命安全的因素。现场急救的关键是气道开放、心肺脑复苏、包扎止血、抗休克、骨折固定及安全地运送，使患者能活着到医院。

2. 生命支持　在急诊抢救室对多发伤伤员首先进行生命支持，由一组训练有素和协调一致的医护人员进行诊治。

(1) 呼吸道管理：多发伤伤员最紧迫的症状是窒息，如不及时解除，将迅速致命。在急诊室，建立人工气道最可靠的方法是气管插管，它能完全控制气道，防止误吸，保证供氧及便于给药。疑有颈椎骨折患者，不能颈部过伸，紧急情况下可行环甲膜穿刺术，然后行气管切开术。

(2) 心肺脑复苏：心肺脑复苏另有一章专述。对于多发伤患者如伴有胸骨骨折、多发肋骨骨折、血气胸、心脏压塞、心肌破裂，可开胸行胸内心脏按压。

(3) 抗休克治疗：多发伤患者到急诊室时大多伴有低血容量性休克。应根据血压、脉搏、皮温、面色判断休克程度，并控制外出血。迅速建立两条以上静脉通路，可行深静脉穿刺置管术，便于输液和监测。立即用乳酸林格液或5%葡萄糖生理盐水1 000～2 000 ml在15～20 min内输完。小剂量高张液能迅速扩张血浆容量，直接扩张血管，改善心血管功能，在休克早期有较好的复苏效果。全血是抗休克最好的胶体液，可提供红细胞、白细胞、白蛋白及其他血浆蛋白和抗体。其他胶体液如血浆、白蛋白、右旋糖酐等均可使用。晶∶胶比例一般为2∶1，严重大出血时可为1∶1。当血容量基本补足后可使用血管活性药，扩张小动、静脉，降低外周阻力，可用小剂量多巴胺[<5 μg/(kg·min)]或酚妥拉明等。如休克时间较长，可使用小剂量碱性药物(5% $NaHCO_3$)。

3. 进一步处理　当伤员的生命体征稳定或基本稳定后，应进一步处理各系统脏器的损伤。

(1) 颅脑损伤的处理：有颅脑损伤者，应注意防治脑水肿，可用20%甘露醇与地塞米松交替使用，也可用胶体液如白蛋白、血浆提高胶体渗透压。限制输液量，这与抗休克措施相矛盾，应兼顾两者，灵活掌握。如明确有颅内血肿，应尽早开颅减压，清除血肿。

(2) 胸部损伤的处理：有反常呼吸者，用棉垫加压固定，亦可用呼吸机正压呼吸行气道内固定。有血气胸者，行胸腔闭式引流，当置管后一次引出1 000～1 500 ml以上血量或引流3 h内，引流速度仍在每小时200 ml以上者，应行剖胸探查术。心脏损伤者，应及时手术修补。

(3) 腹部损伤的处理：多发伤伴有腹部伤，应密切注意腹部体征，如情况可疑，在B超或腹穿得以证实后，应及时行剖腹探查术，切不可为等待诊断明确而贻误手术时机。

(4) 四肢、骨盆、脊柱损伤的处理：多发伤的伤员90%以上合并骨折。四肢开放性骨折在全身情况稳定下应尽早行清创或一期内固定术，也可根据骨干的血供、骨折类型和程度，选用取髂骨植骨术，可大大减少内固定后骨不连的发生率。对于闭合性骨折可采用骨牵引、小夹板、石膏固定等方法，待患者情况稳定后再作进一步处理。单纯性骨盆骨折无特殊处理，合并血管、神经和盆腔内脏器损伤时，应及时手术治疗。单纯性脊柱骨折无特殊处理，伴有骨折不稳定、移位或合并脊髓损伤时，应及早行椎板减压、脊髓探查及内固定术。

4. 多发伤的手术处理顺序及一期手术治疗　多发伤患者一般具有两个以上需要手术的部位，顺序选择合理与否是抢救成功的关键。应成立创伤抢救小组，由高年资急诊科医师或外科医师组织协调脑外科、心胸外科、普外科、骨科等专科医师，根据对患者生命威胁程度决定手术顺序。其原则：① 严重颅脑外伤需要紧急手术处理，伴有胸腹内脏器损伤，可分组同时进行。② 胸腹联合伤可同台分组行剖胸及剖腹探查术。多数情况下，胸腔内虽无大出血，但有肺组织损伤及漏气，可先作胸腔闭式引流，再行剖腹探查术。③ 四肢开放性骨折需急诊手术处理，但须在剖腹剖胸术结束时进行，闭合性骨折可择期处理。④ 当患者情况许可，可在急诊手术室对多发伤行一期手术治疗，在剖胸剖腹探查同时行骨折整复内固定术。骨折早期内固定有利于骨折愈合、减少并发症，有利于患者康复，缩短住院时间。

多发伤抢救手术的原则是在充分复苏的前提下，用最简单的手术方式，最快的速度修补损伤的脏器，减轻伤员的负担，降低手术危险性，挽救伤员生命。

5. 营养支持　创伤后机体处于高代谢状态，能量消耗增加，大量蛋白质分解，负氮平衡，如不能及时纠正，患者易发生感染和多器官功能衰竭。因此，创伤后的营养支持是一个非常重要的问题。一般来说，消化道功能正常者，以口服为主；昏迷患者或不愿进食的患者，可用鼻饲或造瘘；不能从消化道进食者，可采用短期全胃肠外营养。

(1) 胃肠道营养：胃肠道营养是补充营养的主要途径：创伤后早期胃肠道营养，不但能提供足够营养，纠正负氮平衡，还能维持胃肠道的正常结构及功能，防止黏膜萎缩，维护胃肠道的防御系统。每日应供给能量 10 460～12 550 kJ(2 500～3 000 kcal)，包括碳水化合物、蛋白质、脂肪及各种维生素和微量元素。

(2) 全胃肠外营养：如患者伴有腹内脏器损伤或胃肠道需要休息，不能从消化道进食，可通过静脉途径给予全胃肠外营养。成人每日需给总能量 210～290 kJ/kg(50～70 kcal/kg)，其中蛋白质 0.4～0.6 g 氮/(kg·d)(1 g 氮相当于 6.25 g 蛋白质)，脂肪乳剂占总能量的 25%～30%，葡萄糖每日供给不超过 600 g，输入速度控制在 7 mg/(kg·min)，并给予适量外源性胰岛素。另外需补充钾、钠、氯、钙、磷、镁等无机盐和维生素 A、C、D、E、K、B 族，以及一些微量元素如锌、铜、铝、铁等。全胃肠外营养的时间不宜过长，以数日为宜，并尽早应用胃肠道营养。

6. 防止感染　严重创伤使各种防御功能下降，创口污染严重，易发生感染。因此，早期局部创口处理要彻底，选用适当的抗生素，以预防感染发生。一旦发生，应及时发现和处理感染病灶。

第九章　烧　　伤

（一）病因、病理

烧伤是由于高温热源(火焰、蒸汽、热液、灼热的物体)、电击、化学品(磷、强酸、强碱、化学武器)和放射线等作用于人体引起的损伤,以高温热源烧伤最为常见。烧伤不仅限于皮肤,还可深达肌肉、骨骼,严重者可导致休克、感染而危及生命。本章主要讨论高温热源烧伤。

小面积烧伤以局部组织改变为主,大面积深度烧伤的局部和全身变化均非常严重。浅度烧伤,局部毛细血管扩张、充血以及少量血浆渗入细胞间隙,呈现红肿。烧伤稍深,毛细血管壁损伤,血浆渗出增多,表现为表皮与真皮之间形成水泡和组织水肿。

同时,一部分细胞变性坏死,当渗出停止和坏死组织脱落,皮肤可由残存的上皮再生,Ⅲ°烧伤时由于皮肤组织蛋白凝固或炭化而形成焦痂。

大面积深度烧伤患者因剧痛和血浆大量渗出,常发生低血容量性休克,另外,高温对毛细血管内皮细胞的直接效应和热损伤中所释放的组胺、5-羟色胺、激肽系统、前列腺素等各种化学递质对微血管所产生的间接作用使 Na^+ 转入细胞内,产生细胞内水肿,由于细胞的变性使细胞间隙增大,导致体液和蛋白质从血管内渗出到组织间隙,引起胶体渗透压降低,血液浓缩、血管收缩阻塞血管和淋巴管,加重了液体的渗出和组织水肿,以及抗利尿激素、醛固酮分泌增多,使肾脏排尿量减少,又因红细胞破坏释放出大量血红蛋白常引起肾曲小管阻塞,导致急性肾衰竭。创面大量渗出及组织间隙内体液潴留过多,造成血浆容量不足和有效循环血量减少。心脏代偿性增快心率,以维持心排血量;小动脉收缩,外周阻力增大,加重组织缺氧,引起代谢性酸中毒。严重休克引起的代谢障碍和机体内环境紊乱,使机体免疫功能、抵抗力下降,皮肤屏障的破坏,渗出的蛋白质和坏死组织分解产生毒素的吸收及细菌的侵袭可引起全身感染,严重时可发生多脏器功能衰竭而造成死亡。

烧伤的严重程度受烧伤深度、面积、部位、烧伤原因及有无合并伤和中毒等多种因素的影响。

1. 烧伤面积计算(图 9－1)

目前尚缺乏精确的计算方法,常用的估计法有:

(1) 手掌法:以患者手掌五指并拢时为 1%。手掌法对估计小面积和大面积烧伤比较方便。

(2) 华氏九分法:由华氏(Wallace)最早提出,因易记忆,使用方便,应用较广。计分方法为:头颈部 9%×1,双上肢 9%×2,躯干部(包括臀部)9%×4,双下肢 9%×4,会阴部 1%,共为 100%。

(3) 中国九分法:是根据中国人实际体表测定所得,具体分为:成人头颈部为 9%(1×9%);双上肢为 18%(2×9%);躯干为 27%(3×9%);双下肢(包括臀部)为 46%(5×9%+1%),共 11×9%+1%=100%。

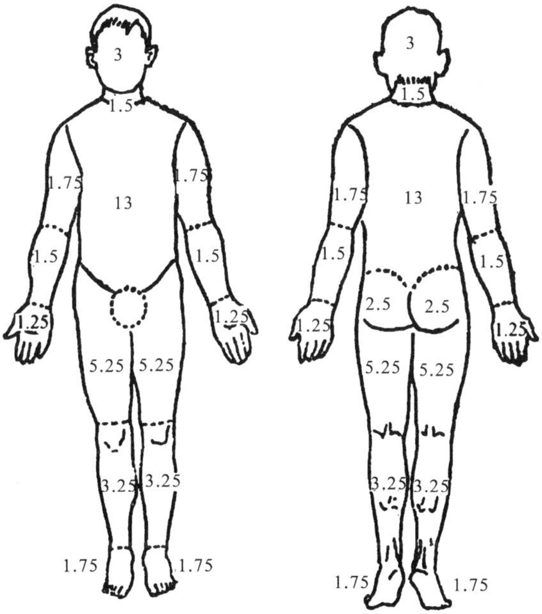

图 9－1 烧伤面积计算

2. 烧伤深度的判断

烧伤深度的划分有很多标准，我国目前主要采用三度四分法。

(1) Ⅰ度烧伤(红斑反应)：主要损伤表皮的角质层，亦可波及透明层和颗粒层，生发层健在，部分上皮变性但未坏死。临床表现：皮肤发红，有轻度肿胀和疼痛，无渗出和水疱，一般 3～7 日创面愈合，不留瘢痕，皮肤无色素沉着。

(2) 浅Ⅱ度烧伤(水疱型)：累及皮肤表皮全层及真皮浅层，局部肿胀明显，渗液多，大量渗液积聚于表皮和真皮之间，形成大小不等的水疱。水疱内液体成分与血浆相似，水疱破裂后可见红润的创面，疼痛剧烈，感觉过敏，创面可见无数充血、扩张的毛细血管网，伤后 1～2 日最明显。一般 7～14 日一期愈合不留瘢痕，有时有色素沉着。

(3) 深Ⅱ度烧伤(水疱型)：烧伤达真皮深层，残留有皮肤附件，局部肿胀呈暗紫色，水疱疱皮较厚，渗液少。表皮撕脱后，创面渗液不多，基底部呈红白相间或苍白色。质地较韧，感觉迟钝，温度低，拔毛痛，创面可见真皮内血管网，无感染残存的毛囊、汗腺上皮增生覆盖创面，一般 3～4 周后愈合，常有瘢痕形成。

(4) Ⅲ度烧伤(焦痂型)：烧伤累及皮肤全层及皮下组织，甚至肌肉、骨骼等。创面表现有苍白、焦黄或焦黑色，皮肤失去弹性，触之坚硬如皮革。创面干燥无渗液，发凉，针刺无痛觉，创面可见粗大的树枝状皮下血管栓塞(图 9－2)。一般 3～4 周后焦痂剥离，肉芽创面需植皮或瘢痕愈合。

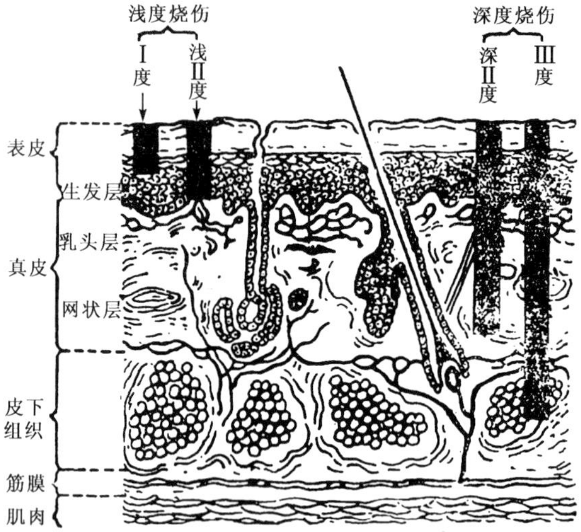

图 9-2 皮肤分层

3. 烧伤严重程度的分类

一般分为四类:

(1) 轻度烧伤:总面积 10%以下的Ⅱ度烧伤。

(2) 中度烧伤:总面积 10%～30%或Ⅱ度面积在 10%以上的烧伤。

(3) 重度烧伤总面积在 31%～50%或Ⅲ度面积在 10%～20%或总面积不足 30%,但有下列情况之一者:全身情况严重或有休克者,有复合伤或合并伤(如严重创伤、化学品中毒等),有中、重度吸入性损伤。

(4) 特重烧伤:总面积在 51%以上或Ⅲ度面积在 21%以上。

目前临床多用小面积(相当于轻度烧伤),中面积(相当于中、重度烧伤),大面积(相当于特重烧伤)以及总面积大于 80%或Ⅲ度烧伤面积在 50%以上的特大面积烧伤进行分度,较能真实地反映烧伤的严重程度。

(二) 诊断要点

一般将烧伤的临床经过分为三期。

1. 休克期　大面积烧伤后 48 h 以内,除早期可因疼痛发生休克外,主要是因大量血浆样体液从创面渗出及渗出到细胞间隙所致的低血容量性休克。体液从创面渗出以伤后 6～8 h 最快。36～48 h 达到高峰。此期临床表现为烧伤局部或全身反应性水肿,创面上有大量体液渗出,尿少,心率快,血压降低,手足发凉,口渴,烦躁不安等,可出现血红蛋白尿。

2. 感染期　烧伤后皮肤屏障作用被破坏,细菌容易在创面繁殖而引起严重感染,为烧伤创面未愈之前始终存在的问题。当烧伤后经过 48 h,体液渗出开始转为吸收,伤后 3～7 日水肿逐渐消退,尿量增多。此阶段细菌毒素和其他有害物质也被回吸收,临床表现为高热、烦躁不安、谵妄等中毒症状,甚至发生感染性休克。

3. 修复期　伤后 5～8 日开始直到痊愈,修复的过程与烧伤的深度、伤员的全身情况以及创面感染的控制有密切关系。浅Ⅱ度烧伤如无感染，约2周左右愈合，不留瘢痕；深Ⅱ度烧伤约3～4周，先结薄痂，脱痂后由残留上皮增生或创缘上皮爬行而愈合，留有瘢痕；Ⅲ度烧伤，3～5周后焦痂脱落，基底肉芽组织逐渐生长瘢痕愈合，遗留瘢痕，易成畸形和功能障碍。烧伤时大量蛋白质损耗，创面处理不当、反复感染以及全身情况较差者，都能延迟创面的修复。

（三）治疗原则

成人15%以下（小儿10%以下）的Ⅱ度烧伤（包括散在的小块Ⅱ度烧伤），属小面积烧伤，因伤情较轻，一般经急诊清创包扎处理即可；烧伤面积成人超过15%，小儿超过10%的大面积烧伤以及头面、颈部烧伤面积较大或Ⅲ度烧伤面积达5%以上者，因伤势较重都应收住院治疗。

1. 小面积烧伤的治疗　小面积烧伤最常见，除酌情使用止痛剂、抗生素及常规注射破伤风抗毒血清外，主要采用局部治疗。

(1) 急诊清创处理

① 剃除烧伤部位及其附近的毛发，清洁创面周围的正常皮肤，清除创面上的污物，剪去已分离脱落的表皮，然后用0.1%苯扎溴铵或0.05%氯己定清洗创面。最后用消毒纱布轻轻拭干创面。急诊患者创面处理后一般采用包扎方法，以方便搬运和减少污染。

② 浅Ⅱ度创面尽量保留未分离的表皮，小水疱无需处理，大水疱可在低位剪破引流或用空针抽出渗液。深Ⅱ度创面水疱应全部去除以减少感染，Ⅲ度和深Ⅱ度创面的表皮（腐皮）应尽量去除，对于肢体、颈部和上胸部的环形焦痂应切开减张或行筋膜切开术。

③ 清创后中、小面积浅度烧伤一般采用1%磺胺嘧啶银霜等包扎，大面积深度烧伤采用1%碘伏、0.05%氯己定液或5%磺胺米隆液包扎，应用磺胺米隆的面积不宜超过20%，以免吸收后引起酸中毒。

(2) 创面处理　清创后可根据烧伤部位及创面情况，选用下列方法：

① 包扎疗法：适用于四肢或躯干烧伤，其优点是能保护创面。用凡士林或中草药油纱布敷贴创面，外加吸水性能好的多层纱布和棉垫，敷料至少应超出创缘5 cm，再用绷带自远而近均匀加压包扎固定，敷料加压包扎厚度3～5 cm。包扎四肢时关节部位需置功能位，露出指（趾）端，以便观察末梢循环，各手指间应用油纱布隔开。包扎后抬高患肢，以减轻水肿。若敷料干燥、无臭，患者体温正常、不痛，则不需换药，待1～2周后打开，创面往往自愈；如果渗出液多，有臭味，有创面疼痛或发热，为感染征象，应及时更换敷料，同时创面分泌物做细菌培养加药敏。

② 暴露疗法：主要用于头、面、会阴部烧伤，其优点是创面迅速结痂干燥不必换药，以减轻患者痛苦，同时便于观察创面。暴露时应经常用灭菌棉球拭干创面渗液，亦可采用创面外用药，如大黄、地榆粉、结痂酊、虎杖酊、液体敷料（快速成膜）等涂于创面，有收敛、抗菌、止痛作用。

③ 半暴露：感染创面尤以脓液较多时采用，可选用1%新霉素或0.1%苯扎溴铵浸湿的纱布一层，依创面形状剪成相应大小覆盖其上。干燥者不必再换药，如分泌物浸透，则随时更换。

2. 大面积烧伤的治疗　根据患者临床具体表现采取有效措施，协助患者顺利渡过“休克关""感染关"和"创面修复关"。

(1) 急诊清创处理:在积极抗休克及有效止痛下施行清创术,创面可根据医院条件和经验采用暴露疗法或包扎疗法。

(2) 早期抗休克治疗:大面积烧伤后,不但导致皮肤和深部结构的损害,而且还表现为烧伤区域或远隔部位的微血管通透性增强,以及其他损伤因子的作用,致使大量液体外渗,出现血容量不足,产生复杂的病理生理改变,发生休克。烧伤休克是低血容量性休克,补液是防治烧伤休克的有效措施。为进行有效的静脉补液,应及时开放静脉通道或行深静脉置管术,保证静脉输液通路的通畅。一般常用的补液种类有:胶体(血浆、全血、人体白蛋白和血浆代用品)对升高胶体渗透压有效;晶体(平衡盐溶液、生理盐水、碳酸氢钠溶液)主要补充电解质和维持血液晶体渗透压;5%葡萄糖液为等渗溶液,主要补充水分。严重烧伤的早期,多伴有不同程度的胃肠功能紊乱,应限制大量饮水。

(3) 补液公式:烧伤早期的补液公式是一种根据烧伤面积、体重来计算休克期补液量的计算方法,常用的公式有:

① 伊文思(Evano)公式:第一个 24 h 输入胶体液和晶体液,为每 1%烧伤面积、每千克体重各 1 ml(面积超过 50%仍按 50%计算)加每日生理需要量 5%葡萄糖液 2 000 ml;第二个 24 h 胶体和晶体液各减半,每日生理需要量不变。

② 胶晶补液公式:国内胶晶补液公式是在 Evano 公式的基础上改进而来,补液公式为:烧伤后第一个 24 h 补液总量(ml)=Ⅱ、Ⅲ度烧伤面积的和(%)×体重(kg)×1.5 ml+2 000 ml。每 1%体表烧伤面积每千克体重需补充胶、晶体共计 1.5 ml,成人每日基础需要水量为 2 000 ml。胶体液和晶体液之比为 1∶2,Ⅱ度烧伤面积者大,可按 1∶1 计算。具体输入方法:烧伤后第一个 8 h,输入总量的一半,后两个 8 h 各输入计划总量的各 1/4 量。各种补液公式仅仅是早期补液初步的依据,因此,输液量的多少要因人而异,根据患者临床指标和表现来调整。

(4) 早期抗休克应注意的问题

① 严重大面积烧伤在抗休克补液的同时,应采用其他综合治疗如吸氧,保持呼吸道通畅,使用镇静、止痛药物,强心(毛花苷 C、多巴胺等),纠正酸碱平衡紊乱,维持肾功能,早期应用抗生素等。

② 补液速度切忌在短时间内忽快忽慢,以防导致血流动力学的不稳定。

③ 有额外水分丢失者,应酌情增加每日需水量。

按烧伤补液公式计算出的液体量和输液速度是否恰当,应观察患者的临床反应,并根据患者的临床症状和体征的变化来调整。监测的指标主要有:

① 精神状态:循环容量充足、脑循环灌注良好时,患者神志清楚、安静合作;灌注不足、缺血、缺氧,患者出现烦躁不安,缺乏理智,应分析原因,如排除吸入性损伤所引起的气道梗阻、一氧化碳中毒和脑水肿等,首先应考虑到低血容量性休克。

② 心率和脉搏:血容量不足时心率加快,成人大面积烧伤心率<120 次/分,小儿<140 次/分,心音强有力。

③ 血压:大面积烧伤患者早期由于小动脉收缩,外周阻力增大等代偿,血压可能稍增高,待血容量进一步减少,灌注不良造成缺氧、微血管扩张、血压下降,因此成人收缩压应

维持在 90 mmHg(12.00 kPa)以上。

④ 末梢循环：循环容量不足、灌注不良时，正常皮肤和黏膜苍白，肢体远端发凉，甲床颜色变淡，毛细血管充盈时间长。

⑤ 口渴：血容量不足时，口腔黏膜因唾液分泌减少而干燥。

⑥ 尿量：尿量是反映内脏灌注的指标，成人尿量应维持在 30～50 ml/h，尿少时应加快补液速度及补液量。有严重血红蛋白或肌红蛋白尿和苯、磷等化学中毒可能者，成人每小时尿量应在 100～200 ml；有严重吸入性损伤、颅脑外伤或脑水肿、心脏负荷功能较低、老年患者，尿量应控制在标准以下。

⑦ 其他辅助监测指标

a. 血红蛋白和血细胞比容：反映烧伤后血液浓缩的程度。

b. 血生化指标：血清钠、钾、氯等离子浓度的测定。掌握各离子浓度的变化，便于调节血浆和细胞外液的离子平衡和推算血浆晶体渗透压。

c. 血浆渗透压测定：分别测定晶体和胶体渗透压，掌握体液渗透平衡，以调整补液种类。

d. 动脉血气分析：测定动脉血 pH、PaO_2、$PaCO_2$ 和 BE 的变化，便于掌握烧伤早期休克时酸碱失衡的类型，并予以纠正。

e. 血流动力学参数：是烧伤早期复苏补液的重要监测指标。通过中心静脉插管判定中心静脉压，有助于判断休克程度。

(5) 正确处理好创面：败血症是大面积深度烧伤的主要死亡原因，其死亡率约为 70%～80%，感染途径主要来自创面，正确处理创面是防治烧伤败血症的主要措施，尽快消灭创面是治疗大面积烧伤的关键。

① 削痂：尽早削除创面的坏死组织，用皮片覆盖由于保留了部分真皮组织，故创面愈合后形成瘢痕少。轻度和中度烧伤，如无特殊情况，伤后可立即削痂，除会阴、面部、腋窝等凹凸不平处外均可进行削痂。

② 切痂法：适用于四肢、躯干的Ⅱ度烧伤及手与关节部位的深Ⅱ度烧伤。应在休克期后，焦痂溶解前即烧伤后 3～14 日内一期或分期切痂。第一次切痂时间一般选在伤后 3～5 日，此时休克已过，水肿基本回收，病情较稳定。两次切痂间隔时间为 3 日左右。每次切痂面积通常不超过 20%。超过 21 日的焦痂一般不切，用蚕食脱痂法处理。切痂时，要求将坏死皮肤连同皮下组织一并切除，直达深肌膜。切痂后及时用大张打洞的中厚异体皮片覆盖创面，2～3 日后再嵌入自体皮。大面积烧伤患者需植皮量大，而自体皮小，头皮可供多次取皮，是理想的供皮源。

(6) 败血症的防治：败血症常发生在以下几个时期：① 水肿回收期：创面细菌或毒素随着水分回吸收侵入血液引起早期败血症，以伤后 5～10 日最多，烧伤后患者转运不当、休克期渡过不平稳、清创刺激过大等，常是重要的诱发因素。② 大片焦痂自然分解期：烧伤后 2～3 周，机体防御感染功能尚未充分建立起来，突然大面积脱痂暴露创面，大量细菌和毒素侵入血液发生中期败血症。③ 烧伤后期：烧伤 30 日后，若遗有较大创面长期不愈，持续发热，创面渗出，长期消耗，抵抗力低下，致使创面上的细菌侵入血液，引起后期败血症。致病菌常为铜绿假单胞菌、金黄色葡萄球菌、大肠杆菌等。

① 早期诊断：降低烧伤败血症死亡率的关键是早期诊断，及时进行抢救。有下列情况者应考虑败血症可能：a. 高热（40℃左右）或体温 36℃以下；b. 寒战；c. 脉率达 140 次/min 以上；d. 白细胞突然明显升高或骤降至正常以下；e. 休克表现；f. 创面周围有急性炎症扩散，或创面潮湿不结干痂，腐败腥臭，极易出血；g. 精神萎靡、腹泻、腹胀者，均应考虑为败血症，应及时抽血做细菌培养，以求明确菌种及敏感药物的同时，立即按败血症进行治疗。

② 防治：A. 正确处理创面：是防治烧伤败血症的主要措施：a. 保护焦痂，勿使受压，避免潮湿，遇感染应充分引流，及时正确处理创面；b. 早期削痂或切痂植皮，封闭创面，从而消除感染来源。B. 增强机体免疫能力：a. 加强营养：患者长期的中毒、高热，创面修复，机体消耗甚大，应尽早采用深静营养或肠内营养，每日补充热量 14 650 kJ（3 500 kcal），蛋白质 100 g 以上。b. 被动免疫：人体白蛋白、丙种球蛋白等。C. 抗生素的应用：烧伤后应常规使用抗生素，第 3 天起应针对感染的常见致病菌，改用疗效较好的广谱抗生素，如头孢三代、喹诺酮类、大环内酯类等抗生素，待细菌培养结果出来后，再根据药物敏感度作适当调整。水肿回收期，焦痂切除术中及术后、焦痂自然分离时最易引起败血症，临床上发现败血症征兆时，应及时联用强效抗生素防治感染。

第十章　非创伤急诊

第一节　心血管系统急诊

一、心源性休克

心脏在各种急性病理状态下，前负荷充足时仍不能维持充足的心排血量，导致组织灌注减少和组织缺氧的病理生理过程，称为心源性休克。

（一）病因、病理

主要包括心脏收缩功能障碍、舒张功能障碍（包括顺应性下降）、心律失常等三方面的原因，常见于急性心肌梗死、心律失常、心脏压塞、心脏手术后、重症心肌炎、感染引起的心肌抑制等。

发病机制为泵功能衰竭，在保证足够前负荷的条件下，心排血量明显下降。血流动力学特征是心排血量急剧下降，中心静脉压升高，肺动脉楔压升高，体循环阻力升高。

（二）诊断要点

1. 有明确的发病原因。

2. 临床表现　早期患者烦躁不安、焦虑、面色苍白、肢体湿冷、出冷汗、周围型发绀、心率增快、血压降低、尿量明显减少。如有严重的左心功能不全，可出现急性肺水肿表现。如果心脏瓣膜的腱索断裂或心肌梗死后室间隔穿孔，可闻及心脏杂音。

3. 实验室检查

(1) 心电图是诊断各种心律失常、电解质紊乱、心肌供血不足和心肌梗死的重要手段之一。

(2) 床边 X 线片检查可了解两肺充血水肿情况，明确胸腔有无积液、积气，观察心脏大小和纵隔有无增宽等情况。

(3) 诊断困难时，血流动力学监测有助于明确诊断。中心静脉压升高，肺动脉楔压升高，体循环阻力升高。血流动力学诊断标准是心脏指数（CI）$<2.2\ L/(min \cdot m^2)$，同时肺动脉压$\geq 12 \sim 18$ mmHg。

（三）治疗原则

由于体内液体并没有绝对减少，主要是心功能不全造成的心排血量减少，所以心源性休克患者不能一味增加补液量，应当努力改善心功能状况，纠正休克。

1. 一般治疗　卧床休息，减少搬动，上半身抬高 15°，监测生命体征。

2. 气道畅通和氧疗　用鼻导管或面罩给氧，使 PaO_2 大于 70 mmHg，$PaCO_2$ 小于 45 mmHg。如果一般情况不稳定，有意识障碍，动脉血氧分压很低或出现肺水肿，应立即行气管插管并给予机械辅助通气治疗，既可以保证氧供，又可以减轻心脏负担。

3. 建立静脉通道　静脉留置针或颈内、锁骨下静脉导管，既可提供快速输液的静脉通道，又可获得可靠的血流动力学指标。

4. 镇静和止痛　可应用镇静剂和止痛剂解除患者紧张、焦虑和创伤、手术引起的疼痛，使患者充分镇静，有利于休克的复苏治疗。

5. 血管活性药物　正性肌力药物：① 多巴胺与多巴酚丁胺：两者的用药剂量为 2～20 μg/(kg·min)。② 硝普钠和硝酸甘油：减轻心脏的前后负荷，硝普钠的剂量为 0.1～5 μg/(kg·min)，硝酸甘油为 5～10 μg/min。③ 洋地黄类药物：在心率快、血钾正常时，可小剂量应用。急性心肌梗死在 24 h 内应禁用。④ 氨力农与米力农：氨力农的用量为 6～10 μg/(kg·min)，米力农为 0.25～1 μg/(kg·min)。

6. 肾上腺皮质激素　在无感染的情况下，应用糖皮质激素，可改善冠状动脉血流，增加心排血量，降低体循环阻力和血管通透性。一般用量为第一日地塞米松 20～30 mg，氢化可的松 200～400 mg，以后每日递减。

7. 保护心肌药物的应用。

8. 纠正电解质和酸碱紊乱，特别是低钾血症和低镁血症。

二、心源性晕厥

晕厥为突然而暂时性的意识、保持姿势和行动能力的丧失。是多种原因致心排血量骤减、中断或严重的低血压，一时性广泛性脑供血不足，导致大脑皮质高度抑制发生短暂意识丧失的一组症候群。

心源性晕厥是指由心脏疾病引起的晕厥，其预后凶险，可随时致命，是猝死的常见原因，年死亡率可达 20%～30%。

（一）病因、病理

1. 短暂而严重的心律失常　病态窦房结综合征、严重的房室传导阻滞、阵发性房颤(房扑)、阵发性室上速、阵发性室速、心室颤动(扑动)、Q-T 间期延长综合征、致心律失常性右心室心肌病(ARVC)、Brugada 综合征(右束支传导阻滞—多形性室速—晕厥综合征)。

2. 急性心脏排血功能受阻　① 左心排血受阻：严重二尖瓣狭窄、主动脉瓣狭窄、肥厚型梗阻性心脏病、左房黏液瘤、左房球瓣样血栓、主动脉夹层。② 右心排血受阻：原发性肺动脉高压、严重肺动脉瓣狭窄、法洛四联症、肺动脉栓塞。

主要发病机制：是由于大脑在原来正常，丰富供氧的情况下，致病因素突然导致缺氧状态，使高级中枢发生短暂的严重功能紊乱。

（二）诊断要点

1. 临床特点多无前驱症状，发作与体位无关，晕厥过后神志正常，如果病因不除易反复发作。

2. 临床表现　突然发生意识丧失，全身肌紧张度消失，跌倒，意识丧失超过 15 秒可发生四肢抽搐，面色青紫，有时呼吸暂停，大小便失禁等。

3. 体格检查　可有心界扩大、心律不齐、心脏杂音。

4. 辅助检查　① 心电图及 24～48 h 动态心电图检查有助于发现心律失常及类型、严重程度，对无阳性结果者，可行心腔内电生理检查。② X线胸片、心导管、选择性心血管造影、超声心动图检查有助于发现器质性心脏病。

5. 应与神经介导性、体位性、脑源性、精神源性及血液系统疾病引起的晕厥鉴别。

（三）治疗原则

1. 维持血流动力学稳定　立即平卧，吸氧，开通静脉通道，持续心电监护，积极处理各种心律失常。监测血压，维持有效灌注压。

2. 积极查找病因，明确病因并给予相应治疗。

3. 处理并发症。

三、急性心力衰竭

急性心力衰竭(acute heart failure)是指心脏因某种原因在短期内发生心肌收缩力明显降低和(或)心室负荷突然增加，导致心排血量急剧下降，体循环或肺循环急性淤血和组织灌注不足的临床综合征，可分为急性左心衰竭和急性右心衰竭。

（一）急性左心衰竭

1. 病因、病理　任何突发的心脏解剖或功能损害，导致心排血量急骤降低和肺静脉压升高的因素，均可引起急性左心衰竭。

(1) 急性弥漫性心肌损害：急性广泛性心肌梗死、急性心肌炎、心肌病等，由于大量心肌丧失收缩功能，导致急性心肌收缩力减低和舒张功能障碍。

(2) 急性压力负荷过重：严重高血压、主动脉瓣狭窄、肥厚梗阻性心肌病等，由于左心室压力负荷过重，排血受阻。严重二尖瓣狭窄、左心房黏液瘤或血栓嵌顿瓣口，可致左心室舒张期充盈减少，左心室排血量降低，肺静脉及肺毛细血管压力增高，当体力活动、情绪激动等因素使体循环回心血量增多、左心室排血量低于右心室排血量时，则发生急性左心衰竭。

(3) 急性容量负荷过重：由急性心肌梗死、感染性心内膜炎等引起的乳头肌功能不全、腱索断裂、瓣膜穿孔等可致急性瓣膜反流；主动脉窦瘤破入心腔，室间隔穿孔，以及输血输液过多过快等均可致急性左心室容量负荷过重而发生急性左心衰竭。

(4) 急性心室舒张受限：由急性心包渗液或积血引起的急性心脏压塞，可致心排血量减低和肺循环淤血。快速性(＞180次/分)心律失常因左心室舒张期缩短，肺静脉血液不能充分回流，引起肺静脉、肺毛细血管压力急骤升高而发生急性肺水肿。

常见的诱因有感染、情绪激动、过度体力活动、输液过多过快、贫血与出血、妊娠或分娩等。

2. 诊断要点

(1) 有基本病因及诱因。

(2) 急性肺水肿的典型症状和体征。

(3) X线检查：① 间质性肺水肿期：肺野透亮度下降呈云雾状，肺纹理增多、增粗、模糊，肺门边缘轮廓不清，肺间隙或小叶间隙存在 Kerley B线或A线。② 肺泡内肺水肿期：典型者表现为两肺门大片蝴蝶形云雾状阴影，向周围肺野呈放射状分布。大多数表现为肺野广泛分布大小不等点片状阴影，边缘模糊，可融合为大片，也可呈粟粒状阴影。少数为大叶性或局限性高密度阴影。

(4) 血流动力学监测:对早期诊断和指导治疗十分重要,肺毛细血管楔压(PCWP)增高,心脏指数(CI)下降。当 PCWP>18 mmHg,CI 正常,提示肺淤血;PCWP 为 25～35 mmHg,CI 2.2～2.5 L/(min·m^2),提示肺水肿;PCWP>18 mmHg,CI<2.0L/(min·m^2),提示心源性休克,预后不良。

(5) 心电图、超声心动图可显示基础心脏病改变。

3. 治疗原则　首要目标是减轻心脏负荷,增加心排血量,缓解肺淤血,改善和维持组织的充分供氧。

(1) 急救措施

① 体位:取坐位或半卧位,双腿下垂,以增加肺容量和肺活量,减少回心血量。

② 吸氧和消除气道泡沫:氧流量 4～6 L/min,常加用除泡剂或加压给氧,使用人工呼吸机,呼气末正压呼吸(PEEP)给氧。吸入二甲硅油消泡剂,或将氧气先通过 50%～70% 乙醇湿化瓶后吸入。

③ 吗啡:也可用哌替啶(杜冷丁)肌内注射。

④ 快速利尿:呋塞米(速尿)静脉注射。

⑤ 血管扩张剂:常用药物有硝普钠、硝酸甘油、酚妥拉明等。

⑥ 洋地黄制剂:快速室上性心律失常如伴有快速心室率的心房纤颤、心房扑动等诱发者,常用毛花甙 C 或毒毛花苷 K。重度二尖瓣狭窄伴窦性心律或由急性心肌梗死引起的急性肺水肿,洋地黄制剂应禁用或慎用。急性左心衰竭合并低血压时,可用多巴胺、多巴酚丁胺、氨力农、米力农缓慢静脉注射。

⑦ 氨茶碱:为早期有效的辅助性治疗药物,亦可在心源性哮喘和支气管哮喘不易鉴别时应用。

⑧ 肾上腺皮质激素:常用地塞米松、琥珀酸氢化可的松。

(2) 减少静脉回流:除接受静脉输液的肢体外,用软质橡皮管止血带或充气袖带结扎其余三肢的近端。

(3) 病因及诱因的治疗。

(二) 急性右心衰竭

1. 病因、病理　多数急性右心衰竭继发于左心衰竭,原发性急性右心衰竭常见于急性肺动脉栓塞和急性右室梗死。急性肺动脉栓塞常由来源于下肢深静脉、盆腔静脉、右心房的血栓脱落或肺动脉瓣赘生物、癌栓、长骨骨折时的脂肪栓塞、羊水栓塞、空气栓塞,引起广泛肺小动脉痉挛,肺动脉压急骤升高,右室排血受阻,导致右心室扩张和急性右心衰竭。

右室梗死大多是左室下壁和后壁梗死扩展至右室所致,单纯右室梗死发生率较低,广泛右室梗死时可发生急性右心衰竭。

2. 诊断要点

(1) 继发于左心衰竭者,常有左、右心力衰竭的临床表现。

(2) 发生于急性肺栓塞者。

① 有相应的临床症状和体征。

② 实验室检查:白细胞计数增高,血清胆红素和乳酸脱氢酶增高。动脉血气分析示 PaO_2 降低,$PaCO_2$ 因过度通气常降低。

③ 心电图：典型改变为 $S_{I}Q_{III}T_{III}$，即 I 导联 S 波深、ST 段压低，Ⅲ导联有显著 Q 波伴 T 波倒置。并有电轴右偏、右束支传导阻滞、P 波高尖呈肺型 P 波等。

④ 胸部 X 线：中下肺楔形、卵圆形或片状浸润阴影，病侧膈肌抬高，可有胸腔积液，严重者主肺动脉扩张、心影增大，有时见闭塞血管突然变细。选择性肺动脉造影可确定栓塞部位和范围。

(3) 发生于右室梗死者

① 除有剧烈胸痛外，表现为颈静脉怒张、肝大、心率增快和低血压，而无肺淤血的表现。

② 心电图：异常 Q 波，右侧胸前导联 V_{4R}～V_{6R} ST 段在病程早期抬高，V_{4R} ST 段抬高>0.1 mV，V_{4R} ST 段抬高程度>V_{3R}>V_{1}。

③ 血流动力学：中心静脉压、右房压、右室压和肺动脉压升高，右室压力波形异常，呈右室顺应性受损波形，即舒张早期下陷及舒张晚期平台的"平方根"样波形。

④ 心肌酶谱增高。

3. 治疗原则

(1) 鉴于常见的急性右心衰竭多系左心衰竭引起，故治疗原则基本和左心衰竭相同。

(2) 急性肺动脉栓塞引起须紧急处理。

① 对症治疗：立即卧床休息、吸氧，监测呼吸、心律、血压；剧烈胸痛者可皮下或肌内注射哌替啶或罂粟碱；抗休克治疗；心力衰竭特别是心房纤颤时选用毛花甙 C 或毒毛花苷 K 稀释后静脉注射；明显肺动脉高压而无血压下降者可选用酚妥拉明、硝普钠、硝酸甘油静脉滴注。

② 溶栓治疗：常选用链激酶、尿激酶、组织型纤溶酶原激活剂(tPA)。

③ 抗凝治疗：常选用肝素或低分子肝素，对老年体弱、出血性疾病、活动性消化性溃疡、严重肝肾功能不全和血压过高者慎用或不用。

④ 手术治疗：若内科治疗无效，肺动脉造影证实肺动脉主干或一级分支近端栓塞者，可作肺动脉栓子摘除术。也有用特制吸引导管，经静脉插入至肺动脉摘除血栓。

(3) 右室梗死引起者：常有心源性休克或低血压，扩容为其主要治疗措施。合理的治疗须在血流动力学监测下进行。对肺毛细血管压力偏低或正常者，扩容可提高左室充盈压和心输出量。禁用利尿剂和硝酸甘油等血管扩张剂。如扩容治疗后心排出量仍低，则需使用多巴酚丁胺或多巴胺。如同时合并左室梗死或左心功能不全，扩容治疗应谨慎，常需同时应用血管扩张剂和正性肌力药物，肺充血严重者并用利尿剂，一般肺毛细血管楔压以维持在 18 mmHg 最为适宜。

四、严重心律失常

严重心律失常是指足以引起血流动力学障碍，短暂神志丧失以及猝死的心律失常。按其发作时心率的快慢，分为快速型和缓慢型心律失常两种类型。

(一) 病因、病理

病因往往与患者的基础疾病相关联，有时可能是多种因素同时存在。严重感染和创伤，严重的心肌病变，中毒、药物效应及电解质紊乱，呼吸系统病变，脑血管意外，脑部、心脏手术，心血管造影及介入导管诊疗技术操作等。

心律失常有多种不同发生机制，如折返、自律性改变、触发活动(后除极引起)等。电生理机制主要包括冲动发生异常、冲动传导异常以及二者联合存在。

1. 折返机制　当一激动从心脏的某一处发生后，经过向下传导又回到原处再次引起激动，这种现象称为折返现象。折返的形成必须具有折返环、传导途径的一部分存在单向阻滞、另一部分传导速度缓慢3个条件。

2. 自律性增强　引起增强的主要原因有二：一是动作电位4相去极化增强，在心肌损伤、缺氧、洋地黄过量、低血钾及一些药物作用下可引起；二是静息膜电位下降所致。

3. 触发活动　自发激动的动作电位之后出现一慢的除极波，当该波达到阈值时便可引发出另一个动作电位，称为后电位，这个除极后发生的动作电位称为触发活动。触发活动可只引起一次激动，也可连续出现多次。后除极可出现在心肌细胞复极的早期，即早期后除极，也可出现在完全复极之后，即延迟后除极。早期后除极，发生在心肌细胞动作电位的2相及3相；延迟后除极，发生在心肌细胞复极完成之后，动作电位的4相。现已证实，触发活动在室性心律失常的机制中占有愈来愈重要的地位。

(二) 诊断要点

1. 询问病史找出病因、诱因，用药经过，了解发作初始的情况，每次发作的症状，持续的时间，终止发作的规律，接受过何种治疗措施，效果如何。

2. 体格检查　除听诊外，尚需注意循环状态、血压、神志、肤色、脸色及尿量，左、右心功能状况。若神志丧失，应立即判断呼吸循环情况，有必要时行心肺复苏术，以免延误抢救时机。

3. 心电图特征　心电图检查及持续心电监测是诊断心律失常的关键。

(1) 房性心动过速(房速)：窦性心律基础上，连续提早出现三个或三个以上的P′-QRS-T波群，频率多在120～160次/分，节律规则，P-R间期正常或延长，QRS波群为室上性，T波方向与QRS主波方向一致。当心率较快，出现心室内差异传导时，P′后的QRS波可出现宽大畸形。有3种以上形态各异的P波，P-R间期各不相同，部分P波因过早发生而受阻，心室律不规则者，称紊乱性房速，最终可发展为心房颤动。

(2) 心房颤动(房颤)：窦性P波消失，代之以大小不等、形态各异的颤动波(f波)，在Ⅱ、Ⅲ、avF或V_1导联最明显。f波的频率为350～600次/分。一般QRS波为室上型，QRS主波与T波反向。当出现心室内差异传导时，QRS波增宽。

快速房颤时，心室内差异性传导引起宽大畸形的QRS波群与室性过早搏动比较相似，但临床意义不同，应注意鉴别。下列几点可供鉴别时参考：① 房颤时，在长RR间期后跟随短RR间期时，易发生室内差异性传导，此时如出现增宽的QRS波群，多考虑室内差异性传导。② 增宽的QRS波群时限超过0.14秒，多考虑室性早搏。③ 增宽的QRS波群的起始向量与窦性搏动时的起始向量相反，则肯定为室性早搏；反之，增宽的QRS波群的起始向量与窦性搏动的起始向量相同时，并不能排除室性早搏的可能。④ 同一导联每个增宽的QRS波起点相应的前一个QRS波群的起点的间距(联律间期)不等时，应考虑室内差异性传导。⑤ 增宽的QRS波群后无固定的代偿间歇，应考虑差异性传导；反之，应考虑室性早搏。⑥ 房颤心率较慢时持续增宽的QRS波群，多考虑室性早搏。

(3) 阵发性室上性心动过速(室上速)：突然发生和终止，频率在160～250次/分，节律匀齐。

房室折返性：心电图可以表现为正常(隐性预激)或预激症候群(显性预激)，即在窦性心律基础上，P－R间期<0.12秒，δ波，QRS波群增宽，PJ间期正常。

房室结正向折返者：连续三个或三个以上的快速的QRS－T波群，频率160～220次/分，QRS形态正常，R－R间期绝对匀齐。窦性P波消失，但有时可见旁路逆传激动的心房的P′波，一般出现在QRS波后面，常仅表现为基线的挫顿，P′－R>0.12秒。当同时伴有室内传导阻滞时，QRS波宽大畸形，应与房室结逆传折返性室上速和室性心动过速鉴别。

房室结逆传折返性者：连续三个或三个以上快速的QRS－T波群，频率200～300次/分，QRS波宽大畸形，QRS主波与T波反向，形态可酷似室性心动过速。R－R间期绝对匀齐。但有时可见房室结逆传激动心房后产生的P′波，一般出现在QRS波前面，P′－R<0.12秒。

房室结内双径路者：连续三个或三个以上的快速QRS－T波群，频率160～220次/分，QRS波为正常形态，R－R间期绝对匀齐。窦性P波消失，但有时可见沿快径逆传激动心房后产生的P′波，一般出现在QRS波后面，P′－R应大于0.12秒，P′在Ⅱ、Ⅲ、avF较清楚，表现为基线的挫顿，P′在Ⅱ、Ⅲ、avF一般倒置，在avR一般直立。当同时伴室内差异传导时，QRS波宽大畸形，应与室性心动过速相鉴别。

(4) 室性心动过速(室速)：连续三个或三个以上的室早；QRS波宽大畸形，时限>0.12秒，QRS主波与T波方向相反；心律基本规整，心室率多在120～230次/分；P波与QRS波无固定关系(房室分离)，通常心房频率低于室速的频率；少数室上性冲动可以下传至心室，表现为P波后正常的QRS波(心室夺获)；室上性冲动部分夺获心室，与室性搏动共同使心室除极而形成QRS波群(室性融合波)，其QRS形态介于窦性与室性之间。

室上速伴室内差异传导时形成宽QRS波群，有时与室速在心电图上的表现极为相似，鉴别比较困难。房室分离、室性融合波或心室夺获支持室速的诊断。

扭转性室速：常由室性早搏诱发。表现为突然发生的快速的QRS波群，R－R间期很不规则，QRS主波方向沿等电位线上下扭转。每次发作持续数秒至十几秒不等，可自转复为窦性心律，但很短时间内可反复发作，最终引起心室颤动而死亡。临床上发作持续时间短者，有心悸、头晕症状，发作终止后症状消失，但可反复出现。发作时间较长者，可出现一过性意识丧失，抽搐，发作间歇意识可以恢复。随着发作越来越频繁，患者可进入持续的昏迷状态，最终死亡。

(5) 心室扑动与颤动：QRS波群与T波不能分辨，而出现连续的颤动波或扑动波。扑动时心室波较大而规则，波幅为10～20 mm，频率多在150～250次/分；颤动波则波形与频率均不规则，150～300次/分。心室颤动常发生在频发多源性室性早搏时，且多起始于前一心搏的T波或U波上。临床表现为心音和脉搏消失，血压测不出，数秒后丧失知觉，呼吸断续，或几次短促或痉挛性呼吸动作后停止，瞳孔散大，面色苍白兼有青紫，继之全身抽搐形成急性心源性脑缺氧综合征。

(6) 窦性停搏和窦房传导阻滞

窦性停搏：窦性心律伴长P－P间期(常大于2秒)，长P－P间期与正常P－P间期不成倍数关系，长P－P间期中出现逸搏或逸搏心律。

窦性传导阻滞：① Ⅱ度Ⅱ型窦房传导阻滞：窦性心律伴长 P－P 间期（常大于 2 秒），长 P－P 间期与正常 P－P 间期成倍数关系，长 P－P 间期中出现逸搏或逸搏心律。② Ⅲ度窦房传导阻滞：所有的窦性冲动均不能传出，心电图表现为长时间 P 波消失，出现交界性或室性逸搏心律。在心电图上无法与长时间的窦性停搏相鉴别。

（7）房室传导阻滞

Ⅱ度Ⅱ型房室传导阻滞：窦性心律伴单个 P 波脱落，P－R 间期正常或延长，但 P－R 间期固定不变。

高度房室传导阻滞：连续两个或两个以上的 P 波不能下传，可出现逸搏和逸搏心律。

Ⅲ度（完全性）房室传导阻滞：所有的 P 波均不能下传，心室由交界区或室性逸搏所控制，P 波与 QRS 无对应关系，P 波频率大于 QRS 波频率。体检：高度、Ⅲ度者，发现心动过缓，心律不齐，心音强弱不等，即由于存在房室分离；若发生心房和心室同时收缩，则心音增强，称大炮音。低位起搏点不能以逸搏心律起搏时可产生黑蒙、晕厥，严重者出现意识丧失、抽搐或心源性猝死。

（三）治疗原则

严重心律失常的治疗原则是及时有效地控制心室率，治疗并消除病因及诱因，预防复发。

1. 房速

（1）补充钾盐与镁盐，控制感染，停用氨茶碱等类药物。

（2）对持续性房速，多采用静脉抗心律失常药物以终止。可选用：β受体阻滞剂、维拉帕米、普罗帕酮（心律平）、胺碘酮。

（3）洋地黄中毒引起者，立即停用洋地黄，补钾、镁；非洋地黄中毒引起者，可用毛花苷 C（西地兰）缓慢静注。

（4）食管调搏超速抑制终止房速发作。

（5）同步直流电复律：对出现心绞痛、心力衰竭、血压下降者，应首选此法，电能量采用 100～200 J。

2. 房颤

（1）阵发性快速房颤，应注意寻找并处理其诱因。

（2）快速房颤，静脉使用抗心律失常药物以减慢心室率。可选用：毛花苷 C（西地兰）、维拉帕米（异搏定）、普罗帕酮（心律平）、β受体阻滞剂。

（3）同步直流电复律：是终止房颤最安全、有效的方法。血流动力学不稳定者应首选，复律的电能量为 100～200 J。

预激综合征患者的房颤是一危险的急症，过快的心室律可导致心室颤动。有血流动力学变化的患者，首选电复律。对于血流动力学稳定的患者，可选用普罗帕酮和胺碘酮静脉注射。洋地黄和维拉帕米可使房室旁道不应期进一步缩短，使心室率更快，故禁忌使用。

3. 室上性心动过速

（1）首先终止心动过速，不能终止心动过速，则减慢心室率为主要的治疗目的。

（2）凡合并有血流动力学不稳定者，应进行直流电同步转复，迅速终止心动过速，复律电量 100 J 左右。

(3) 血流动力学稳定者,可选用下列治疗措施:

① 刺激迷走神经:按压眼球、按摩颈动脉窦、Valsalva 动作、刺激咽反射、倒立。

② 药物治疗:可选用下列药物静脉使用:三磷酸腺苷(ATP)、普罗帕酮(心律平)、胺碘酮、升压药物。用药过程中,应严密监护心律、血压变化,心动过速转复后应立即停止注射。

(4) 食道调搏超速抑制。

(5) 射频导管消融术:现已成为根治阵发性室上速的首选措施,不在急诊处理范畴之内。

4. 室速

(1) 非持续性室速:无器质性心脏病者如无症状且发作不频繁,可不予特殊治疗。有器质性心脏病患者,应考虑药物治疗。

(2) 持续性室速:无论有无器质性心脏病,均应立即处理。发作期,无显著血流动力学障碍者,可考虑静脉药物治疗,可选用:利多卡因、普罗帕酮、胺碘酮。有显著血流动力学障碍,首选同步直流电复律,电能量 200 J,无效者可增加电能量,仍无效者,可静脉用利多卡因、普罗帕酮、溴苄胺及纠正酸中毒后再行电复律。

(3) 扭转性室速:① 静脉补钾、补镁。② 异丙肾上腺素:静脉滴入可以加快窦性心律,缩短 Q-T 间期,有利于心室夺获,减轻发作,从小剂量开始。③ 对意识丧失者,应进行人工胸外按压,维持心脏的泵血功能。可试用 100 J 电能量进行非同步电转复。转为窦律后仍需补钾、镁,使用异丙肾上腺素。扭转室速若为心动过缓所致,应置入人工心脏起搏器。

5. 心室扑动和颤动

(1) 非同步电除颤复律:须在第一时间内实施,争取时间尽早复苏,取得一次成功,电击能量为 200～360 J。

(2) 电击除颤及药物除颤:① 心室颤动或扑动:若室颤波细小,则先用肾上腺素 1 mg 静脉注射,3～5 min 后可重复一次,使细颤转为粗颤以后,施行 200 J 电击除颤;若首次电击除颤无效,应立即静脉注射利多卡因 75～100 mg;若重复电除颤,则仍应用 300～360 J 电击除颤。② 心室静止:在 CPR 的同时应用复苏药物及紧急心脏体表或心内膜起搏。

6. 窦性停搏和窦房传导阻滞

(1) 药物治疗:可选用阿托品,无效或患者对阿托品不能耐受时静脉滴注异丙肾上腺素,1 μg/min 开始,逐渐增加给药量,将心率维持在 50～60 次/分即可。

(2) 人工心脏起搏:用于对药物治疗不满意,用药后出现不能耐受的不良反应或严重快速心律失常,或长时间窦性心律不能恢复的患者。

7. 房室传导阻滞

(1) 异丙肾上腺素:以 1 μg/min 开始,逐渐增加给药剂量,将心率维持在 50～60 次/分。

(2) 人工心脏起搏:采用临时心脏起搏。

(3) Ⅲ度房室传导阻滞发生心室停搏者,临床表现为心搏骤停,立即行心肺复苏术。

五、病态窦房结综合征

病态窦房结综合征(SSS,简称病窦综合征)是由窦房结病变导致功能减退,产生多种心律失常的综合表现。患者可在不同时间出现一种以上的心律失常。本综合征常同时合并心房自律性异常,部分患者同时有房室传导功能障碍。

（一）病因、病理

众多病变过程,如淀粉样变性、甲状腺功能减退、某些感染(布氏杆菌病、伤寒)、纤维化与脂肪浸润、硬化与退行性变等,均可损害窦房结,导致窦房结起搏与窦房传导功能障碍;窦房结周围神经和心房肌的病变,窦房结动脉供血减少亦是SSS的病因。

迷走神经张力增高,某些抗心律失常药物抑制窦房结功能,亦可导致窦房结功能障碍,应注意鉴别。

（二）诊断要点

1. 临床表现　出现与心动过缓有关的心、脑等脏器供血不足的症状,如发作性头晕、黑蒙、乏力等,严重者可发生晕厥。如有心动过速发作,可出现心悸、心绞痛等症状。

2. 心电图表现　① 持续而显著的窦性心动过缓,心率<50次/分,且并非由于药物引起;② 窦性停搏与窦房传导阻滞;③ 窦房传导阻滞与房室传导阻滞同时并存;④ 心动过缓-心动过速综合征,是指心动过缓与房性快速性心律失常交替发作,后者包括心房扑动、心房颤动或房性心动过速。

其他心电图改变为:① 在没有应用抗心律失常药物下,心房颤动的心室率缓慢,或其发作前后有窦性心动过缓和(或)Ⅰ度房室传导阻滞;② 房室交界区性逸搏心律等。

根据心电图的典型表现,以及临床症状与心电图改变存在明确的相关性,便可确定诊断。为确定症状与心电图改变的关系,可作单次或多次动态心电图或事件记录器检查,如在晕厥等症状发作的同时记录到显著的心动过缓,即可提供有力佐证。

3. 对于可疑的患者,经上述检查仍未能确定诊断,固有心率(IHR)测定、窦房结恢复时间与窦房传导时间测定将有助诊断。

（三）治疗原则

若患者无心动过缓有关的症状,不必治疗,仅定期随诊观察。对于有症状的病窦综合征患者,应接受起搏器治疗。心动过缓－心动过速综合征患者发作心动过速,单独应用抗心律失常药物治疗,可能加重心动过缓。应用起搏治疗后,患者仍有心动过速发作,可同时应用抗心律失常药物。

六、急性冠状动脉综合征

（一）病因、病理

急性冠状动脉综合征(ACS)是冠心病心肌缺血急性发作过程中的一个类型,冠状动脉粥样硬化是其病理基础,发病原因是心肌急性缺氧,是心肌氧的供需不平衡,大多是由慢性稳定性心绞痛病情演变或恶化而来。根据心肌急性缺氧严重程度、持续时间长短及个体氧供需失衡状态,临床表现可分为不稳定性心绞痛、心电图ST段不抬高的心肌梗死及ST段抬高性心肌梗死。

1. ACS可划分两大类　① 第一类:包括不稳定心绞痛及非ST段抬高的心肌梗死。ST段不抬高心肌梗死的发病率高于ST段抬高的心肌梗死,前者为75%,后者为25%。非ST段抬高的心肌梗死的血栓是以血小板为主,又称白色血栓,血管腔未完全闭塞。② 第二类:为ST段抬高的心肌梗死。其血栓是以纤维蛋白为主,又称红色血栓,血管腔完全闭塞。

2. 发病机制 ACS发病主要取决于两大因素：一是冠状动脉粥样硬化斑块形成；二是由于斑块破裂，血小板激活，导致血栓形成，造成血管腔阻塞。一般说，动脉粥样硬化斑块可引起血管腔狭窄，但不至于完全堵塞，一旦有血栓形成，则很容易使血管腔堵塞。不稳定的动脉粥样硬化斑块，指斑块含脂量多，斑块表层为一薄层纤维帽，很容易在内皮功能失调、局部有炎症及血流剪切力作用下发生裂隙、糜烂或破裂。血循环中血小板开始与血管内皮下胶原、组织因子、血管性血友病因子、脂质等接触并迅速被激活。激活的血小板释放二磷酸腺苷(ADP)、5-羟色胺(5-HT)、血栓素 A_2(TXA_2)及各种血小板因子，使血小板在内膜受损部位黏附、聚集，促使凝血酶活化，使凝血酶原转变为凝血酶。凝血酶使纤维蛋白原转为纤维蛋白，使凝血酶原转为凝血酶的过程加速，释放大量血小板膜糖蛋白(GP)Ⅱb/Ⅲa受体，并与纤维蛋白原结合，加剧血小板凝聚及血栓形成。此外，内皮功能受损，使前列环素(PGI_2)及内皮舒张因子(EDRF)释放减少，血管紧张素Ⅱ(AngⅡ)生成增多，引起血管收缩，血小板聚集，加速血栓形成。

（二）诊断要点

1. 冠心病病史 包括冠心病易患因素。

2. 心肌缺血临床表现

(1) 不稳定心绞痛：胸痛发作持续时间一般都达到或超过15 min，主要有以下三种类型：① 新近发生的劳累后心绞痛，发病时间在1个月之内。② 心绞痛发作频率及持续时间增加，硝酸甘油不能缓解。③ 静息性心绞痛，包括变异性心绞痛、卧位性心绞痛等。

不稳定性心绞痛肌钙蛋白CTnT及CTnI不升高。CTnI及CTnT每6 h测一次，连续2次正常，可除外心肌梗死。

(2) 心电图ST段不抬高的心肌梗死：临床有不稳定性心绞痛表现，肌钙蛋白CTnI、CTnT升高，应考虑有心肌梗死可能。

(3) ST段抬高心肌梗死：根据超早期巨大T波及弓背向上型ST段抬高、ST-T波形动态演变，血清心肌酶CK、AST、LDH、CK-MB升高，血肌红蛋白升高，肌钙蛋白阳性等，结合临床表现不难诊断。

3. 冠状动脉造影 可发现冠状动脉病变狭窄或梗死的部位，并估计其程度。

ST段抬高，须与心包炎、变异心绞痛、过早复极、室壁瘤、预激等相鉴别。

胸痛是ACS诊断的重要依据之一，但也有少数患者可以无痛或疼痛部位不典型或仅有颈、颌、耳、上腹等不适。

4. ACS危险程度分类

ACS低危：发作时ST段抬高＜1 mm，胸痛＜20 min，CTnI及CTnT正常。

ACS中危：发作时ST段抬高＜1 mm，胸痛＜20 min，CTnI及CTnT轻度升高。

ACS高危：发作时ST段抬高＞1 mm，胸痛＞20 min，CTnI及CTnT明显升高。

（三）治疗原则

1. 院前治疗 开放静脉通路，吸氧，舌下含硝酸甘油，氧饱和度监测，心电监测等。

2000年国际复苏指南建议采用MONA方针。M(吗啡)能有效止痛，降低氧需及前负荷；O(氧气)改善缺氧；N(硝酸甘油)能对抗血管痉挛，降低心脏前后负荷及增加氧供；A

(阿司匹林)抑制凝血酶诱导的血小板聚集。

2. 院内治疗　维持静脉通路,供氧,氧饱和度测定,描记12导联心电图,连续心电监测,监测肌钙蛋白及心肌酶等。

(1) ST段抬高心肌梗死的治疗:无禁忌的患者立即给予急诊溶栓或直接作介入治疗。急诊溶栓不再受年龄限制。溶栓时间由6 h延伸至12 h。常用溶栓药物:尿激酶(UK)、链激酸(SK)、rtPA、Rsk(重组链激酶)。

介入治疗(PTCA)指征:AMI除发生于老年,年龄>75岁,或有溶栓禁忌证,合并有心衰或心源性休克外应首先考虑介入治疗。

(2) 非ST段抬高心梗或不稳定性心绞痛的治疗:加强临床观察,监测EKG及CTnI、CTnT的动态变化,进行综合治疗,包括抗凝、硝酸甘油、β受体阻滞剂、钙拮抗剂等。

① 抗凝药物

阿司匹林160～325 mg/d,最低维持量为75 mg/d。

低分子肝素:每日常规量1 mg/kg皮下注射,每12 h一次。

塞氯吡啶(Ticlopidine)、氯吡格雷(Clopidogred):是ADP受体拮抗剂,可阻止血小板GpⅡb/Ⅲa受体与纤维蛋白原结合,对阿司匹林不能耐受者可选用此类药物。Ticlopidine剂量为每次250 mg,每日2次口服。Clopidogred首服300 mg,继以75 mg,每日1次。

阿昔单抗(Abciximab):血小板GpⅡb/Ⅲa受体拮抗剂,强效广谱抗凝药物,可使血小板聚集减少80%,静脉注射后作用持续48 h,适用于PTCA。用法为0.25 μg/kg静注,继以0.125 μg/(kg·min)静注,共12 h,有出血倾向及血小板减少者需注意。

② 溶栓治疗:非ST段抬高心肌梗死不主张溶栓,因为是白色血栓,溶栓不如抗凝有效,而且会增加心梗的危险(溶栓药物兼有促凝作用)。

③ 介入治疗:一般不作直接PTCA,应给予综合治疗,观察,必要时择期作PTCA。

④ 抗心肌缺血治疗

硝酸甘油类:含服、口服或静脉内注射。

β受体阻滞剂:有抗心律失常、抗高血压、降低心肌缺血、减少心肌氧供需不平衡、缩小心梗面积、改善近期及远期预后作用。口服倍他洛克(β-blocker),自小剂量开始,每次12～25 mg,每日2次。紧急需要时可选用Metoprolol(Lopressor)静注,此药是选择性β肾上腺素能受体阻滞剂,应用时应对心率及血压进行监测,心率宜控制在60～90次/分为宜。剂量为5 mg静脉缓注,5 min一次,直至最大量15 mg或心率得到控制,有心衰、哮喘及传导阻滞者忌用。

钙拮抗剂:能扩冠,改善侧支循环,有稳定斑块作用。

七、高血压危象

高血压危象(crisis of hypertension)是发生在高血压患者病程中的一种特殊临床表现。

(一) 病因、病理

发生于缓进型或急进型恶性高血压、各种肾性高血压、嗜铬细胞瘤、妊娠高血压综合征、卟啉病等,也见于主动脉夹层剥离和脑出血。

常因情绪紧张、精神创伤、疲劳、寒冷、月经期和更年期内分泌改变等致周围小动脉突然发生强烈痉挛，外周阻力骤增，血压急剧升高而致病。本病发作时易致急性心肌梗死、脑出血和急性肾衰竭等严重合并症，出现相应的临床表现。

（二）诊断要点

1. 有高血压基础病及诱因。

2. 收缩压≥200 mmHg。

3. 常伴有自主神经功能失调的症状。

4. 可有心绞痛、心力衰竭、肾衰竭及高血压脑病的征象。

5. 血肌酐、尿素氮亦升高；可伴血糖升高；蛋白尿、血尿等。

6. 眼底检查可见视网膜出血、渗出和视盘水肿等。

7. 超声心动图、心电图、胸部X线检查，可发现与高血压相关的改变。

（三）治疗原则

1. 患者取半卧位，去除可能的诱因。

2. 立即给予降压，使血压降至160～170/100～110 mmHg，血压降至适当水平后，宜口服降压药长期治疗以防复发。

(1) 静滴药：可选用硝普钠、硝酸甘油、酚妥拉明、乌拉地尔。

(2) 口服药：选用硝酸甘油、硝苯地平（心痛定）、卡托普利、哌唑嗪、β受体阻滞剂。

3. 合并症处理原则

(1) 高血压脑病：选用硝普钠、柳胺苄心定。降压的同时，应控制脑水肿和抽搐。

(2) 合并左心功能衰竭：选用利尿剂，同时选用硝普钠、硝酸甘油或酚妥拉明。

(3) 合并冠心病：选用血管扩张剂，必要时给予β受体阻滞剂。

(4) 合并肾功能不全：选用呋塞米，禁用保钾利尿剂。可选用乌拉地尔、酚妥拉明，钙拮抗剂可与β阻滞剂联用。

(5) 合并哮喘：首选钙拮抗剂、哌唑嗪、可乐定及血管紧张素转换酶抑制剂等，避免使用β阻滞剂，慎用利尿剂。

(6) 合并脑血管意外：降压不宜过快，缺血性脑卒中时不行降压治疗，舒张压≥120 mmHg以上时可用钙拮抗剂、乌拉地尔、硝普钠、酚妥拉明等。脑出血者选用乌拉地尔、柳胺苄心定等，对增加颅内压的硝普钠和硝酸甘油适量使用。

(7) 妊娠高血压：应及时治疗，首选硫酸镁，将血压降至140/90 mmHg。无效时加冬眠合剂。酚妥拉明、硝普钠、硝酸甘油亦可选用。

八、感染性心内膜炎

感染性心内膜炎（IE）是指由于病原体经血流直接侵犯心内膜、瓣膜或（和）大血管内膜引起的感染性炎症。

（一）病因、病理

1. 病原体　草绿色链球菌、葡萄球菌、肠球菌、溶血性链球菌等。

2. 易患的心脏病种类　风湿性心脏瓣膜病、先天性心血管畸形、心脏手术和插管操作后的患者。

3. 诱发因素　口腔、皮肤、拔牙或扁桃体切除术后及皮肤伤口感染，上呼吸道感染，泌尿或妇科器械检查后，人工流产，胃肠道感染及人工心脏瓣膜置换术等。但约有半数患者找不到诱因。

早期表现为无菌血栓性心内膜炎(NBTE)。NBTE的形成须具备三个条件:① 出现血液反流;② 血液反流经过一个狭窄瓣孔;③ 两个心腔(或管腔)间存在压力阶差。故感染性心内膜炎好发于原有病变的心脏,其病变常位于血流从高压腔经过狭窄口到低压腔产生高速射流和湍流的下游狭窄口的内膜。随着病变的发展,病变累及的瓣叶可形成溃疡或穿孔,累及腱索和乳头肌时可出现断裂。累及中等或较大的动脉血管时,在血流压力的影响下,可出现囊状扩张或形成细菌性动脉瘤。动脉瘤破裂可导致出血。此外,赘生物质地脆弱,易破碎形成栓子,随血流散布到身体各脏器和血管而导致器官栓塞。

(二) 诊断要点

1. 有易患的心脏病及(或)诱发因素。

2. 临床表现 ① 发热:发热前多有畏寒,热型多不规则,中等发热,亦可为弛张热型或间歇热型。老年体弱者,亦可能不发热。② 贫血、脾大、杵状指。贫血无网织红细胞增生。杵状指不伴有发绀。③ 原有心脏病的杂音性质发生显著改变,其性质多变为粗糙而响亮,亦可呈海鸥鸣样高调音质,或突然出现新的器质性杂音,特别是主动脉瓣区的舒张期杂音。④ 皮肤黏膜淤点;眼底可见小出血区,中心发白的Roth点;指(趾)末端掌面出现紫红色小结节,压之觉疼痛的Osler结节;无压痛性小结节状出血的Janeway点。⑤ 栓塞及血管炎症状:脾栓塞及脾区摩擦音、肾栓塞、血尿和蛋白尿,脑栓塞可引起偏瘫、弥漫性脑膜炎、脑脓肿、蛛网膜下隙出血、中毒性脑病等。

3. 特殊类型

(1) 霉菌性心内膜炎:见于长期应用广谱抗生素、激素的患者;多有心脏手术、长期置管病史;抗生素治疗无效或反复发作,血培养阴性;赘生物大,常有反复栓塞症状。

(2) 右心性心内膜炎:多有心脏介入手术、静脉注射毒品成瘾史;病原体以金黄色葡萄球菌多见。常表现为突发性三尖瓣及肺动脉瓣反流性杂音,伴肺部感染和肺栓塞症状。

4. 实验室检查

(1) 一般性检查:有轻至中度贫血,呈正细胞正色素性,不伴网织红细胞增多。白细胞常轻度增多,中性粒细胞增高。血沉多数增快。常见镜下血尿和轻度蛋白尿。

(2) 血培养:血培养阳性是感染性心内膜炎极为重要的诊断依据。在24 h中至少要采集3次以上,采血时间应在体温上升前或上升时。血样标本须达10～20 ml,血培养的时间需1～3周。在抗生素治疗之前采集的标本的阳性率较高。鉴于细菌种类多变,血培养应分别接种到厌氧和需氧培养基中。对某些顽固性感染性心内膜炎应考虑到“L”形细菌的存在,故尚需在高渗培养液中培养。在人工瓣膜置换术后疑有感染性心内膜炎者应作霉菌培养。

(3) 超声心动图检查:可诊断出50%～75%以上的患者,M型超声心动图能够发现瓣膜上的赘生物。瓣膜破损或腱索断裂,则可使瓣膜回声波呈连枷样改变,活动幅度增大或呈高速颤动等现象。赘生物的发现可作为确诊依据,但超声心动图的表现不能鉴别活动性和非活动性患者,且易发生假阳性。

(4) 心导管和心血管造影检查:可协助确定心内膜炎的感染部位,识别瓣膜损伤的程度及所引起的血流动力学改变等情况,对右侧的感染性心内膜炎尤有价值。右心造影可发现临床难以估计到的主动脉窦穿破和室间隔瘘道等心内并发症。但因上述检查可能加重主动脉瓣关闭不全，可使心力衰竭加重，甚至死亡，故上述检查不宜常规应用。

5. 感染性心内膜炎基本确诊标准

(1) 持续性血培养阳性(至少应有二次血培养，若仅送二三次，所有标本须均为阳性；如送四次或以上则至少三次为阳性)，伴以下两项：① 新出现的反流性杂音；② 心脏易患因素伴血管现象(微血管炎所致周围征、肾小球肾炎或动脉栓塞表现等)。

(2) 阴性或间歇性血培养阳性(特指血培养阳性率未达上述标准者)，须伴以下三项：① 发热；② 血管现象；③ 新出现的反流性杂音。

6. 可能为感染性心内膜炎

(1) 持续性血培养阳性，伴以下一项：① 心脏易患因素；② 血管现象。

(2) 阴性或间歇性血培养阳性(特指血培养阳性率未达上述标准者)，须伴以下三项：① 发热；② 心脏易患因素；③ 血管现象。

(3) 非心脏外原因所致的草绿色链球菌阳性血培养至少二次，伴发热者。

7. 须与风湿热、系统性红斑狼疮、心房黏液瘤、心力衰竭及其他原因引起的栓塞症状鉴别。

(三) 治疗原则

1. 一般治疗　注意休息，加强营养及支持治疗。注意内环境紊乱的及时纠正。

2. 抗生素治疗　明确病原体，有效的抗生素需尽早开始，剂量要充足，疗程要长。用药 48～72 h 无退热趋势时，应增加抗生素的用量或更换抗生素或联合使用抗生素。疗程一般不短于 4～6 周为宜。

3. 外科治疗　出现以下情况之一者，考虑手术治疗。

(1) 血培养持续阳性或反复复发。

(2) 内科治疗后全身中毒症状无明显改善，并出现进行性心功能不全，传导阻滞，瓣膜功能失常。

(3) 继发于瓣膜关闭不全，特别是主动脉瓣穿孔者的难治性心力衰竭。

(4) 人工瓣膜感染有瓣周缝线松脱或瓣膜功能障碍者。

(5) 霉菌性心内膜炎，内科治疗效果较差，应早期采取手术换瓣。

(6) 反复的栓塞，特别是动脉栓塞，可切除赘生物，预防栓塞。

九、急性病毒性心肌炎

病毒性心肌炎是指嗜心肌病毒感染引起的，以心肌非特异性炎症为主的病变，亦可伴有心脏瓣膜炎、动脉炎或神经炎。急性病毒性心肌炎多为新近发病，病程多在 6 个月以内。

(一) 病因、病理

1. 隐匿型　指无自觉症状，常在体格检查时发现心电图异常(多为 ST-T 异常)或心脏扩大，或经尸检发现。

2. 猝死型　症状隐匿，常因突然发生心室颤动、心搏骤停而死亡。

3. 心律失常型　可为Ⅰ、Ⅱ、Ⅲ度房室传导阻滞，但更多表现为频发性早搏，以室性早搏为多见。

4. 心力衰竭型　心肌损害多较弥漫而严重，心脏常明显扩大，表现为左、右心或全心衰竭，常并发心包炎。

5. 暴发型　极少数起病急，常在病毒感染后数日内出现急性心衰、心源性休克或严重心律失常，常可致命。

（二）诊断要点

1. 以儿童和青少年多见，男性多于女性。在上呼吸道感染、腹泻等病毒感染后1～3周内或急性期中出现心脏表现（如舒张期奔马律、心包摩擦音、心脏扩大）及（或）充血性心力衰竭或阿-斯综合征。

2. 临床症状缺乏特异性，一般表现为乏力、心悸、呼吸困难、心前区不适，并发心包炎者可有胸痛。

3. 上述感染后1～3周内或发病同时新出现的各种心律失常，而在未服抗心律失常药前可出现下列心电图改变者：① 房室传导阻滞或窦房传导阻滞、束支传导阻滞；② 两个以上导联ST段呈水平型或下斜型压低≥0.05 mV，或多个导联ST段异常抬高或有异常Q波；③ 频发、多形、多源、成对或呈联律性早搏，短阵、阵发性室上速或室速、室扑或室颤等；④ 两个以上R波为主的导联上T波倒置、平坦或降低<R波的1/10；⑤ 频发房性早搏或室性早搏。[注：具有①～③任何一项即可诊断；具有④和⑤或无明显病毒感染史者要补充下列指标以助诊断：a. 左室收缩动能减弱（经无创或有创检查证实）；b. 病程早期有CPK、CK－MB、AST(GOT)、LDH异常升高]。

4. 有条件者应进行病原学检查。尚难明确诊断者可长期随访，有条件时可做心内膜心肌活检以帮助诊断。

5. 除外甲状腺功能亢进症、β受体功能亢进症及影响心肌的其他疾患如风湿性心肌炎、中毒性心肌炎、冠心病、风湿性疾病和代谢性疾病。

（三）治疗原则

1. 限制体力活动，需休息。

2. 心电监测　对暴发性心肌炎伴心力衰竭、休克、严重心律失常者应住监护病房，予以心电图及（或）血流动力学监测。

3. 对症处理　① 心功能不全者酌情用利尿剂、血管紧张素转换酶抑制剂等血管扩张剂，慎用洋地黄制剂。② 并发休克者，可用多巴酚丁胺、多巴胺等血管活性药。③ 各种快速心律失常应以药物治疗为主，可选用利多卡因、胺碘酮；对严重过缓性心律失常以做临时心内膜起搏为好。

4. 调节细胞免疫功能的药物　①黄芪；②干扰素、胸腺素、辅酶Q_{10}等可酌情使用。③肾上腺皮质激素：一般不主张使用，对重症病例如发生泵衰竭、高度房室传导阻滞，可短期使用大剂量肾上腺皮质激素，以挽救生命。

十、急性心包炎与心脏压塞

心包因细菌、病毒、自身免疫、理化因素引起心包脏、壁两层的急性炎症，称为急性心包炎。当心包内迅速出现积液（血），致使心包内压增加，引起的体循环淤血和心排量减低，称为心脏压塞。

（一）病因、病理

病因：① 特发性；② 感染性；③ 结缔组织病的心包疾病；④ 代谢性疾病的心包疾病；⑤ 自身免疫性疾病；⑥ 肿瘤；⑦ 放射性。

目前以非特异性、病毒、结核、肿瘤占多数。

急性心包炎早期可产生由纤维蛋白、白细胞及内皮细胞组成的少量渗出物，称为急性渗出性心包炎；当心包积液使心包内压与右心舒张压（5～15 mmHg）相等时，称为低压心脏压塞；随着渗出物中的液体增多形成渗出性心包炎，此间渗液可达数百毫升至数升。当心包内迅速出现积液（血），致使心包内压增加，引起的体循环淤血和心排量减低，称为心脏压塞。

（二）诊断要点

1. 症状

(1) 胸痛：胸骨后、心前区疼痛：深吸气、咳嗽、体位变化、吞咽动作等均可使疼痛加重。

(2) 呼吸困难：呼吸浅快、发绀，伴有干咳、声嘶、吞咽困难及被动性前屈体位。

2. 体征

(1) 心包积液征象：心尖搏动减弱、消失；心浊音界向两侧扩大，呈绝对浊音界，胸骨右缘三至六肋间出现实音，即 Rotch's 征；当患者坐位变卧位时第二、三肋间的心浊音界变宽；心音遥远、心率快；大量心包渗液时可压迫左肺，可有左肩胛角下呈浊音，语颤增强及支气管呼吸音，即 Ewart's 征。积液完全分开了脏壁层胸膜则心包摩擦音可消失。

(2) 心脏压塞征象：快速心包积液时，150 ml 左右的心包积液即可引起心包压塞征象，表现为：① 颈静脉怒张、静脉压增高。② Kussmaul's 征：即吸气时颈静脉充盈明显，约40%的患者可有此征。③ 动脉收缩压下降，舒张压不变，脉压减少。④ 奇脉：即吸气时收缩压下降 10 mmHg 或更多；以及休克、心音低钝遥远征象。其中血压突然下降、休克、颈静脉怒张、心音低钝遥远称 Beck's 三联征，据此可作出心包压塞诊断。

3. X 线检查　当心包积液＞250 ml 时，可表现为心脏搏动减弱或不见，心影增大，右侧心膈角变钝，心缘正常轮廓消失，呈烧瓶或水滴状，心影可随体位变化而变化。急性心脏压塞时，可有心影迅速增大而肺野清晰征象。

4. 心电图　有窦性心动过速、ST 段弓背向下抬高。心包渗出时可有 QRS 低电压，心脏压塞时可见电交替现象，多无病理性 Q 波。

5. 超声心动图　可发现心包积液。

6. 心包穿刺　用于了解积液的性质、判明病因和缓解心脏压塞的症状。

（三）治疗原则

1. 病因治疗。

2. 解除心脏压塞　心包穿刺排液。必要时可用留置针穿刺或放置心包内引流管持续引流。

3. 外科治疗　经上述治疗不能缓解心脏压塞症状或心脏压塞症反复发生以及外伤性心包积液须手术治疗。

十一、主动脉夹层剥离

主动脉夹层剥离（aortic dissection）是由于主动脉内膜破裂，循环血液进入主动脉中层，形成夹层血肿，并常沿主动脉壁延伸扩展，造成主动脉及其大的分支管壁夹层剥离。有些可发生继发性远端内膜破裂，致使血液从假腔再流入真腔内，形成双通道。

（一）病因、病理

病因不明。高血压常是促发因素，临床上约70％患者有高血压病史。动脉粥样硬化、马方综合征、主动脉缩窄、主动脉双瓣畸形、巨细胞主动脉炎、动脉中层特发性囊性坏死、妊娠、外伤以及梅毒等均可发生。

主动脉中层平滑肌细胞和弹力纤维变性、发育缺陷及囊性坏死，造成主动脉壁薄弱是本病的病理学基础，在此基础上加上血流动力学的影响，使病变处主动脉内膜撕裂，循环血液进入主动脉壁中层，形成夹层血肿，并蔓延扩大造成血管壁夹层分开剥离。剥离通常终止于右侧或左侧髂动脉。所形成的血肿可能压迫或堵塞动脉管腔。

主动脉夹层的分型：

1. DeBakey等将主动脉夹层剥离分为三种类型。

Ⅰ型：夹层起始于升主动脉，并延伸至主动脉弓和降主动脉。

Ⅱ型：夹层起始并局限于升主动脉。

Ⅲ型：夹层起始于降主动脉，并向远端延伸。

2. Stanford分型

A型：累及升主动脉（相当于DeBakey Ⅰ型和Ⅱ型），约占全部病例的2/3。

B型：局限于降主动脉，开口在左锁骨下动脉远端（即DeBakey Ⅲ型）。

3. 一般描述

(1) 近端主动脉夹层剥离：包括DeBakey Ⅰ型和Ⅱ型或Stanford A型。

(2) 远端主动脉夹层剥离：包括DeBakey Ⅲ型或Stanford B型。

（二）诊断要点

1. 多见于50岁以上男性，多数有高血压或动脉粥样硬化病史。

2. 临床表现　疼痛是最重要、最突出的症状。其特点为突然发作的撕裂样或刀割样胸骨后锐痛，可放射至前胸、后背及上腹，常难以忍受。少数疼痛不显著，这时常伴有意识障碍，出现休克表现与血压不相平行的特点。有休克表现，但血压反而升高、正常或仅轻度降低。

3. 血肿压迫邻近组织的临床表现。

4. 夹层剥离波及主动脉根部或阻塞大的动脉分支而出现相应的症状、体征。

5. 心电图　常无明显异常或仅伴有左心室肥厚、劳损表现，少数可有急性心包炎、心律失常或心肌缺血、急性心肌梗死等表现。

6. 胸部X线特点　① 主动脉或纵隔阴影呈单侧或双侧增宽，且有波动。② 主动脉结消失伴气管右移。③ 主动脉弓出现局部隆起。④ 主动脉内膜钙化，与外膜呈双层影像。

7. 超声波检查　① 升主动脉明显增宽，直径常≥40 mm。② 主动脉壁增宽，分为两层，内外层间距>10 mm。③ 夹层外壁比内壁增厚，外壁搏动幅度低，内壁呈飘带样运动。④ 病变处内径变小，外径增大。

8. CT　具有特异性诊断价值。

9. MRI　可较准确地鉴定内膜撕裂的部位及内膜剥离的范围。

10. 主动脉造影术 能显示主动脉内膜撕裂的入口和出口，主动脉呈现双腔影。目前，超声波检查、CT、MRI 三者结合，诊断率已可达到 100%。

（三）治疗原则

1. 所有高度怀疑的患者，均应送入重症监护室，绝对卧床休息，至少 3 周以上，密切监测。

2. 立即止痛，迅速减慢心率，降低心肌收缩力，降压。

(1) 止痛：可选用哌替啶肌注，或吗啡静脉注射。

(2) 减慢心率，降低心肌收缩力：应用 β-受体阻滞剂，如艾司洛尔、普萘洛尔、美托洛尔。

(3) 降压：可选用硝普钠静滴，血压控制在收缩压 100～120 mmHg 为宜，肾功能不全患者应慎用；卡托普利或培哚普利、维拉帕米、硝苯地平口服。禁用直接血管扩张剂如肼屈嗪（肼苯达嗪）、二氮嗪等，因这类药物能增加液压切力使剥离延伸。硝普钠加 β-受体阻滞剂联合应用是较理想的治疗方案。

3. 手术治疗 手术指征：① A 型(DeBakey Ⅰ型和Ⅱ型)主动脉夹层剥离。② B 型内科治疗无效，疼痛持续，提示病变在进展。③ 出现威胁生命的并发症。

十二、急性动脉栓塞

由来自左心系统的栓子或动脉壁粥样斑块脱落后，随血流到达口径较小的动脉造成动脉急性栓塞。栓塞后，引起组织急性缺血改变甚至坏死，从而出现相应的临床表现。

（一）病因、病理

动脉栓塞的栓子可来自左心房、左心室、近侧动脉的血栓、肿瘤、空气、羊水和组织块等，以血栓最为常见。

1. 心源性 最常见，约占 80%～90%。多数为风湿性心脏病二尖瓣病变合并心房纤颤的患者；感染性心内膜炎赘生物脱落。

2. 血管源性 动脉粥样硬化、动脉瘤、动脉壁炎症或创伤时，血管壁上有附壁血栓形成，血栓脱落。

3. 医源性 心脏、血管手术，心导管检查及心内膜起搏等手术。

动脉栓塞总是栓塞在动脉分叉或分支开口外。周围动脉栓塞中，下肢比上肢多见，下肢中以股动脉最为常见。其次是髂总、腘动脉和胫动脉。栓塞的动脉腔部分或完全阻塞，阻塞的动脉远端产生缺血现象。由于血管壁受到刺激，远端的动脉及其邻近的侧支发生强烈痉挛，更加重了肢体缺血和痉挛，动脉壁内膜受到不同程度的损害，内膜下水肿，弹力层断裂，可形成继发性血栓，这样更进一步造成远端肢体缺血，甚至坏疽。

（二）诊断要点

1. 突然发病的肢体疼痛、苍白、厥冷，肢体感觉异常和运动障碍，以及相应的动脉搏动显著减弱或消失等特点。

2. 既往及目前有心脏病史，尤其是心房纤维颤动者，有下肢动脉粥样硬化慢性缺血病史，以及在动脉或心导管检查时，突然出现上述临床征象。

3. 动脉造影检查显示动脉突然中断和断面呈杯口状的特点。

（三）治疗原则

1. 下肢动脉栓塞一经确诊应尽早手术摘除栓子。

2. 对于全身情况严重、远端的小动脉栓塞，或肢体已出现坏死的病例，可采用非手术治疗：即溶栓治疗、抗凝治疗、扩血管药物治疗。

3. 介入加抗凝治疗。

4. 若患有心肌梗死、心力衰竭和休克，应同时积极抢救。

十三、洋地黄中毒

洋地黄的临床应用已有200年历史，至今仍不失为治疗心力衰竭的有效药物。因洋地黄的治疗安全范围较小，治疗量与中毒量之间的距离较小，一般治疗量已接近中毒量的60%，所以中毒较为常见。其发生率为15%～35%，在所有洋地黄中毒中有3%因中毒而死亡。

（一）病因、病理

1. 中毒引起的胃肠道表现、神经系统表现及视觉紊乱与用量过大有关，心脏的毒性反应80%并非由于过量，而是系中毒诱因所致。常见诱因为：① 心肌严重损伤；② 严重心肌缺血；③ 严重电解质紊乱；④ 肺栓塞；⑤ 肝、肾功能不全；⑥ 老年患者等。

2. 洋地黄中毒取决于3种机制：① 药理学机制：由于药物总量增多。② 药物动力学机制：药物剂量不大，而药物作用部位的浓度升高，如受损部位心肌敏感，就等于浓度升高；药物的相互作用，如胺碘酮、维拉帕米及阿司匹林等能降低地高辛的经肾排泄率。③ 药效学机制：药物在作用部位的浓度不变，而药物作用增强，即心肌对药物作用反应性增高，如心肌低钾及（或）低镁时。

（二）诊断要点

1. 洋地黄治疗过程中出现下列情况者　① 胃肠道反应：厌食、恶心、呕吐、腹泻等。② 中枢神经系统及视觉障碍：眩晕、头痛、疲倦、失眠、谵妄等；黄视症绿视症及视觉模糊。③ 心脏反应：是中毒的危险症状，严重时可引起死亡，表现为各种心律失常，最常见者为室性早搏，多表现为二联律，非阵发性交界性的心动过速。房性早搏，房颤及房室传导阻滞。快速房性心律失常及伴有传导阻滞是洋地黄中毒的特征性表现。也可有心电图ST-T改变，但不能据此诊断洋地黄中毒。

2. 测定血药浓度　在治疗剂量下，地高辛血浓度为1.0～2.0 ng/ml，但这种测定需结合临床表现来确定其意义。

（三）治疗原则

1. 立即停用洋地黄类药，严密心电监测。

2. 对快速性心律失常，血钾浓度低者，应静脉补钾，血钾不低可用利多卡因或苯妥英钠。

3. 电复律一般禁用。但对尖端扭转型室速持续而药物无效者或室颤，可从小功率（50 J）开始电除颤。

4. 有传导阻滞及缓慢性心律失常者可用阿托品0.5～1.0 mg皮下或静脉注射。

第二节　呼吸系统急诊

一、上呼吸道梗阻

上呼吸道梗阻是指鼻咽、喉及气管的呼吸道，由于内源性或外源性因素致管腔狭窄或闭塞而引起的一组以肺通气功能严重障碍为主的临床综合征。

（一）病因、病理

呼吸道梗阻的起始病因可分为感染性、过敏性、异物、创伤及其他等五类。根据气道梗阻的部位又可分为咽喉部、气管上部及下部气道梗阻。

1. 咽喉部的气道梗阻　咽喉部的梗阻除上呼吸道梗阻共同的临床表现外，常伴吸气相的喉鸣、咳嗽呈犬吠样，以吸气性呼吸困难为主。若声带受损可出现失音。起始病因：感染、过敏、外伤、异物及其他因素。

2. 气管上部及下部气道梗阻　由于上呼吸道解剖结构的特点，即气管的内径既大于声门下气道内径，又大于支气管内径，故急性气管梗阻的发生率很低。气管上部的梗阻以吸气相的哮鸣音伴深沉的咳嗽为突出表现，以吸气性呼吸困难为主；而气管下部的气道梗阻则为混合性呼吸困难伴呼气相哮鸣音。起始病因：创伤性、异物、其他病因。

（二）诊断要点

1. 有诱发因素或明确的病因。

2. 临床表现　患者有发绀、冷汗、急欲解除梗阻的躁动；后期则出现惊厥、昏迷、心跳呼吸骤停。

3. 体格检查　皮肤口唇青紫，两肺可闻及哮鸣音，可出现心搏骤停。

4. 实验室检查　因病情危急，实验室检查暂缓。

（三）治疗原则

1. 生命体征的评价　对于急性上呼吸道梗阻患者，应该刻不容缓地查明患者是否处于窒息状态，即严重呼吸困难伴呼吸缓慢（呼吸频率<8 次/分），或呼吸运动停止。

2. 急诊治疗策略　对于不同原因所致的上呼吸道梗阻，在采取常规氧疗、糖皮质激素治疗的同时，均应做好紧急器械性治疗和急救的准备工作。根据临床危急程度，分为以下 3 种情况：

（1）心搏骤停或窒息伴循环衰竭：在实施常规心肺复苏的同时，开通气道、保持呼吸道畅通是复苏成功的关键。窒息伴循环衰竭，尤其是出现缓慢性心率，常是心搏骤停的先兆，应按心搏骤停实施抢救。

（2）窒息状态：立即开通气道：① 环甲膜穿刺或切开。② 气管插管：对于成人宜选用 7～8 号的气管导管；儿童则选用小于相应年龄 1～2 号的气管导管。麻醉咽喉镜宜选用直镜片，以便对于会厌炎或会厌肥大者，可直接挑起会厌实施插管。③ 气管切开：凡气管插管困难者，均应立即实施气管切开。

（3）非窒息状态且循环功能可维持：对于无立即心搏骤停危险者：① 寻找引起上呼吸道梗阻的病因。② 常规立即给予氧疗。③ 糖皮质激素：常规、尽早、足量给予起效快的制剂,可重复使用。④ 抗生素:有感染征象者,应考虑相应的抗菌治疗。⑤ 器械性治疗:包括喉镜、纤维支气管镜、气管插管及气管切开等治疗。

二、呼吸衰竭

呼吸衰竭是指各种原因引起的肺通气和(或)换气功能严重障碍,以致在静息状态下亦不能维持有效的气体交换,导致缺氧伴(或不伴)二氧化碳潴留,从而引起一系列生理功能和代谢紊乱的临床综合征。危重时如不及时处理,会发生多器官功能损害,乃至危及生命。临床表现为气促、呼吸困难、发绀甚至意识障碍等。其诊断标准为在海平面大气压下,于静息条件下呼吸室内空气,并排除心内解剖分流和原发于心排血量降低等情况后,动脉血氧分压(PaO_2)<60 mmHg 或同时伴有动脉二氧化碳分压($PaCO_2$)>50 mmHg。

病因、病理:呼吸衰竭的病因很多,主要有以下五类:呼吸道病变、肺组织病变、肺血管病变、胸廓病变、神经中枢及神经肌肉疾患。

1. 呼吸衰竭的分类

(1) 按动脉血气分析

① Ⅰ型:缺 O_2 而无 CO_2 潴留(PaO_2<60 mmHg,$PaCO_2$ 降低或正常),见于换气功能障碍的患者。

② Ⅱ型:缺 O_2 伴 CO2 潴留(PaO_2<60 mmHg,$PaCO_2$>50 mmHg),见于通气功能障碍。

(2) 按病程及发作的情况:① 急性呼吸衰竭;② 慢性呼吸衰竭;③ 慢性呼吸衰竭急性加重。

(3) 按病理生理的不同分:泵衰竭(如神经肌肉疾病)和肺衰竭(如气道和肺实质疾病)。

2. 发病机制　① 通气不足;② 通气/血流比例失调;③ 肺动-静脉样分流;④ 弥散功能障碍;⑤ 氧耗量增加。促使二氧化碳潴留的原因主要为通气功能障碍。

(一) 急性呼吸衰竭

急性呼吸衰竭是指原肺呼吸功能正常,因多种突发因素引起通气或换气功能严重障碍而发生的呼吸衰竭。

1. 病因　同呼吸衰竭。

2. 诊断　有上述病因及呼吸衰竭的临床表现,血气分析符合呼吸衰竭诊断标准。

3. 治疗

(1) 通畅呼吸道和维持有效通气:急性呼吸衰竭多突然发生,且病情重危及生命,需及时采取抢救措施,改善缺氧,保证机体氧供的需要。必要时应当机立断,尽快建立人工气道(气管插管或气管切开),给予机械通气治疗。

(2) 给氧:高浓度甚至纯氧,待 PaO_2 增至 60 mmHg 以上后逐渐降低吸氧浓度,以免长时间高浓度氧引起氧中毒。氧疗无效应予机械通气治疗。

(3) 其他治疗:如病因治疗,严密监测生命体征和病情变化,保护重要脏器功能,支持治疗,维持酸碱平衡,机械通气,呼吸道管理,防止并发症等,见慢性呼衰和 ARDS 的治疗。

(二) 慢性呼吸衰竭

慢性呼吸衰竭系指在原有慢性肺部疾病(尤其是 COPD)基础上,呼吸功能损害逐渐加重而发生的呼吸衰竭。机体代偿适应，仍能维持日常工作生活，称为代偿性慢性呼吸衰竭。如出现呼吸系统感染，或其他原因造成病情加重，失去代偿能力，出现严重的缺 O_2 和 CO_2 潴留临床表现，称为失代偿性慢性呼吸衰竭(亦有称为慢性呼吸衰竭急性发作)。

1. 病因 主要为感染。

2. 诊断

(1) 首先具有 COPD 或其他肺、胸、肺血管疾病。

(2) 由原发病引起的慢性呼吸功能不全代偿或失代偿，在感染、气胸、肺梗死和心源性等诱发因素的作用下，慢性呼吸衰竭急性发作，出现严重的缺氧和(或) CO_2 潴留的临床表现。

(3) 动脉血气改变呈 $PaO_2 < 60mmHg$(Ⅰ型呼吸衰竭)，且大多伴有 $PaCO_2 > 50$ mmHg(Ⅱ型呼吸衰竭)。此外尚可出现 $PaO_2 > 60$ mmHg，$PaCO_2 > 50$ mmHg，这是Ⅱ型呼吸衰竭氧疗后的表现。酸碱平衡的异常，多表现为呼吸性酸中毒(代偿性或失代偿性)和呼吸性酸中毒合并代谢性酸中毒。

(4) 具有肺动脉高压或右室增大或右室功能不全的表现，并为 X 线、心电图或超声心动图等所证实。但需排除其他疾病引起的类似表现。

3. 治疗

(1) 保持呼吸道通畅：要经常鼓励患者咳痰，多翻身拍背，协助痰液排出或用导管经鼻孔或经口腔吸引，帮助排痰。如经上述处理无效，病情危重，严重排痰障碍者可采用气管插管和气管切开建立人工气道，吸引痰液或经纤支镜吸痰。

(2) 氧疗：对于Ⅱ型呼吸衰竭患者，主张采用低浓度持续给氧，吸氧浓度维持在 25%～32%，氧流量为 1～2 L/min，使 PaO_2 提高到 60 mmHg 或 SaO_2 在 90%以上。对于仅有缺氧但不伴 CO_2 潴留的患者，较高浓度吸氧后有利于改善缺氧，且不会引起 CO_2 潴留。

(3) 呼吸兴奋剂：用于 COPD 有明显嗜睡等意识障碍者。尼可刹米是目前常用的呼吸中枢兴奋剂。

(4) 机械通气：严重呼吸衰竭患者，如合并存在下列情况时，宜尽早建立人工气道，进行人工通气：① 意识障碍，呼吸不规则；② 气道分泌物多且有排痰障碍；③ 有较大的呕吐误吸的可能性，如延髓麻痹或腹胀呕吐者；④ 全身状态较差，疲乏明显者；⑤ 严重低氧血症或(和) CO_2 潴留，达危及生命的程度(如 $PaO_2 \leqslant 45$ mmHg，$PaCO_2 \geqslant 70$ mmHg)；⑥ 合并多器官功能不全者。近年采用面罩或鼻罩，在呼吸衰竭未发展到危重阶段尽早应用无创通气支持(如双气道正压通气，BiPAP)，有可能促进患者的康复，减少气管插管或切开的需要。

(5) 纠正酸碱平衡失调和电解质紊乱。

(6) 抗感染治疗：需要使用广谱高效的抗菌药物如第三代头孢菌素、氟喹诺酮类等。

(7) 合并症的防治：常见的合并症是慢性肺源性心脏病、右心功能不全，急性加重时可能合并消化道出血、休克和多器官功能衰竭等，应积极防治。

(8) 营养支持：常规高蛋白、高脂肪、低碳水化合物，必要时作深静脉营养治疗。各营养成分的比例：碳水化合物 45%～50%，蛋白质 15%～20%，脂肪 30%～35%。

三、重症哮喘

支气管哮喘是由嗜酸性粒细胞、肥大细胞和T淋巴细胞等多种炎性细胞参与的气道慢性炎症。表现为反复发作性的喘息、呼吸困难、胸闷或咳嗽等症状，常在夜间和(或)清晨发作、加剧，常常出现广泛多变的可逆性气流受限，多数患者可自行缓解或经治疗缓解。如哮喘重症发作，持续24 h以上，经一般治疗无效者，称为哮喘持续状态。是引起哮喘患者死亡的主要原因。

（一）病因、病理

重症哮喘的形成原因较多，其发病机制也较为复杂，各种原因可单一存在亦可相互重叠，使哮喘持续发作不能缓解。其病因如下：① 引起哮喘发作的过敏原或其他致喘因素持续存在；② 黏痰阻塞气道；③ 继发支气管感染；④ 酸中毒；⑤ β_2受体激动剂的应用不当和(或)抗感染治疗不充分；⑥ 突然停用激素，引起“反跳现象”；⑦ 出现严重的并发症，如气胸、纵隔气肿，或伴发心功能不全、肺血栓栓塞性疾病等均可使哮喘的症状加重。

病理肉眼可见肺膨胀及肺气肿，支气管及细支气管内含有黏稠痰液及黏液栓。支气管壁增厚、黏膜肿胀充血形成皱襞，可见黏液栓栓塞支气管，局部可发现肺不张。显微镜下可见气道上皮下有肥大细胞、肺泡巨噬细胞、嗜酸性粒细胞、淋巴细胞与中性粒细胞浸润，气道黏膜下组织水肿，微血管通透性增加，支气管平滑肌痉挛，管腔内黏液栓充塞，纤毛上皮剥离，基底膜露出，杯状细胞增殖等病理改变。若哮喘长期反复发作，表现为支气管平滑肌肌层肥厚，气道上皮细胞下纤维化及气道重塑。

（二）诊断要点

1. 既往有哮喘病史或因哮喘重症发作住院抢救治疗，甚至行人工气道机械通气。

2. 临床表现　患者出现神志及精神障碍，全身衰竭。患者被迫采取坐位或呈端坐呼吸，出现语言表达不连贯，极度呼气性呼吸困难，干咳或咳大量白色泡沫痰，大汗淋漓，明显发绀，脱水，尿量减少。呼吸频率＞30次/分或呼吸微弱，出现节律异常。心率＞120次/分，奇脉，出现心律失常、低血压。吸气三凹征及胸腹矛盾呼吸，两肺闻及弥漫性哮鸣音。如合并呼吸道感染，痰栓阻塞支气管，或并发自发性气胸、纵隔气肿、肺不张时，可出现哮鸣音减弱或消失。

哮喘急性发作期分度和诊断标准见表10-1。

表10-1　哮喘急性发作期分度和诊断标准

临床特点	轻度	中度	重度	危重
气短	步行/上楼	稍事活动	休息时	
体位	可平卧	喜坐位	端坐呼吸	
讲话方式	连续成句	常有中断	单字	不能讲话
精神状态	尚安静	时有焦虑或烦躁	常有焦虑、烦躁	嗜睡或意识模糊
出汗	无	有	大汗淋漓	
呼吸频率	轻度增加	增加	＞30次/分	
辅助呼吸肌活动及三凹征	无	可有	常有	胸腹矛盾运动
哮鸣音	散在	响亮弥漫	响亮弥漫	减弱及至无

续表 10-1

临床特点	轻度	中度	重度	危重
脉率	<100 次/分	100～120 次/分	>120 次/分	>120 次/分或变慢
奇脉	无	有，10～25 mmHg	有，>25mmHg	
使用 β_2 激动剂后 PEF 占正常预计值	>70%	50%～70%	50%或<100 L/分	
PaO_2(空气)	正常	60～80 mmHg	<60 mmHg	
$PaCO_2$	<40 mmHg	<45 mmHg	>45 mmHg	
SaO_2	>95%	91%～95%	<90%	
pH			降低	

3. 实验室检查

(1) 血液常规检查：哮喘发作时，可有嗜酸性粒细胞增高。白细胞总数及中性粒细胞数一般正常，合并细菌感染时则相应增高。

(2) 血气分析：重症哮喘发作时 $PaO_2 \leqslant 60$ mmHg，缺氧产生代谢性酸中毒，过度通气可使 $PaCO_2$ 下降，呈呼吸性碱中毒。随着病情的恶化，缺氧加重，CO_2 潴留，呈呼吸性酸中毒伴代谢性酸中毒。哮喘患者一旦出现 $PaCO_2$ 不降低，即意味着气道阻塞严重，当 $PaCO_2 \geqslant 50$ mmHg 时，通常需要机械通气。

(3) 胸部 X 线检查：严重哮喘发作时，肺部呈过度吸气状态，可见两肺野透亮增强。合并呼吸道感染时可见肺纹理增粗及炎症浸润影。有并发症者可出现肺不张、气胸、纵隔气肿等。

（三）治疗原则

危重型哮喘的早期诊断十分重要，对于及时制定治疗方案、防治病情的进一步加重、改善预后、降低死亡率具有重要意义。

1. 应避免或消除引起哮喘发作的各种诱发因素。

2. 氧疗　哮喘急性发作加重时，应立即经鼻塞或面罩给氧，吸氧浓度 3～5 L/min，吸氧的同时必须注意加强湿化，可避免干燥气体对鼻腔的气管、支气管的刺激，且利于痰液稀释，防止痰栓形成。氧疗过程中监测血气变化以便及时调整氧流量。

3. 维持水、电解质、酸碱平衡　重症哮喘发作的患者因过度通气、出汗、食欲减退、饮水减少及氨茶碱的利尿作用等因素，造成失水。失水使呼吸道分泌物干燥，黏附于管壁，不易排除，易产生黏液栓，加重气道阻塞。因此，足量补液是哮喘治疗的重要方法之一。每日补液量为 2 500～3 000 ml 左右。若有代谢性酸中毒，pH 值降至 7.20 以下，可适当补充 5%$NaHCO_3$。因体内酸碱紊乱、摄入不足及糖皮质激素、β_2 受体兴奋剂等药物的应用，易于发生电解质紊乱，其中以低血钾紊乱最常见和重要，应予纠正。

4. 解除支气管痉挛、改善呼吸困难

(1) 糖皮质激素：是最为有效的抗炎药。常用的静脉激素制剂有：氢化可的松、琥珀酸钠氢化可的松、甲基泼尼松龙及地塞米松。激素的疗效与剂量相关，多主张给大剂量激素，通常认为第一天静脉应用氢化可的松 400～1 500 mg，或相当剂量甲基泼尼松龙或地塞米松。尽量短程使用，在症状控制后 3～5 日内停用。并注意防止激素副作用。

(2) β_2受体兴奋剂：给药方式：① 可用定量吸入器(MDI)雾化吸入沙丁胺醇，每次 2～

4撳。或沙丁胺醇0.25 mg加入2.5 ml生理盐水中雾化吸入。② 静脉或皮下注射，如沙丁胺醇(舒喘宁)0.5 mg皮下注射。或以舒喘宁1 mg加入100 ml液体内静脉滴注，6～8 h一次。③ 经与呼吸机相连的管道给药。

注意事项：① 高血压、心律失常等患者禁用。② 就诊前过量应用β_2受体激动剂，心率>120次/分者禁用。③ 心电监护。④ 注意补钾。

(3) 氨茶碱：使用方法：对于24 h内未用过者，4～6 mg/kg，负荷量稀释在葡萄糖液中缓慢静注或稀释至100 ml液体中滴注，30 min内滴完，以后每小时0.6～0.9 mg/kg，静滴维持，成人总量24 h不超过1～1.5 g。24 h内用过氨茶碱的患者，不给负荷剂量。注意事项：① 茶碱血药浓度监测。② 老人，幼儿，心、肝、肾功能障碍及甲亢患者应慎用该药。③ 警惕西咪替丁、喹诺酮类、大环内酯类抗生素等药物对茶碱清除率的影响。

5. 控制感染　哮喘重症发作时，由于糖皮质激素的大量应用，抑制机体免疫力，氨茶碱可使中性粒细胞趋化力减低，吞噬力下降，以及气道炎症，支气管痉挛和黏液栓等，使痰液引流不畅等易并发感染，故抗生素应常规使用，其选择依病情而定。参考血常规、痰细菌培养结果，主张静脉给予广谱抗生素。

6. 促进祛痰　哮喘发作时气道分泌亢进，大量黏液阻塞气道，可形成黏液栓堵塞小支气管形成肺不张，造成猝死。因此必须促进痰液排除，畅通气道。常用方法有给予祛痰剂溴己新(必嗽平)、沐舒坦，雾化吸入；可用生理盐水20 ml，加入糜蛋白酶5 mg、庆大霉素4万U，以溶解稠痰。机械性排痰可翻身拍背，经气管插管或气管切开处吸痰。

7. 机械通气辅助呼吸　重症哮喘患者经积极的药物治疗，仍有部分患者无效，病情进一步恶化，对于此类患者应及时建立人工气道行机械通气。一般认为当哮喘患者出现下列情况时，为机械通气的适应证：① 呼吸骤停；② 呼吸衰竭；③ 血流动力学不稳定，心率成人>140次/分，儿童>180次/分或有低血压；④ 严重意识障碍，谵妄或昏迷；⑤ 进行性高碳酸血症伴酸中毒，$PaCO_2$>50 mmHg、pH值<7.25、顽固性低氧血症PaO_2<60 mmHg。

危重哮喘患者机械通气时人工气道可选用经鼻或经口气管插管或气管切开。紧急情况多先行气管插管，如3～5日内病情改善则可拔管。

四、肺梗死

肺梗死是以各种栓子阻塞肺动脉系统为其发病原因的一组疾病或临床综合征的总称，包括肺血栓栓塞症、脂肪栓塞综合征、羊水栓塞、空气栓塞等。引起肺栓塞的血栓主要来源于深静脉血栓形成，当血流供应阻断而发生肺组织坏死者，称为肺梗死。临床各科均可发生这种合并症，可致猝死。

（一）病因、病理

肺梗死形成主要有三个因素：即静脉血流淤滞、血液高凝状态和静脉系统内皮损伤。肺梗死的危险因素包括原发性和继发性两类。原发性危险因素由遗传变异引起，常以反复静脉血栓栓塞为主要临床表现。如40岁以下的年轻患者无明显诱因或反复发生者，或呈家族遗传倾向者，应注意做相关遗传学检查。继发性危险因素是指后天获得的易发生的多种病理生理异常(表10-2)。

表 10-2　继发危险因素

创伤/骨折	
髋部骨折(50%～75%)	血小板异常
脊椎骨折(50%～100%)	克罗恩病(Crohn's disease)
外科手术后	充血性心力衰竭(>12%)
疝修补术(5%)	急性心肌梗死(5%～35%)
腹部大手术(15%～30%)	恶性肿瘤
冠状动脉搭桥术(3%～9%)	肿瘤静脉内化疗
脑卒中(30%～60%)	肥胖
肾病综合征	因各种原因的制动/长期卧床
中心静脉插管	长途航空或乘车旅行
慢性肺功能不全	口服避孕药
吸烟	真性红细胞增多症
妊娠/产褥期	巨球蛋白血症
血液黏滞度高	植入人工假体
	高龄

在上述血流淤滞、高凝状态、静脉壁损伤因素的共同作用下，静脉系统内有血栓形成。栓子脱落随血流经腔静脉到右房、右室，再排出到肺动脉或其分支，阻塞血流，成为肺梗死。栓子脱落的诱因与血流突然改变有关，如久病后卧床，突然活动或用力排便等，可使栓子脱落，发生栓塞。肺梗死区域虽有通气，但无血流，不能进行气体交换，为无效通气。血液流经未堵塞的肺段，血流增加而通气不能相应增加，使通气血流比例失调，临床出现低氧血症、发绀，患者呼吸频率加快、过度通气，使动脉二氧化碳分压($PaCO_2$)降低。栓塞后肺表面活性物质生成减少，至 24～48 h 发生肺不张。肺梗死后阻塞了肺血管床，增加了肺血流阻力，加上血管活性物质的作用，引起普遍的肺血管收缩，使肺动脉压升高，右心负荷加重，可出现急性右心衰竭。由于血流受阻，心搏出量下降，则血压下降。

病理表现：大多数肺栓塞可累及多支肺动脉。右肺多于左肺，下肺多于上肺，右下肺约占 85%以上。少见栓塞在右或左肺动脉主干或骑跨在肺动脉分叉处。血栓栓子机化差时，在通过心脏途径中易形成碎片栓塞小血管。病理见肺动脉内血栓或栓子形成，栓塞远端血流减少或中断，近端肺动脉扩张。24 h 后栓子表面即逐渐为内皮样细胞被覆，随后栓子机化贴于动脉壁，血管重建。栓子是否引起肺梗死由受累血管大小、梗死范围及侧支循环状况而定。肺动脉主要分支阻塞时，肺动脉主干扩张，右心室扩大，出现肺动脉高压、右心衰竭的病理表现，肺梗死的组织学特征为肺泡内出血和肺泡壁坏死，梗死区及周围肺不张。胸膜表面常见渗出，1/3 为血性。

（二）诊断要点

肺栓塞的诊断应包括拟诊病例、确诊检查、寻找危险因素三个方面。

1. 下列情况临床应疑诊肺栓塞

(1) 对存在有形成栓子的原发病或高危因素的病例，需有较强的诊断意识。

(2) 突然发病，出现不明原因的呼吸困难、胸痛、晕厥、咯血和休克等。或伴有单侧或双侧不对称的下肢肿胀、疼痛等对诊断具有重要的提示意义。

(3) 心电图呈右心负荷增大或(和)呈典型的 $S_{Ⅰ}Q_{Ⅲ}T_{Ⅲ}$ 者。X 线胸片有片状阴影或呈楔形阴影者，动脉血气分析为 PaO_2 降低和 $PaCO_2$ 降低者可以初步疑诊肺栓塞。

(4) 常规行 D-二聚体检测，在临床应用中 D-二聚体对急性肺梗死有较大的排除诊断价值，若其含量低于 500 μg/L，可基本除外急性肺梗死。据此可辅助诊断或作出可能的排除诊断。

(5) 超声检查示肺动脉高压、右室高负荷和肺源性心脏病，或发现肺动脉近端的血栓、右房或右室血栓、下肢深静脉血栓的证据则更有助于诊断。

2. 确定诊断检查

(1) 核素肺通气/灌注扫描检查或在不能进行通气显像时进行单纯灌注扫描，典型征象是呈肺段分布的肺灌注缺损，并与通气显像不匹配。如结果为非诊断性异常，则需要做进一步检查，包括选做肺动脉造影。

(2) 螺旋 CT、电子束 CT 或 MRI，可发现肺动脉内血栓的直接证据。

(3) 脉动脉造影：目前仍为肺栓塞诊断的“金标准”。肺动脉造影可显示肺动脉的充盈缺损或肺动脉的截断，为诊断肺栓塞的依据。

(4) 检出下肢血栓：对诊断也有帮助。因肺栓塞的栓子多来自下肢，可行下肢静脉造影、电阻抗检查或多普勒超声检查下肢有否血栓存在，如有血栓，有助于肺栓塞的诊断。

3. 寻找肺栓塞的成因和危险因素

(1) 对疑诊肺栓塞的病例，即应同时运用超声检查、核素或静脉造影、MRI 等手段积极明确是否并存深静脉血栓，并对两者的发病联系作出评价。

(2) 对于确诊肺栓塞或并存深静脉血栓的病例，应进行临床评估，作相关检查以发现其危险因素，并据此采取相应的预防和治疗措施。

(三) 治疗原则

1. 一般治疗

(1) 对高度疑诊或确诊肺梗死的患者，应进行严密监护，监测呼吸、心率、血压、心电图及血气的变化。要求绝对卧床，并保持大便道畅，以防止栓子再次脱落。有焦虑、胸痛、发热、咳嗽等症状可给予镇静、止痛、镇咳等相应的对症处理。

(2) 呼吸循环支持治疗：采用经鼻导管或面罩吸氧。当合并严重的呼吸衰竭时，可使用经鼻面罩无创性机械通气或经气管插管行机械通气。应避免气管切开防止出血。对于右心功能不全，血压尚正常的病例，可用多巴酚丁胺和多巴胺；若出现血压下降，可增大剂量或使用其他血管加压药物，如间羟胺、肾上腺素等。补液治疗中应注意给入液体量，保护心功能。

2. 溶栓治疗

(1) 溶栓治疗可迅速溶解部分或全部血栓，恢复肺组织再灌注，减小肺动脉阻力，降低肺动脉压，改善右室功能，减少严重肺栓塞患者的病死率和复发率。溶栓的时间窗一般定为 14 日以内，在肺栓塞确诊的前提下尽早开始溶栓，注意个体化的原则，掌握适应证和禁忌证，用药前应充分评估出血的危险性。

(2) 溶栓治疗的绝对禁忌证：活动性出血；近期自发性颅内出血。相对禁忌证：2 周内的大手术、分娩、器官活检或不能以压迫止血部位的血管穿刺；10 日内的胃肠道出血；1 个月内的神经外科或眼科手术；2 个月内的出血性中风；15 日内的严重创伤；难以控制的重症高血压(收缩压>180 mmHg,舒张压>110 mmHg)、近期曾行心肺复苏,血小板计数低于 100×10^9/L,妊娠,细菌性心内膜炎,严重肝肾功能不全,糖尿病出血性视网膜病变,出血性疾病等。对于大面积肺栓塞,因其对生命威胁极大,上述绝对禁忌证应视为相对禁忌证。

(3) 常用的溶栓药物有尿激酶(UK)、链激酶(SK)和重组组织型纤溶酶原激活剂(rt-PA)。三者溶栓效果相仿,临床上可根据条件选用。以下方案与剂量主要参照欧美的推荐方案,供参考使用。

① 尿激酶 UK:负荷量 4 400 IU/kg,静脉注射 10 min,随后以 2 200 IU/(kg·h),持续静脉滴注 12 h。另可考虑 2 h 溶栓方案:20 000 IU/kg 持续静脉滴注 2 h。

② 链激酶 SK:负荷量 25 万 IU,静脉注射 30 min,随后以 10 万 IU/h,持续静脉滴注 24 h。本药有抗原性,故用药前 30 min 需肌内注射苯海拉明或地塞米松,以防止过敏反应。

③ r-tPA:50～100 mg 持续静脉滴注 2 h。

3. 抗凝治疗　肺栓塞和深静脉血栓常有反复发作,故应抗凝治疗。可有效防止血栓再形成和复发。目前临床上常用的抗凝药物主要有,普通肝素(简称肝素)、低分子肝素和华法林。肝素或低分子肝素的疗程一般需 7～10 日。肝素使用 3～5 日和低分子肝素使用 7 日时需检查血小板,因两者可能引起血小板减少。

(1) 肝素:首剂 2 000～5 000 IU 或按 80 IU/kg 静脉注射,随后以 18 IU/(kg·h),使部分凝血活酶时间和凝血时间保持在正常对照的 1.5～2.0 倍。在开始治疗后的最初 24 h 内,每 4～6 h 测定 APTT,根据 APTT 调整剂量。肝素亦可用皮下注射方式给药。一般先予静脉注射负荷量 2 000～5 000 IU,然后按 250 IU/kg 剂量,每 12 h 皮下注射一次。调节注射剂量使注射后 6～8 h 的 APTT 达到治疗水平。

(2) 低分子肝素:一般根据体重给药,不同低分子肝素的剂量不同,每日 1～2 次,皮下注射。不需监测 APPT 和调整剂量。

(3) 华法林:初始剂量为 3～5 mg。由于华法林需要数日才能发挥全部作用,因此需与肝素/低分子肝素重叠应用 4～5 日,通常在肝素或低分子肝素应用后的第 1～3 日加用华法林。使凝血酶原时间(PT)延长至正常的 1.5 倍,并定期测定以调节华法林的剂量。一般口服华法林的疗程至少为 3～6 个月。

妊娠的前 3 个月和最后 6 周禁用华法林。华法林的主要并发症是出血。华法林所致出血可以用维生素 K 拮抗。

4. 外科手术和介入治疗

(1) 肺动脉血栓摘除术:经积极的保守治疗无效的紧急情况,手术风险大,应严格掌握适应证,应符合以下标准:① 大面积肺梗死,肺动脉主干或主要分支次全堵塞不合并固定性肺动脉高压者;② 有溶栓禁忌证者;③ 经溶栓和其他积极的内科治疗无效者。

(2) 腔静脉阻断术:主要预防下肢或盆腔栓子再次脱落进入肺循环。方法有:下腔静脉结扎术;下腔静脉折叠术和下腔静脉滤器。可过滤由下腔静脉来的巨大栓子,减少严重肺梗死的发生。与此同时尚需行抗凝治疗。

(3) 经静脉导管碎解和抽吸血栓:用导管碎解和抽吸肺动脉内血栓或行球囊血管成

形。适用于:肺动脉主干或主要分支大面积肺栓塞,不能行溶栓和禁忌抗凝治疗,经溶栓或积极的内科治疗无效者。

5. 预后及预防　未经治疗的肺栓塞死亡率为 25%～30%,而得到及时诊断和治疗,则死亡率可降至 2%～8%。早期诊断和及时治疗是影响预后的最主要因素。对存在发生危险因素的病例,宜根据临床情况采用相应预防措施。机械预防措施:术后早期下地,抬高患肢,穿高统弹性袜,下腔静脉滤器。药物预防措施:包括小剂量肝素皮下注射、低分子肝素、华法林、口服阿司匹林等。

五、误吸性肺炎

误吸性肺炎系误吸入胃液、颗粒性物质或分泌物以及其他刺激性液体和碳氢化合物,引起的肺部损伤,严重者可发生呼吸衰竭或急性呼吸窘迫综合征(ARDS)。

(一) 病因、病理

1. 病因　① 意识障碍; ② 食管病变; ③ 医源性因素;④ 其他因素。

2. 由于吸入物的性质不同而分别表现为化学性肺炎、下气道细菌感染及下气道机械性阻塞。

(1) 化学性肺炎:胃酸性肺炎(Mendelson 综合征)。

(2) 下气道细菌感染:为吸入性肺炎的最常见类型,主要是齿龈缝内的厌氧菌引起,常有需氧菌与其形成协同作用,故混合感染多见。

(3) 下气道机械性阻塞。

(二) 诊断要点

1. 诱发因素　多发生在全身麻醉,意识障碍或体弱者洗胃后,心肺复苏等。

2. 临床表现

(1) 化学性肺炎:在吸入胃内容物 1～2 h 后,出现急性呼吸困难。呼吸急促,可有支气管痉挛,常见发绀,心动过速,低热或早期出现高热,往往咯粉红色泡沫状痰。胸部 X 线出现肺水肿样表现。动脉血气分析可见 PaO_2、$PaCO_2$ 降低。

(2) 下气道细菌感染:常见的症状即细菌性感染的症状,出现咳嗽、发热和脓性痰。肺部 X 线检查显示受累的肺段浸润,由患者吸入时的体位所决定。可出现脓胸、肺脓肿。

(3) 下气道机械性阻塞:症状取决于物体及气道的直径。气管高位阻塞可产生急性窒息,较远端的气道阻塞会造成刺激性慢性咳嗽,往往伴有阻塞远侧的反复感染。胸部 X 线检查在呼气时可清楚看到患侧肺脏膨胀不全或膨胀过度,另一诊断线索是同样的肺段有反复肺实质感染。

(三) 治疗和预防

预防误吸性肺炎的主要措施为防止食物或胃内容物吸入,如手术麻醉前应充分让胃排空,对昏迷患者应根据病情采取头低或侧卧位,尽早置胃管,必要时作气管插管或气管切开。

1. 化学性肺炎　最重要的治疗方法是维持呼吸,在紧急情况下,应立即用高浓度氧吸入,及早应用纤维支气管镜或气管插管反复气道吸引、冲洗,保持呼吸道通畅,加用呼气末正压呼吸治疗。对肺损害尚无特效疗法,肾上腺糖皮质激素应用尚有争议。抗生素只用于控制继发感染。对症处理如维持水、电解质平衡,保护胃黏膜等。

2. 下气道细菌感染　主要治疗方法是针对病原体使用抗生素。因混合性感染多见，故应联合应用抗厌氧菌和需氧菌的药物。需氧菌感染一般对亚胺培南和头孢哌酮敏感，对于厌氧菌感染首选替硝唑。治疗期限应比一般长。

3. 下气道机械性阻塞　主要治疗为吸出阻塞物，通常借助于支气管镜。如合并感染治疗如上述。

六、气胸与气压伤

气胸即空气进入并集聚于胸膜腔。依据病因不同，可由于胸膜脏层破裂，气体由肺内漏出所致，也可因外伤（意外伤、医源性）造成的壁层胸膜贯通伤致气胸。气压伤则是指各种原因（尤其是机械通气时）使气体聚集于肺泡外各组织产生的损伤。

（一）病因、病理

1. 原发性自发性气胸　病因不明。

2. 继发性自发性气胸　COPD 为最常见的病因，其他如支气管肺癌等。

3. 外伤性气胸。

4. 医源性气胸　锁骨下静脉置管、胸外按压、机械通气。

（二）诊断与鉴别诊断

1. 病史

(1) 有胸部外伤史。

(2) 有接受机械通气、胸颈下部针刺、胸外按压等病史。

(3) 航空、潜水作业从高压环境突然进入低压环境。

(4) 有肺结核、肺部感染、慢性阻塞性肺部疾病史。

(5) 有吸毒史。

(6) 有月经期发生气胸病史。

2. 临床表现　起病多较急。突感患侧胸痛、胸闷、憋气、气急、干咳频繁。高压型气胸患者常出现严重呼吸循环障碍、端坐呼吸、大汗淋漓、发绀、意识模糊。

3. 体格检查　患侧胸部膨隆，有伤口或无伤口，局部肿胀、淤血，呼吸运动减弱，语颤减低。叩诊为鼓音或过清音。气管向健侧移位。肝浊音界或心浊音界消失。呼吸音减弱或消失。呼吸机高峰气道压力进行性增加，人机对抗明显。

4. 辅助检查　胸部 X 线检查是诊断气胸的首要方法。气胸 X 线检查不典型时可以做胸部 CT。

（三）治疗原则

1. 一般治疗　氧疗、卧床休息、镇咳、保持大便通畅等，肺压缩＜20％的单纯性闭合性气胸，一般在 2 周内可自行吸收。

2. 排气治疗

(1) 胸穿抽气：穿刺部位为锁骨中线第二肋间或腋前线第 4、5 肋间。

(2) 胸腔水封瓶闭式引流或连续负压吸引。

3. 手术或胸腔镜治疗　适用于内科保守治疗无效、复发性气胸、血气胸、开放性气胸、慢性气胸（病程超过 3 个月）等。

4. 气胸合并症及并发症的处理

(1) 血气胸:抽气后肺复张出血多能自行停止。如出血量大,则需要行胸腔闭式引流,并输血。如此处理出血仍不停止,要考虑开胸结扎止血。

(2) 脓气胸:要做脓液培养,选用敏感抗生素,并要求充分引流,必要时手术治疗。

(3) 皮下气肿及纵隔气肿:患者可出现颈、肩部皮肤捻发音,胸骨后疼痛,发绀,气短,血压下降,心音低、遥远。纵隔区闻及破裂音(与心搏同期)。一般随胸膜腔内压力减低,上述部位气体可自行吸收。吸入高浓度氧可以加大纵隔内氧的浓度,使气肿消散。当生命体征不稳定时,可在胸骨柄上窝切开皮肤和皮下组织排气。

第三节　消化系统急诊

一、消化道异物

消化道异物多由于有意或无意吞服引起,也可经肛门塞入造成。根据异物的性质可分为金属和非金属两大类。绝大多数异物可经内窥镜取出,也可经手术取出,但前者简便,无创或少创。部分异物可经消化道自行排除,但结果不能完全预测。因此消化道异物多主张内窥镜下取出。

(一) 病因、病理

1. 金属异物　有钢笔、铁丝、缝针、铁钉等。此类异物经 X 线透视或摄片易于发现其部位、大小、形状。该类异物易引起消化道黏膜损伤和穿通到消化道外。

2. 非金属异物　有鱼刺、牙刷、动物骨头、筷子、果核、塑料玩具、体温表等。此类异物难以经 X 线检查发现,常需吞钡检查。但吞钡检查后,因钡剂包裹异物给随后进行的内窥镜检查和治疗造成难度。

(二) 诊断要点

1. 有吞服或误服的病史。
2. 可有异物引起的消化道症状。
3. 经 X 线透视、摄片或消化道钡餐发现异物。

(三) 治疗原则

1. 经内窥镜取异物　因内窥镜设备的普及和完善,方法和技术的提高、成熟,相对手术痛苦少,给患者造成的创伤小,故目前多主张在患者来诊后应行异物取出。尽早取出可避免异物移入小肠而失去经内镜取出的时机。经内镜取异物应由有经验的专科医师进行。取异物前应了解异物的性质、大小、形状、部位等。取异物过程中应根据异物的特点,应用不同的取异物器械灵活处理。遇坚硬、锐利、不易取出的异物不可强行取出,以免损伤造成食管、贲门黏膜撕裂及大出血。术后应仔细观察消化道有无损伤、出血、穿孔,必要时留院观察。

2. 手术治疗　经判断不能经消化道排除,经内镜取出有困难或经内镜治疗失败者,或异物一端已刺入大血管部位应行手术治疗。

二、急性上消化道出血

指屈氏韧带以上的消化道急性出血。临床表现为呕血、黑便、血便等。是急诊常见的临床急症。

（一）病因、病理

引起上消化道出血的原因有：

1. 上消化道疾病 如食管炎、食管癌、食管损伤等食管疾病；消化性溃疡、胃癌、急性糜烂出血性胃炎、胃血管异常、胃息肉等胃和十二指肠疾病。

2. 门静脉高压引起的食管胃底静脉曲张破裂出血。

3. 上消化道邻近器官或组织的疾病 如胆管癌或胆囊癌、胆囊或胆管结石、胆道蛔虫、肝癌、胰腺炎、主动脉瘤破入上消化道。

4. 全身性疾病 血管性疾病、血液病、尿毒症、某些感染性疾病、应激相关胃黏膜损伤等。

急性上消化道大出血可引起循环血容量的不足，导致心率加快、血压下降、各脏器血容量灌注不足，产生休克，并出现肾脏滤过减少、红细胞比容下降等。严重者危及生命。

（二）诊断要点

上消化道出血的诊断要遵循以下步骤：

1. 确定是否为上消化道出血，应排除消化道以外的出血因素及干扰因素，如咯血、鼻咽部出血及食用动物血所致的影响。

2. 应作出出血严重程度的评估和周围循环状态的判断。

3. 作出是否出血停止的判断。

4. 出血病因的诊断，通过实验室检查、B超、CT、X线、胃镜结合病理组织学检查作出病因诊断。

5. 评估预后。

（三）治疗原则

1. 一般急救措施 卧床，密切观察血压、脉搏、呼吸、心率、尿量、神志等生命体征，必要时给予心电监护及危重症监护，吸氧，活动性出血期禁食。

2. 积极补充血容量及抗休克 根据病情给予输液、输血，补充血容量，纠正酸碱代谢失衡。

3. 采取有效的止血措施

(1) 药物止血：可静脉或局部应用止血剂，包括抑酸剂、止血剂、促凝剂等，如奥美拉唑、凝血酶原等。

(2) 内镜下止血：可在明确病因的基础上行内镜电凝、微波、激光、氩气、血管硬化注射、血管套扎等内镜下治疗。

4. 外科治疗 经积极内科止血治疗无效者，应行外科手术治疗。

三、消化性溃疡急症

消化性溃疡是一种常见病，溃疡的形成与胃液中胃酸和胃蛋白酶的消化作用有关。消化性溃疡急症包括溃疡本身引起的腹痛及溃疡的并发症，如上消化道出血、穿孔、幽门梗阻。

（一）病因

消化性溃疡的常见病因有：

1. 幽门螺杆菌(HP)感染；

2. 非甾体抗炎药(NSAID);

3. 胃酸和胃蛋白酶;

4. 其他因素　如遗传因素、胃十二指肠运动异常、应激和心理因素、吸烟、饮酒等。

(二) 诊断要点

1. 消化性溃疡的诊断　消化性溃疡疼痛具有以下特点:① 长期性。由于溃疡发生后可自行愈合,但愈合后容易复发,故常有上腹疼痛长期反复发作的特点。疼痛病程平均6～7年,有的可长达10～20年,甚至更长。② 周期性。上腹疼痛呈反复周期性发作。③ 节律性。④ X线及内镜检查能确诊。

2. 消化性溃疡出血　出血是由于溃疡侵蚀动脉或静脉,但更常见的则是肉芽组织出血。典型症状是突发性软弱、头昏、晕厥、发冷、口渴、皮肤湿冷、有便意,继以排出柏油样稀便甚至血便,还可能呕吐咖啡色样胃内容物。血象如血红蛋白、红细胞计数、血细胞比容等项改变,可能比失血滞后数小时,且可能对失血量提供虚假印象。体位性低血压、心率加速和中心静脉压改变等,比血细胞比容更能如实反映血容量减低。

3. 穿孔　溃疡穿透浆膜层而达游离腹腔即可致急性穿孔。急性穿孔时,由于胃或十二指肠内容物流入腹腔,可导致急性弥漫性腹膜炎,临床上突然出现剧烈腹痛。腹部X线透视多可发现膈下有游离气体,从而可证实胃肠穿孔的存在,但无游离气体并不能排除穿孔可能。

4. 幽门梗阻　大多由十二指肠溃疡引起。通常梗阻都是由活动性溃疡伴随的水肿和痉挛造成的,但即使是已愈合的溃疡,亦可由于瘢痕组织收缩而形成梗阻。如呕出物为隔夜残留物,量逾50 ml,内含未消化食物,而X线检查有梗阻、胃扩张和蠕动亢进等征,诊断即可肯定。

(三) 治疗原则

抑制胃酸,解除症状,促进溃疡愈合,防治并发症。

1. 消化性溃疡急性期

(1) 一般处理:让患者保持良好的休息和睡眠,禁烟酒。

(2) 膳食:① 营养性膳食;② 定时进餐;③ 限制咖啡、浓茶等。

(3) 停用NSAID。

(4) 保护胃黏膜治疗:黏膜保护剂主要有三种:硫糖铝、枸橼酸铋钾和前列腺素类药物米索前列醇(Misoprostol)。

(5) 组胺H_2受体拮抗剂:① 西咪替丁:对食物、胃泌素、组胺和咖啡因等刺激胃液分泌作用有明显抑制功效。② 雷尼替丁:作用强于西咪替丁。③ 法莫替丁:作用强于雷尼替丁及西咪替丁。

(6) 质子泵抑制剂:常用药有奥美拉唑、兰索拉唑、泮托拉唑等,该类药物可使大多数溃疡患者达到或接近盐酸缺乏,已证明能加速消化性溃疡的愈合。

(7) 抗生素:克拉霉素、阿莫西林、甲硝唑、庆大霉素等口服能杀灭胃内幽门螺杆菌。目前临床常与以上其他类药物联合使用治疗HP阳性的消化性溃疡患者。

2. 合并症的治疗

(1) 出血:立即采取紧急措施,治疗出血和休克。如大量出血经内科紧急处理无效时,应考虑外科手术治疗。

(2) 穿孔:急性穿孔为外科急症。应立即手术修复,以单纯手术缝合为宜。

(3) 梗阻:痉挛和水肿所致梗阻,一般皆可由胃减压和溃疡治疗而得到好转,但由瘢痕形成所致梗阻则需手术治疗。

四、急性肠梗阻

肠内容物不能正常运行、顺利通过肠道,称为肠梗阻(intestinal obstruction)。肠梗阻是外科常见的急腹症之一,不但可引起肠管本身解剖与功能的改变,并且可导致全身性生理上的紊乱,临床表现复杂多变。

(一) 病因、病理

1. 机械性肠梗阻　最常见,由于种种原因引起的肠腔变狭小,因而使肠内容通过障碍。病因:① 肠腔堵塞,如蛔虫团、粪块、胆石、异物等。② 肠管受压:如粘连带压迫、肠管扭转、嵌顿疝、受肿瘤压迫等。③ 肠壁病变,如先天性肠道闭锁、炎症性狭窄、肿瘤等。

2. 动力性肠梗阻　是由于神经反射或毒素刺激引起肠壁肌功能紊乱,使肠蠕动丧失或肠管痉挛,肠内容物不能运行,但无器质性肠腔狭窄。分为麻痹性和痉挛性两类。麻痹性多见。麻痹性是由于肠管失去蠕动功能,可以发生在急性弥漫性腹膜炎、腹部大手术后,腹膜后血肿、腹部创伤。痉挛性是由于肠壁肌肉过度、持续收缩所致,比较少见,如慢性铅中毒、急性肠炎等可以见到。

3. 血运性肠梗阻　肠系膜血管发生血栓或栓塞,引起肠管血液循环障碍,导致肠麻痹,失去蠕动功能,肠内容物不能运行。

肠梗阻按有无血运障碍分为单纯性与绞窄性;按梗阻部位可分为高位(如空肠上段)、低位(回肠末段和结肠)肠梗阻;按梗阻程度分为部分性与完全性肠梗阻。

肠梗阻发生后,肠管局部和机体全身将发生一系列复杂的病理变化。肠管局部:单纯性机械性肠梗阻,梗阻上方肠管扩张,下方肠管瘪陷;急性完全性梗阻,可出现肠壁血运障碍,肠壁充血、水肿、增厚,甚至出现坏死、穿孔。全身性变化主要由于体液丧失、肠鼓胀、毒素吸收和感染所致。

(二) 诊断要点

1. 症状　腹痛,呕吐,腹胀,肛门停止排便排气。

2. 体征　腹膨隆,腹部压痛,腹包块,移动性浊音阳性,肠鸣音亢进或减弱等;部分患者可出现缺水征和休克征;直肠指检可触及肿块。

3. X线检查　可见肠腔积气或气液平。

诊断时应注意:是机械性还是动力性,是单纯性还是绞窄性,是高位还是低位,是完全性还是不完全性,以及是什么原因引起的梗阻。

(三) 治疗原则

1. 基础治疗

(1) 胃肠减压:是治疗肠梗阻重要方法之一。可吸出胃肠道内气体和液体,减轻腹胀,降低肠腔内压力,减少肠腔内细菌和毒素,改善肠壁血循环,有利于改善局部病变和全身情况。

(2) 纠正水、电解质紊乱和酸碱失衡:根据呕吐情况、缺水体征、血液浓缩程度、尿排出量和比重，并结合血钾、钠、氯和血气分析结果决定补液容量和种类。对于单纯性肠梗阻晚期及绞窄性肠梗阻，尚需输血浆、全血或血浆代用品。

（3）防治感染和中毒：应用抗肠道细菌，包括抗厌氧菌的抗生素。

2. 解除梗阻

（1）手术治疗：适用于各种类型绞窄性肠梗阻、肿瘤及先天性肠道畸形引起的肠梗阻，以及非手术治疗无效的患者。手术原则和目的是：在最短手术时间内，以最简单的方法解除梗阻或恢复肠腔通畅。有4种手术方法：解除引起梗阻的原因；肠切除肠吻合术；短路手术；肠造口或肠外置术。

（2）非手术治疗：主要适用于单纯性粘连性（特别是不完全性）肠梗阻、麻痹性或痉挛性肠梗阻、蛔虫或粪块堵塞引起的肠梗阻、肠结核等炎症引起的不完全性肠梗阻、肠套叠早期等。非手术治疗方法：前述的基础治疗，中医中药治疗，口服或胃肠道灌注生植物油，针灸疗法，以及根据不同病因采用低压空气或钡灌肠，经乙状结肠镜插管，腹部按摩等各种复位法。

五、急性胆道炎症

指发生于胆囊或胆管的急性化学性和（或）细菌性炎症。常与胆石症互为因果关系。急性胆囊炎可分为急性结石性胆囊炎和急性非结石性胆囊炎。

（一）急性胆囊炎

1. 病因、病理　急性结石性胆囊炎主要由于胆囊管梗阻或（和）细菌感染引起。急性非结石性胆囊炎可能系多种因素所致：易发生于严重创伤、烧伤或手术后；也易发生于危重患者和恶性肿瘤患者；亦可发生于长时间全胃肠外营养患者。

急性结石性胆囊炎病变开始时胆囊管梗阻，胆囊肿大，压力升高，黏膜充血水肿，渗出增加；病变进一步发展，病变累及胆囊壁全层，出现囊壁增厚，血管扩张，浆膜面有纤维素和脓性分泌物；胆囊内压进一步升高，胆囊壁张力增高，血管受压导致血供障碍，引起胆囊缺血坏疽，导致胆囊穿孔。若病程中胆囊管梗阻解除，炎症可消退，如反复发作，胆囊壁纤维组织增生、瘢痕化，胆囊黏膜消失，胆囊萎缩。胆囊脓液可进入胆管、胰管引起胆管炎和胰腺炎。胆囊炎症可与周围器官形成胆囊胃肠道内瘘。急性非结石性胆囊炎病理与前述类似，但病情发展迅速，易发生胆囊坏死穿孔。

2. 诊断要点

（1）症状：右上腹痛，可伴有恶心、呕吐、厌食、发热、黄疸。

（2）体征：右上腹压痛，可有反跳痛及肌紧张，Murphy征阳性。

（3）实验室检查：白细胞计数升高，可有转氨酶和胆红素升高。

（4）B型超声检查：胆囊增大，囊壁增厚甚至有“双边征”，可能看到结石的影像。

3. 治疗原则

（1）使用有效的广谱抗生素及维生素K，纠正水、电解质和酸碱平衡紊乱，做好术前准备。

（2）施行胆囊切除术是最有效的治疗方法。

（3）若患者病情危重或胆囊炎症渗血多，解剖位置不清及患者全身情况不能耐受胆囊切除手术者，可暂行胆囊造口术，引流胆汁，缓解症状，待全身情况改善后，择期再作胆囊切除手术。

（二）急性胆管炎

1. 病因、病理 急性胆管炎常见原因为胆管结石、胆道蛔虫、胆管狭窄、胆管壶腹部肿瘤、原发性硬化性胆管炎、胆肠吻合术后、PTC 术后。

急性胆管炎常合并胆道梗阻，梗阻部位可发生于肝内或（和）肝外胆管，梗阻以上胆管扩张，管壁增厚，胆管黏膜充血水肿，炎性细胞浸润，黏膜上皮糜烂脱落，形成溃疡。肝充血肿大，光镜下肝细胞肿胀、变性，汇管区炎性细胞浸润，胆小管内胆汁淤积。病变晚期肝细胞发生大片坏死，胆小管可破裂形成胆小管门静脉瘘，在肝脏形成多发性脓肿及引起胆道出血。严重者可引起全身性化脓性感染和多脏器功能损害。

2. 诊断要点

（1）临床表现：上腹痛、发热、黄疸（Charcot 三联征），亦可出现休克、中枢神经系统受抑制的表现（Reynolds 五联征）。

（2）体征：剑突下或右上腹有压痛，可有肝大，亦可扪及肿大胆囊。

（3）实验室检查：白细胞计数升高，可有转氨酶和胆红素升高。

（4）B 型超声检查：胆管壁增厚，胆管扩张，可能看到结石的征象。

3. 治疗原则 解除梗阻，降低胆管压力，有效控制感染。

（1）非手术治疗：既是治疗手段，又可作为术前准备。主要包括：① 联合使用足量有效的广谱抗生素。② 纠正水、电解质和酸碱平衡紊乱。③ 恢复血容量，改善和保证组织器官良好灌流和氧供。④ 对症治疗：降温、支持治疗、吸氧等。

（2）手术治疗：力求简单有效。方法：胆总管切开减压，T 管引流。

（3）非手术方法胆管减压引流：PTCD 和经内镜鼻胆管引流术（ENBD），如经 PTCD 和 ENBD 治疗，病情无改善，应及时改行手术治疗。

六、急性胰腺炎

急性胰腺炎是多种病因导致胰酶在胰腺内被激活而引起胰腺组织自身消化、水肿、出血甚至坏死的炎症反应。临床以急性上腹痛、恶心、呕吐、发热和血淀粉酶升高为特点。可分为轻症急性胰腺炎和重症急性胰腺炎。

（一）病因、病理

1. 病因 胆石症与胆道疾病、大量饮酒与暴饮暴食、胰管阻塞、十二指肠液反流、手术与创伤、胰腺血循环障碍、高钙血症、感染、药物等。上述各种因素引起胰酶提前在胰管或腺泡内激活，引起局部或全身损害。

2. 病理 基本病理变化是胰腺呈不同程度的水肿、充血、出血和坏死。轻症急性胰腺炎：大体上见胰腺肿大水肿，分叶模糊、质脆，病变累及部分或整个胰腺，胰腺周围有少量脂肪坏死，组织学见间质水肿充血和炎症细胞浸润，可见散在的点状脂肪坏死。重症急性胰腺炎：大体上表现为红褐色或灰褐色，并有新鲜出血区，分叶结构消失，胰腺或胰周组织可见钙皂斑，病程较长者可并发脓肿、假性囊肿或瘘管形成。镜下见胰组织结构破坏，有大片出血坏死灶、大量炎细胞浸润。

（二）诊断要点

1. 常有诱因如大量饮酒与暴饮暴食等。

2. 症状　上腹痛、恶心、呕吐、发热，或伴有低血压休克，水、电解质、酸碱平衡失调等。

3. 体征　上腹压痛，或伴有腹肌紧张、反跳痛，两肋腹部皮肤暗灰色出血斑(Grey－Turner 征)、脐周皮肤青紫色出血斑(Cullen 征)。

4. 实验室检查　血淀粉增高超过正常值 3 倍，血白细胞计数升高，C 反应蛋白升高。

5. 影像学检查　腹部平片：可见哨兵袢和结肠切割征，亦可见局限或广泛性肠麻痹，腹部 B 超与 CT 见胰腺肿大及胰腺内及胰周异常。

诊断急性胰腺炎时，要区分是轻症还是重症，若有以下表现，考虑为重症急性胰腺炎：临床症状有烦躁不安、四肢厥冷、皮肤呈斑点状等休克症状。体征可有腹肌强直，腹膜刺激征，Grey－Turner 征，Cullen 征。实验室检查：血钙显著下降，2.0 mmol/L 以下，血糖>11.2 mmol/L(无糖尿病史)，血尿淀粉酶突然下降，腹腔诊断性穿刺有高淀粉酶活性的腹水。

（三）治疗原则

1. 内科治疗　轻症急性胰腺炎和尚无感染的重症急性胰腺炎采用该治疗方法。

(1) 禁食、胃肠减压。

(2) 补液，维持水、电解质和酸碱平衡。

(3) 止痛治疗，腹痛剧烈者可给予哌替啶 50 mg 肌注。

(4) 抗生素的应用：疑合并细菌感染时可考虑应用广谱抗生素。

(5) 减少胰液分泌：生长抑素及其类似物：首剂 100 μg 静脉注射，以后生长抑素每小时 250 μg 持续静脉滴注，持续 3～7 日。

(6) 抑制胰酶活性：加贝酯：开始每日 100～300 mg 溶于 500～1 500 ml 葡萄糖盐水中，以 2.5 mg/(kg・h)静滴。2～3 日病情好转后减量。

2. 内镜下 Oddi 括约肌切开术(EST)：适用于急性胆源性胰腺炎。

3. 手术治疗

(1) 手术适应证：诊断未明确，与其他急腹症难以鉴别时；重症急性胰腺炎经内科治疗无效时；胰腺炎并发脓肿、假性囊肿、弥漫性腹膜炎、肠麻痹坏死时；急性胆源性胰腺炎处于急性状态需外科解除梗阻。

(2) 手术方式：腹腔灌洗、引流等。

七、急性腹膜炎

急性腹膜炎是腹腔脏腹膜和壁腹膜急性炎症，可由细菌感染、化学性或物理性损伤引起。

（一）病因、病理

1. 病因

(1) 继发性腹膜炎：腹腔内空腔脏器穿孔、外伤引起的腹壁或内脏破裂是引起急性腹膜炎最常见原因。腹腔内脏器炎症扩散也是急性腹膜炎常见原因。其他原因：腹部手术中腹腔污染，胃肠道、胆管、胰腺吻合口渗漏；腹前后壁严重感染；肠系膜血管栓塞等。

(2) 原发性腹膜炎：血性播散：致病菌如肺炎双球菌和链球菌从呼吸道或泌尿道感染灶，通过血行播散至腹膜。上行性感染：女性生殖道的细菌，通过输卵管直接向上扩散至腹腔。直接扩散：如泌尿系感染时，细菌可通过腹膜层直接扩散至腹腔。透壁性感染：在某些情况下,肠腔内细菌可能通过肠壁进入腹膜腔。

2. 病理 胃肠道内容物和细菌进入腹腔后,机体立即发生反应,腹膜充血、水肿并失去光泽。接着产生大量清晰的浆液性渗出物,以稀释腹腔内毒素,并出现大量巨噬细胞、中性粒细胞,加以坏死组织、细菌和凝固的纤维蛋白,使渗出物变混浊而成为脓性。

(二) 诊断要点

1. 临床表现 腹痛、恶心、呕吐,可有发热、脉速、口干;腹部有压痛、反跳痛、肌紧张。移动性浊音阳性。直肠指检:直肠子宫膀胱凹可能有触痛;消化道穿孔者肝浊音界缩小或消失。

2. 辅助检查 血白细胞计数升高。腹平片:胃肠道穿孔时可见膈下游离气体,肠麻痹时可见小肠普遍胀气并有多个小液平面。B超见腹腔内有不等量的液体。

(三) 治疗原则

1. 非手术治疗 对病情较轻或病程较长超过 24 h,且腹部体征已减轻者,或伴有严重心肺功能不全不能耐受手术者,可行非手术治疗。非手术治疗可作为手术治疗前的准备工作。

(1) 体位:一般取半卧位以促进腹腔内渗出液流向盆腔,减少吸收和中毒症状,有利于局限和引流。且腹腔内脏器下移,腹肌松弛,减轻因腹胀挤压膈肌而影响呼吸循环功能。

(2) 禁食、胃肠减压。

(3) 纠正水、电解质紊乱:由于禁食、胃肠减压及腹腔内大量渗液,因而易造成体内水、电解质紊乱。应根据患者出入量及应补充的水量计算需补充的液体总量。注意监测脉搏、血压、尿量、中心静脉压、心电图、血细胞比容、肌酐及血气分析等,调整输液成分及速度,维持尿量每小时 30~50 ml。对中毒症状严重伴有休克者可给予激素治疗。

(4) 抗生素:选用广谱抗生素,并根据药敏试验加以调整。

(5) 补充热量及营养支持:急性腹膜炎时代谢率为正常的 140%,每日需要的热量达 12 550~16 740 kJ(3 000~4 000 kcal),因此需补充足量白蛋白、氨基酸、脂肪乳剂,不能进食者应给予肠外营养,手术时已作空肠造口者,肠管功能恢复后可给予肠内营养。

(6) 镇静、止痛、吸氧:已确诊、治疗方案已定及手术后患者,可用哌替啶类止痛剂。对诊断不明者暂不用止痛剂,以免掩盖病情。

2. 手术治疗

(1) 手术适应证:经上述非手术治疗 6~8 h后(一般不超过 12 h),腹膜炎症状和体征不缓解反而加重者;腹腔内原发病严重;腹腔内炎症较重,有大量积液,出现严重肠麻痹或中毒症状,尤其是有休克表现者;腹膜炎病因不明,且无局限趋势。

(2) 原发病的处理:如胃十二指肠溃疡穿孔时间不超过 12 h 者,可行胃大部切除,超过 12 h,患者全身情况不好者,做穿孔修补术。

(3) 彻底清洁腹腔。

(4) 充分引流。

(5) 术后处理:继续禁食、胃肠减压、补液、应用抗生素和营养支持治疗,保持引流管通畅。

八、急性肝衰竭

急性肝衰竭(acute liver failure,ALF),系由多种原因引起的急性、大量肝细胞坏死或肝细胞内的细胞器功能障碍，致短期内发生严重肝功能损害并出现肝性脑病的临床综合征。以往的ALF定义规定既往无肝病史为其必备条件之一，但近年认为ALF也可发生在慢性肝病的基础上。ALF主要病理改变为肝细胞大块或亚大块坏死，或急性脂肪性变。主要临床特征有：起病急骤，进展迅猛，黄疸持续加深，肝脏进行性缩小，出血倾向加重，凝血酶原活动度低于40%，短期内出现肝性脑病。

（一）病因、病理

ALF最常见的病因是肝炎病毒感染，其次是药物、化学物质或毒物，其他病因有巨细胞病毒、EB病毒和单纯疱疹病毒感染，肝脏缺血，肝豆状核变性，急性妊娠脂肪肝，自身免疫性慢性活动性肝炎，肝移植和肝部分切除术后等。

ALF的发病机制十分复杂，首先是致病因素启动免疫反应，引起细胞因子及炎症介质大量释放，进而激发肝脏的施瓦茨曼反应（Schsartxman reaction），即肝脏微循环障碍，肝细胞大量溶解坏死。

肝炎病毒引起的ALF主要由细胞毒性T细胞介导的细胞免疫反应所致，其他因素也可能是通过化学或免疫机制的作用而引起肝细胞坏死。由于肝细胞大量丧失和自溶，肝脏体积明显缩小，仅为正常肝重的1/3～2/3，质地柔软，包膜皱缩，肝切面结构模糊不清，红褐相间。病理上有两种完全不同的类型。Ⅰ型以肝细胞广泛坏死和消失为特征，Ⅱ型以肝细胞脂肪浸润为特征。

（二）诊断要点

1. 病史。

2. 症状　起病酷似急性肝炎，乏力，食欲减退，厌食，频繁恶心、呃逆或呕吐，腹胀甚或发展为鼓胀。黄疸是ALF的主要表现，黄疸出现后消化道症状不仅不减轻反而逐日加重，黄疸出现后逐渐加深，黄疸愈明显，肝坏死愈严重，病死率也愈高。但也有轻度黄疸甚至完全缺如的。肝性脑病时患者可出现神志淡漠、性格改变、定向力异常，症状较重者可出现精神错乱、躁狂、嗜睡、昏迷等。ALF合并肝肾综合征表现为氮质血症、少尿或无尿、低血钠与低尿钠、酸中毒、高钾血症等。出血倾向与出血也是本病常见而严重的症状，表现为皮肤出血点或淤斑，另外还有牙龈、口腔黏膜出血，鼻衄，球结膜出血等。中晚期常发生消化道大出血。其他症状有脑水肿和肺水肿、代谢紊乱（低血糖、低血钠、低血钾、高血钾、低血钙和低血镁、呼吸性或代谢性碱中毒、代谢性酸中毒）、腹水。

3. 体征　皮肤巩膜黄染，皮肤黏膜可见出血点或淤斑，肝臭，肝脏进行性缩小，意识障碍，扑翼样震颤，腹部移动性浊音阳性。

4. 实验室和器械检查　① 病原学检查：可行肝炎病毒抗原抗体系统和病毒DNA或RNA等检查。也可作巨细胞病毒、EB病毒、疱疹病毒等病原学检查。② 肝功能检查：血清胆红素明显增高，一般在171 μmol/L以上，胆红素升高程度和病情严重程度一致。血清ALT和AST也常增高，可达正常的50倍以上，部分患者可出现“胆酶分离”现象，即血清胆红素明显增高而血清转氨酶反而降至正常，一旦出现，常提示预后不良。③ 凝血功能试验：可有凝血酶原时间延长，凝血酶原活动度＜40%，血纤维蛋白原降低等。④ 血氨和血氨基酸测定。⑤ 水、电解质和酸碱平衡紊乱，血清胆碱酯酶、血糖、血清总胆固醇水平降低。鲎试验可用来诊断内毒素血症。当怀疑有继发感染时可行血、尿、粪、痰、腹水等常规和特殊培养。B超检查可发现肝脏进行性缩小、腹水。⑥ 肝穿刺活检示肝组织大片坏死，肝细胞消失，汇管区及坏死区可见淋巴细胞和单核细胞浸润。肝细胞脂肪变性。

（三）治疗原则

1. 一般治疗　包括病因治疗，限制体力活动，低蛋白饮食，补充维生素，维持水、电解质、酸碱平衡等。

2. 并发症的防治　① 肝性脑病：消除诱因，减少肠内毒物的生成和吸收，促进有毒物质的清除，纠正氨基酸代谢紊乱等。② 脑水肿：监测颅内压，应用高糖、甘露醇、地塞米松等防治脑水肿。③ 肾衰竭：患者出现少尿或无尿时，应在排除血容量不足的情况下，先静脉滴注20%甘露醇200 ml，如尿量仍不增加，即可按肾衰处理。④ 防治继发感染：严格无菌操作，定期作血、尿、痰培养，应用第三代头孢菌素、新型喹诺酮类和甲硝唑，疗程7～10日，也可用乳果糖抑制消化道细菌繁殖。⑤ 呼吸衰竭的治疗：吸氧，保持呼吸道通畅，呼气末正压辅助呼吸(PEEP)维持正常氧分压，必要时气管插管或气管切开。⑥ 控制出血：肌注维生素 K_1，输注新鲜血浆、全血、血小板悬液，消化道出血时应用质子泵抑制剂或 H_2 受体阻滞剂，并发 DIC 时要在严重出血前应用肝素治疗。

3. 防止肝细胞坏死，促进肝细胞再生　具体措施有静滴胰高血糖素-胰岛素、胎肝细胞悬液、肝细胞再生刺激因子(HRS)。

4. 肝移植、人工肝治疗 ALF　人工肝有非生物型、生物型、中间型及混合型等，目前临床上应用的多为混合型生物人工肝。

九、肝性脑病

肝性脑病是由严重肝病引起的，以代谢紊乱为基础、中枢神经系统功能失调的综合征，临床主要表现为意识障碍、行为失常和昏迷。

（一）病因、病理

1. 病因　① 各型肝硬化，最多见。② 门体静脉分流术后。③ 重症病毒性肝炎。④ 中毒性肝炎和药物性肝炎的肝衰竭阶段。⑤ 原发性肝癌。⑥ 妊娠期急性脂肪肝。⑦ 严重胆道感染。

2. 常见诱因　有上消化道出血、大量排钾利尿、放腹水、高蛋白饮食、催眠镇静药、麻醉药、便秘、尿毒症、外科手术、感染等。

3. 病理生理　肝性脑病的发病主要是来自肠道的有毒代谢产物未经肝脏解毒，经血循环，透过血脑屏障，引起大脑功能紊乱。

（二）诊断要点

1. 严重肝病或广泛门体侧支循环　如肝硬化、肝癌、门体分流术后。

2. 精神紊乱、昏睡或昏迷　应排除脑血管意外、糖尿病高渗性昏迷、低血糖昏迷等。

3. 肝性脑病的诱因　如高蛋白食物、上消化道出血、大量放腹水、排钾利尿、严重感染等。

4. 明显肝功能损害或血氨增高。

5. 扑翼样震颤。

6. 典型的脑电图改变　表现为脑电图节律变慢，出现三相波或高波幅的δ波。

（三）治疗原则

1. 消除诱因　如调整饮食，慎用镇静剂，纠正电解质和酸碱平衡紊乱，止血及导泻清除肠道积血等。

2. 减少氨的产生和吸收，促进血氨的代谢　给予乳果糖，每次30～60 g，每日3次，可降低肠道pH，酸性的肠道环境可减少氨的产生及吸收。口服抗生素，如新霉素，2～8 g/d，分4次服用；或用甲硝唑，0.6～0.8 g/d，分3次或4次服用；静注L-鸟氨酸-L-门冬氨酸，促进鸟氨酸循环，降低血氨，每日静脉注射20 g。

3. 纠正氨基酸代谢的不平衡　静脉给予支链氨基酸，减少芳香族氨基酸进入大脑，减少假性神经递质的形成。用法为支链氨基酸，250 ml每日一次静脉滴注。

4. 减少或拮抗假神经递质　氟马西尼可拮抗内源性苯二氮所致神经抑制，用量为0.5～1 mg静脉注射，或1 mg/h持续静脉滴注。

5. 对症处理　纠正水、电解质及酸碱失调，保持呼吸道通畅，预防脑水肿，保护脑细胞功能。

6. 人工肝　生物混合性人工肝系统可有效清除患者过高的血氨及其他有毒物质，改善肝功能，延长患者生命并为需肝移植患者赢得时间。

7. 肝细胞移植　目前尚未能用于临床。

8. 肝移植　是治疗终末期肝病的有效手段。

第四节　泌尿系统急诊

急性肾衰竭

急性肾衰竭是由各种原因引起的肾功能在短时间（几小时至几天）内突然下降而出现的临床综合征。肾功能下降可发生在原来无肾功能不全的患者，也可发生在原已稳定的慢性肾脏病患者，突然有急性恶化。急性肾衰竭主要表现为氮质废物血肌酐（Cr）和尿素氮（BUN）升高，水、电解质和酸碱平衡紊乱，及全身各系统并发症。常伴有少尿（400 ml/d），但也可以无少尿表现。

（一）病因、病理

急性肾衰竭有广义和狭义之分。广义的急性肾衰竭可分为肾前性、肾性和肾后性三类。狭义的急性肾衰竭是指急性肾小管坏死。

肾前性急性肾衰竭的常见病因包括血容量减少（如各种原因的液体丢失和出血），有效血容量减少和肾内血流动力学改变（包括肾前小动脉收缩或肾后小动脉扩张）等。肾后性急性肾衰竭的特征是急性尿路梗阻，梗阻可发生在尿路从肾盂到尿道的任一水平。肾性急性肾衰竭有肾实质损伤，最常见的是肾缺血或肾毒性物质（包括药物性或色素性肾病如血管内溶血及横纹肌溶解）损伤肾小管上皮细胞（如ATN）。

肾毒性物质引致的急性肾小管坏死，也大多发生在多种因素综合基础之上，如年龄、有否糖尿病、缺血等因素参与。肾毒性急性肾衰竭形态学变化最明显的部位在近端肾小管的曲部和直部。肾小管上皮细胞坏死不如缺血性急性肾衰竭明显。

肾前性急性肾衰竭是肾灌注减少导致血流动力学介导的肾小球滤过率(GFR)降低，但不存在肾实质损伤。如果能及时纠正肾灌注量减少，则能逆转血流动力学损害，会使肾功能迅速恢复。但若低灌注持续，可发生细胞明显损伤，从肾前性转向 ATN。

(二) 诊断要点

1. 有发生缺血和肾毒性的因素。但临床上常常是多因素，如发生在危重疾病时其综合包括了脓毒病、肾脏低灌注和肾毒性药物等因素。

2. 临床表现　临床病程典型，可分为三期。

(1) 少尿期

① 尿量减少：患者突然或逐渐出现少尿(<400 ml/d)，尿量少于 100 ml/d 为无尿。但也有些患者可没有少尿，尿量在 400 ml/d 以上，称为非少尿型急性肾衰竭，其病情大多较轻，预后较好。少尿期持续时间一般为 7～14 日。持续时间长者预后差。

② 消化系统症状：食欲减退、恶心、呕吐、腹胀、腹泻等，严重者可有消化道出血。

③ 循环系统症状：多因尿少和未控制饮水，以致体液过多，出现高血压及心力衰竭、肺水肿表现；各种心律失常及心包炎等。

④ 神经系统症状：出现意识障碍、躁动、谵妄、抽搐、昏迷等脑病症状。

⑤ 感染是急性肾衰竭另一常见而严重的并发症。在急性肾衰竭同时或在疾病发展过程中还可合并多个脏器衰竭，患者死亡率可高达 70%。

⑥ 水、电解质和酸碱平衡紊乱　可表现为：a. 代谢性酸中毒：主要因为肾脏排酸能力减低，同时又因急性肾衰竭常合并高分解代谢状态，使酸性产物明显增多。b. 高钾血症：除肾排泄钾减少外，酸中毒、组织分解过快也是主要原因。c. 低钠、低钙、高磷血症。

(2) 多尿期：进行性尿量增多是肾功能开始恢复的标志，每日尿量可进行性增加，此时肾功能并未立即恢复，可有多尿表现，每日尿量可达 3 000～5 000 ml，继而再恢复正常。多尿期易出现水、电解质紊乱，易发生感染、心血管并发症等，持续时间 1～3 周。

(3) 恢复期：肾小管细胞再生，修复，肾小管完整性恢复。肾小球滤过率逐渐回复正常或接近正常范围。与肾小球滤过率相比，肾小管上皮细胞功能(溶质和水的再吸收)的恢复相对延迟，常需数月后才能恢复。少数患者可最终遗留不同程度的肾脏结构和功能缺陷。

3. 实验室检查

(1) 血液检查：有轻、中度贫血；血肌酐和尿素氮进行性上升，血肌酐每日平均增加≥44.2 μmol/L，高分解代谢者上升速度更快，每日平均增加≥176.8 μmol/L。血清钾浓度升高，常大于 5.5 mmol/L。血 pH 值常低于 7.35。碳酸氢根离子浓度多低于 20 mmol/L。血清钠浓度正常或偏低。血钙降低，血磷升高。

(2) 尿液检查：尿常规检查尿蛋白多为+～++，常以中、小分子蛋白为主。尿沉渣检查可见肾小管上皮细胞、上皮细胞管型和颗粒管型及少许红、白细胞等；尿比重降低且较固定，多在 1.015 以下，因肾小管再吸收功能损害，尿液不能浓缩所致；尿渗透浓度低于 350 mmol/l，尿与血渗透浓度之比低于 1.1；尿钠含量增高，多在 20～60 mmol/L；肾衰指数常大于 1。

(3) 肾活检：是重要的诊断手段。在排除了肾前性及肾后性原因后，没有明确致病原因(肾缺血或肾毒素)的肾性急性肾衰竭都有肾活检指征。这些包括了肾小球肾炎、系统性血管炎、急进性肾炎及急性过敏性间质性肾炎。

(4) B超:双肾可增大。

根据原发病因,肾功能进行性减退,结合相应临床表现和实验室检查,一般不难作出诊断。在鉴别诊断方面,首先应排除慢性肾衰基础上的急性肾衰竭;其次应除外肾前性和肾后性原因。在确定为肾性急性肾衰竭后,尚应排除是肾小球、肾血管或肾间质病变引起。

近年来为了对急性肾衰竭定义的标准化,在诊断上强调识别4个关键问题:肾损伤程度、肾损伤时间、肾损伤严重性和是否原有慢性肾衰的存在。

(三) 治疗原则

急性肾衰竭的治疗包括以下方面:

1. 纠正可逆的病因,预防额外的损伤　急性肾衰竭首先要纠正可逆的病因。对于各种严重外伤、心力衰竭、急性失血等都应进行治疗,包括输血,等渗盐水扩容,处理血容量不足、休克和感染等。应停用影响肾灌注或肾毒性的药物。应用小剂量多巴胺(每分钟0.5~2 μg/kg)可扩张肾血管,增加肾血浆流量以增加尿量,但循证医学没有证据表明其在预防或治疗急性肾衰竭上有效。故临床上不应常规使用。应用利尿药可能会增加尿量,从而有助于清除体内过多的液体。

2. 维持体液平衡　每日补液量应为显性失液量加上非显性失液量减去内生水量。由于非显性失液量和内生水量估计常有困难,每日大致的进液量,可按前一日尿量加500 ml计算。

3. 饮食和营养　补充营养以维持机体的营养状况和正常代谢,这有助于损伤细胞的修复和再生,提高存活率。急性肾衰竭患者每日所需能量应为147 kJ/kg(35 kcal/kg)。主要由碳水化合物和脂肪供应;蛋白质的摄入量应限制为0. 8 g/(kg · d),对于有高分解代谢或营养不良以及接受透析患者的蛋白质摄入量可放宽。尽可能减少钠、钾、氯的摄入量。不能口服的患者需静脉营养补充必需氨基酸及葡萄糖。

4. 高钾血症　血钾超过6. 5 mmol/L,心电图表现为QRS波增宽等明显的变化时,应予以紧急处理。包括:① 钙剂(10%葡萄糖酸钙10~20 ml)稀释后静脉缓慢(5 min)注射;② 5%碳酸氢钠100~200 ml静滴,以纠正酸中毒并同时促进钾离子向细胞内流动;③ 50%葡萄糖液50ml加普通胰岛素10 U缓慢地静脉注射,可促进糖原合成,使钾离子向细胞内移动;④ 口服离子交换(降钾)树脂(每次15~30 g,每日3次)。以上措施无效,或为高分解代谢型ATN的高钾血症患者,透析是最有效的治疗。

5. 代谢性酸中毒　应及时治疗,如HCO_3^-低于15 mmol/L,可选用5%碳酸氢钠100~250 ml静滴。对于严重酸中毒患者,应立即开始透析。

6. 感染　是常见并发症,也是死亡的主要原因之一。应尽早使用抗生素。根据细菌培养和药物敏感试验选用对肾无毒性或毒性低的药物,并按内生肌酐清除率调整用药剂量。

7. 心力衰竭　临床表现与一般心力衰竭相仿,处理措施亦基本相同。但急性肾衰竭患者对利尿药的反应很差;对洋地黄制剂疗效也差,易发生洋地黄中毒。药物治疗以扩血管为主，使用减轻前负荷的药物。容量负荷过重的心力衰竭最有效的治疗是尽早进行透析治疗。

8. 透析疗法　包括心包炎和严重脑病、高钾血症、严重代谢性酸中毒、容量负荷过重对利尿药治疗无效者都是透析治疗指征。对非高分解型、尿量不少的患者，可试行内科保守治疗。

急性肾衰竭的透析治疗可选择间歇性血液透析（IHD）、腹膜透析（PD）或连续性肾脏替代治疗（CRRT）。CRRT 包括连续性动-静脉血液滤过（CAVH）和连续性静脉血液滤过（CVVH）等，适用于多器官功能衰竭患者，具有血流动力学稳定，保证静脉内高营养。

9. 多尿的治疗　多尿开始时，由于肾小球滤过率尚未恢复，肾小管的浓缩功能仍较差，治疗仍应维持水、电解质和酸碱平衡，控制氮质血症，防治各种并发症。已施行透析的患者，仍应继续透析。多尿期 1 周后可见血肌酐和尿素氮水平逐渐降至正常范围，饮食中蛋白质摄入量可逐渐增加，并逐渐减少透析次数直至停止透析。

10. 恢复期的治疗　一般无须特殊处理，定期随访肾功能，避免使用对肾有损害的药物。

（四）预后

ATN 的结局高度依赖于合并症的严重程度，例如无并发症的 ATN 死亡率为 7%～23%，而手术后或危重病合并多器官功能衰竭的 ATN 死亡率高达 50%～80%，死亡率随衰竭器官数的增加而增加。尽管急性肾衰竭短期存活率差，但如果能存活出院，长期存活率则良好。

（五）预防

积极治疗原发病，及时发现导致急性肾小管坏死的危险因素并加以去除，是防止发生急性肾衰竭的关键。在老年人、糖尿病、原有慢性肾衰及危重病患者，尤应注意避免肾毒性药物、造影剂、肾血管收缩药物的应用及避免肾缺血及血容量缺失。

第五节　妇产科急诊

一、急性外阴炎与前庭大腺炎

（一）病因、病理

1. 病因

(1) 外阴与尿道、肛门邻近，易受尿液、粪便的刺激而发生炎症。

(2) 局部因素：经期使用不洁卫生巾、穿紧身化纤内裤等。

(3) 性生活及分娩时病原体感染。

2. 病理　急性前庭大腺炎时，病原体首先侵犯腺管，致腺管开口阻塞，脓液不能外流而形成脓肿，导致局部肿胀、疼痛、灼热感、行走不便，甚至大小便困难。

（二）诊断要点

临床表现：外阴疼痛、烧灼感，检查外阴皮肤充血、肿胀、糜烂、溃疡。前庭大腺部位触及肿块、触痛，挤压可流出脓液。

（三）治疗原则

1. 病因治疗　治疗糖尿病、尿瘘、粪瘘等。

2. 局部治疗　1∶5 000 高锰酸钾溶液坐浴，或清热解毒中药煎水坐浴，每日 2 次。局部涂抗生素软膏。前庭大腺脓肿作切开引流并作造口术。

3. 抗生素应用。

二、急性盆腔炎

（一）病因、病理

1. 病因　引起盆腔炎的主要病因有以下几种：

(1) 产后或流产后感染。

(2) 宫腔内手术操作后感染。

(3) 经期卫生不良。

(4) 性传播疾病。

(5) 邻近器官炎症直接蔓延。

(6) 慢性盆腔炎急性发作。

(7) 宫内节育器。

2. 病理　① 急性子宫内膜炎及急性子宫肌质炎。② 急性输卵管炎、输卵管积脓、输卵管卵巢脓肿。③ 急性盆腔结缔组织炎。④ 急性盆腔腹膜炎。⑤ 败血症及脓毒血症。

（二）诊断要点

1. 有与发病相关的病史。

2. 临床表现　有腹部疼痛、压痛、反跳痛，发热甚至高热，有脓肿形成时腹部有包块，若有腹膜炎，可出现消化系统及泌尿系统症状，如恶心、呕吐、腹胀，甚至肠麻痹、腹泻、尿频、排尿困难等。妇检可见阴道有脓性分泌物，宫颈有抬举痛，子宫体增大、压痛，宫体一侧或两侧可触及包块且压痛明显。后穹隆穿刺可抽得炎性渗出液或脓液。

3. 实验室检查

(1) 白细胞计数升高，中性粒细胞增加。

(2) 宫颈分泌物或后穹隆穿刺液涂片检查及培养找到病原体，并可作药敏试验。

(3) B 超可见盆腔炎性包块或盆腔脓肿。

（三）治疗原则

1. 控制感染　一般选用广谱抗生素、联合足量用药、静脉用药。可选用头孢菌素、大环内酯类抗生素或喹诺酮类药物并与甲硝唑联合应用。如有药敏试验可根据结果选用，疗程一般需达 7～10 日。大多数盆腔炎可经抗生素治疗得到控制。

2. 支持治疗　半卧位休息，给予高热量、高蛋白流质或半流质，不能进食者需补液，纠正电解质紊乱和酸碱失衡，此外可给予白蛋白、脂肪乳等静脉营养支持治疗。

3. 手术治疗　手术指征有：① 药物治疗 48～72 h 无效，炎症中毒症状加重。② 输卵管卵巢脓肿药物治疗后症状好转但包块未消失者。③ 怀疑盆腔脓肿破裂者。手术方法有病灶切除、脓肿切开引流等。

三、功能失调性子宫出血

功能失调性子宫出血简称功血，是指由于调节生殖的神经内分泌机制失常引起的异常子宫出血，而全身及内外生殖器官无器质性病变存在。大多数功血为无排卵性功血，包括围绝经期功血和青春期功血。

(一) 病因、病理

1. 病因　机体内外多种因素均可影响下丘脑-垂体-卵巢轴的相互调节，使促性腺激素和性激素合成或释放异常，导致功血的发生。

2. 病理　主要病理生理变化为无排卵，使子宫内膜受到单一雌激素的刺激，发生增生过长。当雌激素水平波动时则发生子宫内膜的不规则脱落引起出血。出血量时多时少，出血时间长短不一，大量出血可致休克。主要病理变化为子宫内膜增生过长，可表现为简单型增生过长(腺囊型增生过长)、复杂型增生过长(腺瘤型增生过长)和不典型增生过长(癌前病变)，亦可表现为增生期子宫内膜或萎缩型子宫内膜。

(二) 诊断要点

1. 发病年龄多为青春期或围绝经期妇女，主要临床表现为不规则阴道流血。

2. 体格检查未发现全身性疾病及生殖道器质性疾病。

3. 辅助检查　① 诊断性刮宫：可排除子宫内膜的病变并达到止血目的。刮出物应送病检。② 宫腔镜检查：可进一步明确是否存在宫腔内病变。③ 基础体温测定：功血患者多为单相型，提示无排卵。④ 孕激素测定：血中孕激素或尿中孕二醇呈低水平，提示无排卵。

(三) 治疗原则

1. 诊断性刮宫　对围绝经期功血出血多者首选诊刮，既能迅速止血，又能明确诊断。围绝经期功血患者在性激素治疗前应常规诊刮，以排除子宫内膜器质性病变。

2. 性激素止血　对出血多的患者要求性激素治疗 6 h 内见效，24～48 h 内出血基本停止。对围绝经期功血采用孕激素或雄激素止血，对青春期功血采用大剂量雌激素和孕激素止血。出血停止后将激素剂量逐渐减少直至维持量。

3. 其他止血药物　氨甲苯酸、氨甲环酸、氨基己酸等药物可减少出血量，具有辅助治疗作用。出血量不多者可口服止血药物。

4. 其他治疗　包括纠正贫血(输血、补充铁剂)，抗生素预防感染，休息，避免剧烈运动，加强营养等。

5. 调整周期　青春期功血患者一般采用雌孕激素序贯疗法，围绝经期功血患者采用孕激素或雄激素调整周期。

四、宫颈癌出血

宫颈癌是常见的妇科恶性肿瘤之一，其发病与早婚、过早性生活、性生活紊乱、多产、经济状况低下等有关。近年来发现某些病毒如疱疹病毒Ⅱ型、人乳头瘤病毒、巨细胞病毒感染与宫颈癌发病有关。

(一) 病因、病理

宫颈癌中鳞癌占 90%～95%，腺癌占 5%～10%，宫颈癌的癌前病变为宫颈上皮肉瘤样病变(CIN)。宫颈浸润癌有 4 种类型，即外生型、内生型、溃疡型、颈管型。

（二）诊断要点

1. 临床表现　① 阴道流血：早期患者常表现为接触性出血，流血量少。晚期患者病灶较大，表现为多量出血。如病灶侵蚀到较大血管则可能引起致命性大出血。② 阴道排液：多为水样或米泔水样排液，有腥臭味。如继发感染则为脓性且恶臭。③ 晚期癌可压迫输尿管、直肠、坐骨神经引起相应症状。④ 妇检：宫颈呈菜花样或形成溃疡，组织脆，触之出血。

2. 实验室检查

(1) 宫颈刮片细胞学检查：适用于宫颈癌的筛查。

(2) 宫颈和宫颈管活组织检查：是确诊宫颈癌的诊断方法。

(3) 阴道镜检查：对宫颈刮片检查结果有疑问者，阴道镜检查选择病变部位进行活检可提高诊断的正确率。

（三）治疗原则

1. 局部处理　晚期宫颈癌出血量不太多时可采用阴道内填塞纱布压迫宫颈出血部位达到止血目的。局部还可应用止血药物。

2. 对出血多者可作双侧髂内动脉或子宫动脉介入栓塞治疗。

3. 治疗原发病　晚期宫颈鳞癌可作放疗，腺癌可作化疗。

4. 控制感染　选用合适抗生素控制感染。

五、子宫肌瘤出血

（一）病因、病理

子宫肌瘤是女性生殖器官最常见的良性肿瘤，好发于生育年龄妇女。其发生与女性激素有关。根据肌瘤与子宫肌壁之间的关系可将其分为三类：肌壁间肌瘤、浆膜下肌瘤、黏膜下肌瘤。引起出血的多为黏膜下肌瘤，其次为肌壁间肌瘤，浆膜下肌瘤一般不引起出血。

（二）诊断要点

1. 临床表现　月经量增多、经期延长或不规则阴道出血，肌瘤较大时可在腹部扪及包块并可出现膀胱、直肠压迫症状。其他症状有白带增多、腹部坠胀等。妇科检查发现子宫增大，表面有不规则突起、质硬，黏膜下肌瘤可脱出于子宫颈口外。

2. 辅助检查　B超对子宫肌瘤的诊断具有重要价值，宫腔镜检查可确诊黏膜下肌瘤。

（三）治疗原则

对子宫肌瘤引起的出血，当肌瘤较小、出血量较少时，可应用止血药物及雄激素止血。诊断性刮宫亦能起到止血作用。对较大肌瘤（子宫大于妊娠 2.5 个月）出血量较多时则必须手术治疗，根据患者年龄、肌瘤部位和大小以及有无生育要求选择肌瘤剔除术、次全子宫切除术或全子宫切除术。

六、侵蚀性葡萄胎

（一）病因、病理

侵蚀性葡萄胎是妊娠滋养细胞肿瘤的一种，属于恶性病变，一般由良性葡萄胎延续发展而来。当葡萄胎组织侵入子宫肌层或转移至子宫以外的部位时即称为侵蚀性葡萄胎。

大体可见水疱状物，镜检见有绒毛结构，滋养细胞过度增生或不典型增生，且侵蚀子宫肌层。

（二）诊断要点

1. 病史及症状　葡萄胎清除术后半年内出现不规则阴道出血或转移灶症状，结合辅助检查可确立诊断。

2. 血 HCG 测定　葡萄胎清除术后 8 周以上 HCG 仍持续高水平或一度降至正常水平后又迅速上升，且已排除葡萄胎残留、黄素化囊肿及再次妊娠。

3. B超及超声多普勒　B超可发现葡萄胎组织侵入子宫肌层，超声多普勒可见局部血流丰富、阻抗降低，出现动静脉瘘。

（三）治疗原则

1. 化疗　根据预后因素评分结果，选择单联或联合化疗。常用药物有氨甲蝶呤（MTX）、放线菌素 D（KSM）、环磷酰胺（CTX）、依托泊苷（VP-16）等。

2. 手术治疗　年龄较大已无生育要求的患者可作全子宫切除术以去除原发灶。应高位结扎卵巢动静脉。对急性大出血可作急诊子宫切除。

七、外阴裂伤及外阴血肿

（一）病因、病理

外阴裂伤及外阴血肿一般系创伤所致，包括从高处摔下或跌倒、骑车摔倒、车祸及粗暴性交损伤等。

（二）诊断要点

1. 有明确的外伤病史。

2. 临床表现　外阴出血、疼痛。妇检可见局部裂伤、出血或见血肿肿块。

（三）治疗原则

1. 小的裂伤和出血及血肿可予局部压迫止血，裂伤可自然愈合。

2. 大的裂伤及出血较多者应在局麻或硬麻下缝合裂伤创面并达到止血目的。大的血肿应作血肿切开缝合。

3. 失血多者应补液，必要时输血。应用抗生素预防感染。

八、卵巢肿瘤蒂扭转

（一）病因、病理

卵巢肿瘤是女性生殖系统的常见肿瘤，分良性和恶性。卵巢肿瘤蒂扭转是卵巢肿瘤的并发症之一，是一种妇科急腹症，一般发生于中等大小、活动良好、瘤蒂长且重心偏于一侧的肿瘤，如皮样囊肿。当患者突然改变体位以及妊娠期子宫位置改变时，易发生肿瘤蒂扭转。

卵巢肿瘤的蒂由骨盆漏斗韧带、卵巢固有韧带和输卵管组成。发生急性扭转后静脉回流受阻，瘤内高度充血或血管破裂，使瘤体急剧增大，瘤内出血，最后动脉血流受阻，肿瘤发生坏死，变为紫黑色，易破裂和继发感染。

（二）诊断要点

1. 临床表现　突然发生一侧下腹剧痛，常伴恶心、呕吐，甚至休克。查体患侧下腹部有压痛、反跳痛，轻度肌紧张，妇检患侧附件区可扪及肿瘤，张力较大，有压痛。

2. 辅助检查　B超可见患侧附件部位肿瘤。

（三）治疗原则

卵巢肿瘤蒂扭转一经确诊，应立即手术治疗，作患侧附件切除。应在蒂根部下方钳夹，将肿瘤和扭转的瘤蒂一并切除。钳夹前不可回复扭转，以防栓子脱落。

九、卵巢肿瘤破裂

（一）病因、病理

约3%的卵巢肿瘤会发生破裂。有外伤性破裂和自发性破裂两种。良性肿瘤、恶性肿瘤均可发生破裂。卵巢子宫内膜异位囊肿破裂已成为目前较为常见的妇科急腹症。

（二）诊断要点

1. 临床表现　卵巢肿瘤破裂后的症状主要为腹痛，小囊肿破裂时仅有轻度腹痛，大囊肿或成熟畸胎瘤破裂后常有剧烈腹痛。查体有下腹部压痛、反跳痛、肌紧张，妇检患侧附件有压痛。

2. 辅助检查　B超发现原有卵巢肿瘤缩小或消失，腹腔内可见游离液体。

（三）治疗原则

疑有卵巢肿瘤破裂应立即剖腹探查，应取标本作细胞学检查及送病理检查。

十、流产

（一）病因、病理

妊娠不足28周，胎儿体重不足1 000 g而终止者称流产。

导致流产的病因有：① 胚胎染色体异常占半数以上。② 母体因素如黄体功能不足，全身性疾患及生殖器官畸形等。③ 环境因素（化学物质和物理因素对胚胎造成损害）。④ 其他：胎盘内分泌及免疫因素等。

早期流产时胚胎多数先死亡，随后发生底蜕膜出血，造成胚胎的绒毛与蜕膜层分离，引起子宫收缩使胚胎组织排出。有时也可能蜕膜海绵层先出血坏死有血栓形成，使胎儿死亡，然后排出。8周以内的妊娠流产时，妊娠产物多数可以完整地排出，出血不多。妊娠8～12周发生的流产，妊娠产物一般不易完整分离排出，常有部分组织留在宫腔内影响子宫收缩，出血较多。妊娠12周后发生流产，往往先有腹痛，然后排出胎儿胎盘。

（二）诊断要点

1. 有停经史。

2. 临床表现　主要症状为阴道流血和腹痛。先兆流产时出血少，一般无腹痛。妇检宫口未开，子宫大小与停经时间相符。难免流产时阴道出血多，有腹痛，妇检宫口已扩张，有时可见胚胎组织堵塞于宫颈口内，子宫大小与停经时间相符或略小。不全流产是指部分妊娠产物已排出体外，尚有部分残留于宫腔内，影响子宫收缩，使出血不止，是各种类型流产中引起出血最多者。妇检宫颈口可见妊娠产物并有多量出血，子宫一般小于停经时间。如妊娠产物已全部排出体外则为完全流产，阴道出血逐渐停止，腹痛逐渐消失，妇检宫颈口已关闭，子宫接近正常非孕大小。

3. 辅助检查　血尿HCG检查对诊断妊娠有意义。B超检查可确定胚胎或胎儿是否存活，从而选择恰当的治疗方法，并可鉴别宫内、宫外妊娠。

（三）治疗原则

先兆流产应休息并肌注黄体酮或 HCG 保胎治疗。难免流产及不全流产一旦确诊，应及时行负压吸宫术或钳刮术，并给予抗生素预防感染。缩宫素可促进子宫收缩，减少出血。完全流产一般不需特殊处理。

十一、异位妊娠

（一）病因、病理

当受精卵于子宫体腔以外着床时称为异位妊娠，是妇产科常见的急腹症之一，如诊断与处理不及时可危及生命。异位妊娠绝大部分为输卵管妊娠，最常见于输卵管壶腹部，其次为峡部，少数位于输卵管伞部及间质部。其余卵巢妊娠、腹腔妊娠、宫颈妊娠均极少见。

导致输卵管妊娠的病因有：① 输卵管炎症。② 输卵管手术。③ 输卵管发育不良。④ 受精卵游走。⑤ 其他：放置宫内节育器、肿瘤压迫输卵管等。

输卵管妊娠时，因输卵管管腔狭小，管壁薄，肌层薄，缺乏黏膜下组织，因此输卵管妊娠发展到一定时期将发生：① 输卵管妊娠流产：多见于输卵管壶腹部妊娠，一般发生于妊娠 8～12 周。② 输卵管妊娠破裂：多见于输卵管峡部妊娠，发病多在妊娠 6 周左右，输卵管妊娠流产或破裂均可致腹腔内出血。③ 继发性腹腔妊娠：极少见。如胚胎从输卵管排出后仍然存活，其绒毛组织在腹腔重新种植获得营养，继续生长发育，形成继发性腹腔妊娠。异位妊娠时子宫内膜的变化可呈多样性。

（二）诊断要点

1. 临床表现　停经或有不规则阴道流血，腹痛，如内出血多则可致失血性休克。查体可见贫血貌、脉搏细速、血压下降。腹部有压痛及反跳痛，轻度肌紧张，叩诊有移动性浊音。妇科检查子宫颈有抬举痛，子宫稍增大，有压痛并有漂浮感，患侧附件部位可扪及包块，有压痛。阴道后穹隆穿刺可抽出不凝血。

2. 辅助检查　血、尿绒毛膜促性腺激素测定是诊断异位妊娠的重要方法。B 超检查见宫腔内空虚而宫旁出现低回声包块，有内出血时可见盆腹腔游离液性暗区。腹腔镜可用于异位妊娠的诊断和治疗。

（三）治疗原则

1. 手术治疗　可经腹手术或腹腔镜手术。一般作患侧输卵管切除术，对有生育要求者可视具体情况作保留输卵管的手术，但术后发生再次异位妊娠的几率达 30%。

2. 非手术治疗　早期输卵管妊娠，未发生破裂或流产，内出血少，血 HCG 值＜2 000 U/L 者可考虑保守治疗。多采用氨甲蝶呤肌注并配合杀胚胎中药口服。但非手术治疗的成功率仅 50%左右。

十二、前置胎盘

（一）病因、病理

孕 28 周后胎盘附着于子宫下段，位置低于胎先露部称前置胎盘。前置胎盘是妊娠晚期出血的主要原因之一。前置胎盘分为 3 种类型：① 完全性前置胎盘（中央性前置胎盘）：宫颈内口全部被胎盘组织覆盖。② 部分性前置胎盘：宫颈内口的一部分被胎盘组织覆盖。③ 边缘性前置胎盘：胎盘附着于子宫下段，边缘与宫颈内口的距离＜7 cm。

前置胎盘的发生可能与下列因素有关：① 子宫内膜病变与损伤：主要是人工流产、引产等。② 胎盘面积过大：如双胎。③ 胎盘异常：副胎盘、帆状胎盘等。④ 受精卵滋养层发育迟缓。

（二）诊断要点

1. 临床表现　妊娠晚期发生无诱因、无痛性反复阴道流血是前置胎盘的主要症状，大量出血可致休克。产科检查子宫大小与停经时间相符，子宫软，胎先露部高浮。

2. 辅助检查　B超检查是确认前置胎盘的重要方法。

（三）治疗原则

1. 孕周小、胎儿未成熟、产妇出血不多时可采用期待方法，抑制宫缩，促胎肺成熟，等待至妊娠36周左右剖宫产分娩。

2. 孕周已达36周、胎儿已成熟、产妇出血多者应立即剖宫产分娩，同时做好输血、输液准备。胎儿娩出后应迅速徒手剥离胎盘，大纱布垫压迫止血，活动性出血可缝扎。经上述处理无效，出血仍多可作双侧子宫动脉结扎或低位次全子宫切除。

3. 少数边缘性前置胎盘，阴道出血不多，估计在短时间内能结束分娩者可经阴道分娩。

十三、胎盘早剥

（一）病因、病理

妊娠20周后或分娩期，正常位置的胎盘在胎儿娩出前，部分或全部从子宫壁剥离，称胎盘早剥，是妊娠晚期的严重并发症。

胎盘早剥的病因有：① 血管病变。② 机械性因素。③ 子宫体积骤然缩小。④ 子宫静脉压突然升高。

胎盘早剥分为显性、隐性、混合性三种。病理变化主要是底蜕膜出血，形成血肿，使胎盘自附着处剥离。胎盘早剥发生内出血时，血液积聚在胎盘与子宫壁之间。由于胎盘后血肿压力增加，使血液浸入子宫肌层，引起肌纤维分离，甚至断裂、变性。当血液侵及子宫浆膜层时，子宫表面呈现紫色淤斑，尤以胎盘附着处为著，称子宫胎盘卒中。严重的胎盘早剥可发生凝血功能障碍，导致弥散性血管内凝血（DIC）。

（二）诊断要点

1. 临床表现　主要症状为阴道流血及腹痛，疼痛程度与胎盘后积血多少呈正相关。子宫处于高张状态，硬，有压痛，胎位扪不清，常有胎儿宫内缺氧、胎心改变。出血多可致休克。

2. 辅助检查　B超可见胎盘后方与子宫肌壁之间出现液性低回声区。胎盘早剥者应检查凝血功能。

（三）治疗原则

1. 胎盘早剥一旦确诊应及时终止妊娠，多采用剖宫产分娩。少数经产妇、轻型胎盘早剥且宫口已开大者可在密切监护下经阴道分娩。

2. 纠正休克，预防产后出血和DIC　充分补液，做好输血准备，分娩后及时应用宫缩剂。对胎盘早剥所致凝血功能障碍，主要是输新鲜血、冰冻血浆、冷沉淀物等治疗。

十四、早产

（一）病因、病理

妊娠满28周至不满37周之间分娩称早产。早产是导致围产儿死亡的重要原因。

各种病因包括：① 孕妇合并急、慢性疾病。② 子宫畸形。③ 孕妇合并产科或内科疾病需提前终止妊娠。④ 胎儿、胎盘因素。

早产对围生儿的影响主要是胎儿器官尤其是肺未发育成熟，导致早产儿死亡率增加。

（二）诊断要点

妊娠 37 周前出现规则宫缩并有宫颈管消退≥75%以及进行性宫口扩张 2 cm 以上可诊断为早产临产。

（三）治疗原则

1. 卧床休息 左侧卧位。

2. 抑制宫缩 可应用利托君(Ritodrine)静滴、沙丁胺醇(硫酸舒喘灵)口服、硫酸镁静滴、硝苯地平舌下含服等。

3. 促进胎儿肺成熟 地塞米松每次肌内注射 5 mg，每日 3 次，连用 3 日。如短时间内即将分娩可羊膜腔内注射地塞米松 10 mg。

4. 不用抑制新生儿呼吸的药物如吗啡、哌替啶等。

十五、妊娠高血压综合征

简称妊高征，是妊娠特有的疾病。是指妊娠 20 周以后，出现高血压、蛋白尿、水肿，严重时出现抽搐、昏迷的综合征。由于产前检查和围生期保健工作的广泛开展，近年来该病的发病率已明显降低。

（一）病因、病理

妊高征的病因至今尚未阐明。病因学说主要有：免疫学说、子宫胎盘缺血学说、血管收缩与舒张调节失衡学说、凝血与纤溶系统失调学说等。

妊高征的病理变化为全身小动脉痉挛，血管内皮细胞损伤，通透性增加，体液和蛋白质渗漏，表现血压升高、蛋白尿、水肿、血液浓缩等。同时全身各重要脏器因缺血、缺氧受到损害，可出现脑水肿、脑出血，心、肾衰竭，肺水肿，肝细胞坏死，胎盘早剥，胎盘绒毛退行性变和梗死以及凝血功能障碍等。

（二）诊断要点

1. 临床表现 妊娠前血压正常，妊娠 20 周后出现高血压、蛋白尿、水肿，严重者出现头痛、眼花、胸闷、恶心，甚至抽搐等症状。

2. 辅助检查 血常规测定红细胞压积，肝、肾功能及凝血功能检查，眼底检查见视网膜小动脉痉挛，严重时视网膜水肿、渗出、剥离。

（三）治疗原则

1. 轻度子痫前期 孕妇应休息，保证睡眠，左侧卧位，补充铁和钙剂，摄入足够蛋白质，不必严格限制食盐的摄入。

2. 重度子痫前期 治疗原则为解痉、降压、镇静、合理扩容，必要时利尿，防止子痫及妊高征并发症的发生，适时终止妊娠。① 解痉：采用硫酸镁静脉滴注。注意使用前及静滴过程中应检查膝反射必须存在，呼吸不少于 16 次/分，尿量不少于 25 ml/h，并备钙剂作为解毒剂。② 降压：肼屈嗪静滴或口服。其他降压药物有：硝苯地平缓释片、甲基多巴、柳胺苄心啶、酚妥拉明、硝酸甘油、硝普钠等。③ 镇静：多选用地西泮（安定）或冬眠药物。④ 扩容治疗：对红细胞压积＞0.35，全血黏度比值≥3.6，血浆黏度比值≥1.6，尿比重＞

1.020 者应扩容治疗。⑤ 利尿：对有全身性水肿、急性心力衰竭、肺水肿、脑水肿者可应用利尿剂治疗。⑥ 适时终止妊娠：对先兆子痫经积极治疗 24～48 h 无明显好转、先兆子痫胎龄已达 36 周、先兆子痫胎龄不足 36 周但胎盘功能减退者应终止妊娠。

十六、羊水栓塞

羊水栓塞是指在分娩过程中羊水进入母体血循环引起肺栓塞，导致出血、休克和发生弥散性血管内凝血等一系列病理改变，是严重的分娩并发症，产妇死亡率很高。

（一）病因、病理

羊水主要经宫颈黏膜静脉、胎盘附着处静脉窦进入母体血循环。羊水中的有形成分阻塞肺小血管并反射性引起迷走神经兴奋，肺小血管痉挛引起肺动脉高压。羊水中的抗原成分可引起Ⅰ型变态反应，使小支气管和肺小血管痉挛，肺通气减少，肺动脉压升高。此外，羊水中的一些成分可激活外源性凝血系统导致 DIC。

（二）诊断要点

1. 临床表现　典型的临床经过分为三个阶段：① 休克：由肺动脉高压引起的心力衰竭、急性循环呼吸衰竭及变态反应引起的休克。② DIC 引起的出血：全身广泛性出血，大量阴道流血，皮肤黏膜出血，消化道、泌尿道出血等。③ 急性肾衰竭、循环功能衰竭引起肾缺血及 DIC 前期形成的血栓堵塞肾内小血管引起肾衰竭，患者出现少尿、无尿和尿毒症的症状。

2. 辅助检查　① 胸片示双肺弥散性点片状浸润影。② 心电图示右心房、右心室扩大。③ 凝血功能检查出现异常。④ 如下腔静脉血镜检找见胎脂，角化上皮细胞可确诊。

（三）治疗原则

羊水栓塞必须紧急处理。最初阶段主要是抗休克、抗过敏、解除肺动脉高压，纠正缺氧和心衰。DIC 阶段应早期抗凝、补充凝血因子，并及时应用利尿剂，预防及治疗肾衰竭。具体治疗措施有：吸氧，应用地塞米松、阿托品、罂粟碱、氨茶碱、低分子右旋糖酐、毛花苷C、呋塞米、碳酸氢钠、肝素、抗生素等药物，输新鲜血及补充凝血因子。

十七、子宫破裂

子宫破裂是指子宫体部或子宫下段于妊娠晚期或分娩期发生的破裂，是产科极严重的并发症。子宫破裂可分为完全破裂和不完全破裂。完全破裂指宫壁全层裂开，宫腔与腹腔相通。不完全破裂指子宫肌层全部或部分破裂，浆膜层未破，宫腔与腹腔不相通。子宫体部瘢痕破裂多为完全性破裂，子宫下段破裂多为不完全性破裂。

（一）病因、病理

导致子宫破裂的原因有：① 临产后胎先露部下降受阻：如骨盆狭窄、头盆不称等。② 子宫瘢痕：如剖宫产、子宫肌瘤挖除术后。③ 手术创伤：多发生于不适当或粗暴的阴道助产手术。④ 宫缩剂使用不当。

（二）诊断要点

子宫破裂多数发生于分娩期，分为先兆子宫破裂和子宫破裂两个阶段。先兆子宫破裂时产妇宫缩强，感下腹剧痛难忍、烦躁不安、排尿困难、血尿、下腹压痛明显，出现子宫病理性缩复环，胎心音听不清。发生子宫破裂时，产妇感腹部撕裂样剧痛，破裂后腹痛减轻，宫缩停止，但不久腹痛再现，呈持续性，产妇很快进入休克状态。检查产妇全腹压痛、反跳痛，在腹壁下清楚扪及胎体，胎心消失。阴道检查宫口回缩，胎先露部上升。如已确诊为子宫破裂，则不应再作阴道检查。

（三）治疗原则

发现先兆子宫破裂，应立即采取措施抑制宫缩，同时尽快行剖宫产术，防止子宫破裂。一旦确诊子宫破裂，无论胎儿是否存活，均应在抢救休克的同时行手术治疗。根据产妇状态、子宫破裂程度、感染程度及产妇有无子女决定作子宫破裂口修补术、次全子宫切除术或全子宫切除术。术后应用抗生素。

第六节 儿科急诊

一、新生儿溶血病

新生儿溶血病(hemolytic disease of the newborn)是指母婴血型不合而引起的同族免疫性溶血，这类溶血性疾病仅发生在胎儿和新生儿。国内以 ABO、Rh 血型系统血型不合引起溶血者最多见。ABO 溶血病主要发生于母亲为 O 型而胎儿为 A 型或 B 型；当母亲为 AB 型或胎儿为 O 型则均不会发生新生儿溶血病。由于 ABO 血型系统广泛存在于自然界中，故 40%～50%的 ABO 溶血病发生在第一胎。由于 Rh 抗原仅存在于猿和人的红细胞，Rh 溶血病一般较少发生在未输过血母亲的首次妊娠中，在其后的妊娠中，常随胎次的增加而加重。

（一）病因、病理

胎儿红细胞所具有的血型抗原恰为母体所缺少，当胎儿红细胞通过胎盘进入母体循环，母体对胎儿红细胞的抗原产生相应的 IgG 血型抗体，此抗体又经胎盘抵达胎儿循环，作用于胎儿红细胞导致胎儿溶血。

（二）诊断要点

1. 临床表现

(1) 贫血：程度不一，轻者早期不发生贫血或贫血程度不重，重者出生时脐血血红蛋白即<120 g/L，患儿出现苍白、水肿，甚至心力衰竭。

(2) 黄疸：出现早，进展快。在出生后 24～48 h 内出现黄疸，重者可出现核黄疸的表现。

(3) 胎儿水肿：见于重症 Rh 溶血症，患儿全身浮肿、苍白、皮肤淤斑、胸腹腔积液；心音低钝、心率快、呼吸困难、肝脾肿大。

(4) 肝脾肿大：重症胎儿肝、脾有明显肿大，多见于 Rh 溶血症。

2. 实验室检查

(1) 血常规：红细胞、血红蛋白下降，网织红细胞和有核红细胞增多。血清间接胆红素上升。

(2) 血清胆红素：主要是间接胆红素增高。

(3) 血型抗体检查：先对母子分别进行 ABO 或 Rh 血型鉴定，确定有血型不合后，分别作母子血液抗体的检查；改良抗人球蛋白间接试验；抗体释放试验及游离抗体 3 项试验。前2项阳性均表现患儿的红细胞已致敏,可以确诊。

具有临床表现中第(2)项,同时具有辅助检查中(1)～(3)项,可以确诊本病。

(三) 治疗原则

降低血清胆红素,防止胆红素脑病的发生,纠正贫血,阻止溶血。

1. 治疗高胆红素血症

(1) 光照疗法:总胆红素＞ 205 μmol/L,已明确为新生儿溶血病尤其是Rh溶血病,换血准备期间及换血前后均应进行光疗。一旦发现每小时血清胆红素仍上升 8 μmol/L,可视为光疗失败,应准备换血。

(2) 白蛋白或血浆:血浆 10 ml/(kg·次)或白蛋白 1 g/(kg·次),以增加胆红素与白蛋白的连接,减少胆红素脑病的发生。

(3) 纠正酸中毒:应用5%碳酸氢钠静脉滴注,有利于胆红素与白蛋白结合。

(4) 肝酶诱导剂:常用苯巴比妥或尼可刹米口服。

2. 阻止溶血

(1) 激素:地塞米松或甲基泼尼松龙静脉应用。

(2) 丙种球蛋白的应用。

3. 交换输血　可移去抗体和致敏红细胞,减少溶血,并可换出大量胆红素,预防核黄疸,并部分纠正贫血。

换血指征:

(1) 产前诊断基本正确,新生儿出生时脐血 Hb＜12 g/dl,伴水肿、肝脾肿大、充血性心力衰竭等。

(2) 血清胆红素增加到需要换血水平:脐血≥3.5～4.0 mg/dl;生后 4 h≥ 8～9 mg/dl;生后 24 h≥16 mg/dl;生后 48 h≥20 mg/dl;任何时间≥ 20 mg/dl。

(3) 不论血清胆红素浓度高低,早期有核黄疸症状者,如肌张力减低、嗜睡、吸吮反射减弱者。

(4) 早产及前一胎病情严重者,需适当放宽指征。

(5) 生后1周以上,无核黄疸症状者,血清胆红素即使达 25 mg/dl,也可暂不换血。

附:

[换血方法]

1. 血型选择　Rh血型不合时:Rh血型同母亲,ABO血型新生儿,如有困难,O型血亦可应急。ABO血型不合时,最好用AB型血浆与O型血球混合后换血,亦可选用抗"A"或抗"B"效价不高的O型血。

2. 血液质、量选择

(1) 输入血的红细胞压积应≥50%,减少心脏负担和贫血。

(2) 最好用24 h内的新鲜血,如果不是危重伴有心脏疾病的血小板减少症,保存3～5天的血液也可应用。

(3) 抗凝剂 每100 ml血加肝素3～4 mg,换血结束时,应用半量肝素的鱼精蛋白稀释至5 ml中和。

3. 换血量　二倍新生儿血容量,最大量180 ml/kg,能换出60%的胆红素,85%所致敏的红细胞。

4. 操作方法

(1) 换血前准备：光疗；换血前 1 h 应用白蛋白 1 g/kg 静脉输入或血浆替代；肌注苯巴比妥钠 10～15 mg/kg 并口服水合氯醛 1.5 ml；术前抽出胃内容物，以防呕吐。

(2) 脐静脉插管：脐静脉位于横断面周边部，导管插入方向稍偏右上方约 30°，插入深度约进入脐轮 5～6 cm；或局麻下，沿脐轮上方 0.8～1 cm 处做 1.5 cm 长之半圆形切口，找到脐带延续部分可见灰白色的脐静脉，宽约 0.5 cm，切开静脉即可插管，插入深度 4～5 cm。注意塑料管用肝素生理盐水冲洗后插入。

(3) 测静脉压：插入导管见回血后立即测静脉压，以后每换 100 ml 血监测一次，如静脉压超过 8 cmH_2O，宜多抽少注，以降低静脉压；静脉压低时可少抽多注。

(4) 换血量及速度：换血量以 150～180 ml/kg 计算，为全血量的 2 倍，总量为 400～600 ml。严重心力衰竭或有明显贫血者，可用浓缩血(500 ml 枸橼酸血可倾去上面 150 ml 血浆，肝素血可去 50 ml 血浆)。开始每次抽出和注入量为 10～20 ml，速度要均匀，约抽 20 ml/2 min，注入血量比抽出量要少 5～10 ml，如此 3～5 次或更多次数，使出入量差达 20 ml 时，如静脉压不高，即可进行等量换血，总入量比出量可减少约 30～70 ml，一般在 2 h 内完成。换血完毕，用盐水冲净塑料管内的血，缓慢注入鱼精蛋白，再用盐水冲净后拔去导管，结扎静脉。

(5) 检测指标：换血前、后，取血测全套血常规，换血中第一管及末一管血送检胆红素及其他电解质。

(6) 换血后，立即再做光疗，以免胆红素反跳，一般连续照光疗 24～48 h。

二、新生儿缺氧缺血性脑病

新生儿缺氧缺血性脑病(hypoxic ischemic encephalopathy，HIE)是新生儿窒息后的严重并发症，凡造成胎儿或新生儿血氧浓度降低的任何因素都可引起新生儿缺氧缺血性脑病，与胎儿在宫内所处环境和分娩过程密切相关。严重者可产生神经系统后遗症。

(一) 病因、病理

围产期窒息是新生儿缺氧缺血性脑病最主要的原因，缺氧是脑损伤发生的基础。新生儿窒息对脑细胞的影响主要并不在缺血时，而在缺血再灌注后，在缺氧缺血的低灌注后，在缺氧、缺血的低灌注阶段中会出现脑细胞损伤，因此，再灌注损伤在缺氧缺血的发病中起重要作用。

(二) 诊断要点

1. 临床诊断标准(1997 年中华儿科学会新生儿学组制定)

(1) 有明确的可导致胎儿宫内缺氧的异常产科病史及严重的胎儿宫内窘迫表现，如胎动减少，胎心减慢(<100 次/分)，胎粪污染羊水。

(2) 出生时有窒息，尤其是 Apgar 评分 1 min≤3 分，5 min≤6 分；经抢救 10 min 后始有自主呼吸；或需用气管内插管正压呼吸 2 min 以上。

(3) 生后 12 h 内出现：意识障碍、过度兴奋(肢体颤抖、睁眼时间长、凝视等)、嗜睡、昏睡，甚至昏迷；肢体肌张力改变：张力减弱、松软；原始反射异常：拥抱反射过分活跃、减弱或消失，吸吮反射减弱或消失。

(4) 病情较重者可有惊厥，囟门张力增高。

(5) 重症病例可出现脑干症状，如呼吸节律不齐、呼吸减慢、呼吸暂停等中枢呼吸衰竭，瞳孔缩小或扩大，对光反应迟钝甚至消失，可出现眼球震颤。

(6) 排除产伤性颅内出血，宫内感染性脑炎，中枢神经系统先天畸形。

具有上述第(1)～(4)和第(6)项，伴或不伴第(5)项，可诊断为新生儿缺氧缺血性脑病。

2. 临床分度诊断(表 10－3)

3. CT 检查分度　正常足月儿脑白质 CT 值在 20 HU 以上，≤18 HU 为低密度。在早产儿的额-枕区和足月儿的额区呈现低密度为正常表现。

(1) 轻度：散在局灶低密度影分布 2 个脑叶内。

(2) 中度：低密度影超过 2 个脑叶，白质与灰质对比模糊。

(3) 重度：弥漫性低密度影，灰、白质界限消失，但基底节、小脑尚有正常密度；侧脑室变窄。

中、重度常伴有蛛网膜下隙出血、脑室内出血或脑实质出血。

表 10－3　新生儿缺氧缺血性脑病临床分度

项目	轻度(Ⅰ)	中度(Ⅱ)	重度(Ⅲ)
意识	过度兴奋	嗜睡、迟钝	昏迷
肌张力	正常	减弱	松软
拥抱反射	稍活跃	减弱	消失
吸吮反射	正常	减弱	消失
惊厥	无	通常伴有	多见或持续
中枢性呼吸困难	无	无或轻度	常有
瞳孔改变	无	缩小	不对称，扩大或光反应消失
前囟张力	正常	正常，稍饱满	饱满，紧张
病程及预后	症状持续 24 h 左右，预后好	大多数 1 周后症状消失，不消失者如存活，可能有后遗症	病死率高，多在 1 周内死亡，存活者症状持续数周，多有后遗症

4. 其他辅助诊断的检查　血清磷酸肌酸激酶脑型同Ⅰ酶(CPK－BB)增高。血 β-内啡肽(β－EP)增高。颅脑 B 超检查显示脑室、脑沟及半球裂隙的变窄或消失，脑动脉搏动减弱，提示脑水肿。

(三) 治疗原则

提倡早期治疗。氧疗，清理呼吸道；控制脑水肿；维持正常血压和血糖；镇静止痉。针对窒息缺氧所致的多器官功能损害，保证机体内环境稳定，积极控制各种神经症状。

1. 氧疗、清理呼吸道　清理呼吸道后，根据病情选用给氧方式，使血气和 pH 值保持在正常范围。

2. 控制脑水肿　颅压增高可在生后 4 h 出现，在 24 h 左右达高峰。甘露醇 0.25～0.5 g/(kg·次)静脉注射，呋塞米可起互补作用，地塞米松或甲基泼尼松龙静脉给药。输液量限制在 60～80 ml/(kg·d)。

3. 维持正常血压、血糖　避免血压大的波动，保证脑血流灌注的稳定。血压低时可用多巴胺或多巴酚丁胺静滴，注意监测血压。维持血糖在正常高值(5.0 mmol/L)，葡萄糖滴入速度以6～8 mg/(kg·min)为宜。

4. 控制惊厥　首选苯巴比妥，先给予负荷量静脉注射，12 h后给维持量。频发惊厥可间歇加用短效镇静药，如水合氯醛或安定。

5. 消除脑干症状　重度HIE出现深度昏迷，或频繁发作惊厥且用药物难以控制，应及早应用纳洛酮。

6. 其他　清除自由基，促进神经细胞代谢药物如脑活素等在24 h后，可及早使用。

三、小儿重症肺炎

肺炎系由不同病原体或不同因素所致的肺部炎症，是儿童和婴幼儿的常见病，而重症肺炎多见于婴幼儿，其临床表现危重，急性起病，持续高热，频繁咳嗽，全身中毒症状严重，伴有其他脏器损害，病死率较高。

（一）病因、病理

常见病原体为细菌、病毒、支原体、衣原体等。其中病毒是本病发生的主要病原体。而细菌感染多继发于病毒感染，亦有原发即为细菌感染者。衣原体肺炎可见于小于6个月的婴儿；支原体肺炎多见于年长儿；霉菌性肺炎多见于长期滥用抗生素、肾上腺皮质激素的婴幼儿及营养不良患儿。

（二）诊断要点

1. 临床表现

(1) 急性起病，持续高热，咳嗽频繁，小婴儿可口吐白沫。全身中毒症状严重，且伴有其他脏器功能损害。

(2) 呼吸急促、困难，鼻扇明显，“三凹”征，点头呼吸，呼气呻吟及口周、甲床明显发绀，面色苍白或青灰。

(3) 两肺可闻及密集的细湿啰音，或呼吸音减弱，或有管型呼吸音。语颤增强，叩诊浊音。

(4) 因病原体不同而呈现不同的X线表现：除两肺或单侧斑片状阴影外，腺病毒和合胞病毒肺炎可有肺气肿；金葡肺可在短期内发现肺大疱、肺脓肿、脓胸或脓气胸；支原体肺炎为间质性肺炎表现；衣原体肺炎呈弥漫性间质性和过度充气改变。

(5) 重症肺炎并发症表现

① 心力衰竭：见心力衰竭节。

② 呼吸衰竭：见呼吸衰竭节。

③ 中毒性脑病：烦躁嗜睡、凝视斜视、眼球上窜；昏睡昏迷、惊厥；球结膜水肿；瞳孔对光反应迟钝或消失；呼吸节律不整；前囟隆起，脑膜刺激征阳性，脑脊液压力增高。严重者可出现脑疝。

④ 中毒性肠麻痹：食欲减退、呕吐、腹泻、腹胀；严重者呕吐物为咖啡色或有便血，肠鸣音消失。

⑤ 酸中毒：出现代谢性酸中毒、呼吸性酸中毒等，也可出现混合性酸中毒。

⑥ 微循环障碍、休克、DIC等。

2. 实验室检查　血常规、血清抗体、胸片及血培养等。

（三）治疗原则

控制感染，保持呼吸道通畅，纠正缺氧，积极治疗严重并发症，增强机体抵抗力以促进康复。

1. 保持气道通畅　清除口鼻及呼吸道分泌物，此外，可静脉及雾化应用解痉剂，糖皮质激素解除支气管痉挛。必要时应用机械通气。

2. 控制感染　可根据经验选用合适的抗生素和抗病毒药物，并及时做痰培养以进一步明确致病菌和药物敏感程度，调整药物。给予干扰素超声雾化或肌注。避免交叉感染。

3. 氧疗　立即吸氧，以氧疗纠正组织缺氧。方法有鼻塞、面罩、鼻面罩、头罩、机械呼吸正压给氧。

4. 维持水、电解质、酸碱平衡　重症肺炎发生的酸碱失衡主要是呼吸性酸中毒，关键是改善通气，严重代酸 pH 值<7.2 时，可应用 1.4%的 $NaHCO_3$；及时监测血电解质，尤其是血钾的变化；补液量 60～80 ml/(kg·d)。必须严格记录 24 h 出入量，量出为入，使患儿保持轻度脱水状态。

5. 营养支持　保证热卡，必要时输全血、血浆或白蛋白。尽量给予胃肠内营养，亦可鼻饲，必要时行静脉营养。

6. 合并症处理

(1) 心力衰竭的治疗：① 休息与镇静：严重者半卧位，避免刺激。镇静剂可用 10%的水合氯醛等。② 吸氧有气急发绀者应及时吸氧。③ 强心剂、利尿剂及血管扩张剂的应用。见心力衰竭节。

(2) 呼吸衰竭的治疗：关键在于治疗原发病和诱发因素（如中毒、肺水肿等），重点在于改善呼吸道功能，提高 PaO_2 及 SO_2，改善通气降低 $PaCO_2$。见呼吸衰竭节。

(3) 中毒性脑病的治疗：首先保持呼吸道通畅，改善通气，供氧。有呼吸道梗阻或呼吸衰竭时及早做气管切开和使用呼吸机。减轻脑水肿，降低颅内压。

① 脱水利尿剂：甘露醇 1～2 g/(kg·次)，脑疝者首次 2 g/kg 静推，1～2 h 后重复一次，逐渐延长时间直至停药。呋塞米 1 mg/(kg·次)。

② 血管扩张剂：酚妥拉明、地塞米松可减少血管与血脑屏障的通透性，增加肾血流量，抑制脑垂体后叶分泌抗利尿激素，有利尿作用。

③ ATP，辅酶 A，细胞色素 C，维生素 B_1、维生素 B_6 等。胞磷胆碱对改善意识、调整脑血管张力和促进患者苏醒，有良好作用。

(4) 中毒性肠麻痹的治疗：禁食，胃肠减压，补钾等。亦可用酚妥拉明。

7. 肾上腺皮质激素　伴有中毒性脑病、休克或喘憋严重、胸膜渗出等症状病例，可加用糖皮质激素，应注意其应激性胃肠出血。地塞米松 0.25～0.5 mg/(kg·d)，静滴，症状改善即可停药。

8. 物理疗法　肺炎恢复期如肺部啰音持续不消，可用超短波等方法以促进炎症的吸收，但合并心力衰竭者禁用。

9. 肺脓肿的处理　合并肺脓肿的患儿应根据痰、脓或血培养选用抗生素、输血及血浆以支持，加强体位引流，年长儿排脓不畅时可酌情应用支气管镜吸引。脓胸、脓气胸若脓、气量较少可反复多次穿刺，量多应及时作胸腔闭式引流排脓、放气。肺大疱破裂后及时抽气。

四、小儿心力衰竭

心力衰竭(heart failure)简称心衰，是指在足够静脉回流的情况下，由于心脏泵血功能减退，使心输出量相对或绝对不足，组织血流灌注不足，不能满足机体的代谢需要而引起的以循环功能障碍为主的临床综合征。

(一) 病因、病理

心力衰竭1岁以内发病率最高，其中以先天性心脏病者最多见，其次有心内膜弹力纤维增生症、扩张型心肌病、病毒性或中毒性心肌炎等。其诱因常为支气管肺炎、重度贫血、电解质紊乱和缺氧等。

(二) 诊断要点

1. 婴幼儿心力衰竭的诊断标准

(1) 安静时心率增快，婴儿>180次/分，幼儿>160次/分，不能用发热或缺氧解释。

(2) 呼吸困难，青紫忽然加重，安静时呼吸达60次/分以上。

(3) 肝大达肋下3 cm以上，或在密切观察下短时间内较前增大，而不能以横膈下移等原因解释者。

(4) 心音明显低钝，或出现奔马律。

(5) 突然烦躁不安，面色苍白或发灰，而不能用原有疾病解释。

(6) 尿少，下肢浮肿，已除外营养不良、肾病、维生素B_1缺乏等原因所造成者。

具有第(1)～(4)项为临床诊断的主要依据。具有前4项即可诊断为本病。

2. 新生儿心力衰竭的诊断标准

(1) 提示心力衰竭：① 心动过速>180次/分；② 呼吸急促>60次/分；③ 心脏扩大(X线及超声心动图)，心胸比例>0.6；④ 两肺底出现不固定的湿啰音，X线表现为肺血增多，两肺出现斑片模糊阴影，有时可见叶间积液现象。

具有以上4项中3项者，考虑为心力衰竭。

(2) 确诊心力衰竭：具有以上3项加或不加以下任何1项或以上2项加以下2项者，可诊断为心力衰竭。① 肝脏肿大≥3 cm，短期内进行性增大，治疗后缩小；② 奔马律；③ 明显肺水肿，为急性左心衰竭的表现。

(三) 治疗原则

去除病因，减轻心脏负荷，改善心脏功能(收缩及舒张功能)，保护衰竭心脏。

1. 一般治疗　休息、镇静、吸氧、限制液量。酸中毒者给予碱性药物纠正，一般为常用剂量的1/2。少量多餐，限制钠盐入量。

2. 洋地黄类药物　该类药物能增强心肌收缩，减慢心率，从而增加心搏量；改善体、肺循环。

(1) 饱和量法：<2个月者30 μg/kg，2个月至2岁者40 μg/kg，>2岁者30 μg/kg，首次予饱和量的1/2～1/3剂量，余量分2～3次，间隔6～8 h给予。24 h达饱和，末次用药后12 h按维持量用药。

(2) 维持量法：维持量按饱和量的1/4～1/5计算，常用1/8饱和量q 12 h给予。

3. 非洋地黄类正性肌力药物

(1) 多巴胺:急性心衰伴血压下降时应用。5～10 μg/(kg·min)静脉滴注,必要时可加量,一般<30 μg/(kg·min)。

(2) 多巴酚丁胺:用于难治性心衰、心源性休克。通常与小剂量多巴胺合用。剂量2～15 μg/(kg·min)。

(3) 氨力农:适用于心脏手术后右心衰或持续肺动脉高压者。短期治疗可使临床症状及血流动力学改善,长期应用疗效不肯定,一般不作为一线药物使用。

4. 利尿剂

(1) 噻嗪类:呋塞米,口服,0.5～3 mg/kg,每 8～12 h 一次,静推。作用于远端肾曲小管的近端,用于轻、中度心衰。

(2) 袢利尿剂:氢氯噻嗪(双氢克尿噻),作用于袢上升支,用于急性心衰伴肺水肿及难治性心衰患儿。

(3) 保钾性利尿剂:螺内酯,口服每日 1～2 mg/kg;氨苯蝶啶,口服每日 2～4 mg/kg。作用于远端肾曲小管的远端集合管。

5. 血管扩张药　当心排血量明显降低,全身血管阻力增加,而肺毛细血管楔压正常或略升高时可选用扩张小动脉药。

(1) 硝普钠:0.2 μg/(kg·min),稀释后静脉滴注,以后每隔 5 min,可每分钟增加 0.2 μg/kg,直到获得疗效或血压有所降低。

(2) 肼苯达嗪:口服每次 0.4～0.5 mg/kg,每日 2～4 次。

(3) 酚妥拉明:0.07～0.1 μg/(kg·min),静滴。肺淤血症状严重而心排血量仅适度下降者,可选用扩张静脉药。

6. 血管紧张素转换酶(ACE)抑制剂　卡托普利:剂量 0.1～0.5 mg/kg,口服,q6 h～q8 h。当心排血量明显降低,全身血管阻力增加,肺毛细血管楔压升高时,宜用均衡扩张小动脉和静脉药。

五、危重患儿的心律失常

危重患儿的心律失常往往可以引起血流动力学紊乱,短暂意识障碍或阿-斯综合征,甚至猝死,死亡率高,必须迅速准确地判断病情,积极组织抢救。

(一) 室上性心动过速(室上速)

1. 病因、病理　患儿原先多无器质性心脏病;诱发原因如三尖瓣下移,纠正性大动脉转位,心导管检查及心脏手术后,洋地黄或奎尼丁中毒反应,电解质紊乱,甲亢,心肌炎,脓毒血症等。婴儿的发作多是由于传导组织以外的异常副束所组成的折返所致。

2. 诊断要点

(1) 临床表现:心动过速以阵发性、突发突止、心率加速、心律绝对匀齐为特点。发作时患儿烦躁不安或软弱萎靡,面色苍灰,呼吸急促,皮肤湿冷。发作持续 24 h 以上者易发生心力衰竭。

(2) 心电图

① P-R 间期绝对匀齐,心室率婴儿 200～300 次/分,儿童 180～220 次/分。

② QRS 波形态正常,若伴有室内差异性传导则呈右束支阻滞型。

③ P 波多与 QRS 波重叠,不易分辨。部分有 P 波多呈逆行性,PⅡ、PⅢ、PavF 倒置,

PⅠ、PavR直立。

④ ST-T波可呈缺血型改变，发作停止后仍可持续1～2周。

3. 治疗原则

(1) 一般治疗：用兴奋迷走神经的方法，如压迫眼球、压迫颈动脉窦、刺激咽部、屏气、冰水毛巾敷面部数分钟，如无效可选用药物治疗。

(2) 药物治疗

① 洋地黄类药物：常为首选药物，特别是婴儿病例或合并心力衰竭者。该类药物能增强迷走张力，减慢房室交界处传导，使室上速转为窦性心律。常用制剂有地高辛口服、静脉注射或毛花苷C静脉注射，采用快速饱和法。

② 普罗帕酮（心律平）：可作为首选药物，剂量1～1.5 mg/(kg・次)。首剂未转复，20 min后重复1～2次。有效后改口服。

③ 普萘洛尔(心得安)：适用于单纯室上速而无并发症者。0.05～0.15 mg/kg，加入5%葡萄糖液，静脉缓注。重度房室传导阻滞伴哮喘症及伴心力衰竭者忌用。

④ 维拉帕米(异搏定)：0.1 mg/(kg・次)静脉缓注，每分钟不超过1 mg。偶可发生低血压或心动过缓，宜备阿托品、异丙肾上腺素等。禁忌证为48 h内用过普萘洛尔、奎尼丁者，有心力衰竭及低血压者禁用。

⑤ 三磷酸腺苷(ATP)：婴儿3～5 mg/次，儿童10～15 mg，于2 min内快速静注。如无效，间隔5 min可重复应用。有房室传导阻滞及窦房结功能不全者慎用。

(3) 其他治疗：对个别药物疗效不佳者，可考虑直流电同步电击转律，或经静脉插入起搏导管至右心房行超速抑制治疗。对频繁发作，药物难以满意控制的室上速采用射频消融治疗。

（二）过早搏动

1. 病因、病理　过早搏动是由心脏异位兴奋灶发放的冲动所引起，为小儿时期最常见的心律失常。根据异位起搏点不同，分为窦性、房性、交界性及室性早搏，其中以室性早搏为多见。

2. 诊断要点

(1) 临床表现：心脏听诊可闻及提前的心搏之后有较长的代偿间歇。

(2) 心电图特点

① 房性早搏

a. P′波提前，可与前一心动的T波重叠，形态与窦性P波稍有差异，但方向一致。

b. P′-R>0.10秒。

c. 早搏后的代偿间歇不完全。

d. P′波后QRS波形态与窦性相同，若发生心室内差异性传导，则QRS波宽大畸形；P′波后如无QRS波称为阻滞性早搏。

② 交界性早搏

a. QRS-T波提前，形态、时限正常，亦可出现心室内差异性传导。

b. 提前的QRS波前或后有逆行P′波，P′-R<0.10秒，R-P′<0.20秒，有时P′波可与QRS波重叠。

c. 代偿间歇不完全。

③ 室性早搏

a. QRS 波提前,形态异常,宽大,QRS 波>0.10 秒,T 波与主波方向相反。

b. 代偿间歇完全。

c. 有时在同一导联出现形态不一、配对时间不等的室性早搏,称为多源性早搏。

3. 治疗原则

(1) 一般治疗:生活规律,睡眠充足,避免过累或紧张。针对基本病因,治疗原发病。

(2) 药物治疗

① 室上性(房性及交界性)早搏

a. 洋地黄制剂较为有效。

b. 普萘洛尔(心得安)或其他 β 受体阻滞剂,适用于活动、情绪激动或窦性心律增加时易发的早搏。

c. 疗效不佳时,可将地高辛与普萘洛尔联合应用,亦可选用普罗帕酮、维拉帕米等药物。

② 室性早搏:无明显其他症状、无器质性心脏病者一般不需治疗。以下情况必须治疗:

a. 早搏次数>10 次/分,有自觉症状,或在心电图上呈多源性、成对或起源于 T 波或 U 波上的早搏。

b. 有器质性心脏病者。治疗:普罗帕酮 8～15 mg/(kg・d),分 2～3 次给药,也可选用美西律每次 2～5 mg/kg,每 8 h 可重复一次;或胺碘酮每日 10 mg/kg,连用 7～10 日后,改为每日 5 mg/kg。

六、中毒性细菌性痢疾

中毒性细菌性痢疾简称毒痢,是急性细菌性痢疾的危重型。细菌性痢疾的病原菌为志贺菌、侵袭性大肠杆菌、空肠弯曲菌等;起病急骤,病势凶险,伴严重的全身毒血症症状,可迅速发生循环与呼吸衰竭,病死率高,必须积极抢救。

(一) 病因、病理

1. 病因　传染源为痢疾患者和带菌者,通过消化道传播,多发生在夏秋季节,各年龄组均可受累,毒痢以幼儿及学龄前儿童多见。

2. 基本病情　起病急骤,高热可(>40 ℃),反复惊厥,全身毒血症症状,迅速发生呼吸衰竭、休克或昏迷。胃肠道症状轻微。

3. 发病机制　志贺菌属释放内、外毒素,其外毒素(细菌毒素),各型痢疾杆菌均产生内毒素,是引起全身毒血症的主要原因。志贺痢疾杆菌还产生外毒素,具有神经毒、细胞毒与肠毒素作用,神经毒性产生神经系统症状;细胞毒性可使肠黏膜细胞坏死;肠毒性可在痢疾早期出现水样泻,外毒素可加重肠黏膜的炎性变化及肠外病变。

(二) 诊断要点

1. 流行病学资料　发病多在夏秋季,学龄前儿童多见,病前 1 周内有不洁饮食或与患者接触史。

2. 临床表现　多见于 2～5 岁小儿,起病急骤,进展迅速,病情凶险,病死率高。突然高热或超高热，伴全身毒血症症状，精神萎靡、嗜睡，可伴头痛、畏寒。迅速出现反复惊厥、昏迷或发生循环衰竭。但肠道症状不明显，可在惊厥及高热等症状出现后 6～12 h 才排出黏胨便，部分患者也可从急性菌痢演变而来，常经灌肠或肛拭发现脓血便。

毒痢分为以下三种临床类型：

(1) 休克型：表现为感染性休克。由于全身微血管痉挛，患儿呈现休克早期表现。随着病情进展，患儿出现神志不清，面色苍灰，唇甲发绀，肢端厥冷，血压明显下降，心率加速，心音低钝，脉细弱，少尿或无尿。后期可伴多器官功能障碍，重症者休克不易逆转，并发 DIC、肺水肿等，可致外周性呼吸循环衰竭或 MSOF，危及生命。本型以循环衰竭为主。

(2) 脑型：除全身中毒症状外，表现为反复惊厥和昏迷。早期头痛、呕吐、面色苍白、口唇发灰；伴有嗜睡或烦躁等不同程度的意识改变。晚期，进入昏迷及反复惊厥，血压偏高，心率相对缓慢，肌张力增高。严重者可发生脑疝，并出现呼吸节律不齐、深浅不匀等中枢性呼吸衰竭表现，意识障碍明显加深。本型呈现颅内压增高、脑水肿、脑疝和中枢性呼吸衰竭。

(3) 混合型：具有以上两型的表现，是最凶险的临床类型，病死率极高。该型包括循环系统、呼吸系统及中枢神经系统等多脏器功能损害与衰竭。

3. 实验室检查　粪便常规检查可见大量红、白细胞，偶见吞噬细胞；结合流行病学资料及主要症状、体征，临床诊断可成立。确诊需要病原阳性或免疫学检测支持。

（三）治疗原则

1. 一般治疗　消化道隔离，隔离至临床症状消失，粪便培养 2 次阴性。卧床休息，对于高热者，应用安乃近、阿司匹林等退热药物和物理降温等措施。

2. 病原治疗　痢疾杆菌易产生多重耐药菌株，根据细菌药敏试验选用有效抗生素，最好应用 2 种以上抗菌药物，联合用药，静脉给药，待病情稳定后改口服。

3. 降温及止惊　除可用冰袋、酒精擦浴、冰毯等物理降温外，可选用阿司匹林、对乙酰氨基酚辅助降温。止惊药物，剂量均按常规剂量给予。躁动不安或反复惊厥者，采用冬眠疗法，氯丙嗪和异丙嗪，必要时加苯巴比妥钠；水合氯醛灌肠；安定缓慢静推。

4. 抗休克　积极扩充有效血容量；纠正酸中毒；强心治疗；应用血管活性药物，解除血管痉挛；应用肾上腺皮质激素；有 DIC 时给予肝素、AT－Ⅲ、纤溶酶、6－氨基己酸等抗凝及抗纤溶治疗；保护重要脏器功能，对脑、心、肺、肾等重要脏器应积极保护，采取相应的措施。

5. 防治脑水肿　脑型痢疾由于颅高压、脑水肿，易发生呼吸衰竭。及时应用脱水剂 20%甘露醇，可与 50%葡萄糖交替使用；其他药物如呋塞米、依他尼酸等配合使用，可协助脱水降颅压。

6. 氧气吸入，可予东莨菪碱、纳洛酮兴奋呼吸，保持呼吸道通畅。无效呼吸时应立即给予气管内插管及气管切开，应用人工呼吸器机械通气。

7. 激素的应用　地塞米松、琥珀酸氢化可的松或甲基泼尼松龙，减轻中毒症状。

七、暴发型脑脊髓膜炎

暴发型脑脊髓膜炎简称暴脑，是流行性脑脊髓膜炎的暴发型。流行性脑脊髓膜炎是由脑膜炎奈瑟菌引起经呼吸道传播所致的一种化脓性脑膜炎，起病急骤，病势凶险，如不及时治疗可于24 h内危及生命，病死率高。患儿突发高热，剧烈头痛，频繁呕吐，皮肤黏膜广泛淤点、淤斑，脑膜刺激征，出现感染性休克、脑实质损害及脑疝，脑脊液呈化脓性改变。本病多见于冬春季。

（一）病因、病理

1. 病因　带菌者和流脑患者是本病的传染源。经呼吸道传播，人群普遍易感，全年均可发生。病原菌通过血脑屏障进入脑脊髓膜引起化脓性炎症。

2. 病理　细菌侵入皮肤血管，引起局部出血、坏死、细胞浸润及栓塞，临床出现皮肤黏膜淤点。细菌进入血循环并在其中大量繁殖，释放内毒素，使全身小血管痉挛，严重微循环障碍，致使有效循环血量减少，引起感染性休克及酸中毒。脑膜及脊髓膜血管内皮细胞坏死、水肿、充血、出血及通透性增加，引起脑脊髓化脓性炎症及颅内压升高，出现惊厥、昏迷等症状严重者脑实质水肿及充血，并可出现脑疝，昏迷加深，瞳孔变化及呼吸衰竭，可迅速死亡。

（二）诊断要点

1. 有明确的发病因素。

2. 临床表现

(1) 休克型：起病急，高热寒战，严重者体温不升，伴头痛、呕吐及全身严重中毒症状，精神萎靡及烦躁不安。全身皮肤黏膜淤点、淤斑，可迅速融合成大片伴中央坏死，出现循环衰竭表现，血压下降甚至测不出，但脑膜刺激征大多缺如。

(2) 脑膜脑炎型：主要表现为脑实质损害，除高热、头痛、呕吐外，意识障碍加深，并迅速进入昏迷状态；反复惊厥，锥体束征阳性。血压上升，心率减慢，瞳孔忽大忽小或一大一小，严重者可发生脑疝，常见的为枕骨大孔疝，表现为呼吸节律异常；亦可有天幕裂孔疝，表现为昏迷，同侧瞳孔散大及对光反应消失，眼球固定或外展，对侧肢体瘫痪。均可因呼吸衰竭而死亡。

(3) 混合型：以上两型临床表现同时或先后出现，病情极严重，病死率高。

3. 实验室检查

(1) 血象：白细胞计数明显增高，20×10^9/L以上，中性粒细胞亦明显增高。

(2) 脑脊液检查：是明确诊断的重要方法，颅压升高脑脊液外观混浊，白细胞计数升高$1\ 000\times10^6$/L以上，以多核细胞为主。蛋白含量增高，糖和氯化物明显减低。

(3) 细菌学检查：是确诊的重要方法。

① 涂片：在皮肤淤点处刺破，挤出少量组织液做涂片及染色，细菌阳性率达60%～80%。

② 细菌培养：取血和脑脊液检测，阳性率较低。

（三）治疗原则

1. 休克型

(1) 尽早应用有效抗菌药物：青霉素每日20万～40万U/kg，静脉给药。

(2) 迅速纠正休克：在纠正血容量及纠正酸中毒的基础上，若休克仍无明显好转，应选用血管活性药物，如山莨宕碱、多巴胺等。

(3) 肾上腺皮质激素：短期应用，一般不超过3天，减轻毒血症，稳定溶酶体，有利于纠正休克。

(4) 抗DIC治疗：如皮肤淤点、淤斑不断增加，且融合成片，并有血小板明显减少者，应及早应用肝素治疗。高凝状态纠正后，应输入新鲜血、血浆及应用维生素K，以补充被消耗的凝血因子。

(5) 保护重要脏器功能：心率明显增快时用强心剂。

2. 脑膜脑炎型

(1) 尽早应用有效抗菌药物，用法同休克型。

(2) 减轻脑水肿及防止脑疝：用20%甘露醇、呋塞米等脱水利尿，同时注意补充电解质。

(3) 肾上腺皮质激素：除上述作用外，并有减轻脑水肿降颅压作用，常用地塞米松0.3～0.5 mg/(kg·次)，甲基泼尼松龙10～20 mg/kg，分次静脉滴注。

(4) 对呼吸衰竭患者，予以吸氧。在应用脱水治疗的同时应用呼吸兴奋剂。并应注意患者体位及吸痰，保持呼吸道通畅，如呼吸衰竭症状仍不见好转，甚至呼吸停止，则应尽早气管插管或切开，应用呼吸机机械通气治疗。

(5) 有高热及惊厥者，应用物理及药物降温。并应及早应用镇静剂，必要时行冬眠疗法。

八、小儿多器官功能衰竭

小儿多器官功能衰竭(MOF)是指两个或两个以上器官或系统发生序贯性的功能衰竭，或称序贯性多系统衰竭或多器官衰竭。MOF已成为小儿严重感染、创伤或大手术后的主要死亡原因。

(一) 病因、病理

MOF发病机制复杂，目前认为种种侵袭、防御机制减低及治疗方面的医源性因素，三者相互关联并参与了MOF的发生。

侵袭包括微循环障碍与微血栓形成，再灌注损伤，内毒素直接引起细胞障碍，炎症介质的作用。MOF的防御机制包括：免疫能力的减低所致的对感染的防御能力减弱，重症感染时肝分解代谢的障碍，热能需要量增加能量供应相对不足。医源性因素首先是循环管理、呼吸管理两项急救措施的延误和不当，其次是手术适应证的判断和手术操作技术上的失误，此外，种种集中治疗手段也可以是MOF形成和恶化的原因。

(二) 诊断要点

1. 心力衰竭

(1) 突然心率>160次/分，婴儿>180次/分。

(2) 心脏扩大，心胸比例>0.6，心音明显低钝。

(3) 心律不规则，有奔马律，早搏或心动过缓。

(4) 肝脏明显肿大。

(5) 明显发绀，面色苍白、发灰、发花和四肢厥冷。

(6) 突然极度烦躁不安，气急，吸乳费劲，超过30 min。

(7) 动脉氧分压(PaO_2)<6.65 kPa(50 mmHg)。

(8) 有条件时测中心静脉压(CVP)>1.37 kPa(14 cmH_2O)。

2. 肝衰竭

(1) 在严重感染、休克、创伤等疾病中，短期内迅速出现黄疸及出血倾向。

(2) 肝脏在短期内迅速进行性增大或缩小。

(3) 有肝功能损伤，GPT＞正常 2 倍以上，凝血酶原时间＞25 秒，血清胆红素增高。

3. 肾衰竭

(1) 明显少尿或无尿；儿童尿量＜10 ml/h，婴儿尿量＜ 5 ml/h。

(2) 血液生化检查提示有氮质血症：尿素氮＞7.14 mmol/L(20 mg/dl)，高钾血症：血钾＞5.5 mmol/L(5.5 mEq/L)，低钠血症：血钠 130 mmol/L(130 mEq/L)。代谢性酸中毒，pH 值＜7.35。

(3) 尿比重固定在 1.010 左右或持续降低。

(4) 尿常规检查出现不同程度的红细胞、蛋白和各种类型管型。

4. 肺功能衰竭

(1) 血气指标

① 动脉氧分压(PaO_2)＜6.65 kPa(50 mmHg)。

② 二氧化碳分压($PaCO_2$)＞6.65 kPa(50 mmHg)。

(2) 临床指标

① 严重感染、严重休克、严重创伤、大手术时，突然出现过度换气，严重呼吸困难或呼吸节律紊乱，下颌呼吸，呼吸暂停等。

② 肺部突然出现啰音、哮鸣音，三凹征明显。

③ 口周发绀，经吸高浓度氧后，仍有进行性缺氧表现，需要辅助呼吸音者。

④ 昏迷或反复惊厥。

5. 胃肠功能衰竭

(1) 有中毒性肠麻痹，严重腹胀，肠鸣音减弱或消失。

(2) 有应激性溃疡合并出血，需要输血方可维持循环稳定。

6. 弥散性血管内凝血

(1) 皮肤黏膜有出血倾向。

(2) 血小板进行性减少＜80×10^9/L(8 万/mm^3)。

(3) 凝血时间(试管法)异常，高凝状态时＜3 分，低凝状态时＞12 分，正常值为 5～10 分；红细胞形态异常。

(4) 凝血酶原时间延长＞15 秒，或比正常对照组延长 3 秒以上(正常 12 秒)；纤维蛋白原定量＜1 g/L(100 mg/dl)。

7. 急性脑功能衰竭

(1) 反复持续惊厥/昏迷。

(2) 颅高压增高的表现，伴有瞳孔及呼吸节律异常。

(3) 中枢性呼吸衰竭，需气管插管辅助呼吸者。

(三) 治疗原则

1. 原发病治疗　严重感染者，要及早发现病灶，予以清除和处理。

2. 改善微循环，实现有效再灌注，扩容纠酸，应用血管活性药物，解除微血管痉挛，疏通微循环，预防 DIC。

3. 自由基清除剂　在再灌注早期，使用抗脂质过氧化的药物均有清除自由基的作用。

4. 血液净化疗法　有条件时可用持续动静脉血液滤过、血液透析、血浆过滤等血液净化疗法。

5. 选择清洁肠道疗法　可以防止在应激状态、免疫机能低下时肠道菌群失调及毒素吸收易位，采用抗生素如诺氟沙星、SMZ_{CO}。

6. 营养代谢支持　保证足够的热卡，其中碳水化合物、脂肪、蛋白质各占 50%～60%、20%～30%、15%～20%。可鼻饲或胃肠内营养，必要时可行短期静脉营养支持。

7. 器官保护和支持　密切观察生命体征，强调早期采取措施。

8. 免疫治疗　免疫调节和免疫支持及纤维连接蛋白的应用。

9. 防止医源性疾病　包括以下几点：

(1) 注意入侵性操作。

(2) 注意抗生素过敏及毒副作用产生。

(3) 避免过量输液、输血及其反应。

(4) 防止人工呼吸机使用不当及其他呼吸器使用不当。

(5) 防止药物过量。

(6) 大量长期应用激素可致免疫抑制、感染扩散，产生应激性溃疡。

(7) 治疗中引起的电解质、酸碱失衡及高渗血症。

(8) 抗感染免疫治疗引起的医源性疾病。

(9) MRSA 及厌氧菌等医源性感染。

(10) 循环管理不当或治疗心律失常药物导致的医源性疾病。

九、小儿急性腹痛

腹痛是小儿最常见的症状，也是许多外科急腹症的主要表现，许多内科消化道疾病也经常发生腹痛。另外，其他系统疾病如呼吸系统、神经系统、泌尿系统和代谢系统等的疾病也可伴有腹痛，因此鉴别内外科腹痛有时显得格外重要。

(一) 病因、病理

1. 急性腹痛

(1) 急性肠梗阻：如肠闭锁、肠狭窄、肠旋转不良、肠粘连、肠套叠、蛔虫性肠梗阻、嵌顿性疝、肾输尿管梗阻等。

(2) 腹腔器官或腹膜炎症：如阑尾炎、穿孔性腹膜炎、胆囊炎、胰腺炎、急性坏死性肠炎等。

(3) 腹部外伤引起的内脏出血、内脏穿孔。

2. 慢性腹痛　如消化道溃疡、腹腔结核、不完全性肠梗阻、小肠结肠息肉、肿瘤等。

3. 内科系统疾病　如急性胃肠炎、痢疾、急性肠系膜淋巴结炎、伤寒、肝炎、婴儿肠绞痛、肠道寄生虫症、结核、肺炎、上感、过敏性紫癜、风湿热、腹型癫痫等。

(二) 诊断要点

应详细询问腹痛发作史，疼痛性质、部位，有无加重或减轻，过去有无类似病史。结合伴发症状如发烧、呕吐、腹泻、便秘、排尿情况、有无休克、化验结果，然后加以综合分析，不难作出诊断。小儿腹痛应首先确定是内科性还是外科性，因两者治疗方法不同，拖延时间常可引起严重后果。以下情况多为外科性腹痛：

(1) 起病急骤、剧痛、持续时间长。

(2) 先腹痛后发热，常伴有呕吐、脱水、休克等。

(3) 有压痛、腹肌紧张、腹膜刺激症状。

(4) 有胃肠蠕动波、肠鸣音亢进等肠梗阻体征。

(5) 腹部可触及肿块。

(6) 痛点固定，症状逐渐加重。

(7) 应用解痉剂或热敷无效。

(8) 起病前有外伤史。

（三）治疗原则

小儿腹痛涉及面广，必要时应由内外科协同处理。当初步诊断为内科疾病，应给予病因及对症治疗。如为外科疾患，首先纠正水、电解质紊乱，给予抗生素治疗。如诊断不能确定应进行严密观察，每 3～4 h 复查化验、症状、体征，比较病情变化。如有手术指征，进行术前准备如纠酸、补液、退热后立即进行剖腹探察。有些疾病如内脏破裂、肠坏死、腹膜炎等，只有在手术去除病变后，病情才有可能改善，等待过久反而贻误病情。

十、先天性消化道畸形(肛门闭锁)

（一）病因

肛门闭锁的发生是胚胎发育障碍的结果。

（二）诊断要点

1. 分类　国际分类法以直肠盲端与耻骨直肠肌的关系作为分类基础。直肠盲端的位置高于该肌者为高位闭锁，在该肌中间者为中间位闭锁，经过并低于该肌者为低位闭锁。

2. 病史　无瘘管或瘘管较细者，生后早期即出现完全性低位性肠梗阻症状：腹胀，呕吐，无胎粪排出等。在肛门狭窄或伴有较粗瘘管者，可在出生后数月，甚至在 2～3 岁后才出现排便困难或慢性肠梗阻征象。

3. 体征

(1) 会阴中央有浅窝，显著色素沉着及皱襞，刺激该处有收缩。婴儿有哭吵或屏气时，浅窝皮肤隆起，用手指按压浅窝时有冲击感，为低位闭锁。

(2) 若有会阴、舟状窝或低位阴道瘘者，可经瘘口插入探针，使之转向肛门区，如可触及探针，则是低位或中间位闭锁。

(3) 在会阴肛门区作穿刺，边推进，边抽吸，当胎粪吸入针筒时，针进入皮肤内的长度即代表直肠盲端与皮肤间的距离。2 cm 以内为低位，超过 2 cm 为高位。

(4) 泌尿系瘘者，从尿道口排气和胎粪，多为男婴。

(5) 全身检查，注意有无合并其他先天性畸形，如先天性心脏病、肠闭锁、食道闭锁等。

4. 辅助检查

(1) 倒立侧位 X 线平片：在生后 24 h 左右让患儿头低臀高位卧 5～10 min，用手轻揉腹部，使气体充分进入盲端，在会阴正常肛穴处贴易金属标志。提起患儿双腿倒置 2～3 min，然后屈髋 90°作侧位摄片。X 线片上盆腔气体阴影与肛门金属标记间的距离即代表直肠盲端的高度，直肠盲端在PC线（骶尾关节至耻骨联合上缘的连线）以上者为高位，在PC线以下者为低位。

(2) B超、CT、核磁共振在肛门直肠畸形的诊断上有一定的作用。

（三）治疗原则

根据肛门闭锁的类型，选择不同的治疗方案。

处理方法：

1. 保守疗法

(1) 会阴前肛门，无狭窄，排便功能无障碍者不需治疗。

(2) 肛门或直肠下端轻度狭窄者采用肛门扩张术，每日或隔日一次，每次15～20 min，一般持续6个月左右。

2. 手术治疗

(1) 高位闭锁者先行横结肠造瘘术，待6个月至1岁行腹会阴肛门成型术。

(2) 中间位闭锁者行骶会阴肛门成型术或先行横结肠造瘘术，待6个月至1岁行骶会阴肛门成型术。

(3) 低位闭锁者则视有无瘘管和维持排便情况于生后立即或几个月后行会阴肛门成型术。

3. 术后处理

(1) 手术后，会阴暴露，排便后用1∶5 000呋喃西林棉球轻拭肛门，保持清洁。

(2) 高位闭锁术后，必须置胃肠减压，留置导尿管，并予以补液、输血、给氧、使用抗生素等。

(3) 于手术后2周开始行肛门扩张，以预防肛门瘢痕性狭窄。

(4) 尽早开始排便训练，使患儿养成定时排便的习惯。

十一、嵌顿性腹股沟疝

嵌顿性腹股沟疝指腹腔脏器进入疝囊后不能自行复位而停留在疝囊内。

（一）病因

嵌顿性腹股沟疝通常发生于疝环狭小而腹压突然升高时，以斜疝多见。

（二）诊断要点

多有腹股沟斜疝的病史。表现为疝块突然出现，并伴有局部胀痛。如疝内容物为肠管，可合并恶心、呕吐、腹痛腹胀及停止自肛门排气排便等急性肠梗阻表现。平卧或休息时疝块不能回纳。局部肿块触之张力高，有坚实感，压痛。如转入肠管绞窄阶段，除局部症状加重外，还可出现全身中毒症状。

（三）治疗原则

小儿嵌顿性腹股沟疝应紧急处理。

1. 手法复位　对于嵌顿时间在12 h以内，局部症状较轻，无腹膜刺激征，无绞窄迹象者，可先行手法复位。

其方法为：先给予适量镇静剂，使小儿安静入睡，其腹肌自然松弛。取头低脚高仰卧位，1～2 h内疝可能自行复位；不能自行复位者，可一手轻柔按摩疝环，另一手轻柔挤压疝囊。复位时，术者能清楚地感觉到块物滑入腹腔而消失。

2. 手术治疗　凡手法复位失败或手法复位者，均应进行急诊手术。

十二、睾丸扭转

（一）病因、病理

睾丸扭转的病因可能与其先天的解剖异常和体位的剧烈变动有一定的关系。睾丸扭转的发病年龄有两个高峰，鞘膜外型睾丸扭转（也称精索扭转）发生于新生儿，鞘膜内型（通常称之睾丸扭转）在 13～16 岁时发病较高。

（二）诊断要点

睾丸扭转的早期诊断非常重要。突然发作的睾丸或阴囊内剧烈疼痛，可沿精索发射至腹股沟或下腹部，并逐渐加重，可有恶心、呕吐。过去有严重的间歇性睾丸疼痛史者对诊断有帮助。检查发现除了睾丸触痛明显，睾丸位置较原来升高或呈水平位，或附睾位于睾丸的前面是确诊的依据。抬高患侧睾丸疼痛不减轻甚至加重、睾丸上方精索变粗、有压痛对诊断很有帮助。提睾反射较对侧明显减弱或消失。辅助检查如多普勒血流测定对诊断睾丸扭转不完全可靠，有假阳性的可能。放射性核素对诊断睾丸缺血较敏感，对发病 24 h 以上者较适用。B 超和 MRI 等对诊断亦有帮助。

（三）治疗原则

儿童期阴囊内急症必须首先考虑睾丸扭转。睾丸对缺血的耐受性差，睾丸扭转应争取尽早发现、及时治疗。如在发病后 6 h 内行手术探索者，睾丸获救率在 90%左右，延误治疗超过 8～12 h 常导致睾丸坏死。

1. 手术复位　睾丸扭转一经确诊可立即试行精索阻滞、手法复位。左侧睾丸常顺时针扭转，右侧常逆时针扭转。但也有人报告向相反方向扭转。按错误方向复位时疼痛加重，按正确方向复位时疼痛会突然消失。在发病最初几小时内复位成功率最高。复位成功后表现为精索变长、睾丸变软并回到睾丸的正常位置，精索和附睾的肿胀和硬度也迅速消失，疼痛完全消失。复位成功后应尽快探查、固定睾丸，以防再次扭转。另外，精索阻滞后易于检查阴囊内容物，有利于早期诊断和鉴别诊断。

2. 手术治疗　对于 18 岁以下的儿童、少年有阴囊内急症者，除已明确诊断者外，对怀疑有睾丸扭转者均应手术探查。睾丸复位后如尚有活力将睾丸与内膜固定；对已明显坏死的睾丸应当切除。单侧睾丸扭转患者之不育可能是健侧睾丸以前存在病变的结果。由于睾丸解剖异常可能是对称性的，故术中应检查并固定睾丸，以免以后发生扭转。

第七节　代谢与内分泌急诊

一、垂体卒中

垂体卒中（pituitary apoplexy）即垂体腺瘤卒中，是指垂体腺瘤生长过程中突发瘤内出血或坏死致瘤体突然膨大引起的并发症，多急性起病，故有“卒中”之称。目前，垂体卒中已被视为一种独立的综合征，具有典型的临床表现，主要表现为突发性鞍旁压迫综合征和（或）脑膜刺激征。轻者于数日后自行缓解，重者可迅速出现严重的神经系统症状，昏迷、甚至死亡。

（一）病因、病理

垂体卒中的确切原因尚不清楚，77%查不出原因，目前认为可能与以下因素有关。

1. 缺血因素　① 当垂体腺瘤的生长速度超过血液供应能力时，瘤组织内出现缺血坏死区，继而发生出血。② 垂体有独特的血管供应，仅通过来自垂体柄处的垂体门脉系统供给。

2. 血管因素　垂体腺瘤内血管丰富。

3. 肿瘤类型　文献报道认为泌乳素腺瘤多见。

4. 诱发因素　① 外伤；② 放疗；③ 雌激素；④ 上呼吸道感染、喷嚏使海绵窦内压力增高；⑤ 其他：如溴隐亭、氯丙嗪、抗凝治疗、酗酒、血管造影、垂体功能动态检查、外科手术后以及蝶窦炎、动脉粥样硬化栓塞、血小板减少等也能诱发垂体卒中。

（二）临床表现

不是所有垂体腺瘤出血的患者都表现为垂体卒中的症状，因为由于出血量的不同，临床表现亦不同。垂体卒中主要表现为严重的出血所致的脑膜刺激症状，及对周围组织的压迫症状。根据肿瘤卒中后对周围结构的影响和病情缓急及严重程度，将垂体卒中分为4种类型。

1. 暴发性垂体卒中（Ⅰ型）　指出血迅猛，出血量大，直接影响下丘脑，此时患者均伴有脑水肿及明显颅内压增高，出血后3 h内即出现明显视力视野障碍，意识障碍进行性加重，直至昏迷甚至死亡。

2. 急性垂体卒中（Ⅱ型）　指出血比较迅猛，出血量较大，已累及周围结构，但未影响下丘脑，也无明显脑水肿及颅内压增高，临床表现为头痛，视力视野障碍，眼肌麻痹或意识障碍，在出血后24 h达到高峰，在观察治疗期间症状和体征无继续加重倾向，但占位效应明确。

3. 亚急性垂体卒中（Ⅲ型）　出血较缓慢，视力障碍或眼肌麻痹，原有垂体腺瘤症状轻度加重，无脑膜刺激征及意识障碍，常被患者忽略。

4. 慢性垂体卒中（Ⅳ型）　出血量少，无周围组织结构受压表现，临床上除原有垂体腺瘤的表现外，无其他任何症状，往往是CT、MRI或手术时才发现。

（三）诊断要点

1. 症状与体征　① 突然头痛并伴有呕吐和脑膜刺激征；② 有鞍内肿瘤证据，伴有或不伴有鞍上侵犯；③ 突然视力视野障碍；④ 眼肌麻痹。如果只有前两点出现，同时出血来源不太明确时，应行血管造影排除颅内动脉瘤。有时进行性头痛是垂体卒中的唯一报警信号。

2. 影像学检查　影像学检查对于垂体卒中的诊断及鉴别诊断有着十分重要的意义。

(1) X线检查：X线平片可发现蝶鞍扩大，前床突消失，鞍底变薄或破坏。

(2) CT扫描：CT平扫时，肿瘤可呈现低密度（水肿或坏死），也可出现高密度区（出血）。

(3) 脑血管造影。

(4) MRI检查：垂体卒中发生时，在T_1和T_2加权图像上，可显示病灶内为高信号区。

Stephen 等人研究显示 MRI 在诊断垂体卒中上明显优于 CT。

（四）治疗原则

垂体卒中的临床发展过程常难以预测。一经确诊应立即给予激素替代治疗，维持水、电解质平衡，以增强应激能力和减轻视神经、视丘下部的急性水肿，使临床症状趋于稳定，降低手术病死率。Ⅰ型患者在确诊后应立即给予脱水药物及激素治疗，并尽早手术以减轻对下丘脑及视神经、视交叉的压迫。Ⅱ型患者可首先采用保守治疗措施，等患者一般状况好转后，及早行手术治疗。对Ⅲ、Ⅳ型患者，如已有视力视野障碍，观察治疗一段时间无好转，应手术治疗；如无视力视野障碍，可以在严密观察、定期随访的基础上采取保守疗法，适当补充激素。在此期间如果占位效应明确，应考虑手术治疗。

二、垂体前叶功能减退危象

任何引起垂体前叶或下丘脑破坏的损伤均可引起垂体前叶功能减退症。产后垂体坏死（席汉综合征，Sheehan syndrome）是本症最常见的原因。另一常见的病因是垂体及垂体周围的肿瘤，特别是嫌色细胞瘤和颅咽管瘤，医源性的垂体前叶功能低下也较常见，多为外科手术或放射治疗损伤垂体与下丘脑所致。

（一）病因、病理

垂体危象是由于垂体前叶功能减退症，机体对于各种应激因素的反应能力低下，故感染、腹泻、呕吐、脱水、饥饿、创伤、手术、麻醉、寒冷及安眠、镇静剂等均可诱使原有症状加重而出现危象。

（二）诊断要点

1. 病史和诱发因素。

2. 临床表现　危象的表现根据病情进展过程大致可分为危象前期和危象期两个阶段。① 危象前期：在一些诱因促发下，原有的垂体前叶功能减退症状加重，是危象的开始阶段，以精神神志改变和胃肠症状加重为突出。患者严重软弱无力、精神萎靡。体温正常或有高热，血压大多为收缩压 10.7～12.0 kPa（80～90 mmHg）、脉压差小或有体位性低血压。胃肠症状为明显的厌食、恶心、自发地呕吐或进食、饮水即吐，有些还有中上腹痛。服用镇静、安眠药诱发昏迷的患者常无以上危象前期表现。② 危象期：低血糖，昏迷，休克。

(1) 低血糖昏迷：最为多见。常于空腹时发生，心悸、出汗、头晕、意识障碍，有时可精神失常及抽搐或癫痫样发作，最后昏迷。

(2) 感染性昏迷：抵抗力低，易发生感染，可伴高热；并发生神志不清，昏迷。

(3) 低体温性昏迷：多见于严寒的冬季与患者保暖不善时。

(4) 水中毒性昏迷：因皮质激素缺乏，对水代谢的调节能力减退，当过多输液与饮水后，易发生水中毒性昏迷。水中毒表现为恶心、呕吐、虚脱、精神错乱、抽搐与昏迷。

(5) 垂体切除术后昏迷：术后神志不清，呈嗜睡、昏迷状态，可持续数日至数周，脉率偏低，体温可低可高或正常，血钠、血糖正常或偏低。

(6) 垂体卒中：因垂体瘤内急性出血所致。起病急骤，头痛、眩晕、呕吐、视力下降、失明，甚至休克、昏迷。

(7) 镇静与麻醉剂所致昏迷：本病患者对镇静剂、麻醉剂甚为敏感，有时常规剂量即可致昏睡或昏迷。而且持续时间延长。

3. 实验室检查　垂体前叶及其靶腺分泌的激素测定近年已广泛使用放射免疫法测定血中垂体前叶和性腺、甲状腺、肾上腺皮质激素浓度等方法；血糖、血电解质、尿素氮和血气分析等测定对抢救治疗是必需的，需反复测定，指导治疗用药。

（三）垂体危象的治疗

1. 纠正低血糖　先给 50%葡萄糖 40～60 ml 静脉注射，继以 10%葡萄糖盐水静脉滴注。

2. 氢化可的松　氢化可的松 100 mg 加入液体中静脉滴注，每日 100～300 mg。

3. 补液　如因腹泻、呕吐导致失水与低血容量者，应补充平衡盐水（5%葡萄糖盐水），其量视病情而定。

4. 抗感染与抗休克　有感染者，酌情选用抗生素。休克者，适当使用升压药物。

5. 禁用或慎用镇静剂与麻醉剂　巴比妥类安眠剂、吗啡类麻醉剂、氯丙嗪等中枢神经抑制剂及各种降糖药物应禁用，以防诱发昏迷。

三、甲状腺功能亢进危象

甲状腺功能亢进危象（简称甲亢危象）是指甲亢表现有急剧的致命性加重。这是甲亢少见的并发症，病情危重，病死率很高。

（一）病因、病理

1. 病因

外科性的病因：甲亢患者在手术后 4～16 h 内发生危象者系与手术直接有关；在术后 16 h 后出现者，还应寻找感染病灶或其他诱因。

内科性的病因：指手术以外的诱因引起者。目前的甲亢危象多属于此类。

(1) 感染：其中 3/4 是上呼吸道感染。

(2) 应激：应激可导致突然释放甲状腺激素。

(3) 不适当地停用抗甲状腺药物，尤其是碘剂。

(4) 其他：如甲状腺同位素^{131}I 治疗引起放射性甲状腺炎。

2. 病理

(1) 大量甲状腺激素释放入血。

(2) 血游离甲状腺激素浓度增加。

(3) 儿茶酚胺活性增强。

(4) 肾上腺皮质功能减退。

（二）诊断依据

1. 有甲状腺功能亢进的病史。

2. 有诱发因素　如感染等。

3. 实验室检查　血中甲状腺激素水平明显升高。

4. 临床表现　甲亢危象的典型临床表现为高热、大汗淋漓、心动过速、频繁呕吐及腹泻、极度消耗、谵妄、昏迷。最后死于休克、心肺功能衰竭、黄疸及电解质紊乱。

(1) 体温：急骤上升，高热 39 ℃以上，大汗淋漓，皮肤潮红，继而汗闭，皮肤苍白和脱水。高热是甲亢危象与重症甲亢的重要鉴别点。

(2) 中枢神经系统：精神变态，极度烦躁不安，谵妄，嗜睡，最后昏迷。

(3) 心血管系统:心动过速,常达160次/分以上,与体温升高程度不成比例。可出现心律失常,也可以发生心力衰竭。最终血压下降,陷入休克。一般有甲亢性心脏病者较易发生危象,一旦发生甲亢危象也促使心脏功能恶化。

(4) 胃肠道:食欲极差,恶心,频繁呕吐,腹痛、腹泻甚为突出,每日可达十数次。体重锐减。

(5) 肝脏:肝脏肿大,肝功能不正常,终致肝细胞功能衰竭,出现黄疸。黄疸的出现是预后不好的征兆。

(6) 电解质紊乱:最终患者有电解质紊乱,约半数患者有低钾血症,1/5患者有低钠血症。

小部分甲亢危象患者临床表现不典型,其特点是表情淡漠、嗜睡、反射降低、低热、恶病质、明显无力、心率慢、脉压小,突眼和甲状腺肿常是轻度的,最后陷入昏迷而死亡。临床上称之为淡漠型甲亢危象。

临床实践把甲亢危象分为两个阶段:甲亢危象和危象前期(表10-4)。

表10-4 甲亢危象和危象前期的诊断标准

	危象前期	危象期
体温	<39℃	>39℃
脉率	120～159次/分	>160次/分
出汗	多汗	大汗淋漓
神志	烦躁,嗜睡	躁动,谵妄,昏睡,昏迷
消化道症状	食欲减退,恶心	呕吐
大便	便次增多	腹泻显著
体重	降至40～45 kg以下	

(三) 治疗

1. 抑制甲状腺激素合成。此项措施应在确诊后立即并最先进行。首选PTU,首剂600 mg口服或胃管内注入。然后每日给维持量600 mg,分3次服用。待症状缓解后恢复为一般治疗剂量。

2. 抑制甲状腺激素释放。给PTU后1 h给复方碘溶液,首剂30～60滴,以后每6～8 h 5～10滴。或静脉滴注碘化钠0.5～1.0 g,视病情逐渐减量,一般使用3～7日。

3. 抑制组织T_4转换为T_3,或T_3与细胞受体结合。PTU、碘剂、β受体阻滞剂和糖皮质激素均可抑制组织T_4转换为T_3。

4. 降低血甲状腺激素浓度 ① 换血;② 血浆除去法;③ 腹膜透析法。

5. 支持治疗 应在监护心、脑、肾功能条件下,迅速纠正水、电解质和酸碱平衡,补充糖、热量。

6. 对症治疗 包括吸氧,防治感染,高热者应予物理降温。

四、甲状腺功能减退危象

甲状腺功能减退危象又称黏液性水肿昏迷,是甲状腺功能低减症未能及时诊治,病情发展的晚期阶段。其特点除有严重的甲状腺功能低减表现外,尚有低体温、昏迷,有时发生休克。本症常发生于老年女性患者，虽然发生率不高，但有较高的病死率，其危险性不亚于糖尿病昏迷。

（一）病因、病理

黏液性水肿在临床上可区分为原发性（甲状腺）、继发性（垂体）及第三性（下丘脑）三类，前者占病例的绝大多数，后两者只占约4%。原发性者多发生于自身免疫性甲状腺炎以后，也可由甲状腺大部或全部手术切除、放射性碘或局部放射治疗以后，少数无原因可寻，属特发性；继发性者由垂体肿瘤或由其他原因引起垂体前叶功能低减而产生；由下丘脑疾患引起者，为第三性黏液性水肿。不论由哪种病因引起，凡是甲状腺功能减低病情发展到末期，均可产生昏迷。

绝大多数患者的甲状腺较正常小，萎缩；少数病例甲状腺缺如；个别患者甲状腺正常，或者增大。镜下检查见到所有患者的甲状腺有明显的纤维化，上皮滤泡稀少，并有破坏，退化细胞改变了染色反应，有纤维基质的淋巴样浸润，呈现慢性甲状腺炎症特点。

多数病例的垂体、肾上腺正常，少数垂体可以增大，肾上腺萎缩或出血。肝脏可有脂肪变及纤维化。肾小球及肾小管的基底膜增厚，胞浆异常。

（二）诊断要点

1. 病史　很多患者有长期甲状腺功能减低病史，并有典型的甲低体征。

2. 临床表现　凡是患者有体温低，临床存在不能解释的嗜睡、昏迷，应想到黏液水肿昏迷。如发现患者颈前有手术痕，并伴有心动过缓、通气低下、黏液水肿面容、大舌、低血压及心电图低电压等。

3. 甲状腺功能检查　血中甲状腺激素水平明显减低，原发性黏液水肿患者促甲状腺激素（TSH）明显升高，而继发性者降低或测不出来。

4. 其他血化学检查　血钠、血氯正常或减低，血钾正常或升高。血糖大多数正常，少数病例降低，个别升高。血气检查可显示低血氧、高碳酸及呼吸性或混合性酸中毒，CO_2结合力约1/3患者升高，有的可高达80 vol%。

5. 脑电图　示α波波率减慢，波幅普遍降低。脑脊液常不正常。蛋白多异常升高，可高至3 g/L。压力偶可增高，可高达53.3 kPa(400 mmHg)。

6. 心电图　示心动过缓，各导联QRS波示低电压，Q-T延长，T波平坦或倒置，也可有传导阻滞。胸部X线片可见心包积液引起的心影增大。

但有些患者，由于起病缓慢，症状、体征不明显，不能确诊。都是诊断的重要参考资料。对疑诊病例，应作血TT_4、FT_4I、TT_3及TSH检查。

（三）治疗原则

当排除了产生昏迷的其他原因，确立诊断以后，不需要等待实验室检查结果，应当尽早开始治疗。治疗目的是提高甲状腺激素水平及控制威胁生命的合并症。

1. 甲状腺激素替代治疗　目的是尽早使血中TT_4、TT_3恢复正常，但如何正确给药尚无一致看法。因患者肠黏膜水肿，口服给药吸收不肯定，较满意的方法是静脉给药。静脉注入大剂量甲状腺素可降低病死率。此药有引起心律失常或心肌缺血等副作用，如患者有动脉硬化性心脏病，处理较困难，但与危及生命的黏液性水肿昏迷相比，后者更重要。有作者主张用甲状腺素而不用三碘甲腺原氨酸，其理由为：① 甲状腺素有静脉注射制剂；

② 其半衰期较长，每日给药一次即可；③ 甲状腺素在末梢血中经脱碘作用，稳定地转化为三碘甲腺原氨酸，血中浓度波动少；④ 甲状腺素容易监测。具体用法为，开始静注左甲状腺素 300～500 μg，以后每日注入 50～100 μg，直至病情好转能够口服药物，可减为通常维持量。也有人主张开始静脉推注左甲状腺素 500 μg，随之每 6 h 用左旋三碘甲腺原氨酸 25 μg。理由是此类患者的末梢血中 T_4 转换为 T_3 的能力也减低。用甲状腺激素治疗时进行心脏监护是必要的。

2. 一般疗法及支持疗法

(1) 纠正代谢异常：有代谢合并症是危险的，应予纠正。换气降低，呼吸率下降，产生高碳酸血症及缺氧，应血气监护。如发生二氧化碳潴留，必须给氧。有时需气管切开、气管内插管或用人工呼吸器。

(2) 心电图监护。

(3) 抗休克：如有血容量扩张、低血压及休克，需用抗休克药，必要时应予输血。但甲状腺激素及升压药有协同作用，患者对这两种药较敏感，尤其是 α-肾上腺素能药物，可引起心律不齐，应谨慎使用。

(4) 控制液体出入量：甲状腺功能低减严重者，液体需要量较正常人少。如不发热，每日 500～1 000 ml 已足够。低血钠时限制水量，如血钠很低（<110 mmol/L），可用小量高渗盐水。但须注意，过多高渗盐水可引起心力衰竭。

(5) 纠正低血糖：开始用 50%葡萄糖，以后用 5%葡萄糖静点。

(6) 激素：用磷酸或琥珀酸氢化可的松 100～300 mg 静点，约 1 周。原发性甲状腺功能低减者，肾上腺皮质储备功能差；垂体功能低减者，可有继发性甲状腺功能低减。

(7) 防治感染：积极寻找感染灶，包括血、尿培养及胸片检查，对体温不低的患者，更要注意。不少患者对感染反应差，体温常不升高，白细胞升高也不明显，为防止潜在感染存在，常需加用抗菌药物。

(8) 治疗肠梗阻：可插胃管，有时需作盲肠造口术；尿潴留可放导尿管引流。

(9) 避免不必要的投药：特别是中枢神经抑制剂，因甲状腺功能低减患者代谢率减低，对许多药物均较敏感。

(10) 一般治疗：低体温患者，仅用甲状腺激素替代治疗，体温可恢复正常。一般保暖只需盖上毛毯或被子已足够。不能加温保暖，因可使周围血管扩张，增加耗氧，易致循环衰竭，甚至死亡。一般护理，如翻身、避免异物吸入、防止尿潴留等都很重要。

（四）预后

本病如未能及时治疗，预后差，呼吸衰竭是主要死亡原因。过去本病病死率高达 80%，随着诊治水平的提高，目前已有降低，但仍在 50%左右。许多因素如体温明显降低、昏迷时间延长、低血压、恶病质及未能识别和及时处理等均影响预后。实验室检查结果对判断预后价值不大。

五、肾上腺皮质功能减退危象

急性或慢性肾上腺皮质功能减退时，不能产生正常量的皮质醇，应激时更不能相应地增加皮质醇的分泌，因此产生一系列肾上腺皮质激素缺乏的急性临床表现：高热，胃肠紊乱，循环虚脱，神志淡漠、萎靡或躁动不安，谵妄甚至昏迷，称为肾上腺危象。

（一）病因、病理

1. 慢性肾上腺皮质功能减退症　在感染、创伤和手术等应激情况，或停服激素而诱发肾上腺皮质功能急性减低。

2. 长期大量肾上腺皮质激素治疗　抑制下丘脑-垂体-肾上腺轴功能，即使停药 1 年，其功能仍处于低下状态，尤其对应激的反应性差。

3. 肾上腺手术后　存留的肾上腺常萎缩，下丘脑-垂体-肾上腺轴的功能，由于腺瘤长期分泌大量皮质醇而受抑制，其功能的恢复需时至少 9 个月或 1 年以上，如不补充激素或在应激状况下不相应增加激素剂量，也可引起急性肾上腺皮质功能减退。

4. 急性肾上腺出血　常见的为严重败血症，主要是脑膜炎双球菌败血症，引起肾上腺出血，与弥散性血管内凝血有关。

5. 先天性肾上腺皮质增生　至今已知有 9 种酶的缺陷。

（二）诊断要点

1. 有慢性肾上腺皮质功能减退的病史，合并有诱因如感染等。出现发热、食欲不振、恶心、呕吐、腹痛和腹泻等消化系统症状，有软弱、淡漠、萎靡、嗜睡或烦躁不安、神情恍惚等精神神经系统症状。

2. 不明原因发生的休克，在鉴别诊断时应询问有无肾上腺皮质功能减退的病史，注意有无色素沉着的体征。

3. 临床表现　肾上腺危象的临床表现包括肾上腺皮质激素缺乏所致的症状，以及促发或造成急性肾上腺皮质功能减退的疾病表现。肾上腺皮质激素缺乏大多为混合性的，即糖皮质激素和盐皮质激素两者皆缺乏。

(1) 发热：多见，可有高热达 40 ℃以上，有时体温可低于正常。

(2) 消化系统：厌食、恶心、呕吐等常为早期症状，也可有腹痛、腹泻等症状。

(3) 神经系统：软弱、萎靡、无欲、淡漠、嗜睡、极度衰弱状，也可表现为烦躁不安、谵妄、神志模糊甚至昏迷。

(4) 循环系统：心率快速，可达 160 次/分，四肢厥冷，循环虚脱，血压下降，陷入休克。由于本病存在糖皮质激素和潴钠激素两者均缺乏，因此比 Sheehan 危象更容易、更快速地出现周围循环衰竭。多数患者神志改变与血压下降同时出现；少数患者神志改变在前，随之血压下降继现。

(5) 脱水征象：常不同程度存在。

4. 实验室检查　白细胞总数增高，因血浓缩和感染所致。中性多核细胞增多。血色素增高、血浓缩。高血钾、低血钠、低血糖、血尿素氮轻度增高，轻度酸中毒以及血皮质醇总量降低。

（三）治疗原则

1. 补充糖皮质激素　如有意识障碍和休克，应立即将氢化可的松 100 mg 溶于少量液体中由静脉注入，此为水溶性制剂，吸收快，能迅速进入体内，产生即刻和短暂改善循环衰竭的效果。最初 24～48 h 内应采取静脉滴注，病情好转后应迅速减量，约每日或隔日减量 50%，当能进食时，即改口服。

2. 补充盐皮质激素　用氢化可的松收缩压不能回升至 13.3 kPa(100 mmHg)，或者有低血钠症，则可同时肌注醋酸去氧皮质酮(DOCA)1～3 mg，每日 1～2 次。

3. 纠正脱水和电解质紊乱　估计液体量的补充约占正常体重的 6%左右，一般不需立即补充所有钠的丢失，开始可给总量的 1/3 或 1/2。

4. 预防和治疗低血糖。

5. 处理诱因。

六、糖尿病酮症酸中毒

当糖尿病患者体内有效胰岛素严重缺乏时，由于碳水化合物、蛋白质及脂肪代谢紊乱，使体内有机酸和酮体聚积的急性代谢性合并症。

（一）病因、病理

1. 不论何种诱因而使糖尿病加重时，由于严重的胰岛素缺乏，与胰岛素作用相反的激素如胰高血糖素、儿茶酚胺、生长激素、肾上腺皮质激素对代谢的影响就更显著。使脂肪分解加速，脂肪酸在肝脏内经 β 氧化产生的酮体大量增加。由于糖原异生加强，三羧酸循环停滞，血糖升高，酮体聚积。当酮体生成大于组织利用和肾脏排泄时，可使血酮体浓度达 50～300 mg/dl(正常值为 1.0 mg/dl)。正常人每日尿酮体总量为 100 mg，糖尿病患者约为 1 g，酮症酸中毒时最多可排出 40 g。在合并肾功能障碍时，酮体不能由尿排出，故虽发生酮症酸中毒，但尿酮体呈阴性或仅微量。由于大量有机酸聚积消耗了体内碱贮备，并超过体液缓冲系统和呼吸系统代偿能力，即发生酸中毒，动脉血 pH 值可以低于 7.0。由于尿渗透压升高，大量水分及钠、钾、氯丢失，可达体液总量的 10%～15%。

2. 诱因　多见于不恰当的中断胰岛素治疗，尤其是患者处于应激状态时更易发生。也见于未经恰当治疗的初诊糖尿病患者，以酮症酸中毒昏迷主诉就诊者。也可以因精神因素诱发。

（二）诊断要点

1. 临床表现

(1) 糖尿病症状加重：烦渴、尿量增多、疲倦乏力等，但无明显多食。

(2) 消化系统症状：食欲不振、恶心、呕吐，饮水后也可出现呕吐。

(3) 呼吸系统症状：酸中毒时呼吸深而快，呈 Kussmaul 呼吸。动脉血 pH 值低于 7.0 时，由于呼吸中枢麻痹和肌无力，呼吸渐浅而缓慢。呼出气体中可能有丙酮味(烂苹果味)。

(4) 脱水：脱水量超过体重的 5%时，尿量减少，皮肤黏膜干燥，眼球下陷等。如脱水量达到体重的 15%以上，由于血容量减少，出现循环衰竭、心率快、血压下降、四肢厥冷，即使合并感染体温也多无明显升高。

(5) 神志状态：有明显个体差异，早期感头晕、头疼、精神萎靡。渐出现嗜睡、烦躁、迟钝、腱反射消失甚至昏迷，经常出现病理反射。

(6) 其他：广泛剧烈腹痛，腹肌紧张，偶有反跳痛，常被误诊为急腹症。可因脱水而出现屈光不正。

2. 实验室检查

(1) 血糖：未经治疗者血糖多中度升高，如血糖超过 33.3 mmol/L(600 mg/dl)则提示有肾功能障碍。经不正确治疗(如大剂量胰岛素注射)者可能出现低血糖而酮症并未能纠正。

(2) 酮体：发生临床酮症时血酮体升高均在 5～10 倍以上。尿酮体测定方法简单，除严重肾功能障碍者外均与临床表现平行，可作为诊断依据。

(3) 动脉血 pH 值：酮症早期由于体液的缓冲系统和肺、肾的调节作用，血 pH 值可以保持在正常范围。但碳酸根及碱超明显下降。如果 H^+ 的增加超过了机体的缓冲能力，则血 pH 值将急骤下降。CO_2 结合力只反应碱贮备情况，不能直接反映血 pH 值。

以上三项检查可以确诊糖尿病酮症酸中毒，但是还有一些变化必须注意，酮症时肾排出的尿酸减少，可出现一过性高尿酸血症。血钠、钾浓度多在正常范围，甚至偏高，而机体已大量丢失钠、钾、氯，即使无感染，白细胞总数及粒细胞也可明显增高。鉴别诊断见表 10－5。

(三) 治疗原则

1. 补液　诊断明确后应尽早有效地纠正脱水，在 1～2 h 内输入 1 L 液体，以后的 3 h 内再补充 1 L，直到纠正脱水和维持循环的肾功能，减轻高血糖和酮症酸中毒。一般脱水量约为体重的 10%。补液后能保持尿量在每分钟 2 ml 以上为宜，对合并心脏病者适当减少补液量和速度。开始时可以输入生理盐水，血糖降至 11.1～16.6 mmol/L 时可以给 5%葡萄糖液，血糖低于 11.1 mmol/L 可以给 10%葡萄糖液。为了避免脑水肿，不宜输入过多钠盐、低张液体和使血糖下降过速。

2. 胰岛素　对严重患者，可以持续静脉滴注普通胰岛素，4～8 U/h 即可有效地抑制酮体生成和糖原异生，恢复三羧酸循环的运转。剂量过大，超过受体限度则不会取得更快疗效，而且早期治疗的目的是消灭聚集的酮体，血糖下降过快除诱发脑水肿和低钾血症(均可导致死亡)外，并无优点，现已不再采用大剂量胰岛素治疗。由于患者明显脱水，循环不良，吸收量难以控制，皮下注射易发生剂量积累，引起低血糖。为了便于调整，不能用长效胰岛素。

3. 纠正电解质紊乱　虽然入院时血钾多正常或偏高，但在开始治疗 1～4 h 后逐渐下降，应及时在补液中加入氯化钾或含钾缓冲液 30～60 mmol。并定期血钾测定和心电图检查监测，调整剂量。肾功能不全，尿量少者不宜大剂量补钾。并应及时发现及纠正钠、氯平衡。

表 10－5　糖尿病昏迷鉴别诊断

	酮症酸中毒	低血糖昏迷	高渗性昏迷	乳酸性酸中毒
病史	多发生于青少年，多有糖尿病史，常有感染、胰岛素治疗中断等病史	有糖尿病史，有注射胰岛素、口服降血糖药、进食过少、体力过度等病史	多发生于老年，常无糖尿病史，常有感染、呕吐、腹泻等病史	常有肝、肾功能不全，低血容量休克，心力衰竭，饮酒，服 DBI 等病史
起病及症状	慢(2～4 天)，有厌食、恶心、呕吐、口渴、多尿、昏睡等	急(以小时计)，有饥饿感、多汗、心悸、手抖等交感神经兴奋表现	慢(数日)，有嗜睡、幻觉、震颤、抽搐等	较急，有厌食、恶心、昏睡及伴发病的症状
体征				
皮肤	失水、燥红	潮湿多汗	失水	失水
呼吸	深、快	正常	加快	深、快
脉搏	细速	速而饱满	细速	细速
血压	下降	正常或稍高	下降	下降

续表 10-5

	酮症酸中毒	低血糖昏迷	高渗性昏迷	乳酸性酸中毒
化验				
尿糖	阳性卌	阴性或＋	阳性卌	阴性或＋
尿酮	＋～卌	阴性	阴性或＋	阴性或＋
血糖	显著增高，多为16.7～33.3 mmol/L	显著降低，＜2.8 mmol/L	显著增高，一般为33.3 mmol/L以上	正常或增高
血酮	显著增高	正常	正常或稍增高	正常或稍增高
血钠	降低或正常	正常	正常或显著升高	降低或正常
pH	降低	正常	正常或降低	降低
CO_2结合力	降低	正常	正常或降低	降低
乳酸	稍升高	正常	正常	显著升高
血浆渗透压*	正常或稍升高	正常	显著升高，常＞350*	正常

*：mmol/L。

4. 纠正酸碱平衡失调　一般可不使用药物，因为：① 酮体为有机酸，可以经代谢而消失。② 由于 CO_2 比 HCO_4^- 易于通过细胞膜和血脑屏障，故输入碳酸氢钠后，细胞内和颅内pH值将进一步下降。③ 血pH值升高，血红蛋白对氧的亲和力显著升高，加重组织缺氧。④ 增加脑水肿的发生。故仅在动脉血pH值＜7.1时，即酸中毒直接危及生命时，可酌情给予5%碳酸氢钠液，血pH值≥7.2即应停止。禁用乳酸钠。

5. 治疗诱因。

6. 人工胰岛治疗　利用灵敏的感受血糖浓度的传感器，经计算机的信息处理，根据血糖浓度变化的趋势，经驱动装置向体内注射胰岛素和(或)葡萄糖液，代替胰岛以维持体内血糖平衡的设备称为人工胰岛。它可以根据血糖变化趋势进行瞬间到瞬间二维性调整胰岛素剂量，必要时可以自动输入葡萄糖，故安全可靠；能有效地降低死亡率。

7. 其他　如血浆置换、血液透析等，仅限于严重患者，尤其伴较严重肾衰竭者。

（四）预后

平均死亡率约为1%～15%，近10年死亡率明显下降。除治疗方案外，影响预后的因素包括：① 年龄超过50岁者预后差。② 昏迷较深，时间长的预后差。③ 血糖、尿素氮、血浆渗透压显著升高者预后不良。④ 有严重低血压者死亡率高。⑤ 伴有严重合并症如感染、心肌梗死、脑血管病者预后不良。

（五）预防

早期出现糖尿病，应合理治疗，不能中断胰岛注射，正确处理诱因，可以有效地预防或减轻糖尿病酮症酸中毒的发生。

七、非酮症高渗性糖尿病昏迷

非酮症高渗性糖尿病昏迷临床特征为严重高血糖，血浆高渗透压，脱水，伴意识障碍或昏迷。较少见，多发生于老年糖尿病患者和以往无糖尿病病史或轻度糖尿病不需胰岛素治疗者，常伴有肾功能不全。

（一）病因、病理

老年原有脑血管疾病和肾功能异常者，易发生口渴中枢功能障碍（高渗状态和严重高血糖也影响下丘脑口渴中枢的功能），肾脏调节水、电解质和排糖功能不全，引起脱水。严重高血糖，部分患者有高血钠和氮质血症。

感染、严重烧伤、血液透析、腹腔透析和使用静脉高营养、利尿剂、肾上腺皮质激素制剂等都可以诱发。

（二）诊断要点

1. 临床表现　早期出现烦渴、多尿、乏力、头昏、食欲不振、恶心呕吐等。逐渐发展成为严重脱水，四肢肌肉抽动，神志恍惚，定向障碍，烦躁或淡漠乃至昏迷。查体发现皮肤干燥，弹性降低，舌干，眼球凹陷，血压下降甚至休克。呼吸浅，心率快。神经系统体征多种多样，除昏迷外可出现癫痫样大发作、轻偏瘫、失语、自发性肌肉收缩、偏盲、眼球震颤、视觉障碍、病理反射阳性、中枢性体温升高等。

2. 实验室检查

（1）血糖显著升高：多超过 33.3 mmol/L，甚至高达 83.3～266.6 mmol/L。

（2）血浆渗透压升高：由于脱水及肾功能障碍，肾糖阈升高，使血浆渗透压超过 320 mmol/L（正常值 280～300 mmol/L）。可以用渗透压计直接测定，也可以由下列公式估算。

血浆渗透压（mmol/L）＝2×（钠＋钾）（mmol/L）＋血糖（mmol/L）＋血尿素氮（mmol/L）

或

血浆渗透压（mmol/L）＝2×（钾＋钠）mEd/L＋血糖（mg/dl）/18＋血脲氮（mg/dl）/2.8

由于严重脱水和细胞内液外逸，可使血钾、钠浓度正常和偏高，但机体内钾、钠总量均显著丢失，如机体缺钾可达 40～100 mmol。

多伴有代谢性酸中毒，血浆阴离子较正常约增高 1 倍。

（三）治疗原则

1. 迅速大量补液　根据失水量，要求补液约 100 ml/kg 体重，总量的 1/3 应在 4 h 内输入，其余应在 12～24 h 内输完，可以按中心静脉压、红细胞压积、平均每分钟尿量确定补液量和速度。以输入生理盐水和 5%葡萄糖液为主，输入过量的低渗液（0.45%氯化钠液及 2.53%葡萄糖液）有诱发脑水肿、低血容量休克和溶血危险，必须慎用。合并心脏病者酌情减量。

2. 胰岛素治疗　对胰岛素多较敏感，以每小时 4～8 U 持续静滴，使血糖缓慢下降，血糖下降过快有引起脑水肿的危险。由于血容量不足，周围循环不良，皮下注射胰岛素时不能稳定地维持血中胰岛素有效浓度，而且循环恢复后，大量胰岛素进入血内，将引起低血糖。

3. 维持电解质平衡　及时补钾，既应足量又要防止高钾血症，以血钾测定和心电图检查进行监测，对肾功能障碍和尿少者尤应注意。

4. 治疗诱因　抗感染治疗，停用一切引起高渗状态的药物。

八、糖尿病性乳酸酸中毒

（一）病因、病理

糖尿病患者葡萄糖氧化过程受阻滞，增强了葡萄糖酵解，产生大量乳酸，如乳酸脱氢酶不足，乳酸不能继续氧化成丙酮酸，使乳酸的合成大于降解和排泄，体内乳酸聚集而引起的一种糖尿病急性代谢性合并症，老年肾功能障碍或伴组织缺氧疾患如肺气肿、肺心病、心力衰竭、休克和服用双胍类药物治疗等。

（二）诊断要点

首先应与其他原因的昏迷及酸中毒相鉴别。如糖尿病酮症酸中毒、糖尿病非酮症性高渗性昏迷、低血糖等（详见表 7-3-1）。另外也应与其他原因的乳酸中毒相鉴别。

（三）治疗原则

1. 补液　除有明显心脏功能不全和肾功能不全外，应尽快纠正脱水，以生理盐水和葡萄糖液为主。

2. 胰岛素　以 0.1 U/(kg·h)持续静脉滴注，促进三羧酸循环，使乳酸降解，时间长，使用量不能多，以防止低血糖。

3. 维生素 C　大剂量持续静脉滴注，有利于葡萄糖的氧化。

4. 碱性液体　疗效可疑，而且可使细胞内液和脑脊液进一步酸化和诱发脑水肿，故除中毒已直接威胁生命（血 pH 值低于 7.1）外，应慎用碱性液体。

5. 吸氧　提高组织供氧量，促进乳酸氧化，糖尿病患者动脉血氧分压多偏低，吸氧有利于纠正乳酸酸中毒。

6. 血液透析或血浆置换于危重患者。

7. 治疗诱因　纠正缺氧，停用双胍类降血糖药物，抗感染等。

（四）预后

由于不能直接消除血内，尤其是脑内乳酸，故疗效差，死亡率较高。

九、低血糖

低血糖症临床上比较常见。Davidson 提出的低血糖的定义是：空腹时血浆血糖低于 3.36 mmol/L（60 mg%），全血血糖低于 2.80 mmol/L（50 mg%）；进食或摄糖后血浆血糖低于 2.80 mmol/L，全血血糖低于 2.24 mmol/L（40 mg%）。Smith 认为过夜后空腹正常全血血糖男性不低于 2.80 mmol/L，女性不低于 2.24 mmol/L（血浆糖浓度比全血约高 15%）。低血糖为一生化异常，并不是一种疾病。凡是因某种原因使血糖下降至正常值以下，引起了以交感神经兴奋和中枢神经系统功能障碍为突出表现的一组临床表现，称为低血糖症。本症严重时可导致昏迷。

（一）病因、病理

引起低血糖症的原因很多，大致可分为以下几类。

1. 胰岛素过多　如胰岛素瘤、胰岛细胞增生、胰岛细胞癌、异位胰岛素分泌瘤、使用降糖药物等。临床上内生或外用胰岛素引起的低血糖症最常见。糖尿病患者发生严重的低血糖昏迷是由于胰岛素过多引起的。低血糖发生常见于：① 延迟进餐；② 剧烈的体力活动；③ 胰岛素用量过大；④ 由于胰岛素注射部位不同，药物吸收不均匀；⑤ 由于自主神经病变存在，拮抗调节机制被破坏。糖尿病患者服用磺胺类降糖药也可引起低血糖，肾清除减低的患者更容易发生。

2. 反应性低血糖症 早期糖尿病、功能性低血糖、营养性低血糖、反应性低血糖是成人较常见的低血糖症，以早期糖尿病及功能性低血糖多见，仅有肾上腺素增多表现，但不严重，很少有神志障碍。

3. 对胰岛素过度敏感 Addison病、垂体前叶功能低减、甲状腺功能低减。

4. 肝脏疾病 肝细胞疾病(肝硬化、急性黄色肝萎缩等)、特殊酶缺乏(如糖原累积症等)。于减少进食的同时，大量饮酒可以引起严重的低血糖，这是由于肝糖原的耗竭以及糖原异生减少的缘故。

5. 中毒 药物中毒(乙醇、水杨酸、磺胺类、β-肾上腺素能阻断剂等)、荔枝中毒。

6. 糖类不足 食管肿瘤、孕妇、剧烈运动等。

7. 其他 伴有低血糖的胰外肿瘤、自身免疫性低血糖以及原因未明者。在非糖尿病中，由胰岛β细胞瘤过多释放内生胰岛素是不可忽视的胰岛素引起低血糖昏迷的原因。

（二）诊断要点

1. 病史 首先应明确患者是否是糖尿病患者，仔细询问病史，寻找可以证明患糖尿病的资料(如有些患者腕部、颈部佩带或携带有疾病卡片，或带有降糖药物等)，这对常见低血糖是很好的参考。

2. 仔细观察患者也非常重要 中度低血糖(血糖1.68～2.80 mmol/L)患者，可以没有心动过速、出汗、皮肤潮湿，如果有这些表现是有价值的诊断低血糖的线索。肾上腺素能阻断剂能阻止这些低血糖早期表现的出现。这种类型患者发作时面及手部常有感觉异常，容易兴奋，并有饥饿感。严重的低血糖(血糖低于1.68～1.96 mmol/L)，主要表现为中枢神经系统功能障碍，包括有精神紊乱及奇怪动作、癫痫、昏迷，大多无Kussmaul呼吸及轻度体温降低(32～35 ℃)，后者常见，也是有价值的诊断线索。

3. 血糖的测定 发作时患者的临床表现、对治疗的反应及血糖测定结果是低血糖急诊时的三个重要内容。

（三）治疗原则

对疑诊低血糖症的患者，在等待血糖测定结果的同时就应开始治疗。

1. 一般治疗 确定患者气道是否通畅，必要时做相应处理；有癫痫发作时须防止舌部损伤。

2. 紧急处理 患者尚有吞咽动作时，可喂些糖水，多数可迅速改善症状。已经昏迷者应即刻静脉注射葡萄糖，以每分钟10 ml速度静注50%葡萄糖50 ml。对大多数患者用20～60 ml 50%葡萄糖足以纠正低血糖。快速注入大量糖时，可产生症状性低钾血症。大多数低血糖患者注入糖后5～10 min内可以醒转。如果低血糖严重，持续时间较长，神经功能很长时间也不能完全恢复。

3. 患者清醒以后，尽早食用果汁及食物。在患者使用中效胰岛素或氯磺丙脲时可有低血糖反应，对这些患者，清醒后为防止再度出现低血糖反应，需要观察12～48 h。有时进食碳水化合物的同时，加用高蛋白膳食如牛奶以及静点5%葡萄糖是必要的。

4. 如果静注葡萄糖对低血糖昏迷效果不明显，肌注胰高血糖素1 mg，通常10～15 min后患者意识可以恢复。

第八节　神经系统急诊

一、脑血管意外

（一）脑出血

颅内各种疾病造成脑实质内出血统称脑出血。

1. 病因、病理

病因：① 高血压合并动脉硬化；② 先天性血管畸形；③ 动脉瘤；④ 血液病；⑤ 梗死性出血；⑥ 脑肿瘤；⑦ 脑淀粉样血管病；⑧ 抗凝药物等。

病理：脑出血主要发生在大脑半球的深部。最常见于壳核，其次是各脑叶的皮质下白质、小脑、丘脑、脑桥。延髓、中脑、脑室内的原发出血少见。

2. 诊断要点

(1) 临床表现：大多发生在中年以后；多在白天活动时，以情绪激动、突然用力为诱发因素。发病突然，常见的表现为意识障碍、头痛、呕吐、偏瘫、失语、尿失禁。血压明显升高。根据出血部位不同，临床表现各异：如内囊出血意识障碍明显，可出现三偏征即病灶对侧偏瘫、偏盲及偏身感觉障碍，并有双眼向病灶侧的同向凝视。如果出血发生在主侧半球，则伴失语症；外囊出血意识障碍轻，无明显偏瘫；丘脑出血多数患者呈现昏迷状态及偏瘫。血肿常破入脑室而使病情加重，出现高热、四肢强直性抽搐等；脑叶出血的临床症状轻重不等，以头痛、呕吐及脑膜刺激征为主，同时出现各脑叶的局灶性体征；脑干出血中脑出血如仅侵犯一侧，则同侧眼球神经麻痹，伴对侧肢体偏瘫。如出血扩大，则有双侧肢体的瘫痪，意识障碍；若导水管梗阻，则出现急性颅压增高。桥脑出血表现为深昏迷、针尖样瞳孔、双侧瘫痪、高热等。延髓出血一经出现即迅速死亡；小脑少量出血，患者意识清，突发眩晕，频繁呕吐，病侧肢体共济失调，眼球震颤，语音纳吃。大量出血者突然昏迷，迅速死亡；脑室出血表现为剧烈头痛、呕吐、昏迷、高热、脑膜刺激征、四肢呈迟缓性瘫痪。

(2) 辅助检查：CT 检查应作为首选。其可显示血肿的部位、大小、是否有脑移位、有无破入脑室等。对脑出血的诊断治疗和预后估计有指导意义。

3. 治疗原则

(1) 一般处理：保持呼吸道通畅和水、电解质平衡，防治并发症。

(2) 控制高血压：一般主张血压维持在 150～160/90～100 mmHg。对既往有高血压病史的患者，要考虑病前一段的血压情况，脑出血后的血压维持应比平时高一些。神志清楚者可口服降压药物。不能口服者可选用尼卡地平、硝普钠等，应用微量泵注射。

(3) 降低颅内压，控制脑水肿：脑出血量大时用 20%甘露醇 250 ml/6～8 h 静脉快速注射。在无脑疝时，可按 0.5 g/kg(成人约 100 ml)重复给药法。在病情比较平稳的患者可用复方甘油注射液 500 ml 静滴，1～2/d。呋塞米、高渗葡萄糖等一般与上述药物合用。

(4) 手术治疗：手术适应证：昏迷不深，经内科治疗但病情继续恶化，有脑疝形成趋势者；脑叶出血血肿>30 ml；小脑出血>10 ml。手术禁忌证：深昏迷，有双侧病理反射者；血液破入脑室；脑疝晚期，双侧瞳孔散大者；病前有心、肺、肾等严重疾病，发病后血压达到

200/120 mmHg,眼底出血者。

（二）蛛网膜下隙出血

1. 病因、病理

病因:① 颅内动脉瘤;② 动静脉畸形;③ 高血压动脉粥样硬化;④ 烟雾病;⑤ 各种感染引起的动脉炎;⑥ 血液病;⑦ 肿瘤破坏血管等。

2. 诊断要点

(1) 临床表现:任何年龄均可发病。绝大多数为突然起病,可有情绪激动、用力、排便、咳嗽等诱因。最常见的症状是意识障碍、头痛、呕吐、头晕、抽搐等。患者可有不同程度的意识障碍,大部分患者有突发剧烈头痛。少数患者可出现精神症状,如定向障碍、幻觉等。亦有主诉头晕、颈背或下肢疼痛。

体征主要是脑膜刺激征。某些患者可出现一侧动眼神经麻痹,提示该侧为后交通动脉瘤破裂所致。少数患者可出现一侧肢体轻瘫、感觉障碍、失语等。眼底检查部分患者可见玻璃体膜下片状出血,这种出血在发病 1 h 内即可出现。这是诊断蛛网膜下隙出血有力的依据。

(2) 辅助检查:CT 检查是蛛网膜下隙出血的首选检查,发病第一周在脑沟、脑池或脑室内可见出血的高密度影。腰穿检查:脑脊液压力多增高,外观呈均匀一致血性。镜检可见大量红细胞。蛋白增高,糖和氯化物正常。脑血管造影检查可判断出血原因、病变大小及部位,对诊断和决定手术方案有重要价值。也可作 MRI 检查。

3. 治疗原则

(1) 保持安静:应绝对卧床 4～6 周。避免情绪激动、用力排便、咳嗽喷嚏、劳累等。避免便秘。

(2) 运用抗纤溶药物:6-氨基己酸,首次剂量 4～6 g 溶于 100 ml 生理盐水或 5%～10%葡萄糖液中静滴,15～30 min 内滴完,以后持续静滴 1 g/h,维持 12～24 h,以后 24 g,每日 1 次,静滴,持续 7～10 日,改口服,逐渐减量共用 3 周左右。氨甲苯酸,每次 0.4～0.6 g,溶于葡萄糖液或生理盐水 500 ml 中静滴,每日 2 次。

(3) 对症治疗:应用止痛、镇静剂。有脑水肿者应用脱水药物(参见脑出血节)。

(4) 有高血压者,宜缓慢降压,要求血压维持在出血前原水平。

(5) 钙拮抗剂:为防治继发性脑血管痉挛,可早期使用钙拮抗剂。常用的为尼莫地平,剂量为 60 mg,每 4 h 一次,口服,应连续应用 21 日以上。还可早期用尼莫地平 8～16 mg,每日 1 次,静脉持续滴注,以后改为口服。凡脑水肿和颅内压明显升高时禁用,在应用过程中应注意血压下降。

(6) 外科手术:目的在于根除动脉瘤避免再次出血,清除蛛网膜下隙出血,减少继发性脑血管痉挛,保护脑血流使脑损伤最小。对动脉瘤患者,在身体情况允许下应争取早期手术治疗。对不允许手术者可行人工栓塞或用可脱离的带球囊导管堵塞治疗动脉瘤。

（三）脑梗死

1. 病因、病理

脑血栓形成的病因:① 动脉粥样硬化;② 各种动脉炎;③ 结缔组织疾病等。

脑栓塞的病因:① 心源性栓子(风湿性心脏病,房颤,亚急性心内膜炎等);② 非心源性栓子（大动脉粥样硬化、长骨骨折的脂肪栓塞、各种原因的空气栓塞等）。

2. 诊断要点

(1) 临床表现：脑血栓形成多见于 50～60 岁以上，常伴有高血压、冠心病或糖尿病。多于静态发病，病前可有 TIA 史。通常意识清楚，生命体征平稳，但当大脑大面积梗死或基底动脉闭塞时，意识可不清，甚至脑疝形成。

脑栓塞的发病年龄跨度较大，风湿性心脏病引起者以中青年为多，冠心病及大动脉病变引起者以老年为多。安静和活动时均可发病。发病急骤，在数秒或数分钟内症状达到高峰。意识障碍较重，癫痫发作较其他血管病多见。

(2) 不同动脉闭塞时的临床症状：颈内动脉：临床表现复杂多样。常见症状为对侧偏瘫、偏身感觉障碍，优势半球病变时可有失语。大脑中动脉：出现对侧偏瘫、偏身感觉障碍，对侧同向偏盲。病变在左侧半球时常出现失语、失读、失写。大脑前动脉：近端阻塞时可无症状。前交通支以后阻塞时出现对侧下肢运动及感觉障碍，伴有尿失禁和精神症状。大脑后动脉：常见对侧偏盲，主侧半球病变时出现失语、失读、失写，部分有小脑共济失调、偏身舞蹈症等。椎-基底动脉：常出现意识障碍，特征性的交叉性瘫，同时伴有颈项强直、疼痛、眩晕、耳鸣、眼球震颤等症状。根据不同分支的闭塞情况，临床出现不同的综合征。

(3) 辅助检查：CT 检查在 6 h 内多正常。24～48 h 后梗死区出现低密度灶。MRI 在发病后 90 min 即可显示梗死灶为长 T_1（低信号）和长 T_2（高信号）。

3. 治疗原则

(1) 一般处理：有意识障碍者应予气道开放及辅助通气，预防和治疗呼吸道感染。慎用降血压药物。纠正高血糖。脑水肿处理见脑出血节。应用降热药物或降温机控制体温。

(2) 溶栓治疗：脑血栓者发病后 3 h 内用尿激酶或组织纤溶酶原激活剂溶栓。

(3) 抗凝治疗：适用于进展性卒中。对无明显抗凝治疗禁忌者（无出血倾向、溃疡病及严重高血压、肝肾疾病等），可应用低分子肝素 4 100 U 皮下注射，每日 2 次，疗程共 10 日。

(4) 降纤治疗：常用药物包括蛇毒降纤酶、巴曲酶等。

(5) 抗血小板药物：肠溶阿司匹林，初始剂量 300 mg，每日 1 次，此后 70～150 mg，每日 1 次。

(6) 脑保护剂：尼莫地平每次 20～40 mg，口服，每日 3 次；或 8～12 mg，每日 1 次静脉滴注。胞磷胆碱 0.25～0.5 g 加入葡萄糖液 500 ml 中静脉滴注，每日 1 次。

二、微创置管吸引术治疗高血压脑病出血

与开颅手术比较，微创清除术采用局麻，手术时间短，损伤小，对脑深部血肿、丘脑尤其适合，特别是对年老体弱、一般情况差的患者非常适用。

（一）适应证

1. 脑叶出血≥30 ml。
2. 基底节区出血≥10 ml。
3. 丘脑出血≥10 ml。
4. 小脑出血≥10 ml。
5. 脑室内出血，引起阻塞性脑积水、铸型性脑室积血者。

6. 颅内血肿出血量虽然未达到手术指征的容量，但出现严重神经功能障碍者。

（二）禁忌证

1. 脑干功能衰竭。

2. 凝血机制障碍，有严重的出血倾向。

3. 明确的颅内动脉瘤及动静脉畸形引起的血肿。

（三）手术时机

高血压脑出血手术时机分为超早期（发病 6 h 内）、早期（发病 48 h 内）、延期手术（发病 48 h 以后）。

1. 如果病情快速进展，复查 CT 血肿明显增大，有发展成脑疝趋势或已经脑疝者，应立即手术。

2. 如果病情趋于稳定，建议手术在发病 6 h 左右进行。条件允许或病情进展的，可进行超早期手术。

3. 部分患者经过内科治疗，生命体征基本平稳，但仍持续昏迷，或呈嗜睡状态，复查 CT 显示颅内血肿仍有占位效应，中线结构移位，仍应手术治疗。

（四）操作要点

根据不同的出血形状、出血部位、出血量，选择单点或多点穿刺。

对穿刺点的选择：① 避开重要血管和功能区。② 穿刺点应尽量选择在靠近血肿的颅骨部位。

具体操作步骤：

1. 根据血肿的部位选择仰卧或侧卧位。

2. 常规消毒。

3. 穿刺点局麻。

4. 操作方法　① 在所需长度穿刺针上，距针尖 2.0～2.5 cm 处安装限位器，以免钻颅时由于高速旋转的钻头引发脑组织损伤。② 穿刺点应避开如下部位：额窦；在矢状窦、横窦、枕窦、乙状窦旁操作应相距 1.5 cm 以上；穿刺点应尽量避开翼点（颧弓上 4.0 cm 太阳穴附近）、中央沟、脑膜中动脉起始部（眼眶外侧部）。③ 根据定位方法画出最大层面线、穿刺点指向靶点的方向线，钻颅时始终让穿刺针对准此两线进针。④ 钻颅时注意旋转方向为顺时针旋转。钻透颅骨、硬脑膜后，去除限位器，剪断卡环后拔出针芯，插入圆钝头针芯，使针体缓慢进入血肿边缘。⑤ 穿刺针进入血肿边缘后，拔出针芯，针体侧管连接塑料管，针体后端拧紧盖帽，经连接管进行抽吸。⑥ 对呈液态的血肿的处理：穿刺针达到血肿边缘后，一般很容易吸出液态部分，在此以后插入针芯缓慢深入穿刺针，直至血肿中心。对于呈半固态和固态的血肿处理：可采用震荡手法或用针形血肿粉碎器以破碎血肿，经引流管排出。

5. 引流管接无菌引流袋，闭管 4 h 后开放引流，穿刺针尾以无菌敷料包扎。

（五）注意事项

1. 应根据患者的病情和血肿的情况选择不同的血肿腔冲洗液和血肿液化剂。有关血肿抽吸量的掌握原则上应根据颅内压的变化因人而定，避免颅内压快速下降而引起再出血，只要颅内压下降到正常水平，就应停止抽吸，改用等量冲洗，以保持颅内压的平稳。

2. 微创术后，根据复查CT情况，进入重复冲洗、液化周期。此时应重复进行抽吸血肿、冲洗清除血肿注入液化剂闭管、开放引流。在第一个24 h内，运用上述方法作3～4个周期处理。在第二个24 h内，酌情使用2～3个周期。3～5天内根据病情拔针，原则上留针时间不超过6天。

三、中枢神经系统急性感染

（一）化脓性脑膜炎

化脓性脑膜炎，是化脓性细菌引起的软脑膜-蛛网膜及其包绕的蛛网膜下隙及脑室内液体的炎症反应，脑及脊髓的表面轻度受累。

1. 病因、病理　引起化脓性脑膜炎最常见的菌种是脑膜炎双球菌和肺炎球菌、脑膜炎双球菌、流感嗜血杆菌。新生儿及出生2个月以内的婴儿以革兰阴性细菌、B组溶血性链球菌、金黄色葡萄球菌致病为主。细菌大多由呼吸道侵入，也可从皮肤、黏膜或新生儿脐部侵入，经血循环到达脑膜。少数可因慢性中耳炎、乳突炎、鼻窦炎、闭合性头部外伤伴脑脊液漏或头颅开放性骨折时，细菌直接蔓延到脑膜所致。主要病变为脑膜表面血管极度充血，蛛网膜及软脑膜发炎，大量的脓性渗出物覆盖在大脑顶部、颅底及脊髓，并可发生脑室膜炎，导致硬脑膜下积液或(和)积脓、脑积水。

2. 诊断要点

(1) 部分患者有明确的发病因素。

(2) 临床表现：高热、头痛、呕吐、精神错乱、抽搐及意识障碍，查体有颈强直及Kernig征、Brudzinski征等脑膜刺激征。

(3) 实验室检查：血液中白细胞数增高，分类中性粒细胞占80%～90%。脑脊液检查压力增高，其外观混浊或呈脓样，白细胞增多，达$(100～1\ 000)\times10^{6}$/L以上，分类以多核细胞为主，达90%以上。蛋白含量升高，可达1 g/L以上，糖含量明显降低，常低于2.4 mmol/L，氯化物含量亦降低。脑脊液涂片及细菌培养可明确诊断。

3. 治疗原则

(1) 抗生素治疗：应用抗生素既要考虑到细菌对抗生素的敏感性，又要考虑药物通过血脑屏障的能力。当临床症状有所好转时，不要急于降低抗生素的用药剂量。一般在发热消退以及脑脊液恢复正常以后，仍须维持抗生素治疗至少达1周。

抗生素应根据可能的感染细菌选用：

① 脑膜炎双球菌(A群)性感染：首选磺胺嘧啶，首剂50～100 mg/kg，静滴，以后80～100 mg/(kg·d)，口服或静脉滴注，每日4次。如治疗后48 h症状仍不减轻、体温不下降，则需换药。脑膜炎双球菌(B群及C群)性感染，耐磺胺，首选青霉素，青霉素G 1 200万～2 400万U/d，静脉滴注，每8～12 h重复一次，同时可加用(或在青霉素过敏时选用)氯霉素，成人4 g/d，儿童50 mg/(kg·d)，分次静滴；亦可用氨苄西林(氨苄青霉素) 6～8 g/d，儿童0.1～0.15 g/(kg·d)静脉滴注，每8～12 h一次。

② 肺炎球菌性感染：首选青霉素，其他可选用氯霉素、氨苄西林，用法同上。也可选用头孢菌素，如头孢噻肟12 g/d静脉滴注，每4～6 h一次；或头孢曲松4～6 g/d静脉滴注，每8～12 h一次。

③ 金黄色葡萄球菌性感染：首选甲氧西林，成人4～8 g/d，儿童150～200 mg/(kg·d)，

分次静滴，对青霉素过敏或疗效不好者可选用万古霉素，2 g/d 静脉滴注，每 12 h 一次。

④ 流感杆菌性感染：首选氨苄西林或氯霉素，用法同上。

⑤ 革兰阴性杆菌性感染：头孢他啶 6 g/d 静脉滴注，每 8～12 h 一次；可加用氨基糖苷类抗生素，庆大霉素 3～5 mg/(kg・d)静脉滴注，每 8 h 一次；或环丙沙星 800 mg/d 静脉滴注，每 12 h 一次。

⑥ 头孢曲松与头孢噻肟出现抗药性的肺炎球菌菌株愈来愈多见，通常加用万古霉素(用法同上)，或利福平 600 mg/d 静脉滴注，每 8 h 一次。

⑦ 不能当时确诊为脑膜炎双球菌、肺炎球菌、流感杆菌之一感染者可先选用氯霉素和氨苄西林，用法同上。

(2) 肾上腺糖皮质激素：可抑制促炎症性细胞因子的释放，减轻毒血症和脑膜炎症反应，防止炎性粘连，减轻脑水肿。必要时短期使用，但必须在足量的抗生素治疗下使用。地塞米松 10～20 mg/d 静脉滴注，连用 3～5 日。

(3) 脑水肿的处理：可选用高渗性脱水剂和(或)利尿剂等，严重病例可考虑手术去双侧颞骨骨瓣减压。

(4) 其他治疗：原发病的治疗，维持生命体征，加强营养支持和护理。

（二）结核性脑膜炎

结核性脑膜炎是由结核杆菌引起的脑膜和脊髓膜的非化脓性炎症。

1. 病因、病理　结核性脑膜炎是由结核分枝杆菌感染所致，结核杆菌可经血流播散到蛛网膜下隙，也可从脑部的表浅结核灶到达蛛网膜下隙，引起结核性脑膜炎。

2. 诊断要点

(1) 有肺部、泌尿系、消化道等全身其他脏器结核病史或有密切的结核接触史。

(2) 临床表现：出现低热、盗汗、倦怠、头痛、呕吐等症状，检查有脑膜刺激征。随着病情的进展可出现精神症状如淡漠、萎靡或妄想等；脑神经损害以动眼神经、展神经、面神经和视神经最易受损；脑积水早期交通性，晚期梗阻性。

(3) 实验室检查：脑脊液检查压力增高，其外观清亮或呈毛玻璃样，放置数小时后表面可出现一种蛛网状凝块。脑脊液细胞学检查的特征性改变为混合性细胞反应，白细胞大多在$(25～500)\times10^{6}/L$，早期未经治疗的严重患者，分类以中性粒细胞为主，经治疗后，分类以淋巴细胞为主；蛋白含量升高，可达 2～4 g/L；糖含量明显降低或完全缺如，氯化物含量亦降低，中晚期相当显著，糖与氯化物同时降低对诊断的意义更大。脑脊液涂片及细菌培养可明确诊断，但阳性率低；PCR 技术检测脑脊液中 TB－DNA，敏感性及特异性较高，适用于早期快速诊断。

3. 治疗原则

(1) 一般治疗及对症治疗：给予高热量、高维生素饮食，补液，补充足够能量，注意水、电解质、酸碱平衡；注意口腔、皮肤等护理，防止压疮、肺炎、泌尿系统感染等并发症；痫性发作时给予抗癫痫药物。

(2) 抗结核药物治疗：应遵循早期、适量、联合、规则、全程用药及系统治疗的原则。首选一线药物，主张至少三联用药。异烟肼：成人每日 0.6～0.9 g，儿童 10～20 mg/(kg・d)，分次口服或静滴(成人可 0.6 g 顿服，同时 0.3 g 静滴)，治疗 1～2 个月后可减量至 0.6 g/d。

应加用维生素 B_6 防止周围神经损害。链霉素:成人每日 0.75～1 g 肌注,每日 1 次,连用 1～2 个月后或脑脊液及脑膜刺激征好转时减为每周 2～3 次,共 5～6 个月。利福平:成人每日 0.45～0.6 g,早晨顿服;儿童 10～20 mg/(kg·d)。以上为首选联合用药。若疗效不好或因利福平或链霉素毒性大时,可加用或改用乙胺丁醇,剂量:儿童及成人均为 15～25 mg/(kg·d),分次口服。吡嗪酰胺:与异烟肼、利福平、乙胺丁醇或链霉素合用,以防止因异烟肼耐药性所致的治疗失败。剂量:25～30 mg/(kg·d),顿服。对氨基水杨酸钠:本品多与其他药物合用。剂量:成人每日 8～12 g(儿童每日 200 mg/kg),分次口服。其他抗结核药也可酌情选用,如阿米卡星 15 mg/(kg·d), 肌注或静滴,qd～q12 h;氧氟沙星 0.2,静滴,q12 h。对治疗后症状和脑脊液的改善不明显或病情反而恶化者可考虑鞘内注射。异烟肼,成人 50 mg(儿童 25 mg),加链霉素 25 mg,每日或隔日一次,连续 10～15 次;同时可加用地塞米松 5～10 m、糜蛋白酶 4 000 U、透明质酸酶 1 500 U,但脑脊液压力很高者慎用。

强化期应住院治疗,待症状基本消失、脑脊液接近正常后,可出院继续治疗,必须全程督导化疗,定期复查到痊愈为止。

(3) 肾上腺糖皮质激素治疗:可改善结核性脑膜炎的疗效和预后。对病情严重、颅内压增高或已有脑疝形成、椎管阻塞、抗结核治疗后病情加重及合并结核瘤者,均宜加用。应用糖皮质激素应遵循早期、小剂量、短疗程、递减法、每日疗法和顿服疗法的原则。地塞米松 10～20 mg/d,静脉滴注,连用 2～3 周后减量,4～6 周停药。泼尼松:30～40 mg,每日 1 次,症状好转后每周减 5 mg,总疗程 6～8 周。

(4) 脱水降颅压:根据病情,可选用高渗性脱水剂和(或)利尿剂等。

(三) 病毒性脑膜炎

病毒性脑膜炎是一组由各种病毒感染引起的软脑膜(软膜和蛛网膜)弥漫性炎症的临床综合征。

1. 病因、病理　病毒性脑膜炎主要由肠道病毒引起,常见的有脊髓灰质炎病毒、柯萨奇病毒 A 和 B、埃可病毒等,虫媒病毒和单纯疱疹病毒、腮腺炎病毒、淋巴细胞性脉络丛脑膜炎病毒、带状疱疹病毒及流感病毒则少见。肠道病毒主要经粪一口途径传播,少数通过呼吸道分泌物传播;病毒经肠道入血,产生病毒血症,再经血液进入中枢神经系统。

2. 诊断要点

(1) 病前可有上呼吸道或消化道感染史。

(2) 临床表现:急性或亚急性起病,主要表现病毒感染的全身中毒症状和脑膜刺激症状,如发热、头痛、畏光、肌痛、恶心和呕吐、食欲减退、腹泻和全身乏力等。神经系统检查有轻度颈项强直及 Kernig 征、Brudzinski 征阳性。

(3) 实验室检查:脑脊液检查白细胞增多,达$(10\sim100)\times10^6$/L,早期可以多核细胞为主,8～48 h 后以淋巴细胞为主,蛋白含量呈轻到中度升高,糖和氯化物含量正常。病毒分离和培养是诊断本病唯一可靠的方法,但目前难以广泛应用。聚合酶链反应(PCR)检测脑脊液中病毒 DNA,敏感性及特异性较高,适于早期快速诊断。

3. 治疗原则

(1) 主要为对症及支持治疗:卧床休息、降温,在诊断明确前,一般不主张用降温药物,为防止过高热和加重脑水肿，可采用物理或化学降温。

(2) 肾上腺糖皮质激素早期使用可以起到降温、减轻脑水肿、防止脑膜粘连、缩短病程等作用。

(3) 止痛及抗癫痫治疗；补液及支持治疗，纠正酸碱失衡及电解质紊乱。一些病情较重或免疫低下的患者，应酌情用干扰素或丙种球蛋白。

(4) 抗病毒治疗尚有争议，但一般认为本病是一种可恢复的自限性疾病，不太严重的病例可不用，但抗病毒治疗可缩短病程和缓解症状。

（四）新型隐球菌脑膜炎

新型隐球菌脑膜炎是由新型隐球菌感染引起的脑膜炎。

1. 病因、病理　感染的真菌为新型隐球菌。隐球菌为条件致病菌，只有当宿主的免疫力低下时才会致病，约半数隐球菌病患者同时患有其他慢性消耗性疾病或全身免疫缺陷性疾病，如艾滋病、白血病、霍奇金病、多发性骨髓瘤、淋巴肉瘤、网织细胞肉瘤、结节病、糖尿病、结核病、肾病及红斑性狼疮等。新型隐球菌脑膜炎可为全身性感染的一部分，亦可单独发生于中枢神经系统。皮肤和黏膜一般是感染的最初部位，常常经呼吸道侵入体内。

2. 诊断要点

(1) 有慢性消耗性疾病或全身性免疫缺陷性疾病的病史，或可有饲养猫、狗等宠物或养鸽史。

(2) 临床表现：亚急性或慢性起病，首发症状常为低热和间歇性头痛，后头痛发展为持续性并进行性加重，伴恶心、呕吐。大多数患者早期就有明显的脑膜刺激征，颈项强直及Brudzinski征、Kernig征阳性；可有颅高压的症状及体征，早中期的视盘水肿及后期的视神经萎缩；可有由蛛网膜粘连或(和)颅高压引起的多脑神经损害的症状，常累及视神经、前庭蜗神经、面神经和动眼神经等；也可因脑室系统梗阻出现脑积水。本病呈进行性加重，未经治疗者常在数月内死亡。

(3) 实验室检查：脑脊液检查压力明显增高，白细胞轻度增多，达$(10\sim500)\times10^6/L$，以淋巴细胞为主，蛋白含量呈轻到中度升高，糖和氯化物含量降低。脑脊液离心沉淀后墨汁染色，检出带有荚膜的新型隐球菌可确定诊断。

3. 治疗原则

(1) 全身支持治疗及加强护理：因本病病程长，病情重，机体消耗大，故应注意全身营养，给予高热量、高维生素饮食，不能进食者及时鼻饲或静脉补液，补充足够能量、氮量，注意水、电解质、酸碱平衡。注意口腔、皮肤等护理，防止压疮、肺炎、泌尿系统感染等并发症。

(2) 抗真菌治疗：特别强调早期治疗，联合用药，必要时可多途径用药(包括脑室内或鞘内给药)。药量及疗程要足够，脑脊液正常后，须连续复查3次无菌后，才可考虑停药(培养转阴后至少再维持2周方可停止治疗)。每个疗程应3个月以上，复发应及时复治。① 两性霉素B为首选药物，成人首次每日1～5 mg，加入5%葡萄糖液500 ml内避光静脉滴注，6 h以上滴完；以后根据患者的耐受情况，每日增加剂量2～5 mg，直至最大剂量达1 mg/(kg・d)，两性霉素B的用药总量为2 000～3 000 mg。两性霉素B脑室内或鞘内给药，开始每次剂量 0.1 mg，以后渐增，每次可增加 0.1 mg，直至 0.5～1 mg/次，每周 2～3 次，总剂量不超过 15 mg。注射时先溶于注射用水 1～2 ml 中，再反复用生理盐水 3～5 ml 稀释后注入。为减轻两性霉素 B 副作用可使用地塞米松 1～5 mg/次，静滴两性霉素 B 前静滴；或加入静滴或鞘内注射的两性霉素 B 中；异丙嗪 25 mg，静滴两性霉素 B 前肌注。同时可予碳酸氢钠 0.5 g，每日 3 次口服，可碱化尿液，减轻肾功能损害。② 5-氟胞嘧啶单用疗效差，且易产生耐受性，与两性霉素 B 合用可增强疗效，且可减少其肾毒性。剂量为 50～150 mg/(kg・d)，分 3～4 次服用，一疗程为 3 个月以上。③ 氟康唑：每日 200～400 mg 口服，疗程一般 6～12 个月。④ 大蒜液：20%～30%的大蒜液每次 30 ml，每日 3 次；或 100%大蒜液每次 5～10 ml 肌注，每日 2 次；或 100%的大蒜液每次 80～100 ml，加入 5%或 10%的葡萄糖液 500～1 000 ml 内静脉滴注，每日 1 次，40～60 次为一疗程，可重复疗程。⑤ 咪康唑：开始 200 mg 加入 5%葡萄糖液 250～500 ml，静脉滴注，总量不超过 90 g。亦可鞘内注射，剂量为 20 mg/次，可隔日一次。

(3) 降颅压治疗：因该病颅内压增高较明显，应给予脱水剂，防治脑疝的发生；可予碳酸酐酶抑制剂已酰唑胺 0.25 g，每日 3 次口服，以减少脑脊液的分泌；有梗阻性脑积水者可作脑室穿刺，持续引流减压。

(4) 其他对症治疗：高温者给予降温；有癫痫发作者给予抗癫痫药物；合并细菌感染者给予抗生素治疗。

（五）急性炎症性脱髓鞘性多发性神经病

急性炎症性脱髓鞘性多发性神经病，是一种急性起病，以周围神经及脑神经损害伴脑脊液中蛋白-细胞分离现象为特征的综合征。

1. 病因、病理　病因未明，约 60%患者发病前 1～3 周有上呼吸道或胃肠道感染症状。目前多数学者倾向该病是一种由免疫介导的迟发性过敏反应。

主要病理改变的部位在脊神经根、神经节和周围神经干或神经丛，偶可累及脊髓。病初在血管周围及神经内膜出现淋巴细胞、单核细胞和巨噬细胞浸润，致使施万细胞瓦解，吞噬髓鞘，引起神经纤维出现节段性脱髓鞘，急性脱髓鞘后 2 周内，施万细胞增殖，髓鞘再生，炎症消退。

2. 诊断要点

(1) 急性或亚急性起病，病前常有感染史。

(2) 临床表现：四肢对称性下运动神经元性瘫痪(包括颅神经)，感觉障碍轻微或缺如，部分患者有呼吸肌麻痹。

(3) 实验室检查：多数脑脊液有蛋白-细胞分离现象。

(4) 电生理检查：疾病早期神经传导速度可正常，但 F 波或 H 反射已延迟或消失。病情进展发生节段性脱髓鞘时，神经传导速度明显减慢，轴索损害时远端波幅降低甚至不能引出。

3. 治疗原则

(1) 病因治疗

① 血浆交换：通过血浆置换可清除特异的周围神经髓鞘抗体及其他致病因子，在起病后 2 周接受血浆置换治疗可缩短患者的临床症状、使用呼吸器的时间，减少合并症发生，

交换出的血浆量每次 40～50 ml/kg，每日 1 次，连续 5～8 次。

② 大剂量丙种球蛋白治疗：急性期应用大剂量丙种球蛋白（每日 0.4 g/kg，连用 5 天）可获得与血浆置换治疗相近的疗效，但对丙种球蛋白过敏或先天性 IgA 缺乏患者、心力衰竭、肾功能不全患者禁用。

③ 类固醇皮质激素：现已不主张应用，但慢性型对激素有良好反应。

（2）一般治疗：急性期应卧床休息，肢体处于功能位，严密观察生命体征、心肺功能，定时翻身拍背，使呼吸道分泌物及时排出，以保持呼吸道通畅，预防肺部并发症。吞咽困难者应尽早给予鼻饲。下肢瘫痪者可用夹板防止足下垂畸形。为防止深静脉血栓形成及并发肺栓塞可穿抗弹力长袜。

（3）呼吸支持：呼吸肌麻痹是患者死亡的主要原因，抢救呼吸肌麻痹是治疗重症患者的关键。当患者出现呼吸无力、排痰困难，肺活量降低至 20～25 ml/kg 以下，血气分析动脉氧分压低于 60 mmHg 或血二氧化碳分压高于 60 mmHg 时应予机械通气，通常可先行气管内插管，如 1～2 天无好转，则行气管切开。

（4）康复治疗：应早期进行被动或主动运动治疗。

第九节　眼科急诊

一、结膜疾病急症

结膜的大部分外表暴露于外界，与多种微生物及环境相接触，当自身防御能力减弱或外界致病因素增强时，将引起结膜炎症发生。急性结膜炎是眼科急诊常见的眼病。

（一）病因、病理

1. 致病微生物感染是结膜炎最常见的病因。可为：① 细菌：如肺炎球菌、流感嗜血杆菌、金黄色葡萄球菌、脑膜炎双球菌、淋球菌等。② 病毒：如人腺病毒株、单疱病毒Ⅰ型和Ⅱ型、微小核糖核酸病毒、衣原体等。③ 偶见真菌、立克次体和寄生虫感染。

2. 物理刺激和化学损伤。

3. 免疫性病变（过敏性），邻近组织炎症蔓延，全身病如结核、梅毒等。

结膜是一层覆盖于眼表的黏膜组织，富含神经、血管，结膜囊内一定的湿度和温度适宜微生物的生长，当眼表特异性和非特异性防护机制减弱或外界致病因素增强时，将引起结膜充血、水肿、分泌物增多、眼部灼热等炎症征象，严重者可出现结膜下出血、结膜表面伪膜形成等病理变化。

（二）诊断要点

1. 临床表现有眼睑肿胀、结膜充血、水肿、分泌物增多。

2. 病原学检查

（1）结膜分泌物涂片或刮片；

（2）必要时细菌和真菌培养、药敏试验；

（3）有条件作病毒或衣原体分离鉴定。

3. 细胞学检查　结膜分泌物涂片作细胞分析，可有助于不同原因结膜炎的诊断。

（三）治疗原则

针对病因治疗，局部给药为主，必要时全身给药。

1. 滴眼液滴眼　对微生物性结膜炎，选用敏感的抗生素或抗病毒眼药水。急性期应频繁点眼（1～2 h一次），必要时可根据病原体培养和药敏试验选择有效的药物。

2. 眼膏涂眼　宜在睡前使用，使之发挥持续的治疗作用。

3. 冲洗结膜囊　分泌物多时可用无刺激的冲洗液（如生理盐水或3%硼酸水）冲洗，每日1～2次。

4. 全身治疗　严重的结膜炎如淋球菌性结膜炎和衣原体性结膜炎在局部用药时，需全身使用抗生素。

（四）注意事项

1. 急性结膜炎急性期禁忌包扎患眼。

2. 冲洗结膜囊时避免冲及角膜，勿使冲洗液流入健眼。

3. 防止医源性交叉感染。

二、角膜疾病急症

角膜炎是指角膜防御能力减弱时，外界或内源性致病因素引起的角膜组织的炎症。角膜炎是角膜病中最常见的疾病。

（一）病因、病理

1. 病因

(1) 感染源性：① 细菌性：常见致病菌为表皮葡萄球菌、绿脓杆菌、金黄色葡萄球菌。② 真菌感染：多见镰刀菌，其次为曲霉菌。③ 单疱病毒感染。④ 棘阿米巴感染，多见于接触镜佩戴者。

(2) 内源性：见于自身免疫性疾病，如类风湿性关节炎，全身疾病如梅毒、结核等。

(3) 局部蔓延：见于巩膜炎、虹膜睫状体炎。

2. 病理　角膜炎的致病原因不同，但病理过程相似。当致病因子侵入角膜，可致角膜缘充血、炎性渗出及炎症细胞侵入透明角膜，出现睫状充血、角膜混浊水肿等临床征象，患者有黑蒙、畏光、流泪、疼痛和眼睑痉挛等刺激症状。如炎症不能控制，角膜基质溶解变薄可形成溃疡，严重者可致角膜穿孔，眼内容物脱出，形成角膜瘘或眼内感染，视力明显下降甚至失明。

（二）诊断要点

1. 相关病史　单疱病毒性角膜炎常有呼吸道感染病史及既往发作，真菌性角膜炎与植物外伤有关，棘阿米巴感染多见于角膜接触镜佩戴者。

2. 临床表现　眼部刺激症状，畏光、流泪、疼痛、眼睑痉挛，患眼有睫状充血、角膜浸润、混浊、水肿或溃疡形成。

3. 实验室检查　溃疡组织刮片进行细胞学及微生物学检查，确定病因，必要时可行病毒、衣原体及棘阿米巴原虫分离。病原微生物培养和药敏试验有助于明确诊断及指导治疗。

（三）治疗原则

积极控制感染，减轻组织炎症反应，促进溃疡愈合，减少瘢痕形成，维护视功能。以局部治疗为主，必要时可全身用药。

1. 病因治疗 选用敏感的抗生素治疗细菌性角膜炎，必要时根据药敏试验选择用药；真菌性角膜炎应用抗真菌类药物；单疱病毒性角膜炎宜选用抗病毒类药物，严重病例和全身病合并角膜炎者应全身用药。

2. 扩瞳药物 根据病情选用1%阿托品眼液和眼膏(儿童)滴眼，或托吡卡胺眼药水滴眼。

3. 糖皮质激素的应用 角膜基质炎确定角膜无溃疡的情况下可局部应用。

4. 角膜移植 治疗无效角膜穿孔或濒临穿孔的患者或确诊为棘阿米巴性角膜炎的患者，可行治疗性部分穿透性角膜移植，术后应继续病因治疗。

三、葡萄膜疾病急症

(一) 急性前葡萄膜炎

急性前葡萄膜炎指虹膜、睫状体的急性炎症。长期炎症易引起继发性青光眼、并发性白内障、眼球萎缩等。

1. 病因、病理

(1) 感染和刺激

① 外源性感染：眼球穿孔伤、手术创伤、角膜溃疡后，病原微生物有机会进入眼内，引起葡萄膜炎性反应。

② 继发性感染：由角膜、巩膜和视神经视网膜炎症的影响，均可引起葡萄膜炎。

③ 内源性感染：身体其他部位病变经血行转移而来，如败血症、口腔或鼻旁窦炎症；病原微生物直接侵犯，如结核、病毒和寄生虫等亦可致葡萄膜炎。

(2) 抗原-抗体反应：由于外源性或内源性抗原对全身免疫系统的刺激，引起眼部抗原-抗体反应，表现出免疫源性葡萄膜炎。与病灶感染或结缔组织病(类风湿性关节炎、全身性红斑狼疮、血清病等)有关。

近年来，葡萄膜炎自身免疫学说及其有关研究已成为眼科免疫学领域中最活跃的课题。有关的抗原有三种：① 葡萄膜组织抗原；② 晶体抗原；③ 视网膜可溶性抗原(即S-抗原)；④ 免疫复合物(IC)和人类白细胞抗原(HLA)。

(3) 非感染性疾病：如中枢神经系统疾病、皮肤病、糖尿病等引起。

(4) 原因不明：目前认为虹膜组织是眼内产生前列腺素(PGs)的主要场所。前部葡萄膜炎时，大量PGs引起血管扩张，渗透性增加。

2. 诊断要点

(1) 有眼部刺激症状、视力下降。

(2) 裂隙灯检查见睫状体充血，房水混浊，KP，虹膜纹理不清，瞳孔缩小而虹膜后粘连，瞳孔缘结节，瞳孔闭锁。

(3) 临床表现

① 症状：a. 自觉怕光，眼痛，头痛。b. 视力减退：多因角膜内皮水肿、沉降物、房水混浊或渗出物遮挡瞳孔，影响光线透入。

② 体征：a. 睫状充血。b. 房水混浊：炎症使局部血管扩张，通透性增加，血浆中蛋白、纤维蛋白和炎症细胞进入房水，使房水呈混悬液样混浊。Tyndall氏现象(+)。有时可见前房积脓(hypopyon)。c. 角膜后沉降物(keratic precipitates)：简称KP，房水中的细胞和

色素受温差的影响沉淀于角膜内皮后表面，在下半部构成三角形排列，即 KP。KP 的形态可呈白色尘埃状、羊脂状等。d. 虹膜纹理不清。e. 瞳孔缩小：这是急性虹膜睫状体炎的主要特征之一。f. 虹膜后粘连。g. 眼压：病程早期炎症影响睫状突的分泌可有短暂低眼压。有时因房水黏稠，排出速率下降，眼压可呈短期增高。

3. 治疗原则

(1) 散瞳：散瞳为治疗虹膜睫状体炎的首要措施，对预后至关重要。瞳孔散大可使痉挛的瞳孔括约肌、睫状肌麻痹，改善循环，减轻疼痛，防止虹膜后粘连，利于病情恢复。常用 0.5%托吡卡胺眼液、1%阿托品眼液点眼。若瞳孔散大不充分，可于球结膜下注射散瞳合剂(含 1%阿托品、4%可卡因、0.1%肾上腺素等量)0.2～0.3 ml。遇老年人、浅前房者须排除青光眼。

(2) 皮质类固醇：具有较强的抗炎作用，轻症者多局部用药，亦可球结膜下注射，重症者采用全身给药。

(3) 非激素类抗炎药物：常用吲哚美辛 25 mg 口服。

(4) 免疫抑制剂：重症或炎症向后部葡萄膜蔓延时，用环磷酰胺能较强地抑制抗体产生。转移因子、干扰素、左旋咪唑、环孢霉素 A 亦较常用。

(5) 抗生素。

(6) 理疗：热敷，每日 2 次；1%乙基吗啡点眼，超短波考地松离子导入均可改善局部血运，减轻疼痛。

(7) 遮光：戴有色眼镜，避免强光刺激瞳孔，减少疼痛。

(8) 选择性使用普罗碘胺、碘化钾、糜蛋白酶、透明质酸酶，可能促进炎症吸收。

(二) 交感性眼炎

交感性眼炎(sympathetic ophthalmia)是一眼遭受穿通性眼外伤后引起的非化脓性葡萄膜炎。健眼的葡萄膜也发生同样性质的急性弥漫性炎症——慢性肉芽肿性葡萄膜炎。受伤眼称为刺激眼，未受伤眼称为交感眼，交感性眼炎为其总称。

1. 病因、病理　病因不明，现认为其发病与免疫因素有关。即有感染和自本免疫两种学说。

(1) 感染学说：包括细菌感染说和病毒感染说。穿孔性外伤后，细菌感染经血行或视交叉脑脊液而从一眼转至另一眼，但未能找到确切的病原体。病毒在激惹免疫反应方面可能起佐剂作用。

(2) 免疫学说：眼球穿通伤提供眼内抗原到达局部淋巴结的机会，使眼内组织抗原能接触淋巴系统而引起自体免疫反应。

交感性眼炎最危险的时间是受伤后 4～8 周。特别是伤及睫状体或伤口内有葡萄膜嵌顿，或眼内有异物更容易发生。

2. 诊断要点

(1) 有眼球穿通伤史及双眼炎症反应。

(2) 临床表现

① 刺激眼：眼球受伤后伤口愈合不良，或愈合后炎症持续不退，顽固性睫状充血，同时出现急性刺激症状，眼底后极部水肿，视盘充血，角膜后有羊脂状 KP，房水混浊，虹膜变厚

发暗。

② 交感眼:起初有轻微的自觉症状,眼痛、畏光、流泪、视力模糊,刺激症状逐渐明显,轻度睫状充血,房水混浊,细小 KP,随着病情发展出现成形性炎症反应,虹膜纹理不清,瞳孔缩小而虹膜后粘连,瞳孔缘结节、瞳孔闭锁,玻璃体混浊,视盘充血、水肿。周边部脉络膜可见细小黄白色类似玻璃膜疣样病灶,逐渐融合扩大,并散布到整个脉络膜,恢复期后眼底遗留色素沉着、色素脱色和色素紊乱,眼底可能出现晚霞样"夕阳红"。当交感眼出现 KP 前房和前部玻璃体有浮游物和闪辉时,即可考虑交感性眼炎的发生。

(3) 把已经失明的刺激眼摘除后可作病理学检查进一步确诊。

3. 治疗

(1) 治疗原则　一经诊断,及时散瞳,控制炎症,进行综合治疗。

(2) 首选药物为大量皮质类固醇,待炎症消退后仍应持续用维持量数月,切不可随便停用,或提前减少其药量。

(3) 激素治疗或不能继续应用者,可用免疫抑制剂如福可宁或环磷酰胺等。

(4) 局部和全身应用抗生素及辅助治疗。

(5) 刺激眼经过早期积极治疗,视力已完全丧失者应早期摘除。若有恢复视力的可能,仍应积极抢救双眼。

(6) 一般应随诊 3 年以上。其间要每年随访一次。

(三) 急性视网膜坏死综合征

本病发病急,治疗难度大,预后较差,以视网膜动脉炎、视网膜坏死及严重葡萄膜炎为其特征。约 50%～70%的病例在起病 1～2 个月后发生多孔性视网膜脱离。病情有轻重,重者视网膜大片坏死,无数大小裂孔,视网膜形同破布或渔网,最终眼球萎缩,约 1/3 患者完全失明,预后极差。轻症者及时治疗预后尚好。

1. 病因、病理　多数学者认为本病与病毒感染有关,现已确认的有水痘带状疱疹病毒或单纯疱疹病毒。

2. 诊断要点

(1) 起病急,常见于健康青年男性,8～89 岁均见发病。

(2) 严重葡萄膜炎。

(3) 全视网膜动脉周围炎。

(4) 眼底周边大量渗出。

(5) 晚期发生视网膜多裂孔及视网膜脱离,形似碎布片。

3. 治疗原则

(1) 治疗葡萄膜炎同上,并同时加用抗病毒药物。静脉点滴阿昔洛韦及地塞米松,必要时可考虑应用干扰素。

(2) 激光治疗:早期光凝病原后缘,防止视网膜脱离。

(3) 一般支持疗法。

(4) 手术治疗:发生视网膜脱离时采用玻璃体切割和视网膜脱离环扎术。

四、视网膜疾病急症

(一) 视网膜动脉阻塞

视网膜中央动脉及其分支属于末梢动脉,除了视网膜睫状动脉以外,它是供应视网膜内层营养的唯一血管,血液供给障碍可导致视网膜缺血缺氧,严重损害视功能。故应早期诊断,立即抢救。如果视网膜睫状动脉未累及时,尚可保留一定的中心视力。

1. 病因、病理

(1) 血管痉挛:临床上产生典型的一时性黑蒙(amaurosis fugax)。常见于年轻人、高血压和肾脏病的老年人。

(2) 栓塞:罕见,一般发生于颞上分支。

(3) 动脉内血栓形成:动脉硬化、增殖性动脉内膜炎使视网膜动脉管壁增厚,管腔变窄,当血液流经狭窄的管腔时,受粗糙内膜表面摩擦,随时可使纤维蛋白凝集造成血栓。

(4) 其他:如外伤、手术、寄生虫和肿瘤等以及眼球后麻醉时球后出血,可引起视网膜中央动脉阻塞。

2. 诊断要点

(1) 临床表现:先发生血管痉挛,患者有一过性黑蒙,为时几秒钟或几分钟。随后出现动脉阻塞。

症状:视网膜中央动脉阻塞表现为视力全部丧失,分支动脉阻塞表现为所供应的视网膜相对应的视野缺损,阻塞时间很短者,视力和视野缺损可以部分恢复。

眼底表现:

① 阻塞超过几分钟之后,眼底将出现贫血性坏死。中央动脉阻塞时,视盘色白,边缘模糊,视网膜后极部呈弥漫性乳白色水肿。阻塞位于分支时,其供应区水肿发白。

② 黄斑区因视网膜组织单薄,脉络膜毛细血管层透露呈现"樱桃红斑",为本病的典型体征。如在视盘颞侧有睫状视网膜动脉,则在视盘与黄斑区之间出现舌状红色区,中心视力可有部分保留。

③ 动脉成细线条状,持久者,动脉可有白色鞘膜伴随。一般 2 周后视网膜水肿消退,但视网膜动脉细小如线,视盘更为苍白,视力不能恢复。

(2) 荧光血管造影表现:① 中央动脉阻塞时,动脉无灌注;分支动脉阻塞时,血流在分支的某一点中断或逆行充盈,后期阻塞点具有强荧光。② 视网膜动脉充盈迟缓。③ 黄斑周围动脉小分支无灌注。数日后造影可见动脉血流重新出现。

根据临床表现和眼底荧光血管造影即可诊断。

3. 治疗原则　必须争分夺秒地紧急抢救,以解除血管痉挛和使动脉内的栓子冲到较小的分支,缩小视网膜受损范围。

(1) 血管扩张剂,如吸入亚硝酸异戊酯;含化硝酸甘油片;球后注射普鲁卡因、乙酰胆碱或妥拉苏林。

(2) 可反复按摩眼球或行前房穿刺,以期降低眼压,促使血管扩张。

(3) 可试用高压氧治疗(5%CO_2、95%O_2,减少组织缺氧)。

(4) 近年来有用链激酶、尿激酶或纤溶酶,以溶解血栓者。

(二) 视网膜脱离

视网膜脱离(retinal detachment)是视网膜的神经上皮层与色素上皮层的分离。按病因可分为孔源性、牵拉性和渗出性视网膜脱离。渗出性视网膜脱离可发生在眼内的严重炎症、眼部或全身循环障碍、脉络膜或眶部肿瘤等,视网膜多无裂孔,病因控制后,脱离的视网膜多可复位。现将孔源性视网膜脱离介绍如下。

1. 病因、病理　本病多见于中年或老年人。

(1) 多数有近视，双眼可先后发病。有视网膜周边部的格子状和囊样变性，玻璃体液化变性和视网膜粘连。

(2) 玻璃体对视网膜的牵引。

2. 诊断要点

(1) 临床表现

症状：在视网膜脱离对侧视野中出现云雾状阴影。如果发生黄斑区脱离时，中心视力下降。脱离之前往往有先兆症状，在眼球运动时出现闪光。由于玻璃体混浊，视野内常有黑影飘动。

① 眼底表现：可见脱离区的视网膜失去正常的红色反光而呈灰色或青灰色隆起，如山岗起伏，表面有暗红色的血管爬行。

② 在视网膜脱离中常可发现裂孔。裂孔呈红色，裂孔的大小及数目不等。可为圆形或马蹄形裂孔，也有条纹状。

③ 病程进展快慢不一。如果不治疗，将引起视网膜全脱离、玻璃体混浊、瞳孔闭锁、并发性白内障、继发性青光眼或眼球萎缩。

(2) 根据临床表现即可诊断。

3. 治疗原则

(1) 手术治疗：该病首选手术治疗，手术方法较多，可采用巩膜外冷凝合并放出视网膜下液体法、巩膜外加压术及环扎术等方法。复杂病例需同时进行玻璃体手术。

(2) 一般治疗：严格卧床休息，避免一切外伤和剧烈运动。

(3) 药物治疗：散瞳、能量合剂等。

(4) 激光治疗：作为预防性治疗及手术治疗后的补充治疗。

五、青光眼急症

青光眼是一组以特征性视神经萎缩和视野缺损为共同特征的疾病，病理性眼压增高是其主要危险因素之一。急性闭角性青光眼是一种以眼压急剧升高并伴有相应症状和眼前段组织改变为特征的眼病。

(一) 病因、病理

急性闭角性青光眼的病因尚未充分阐明，瞳孔阻滞、周边虹膜异常肥厚堆积、睫状体前位移是急性闭角性青光眼房角关闭、眼压骤增的发病因素。情绪激动、暗室停留时间过长、局部或全身使用抗胆碱类药物、长时间阅读、疲劳和外伤、疼痛均为本病的常见诱因。

患者眼球局部的解剖结构异常如：眼轴较短，角膜较小，前房浅，房角狭窄，晶状体较厚、位置相对靠前，瞳孔缘与晶状体前表面接触紧密，房角通过瞳孔时阻力增加，后房房水积聚，压力相对高于前房，并推挤虹膜向前膨隆，前房角进一步变窄。虹膜与小梁网接触导致房角关闭、眼压急剧升高，引起急性发作。出现患眼剧痛、角膜水肿、瞳孔散大、眼压升高等临床征象，并可留下角膜后色素沉着、扇形虹膜萎缩和晶体前囊下青光眼斑等后遗症。

(二) 诊断要点

1. 病史　可有小发作史，如一过性虹视、视蒙、眼胀等。

2. 症状　剧烈疼痛、眼痛、畏光、流泪、视力严重减退。可伴有恶心、呕吐等全身症状。

3. 眼部表现　检查可发现眼睑水肿、混合性充血，角膜上皮水肿，前房极浅，瞳孔中等度散大，常呈纵椭圆形，眼压常高于 50 mmHg。

4. 房角镜检查　房角狭窄，完全关闭，眼底可见动脉搏动。

（三）治疗原则

基本原则是积极控制眼压，在眼压降低炎症反应控制后进行抗青光眼手术治疗。

1. 缩小瞳孔　1%毛果芸香碱每 5 min 滴眼一次共 3 次，然后 30 min 一次共 4 次，再然后 1 h 一次，通过缩瞳使周边前房开放。

2. 降低眼压　全身使用高渗剂，如 20%甘露醇静脉快速点滴，碳酸酐酶抑制剂如 Diamox。每次 25 mg，每日 3 次，首剂加倍，局部滴用 β-受体阻滞剂如 0.25%Timdol 或 2%美开朗，迅速降低眼压。

3. 辅助治疗　局部滴用糖皮质激素眼液，以减轻充血和虹膜炎症反应。

4. 手术治疗　房角开放或粘连范围<1/3 周，眼压稳定在 21 mmHg 以下者，可作周边虹膜切除术或激光虹膜切开术，房角广泛粘连者应作滤过性手术。

六、视神经疾病急症

（一）视盘视网膜炎

严重的视盘炎波及视网膜者，称为视盘视网膜炎(papilla retinitis)。

1. 病因、病理

(1) 局部病灶感染

① 内炎症：常见于视网膜脉络膜炎、葡萄膜炎和交感性眼炎，均可向视盘蔓延，引起球内视神经炎。

② 近组织炎症：如鼻窦炎可引起视神经炎。

③ 病灶感染：如扁桃体炎和龋齿等也可以引起。

(2) 全身传染性疾病：常见于病毒感染，如流行性感冒、带状疱疹、麻疹和腮腺炎等，亦可见于细菌感染，如肺炎、脑炎、脑膜炎和结核等。

(3) 代谢障碍和中毒：前者如糖尿病、恶性贫血、维生素 B_1 或维生素 B_{12} 缺乏；后者如烟、酒、甲醇、铅、砷、奎宁和许多药物等。

(4) 脱髓鞘病(demyelinating diseases)

① 散在性硬化症(multiple sclerosis)：本病又名多发性硬化症，临床表现为反复发作的球后视神经炎症状。

② 周围轴性弥漫性脑炎(diffuse sclerosis)：本病又叫 Schilder 病，多见于小儿患者，病变局限于白质。临床症状依损害部位不同而异，如枕叶受累可出现大脑皮质盲，视路受损可出现视野缺损，视神经被波及时出现视神经炎。

③ 视神经脊髓炎(neuromyelitis optica)：本病又名 Devic 病，病变仅局限于视神经和脊髓，如视神经炎，多为双侧性，有视神经炎症状，如脊髓炎，可出现双下肢运动和感觉障碍，并逐渐上升，导致排尿障碍，四肢麻痹和呼吸困难，甚至死亡。

2. 诊断要点

(1) 临床表现

① 视力减退：为本病特有症状之一，多为单眼，亦有双眼者。视力开始急剧下降，一般迅速而严重，可在数小时或数日内成为全盲，但视网膜电流图正常。可在眼底出现变性之前，视力就明显减退。

② 眼球转动时眼球后部牵引性疼痛，眶深部压痛。

③ 视野改变：为本病重要体征之一，多为中央暗点或傍中央暗点，有时出现周边视野呈向心性缩小或楔形缺损，如视盘水肿明显可出现生理盲点扩大。

④ 瞳孔改变：瞳孔散大，直接对光反应减弱或消失，持续光照病眼瞳孔，开始缩小，续而自动扩大，或在自然光线下，遮盖健眼，病眼瞳孔开大，遮盖病眼，健眼瞳孔不变，叫Gunn氏现象。

(2) 眼底检查：视盘呈现充血水肿，边缘不清，静脉中度充盈，生理凹陷消失，高起一般不超过2屈光度，视盘内可有出血和渗出物，邻近视网膜较广泛的出血、渗出及水肿，可累及黄斑区。后部玻璃体尘埃状混浊，如治疗不及时，可发生继发性视神经萎缩。

3. 治疗原则

(1) 病因治疗：应积极找出病因，除去病灶。

(2) 皮质激素治疗：早期控制炎性反应，避免视神经纤维受累。可口服泼尼松、泼尼松龙和地塞米松；严重者可静脉滴注促肾上腺皮质激素(ACTH)。

(3) 血管扩张剂：球后注射妥拉苏林或口服妥拉苏林、烟酸等。

(4) 神经营养类药物：维生素 B_1 100 mg 和维生素 B_{12} 100 μg 肌内注射，每日1次，还可用三磷酸腺苷(ATP)20 mg 肌注，每日1次；弥可保 500 μg 静脉推注。

(5) 高压氧治疗。

(6) 抗感染治疗：如有感染情况，可使用抗生素。

(7) 中药及针灸疗法。

（二）球后视神经炎

球后视神经炎指炎症病变表现在球后视神经。

1. 病因、病理　同视盘视网膜炎病因。

2. 诊断要点

(1) 临床表现

① 视力减退：为本病特有症状之一，视力减退程度可轻可重。

② 眼眶深部疼痛，眼球转动时加剧。

③ 视野改变：轴性视神经炎为中央暗点或傍中央暗点，视神经周围炎出现周边视野呈向心性缩小，横断性球后视神经炎为完全失明，视交叉视神经炎为偏盲、偏盲性中心暗点。

④ 瞳孔改变：同视盘视网膜炎。

(2) 眼底检查：早期眼底正常，如治疗不及时，可发生继发性视神经萎缩。

3. 治疗原则　一般如及时治疗，多可恢复一定视力，甚至完全恢复正常，否则可导致继发性视神经萎缩。

具体治疗见视盘视网膜炎。

（三）中毒性视神经病变

中毒性视神经病变是由于化学物质(包括医用药物)中毒而引起视神经损害及视功能

障碍，眼部表现往往是全身中毒的一个部分。视网膜神经节细胞及视神经纤维是最常受累的部位。

1. 病因、病理

(1) 多见于过度饮酒或吸烟的患者；

(2) 铅，甲醇，氰化物，苯胺，一氧化碳等化学物质；

(3) 氯霉素，洋地黄，乙胺丁醇，奎宁，氯喹等医用药物；

(4) 动物、植物类如毒虫，毒蛇等；

(5) 一些霉变食物如霉变花生、甘蔗等。

2. 诊断原则

(1) 临床表现

① 有中毒性药物、食物、化学物质接触或食用史。

② 视力减退：轻重程度不一，重者可致失明。

③ 视野改变：多为中央暗点或旁中央暗点，有时出现周边视野呈向心性缩小或楔形缺损，可出现生理盲点扩大。

④ 瞳孔改变：瞳孔散大，直接对光反应减弱或消失。

(2) 眼底检查：视盘可出现充血水肿，边缘不清，静脉充盈，视网膜见点片状出血、渗出及水肿。有的患者可表现为球后视神经炎表现，眼底正常。晚期可发生继发性视神经萎缩。

3. 治疗原则

(1) 尽快去除未吸收的毒性物质，如洗胃、催吐、导泻、清洗皮肤、脱离中毒现场等。

(2) 加速毒性物质的排出，如利尿剂、输液等。

(3) 阻滞毒性物质的吸收：应用中和剂解毒、氧化剂、吸着剂、胃黏膜保护剂、沉淀剂等。

(4) 解毒剂的应用：如二巯丙醇、依地酸钙钠、青霉胺用于金属类物质中毒。

(5) 神经营养剂和B族维生素的使用：维生素 B_1 100 mg 和维生素 B_{12} 100 μg 肌内注射，每日1次。还可用三磷酸腺苷(ATP)20 mg 肌注，每日1次；弥可保 500 μg 静脉推注。

(6) 皮质激素治疗：早期控制炎性反应，避免视神经纤维受累。可口服泼尼松、泼尼松龙和地塞米松；严重者可静脉滴注促肾上腺皮质激素(ACTH)。

(7) 血管扩张剂：球后注射妥拉苏林或口服妥拉苏林、烟酸等。

(8) 高压氧治疗。

七、眼眶疾病急症(眶蜂窝织炎)

眶蜂窝组织炎(orbital cellulitis)为眶内软组织的一种急性化脓性炎症，甚至可引起脑膜炎或海绵窦血栓形成而危及生命。

(一) 病因

1. 邻近病灶感染，如副鼻窦炎(以筛窦为最)、上颌骨骨髓炎、眶骨膜炎、急性泪囊炎、面部丹毒、疖肿或口腔病灶等。

2. 眶、面部外伤或手术后感染。

3. 由急性传染病或败血症、菌血症而引起。

（二）临床表现

1. 全身症状　可出现恶寒、高热、头痛、恶心、呕吐、衰竭、白细胞增加，甚至发生谵妄、昏迷、惊厥及脉搏缓慢等。

2. 局部症状

（1）眼睑红肿热痛，且压痛广泛，表面隐约可见扩张的静脉血管网。球结膜高度水肿，甚至突出于睑裂之外。

（2）眼球向正前方突出，转动受限或完全固定不动。由于眼球突出，可造成暴露性角膜炎。

（3）眼底可见视网膜静脉曲张或血栓形成以及渗出性变化等。

（4）可引起视神经炎和视神经萎缩，使视力受到严重障碍。

本病经过中，有时炎症可自行消退，也可在近眶缘处皮肤面或穹隆部结膜出现脓点，破溃排脓后，症状可逐渐消退，但也可向颅内蔓延而引起海绵窦血栓形成，脑膜炎或脑脓肿而致命。

（三）治疗原则

1. 大量抗生素，必要时配合激素疗法。

2. 卧床休息，补充水分，保持电解质平衡，解热疗法等。

3. 局部热敷或超短波治疗，形成脓肿时，可切开排脓，同时对邻近原发性病灶亦应适当处理。

第十节　耳鼻咽喉科急诊

一、喉、气管、支气管异物

（一）病因、病理

1. 儿童的臼齿尚未萌出，咀嚼能力差，对带核或硬质食物（如花生米、瓜子等）不能完全嚼碎；儿童喉的防御反射功能不健全；儿童自控能力差，喜将玩具或食物含于口中，当哭闹或嬉笑时不慎吸入气道。

2. 成人口含物品（如铁钉、针等）工作，松动的假牙睡眠时未取下，不慎吸入气道。

3. 全麻或昏迷的患者，因吞咽功能不全，可误将异物吸入。

4. 医源性异物　如取鼻腔异物时，异物滑入鼻咽吸入气道。气管切开术后气管滴药时针头不慎脱落进入气道。

（二）诊断要点

1. 病史　异物吸入史是诊断的主要依据。异物一旦进入气道，会立即引起剧烈呛咳、短暂憋气、面色青紫。如果异物史不明确，但有反复发热、咳嗽、肺不张；或突然发生又久治不愈的咳喘，尤其是儿童应高度怀疑呼吸道异物。

2. 临床表现

（1）喉异物：小的异物引起轻度喉阻塞出现喉喘鸣、咳嗽、声嘶、呼吸困难；大的异物可致严重喉阻塞而发生窒息死亡。

(2) 气管异物:阵发性咳嗽、气喘样哮鸣、呼吸困难;活动性异物可在气管前壁摸到撞击感,听到拍击声。

(3) 支气管异物:异物停留在一侧支气管内可引起支气管炎、肺炎、阻塞性肺气肿、阻塞性肺不张、肺脓肿、脓胸等。临床可出现咳嗽、咳痰、喘鸣、发热、气急等。

3. X线检查　可发现不透线异物。对透线异物可通过间接征象如纵隔摆动、肺气肿、肺不张进行判断。

4. 气管、支气管镜检查　既是诊断手段也是治疗手段。

(三) 治疗原则

一旦明确诊断,尽早行内窥镜检查,取出异物。

1. 患者呼吸困难不明显,但有发热或肺炎征象,宜先进行抗炎、对症治疗,体温正常、一般情况好转后,行异物取出术。

2. 已有气胸、气肿的患者,应先治疗气胸、气肿。

3. 喉部异物,呼吸困难严重危及生命,治疗条件有限时,可考虑先行气管切开术,以免发生窒息。

(四) 处理方法

1. Heimlich手法　用于患者情况紧急,远离医院的场所。救护者站立于患者身后,用双臂围绕患者腰部。一手握拳,拳头的拇指侧顶在患者的上腹部,另一手与握拳之手紧握,以突然的快速向上冲力向患者上腹部加压,反复数次,喉部异物可喷向口腔而排出。

2. 直接喉镜取异物　用于喉部异物和气管异物。喉部异物可在直视下取出。气管异物可用喉钳伸入声门下,待患者咳嗽异物向上运动时,迅速夹住异物,注意异物钳不要过深,以免损伤气管隆嵴。

3. 硬质支气管镜取异物　用于已进入一侧支气管的异物,应根据异物的性质、形状、大小和部位,选择合适的支气管镜和异物钳。儿童手术时间应控制在30 min以内,以免引起喉水肿,必要时可分次手术。对于取已经引起一侧肺不张较长时间的异物时,应注意避免异物滑脱,一旦滑脱,异物将会掉进健侧支气管,引起变位性窒息。

4. 纤维支气管镜取异物　用于较小、位置较深、硬质支气管镜不能窥见的异物。

5. 开胸取异物　用于在支气管镜下不能被取出的异物,须请胸外科处理。

6. 气管切开术　用于喉部异物引起窒息危及生命,又缺乏直接喉镜取异物的条件时,行紧急气管切开术,建立人工通道,然后转入有取异物条件的医院。气管或支气管内大而尖锐的异物,估计不能通过声门取出(如带钩的假牙);可能引起变位性窒息的异物,可行气管切开取异物。

二、食管异物

(一) 病因、病理

1. 误咽　进食过快,注意力不集中,未仔细咀嚼。老年人磨牙已脱落,感觉减退。常见异物有鱼刺、鸡骨、假牙等。

2. 儿童自控能力差,将玩具(如钱币等)含于口中。

3. 有意吞咽异物。多见于成人,有自杀倾向者。异物如钥匙、刀片、戒指等。

（二）诊断要点

1. 病史　大多数患者均能说出异物的种类，异物进入的时间。异物进入后即感吞咽困难、吞咽疼痛。应注意询问有无胸痛、吐血、发热等。

2. 间接喉镜检查　食管上段异物可伴梨状窝积液。

3. X线检查　金属异物可直接摄片检查。非显影异物的食道异物可吞服少许钡剂进行透视或摄片。X线检查可了解异物停留的位置，了解食管周围、纵隔、胸腔有无感染的征象，如纵隔增宽、气肿、液平等。

4. 食管镜检查　既是诊断手段，也是治疗手段。有时虽然X线检查阴性，但患者异物史明确，临床症状明显时，应考虑进行食管镜检查。

（三）治疗原则

一旦明确诊断，尽早行食管镜下取异物，以免炎症加重和出现并发症。

1. 硬质食管镜检查　为最常用方法。取异物时应根据异物的大小、形状、位置以及异物与周围组织的关系，选择合适的异物钳和方法。

2. 纤维食管镜检查　用于取某些较小的尖锐异物。

3. 颈侧切开或开胸取异物　经以上方法仍难以取出的较大异物，特别是带钩的假牙，强行取出可能会导致致命的并发症，此时宜行颈侧切开或开胸术。异物已经引起食管穿孔、并发纵隔脓肿时宜开胸取异物。

4. 并发症处理　颈部脓肿、上纵隔脓肿可行颈侧切开引流。食管穿孔、纵隔脓肿、脓胸应请胸外科协作处理。

5. 一般处理　禁食的患者应注意补充水和电解质。当疑有感染时应使用大剂量广谱抗生素。

三、外耳道疖

外耳道疖是外耳道皮肤的局限性化脓性炎症。通常在夏季潮湿的环境下易发生。

（一）病因

1. 皮肤损伤　如挖耳不当，外伤。

2. 外耳道潮湿　如游泳、洗头时脏水进入外耳道，未及时清理，导致细菌滋生。

3. 化脓性中耳炎脓液刺激外耳道。

4. 全身抵抗力下降　如糖尿病。

5. 致病菌　金黄色葡萄球菌、白色葡萄球菌多见。

（二）诊断要点

1. 耳痛，张口咀嚼时加重。

2. 牵拉耳郭或按压耳屏时耳痛加剧。

3. 外耳道软骨部皮肤充血、肿胀，局限性隆起。鼓膜正常。

（三）治疗原则

1. 早期　疖肿尚未成熟时，应用抗生素软膏涂于外耳道肿胀处。局部热敷或作超短波热透。口服抗生素。保持大便通畅。口服具有清热解毒作用的中药。

2. 疖肿成熟期　及时挑破脓头或切开引流。脓液排出后，外耳道滴抗生素耳液。

四、急性化脓性中耳炎

急性化脓性中耳炎是细菌感染引起的中耳黏膜化脓性炎症。

(一) 病因、病理

1. 致病菌　主要致病菌是肺炎葡萄球菌、流感嗜血杆菌、乙型溶血性链球菌、绿脓杆菌、变形杆菌等。

2. 机体抵抗力下降　如营养不良的儿童,有急性呼吸道传染病的儿童,有慢性病的老人等。

3. 感染途径

(1) 咽鼓管途径:急性呼吸道感染,鼻咽部的致病菌经咽鼓管进入鼓室;在不洁的水中游泳,脏水进入鼻咽;鼻炎时,采用了不正确的擤鼻方法或行咽鼓管吹张;婴幼儿哺乳体位不当,如平卧哺乳,乳汁可经咽鼓管流入鼓室。

(2) 外耳道、鼓膜途径:鼓膜外伤后治疗不当;鼓膜穿刺、鼓膜切开未注意无菌操作,外耳道致病菌进入鼓室。

(3) 血行途径:较少。

(二) 诊断要点

1. 鼓膜穿孔前　有搏动性耳痛、耳鸣、听力下降,伴头痛、发热,小儿可出现高热惊厥,或伴呕吐、腹泻、拒乳。检查鼓膜弥漫性充血,标志不清。血白细胞增加,中性粒细胞增加。

2. 鼓膜穿孔后　外耳道流脓,耳痛、头痛减轻,体温逐渐恢复正常。检查见鼓膜紧张部穿孔,如果穿孔小,可见鼓膜上有闪光点。坏死性中耳炎可形成大穿孔。鼓膜及鼓室黏膜充血肿胀逐渐减轻至正常。

3. 并发症诊断　常因鼓膜穿孔小,脓液引流不畅;机体抵抗力差;细菌致病毒性强。当鼓膜穿孔后,患者仍然高热、剧烈耳痛、剧烈头痛,耳流脓量增加或突然减少,乳突部出现充血肿胀等时,应考虑出现并发症的可能。颞骨CT检查有助于明确诊断。

(三) 治疗原则

控制感染,通畅引流,去除病因。

1. 全身治疗　及早应用足量广谱抗生素,务必彻底治愈,以预防并发症或转为慢性。疗程要至症状消退后5天左右。常用药物有青霉素或头孢菌素类,如有条件可根据细菌培养,进行药物敏感试验,选择用药。

2. 局部治疗

(1) 穿孔前:以消炎止痛为主,如2%酚甘油滴耳。如鼓膜隆起膨出,全身症状重,疑有并发症时,可行鼓膜切开术,这将有利于脓液引流和炎症的消退。

(2) 穿孔后:吸尽或搽尽外耳道脓液,耳内滴抗生素水溶液,如0.25%氯霉素滴耳液、氧氟沙星滴耳液等。禁止耳内滴对内耳有毒性的药物,禁止用粉剂。感染控制后,如长期留有鼓膜穿孔,可考虑行鼓膜修补术。

3. 病因治疗　积极治疗上呼吸道炎症,如鼻炎、鼻窦炎等。

五、化脓性中耳炎并发症

(一) 概述

急性或慢性化脓性中耳炎乳突炎,特别是胆脂瘤型中耳乳突炎,可引起颅内和颅外并发症，简称耳源性并发症。耳源性并发症特别是颅内并发症，如诊断不及时或处理不当，可危及患者的生命。由于抗生素的广泛使用和化脓性中耳炎诊断水平的提高，临床表现变得不典型，易引起误诊。颅内并发症的死亡率仍达10%，故应引起高度重视。

1. 病因、病理

(1) 脓液引流不畅：如鼓膜穿孔小，或穿孔被肉芽、胆脂瘤阻塞。

(2) 骨质破坏严重：胆脂瘤最易引起。

(3) 机体抵抗力差。

(4) 致病菌毒力强：常见的是变形杆菌、绿脓杆菌等。

感染可以通过破坏或缺损的骨壁、未闭合的骨缝、解剖薄弱点、中耳与颅内的交通血管等扩散。

2. 诊断要点

(1) 耳源性并发症诊断时应注意：① 中耳炎病史。② 颅外和颅内并发症或数种并发症可同时存在，症状相互掩盖。③ 大量抗生素的应用可使临床症状和体征不典型。④ 中耳炎经过正规治疗后临床症状不见好转，并出现新的症状时，应警惕并发症发生。⑤ 实验室检查如CT、MRI、血液检查、脑脊液检查等有助于鉴别诊断，特别是颅内并发症的诊断。

(2) 临床分类

① 颅外并发症：耳后鼓膜下脓肿、颈深部脓肿、周围性面瘫、迷路炎、岩锥炎。

② 颅内并发症：硬膜外脓肿、硬膜下脓肿、脑膜炎、乙状窦血栓性静脉炎、脑脓肿。

3. 治疗原则

(1) 中耳炎的治疗：乳突单纯凿开术和乳突根治术。

(2) 并发症的治疗：如脓肿切开引流、脓肿穿刺引流、脓肿切除。

(3) 抗生素的应用：应大剂量应用广谱抗生素，如疑有颅内感染应使用能透过血脑屏障的抗生素，疗程要长。

(4) 支持疗法：注意营养、水和电解质的平衡，必要时可输血或血浆。

(5) 对症治疗：有颅内高压可使用脱水剂。

（二）耳后骨膜下脓肿

1. 病因、病理　慢性化脓性中耳乳突炎急性发作或急性融合性乳突炎，乳突腔内蓄积脓液经乳突外侧骨板溃破区流入并聚集于耳后骨膜的下方形成脓肿。

2. 诊断要点

(1) 耳内及耳后疼痛伴头疼、发热。

(2) 耳内近期有流脓增多或减少。

(3) 鼓膜充血，边缘性穿孔。

(4) 耳后肿胀压痛，溃破者耳后可形成瘘管或瘢痕。

(5) 诊断性穿刺可抽到脓液。

(6) CT扫描发现中耳乳突有骨破坏。

3. 治疗原则

(1) 手术治疗

① 急性期：并发急性乳突炎时可先行乳突单纯凿开，引流脓液，感染控制后行乳突根

治术。

② 慢性期：可根据有无其他并发症及听力情况选择乳突根治或伴乳突手术的鼓室成型术。

(2) 非手术治疗　全身应用广谱抗生素。

（三）颈深部脓肿

1. 病因、病理　颈深部脓肿是由于乳突炎致乳突尖内侧骨质破坏，乳突腔内的脓液经此处流入胸锁乳突肌和颈深筋膜中层之间形成脓肿，又称 Bezold 脓肿。

2. 诊断要点

(1) 病史：有化脓性中耳炎急性发作病史。

(2) 患耳的同侧颈上部疼痛、局部肿胀、压痛、运动受限。

(3) 影像学检查示有中耳乳突炎和颈深部脓肿。

(4) 临床分型

① 贝左尔得脓肿：脓液流入胸锁乳突肌内侧。

② Mourtt 脓肿流入二腹肌沟，并可沿二腹肌向咽侧扩散。

3. 治疗原则

(1) 手术治疗：脓肿切开引流术：在相当于脓肿最隆起处沿胸锁乳突肌前缘作切口，长 2 cm，用血管钳经皮下、颈阔肌向深部直达脓腔，放置引流皮片。注意避免损伤颈部大血管。

(2) 乳突手术：应尽早施行乳突单纯凿开或乳突根治术，彻底清除中耳乳突的感染病灶。

(3) 全身应用足量抗生素。

（四）耳源性迷路炎

1. 病因、病理　是由于耳部感染(胆脂瘤或结核性中耳炎)直接侵犯半规管、卵圆窗或圆窗，或外伤后(如颞骨骨折)、中耳乳突手术损伤了内耳致细菌侵袭内耳，导致内耳骨迷路或膜迷路的炎症。

2. 诊断要点

(1) 局限性迷路炎或迷路瘘管

① 具有明确的中耳炎症状和体征。

② 伴有阵发性眩晕、呕心、呕吐，在转动头部、快速转身等体位改变时可诱发以上症状。

③ 眩晕发作时可见自发性眼震，眼震快相向患侧。

④ 鼓气耳镜检查瘘管试验常为阳性，如瘘管被肉芽或结缔组织阻塞可为阴性。

⑤ 听力学检查为传导性或混合性聋。

(2) 浆液性迷路炎

① 具有明确的中耳炎症状和体征。

② 持续性眩晕、恶心、呕吐和平衡障碍。喜卧向患侧，站立时到向健侧。

③ 可见水平眼震，眼震快相向患侧。当迷路病变加重后，快相向健侧。

④ 鼓气耳镜检查瘘管试验常为阳性，如瘘管被肉芽或结缔组织阻塞可为阴性。

⑤ 听力学检查为感音性聋，但未全聋。

(3) 化脓性迷路炎

① 具有明确的中耳炎症状和体征。

② 持续性眩晕、恶心、呕吐和平衡障碍，但较前两型加重，平衡严重失调，无法站立。

③ 可见水平旋转性眼震，眼震快相向健侧。

④ 鼓气耳镜检查瘘管试验阴性，这是因为迷路已被破坏。

⑤ 听力学检查为全聋。

⑥ 严重者感染可经内淋巴管、内听道向颅内扩散。

3. 治疗原则

(1) 全身应用足量抗生素控制中耳乳突炎症。

(2) 手术治疗：彻底治疗中耳病变。

(3) 对症治疗：镇静、止吐、抗眩晕。

（五）局限性迷路炎

1. 非手术治疗　眩晕者应卧床休息，适当使用镇静剂，呕吐严重者可用止吐药，如甲氧氯普胺（胃复安）、维生素 B_6。全身应用足量抗生素，不能进食者应补充水和电解质。

2. 手术治疗　在全身应用抗生素控制感染的同时进行中耳乳突探查，彻底清除病灶（肉芽和胆脂瘤），探查瘘管。大多数瘘管位于外半规管。清除瘘管及周围病灶时需注意较大瘘管表面的胆脂瘤上皮可暂不剥除，以防感染扩散引起化脓性迷路炎，待感染控制后再行瘘管修补。如在剥离瘘管周围病灶时胆脂瘤包囊已一并剥离出，此时可立即取颞肌筋膜覆盖瘘口，并已含有抗生素的明胶海绵固定。如病灶已清除干净，迷路瘘管并非手术禁忌证。

（六）浆液性迷路炎

1. 非手术治疗　眩晕者应绝对卧床休息，使用镇静剂，呕吐严重者可用止吐药，如胃复安、维生素 B_6。全身应用足量抗生素，不能进食者应补充水和电解质，必要时可使用糖皮质激素。

2. 手术治疗　在有急性化脓性感染时可先行单纯乳突凿开，以防感染进一步扩散。感染控制后二期行乳突根治，清除病灶（肉芽和胆脂瘤），探查瘘管。处理同局限性迷路炎。

（七）化脓性迷路炎

非手术治疗同上。由于化脓性迷路炎可引起颅内感染，故应选用可透过血脑屏障的抗生素。加强支持疗法，感染控制后行乳突根治。疑有颅内并发症应急诊行单纯乳突凿开，切开迷路引流，术中切除镫骨底板，去除鼓岬，开放半规管。

（八）硬膜外脓肿

1. 病因、病理　是位于颅骨与硬脑膜之间的脓肿。常见部位为颞叶、小脑的硬脑膜和乙状窦周围。

2. 诊断要点

(1) 中耳炎病史。

(2) 患耳侧头痛和长期不规则低热，并已排除了其他疾病。

(3) 外耳道排出大量脓液后头痛减轻。

(4) 脓肿较大者则有颅内压增高，并出现定位体征。

(5) CT 与核磁共振可见硬膜外占位。

(6) 乳突探测可明确诊断。

3. 治疗原则　立即乳突探查，通畅引流，加强抗感染，防治颅高压。

(1) 手术治疗：行乳突探查术，彻底清除病灶，仔细检查鼓窦天盖、乳突顶、窦脑膜三角和乙状窦骨板，找到与脓腔相通的骨破坏区，去除有病变的骨质，并向周围扩大，直至暴露出正常的硬脑膜。如果骨质无破坏，但骨质疏松或有肉芽，也应磨去天盖和乙状窦骨板进行检查。受脓肿侵犯的硬脑膜常呈白色或紫黑色，或有肉芽，此时将硬脑膜轻推，脓液即溢出，去除周围骨板直至正常硬脑膜暴露。硬脑膜上的肉芽应轻轻剥离，不可用力搔刮，以免损伤硬脑膜至感染扩散，或引起脑脊液漏。感染控制后再行二期乳突根治术。

(2) 使用足量敏感抗生素。

(3) 支持疗法：有颅内高压者应用脱水剂如甘露醇。

（九）乙状窦血栓性静脉炎

1. 病因、病理　是伴有血栓形成的乙状窦静脉炎，是最常见的耳源性颅内并发症，常与其他颅内并发症同时存在。

2. 诊断要点

(1) 当急性化脓性中耳炎患者出现寒战、高热、颈部出现痛性条索状包块时，应考虑本病。病史较长者可伴有贫血、消瘦、萎靡不振。

(2) 眼底检查：常可见视神经盘水肿，视网膜静脉扩张。腰椎测压（Tober-Ayer 试验）：有助于了解乙状窦是否栓塞。血管造影(DSA)：既可了解有无血栓形成，也可了解有无脑脓肿。血培养：在寒战、高热时做血细菌培养可培养到致病菌。CT 检查：可发现乙状窦骨壁有破坏，但若正常也不能排除该病。

(3) 乳突探查术：遇有可疑时，手术中应探查乙状窦骨板，注意有无瘘管、肉芽，乙状窦周围有无脓肿。该方法既是检查手段也是治疗手段。

3. 治疗原则　乳突手术彻底清除中耳病灶，通畅引流，应用大剂量能透过血脑屏障的抗生素控制感染，加强支持疗法。

(1) 手术治疗

① 乳突单纯凿开术：当中耳乳突有急性感染，全身情况差时，可先行乳突单纯凿开引流，术中探查乙状窦，磨去或凿开乙状窦周围骨板，进行引流。感染控制后行二期乳突根治术。

② 乳突扩大根治术：对慢性中耳乳突炎患者，术中在清除中耳乳突病灶后，应探查乙状窦，无论乙状窦有无骨破坏，均应磨开骨壁暴露乙状窦。正常的乙状窦为蓝灰色，柔软有光泽。如果窦壁表面有肉芽或充血、增厚，探之较硬，示窦壁有炎症，应将周围骨壁去除，直至暴露出正常的窦壁。窦壁的肉芽不宜搔刮，以免撕裂乙状窦壁致感染扩散。疑有血栓时可行穿刺，有血抽出，说明乙状窦内无血流通畅，不必处理。如穿刺无血液，说明有血栓形成，但患者无败血症表现，可不做处理，密切观察病情变化。

③ 乙状窦切开术：当乙状窦血栓形成伴有败血症时，或乙状窦有脓肿时，可考虑切开乙状窦，取出感染的血栓。切开窦壁前，应暴露出上下两端正常的窦壁，用碘仿纱条将窦

壁压迫闭塞窦腔，阻断血流，然后切开窦壁取出感染的栓子。

④ 颈内静脉结扎术：如经上述处理脓毒败血症症状无减轻，颈部压痛明显，并出现转移性脓肿时，如肺脓肿等，可考虑行患侧颈静脉结扎。自使用抗生素以来，需结扎颈静脉的患者已很少。有颅内高压征的患者，结扎颈内静脉可加重颅内高压，增加脑疝的危险，故应慎重。

(2) 非手术治疗

① 抗感染：手术前后均应用大剂量能透过血脑屏障的抗生素。

② 支持疗法：由于患者病程长，高热、大汗、贫血等，应注意加强营养，注意水和电解质平衡，必要时可给予少量多次输血。有颅内高压的患者应用20%甘露醇进行脱水治疗。

（十）耳源性脑膜炎

1. 病因、病理　是一种细菌性脑膜炎，占耳源性颅内并发症的25%，是常见的化脓性中耳炎并发症。

2. 诊断要点　有化脓性中耳炎急性发作病史，有持续性头痛、发热、喷射状呕吐、意识障碍，出现病理征阳性，脑脊液检查糖含量减少，诊断可以确定。

3. 治疗原则　大剂量能透过血脑屏障的抗生素控制感染，及时行乳突凿开术，清除病灶，通畅引流。

(1) 一般治疗：卧床休息，高营养流质饮食。注意水和电解质平衡。

(2) 药物治疗

① 抗生素：选择能透过血脑屏障的抗生素，大剂量、联合用药，或结合细菌培养和药敏选择抗生素。如青霉素与氯霉素合用，使用氯霉素时应注意血象变化，以防抑制骨髓造血功能。第三代头孢菌素类药物，大多数能透过血脑屏障，对球菌和杆菌均有杀灭作用，是很好的可选择药物。抗生素使用疗程：在脑膜炎症状消失，体温恢复正常后，仍需继续用药1周。

② 激素：在脑膜炎的早期，与抗生素同时使用，可减轻脑水肿，减少炎性渗出，减少后遗症的发生率，降低死亡率。通常使用地塞米松10 mg/d，连用3～5日。

③ 脱水剂：有颅内高压者，可使用20%甘露醇250 ml和50%葡萄糖40 ml交替静脉点滴。

(3) 手术治疗：在使用抗生素控制感染的同时，尽早行乳突凿开术，清除中耳乳突病灶，术中探查天盖、乙状窦和窦脑膜三角处骨质，暴露硬脑膜，探查硬脑膜有无病变。在感染控制后行乳突根治术。

（十一）耳源性脑脓肿

1. 病因、病理　是耳源性并发症中最严重的疾病。大多数(80%)由慢性化脓性中耳炎引起。常见脓肿部位在颞叶和小脑。致病菌为变形杆菌、绿脓杆菌、溶血性链球菌和肺炎球菌，少数为厌氧菌。耳源性脑脓肿占所有脑脓肿的50%～70%。

2. 诊断要点

(1) 有中耳炎病史，耳流脓突然增多或减少。

(2) 临床分型和诊断：脑脓肿在早期往往无特异性体征，如同时伴有其他颅内并发症，则诊断较困难。当有典型定位体征，并结合头颅CT检查，诊断方可确定。

① 起病期：常有化脓性中耳炎急性发作史。出现发热、头痛、恶心、呕吐等。持续数日。

② 潜伏期：可持续 10 日至数周不等。无特异性临床表现。可有嗜睡、反应淡漠、轻度头痛、低热等。

③ 显症期：此时脓肿已形成，并逐渐增大。

a. 中毒症状：如发热，或低热，或体温低于正常。表情淡漠、少语、行为异常，面色苍白，全身无力，相对缓脉。严重者可出现昏迷。

b. 颅内高压征：持续性头痛，喷射性呕吐，视神经盘水肿。

定位体征：

颞叶脓肿：失语症：如命名性失语、运动性失语、感觉性失语。对侧肢体偏瘫。对侧中枢性面瘫。对侧肢体强直性痉挛。同侧视野偏盲。

小脑脓肿：同侧肌张力减弱，共济失调，辨距不良，语言障碍，水平旋转性眼震。

④ 终期：脑脓肿破裂或脑疝。患者突然出现头痛、呕吐、抽搐，呼吸紊乱，昏迷，瞳孔散大，呼吸心跳停止，直至死亡。

(3) 实验室检查：CT 和 MRI 可明确脓肿的位置、大小、数目，包膜有无形成，脑室有无受压等情况。对脑脓肿早期诊断具有重要的意义。

当脑脓肿形成出现定位体征，诊断并不困难。困难的是如何做出早期诊断。临床上有很多患者并无定位体征。定期复查头颅 CT 是目前最行之有效的辅助手段。选择进行脑 CT 的时机宜在发病后 10 日左右即潜伏期进行。以后可根据病情进展情况定期复查 CT，这有助于了解脓肿形成演变过程，选择手术时机，确定治疗方案。

3. 治疗原则　脓肿尚未形成前，积极控制感染，治疗中耳炎，清除中耳病灶。脓肿形成后及时手术。当出现脑疝时应立即行脑脓肿穿刺引流。

(1) 非手术治疗

① 选择能透过血脑屏障的抗生素，大剂量、联合用药。

② 支持疗法：注意营养，少量多次输血。适当控制补液量，使机体处于轻度脱水状态。在不增加脑水肿的情况下，要注意水和电解质平衡，纠正酸中毒。

③ 控制脑水肿：常用 20%甘露醇 250 ml 和 50%葡萄糖 40 ml，静脉点滴，交替使用。早期应用糖皮质激素如地塞米松亦有助于减轻脑水肿。

(2) 手术治疗：包括乳突手术和脑脓肿手术。应根据患者全身情况确定何时行乳突手术。

① 脓肿已形成，患者病情危重，已有脑疝前期表现，应请神经外科急诊行脑脓肿穿刺引流术，待脓肿治愈后，再行乳突根治。

② 患者病情稳定临床上已拟诊脑脓肿，可先处理中耳乳突病灶，根据中耳乳突情况、脓肿的位置，经乳突行脓肿穿刺引流术。术中要注意无菌处理。待脑脓肿治愈后二期进行乳突根治。

③ 颅脑脓肿切除术：适用于脓肿已形成，反复穿刺未愈，多发性脓肿，复发性脑脓肿。

④ 乳突根治术：患者全身情况较好，病情稳定，脑脓肿位置深或多房性，可先行乳突根治，待中耳乳突病灶清除后，再行开颅脓肿切除。

(3) 脑疝的处理:立即快速静滴20%甘露醇250 ml,同时行脑室引流或开颅脓肿引流术。

六、突发性耳聋

突发性耳聋是指突然发生的原因不明的感音神经性聋。

(一) 病因

目前尚不清楚。

1. 内耳循环障碍　凡是能引起血管壁改变、血管内皮病变、血管神经支配失调、血液生化改变的因素均可引起,如高血脂、动脉硬化、糖尿病、自主神经功能紊乱等。

2. 病毒感染　腮腺炎病毒、疱疹病毒、流感病毒等。20%的患者在发病前有上呼吸道感染。

3. 外伤　迷路窗膜破裂、爆震。

4. 自身免疫或过敏　自身产生了抗内耳抗体和致敏淋巴细胞。

5. 肿瘤　如听神经瘤、桥小脑角肿瘤。可能与肿瘤压迫血管有关。

(二) 诊断要点

1. 突然发生的非波动性感音神经性听力损伤,常为中度、重度。多在3日内听力急剧下降。

2. 原因不明。

3. 可伴耳鸣。

4. 可伴眩晕、恶心、呕吐,但不反复发作。

5. 除第Ⅷ颅神经受损外,无其他颅神经受损症状。

(三) 治疗原则

1. 一般治疗　休息,精神放松,保证睡眠。

2. 药物治疗

(1) 改善血液流变学、扩张血管及溶栓剂:如低分子右旋糖酐、曲克芦丁、克栓酶、氟桂利嗪、尼莫地平等。

(2) 糖皮质激素:当疑有炎症或免疫因素时使用。通常10天一个疗程,如成人泼尼松60 mg/d,晨起口服,连续使用3～5日后,逐渐减量。

(3) 维生素类:维生素B类、维生素C等。

(4) 促细胞代谢药:ATP、辅酶A等。

(5) 中医中药:丹参、葛根素等。

3. 混合氧及高压氧治疗。

七、梅尼埃病

梅尼埃病是一种原因不明的,以膜迷路积水为主要病理改变的内耳病。临床特点是发作性眩晕、波动性听力下降、耳鸣、耳胀满感。

(一) 病因

目前尚不明确。

1. 内耳微循环障碍　如高血脂、高血压、动脉硬化、血黏度增加等,引起内耳缺血缺氧,代谢紊乱。

2. 内淋巴生成和吸收失衡　如先天性内淋巴管狭窄、内淋巴囊炎性纤维变性等。

3. 免疫反应　内耳的抗原抗体反应或免疫复合物在内淋巴囊沉积影响了内淋巴液的产生和吸收。

4. 其他　如病毒感染、自主神经功能紊乱、内分泌功能失调、遗传等。

（二）诊断要点

1. 反复发作性的旋转性眩晕，持续 20 min 至数小时，至少发作 2 次以上；常伴恶心、呕吐、平衡障碍。无意识丧失。可伴水平或水平旋转型眼震。

2. 至少一次纯音测听示感音神经性聋。早期低频听力下降，听力可有波动，发作期听力下降。听力下降的程度随发作次数增加而每况愈下，听力严重下降时，将无明显波动。可有重振现象。具备以下一项即可判断为听力损害：① 0.25，0.5，1 kHz 听阈均值较 1，2，3 kHz 听阈均值高 15 dB 或 15 dB 以上；② 0.25，0.5，1，2，3 kHz 患耳听阈均较健耳高 20 dB 以上；③ 0.25，0.5，1，2，3 kHz 平均阈值大于 25 dBHL。

3. 间歇性或持续性耳鸣，眩晕发作前后多有变化。

4. 可有耳胀满感。

5. 排除其他可引起眩晕的疾病。如位置性眩晕、前庭神经炎、药物中毒性眩晕、突发性聋伴眩晕、椎基底动脉供血不足和颅内占位性病变等引起的眩晕。

6. 前庭功能检查　反复多次发作者可能提示患侧前庭功能低下。

7. 甘油试验　方法是用 50% 甘油盐水，按 3 ml/kg 体重计算，空腹顿服，服用前后 3 h 内，每隔 1 h 做一次纯音测听。若患耳在服用甘油后平均听阈提高 15 dB 或以上，则甘油试验阳性。本病患者常为阳性，但在间歇期、已经使用过脱水剂的、听力损害严重的患者结果可为阴性。

（三）治疗原则

由于病因和发病机制不明，目前在发作期多以调节自主神经功能、改善内耳微循环、解除迷路积水为主的药物综合治疗。

1. 一般治疗　卧床休息，选用高蛋白、高维生素、低脂肪、低盐饮食。

2. 药物治疗

(1) 前庭神经抑制剂：如安定、苯海拉明、地芳尼多。

(2) 抗胆碱能药：如 654－2 等。

(3) 血管扩张药：桂利嗪、氟桂利嗪、尼莫地平、中药复方丹参等。

(4) 利尿脱水剂：50% 甘油盐水 20～40 ml 口服，每日 3 次。也可氯噻酮口服。速尿因有耳毒性而不宜使用。

(5) 维持水和电解质平衡：剧烈呕吐不能进食者应补液。

3. 手术　反复发作、眩晕重、药物治疗无效时，可采用内淋巴囊分流、球囊切开、前庭神经切断等手术。

八、鼻出血

（一）病因

1. 局部病因

(1) 鼻外伤：鼻骨、鼻中隔或鼻窦骨折导致鼻黏膜损伤。挖鼻、用力擤鼻、剧烈喷嚏、鼻腔异物等损伤鼻黏膜血管。颅底骨折如损伤筛前动脉或颈内动脉，则出血较剧，甚至危及生命。

(2) 鼻腔和鼻窦炎症：各种鼻腔和鼻窦的非特异性和特异性炎症均可损伤黏膜血管而出血。

(3) 鼻中隔偏曲、穿孔、糜烂是鼻出血的常见原因。

(4) 肿瘤：鼻腔、鼻窦及鼻咽恶性肿瘤溃烂出血。良性肿瘤如鼻腔血管瘤、鼻咽纤维血管瘤可引起大出血。

2. 全身原因

(1) 急性传染病：如流感、出血热、麻疹、疟疾、白喉等发热性疾病。

(2) 心血管疾病：高血压、动脉硬化、充血性心力衰竭等。

(3) 血液病：血友病、血小板减少性紫癜、白血病、再生障碍性贫血等。

(4) 营养障碍及维生素缺乏：维生素 C、维生素 K、维生素 P 或钙缺乏。

(5) 慢性疾病：肝肾功能损害；风湿热。

(6) 中毒：汞、砷、苯、磷等化学性物质可破坏造血系统；长期服用水杨酸类药物可致血凝血酶原减少，引起凝血功能障碍。

(7) 内分泌失调：女性青春期的月经期鼻出血，绝经期或妊娠期的鼻出血。

(8) 气压改变：如登山、潜水或高空飞行。

(二) 诊断要点

1. 诊断出血的原因　详细询问病史，迅速了解出血可能的原因，有无其他伴随症状。了解过去史、家族史。在做止血处理后，须进行进一步的全身检查，如查血常规、凝血功能检测、肝肾功能检查、鼻窦 X 线或 CT 检查等。

2. 诊断出血的部位　用窥鼻器仔细检查鼻腔，查找出血点。儿童及年轻人出血部位多见于鼻腔前部、鼻中隔梨氏区。老年人鼻腔后部、后鼻孔出血的比率稍高。后鼻孔出血常迅速流入咽部从口吐出。儿童不会吐痰，常常误将血咽入胃中，当血在胃中积聚到一定量后刺激胃黏膜引起呕吐，吐出咖啡色液体，这常常导致误诊，应引起重视。

3. 失血量的估计　要根据每次出血的情况、发生的次数、出血持续的时间、出血的速度、患者的年龄、血压、脉搏和一般情况综合而定。当出现面色苍白、头昏、口渴、乏力、脉搏细速、血压正常或偏低时，往往提示患者可能已处于休克前期，如果收缩压低于 10.7 kPa (80 mmHg)，则估计血容量已损失约 1/4。

(三) 治疗原则

止血、补充血容量、抗休克和对因治疗。

1. 一般处理　安慰患者，避免过度紧张。必要时可使用镇静剂。

2. 局部治疗

(1) 局部药物止血：用消毒棉片浸 1%麻黄素或 1∶1 000 肾上腺素少许，填入鼻腔。通常用于鼻腔前部的少量出血。

(2) 化学烧灼、电凝、激光、微波：用于出血较少且反复出血和有固定出血点的患者。

(3) 鼻腔填塞术：主要用于鼻腔出血较剧时。常用的填塞物有凡士林纱条、水囊、碘仿纱条等。填塞物在 48 h 后取出或更换。

(4) 后鼻孔填塞术:用于严重鼻腔后部出血,前鼻腔填塞后仍出血不止。须先做好一个与患者拇指指尖大小相当的锥形纱球,从鼻腔插入导尿管至口咽,将锥形纱球尖端的线系到导尿管上,经口腔引入纱球至鼻咽部,固定线从鼻腔引出,然后行鼻腔填塞术,将固定线系于前鼻孔外的纱布块或硬橡皮管上。填塞物留置时间不超过 3～4 天。填塞期间应注意预防继发感染。

(5) 血管结扎术:用于反复严重大出血,其他方法不能奏效者。可根据出血部位、血供来源选择结扎的血管,如上唇动脉结扎术、上颌动脉结扎术、筛前动脉结扎术、颈外动脉结扎术。

九、急性鼻窦炎

多继发于急性鼻炎,是鼻窦黏膜的化脓性炎症,严重者可累及骨质,以及周围邻近器官,引起严重并发症。

(一) 病因、病理

1. 全身因素　过劳、受凉、营养不良、空气污浊,有慢性病者如糖尿病、贫血,急性传染病后抵抗力下降等诱发本病。

2. 局部因素　鼻中隔偏曲、鼻息肉、异物等阻塞鼻窦的引流和通气;扁桃体炎、腺样体炎、牙根感染等邻近器官的感染;鼻窦骨折或异物射入鼻窦;鼻腔填塞物留置时间过长;气压伤等。

致病菌:常见有肺炎球菌、溶血性链球菌、葡萄球菌、流感杆菌,牙源性感染常伴有厌氧菌感染。

致病菌侵入鼻窦黏膜后引起的病理变化分为:① 卡他期:黏膜短暂贫血继之扩张,充血,上皮水肿,炎性细胞浸润,纤毛运动变慢,炎性渗出增加,分泌物呈黏液性或黏脓性。② 化脓期:黏膜肿胀进一步加重,引起组织缺血,上皮坏死,纤毛脱落,小血管出血,分泌物为脓性或脓血性。③ 并发症期:如果炎症未得到控制,渗出未引流,炎症可侵及骨质或经血道扩散,引起骨髓炎或眶内、颅内并发症。

(二) 诊断要点

1. 急性上颌窦炎　鼻塞、流脓涕;头痛及面颊部痛,特点是上午轻、下午重;发热,全身酸软,乏力等。检查:面颊部或下睑肿胀,压痛,鼻黏膜充血肿胀,中鼻道有脓液。X 线或 CT 可见上颌窦腔呈广泛性模糊,黏膜增厚,或可见液平。血液检查可见白细胞增加,中性粒细胞升高。

2. 急性筛窦炎　儿童多见。常有上呼吸道感染史;头痛为上午轻、下午重;有鼻根部或内眦部痛,并可放射到头顶,常伴有眼胀、畏光流泪;发热,食欲不振。检查:内眦部压痛、眼睑肿胀;鼻黏膜充血,肿胀,中鼻道或嗅沟有脓液。影像学检查:X 线或 CT 扫描示筛窦密度。

3. 急性额窦炎　发热、鼻塞、流脓涕,头痛,前额周期性痛,即清晨起床后开始头痛并逐渐加重,中午疼痛最重,下午渐轻,低头时胀痛加重。检查:额部皮肤充血、肿胀,眶内上角压痛,鼻黏膜充血肿胀,中鼻道前部有脓液。X 线或 CT 扫描示额窦密度增高。

4. 急性蝶窦炎　由于位置较深,发病率较低,常与筛窦炎同时发生,头痛位于顶部或额部剧烈顿痛,鼻咽部脓性分泌物较多,嗅觉差,常伴有记忆力或视力下降。检查:鼻腔后部、嗅沟、蝶筛隐窝有脓性分泌物。CT扫描见蝶窦腔密度增高。

（三）治疗原则

祛除病因，保持鼻腔鼻窦通畅引流，控制感染，预防并发症。

1. 全身治疗　休息，加强营养，头痛剧烈时可使用镇痛剂。加强抗感染，应用大剂量广谱抗生素控制感染。

2. 局部治疗

（1）鼻腔滴减充血剂如1%麻黄素和糖皮质激素。

（2）上颌窦穿刺：应在急性感染控制以后，体温正常，头痛缓解后进行。上颌窦腔内可注入生理盐水冲洗，并可以注入药物。

（3）物理治疗：局部可进行热敷或超短波理疗。

十、鼻源性眶内并发症

（一）病因、病理

1. 鼻腔与眼眶关系极为密切，约60%～80%的眶内并发症起源于鼻窦，额窦和筛窦炎最易引起。常见的眶内并发症有眶壁炎、球后视神经炎、眶内蜂窝织炎。

2. 感染途径

（1）经解剖途径：如骨缝、血管穿过的小管。

（2）手术误伤或外伤致眶壁损伤。

（3）机体抵抗力下降。

（二）诊断要点

1. 眶骨膜下脓肿　① 畏寒，发热，头痛，眼眶痛，视力下降，眼球突出，恶心呕吐。② 眼睑水肿，球结膜水肿，眼球前突，多为单眼，眼球运动障碍。严重时可出现眶尖综合征（眶周皮肤感觉障碍，上睑下垂，眼球固定，复视，失明等），视力减退，视盘水肿，静脉扩张，视神经萎缩。③ 血白细胞升高，中性粒细胞增加。CT扫描见眶缘模糊，眶内容肿胀。

2. 眶内蜂窝织炎　为眶内脂肪与结缔组织炎症，常为溶血性链球菌感染，婴幼儿多见。炎症可沿视神经和血管发展引起脑膜炎和海绵窦炎。

① 眼球突出明显，眼球固定，视力锐减，眼球痛，复视。② 眼睑红肿，暴露性角膜炎，眼睑不能闭合。眼底检查：视神经萎缩，视网膜中央动脉受压迫，视盘水肿，或视网膜出血、栓塞，甚至全眼球炎，视力丧失。③ 高热，乏力，全身症状重。④ 血白细胞升高，中性粒细胞增加。CT扫描见眶内软组织肿胀明显。

3. 球后视神经炎　① 视力下降或失明，头痛，眼眶深部痛。② 瞳孔散大，直接对光反应消失，间接对光反应存在。眼底在早期基本正常。

（三）治疗原则

1. 积极治疗急性鼻窦炎，大剂量应用广谱抗生素，加强鼻腔、鼻窦引流。

2. 手术　如上颌窦穿刺引流术，眶内脓肿已形成者应切开引流，感染控制后行鼻窦炎手术。

十一、鼻源性颅内并发症

（一）病因、病理

鼻源性颅内并发症发生率较低。通常经骨缝、血行、神经周围的间隙进入颅内。可引起硬膜外脓肿、硬膜下脓肿、脑膜炎、脑脓肿、海绵窦血栓性静脉炎。

（二）诊断要点

1. 发病前有急性鼻窦炎或鼻前庭炎病史，继之出现头痛，高热，喷射性呕吐，神志不清，抽搐，昏迷。

2. 常常 2～3 种并发症同时存在，或颅内和眶内并发症同时存在。

3. 额叶的脓肿为大脑的静区，常常定位体征不明显，易误诊。

海绵窦静脉炎由鼻前庭疖引起者多见，死亡率高。临床可见鼻唇部红肿，患侧眼睑鼻根部充血肿胀，眼球突出，睑结膜水肿、淤血，可出现Ⅱ、Ⅲ、Ⅳ、Ⅴ、Ⅵ颅神经麻痹，全身有脓毒败血症表现。

实验室检查：血白细胞增高，脑脊液检查有助于脑膜炎、海绵窦炎的诊断。CT 和 MRI 有助于脑脓肿的诊断。海绵窦血栓性静脉炎血培养可阳性。

（三）治疗原则

1. 全身治疗　大剂量应用能透过血脑屏障的抗生素。

2. 支持疗法　降低颅内压，注意纠正水、电解质平衡紊乱。

3. 手术治疗　应尽早施行鼻窦炎的手术，以利引流。硬脑膜外脓肿者应去除与之相邻的鼻窦脑板，充分引流。硬脑膜下脓肿应切开硬脑膜排出脓液。脑脓肿须请神经外科协助处理。

十二、急性扁桃体炎

是腭扁桃体的急性非特异性炎症。春秋季易发生。

（一）病因、病理

主要致病菌为溶血性链球菌、葡萄球菌、肺炎链球菌、流感杆菌及腺病毒等。正常人咽部及扁桃体隐窝内存留病原体，机体防御能力正常时并不致病，当人体抵抗力下降时，病原体侵入机体而发生炎症。临床上常将急性扁桃体炎分为两类，既急性卡他性和急性化脓性扁桃体炎。

（二）诊断要点

1. 病史　咽痛、发热、畏寒、头痛、食欲减退，小儿可有高热、抽搐。

2. 检查　咽部黏膜充血，扁桃体充血、肿胀，隐窝有黄白脓性渗出物，脓点也可融合成假伪膜，但可擦去，不留出血创面。颌下淋巴结肿大。卡他性扁桃体炎隐窝内无脓性渗出，仅表现为扁桃体充血、肿胀。

3. 实验室检查　血白细胞总数增加，中性粒细胞升高。细菌培养可找到致病菌。

（三）治疗原则

控制感染，预防并发症。

1. 一般治疗　卧床休息，多饮水，加强营养。高热不退者可使用解热镇痛药。

2. 抗感染　首选青霉素类或头孢菌素类抗生素。如果扁桃体Ⅲ度肿大已影响呼吸和进食，可在使用抗生素的同时，酌情使用少量糖皮质激素。抗感染疗程需 7～10 日。

3. 局部治疗　保持口腔清洁，可以用 1∶5 000 的呋喃西林漱口液漱口，或复方氯己定漱口液。

4. 中医中药　具有清热解毒作用的中药如六神丸、牛黄消炎丸等。

十三、扁桃体周围脓肿

为扁桃体周围间隙的急性化脓性炎症。早期为蜂窝织炎，继之成为脓肿。

（一）病因、病理

1. 大多数继发于急性化脓性扁桃体炎，扁桃体上隐窝阻塞、感染、扩散。

2. 继发于扁桃体上方软腭部的 Weber 氏腺体阻塞感染。

3. 致病菌　常见的有溶血性链球菌、葡萄球菌、厌氧菌等。

（二）诊断要点

1. 病史　咽痛、发热超过 4～5 日，进行性一侧咽痛加重，伴吞咽困难。

2. 体征　咽部充血，一侧软腭肿胀、隆起，重者可伴张口困难。前上型脓肿：舌腭弓水肿，扁桃体被推向内下方。后上型脓肿：咽腭弓水肿，扁桃体被推向前下方。常伴颌下淋巴结肿大。

3. 软腭隆起处穿刺抽到脓液。

（三）治疗原则

脓肿形成前，控制感染。脓肿形成后，切开排脓和控制感染。

1. 脓肿形成前　给予足量敏感抗生素，选用青霉素或广谱抗生素控制感染，通常须静脉给药。因吞咽困难，常须注意补充水和电解质。

2. 脓肿形成后

(1) 穿刺抽脓：在 1% 丁卡因黏膜表面麻醉下，用 16～18 号长针头于脓肿隆起处穿刺，穿刺深度一般不能超过 1.5 cm，并注意穿刺方向，以免误伤咽旁间隙内大血管。

(2) 切开排脓：在穿刺抽到脓液的软腭部位，做一弧形小切口，切开黏膜，用长弯血管钳伸入切口内，扩大切口充分引流排脓。前上型脓肿一般在软腭最隆起处切开。后上型在咽腭弓上方纵向切开。术后须每天用血管钳扩创，直至没有脓液为止。全身继续应用抗生素。

3. 扁桃体切除术　本病易复发，故感染控制后 2 周可考虑行扁桃体切除。也有在脓肿刚形成时急诊行扁桃体切除，以免日后瘢痕粘连增加手术难度。手术时机仍有争议。

十四、小儿急性喉炎

好发于 6 个月至 3 岁的儿童。小儿喉炎较成人发病急，病情重，可引起喉梗阻，严重时可致窒息、死亡。这是因为小儿喉部黏膜下组织疏松，炎症时容易发生肿胀；小儿喉腔和声门裂较小，黏膜肿胀时易发生喉梗阻，呼吸困难；小儿咳嗽反射弱，分泌物不易咳出。

（一）病因、病理

常继发于急性鼻炎、咽炎，大多数为病毒引起，最常见为副流感病毒，其次有腺病毒、流感病毒、麻疹病毒等。病毒感染后可继发细菌感染，如金黄色葡萄球菌、乙型链球菌等。也可能是某些急性传染病如流感、肺炎、麻疹、百日咳等的前驱症状。营养不良、抵抗力差的儿童也易发生。

（二）诊断要点

1. 起病急，常在夜间发病，病情进展快。

2. 声嘶，犬吠样咳嗽声，常伴有发热。

3. 严重时可出现吸气性呼吸困难、“三凹”征、发绀等缺氧表现。

4. 喉镜检查可见声门下黏膜对称性肿胀，但一般不做，以免加重呼吸困难，听到具有特征的“空空”咳嗽声即可诊断。

（三）治疗原则

消肿、抗炎、尽早解除呼吸困难。及时应用糖皮质激素以减轻和消除喉黏膜肿胀。可立即肌内注射地塞米松 2～5 mg。及时应用抗生素和抗病毒药物控制感染。有呼吸困难者应给予吸氧。如出现Ⅲ度呼吸困难，药物治疗症状未缓解，应行气管切开术解除喉阻塞。

其他：镇静，抗生素加激素进行雾化吸入。

十五、喉水肿

为喉部松弛的黏膜下有组织液渗出，导致黏膜肿胀，严重时可出现呼吸困难。

（一）病因、病理

1. 变态反应　药物过敏如青霉素、碘、阿司匹林等，某些过敏体质的人食用蟹、虾等食物后。

2. 遗传性血管神经性水肿　为一种常染色体显性遗传病。

3. 感染性　咽喉部的急性感染致喉黏膜、黏膜下组织水肿。

4. 物理化学因素　如吸入了某些化学性刺激性气体，热气灼伤。

5. 心、肝、肾等疾病也可引起喉水肿。

（二）诊断要点

1. 起病迅速，常在数分钟内出现声嘶、喉喘鸣、呼吸困难甚至窒息。

2. 检查见喉黏膜苍白，弥漫性水肿，感染所致者可有喉黏膜充血、肿胀。

（三）治疗原则

立即消除喉水肿原因，解除喉梗阻。

1. 立即应用足量糖皮质激素，可肌内或静脉注射。咽喉部喷 1∶2 000 肾上腺素使水肿尽快消除，随后可用抗生素和激素雾化吸入。

2. 有严重呼吸困难时，立即行气管切开术。

3. 因感染引起者给予抗生素治疗。

4. 积极治疗病因。

十六、喉阻塞

因喉部或邻近组织的病变，使喉通道发生狭窄，引起呼吸困难者称喉阻塞。严重时可发生窒息危及患者生命。

（一）病因、病理

1. 喉部急性炎症　小儿急性喉炎、急性会厌炎。

2. 喉外伤　喉挫伤、喉烫伤、喉切割伤等早期可因喉黏膜肿胀或喉软骨塌陷致喉腔狭窄。晚期可因喉瘢痕形成致喉狭窄。

3. 喉水肿　因药物或食物等过敏反应、喉气管插管时间过长致喉黏膜水肿。

4. 喉肿瘤　儿童以喉乳头状瘤为多见。成人以喉癌为主。

5. 喉痉挛　低血钙性喉痉挛，声门下异物刺激引起喉痉挛。

6. 喉麻痹　甲状腺手术致双侧声带麻痹，声门不能外展。

7. 先天性喉畸形　如喉蹼。

8. 喉异物　异物嵌顿声门部。

（二）诊断要点

1. 病史　有上述导致喉阻塞的病因存在。炎症、异物、外伤等引起往往突然发生，肿瘤引起为渐近性。

2. 吸气性呼吸困难、吸气性喉鸣、吸气性软组织凹陷、声音嘶哑。

3. 判断喉阻塞程度　根据呼吸困难分度：

Ⅰ度：安静时无呼吸困难，活动时或哭闹时稍有吸气性喉鸣，轻度吸气性软组织凹陷。

Ⅱ度：安静时有轻度呼吸困难，活动时加重，但不影响睡眠和饮食。亦无烦躁不安等缺氧症状。

Ⅲ度：具有明显的吸气性呼吸困难、吸气性喉鸣、吸气性软组织凹陷，因缺氧而出现烦躁不安、不能入睡、不愿进食、发绀、脉搏加快等表现。

Ⅳ度：重度吸气性呼吸困难，由于严重缺氧和二氧化碳增多，患者出现坐卧不安、出冷汗、面色苍白或发绀、脉搏细速、血压下降、心律不齐，逐渐进入昏迷、大小便失禁，直至窒息死亡。

4. 注意与呼气性呼吸困难和混合性呼吸困难相鉴别(表 10－6)。

（三）治疗原则

急性喉阻塞须分秒必争，迅速解除呼吸困难，以免造成窒息。慢性喉阻塞可根据呼吸困难的程度，结合病因和患者全身缺氧情况等选择治疗方案。

Ⅰ度：明确病因，对因治疗。如炎症引起，应及时应用抗生素和类固醇激素，一般呼吸困难多可缓解，无须气管切开。

Ⅱ度：积极治疗病因，对症治疗及全身治疗（如吸氧）。异物所致，应迅速取出。因炎症引起者，用足量有效的抗生素和类固醇激素，大多数可免于气管切开。如因喉肿瘤、外伤、双侧声带麻痹等短时间不能去除病因者，应考虑行气管切开术。

表 10－6　吸气性呼吸困难与呼气性呼吸困难和混合性呼吸困难的鉴别

	吸气性呼吸困难	呼气性呼吸困难	混合性呼吸困难
病因	咽、喉、气管上段等处的阻塞性疾病如咽后壁脓肿、喉炎、喉肿瘤、异物等	小支气管阻塞如支气管哮喘、肺气肿	上、下呼吸道同时有阻塞性病变如喉气管支气管炎、气管肿瘤
呼吸深度与频率	吸气运动加强、延长，呼气运动频率基本不变	呼气运动加强、延长，吸气运动稍加强	吸气运动、呼气运动均增强
颈、胸部软组织凹陷	吸气时有明显“三凹”征	无“三凹”征	无明显“三凹”征
呼吸时伴发声音	吸气性喉鸣	呼气性哮鸣	除上呼吸道有病变外，呼吸时不伴发明显声音
咽喉、肺部检查	咽喉检查有阻塞性病变，肺部有充气不足的体征	肺部有充气过度的体征	胸骨后可闻及气管内呼吸性哮鸣声

Ⅲ度：积极治疗病因，密切观察病情，吸氧，做好气管切开术准备。除有把握迅速解除病因，均应立即行气管切开术。

Ⅵ度：立即行气管切开术。如果情况紧急，可先环甲膜切开，或气管插管，再行气管切开术。

第十一节　皮肤科急诊

一、概述

（一）诊断原则

1. 病史　询问疾病发生的时间(病期)，发病过程(皮疹发生的快慢，是否陆续发生，有无消退，是否反复发生，各皮疹出现的先后顺序)，症状(包括瘙痒、烧灼感、疼痛、麻木等)，疾病加重或改善的因素及对治疗的反应。患者的年龄、健康状况、职业、近期去过何处、有哪些娱乐活动等都可对诊断提供线索。详问发病前后用药史，包括非处方用药、局部和(或)全身用药史。还应详问患者和家族中的特应性病史(包括过敏性鼻炎、荨麻疹、湿疹等)，银屑病、糖尿病或自身免疫性疾病史。对于非常危重、紧急的病例，要抓住关键、突出重点地问病史，次要的可留待以后再问，以免延误治疗。

2. 体格检查　检查皮疹时光线要充足，最好在自然光下，较小的原发疹可用放大镜检查。要检查全身所有的皮肤以明确皮疹的分布，还要注意检查黏膜、指甲、毛发和淋巴结等。注意皮疹的类型、排列、分布、部位、大小、形态、颜色、边界、数目、密度、温度、湿度、深度、质地、感觉等。

皮疹是诊断皮肤病的重要依据。皮疹又叫皮损，即肉眼可见的皮肤损害。分为原发疹和继发疹。原发疹为病变初起时发生的皮疹，是由皮肤病理变化直接产生的结果；继发疹是在原发性皮疹基础上演变而产生的各种皮疹。不同的皮肤病常有不同的原发性损害。

(1) 原发疹：皮肤的原发疹包括：① 斑疹：局限性皮肤颜色的改变，与周围皮肤平齐。② 丘疹：局限性实质性隆起的浅表性损害，直径<1 cm，病变位于表皮及真皮浅层。③ 结节：圆形或类圆形局限性实质性深在性损害，直径>0.5 cm，<2 cm，病变常深达真皮或皮下组织。④ 肿块：直径超过2～3 cm的结节或结节的融合。⑤ 风团：真皮浅层急性水肿引起的略隆起损害，大小不一，苍白或红色，边缘不规则，瘙痒剧烈，发生快，消退亦快，消退后不留痕迹。⑥ 水疱：含有清亮液体的隆起性损害，直径<1 cm。⑦ 大疱：直径>1 cm的水疱。⑧ 脓疱：含有脓液的疱(也可为继发疹)。⑨ 囊肿：含有液体、黏稠分泌物或半固体物质的囊性损害。触之有弹性感。

(2) 继发疹：皮肤的继发疹包括：① 鳞屑：脱落或即将脱落的异常角质细胞。② 苔藓样变：局限性皮肤浸润肥厚，皮沟加深，皮嵴隆起，表面粗糙，硬如皮革，边缘清楚。③ 抓痕：搔抓或摩擦所致的表皮或达真皮浅层的缺损，呈线状或断续的线状。④ 皲裂：线状的皮肤裂隙，通常深达真皮。⑤ 糜烂：表皮缺损的湿润面，愈后不留瘢痕。⑥ 溃疡：皮肤表面缺损达到真皮网状层或更深，愈后留瘢痕。⑦ 痂皮：渗出液、脓、血、坏死组织、灰尘、细菌、药物等的凝结物。⑧ 浸渍：皮肤长时间浸水或处于潮湿状态，角质层吸收较多水分使皮肤变软变白，甚至起皱。⑨ 瘢痕：为真皮或深部组织缺损或破坏后经新生结缔组织修复而成，其轮廓与先前存在的损害相一致，表面光滑而无皮嵴、皮沟，无毛发等皮肤附属器。⑩ 萎缩：为皮肤的结构成分减少所致。表皮萎缩呈现为表皮变薄，有细皱纹，正常皮沟变浅或消失，较透明，其下血管清晰可见；真皮萎缩表现为局部皮肤凹陷，表面纹理正常，毛发可能变细或消失；皮下组织萎缩表现为皮肤明显凹陷。

在检查皮疹时应注意皮疹的分布特点，这对诊断很有帮助，如单纯疱疹、带状疱疹皮疹可成簇分布；皮损的形态，如体癣呈环状形态。

3. 辅助检查　大多数皮肤科急症根据病史和症状即可作出明确诊断，所以，需做的急症检验项目不多，且多与其他各科的检验相同，如血、尿常规，电解质，肝肾功能，胸透及胸片，心电图等。在紧急治疗后，为进一步确诊或研究某些皮肤病，可做各种血清学检查、病原学检查、斑贴试验、组织病理学检查。注意急症检验应根据条件做些能做的且必不可少的，如检验过程需较长时间的，应在等结果的过程中进行必要的救治，不可延误急救或使病情恶化。

（二）皮肤急症的治疗要点

依病种有不同的治疗方法，包括全身治疗和局部治疗。

1. 内用药包括抗组胺药、肾上腺素、糖皮质激素、抗生素等。

2. 外用药物

(1) 外用药物的性能(表 10 - 7)

表 10 - 7　外用药物的性能、作用及常用药物种类

性能	作用	常用药物种类
清洁剂	清除皮疹上渗出物、鳞屑和痂等	生理盐水、1∶8 000 高锰酸钾溶液、1∶5 000 呋喃西林溶液、2%～4%硼酸溶液、植物油和液体石蜡等
保护剂	保护皮肤、防止外来刺激	滑石粉、氧化锌、炉甘石、淀粉、煅石膏、松花粉、植物油和矿物油等
止痒剂	对感觉神经末梢起麻醉或对皮肤表面起清凉作用	0.5%～2.0%薄荷脑、0.5%～1.0%苯酚(石炭酸)、2%樟脑、5%～10%苯唑卡因、1%～2%达克罗宁、1%麝香草酚、10%煤焦油溶液等
抗菌剂	能杀灭或抑制细菌的药物	2%～5%碘酊、2%碘甘油、雷琐辛(间苯二酚)、1∶8 000 高锰酸钾、3%过氧化氢液、0.1%～0.5%利凡诺、0.1%黄连素、2%～4%硼酸、1∶2 000 新洁尔灭、1%四环素、0.5%～3%红霉素、0.25%～1%新霉素、2.5%～10%过氧化苯甲酰、2%莫匹罗星、0.5%杆菌肽等
抗真菌剂	抑制或杀灭真菌的药物	10%～30%冰醋酸、3%～10%水杨酸、6%～12%苯甲酸(安息香酸)、2.5%～5%碘酊、5%～10%硫磺、10%十一烯酸锌、40%硫代硫酸钠溶液、1%～3%克霉唑、1%益康唑、2%咪康唑、1%联苯苄唑、1%特比萘芬、1%～2.5%二硫化硒乳剂等
抗病毒剂	抗病毒作用	2%～3%阿昔洛韦(无环鸟苷)、1%喷昔洛韦、5%咪喹莫特、0.5%～1.0%碘苷(疱疹净)、0.1%酞丁胺、2.5% 5-氟脲嘧啶、1%～5%阿糖胞苷
杀虫剂	杀灭疥螨、虱、蠕形螨等寄生虫	5%～10%硫磺、1%丙体六六六、2%甲硝唑、25%苯甲酸苄酯、1%克罗他米通、1%permethrin、40%硫代硫酸钠、50%百部酊、25%蛇床子等

续表 10-7

性能	作用	常用药物种类
角质促成剂	促进表皮角质层正常化，并能收缩血管、减轻炎性渗出和浸润	2%～5%煤焦油或糠馏油、5%～10%黑豆馏油、3%水杨酸、3%～5%硫黄、0.1%～1.0%蒽林、2%～5%间苯二酚等
角质松解剂	促进过度角化的角层细胞松软解离脱落	5%水杨酸、5%～10%乳酸、10%间苯二酚、10%硫黄、10%～40%尿素、0.01%～0.1%全反式维A酸等
收敛剂	凝固蛋白质，减少创面渗出	0.2%～0.5%醋酸铅、3%～5%醋酸铝、0.5%硫酸铜或硫酸锌、0.1%～0.3%硝酸银、1%～2%鞣酸液或5%～10%鞣酸软膏、0.5%～2%明矾液或5%明矾粉剂等
制汗剂	抑制汗腺分泌	5%～10%福尔马林液、1%～2%鞣酸液、2%醋酸铝液、10%乌洛托品等
腐蚀剂	有腐蚀性，用于除去肉芽组织及赘生物	30%～50%三氯醋酸、纯苯酚、20%以上硝酸银或硝酸银棒、30%以上冰醋酸、20%以上水杨酸等
抗肿瘤剂	能抑制皮肤肿瘤细胞分裂和增殖	0.5%～5%氟尿嘧啶、0.01%～0.05%氮芥酊剂或0.0025%软膏、0.1%博来霉素软膏、20%～25%足叶草脂酊等
遮光剂	减少紫外线的通过而具有防晒作用	5%～10%对氨基苯甲酸、5%二氧化钛霜、10%氧化锌、5%奎宁、10%水杨酸苯酯(萨罗)乳剂等
脱色剂	减轻色素沉着	3%氢醌、20%壬二酸(杜鹃花酸)、过氧化氢和白降汞等
光敏药物	增强皮肤对紫外线的敏感性	30%补骨脂素酊、0.5%～2%阿莫依定酊剂等
类固醇皮质激素	抗炎、抗过敏和真皮浅层血管收缩等作用	0.5%～2.5%醋酸氢化可的松、0.05%～0.1%醋酸地塞米松、0.1%去炎松、0.025%氟轻松、0.1%哈西奈德、0.05%丙酸氯倍他索、0.025%～0.05%丙酸倍氯米松等

(2) 外用药物剂型、适应证和注意事项（表 10-8）

表 10-8　外用药物剂型、适应证和注意事项

剂型	作用及适应证	注意事项
溶液	在皮疹肿胀渗液较多时湿敷用	天气较冷时应注意保暖，湿敷面积不宜过大，大面积皮疹处作湿敷，溶液浓度宜低些
酊剂和醑剂	外用后乙醇易挥发，使其中药物均匀地分布于皮肤表面	破损处及近腔口部位、黏膜部不宜使用
粉剂	有干燥、保护、散热作用。适用于无糜烂、渗液的损害	糜烂、有渗液的皮疹以及口腔附近和毛发部不宜使用
振荡剂(洗剂)	止痒、散热、干燥及保护等作用，附着性较粉剂强。可用于潮红、肿胀、瘙痒而无渗出的急性皮肤损害	有毛部位及渗出较多时不宜使用，天气寒冷时，尤其需大面积涂药时，应注意保暖
油剂	清洁、保护和润滑作用。适用于渗出不多的皮炎和湿疹	混匀后使用

续表 10－8

剂型	作用及适应证	注意事项
乳剂	渗透性能好，有保护、润泽皮肤的作用。适用于亚急性、慢性皮肤炎症。脂用于干燥皮肤及冬季；霜用于油性皮肤	
软膏	保护创面、防止干裂作用，渗透性强，作用深达，易于发挥所含药物的性能。适用于慢性皮肤炎症疾患	不适用于急性皮炎、湿疹等
糊(泥)膏	作用与软膏类似，但因含粉剂较多，可有一定的吸收水分和收敛作用。多用于有轻度渗出的亚急性皮炎或湿疹等	有毛发部位不宜使用糊膏
硬膏	可阻止水分蒸发，使角质层软化，有利于药物吸收。适用于呈苔藓变的慢性皮炎、湿疹	禁用于糜烂等病损
皮肤渗透促进剂	可使溶解其中的药物较快而充分地被皮肤吸收	有皲裂或糜烂处、黏膜及口腔部位不宜使用
涂膜剂	在皮肤上能形成薄膜，使其中作用药物与皮肤密切接触而易被吸收。适用于慢性无渗出损害或角质层增生性损害	
气雾剂	常内含抗生素或糖皮质激素，适用于治疗感染性或变态反应性皮肤病	
凝胶(透明软膏)	涂于皮肤后形成一层薄膜，感觉舒适，清洁透明。	

(3) 外用药物时应注意以下几点：① 不可外用刺激性药物，避免用热水、肥皂、盐水等烫洗，避免抓、擦，避免局部使用易引起接触性皮炎的药物。② 避免大面积使用有毒性药物。③ 根据皮疹类型正确选用主药和基质。凡红肿痒热渗出严重的急性皮炎，应先做冷湿敷或冰袋敷，以快速解除瘙痒、减少渗出。④ 局部外用糖皮质激素时应注意：面部、腹股沟或腋下等皮肤较薄嫩部位应使用较弱的激素，不要连用 5～7 日以上，每天不能超过 2 次，以防皮肤萎缩；婴幼儿要用弱的糖皮质激素，注意使用时间不要太长。

二、带状疱疹

带状疱疹(Herpes Zoster)由水痘-带状疱疹病毒(VZV)感染所致。

(一) 病因、病理

病原体为 VZV，初次感染 VZV 发生水痘或隐性感染，以后 VZV 在神经节内潜伏感染。当宿主抵抗力下降，病毒在神经节内复制、传播，致神经节及下行性神经发生炎症，导致神经痛。该神经支配区皮肤上产生水疱性皮疹。

(二) 诊断要点

1. 多发生于中老年人，春秋季发生较多。发病前常有引起机体抵抗力下降的一些因素。

2. 发疹前数日可有前驱症状，如轻度发热、全身不适、疲乏、食欲不振等，局部先灼热、感觉过敏和神经痛。

3. 皮疹特点　红斑上多数成簇集粟粒至绿豆大丘疹、丘疱疹、水疱。数群水疱常沿某一周围神经分布区单侧、带状分布。不典型者可仅有红斑或丘疹，重者发生大疱、血疱或坏死，少数可累及内脏；老年体弱或恶性肿瘤等免疫功能低下者，可泛发全身，伴头痛、发热、肺炎、脑炎等全身症状；发生于外耳道的带状疱疹常有面瘫、耳痛等，称带状疱疹面瘫综合征(Ramsey—Hunt 综合征)；发生于三叉神经眼支时，可发生角膜水疱、溃疡、穿孔，重者可致全眼球炎甚至失明。常见于肋间神经及三叉神经第一支区。

4. 自觉症状　有明显的沿受累神经支配区的神经痛，年老体弱者疼痛剧烈。

（三）治疗原则

抗病毒，止痛，营养神经，消炎，减少后遗神经痛，预防继发感染。

1. 抗病毒治疗　① 阿昔洛韦口服，每次 200 mg，每日 5 次，或静脉滴注，每次 5 mg/kg 加入 5%葡萄糖 250 ml 或生理盐水 100 ml 中，每 8 h 一次，连用 5～7 天；② 或伐昔洛韦口服，每次 300 mg，每日 2 次，连用 5～7 天；③ 或泛昔洛韦口服，每次 250 mg，每日 3 次，连用 3～7 天；④ 或干扰素肌内注射，连用 7 天；⑤ 或聚肌胞肌内注射。

2. 镇静止痛　如口服吲哚美辛 25 mg，每日 3 次。口服赛庚啶 2 mg，每日 3 次；口服安定 5 mg，每晚 1 次；或口服多塞平 25 mg，每日 3 次；口服西咪替丁 200 mg，每日 3 次等。神经营养剂如维生素 B_1、B_{12}、B_2 等。

3. 糖皮质激素　对年龄较大、免疫功能正常者，可早期短程应用泼尼松（15～30 mg/d，连用 1 周），以减轻神经痛。

4. 针灸治疗　对止痛有一定疗效。

5. 物理疗法　可用氦氖激光、紫外线照射、频谱电疗等。

6. 外用药物治疗　疱疹未破时外搽阿昔洛韦乳剂或酞丁胺霜剂。疱疹已破可用 3%硼酸或 0.5%新霉素液湿敷，或外用抗生素糊剂或新霉素软膏，也可用 1%～2%龙胆紫。大片糜烂及结痂，可用 1∶8 000 高锰酸钾溶液冷湿敷，并用抗生素软膏。眼部损害可用 0.1%碘苷液或 3%阿昔洛韦眼膏或 0.1%阿昔洛韦滴眼液，同时配用金霉素等抗生素眼膏。

三、丹毒

丹毒(Erysipelas)是由溶血性链球菌感染引起的皮肤内淋巴管及其周围软组织的急性炎症。

（一）病因、病理

1. 病原菌最常见的是 A 族溶血性链球菌(60%)，少见的有 G(25%)、B、C 族溶血性链球菌，罕见的有金黄色葡萄球菌。还有报道不典型丹毒可由肺炎链球菌、流感嗜血杆菌等引起。这些菌对常用于丹毒治疗的抗生素不敏感。

2. 细菌多从皮肤黏膜细微破损（如静脉供血不足淤积性溃疡、炎症性皮肤病、真菌感染、昆虫叮咬及外科手术伤口）处进入皮肤。感染通过淋巴管传播。少数可间接接触传染。

（二）诊断要点

1. 发病急，常在发生皮疹前 1～2 日先有畏寒发热、头痛、关节酸痛等全身症状，复发性丹毒可无畏寒发热。

2. 皮疹为鲜红色水肿性斑，境界清楚，表面紧张发亮，严重者可发生水疱或大疱或脓疱，甚至坏疽。

3. 可发生于任何部位，常发生于小腿(70%～80%)、面部、头皮，其中又以小腿多见。

多为单侧性。

4. 自觉灼热、疼痛。

5. 近卫淋巴结肿大疼痛。

6. 复发性丹毒症状较轻。时间长者可发生慢性淋巴水肿。

7. 体温升高时可有外周血白细胞总数和中性粒细胞分类增高。偶有蛋白尿、血尿及管型尿。

（三）治疗原则

去除病因，积极寻找及治疗病灶；注意休息，如为小腿丹毒，应卧床休息，抬高患腿；重者要加强支持疗法。

1. 全身治疗

(1) 抗感染：① 首选青霉素，每日 480 万～800 万 U 静脉注射或 80 万 U 肌注，每日 2 次。② 对青霉素过敏者可选用红霉素，每日 1.2 g，加入 5%～10%葡萄糖液 1000 ml 中静脉注射，亦可用罗红霉素、阿奇霉素、头孢类抗生素、庆大霉素、林可霉素或磺胺类药物。疗程一般需 10～14 日。

(2) 对重症、高热者及婴儿患者应收住院治疗，对症处理，加强支持治疗。

2. 局部治疗　可用溶液湿敷如 50%硫酸镁溶液，外用 15%～20%硫黄鱼石脂软膏。有大疱者应抽液，再外用抗生素溶液如 0.5%新霉素溶液湿敷。物理治疗可用超短波、音频、红外线和紫外线等。

3. 外科治疗　对有坏疽的严重感染要进行外科清创手术。

四、接触性皮炎

接触性皮炎为皮肤、黏膜接触刺激物或致敏物后，在接触部位所发生的急性或慢性皮炎。

（一）病因、病理

能引起接触性皮炎的物质很多，主要分为三大类。① 动物性（如毒素、毒毛）；② 植物性（如漆树、荨麻、除虫菊、补骨脂等）；③ 化学性（如镍，铬，洗涤用品，塑料，橡胶制品，化妆品，磺胺制剂，清凉油，杀虫剂，除臭剂等）。化学性因素是接触性皮炎的主要原因，多属变态反应性（Ⅳ型变态反应），少数属于原发刺激性。

变态反应性接触性皮炎的致敏物质一般为低分子化学物质（半抗原），任何人接触原发刺激物后均可发生皮炎，如强酸和强碱。

（二）诊断要点

1. 发病前有致敏物或刺激物接触史。过敏性接触性皮炎在皮疹发生前有一定的潜伏期（数分钟至几周）。

2. 皮疹常局限于接触部位，分布的形态与接触物的范围一致，境界清楚。皮损单一，轻者发生红斑、丘疹、丘疱疹，重者显著红肿，其上可发生水疱、大疱，疱壁紧张。疱破后形成糜烂、渗液和结痂，如发生于疏松的皮肤处，局部可高度肿胀。

3. 常有瘙痒或烧灼感或胀痛感。少数严重患者可有全身症状。

4. 如处理适当可在 2 周内痊愈，但若反复接触致敏物，皮炎可反复发作，或治疗不当可变为亚急性，甚至慢性皮炎。

5. 接触物斑贴试验阳性。

(三) 治疗原则

寻找和去除病因,抗过敏治疗。

1. 全身治疗

(1) 一般用抗组胺药物,止痒抗炎。可选用赛庚啶每次 2 mg,每日 3 次;或氯苯那敏 2 mg,每日 3 次;或氯雷他啶 10 mg,每日 1 次;或西替利嗪 10 mg,每日 1 次;或咪唑斯汀 10 mg,每日 1 次;阿化斯汀每次 8 mg,每日 1～3 次等。

(2) 病情较重、皮疹广泛、有全身症状者,可短期口服或静脉注射糖皮质激素。

(3) 也可用钙剂、硫代硫酸钠、维生素 C 等。

(4) 如伴有继发感染者加用抗生素。

2. 局部治疗

(1) 除去附着于皮肤或衣物上的致病物质。立即用清洁的水洗去原发刺激物。对接触物不明确者,应寻找可能的接触物并尽量避免接触。

(2) 按急性、亚急性和慢性皮炎的治疗原则处理。急性期:红肿明显无渗出及糜烂时选用炉甘石洗剂或溶液湿敷,渗出多时用 1∶20 醋酸铝液、3%硼酸液或生理盐水湿敷,大疱可将疱液抽出。亚急性期:少量渗出可选用湿敷和含糖皮质类固醇的糊剂或氧化锌油,无渗出时或慢性期可选用含糖皮质类固醇的霜剂或软膏。有感染时选用含有抗生素的霜剂或软膏。

五、荨麻疹

荨麻疹(Urticaria)为皮肤、黏膜小血管扩张及渗透性增加所致的一过性局限性水肿反应。

(一) 病因、病理

病因复杂,约 3/4 患者找不到原因,尤其是慢性者。常见的有:

1. 食物　如鱼、虾、蟹、奶类、草莓、蘑菇和一些变质的食物等。

2. 药物　如青霉素、磺胺、呋喃唑酮、阿司匹林、异种血清、疫苗、输血等。

3. 感染　如寄生虫、细菌、病毒及真菌等。

4. 吸入物　如花粉、动物皮屑、羽毛、真菌孢子等。

5. 物理因素　如冷热、日光、摩擦、压力等。

6. 精神因素　如紧张、兴奋、抑郁、情绪波动等。

7. 接触物　如荨麻、毒藤及某些生的食物等。

8. 其他　如全身性疾病(风湿热、肝肾疾病、白血病、淋巴瘤、内分泌疾病)、遗传因素等。

变态反应机制中,大部分为Ⅰ型,少数为Ⅲ和Ⅱ型变态反应。非变态反应性如某些药物、毒素、某些食物等能分解补体 C_3 及 C_5,产生 C_{3a}、C_{5a} 等过敏毒素或直接刺激肥大细胞释放组胺、激肽等。

(二) 诊断要点

1. 皮损发生快,消退快,成批发生,消退后不留痕迹。

2. 基本皮损为鲜红或苍白色风团,大小不等,散在分布或相互融合成环形、地图形或不规则形。

3. 部分患者皮肤划痕征可阳性。

4. 有剧烈瘙痒、烧灼或刺痛感。

5. 部分患者可有全身症状，包括恶心、呕吐、腹痛、腹泻、气促、胸闷、呼吸困难、窒息、血压下降、过敏性休克等。如有发热，则可能有感染或其他内科情况。有高热、寒战、脉速等中毒症状，应警惕有严重感染可能。

6. 辅助检查　血嗜酸粒细胞增高，感染者可能血白细胞、中性粒细胞增高等。有其他内科疾病时可有相应的实验室检查异常。辅助检查，包括斑贴试验、皮内试验、体外过敏原试验(检测特异性 IgE)等，可帮助寻找病因。

7. 慢性荨麻疹风团时多时少，反复发生达数月或数年之久。一般全身症状较轻。大多数找不到病因。

（三）治疗原则

尽可能寻找并去除病因；全身抗过敏治疗为主，对症处理。

1. 病因治疗　针对患者的具体病因治疗，如抗感染、停用可疑药物、食物等。指导病因未查明者注意观察分析日常生活中的可能致敏因素。

2. 抗组胺药物治疗　H_1 受体拮抗剂参见接触性皮炎。一种抗组胺药无效时亦可 2～3 种不同结构的抗组按药联合使用。单用 H_1 受体无效者可与 H_2 受体拮抗剂如西咪替丁、雷尼替丁(常规用量)等联合使用。急性荨麻疹可肌内注射苯海拉明或异丙嗪或氯苯那敏等。

3. 拟交感神经药物　如 1∶1 000 肾上腺素 0.5～1 ml 皮下或肌内注射，必要时隔 20～30 分钟再注射 0.5 ml。也可用麻黄素 0.3～1 ml 皮下或肌内注射。适用于严重的急性荨麻疹，尤其是有过敏性休克或喉头水肿者。对有高血压、心脏病患者应慎用。

4. 糖皮质激素　可选用地塞米松、氢化可的松、泼尼松等。适用于严重的急性荨麻疹，慢性荨麻疹一般不用。

5. 非特异性抗过敏药物　如 5%溴化钙或 10%葡萄糖酸钙或 10%硫代硫酸钠及维生素 C 等静脉注射或口服钙剂及维生素 C 等。

6. 其他药物　慢性荨麻疹除抗组胺药物外，可酌情选用利血平、氨茶碱、氯喹等，还可合用肥大细胞膜稳定剂如酮替芬或曲尼斯特等。也可用普鲁卡因封闭疗法、自血疗法、胎盘组织液、组胺球蛋白注射等。

7. 对症处理　急性荨麻疹如经治疗喉头水肿、呼吸困难不能解除时，可行气管切开或气管插管。

8. 外用疗法　局部可用(薄荷)炉甘石洗剂、1%达克罗宁霜、1%樟脑霜等止痒和减少局部血管的通透性。

六、药物性皮炎

药物性皮炎又名药疹，为药物经过内服、注射、使用栓剂或滴入、吸入、灌入、经皮吸收及哺乳等途径进入体内而发生的皮肤黏膜的炎症反应。重者可累及其他系统，甚至危及生命。

（一）病因

引起本病的药物一般以应用最广而抗原性最强的化学药物为最多。任何一种药物在一定条件下均可能引起药疹。中药也可引起药疹。常见的如：① 抗生素类；② 磺胺类；③ 解热镇痛类；④ 催眠镇静药、抗癫痫药；⑤ 异种血清制剂及疫苗等。

发病机制是多方面的，有变态反应（Ⅰ型、Ⅱ型、Ⅲ型和Ⅳ型）、非变态反应包括中毒性反应、光感作用等。其中变态反应是产生药物性皮炎的主要因素。

（二）诊断要点

1. 发病前有用药史。有一定的潜伏期，一般为 4～25 天，平均 7～8 天，重复用药常在 24 h 内发生，短者可在用药瞬间或数分钟内发病。

2. 皮疹大多突然发生，迅速发展，数日内遍及全身。

3. 大多对称分布（除固定性药疹及荨麻疹），可泛发或局限。

4. 皮疹形态多样，同一种药物能引起不同的皮疹，不同的药物能引起相同的皮疹。可类似猩红热或麻疹等传染病的皮疹（通常比传染病的皮疹更鲜红、更痒，全身症状较轻，无传染病的其他症状和体征），临床上有固定红斑、多形红斑型、荨麻疹型、湿疹型、紫癜型、大疱表皮松解型、剥脱性皮炎型、光感型、痤疮样型等。

5. 重症药疹可累及各重要脏器，产生相应的临床症状。

6. 皮肤试验及小剂量药物激发试验阳性反应（慎做，有一定的危险性）。

7. 常见外周血白细胞、嗜中性粒细胞及嗜酸性粒细胞增高。若并发感染则白细胞总数及中性粒细胞显著升高。重症患者应根据病情需要作相应检查，如肝肾功能、心电图、血尿常规、血电解质等。

（三）治疗原则

停用可疑致敏药物，避免使用同种或化学结构类似的药物，防止交叉过敏发生，尽量少用易过敏的药物以防多价过敏的发生；已进入体内的药物，应尽力设法排除，如多进流食，多饮水，输液，给予泻剂及利尿剂等；各种抗过敏剂或解毒剂的使用；注意水、电解质平衡，维持各重要脏器功能，加强支持疗法，预防继发感染；治疗原发病。

1. 轻症药疹一般给予抗组胺药、钙剂、硫代硫酸钠、维生素 C 等。必要时口服中等剂量糖皮质激素（如泼尼松 30～60 mg/d），皮损消退后渐减量以至停药。局部一般可用粉剂或洗剂、糖皮质激素霜剂外用。有糜烂及渗液时，可用生理盐水或 3%硼酸液等湿敷。

2. 重症药疹（重症多形红斑型、大疱性表皮松解型和剥脱性皮炎型）除以上处理外，还应采用以下措施：① 早期足量糖皮质激素，开始可每日给氢化可的松 300～500 mg 或更大剂量，或地塞米松 10～20 mg/d、维生素 C 2～3 g 加入 5%～10%葡萄糖液 1 000～2 000 ml 中静脉滴注，病情控制后渐减量。② 视病情选用不易过敏的抗生素防止继发感染。③ 加强支持疗法，注意水、电解质平衡，注意热量和蛋白质的摄入，或小量多次输血或新鲜血浆或白蛋白。④ 预防和治疗并发症，尤其是心、肝、肺、肾、脑等功能，如发现有异常，应及时处理。⑤ 对原发病要改用不易致敏的药物治疗。⑥ 局部用缓和的有一定收敛、消炎作用的药物对症处理。大片糜烂以暴露干燥为宜，渗液多时可用溶液湿敷。⑦ 加强口腔黏膜和眼黏膜护理。用 4%碳酸氢钠溶液或多贝氏液含漱口腔；含糖皮质激素（氢化可的松）的点眼液、眼膏和抗生素点眼液、眼膏交替使用眼，防止上下眼睑的粘连，防止角膜损伤。

七、日晒伤

日晒伤又称日光性皮炎，是皮肤强烈日光照射后，照射局部皮肤出现急性红斑、水肿，甚至水疱性皮肤病。

（一）病因、病理

1. 日光中的中波紫外线（UVB）强烈照射引起皮肤的光毒性反应。

2. 发病可与皮肤色素深浅、日光强度、照射时间、照射范围大小和体质等因素有关。

3. UVB强烈照射引起表皮角质形成、细胞坏死，释放的炎症介质造成真皮小血管扩张，组织水肿。

4. 前列腺素物质在该病的发生中可能起重要作用。

（二）诊断要点

1. 有明确的日晒史，皮损发生于暴露部位，春夏季多见。

2. 强烈日晒后4～6 h，暴露部位迅速发生境界明显的鲜红斑、肿胀，重者发生水疱、大疱，疱壁紧张。一般于日晒后12～24 h病情达高峰。

3. 重者可伴有眼睑浮肿、结膜充血。日晒面积广泛者，可引起全身症状如寒战、发热、乏力、恶心，甚至心动过速、谵妄、休克等。

4. 自觉烧灼感或刺痛，触痛明显。

5. 轻者症状在2～3日内痊愈，重者一般于7～10日可恢复。

（三）治疗原则

对症治疗，主要为局部外用药物治疗。以消炎、止痛为主；范围广而症状重者全身用抗炎药物及对症处理。

1. 局部治疗　肿胀时用溶液冷湿敷，外用炉甘石洗剂等，以后可外用糖皮质激素霜或2.5%吲哚美辛霜。大疱可用无菌注射器抽去疱液。

2. 全身用药　范围广而症状重者用糖皮质激素口服或静脉滴注或吲哚美辛或抗组胺药和少量镇静剂口服治疗。

3. 必要时补液及其他对症处理。

八、剥脱性皮炎

剥脱性皮炎也称红皮病，是一种累及全身皮肤的慢性红斑鳞屑性皮肤病。分为特发性（找不到原发皮肤病或系统性疾病）和继发性（由某些系统性疾病及药物引起）两类。

（一）病因、病理

致病因素很多，大致可分为四类：① 药物过敏，主要有磺胺类、抗生素、抗疟药、重金属，还有氨苯砜、别嘌呤醇等；② 继发于其他的皮肤病，如银屑病、湿疹、异位性皮炎、脂溢性皮炎、毛发红糠疹、自家敏感性皮炎、皮肤癣菌病、大疱性皮肤病等；③ 继发于恶性肿瘤，如白血病、网状细胞肉瘤、淋巴瘤、多发性骨髓瘤、蕈样肉芽肿等；④ 诱因不明。

（二）诊断要点

1. 病史　药物引起者有服药史，一般发病较急，全身症状较重；其他的继发性者应详细询问患者，仔细体格检查，寻找原发病的线索。

2. 皮疹以全身皮肤弥漫性潮红、浸润、肿胀、脱屑为特征。急性期水肿渗出较明显，可有浅表黄痂。慢性期以皮肤浸润为主，脱屑较明显。鳞屑颜色从灰白色至黄色不等，如糠状或片状，手足部大片脱落可呈手套、袜套样，急性患者鳞屑可较大，而慢性患者鳞屑较小。

3. 可累及毛囊和甲母质，约25%患者有脱发，甲受累率更高。黏膜常不受累。

4. 10%～80%患者体温升高（38 ℃以上），或发热与低体温交替出现。

5. 继发性红皮病早期可有典型的原发皮肤病的特征，这有助于诊断。

6. 其他系统累及表现　① 部分患者可有淋巴结、肝脾肿大；② 常有心动过速，部分患者心搏出量增加，可有高血容量；③ 可发生男性乳房女性化；④ 低蛋白血症；⑤ 负氮平衡和钾离子失衡；⑥ 肾外性失水等。低蛋白血症和高血容量为剥脱性皮炎的严重并发症。

7. 辅助检查　① 外周血嗜酸性粒细胞升高（可高达30%），贫血；② IgE升高；③ 血清白蛋白水平下降；④ 偶有尿蛋白；⑤ 可有血电解质异常；⑥ 组织病理、淋巴结活检、骨髓检查等寻找到原发病。

（三）治疗原则

病因治疗，对症处理，糖皮质激素、其他免疫抑制剂、维A酸类等抗感染治疗，支持疗法。

1. 病因治疗　最理想的治疗是病因治疗。

2. 糖皮质激素　正确、及时使用可缩短病程，提高治愈率，防止某些并发症。开始用相当于100～300 mg/d氢化可的松量，甚至更大剂量，或口服泼尼松40～60 mg/d（重者可60～120 mg），或相当剂量的其他糖皮质激素。待症状控制渐减量，减量速度、维持量及维持时间视病情而定。银屑病所致者尽量不系统使用，异位性皮炎和脂溢性皮炎所致者也要慎用。

3. 其他药物　① 抗代谢药物如氨甲蝶呤，特别适用于银屑病所致者；② 口服维A酸如阿维A酯或依曲替酸亦可用于治疗银屑病性剥脱性皮炎；③ 抗组胺药可控制瘙痒。

4. 支持疗法　要注意水和电解质的平衡；给予高蛋白饮食，必要时补充白蛋白。注意各重要脏器的功能，做好对症处理。

5. 抗感染治疗　患者抵抗力较低，要随时注意各种感染，一旦发现感染，要行有效的抗感染治疗。

6. 局部治疗　按亚急性皮炎治疗，给予浴疗和润肤剂解除症状。可外用糖皮质激素软膏，而焦油类软膏要谨慎使用，因为后者可加重皮炎和刺激作用。在蕈样肉肿的剥脱期和银屑病的慢性剥脱期，可用PUVA和UVA，嘱患者避免搔抓，减少皮肤外伤。

九、中毒性表皮坏死松解症

中毒性表皮坏死松解症是表现为大片表皮炎症、红斑、水疱，继之发生表皮松解坏死和剥脱的一组症候群。

（一）病因、病理

病因比较复杂，① 最主要的是药物引起（占80%～95%）；② 感染所致；③ 与多种系统疾病有关，如胶原血管病、肿瘤、淋巴瘤和移植物抗宿主病（GVHD），患者有免疫激活作用；④ 极少部分原因不明。

发病机制尚不完全清楚。可能是细胞毒免疫反应，推测药物或其代谢产物作为半抗原结合于角质形成细胞表面，使角质细胞具有抗原性，造成角质形成细胞的松解和坏死。

（二）诊断要点

1. 发病前1～14日，半数患者有非特异性的前驱症状，包括发热、全身不适、头痛、鼻炎、咳嗽、咽痛、胸痛、呕吐、腹泻、关节痛等。患者常因不适而使用抗生素及抗炎药治疗。

2. 发病突然，临床表现多种多样。初期为弥漫性红斑，半数患者表现为多形红斑，在红斑上迅速发生大小不等的水疱、大疱，疱顶坏死易破，皮损尼氏征阳性。表皮在轻微摩擦时即易大片剥离，留下鲜红渗出性糜烂面。皮疹面积可达体表面积的50%以上。皮损触痛明显。

3. 严重者可有皮肤附属器的严重累及，指(趾)甲剥落，眉毛和睫毛脱落。黏膜损害，包括眼、口腔、消化道、呼吸道黏膜均可同时累及，出现糜烂、溃疡，愈后可形成瘢痕，粘连。

4. 全身中毒症状，可有消化道出血、穿孔、肝炎、休克、肺水肿、心肌炎、心肌梗死、肾小管坏死、肾小球肾炎、肾衰竭、嗜睡和昏迷等。

5. 辅助检查 常有血沉加快，轻度白细胞升高，贫血，部分可见嗜酸性粒细胞升高；极少数中性粒细胞下降(预后不良)；水、电解质失衡；约5%患者有微量尿蛋白，BUN升高；严重者可有循环免疫复合物(CIC)；随着内脏器官的累及和感染的发生可有相应的异常；组织病理学见明显的表皮坏死，但表皮和真皮炎症极轻，严重者内脏损害可有纤维素样坏死，可有急性肾小管坏死。

(三) 治疗原则

尽量去除病因；糖皮质激素、抗生素及其他抗感染治疗，防止继发感染；加强支持治疗，注意护理。

1. 病因治疗 停用可疑药物，去除一切可疑的原发病灶等诱发因素。

2. 糖皮质激素 可抑制该病的进展，泼尼松每日60～100mg。皮疹改善后及时减量。

3. 抗生素 对明显有感染因素引起者应早期使用抗生素，对病因不明者，在大剂量糖皮质激素使用同时应适当使用抗生素。

4. 其他治疗方法尚处于实验阶段，包括血液透析、环磷酰胺、环孢素、N-乙酰半胱氨酸等。严重中性粒细胞减少症者可用粒细胞集落刺激因子。

5. 注意保持水、电解质和酸碱平衡，加强支持疗法，保证给予足够的热能和营养，酌情少量输新鲜血或血浆。

6. 加强护理 对呼吸道的护理(吸痰、改变体位，有利于排痰)、眼的护理(用眼润湿剂、清除结膜穹隆内分泌物及坏死组织)。

7. 局部治疗 以缓和药物，对症、保护创面为原则。① 皮疹可用1∶6 000高锰酸钾液、生理盐水或1∶1 000～1∶5 000新洁尔灭液清洁创面，暴露干燥疗法；大疱应抽出疱液。② 眼部损害外用含糖皮质类固醇及抗生素的眼膏或眼药水等。③ 口腔咽喉部疼痛影响进食时，可用1%丁卡因液喷咽，5 min后给患者进食高营养流汁。